U0233397

美国精神病学协会 精神病学教科书

The American Psychiatric Association Publishing Textbook of Psychiatry

（第7版）

原　著　Laura Weiss Roberts, M.D., M.A.
主　译　陆　林
副主译　李　涛　于　欣　赵　敏
　　　　赵靖平　王高华

北京大学医学出版社

MEIGUO JINGSHENBINGXUE XIEHUI JINGSHENBINGXUE JIAOKESHU（DI 7 BAN）

图书在版编目（CIP）数据

美国精神病学协会精神病学教科书：第 7 版 /（美）劳拉·韦斯·罗伯茨（Laura Weiss Roberts）原著；陆林主译 . —北京：北京大学医学出版社，2024.1

书名原文：The American Psychiatric Association Publishing Textbook of Psychiatry，7e

ISBN 978-7-5659-2967-0

Ⅰ. ①美… Ⅱ. ①劳… ②陆… Ⅲ. ①精神病学－诊疗 Ⅳ. ① R74

中国国家版本馆 CIP 数据核字（2023）第 160981 号

美国精神病学协会精神病学教科书（第 7 版）

主　　译：陆　林

出版发行：北京大学医学出版社

地　　址：（100191）北京市海淀区学院路 38 号　北京大学医学部院内

电　　话：发行部 010-82802230；图书邮购 010-82802495

网　　址：http://www.pumpress.com.cn

E－m a i l：booksale@bjmu.edu.cn

印　　刷：中煤（北京）印务有限公司

经　　销：新华书店

责任编辑：梁　洁　　责任校对：靳新强　　责任印制：李　啸

开　　本：889 mm×1194 mm　1/16　　印张：38.75　　字数：1340 千字

版　　次：2024 年 1 月第 1 版　2024 年 1 月第 1 次印刷

书　　号：ISBN 978-7-5659-2967-0

定　　价：268.00 元

版权所有，违者必究

（凡属质量问题请与本社发行部联系退换）

译者名单

主　译　陆　林

副主译　李　涛　于　欣　赵　敏　赵靖平　王高华

译　者（按姓名汉语拼音排序）

鲍彦平	北京大学中国药物依赖性研究所	李汇子	北京大学第六医院
陈　轩	新乡医学院第一附属医院	李楠茜	首都医科大学附属北京安定医院
陈璋玥	四川大学华西医院	李　涛	浙江大学医学院附属精神卫生中心/
成　颢	南京脑科医院		杭州市第七人民医院
崔旅纯	上海交通大学医学院附属	李晓晶	浙江大学医学院附属精神卫生中心/
	精神卫生中心		杭州市第七人民医院
邓佳慧	北京大学第六医院	李雪梅	重庆医科大学附属第一医院
杜　江	上海交通大学医学院附属	刘思聪	北京大学第六医院
	精神卫生中心	刘晓星	北京大学第六医院
方贻儒	上海交通大学医学院附属	刘雪儿	重庆医科大学附属第一医院
	精神卫生中心	刘　勇	浙江大学医学院附属第一医院
冯书斐	北京大学第六医院	柳艳松	同济大学医学院
傅　朝	北京大学第六医院	卢盼盼	北京大学第六医院
高舒展	南京脑科医院	陆　林	北京大学第六医院
高煦平	北京大学第六医院	吕海龙	浙江大学医学院附属第一医院
宫艺邈	北京大学第六医院	吕雪婵	上海交通大学医学院附属
谷冬梅	北京大学第六医院		精神卫生中心
关　霖	首都医科大学附属北京安定医院	梅　欢	北京大学中国药物依赖性研究所
郭　鑫	武汉大学人民医院	孟适秋	北京大学中国药物依赖性研究所
郭誉鹏	北京大学第六医院	欧建君	中南大学湘雅二医院
韩晶晶	同济大学医学院	秦梦文	北京大学第六医院
胡健波	浙江大学医学院附属第一医院	阚建宇	厦门市仙岳医院
胡满基	同济大学医学院	沈屹东	中南大学湘雅二医院
胡少华	浙江大学医学院附属第一医院	沈作尧	北京大学第六医院
黄　蕾	同济大学医学院	师　乐	北京大学第六医院
黄薛冰	北京大学第六医院	时　杰	北京大学中国药物依赖性研究所
雷婷婷	重庆医科大学附属第一医院	司昱琪	上海交通大学医学院附属
李朝伟	北京大学第六医院		精神卫生中心
李涵翛然	浙江大学医学院附属精神卫生中心/	苏思贞	北京大学第六医院
	杭州市第七人民医院	孙洪强	北京大学第六医院

孙静雯　北京大学第六医院

孙琦清　北京大学第六医院

孙巧玲　中南大学湘雅二医院

孙亚麒　河北医科大学第一医院

孙 艳　北京大学中国药物依赖性研究所

孙艳坤　北京大学第六医院

唐向东　四川大学华西医院

滕 腾　重庆医科大学附属第一医院

田俊斌　北京大学第六医院

王丹丹　浙江大学医学院附属第一医院

王 刚　首都医科大学附属北京安定医院

王高华　武汉大学人民医院

王贵彬　中国医学科学院

王华丽　北京大学第六医院

王露莼　北京大学第六医院

王铭洽　北京大学第六医院

王 宁　北京大学第六医院

王倩文　北京大学第六医院

王小平　中南大学湘雅二医院

王育梅　山东省立医院

王 韵　上海交通大学医学院附属
　　　　精神卫生中心

魏 巍　浙江大学医学院附属精神卫生中心 /
　　　　杭州市第七人民医院

吴 菲　北京大学第六医院

吴 珩　同济大学医学院

吴 萍　北京大学中国药物依赖性研究所

吴水琳　北京大学中国药物依赖性研究所

吴晓慧　上海交通大学医学院附属
　　　　精神卫生中心

谢静静　北京大学第六医院

谢雨涵　北京大学第六医院

徐漪然　浙江大学医学院附属第一医院

许敬仁　南京脑科医院

闫 薇　北京大学第六医院

杨 莉　北京大学第六医院

阳 璐　上海交通大学医学院附属
　　　　精神卫生中心

殷钰冰　浙江大学医学院附属精神卫生中心 /
　　　　杭州市第七人民医院

尹邦敏　重庆医科大学附属第一医院

于 欣　北京大学第六医院

袁 凯　北京大学第六医院

岳伟华　北京大学第六医院

张 宁　南京脑科医院

张雨欣　北京大学第六医院

赵浩芸　北京大学第六医院

赵靖平　中南大学湘雅二医院

赵 敏　上海交通大学医学院附属
　　　　精神卫生中心

赵旭东　同济大学医学院

赵 燕　上海交通大学医学院附属
　　　　精神卫生中心

赵驿鹭　北京大学第六医院

郑翔宇　北京大学第六医院

郑垚楠　北京大学第六医院

郑 月　北京大学第六医院

周福春　首都医科大学附属北京安定医院

周 琪　北京大学第六医院

周笑一　浙江大学医学院附属第一医院

周新雨　重庆医科大学附属第一医院

朱嘉辉　北京大学第六医院

祝喜梅　北京大学第六医院

原著编写委员会名单

Richard Balon, M.D. Professor of Psychiatry and Anesthesiology, Associate Chair for Education and Faculty Affairs, and Program Director, Wayne State University School of Medicine, Detroit, Michigan

Sheldon Benjamin, M.D. Interim Chair of Psychiatry, Director of Neuropsychiatry, Director of Education and Training, and Professor of Psychiatry and Neurology, University of Massachusetts Medical School, Worcester

Gene Beresin, M.D., M.A. Executive Director, The Clay Center for Young Healthy Minds; Senior Educator in Child and Adolescent Psychiatry, Massachusetts General Hospital; and Professor of Psychiatry, Harvard Medical School, Boston, Massachusetts

Jonathan F. Borus, M.D. Chair Emeritus and Senior Psychiatrist, Brigham and Women's Hospital; Stanley Cobb Distinguished Professor of Psychiatry, Harvard Medical School, Boston, Massachusetts

Adam M. Brenner, M.D. Distinguished Teaching Professor and Professor of Psychiatry, University of Texas Southwestern Medical Center, Dallas, Texas; and Deputy Editor, *Academic Psychiatry*

Victor G. Carrión, M.D. John A. Turner M.D. Endowed Chair of Child and Adolescent Psychiatry; Professor and Vice-Chair, Department of Psychiatry and Behavioral Sciences; and Director, Early Life Stress and Pediatric Anxiety Program, Stanford University School of Medicine, Stanford, California

Joseph T. Coyle, M.D. Eben S. Draper Professor of Psychiatry and Neuroscience, Harvard Medical School, Boston; McLean Hospital, Belmont, Massachusetts

Amit Etkin, M.D., Ph.D. Professor, Department of Psychiatry and Behavioral Sciences, Wu Tsai Neuroscience Institute, Stanford University, Stanford, California; and VA Palo Alto Healthcare System, Palo Alto, California

Peter Fonagy, Ph.D., FBA, F.Med.Sci., FAcSS Professor of Contemporary Psychoanalysis and Developmental Science, and Head, Division of Psychology and Language Sciences, UCL, London, UK; Chief Executive, Anna Freud National Centre for Children and Families, London, UK; Adjunct Professor of Psychiatry, Baylor College of Medicine, Houston, Texas; Clinical Professor of Psychiatry, Yale University School of Medicine, New Haven, Connecticut

Robert Freedman, M.D. Professor of Psychiatry, University of Colorado Denver

Cheryl Gore-Felton, Ph.D. Associate Dean, Academic Affairs; Professor, Associate Chairman, and Co-Chief, Division of Public Mental Health and Population Sciences, Department of Psychiatry and Behavioral Sciences, Stanford University School of Medicine, Stanford, California

Robert E. Hales, M.D., M.B.A. Joe P. Tupin Chair, Emeritus, and Distinguished Professor of Clinical Psychiatry, Emeritus, Department of Psychiatry and Behavioral Sciences, University of California Davis School of Medicine, Sacramento

Dilip V. Jeste, M.D. Senior Associate Dean for Healthy Aging and Senior Care; Estelle and Edgar Levi Memorial Chair in Aging; Distinguished Professor of Psychiatry and Neurosciences; Director, Sam and Rose Stein Institute for Research on Aging; and Co-Director, IBM-UCSD Center on Artificial Intelligence for Healthy Living, University of California San Diego

Petros Levounis, M.D., M.A. Professor and Chair, Department of Psychiatry, Rutgers New Jersey Medical School, and Chief of Service, University Hospital, Newark, New Jersey; and Deputy Editor-In-Chief, American Psychiatric Association Publishing, Books

Alan K. Louie, M.D. Professor, Associate Chair, and Director of Education, Department of Psychiatry and Behavioral Sciences, Stanford University School of Medicine; Deputy Associate Chief of Staff for Education in Psychiatry, VA Palo Alto Health Care System; and Deputy-Editor, *Academic Psychiatry*

Robert Michels, M.D. Walsh McDermott University Professor of Medicine, and University Professor of Psychiatry, Weill Cornell Medical College, New York, New York

Maria A. Oquendo, M.D., Ph.D. Ruth Meltzer Professor and Chairman of Psychiatry, and Psychiatrist-in-Chief, Hospital of the University of Pennsylvania, Perelman School of Medicine, University of Pennsylvania, Philadelphia

Katharine Phillips, M.D. Professor of Psychiatry, DeWitt Wallace Senior Scholar, and Residency Research Director, Department of Psychiatry, Weill Cornell Medical College, Cornell University; Attending Psychiatrist, New York–Presbyterian Hospital; and Adjunct Professor of Psychiatry and Human Behavior, Alpert Medical School of Brown University, Providence, Rhode Island

Carolyn Rodriguez, M.D., Ph.D. Assistant Professor and Associate Chair, Department of Psychiatry and Behavioral Sciences, Stanford University School of Medicine; Staff Psychiatrist, Palo Alto Health Care System; Deputy Editor, *The American Journal of Psychiatry*

Ruth S. Shim, M.D., M.P.H. Luke & Grace Kim Professor in Cultural Psychiatry and Director of Cultural Psychiatry, Department of Psychiatry and Behavioral Sciences, University of California Davis School of Medicine, Sacramento

David Spiegel, M.D. Jack, Lulu, and Sam Willson Professor and Associate Chair, Department of Psychiatry and Behavioral Sciences, and Director, Center on Stress and Health and Center for Integrative Medicine, Stanford University School of Medicine, Stanford, California

Matthew W. State, M.D., Ph.D. Oberndorf Family Distinguished Professor in Psychiatry and Chair, Department of Psychiatry; Director, Langley Porter Psychiatric Institute; President, Langley Porter Hospital and Clinics; Executive Director, UCSF Child Teen and Family Center, Weill Institute for Neurosciences, University of California, San Francisco

Donna E. Stewart, C.M., M.D., FRCPC University Professor, Senior Scientist, Inaugural Chair of Women's Health, and Head of Research and Academic Development, University Health Network Centre for Mental Health, University of Toronto, Canada

Stuart C. Yudofsky, M.D. Distinguished Professor Emeritus, Baylor College of Medicine, Houston, Texas; Director, Medical Research Grant Program, and Chairman, Scientific Advisory Board, Brockman Foundation, Hamilton, Bermuda

原著者名单

Tarek Adam, M.D., M.Sc.
Attending Psychiatrist, Traditions Behavioral Health; Consultant Psychiatrist, New York University Langone Hospital-Brooklyn, Brooklyn, New York

Neil Krishan Aggarwal, M.D., M.B.A., M.A.
Assistant Professor of Clinical Psychiatry, Columbia University, and Research Psychiatrist, New York State Psychiatric Institute, New York, New York

W. Stewart Agras, M.D.
Professor of Psychiatry, Emeritus, Stanford University, Stanford, California

Jon G. Allen, Ph.D.
Clinical Professor, Department of Psychiatry and Behavioral Sciences, Baylor College of Medicine, Voluntary Faculty, Houston, Texas

Jonathan Avery, M.D.
Director of Addiction Psychiatry, Associate Professor of Clinical Psychiatry, Assistant Dean of Student Affairs, Weill Cornell Medical College, New York-Presbyterian Hospital, New York, New York

Tali M. Ball, Ph.D.
Instructor, Stanford University School of Medicine, Stanford, California

Richard Balon, M.D.
Professor of Psychiatry and Anesthesiology and Associate Chair for Education and Faculty Affairs, Department of Psychiatry and Behavioral Neurosciences, Wayne State University School of Medicine, Detroit, Michigan

John W. Barnhill, M.D.
DeWitt Wallace Senior Scholar and Professor of Clinical Psychiatry; Director, House Staff Mental Health Program; Psychiatric Liaison, Perkin Center for Heart Failure; Chief, Division of Psychiatry, Hospital for Special Surgery; and Vice Chair, Consultation-Liaison Psychiatry, Weill Cornell Medicine I New York-Presbyterian, New York, New York

Aaron T. Beck, M.D.
University Professor Emeritus of Psychiatry, Department of Psychiatry, Perelman School of Medicine, University of Pennsylvania, Philadelphia, Pennsylvania

Donna S. Bender, Ph.D.
Director, Counseling and Psychological Services (CAPS), and Clinical Professor of Psychiatry and Behavioral Sciences, Tulane University, New Orleans, Louisiana

Mahendra T. Bhati, M.D.
Clinical Associate Professor, Department of Psychiatry and Behavioral Sciences and Department of Neurosurgery, Stanford University, Stanford, California

Dan G. Blazer, M.D., Ph.D.
J.P. Gibbons Professor Emeritus, Department of Psychiatry and Behavioral Sciences, Duke University Medical Center, Durham, North Carolina

Kevin M. Bozymski, Pharm.D.
Assistant Professor of Clinical Sciences, Medical College of Wisconsin School of Pharmacy, Milwaukee, Wisconsin

Jack D. Burke, M.D., M.P.H.
Professor of Psychiatry, Harvard Medical School, Boston, Massachusetts

Vivien K. Burt, M.D., Ph.D.
Professor Emeritus of Psychiatry, Geffen School of Medicine at UCLA, Los Angeles, California

Eve Caligor, M.D.
Clinical Professor of Psychiatry, Columbia University Vagelos College of Physicians and Surgeons; Director, Psychotherapy Division, Columbia University Center for Psychoanalytic Training and Research, New York, New York

Steven Z. Chao, M.D., Ph.D.
Staff Neurologist, VA Palo Alto Health Care System, Palo Alto, California; Clinical Associate Professor (Affiliated), Department of Neurology and Neurological Science, Stanford University School of Medicine, Stanford, California

John F. Clarkin, Ph.D.
Clinical Professor of Psychology in Psychiatry and Co-Director, Personality Disorders Institute, Weill Cornell Medical College, New York, New York

Michael T. Compton, M.D., M.P.H.
Professor of Clinical Psychiatry, Columbia University College of Physicians and Surgeons, New York

Deborah S. Cowley, M.D.
Professor, Department of Psychiatry and Behavioral Sciences, University of Washington, Seattle, Washington

Ericka L. Crouse, Pharm.D.
Associate Professor, Department of Pharmacotherapy and Outcomes Science, Virginia Commonwealth University School of Pharmacy, Richmond, Virginia

Mantosh J. Dewan, M.D.
Distinguished Service Professor, Department of Psychiatry and Behavioral Sciences, SUNY Upstate Medical University, Syracuse, New York

Darin D. Dougherty, M.D., M.M.Sc.
Director, Division of Neurotherapeutics, Department of Psychiatry, Massachusetts General Hospital, Charlestown; Associate Professor of Psychiatry, Harvard Medical School, Boston, Massachusetts

Jonathan Downar, M.D., Ph.D.
Director, MRI-Guided rTMS Clinic, Centre for Mental Health and Krembil Research Institute, University Health Network; Associate Professor, Department of Psychiatry, University of Toronto, Toronto, Ontario, Canada

Jack Drescher, M.D.
Clinical Professor of Psychiatry, Columbia University, New York, New York; and Adjunct Professor, New York University, New York, New York

Laura B. Dunn, M.D.
Professor of Psychiatry and Behavioral Sciences, Department of Psychiatry and Behavioral Sciences, Stanford University, Stanford, California

Amit Etkin, M.D., Ph.D.
Professor, Department of Psychiatry and Behavioral Sciences, Wu Tsai Neuroscience Institute, Stanford University, Stanford, California; Veterans Affairs Palo Alto Healthcare System, and the Sierra Pacific Mental Illness, Research, Education, and Clinical Center (MIRECC), Palo Alto, California

Peter Fonagy, Ph.D., F.B.A., F.Med.Sci., FAcSS
Professor of Contemporary Psychoanalysis and Developmental Science, and Head, Division of Psychology and Language Sciences, UCL, London, UK; Chief Executive, Anna Freud National Centre for Children and Families, London, UK; Adjunct Professor of Psychiatry, Baylor College of Medicine, Houston, Texas; Clinical Professor of Psychiatry, Yale University School of Medicine, New Haven, Connecticut

Lawrence K. Fung, M.D., Ph.D.
Clinical Assistant Professor, Department of Psychiatry and Behavioral Sciences, Stanford University, Stanford, California

Patricia L. Gerbarg, M.D.
Assistant Clinical Professor in Psychiatry, New York Medical College, Valhalla, New York

Karen Gilmore, M.D.
Clinical Professor of Psychiatry, Columbia University Medical Center, New York, New York

John F. Greden, M.D.
Rachel Upjohn Professor of Psychiatry and Clinical Neurosciences; Research Professor, Molecular and Behavioral Neurosciences; Founder and Executive Director, University of Michigan Comprehensive Depression Center; Founding Chair, National Network of Depression Centers; Chair Emeritus, Department of Psychiatry, University of Michigan, Ann Arbor, Michigan

Roger P. Greenberg, Ph.D.
Distinguished Professor and Head, Psychology Division, Department of Psychiatry and Behavioral Sciences, SUNY Upstate Medical University, Syracuse, New York

Robert E. Hales, M.D., M.B.A.
Joe P. Tupin Chair, Emeritus, and Distinguished Professor of Clinical Psychiatry, Emeritus, Department of Psychiatry and Behavioral Sciences, University of California Davis School of Medicine, Sacramento, California

Thomas A. Hammeke, Ph.D., ABPP-CN
Professor Emeritus, Department of Psychiatry and Behavioral Medicine, Medical College of Wisconsin, Milwaukee, Wisconsin

Antonio Hardan, M.D.
Professor, Department of Psychiatry and Behavioral Sciences, Stanford University, Stanford, California

Nicholas M. Hatzis, M.D.
Clinical Instructor, Department of Psychiatry and Behavioral Sciences, Northwestern University Feinberg School of Medicine, Chicago, Illinois

John Hearn, M.D.
Senior Instructor, University of Colorado Denver Anschutz Medical Campus, Aurora, Colorado

Eric Hollander, M.D.
Professor of Psychiatry and Behavioral Sciences and Director, Autism and ObsessiveCompulsive Spectrum Program and Anxiety and Depression Program, Albert Einstein College of Medicine and Montefiore Medical Center, Bronx, New York

David S. Hong, M.D.
Assistant Professor, Department of Psychiatry and Behavioral Sciences, Stanford University, Stanford, California

Sandra A. Jacobson, M.D.
Research Associate Professor, Department of Psychiatry, University of Arizona College of Medicine, Phoenix, Arizona

Michael A. Jenike, M.D.
Director Emeritus, OCD and Related Disorders Program, Department of Psychiatry, Massachusetts General Hospital, Charlestown; Professor of Psychiatry, Harvard Medical School, Boston, Massachusetts

Margery R. Johnson, M.D.
Assistant Professor, Department of Psychiatry and Behavioral Sciences, Northwestern University Feinberg School of Medicine, Chicago, Illinois

Amandeep Jutla, M.D.
Whitaker Scholar in Developmental Neuropsychiatry, Division of Child and Adolescent Psychiatry, Columbia University, New York, New York

Corey Keller, M.D., Ph.D.
Resident and Postdoctoral Fellow, Department of Psychiatry and Behavioral Sciences, Wu Tsai Neuroscience Institute, Stanford University, Stanford, California; Veterans Affairs Palo Alto Healthcare System, and the Sierra Pacific Mental Illness, Research, Education, and Clinical Center (MIRECC), Palo Alto, California

Michael Kelly, M.D.
Senior Psychiatrist Supervisor, Forensic Services Division, Coalinga State Hospital, Coalinga, California

Otto F. Kernberg, M.D.
Professor of Psychiatry and Director, Personality Disorders Institute, Weill Cornell Medical College, New York, New York

Catherine L. Kircos, M.A.
Research Coordinator, Stanford University School of Medicine, Stanford, California

Helena C. Kraemer, Ph.D.
Professor of Biostatistics in Psychiatry (Emeritus), Department of Psychiatry and Behavioral Sciences, Stanford University, Palo Alto, California

Clete A. Kushida, M.D., Ph.D.
Professor of Psychiatry and Behavioral Sciences, Stanford University, Stanford, California

Ryan E. Lawrence, M.D.
Assistant Professor of Psychiatry, Department of Psychiatry, Columbia University Medical Center and New York-Presbyterian Hospital, New York, New York

James L. Levenson, M.D.
Rhona Arenstein Professor of Psychiatry, and Professor of Internal Medicine and Surgery, Virginia Commonwealth University, Richmond, Virginia

Petros Levounis, M.D., M.A.
Professor and Chair, Department of Psychiatry, Rutgers New Jersey Medical School; Chief of Service, University Hospital, Newark, New Jersey

Jeffrey A. Lieberman, M.D.
Lawrence C. Kolb Professor and Chairman of Psychiatry, Columbia University College of Physicians and Surgeons, New York State Psychiatric Institute; Psychiatrist-inChief, New York-Presbyterian Hospital and Columbia University Medical Center, New York, New York

Steven E. Lindley, M.D., Ph.D.
Director of Outpatient Mental Health, Veterans Affairs Palo Alto Health Care System, Menlo Park; Associate Professor, Department of Psychiatry and Behavioral Sciences, Stanford University School of Medicine, Stanford, California

James Lock, M.D., Ph.D.
Professor of Child Psychiatry and Pediatrics, Department of Psychiatry and Behavioral Sciences, and Director, Eating Disorder Program for Children and Adolescents, Stanford University School of Medicine, Stanford, California

José R. Maldonado, M.D., F.A.P.M., F.A.C.F.E.
Professor of Psychiatry and Behavioral Sciences (General Psychiatry and Psychology-Adult) and, by courtesy, of Emergency Medicine and of Medicine at the Stanford University Medical Center and, by courtesy, of Law, Stanford, California

Lila Massoumi, M.D., ABOIHM
Assistant Clinical Professor in Psychiatry, Michigan State University, Detroit, Michigan

Anne McBride, M.D.
Assistant Clinical Professor, Department of Psychiatry and Behavioral Sciences, University of California, Davis, Sacramento, California

Pamela Meersand, Ph.D.
Associate Professor of Medical Psychology, Columbia University Medical Center, New York, New York

Edwin J. Mikkelsen, M.D.
Associate Professor of Psychiatry, Harvard Medical School, Boston, Massachusetts

Shefali Miller, M.D.
Clinical Assistant Professor, Department of Psychiatry and Behavioral Sciences, Stanford University, Stanford, California

Erin Murphy-Barzilay, M.D.
Assistant Professor of Health Sciences, Geffen School of Medicine at UCLA, Los Angeles, California

Philip R. Muskin, M.D., M.A.
Professor of Psychiatry, Columbia University Irving Medical Center, New York, New York

Uma Naidoo, M.D.
Director of Nutritional and Lifestyle Psychiatry, Massachusetts General Hospital, Boston, Massachusetts

John M. Oldham, M.D.
Distinguished Emeritus Professor, Menninger Department of Psychiatry and Behavioral Sciences, Baylor College of Medicine, Houston, Texas

Michael Ostacher, M.D.
Associate Professor, Department of Psychiatry and Behavioral Sciences, Stanford University, Stanford, California

Sagar V. Parikh, M.D.
Professor, Department of Psychiatry, University of Michigan, Ann Arbor, Michigan

Roger K. Pitman, M.D.
Professor, Department of Psychiatry, Harvard Medical School; Psychiatrist, Massachusetts General Hospital, Boston, Massachusetts

Sonya Rasminsky, M.D.
Associate Clinical Professor of Psychiatry, Geffen School of Medicine at UCLA, Los Angeles, California

Martin Reite, M.D.
Clinical Professor of Psychiatry, University of Colorado School of Medicine, Aurora, Colorado

Michelle B. Riba, M.D., M.S.
Professor, Department of Psychiatry, University of Michigan, Ann Arbor, Michigan

Laura Weiss Roberts, M.D., M.A.
Chairman and Katharine Dexter McCormick and Stanley McCormick Memorial Professor, Department of Psychiatry and Behavioral Sciences, Stanford University School of Medicine, and Chief, Psychiatry Service, Stanford Hospital and Clinics, Stanford, California; Editor-in-Chief, Books, American Psychiatric Association Publishing

Allyson C. Rosen, Ph.D., ABPP-CN
Clinical Associate Professor (Affiliated), Palo Alto VA Health Care System/Department of Psychiatry, Stanford University School of Medicine, Stanford, California

Craig S. Rosen, Ph.D.
Acting Director, National Center for PTSD Dissemination and Training Division, Veterans Affairs Palo Alto Health Care System, Menlo Park; Associate Professor, Department of Psychiatry and Behavioral Sciences, Stanford University School of Medicine, Stanford, California

M. David Rudd, Ph.D., A.B.P.P.
President, Distinguished University Professor of Psychology, University of Memphis, Memphis, Tennessee

Jitender Sareen, M.D., F.R.C.P.C.
Professor and Head, Department of Psychiatry; Professor, Departments of Psychology and Community Health Sciences, Max Rady College of Medicine, University of Manitoba, Winnipeg, Manitoba, Canada

Lorin M. Scher, M.D.
Associate Professor, and Director, Emergency Psychiatry and Integrated Behavioral Health Services, Department of Psychiatry & Behavioral Sciences, University of California, Davis, School of Medicine, Sacramento, California

Danya Schlussel, B.A.
Research Associate, Autism and Obsessive-Compulsive Spectrum Program, Albert Einstein College of Medicine and Montefiore Medical Center, Bronx, New York

Ruth S. Shim, M.D., M.P.H.
Luke and Grace Kim Professor in Cultural Psychiatry and Associate Professor, Department of Psychiatry and Behavioral Sciences, University of California, Davis, School of Medicine, Sacramento, California

Jay Shore, M.D., M.P.H.
Professor, Department of Psychiatry and Family Medicine, School of Medicine, Centers for American Indian and Alaska Native Health, Colorado School of Public Health, University of Colorado Anschutz Medical Campus, Denver, Colorado

Erik Shwarts, M.D.
Assistant Clinical Professor (Volunteer Faculty), Department of Psychiatry and Behavioral Sciences, University of California, Davis, School of Medicine, Sacramento, California

Naomi M. Simon, M.D., M.Sc.
Professor, Department of Psychiatry, New York University School of Medicine, New York, New York

Andrew E. Skodol, M.D.
Research Professor of Psychiatry, University of Arizona College of Medicine, Tucson, Arizona

David Spiegel, M.D., F.A.P.A.
Jack, Lulu, and Sam Willson Professor and Associate Chair, Department of Psychiatry and Behavioral Sciences, and Director, Center on Stress and Health and Center for Integrative Medicine, Stanford University School of Medicine, Stanford, California

Brett N. Steenbarger, Ph.D.
Teaching Professor of Psychiatry and Behavioral Sciences, SUNY Upstate Medical University, Syracuse, New York

David C. Steffens, M.D., M.H.S.
Birnbaum/Blum Professor and Chair, Department of Psychiatry, University of Connecticut School of Medicine, Farmington, Connecticut

Murray B. Stein, M.D., M.P.H., F.R.C.P.C.
Distinguished Professor of Psychiatry and of Family Medicine and Public Health, and Vice Chair for Clinical Research in Psychiatry, University of California San Diego, La Jolla, California; Staff Psychiatrist, Veterans Affairs San Diego Healthcare System, San Diego, California

Shannon Wiltsey Stirman, Ph.D.
Acting Deputy Director, National Center for PTSD Dissemination and Training Division, Veterans Affairs Palo Alto Health Care System, Menlo Park, California; Associate Professor, Department of Psychiatry and Behavioral Sciences, Stanford University School of Medicine, Stanford, California

Frederick J. Stoddard Jr., M.D.
Professor, Department of Psychiatry, Harvard Medical School; Psychiatrist, Massachusetts General Hospital, Boston, Massachusetts

T. Scott Stroup, M.D., M.P.H.
Professor of Psychiatry, Department of Psychiatry, Columbia University Medical Center and New York-Presbyterian Hospital, New York, New York

Mark Sullivan, M.D.
PGY-3, Cornell Psychiatry, Department of Psychiatry, Weill Cornell Medicine, New York, New York

Trisha Suppes, M.D., Ph.D.
Professor, Department of Psychiatry and Behavioral Sciences, Stanford University, Stanford, California

Rita Suri, M.D.
Clinical Professor of Psychiatry, Geffen School of Medicine at UCLA, Los Angeles, California

Bonnie P. Taylor, Ph.D.
Assistant Professor of Psychiatry and Behavioral Sciences, Autism and ObsessiveCompulsive Spectrum Program, Albert Einstein College of Medicine and Montefiore Medical Center, Bronx, New York

Gabrielle Termuehlen, B.A.
Department of Psychiatry and Behavioral Sciences, Stanford University, Stanford, California

Michael E. Thase, M.D.
Professor of Psychiatry, Department of Psychiatry, Perelman School of Medicine, University of Pennsylvania, Philadelphia, Pennsylvania

Ramanpreet Toor, M.D.
Assistant Professor, Department of Psychiatry and Behavioral Sciences, University of Washington, Seattle, Washington

Michael Weissberg, M.D.
Professor of Psychiatry (retired), University of Colorado School of Medicine, Aurora, Colorado

Elisabeth A. Wilde, Ph.D.
Associate Professor, Department of Neurology, University of Utah School of Medicine, Salt Lake City, Utah

Sabine Wilhelm, Ph.D.
Director, OCD and Related Disorders Program, Department of Psychiatry, Massachusetts General Hospital, Charlestown; Professor of Psychiatry, Harvard Medical School, Boston, Massachusetts

Leanne M. Williams, Ph.D.
Professor, Stanford University School of Medicine, Stanford, California

Arnold Winston, M.D.
Chairman Emeritus, Department of Psychiatry, Mount Sinai Beth Israel Medical Center, New York

Jesse H. Wright, M.D., Ph.D.
Professor and Kolb Endowed Chair for Outpatient Psychiatry and Director, University of Louisville Depression Center, Department of Psychiatry and Behavioral Sciences, University of Louisville, Louisville, Kentucky

Eric Yarbrough, M.D.
New York, New York

Peter Yellowlees, M.B.B.S., M.D.
Professor of Psychiatry and Vice Chair for Faculty Development, Department of Psychiatry, University of California, Davis, Sacramento, California

Frank E. Yeomans, M.D., Ph.D.
Clinical Assistant Professor of Psychiatry and Director of Training, Personality Disorders Institute, Weill Cornell Medical College, New York, New York

Stuart C. Yudofsky, M.D.
Distinguished Professor Emeritus, Menninger Department of Psychiatry and Behavioral Sciences, Baylor College of Medicine, Houston, Texas; Director, Medical Research Grant Program, and Chairman, Scientific Advisory Board, Brockman Foundation, Hamilton, Bermuda

译者前言

由 Laura Weiss Roberts 主编的 *The American Psychiatric Association Publishing Textbook of Psychiatry*，*7e* 是一本经典的医学专著，由该领域的百余位杰出专家进行编写，为精神病学专业的学生和心理健康专业所有从业者提供了非常好的单卷教科书。本书涵盖了精神病学中快速发展的基础和临床领域的研究进展，为读者提供了新的观点、框架和证据，以确保他们能够掌握充足的理论知识和严谨的临床实践思路。

第 7 版《美国精神病学协会精神病学教科书》的总体目标是明确精神医学实践的核心要素并指引领域的未来方向，其延续了既往版本的结构化格式，主要分为四大部分（精神病学基础、精神障碍、治疗和特殊人群患者的医疗保健）共 44 章。所有章节均以研究证据为基础、以临床实践为重点，可以更好地帮助读者理解相应的内容。这种结构有利于读者快速有效地寻找到需要的信息，并为相关疾病的诊治提供了实用的临床指导。此外，第 7 版新增的章节和内容也为读者提供了更全面、更新的资源。

中文版《美国精神病学协会精神病学教科书（第 7 版）》的所有译者均为国内精神病学领域的高水平专家，对专业的领悟高，功底深厚，翻译和写作经验丰富、责任心强，这些确保了本书翻译工作的高质量完成。本书在翻译过程中，虽然已经过多次校对和反复修改，但仍可能存在不当之处，欢迎广大读者指正。

中国科学院院士
北京大学第六医院院长
山东第一医科大学校长
2023 年冬于北京

专家荐读

对于所有精神健康从业者、关注行为健康及其在整体医疗中的融合的医疗从业者，以及精神健康服务的对象，《美国精神病学协会精神病学教科书（第7版）》是不可或缺的工具书和参考资料，它可为临床实践、终身学习和共同决策提供有力的指导。该书内容全面，完美地展现了不断发展的精神病学、神经精神病学和行为科学的深度与广度，并以一种平衡且前瞻性的方式巧妙地融合了现代科学流派与临床实践。我们非常赞赏主编 Laura Weiss Roberts 为这项事业带来的远见与洞察力，她延续并进一步发扬了该书首版主编 Robert Hales 和 Stuart Yudofsky 所开创的学术传统。这本书使我们深感幸运，因为它是由众多在临床、教育和研究领域表现卓越的作者编写，他们代表了行业的最高水准。

Charles F. Reynolds Ⅲ, M.D.
匹兹堡大学医疗中心精神病学特聘教授
老年精神病学荣誉教授

在这部杰出的《美国精神病学协会精神病学教科书（第7版）》中，Laura Weiss Roberts 集结了该领域的众多杰出专家，为精神健康各个领域的学生和从业者提供了当前最佳且最全面的单卷教材。第7版继承了前几版的传统，全面涵盖了快速发展的精神科学与临床领域。每个章节均为不同年资的从业者提供了当前观点、理论框架，以及确保掌握知识和最佳临床实践所需的证据。

Joel Yager, M.D.
科罗拉多大学医学院精神病学系教授
加利福尼亚大学洛杉矶分校 David Geffen 医学院
精神病学与生物行为科学系名誉教授

内容更加丰富，更上一层楼。《美国精神病学协会精神病学教科书（第7版）》在其上一版的基础上新增了7个章节。这些新增的章节和对原有章节的及时修订，为医学生、实习医生、临床医生和医学专家提供了易读、全面且与时俱进的参考资料。第7版旨在"明确精神医学实践的核心要素并指引领域的未来方向"，并已圆满达成这一目标。我首先阅读了新增的两章"自杀风险评估"和"标准化评估和基于评估的治疗"。这两章体现了思考深入、基于实证、注重临床应用的特点，进一步加深了我对这些重要议题的理解。其他新增的章节均是大多数其他精神医学书籍尚未探讨的当下关键主题，是书中备受期待并能激发思考的新增内容。整本教科书的章节作者的选择巧妙地融合了该领域的众多领军专家与新一代的杰出学者。总体而言，这份宝贵的资源是医学生、实习医生和临床医生在学习或治疗精神障碍时必备的工具。如果我必须为上述群体选择一本教材，我会选择这本书。我谨对 Laura Weiss Roberts 博士和众多作者的出色工作表示祝贺。

Sidney Zisook, M.D.
加利福尼亚大学圣地亚哥分校
精神病学系特聘教授

原著序

变迁与展望

Robert E. Hales, M.D., M.B.A.

Stuart C. Yudofsky, M.D.

变迁

在前 6 版《美国精神病学协会精神病学教科书》（以下简称"教科书"）的出版中，我们有幸与杰出的章节作者和美国精神病学协会出版社优秀的编辑在出版流程中的各个环节进行了合作，包括选择章节标题、与章节作者进行无数次交流，以及与出版社编辑共同对提交的章节文本、表格和参考文献进行逐行逐字审校。30 余年间我们一直这样工作，也同时出版了 6 版配套教材《美国精神病学协会神经精神病学和临床神经科学教科书》（*The APP Textbook of Neuropsychiatry and Clinical Neurosciences*）。

第 6 版教科书中，我们热情地邀请了 Laura Weiss Roberts 博士加入。她是一名优秀的科研文献、专著和章节作者，我们希望可以将其非凡的才能和经验纳入其中。Roberts 博士还为新一代的教科书章节作者搭建了坚实的桥梁。我们非常愉快地与她合作完成了第 6 版，同时相信在她的带领下，第 7 版将继续在医学生、精神科住院医师、精神科执业医师、其他科室医师及其他精神卫生专业人员的教育方面大放异彩。我们在阅读了第 7 版教科书所有章节的校样后发现，我们对教科书所寄予的高期望已经被超越了。

假如"凡是过往皆为序章"（在某些方面）是真的，那么将第 1 版教科书（Talbot et al. 1988）与第 7 版（Roberts 2019）进行比较或许能为了解精神病学领域在过去 30 年来在哪些方面保持不变，在哪些方面如何以及为何发生变化提供一些有用的见解。由于篇幅有限，在这里只讨论我们认为的一些亮点。

展望

相似之处

我们在比较这两版教科书时惊讶地发现第 7 版教科书组织结构的变化是如此之小。

第 1 版分为以下几个部分：

- 理论基础
- 精神病理评估
- 精神障碍
- 治疗
- 特别专题

在第 7 版中，理论基础和精神病理评估被合并在同一部分，形成了以下结构：

- 精神病学基础
- 精神障碍
- 治疗
- 特殊人群患者的医疗保健

即使存在一些变化，但将第 1 版和第 7 版教科书的内容粗略比较后也会发现，两版教科书总体的主题框架基本相同。此处的相似是由于现在的编者坚持了我们从一开始就有意将教科书按照当时的内科学、外科学和儿科学等其他主要教科书的模式进行编写的决定。另一个目标是为工作繁忙的从业者（无论何种医学专业或学科）创建一本临床实用的教科书。

在 20 世纪上半叶，精神病学作为医学的一门分支学科偏离了其根基，这削弱了其他科室同事对我们的尊重。在第 1 版教科书出版时，美国精神病学协会医学主任 Melvin Sabshin 博士写道：

精神病学边界的扩张（超越医学）、意识形态凌驾于科学之上及该领域的去医学化开始出现漏洞。许多决策者开始怀疑精神科医师对患者的诊断和治疗能力（Sabshin 1990，p.1270）。

当时一些精神病学教科书的组织结构和内容反映了这种去医学化。因此，我们从一开始就强调基础神经科学、遗传学、流行病学、病因学、临床评估、精神障碍和全面治疗。我们很赞赏新版主编保留了这一重点，并相信这将有助于精神病学与医学主流保持一致。

两版教科书的另一相似之处与被概念化为"精神障碍"的特定疾病和综合征有关。不扩大精神障碍范围的决定证实，精神病学领域从过去习得了过度扩展的危险，其对专业或患者而言均无益处。

两版教科书在诊断注意事项上几乎重叠，但"创伤及应激相关障碍"是个例外，其在第 1 版并没有独立成章。这种差异可能是由于精神病学在创伤后应激障碍（PTSD）、急性应激障碍及其他创伤和应激相关障碍的诊断和治疗方面取得了巨大进步。直到 1980 年，PTSD 才被纳入 DSM-Ⅲ，成为一个正式的精神疾病诊断。随后，大量研究针对创伤性疾病和障碍进行了流行病学、遗传学、神经生物学、心理社会问题及治疗等方面的探索。在第 7 版教科书第 15 章中，Fred Stoddard、Naomi Simon 和 Roger Pitman 博士对相关主题进行了充分的讨论。该章将对这一在理解和治疗上都具有挑战性的精神疾病进行了及时、有趣、临床实用的介绍和综述。

同样，两版教科书均由专业知识渊博并享有盛誉的章节作者编写。第 1 版的主要章节作者均为全球鼎鼎有名的精神病学家。此外，第 1 版的许多章节作者已成为该领域的学科带头人，并发表了许多影响深远的相关成果。

第 1 版中高水平的章节作者同样也是第 7 版的作者。我们非常期待更多新加入的章节作者在未来几年取得更多学术成就。每位作者不仅是其专业领域的权威，而且在病因学、病理生理学和治疗等方面也有深厚的学识。因此，生物-心理-社会模式在两版教科书中随处可见。

不同之处

两版教科书最显著的区别或许是在治疗部分。例如，第 1 版中这部分只有 7 章，而第 7 版中有 12 章。第 1 版心理治疗只有"个体心理治疗"一章，而第 7 版全面涵盖了"短程心理治疗""心理动力学心理治疗""认知行为治疗"和"支持性心理治疗"4 章。此外，在新版教科书中，有 5 章专门介绍"心理治疗中的心智化""混合执业与数字医疗""补充／替代医疗及整合精神病学""整合及协作医疗"及"标准化评估和基于评估的治疗"等新治疗方法。这些差异反映了精神病学领域过去 25 年来在治疗方面取得的惊人进步。

研究进展使我们能够对令患者饱受折磨的精神疾病，以及如何基于循证医学为患者提供个体化治疗有更多的了解。第 7 版教科书中由 Leanne Williams、Tali Ball 和 Catherine Kircos 博士撰写的"治疗"部分的第一章"精准精神病学"的首段强调了这一进展，立足当下，放眼未来：

> 精神病学正处于变革阶段。我们正在见证精神病学精准医疗的出现，即"精准精神病学"。精准精神病学是一种综合性的方法，它将该学科的科学基础和近期的技术进步相结合，并引导它们缩小科学发现与临床转化之间的差距。

同样，在第 1 版教科书中，躯体治疗包含在"精神药理学和电休克治疗"这一章中，电休克治疗的篇幅不到 5 页，而在第 7 版中，Corey Keller、Mahendra Bhati、Jonathan Downar 和 Amit Etkin 博士撰写的内容充实、插图丰富的"脑刺激治疗"独立成章，致力于介绍这一新型治疗方式。该章的首段介绍了这一新型电治疗方式的现状和未来发展前景：

> 随着大量新型脑刺激干预措施的开发，脑刺激治疗在过去的 20 年里经历了一场革命。这些新治疗方式中许多是在神经影像学和脑刺激技术的研究进展中产生的，有些正在进入常规临床应用。脑刺激治疗目前已成为一种新的、不断扩展的用以理解和治疗精神疾病的方法。

相比于第 1 版，第 7 版教科书的另一个重要变化是越来越重视那些在美国精神病学历史上被低估的特殊群体。例如，在第 7 版中，由 Ruth Shim 和 Michael Compton 博士撰写的"精神健康的社会决定因素"一章有助于阐明精神健康需求的影响因素及特殊患者群体保健的阻碍：

> 精神健康的社会决定因素是指在群体水平上影响精神健康结局的社会、环境和经济条件。在考虑精神病学的现状及未来方向时，不应忽略精神健康相关社会因素的重要性。这些因素是造成精神健康服务获取、治疗质量和结局在人群内和人群间差异和不平等的主要原因。

总结

　　我们认真阅读了第7版教科书的每一章，并在此过程中学到了很多。我们毫无保留地向医学生、住院医师和临床同事强烈推荐第7版教科书。非常感谢 Roberts 博士和各章节作者为这本精神病学教科书所做的出色工作。我们有幸在30年前点燃这把火炬，且在今后仍将不忘初心。

参考文献

Roberts LW（ed）：The American Psychiatric Association Publishing Textbook of Psychiatry，7th Edition. Washington，DC，American Psychiatric Association Publishing，2019

Talbott JA，Hales RE，Yudofsky SC（eds）：The American Psychiatric Press Textbook of Psychiatry. Washington，DC，American Psychiatric Press，Inc.，1988

Sabshin M：Turning points in twentieth-century American psychiatry. Am J Psychiatry 147（10）：1267-1274，1990 2205113

原著前言

随着基础科学、转化医学、临床医学和人口科学的进步，精神病学领域正在经历积极的变革。精神病学实践正在不断发展，包括对疾病机制的深入了解、新的治疗手段、丰富的循证临床干预、适应性的保健体系与模式。临床评估和治疗措施旨在康复、幸福和重建健康，而非仅仅消除症状。人们对精神障碍患者的污名化正在削弱，并逐渐认识到精神疾病是全球公共卫生的最大威胁之一，任何年龄、性别、社区和国家都可能受到精神疾病的影响。精神科医生正在与卫生领域和科学界的工作者及社会上的利益相关者并肩工作，以期改善数百万精神障碍及相关疾病患者的健康状况。

随着《美国精神病学协会精神病学教科书（第7版）》的出版，人们对精神障碍患者或高危人群的照护充满了期待并取得了明显进步。我们的作者借此势头，非常谨慎地试图在这本书中介绍尽可能多的内容。第7版旨在阐明最佳精神病学实践的要点及本领域未来的方向。本教科书旨在传播知识，造福患者和医学生，消除健康差异，激发探究，使我们不满足于现状，而是为改善全人类健康继续奋斗求索。

第7版教科书同样分为四大部分。每一部分都有新作者和新内容，并强调了精神病学实践相关的年龄、文化、社会和人口等因素。

第一部分涵盖了精神病学实践的基础知识，包括精神科访谈、诊断流程、发展评估、实验室检查和神经影像学、临床精神病学伦理和法律方面的章节，此外还包括自杀风险评估和精神健康的社会决定因素这两个本领域中重要且极具时效性的主题。

第二部分侧重符合DSM-5的精神疾病。本部分共19章，每一章都概述了特定疾病分类的主要诊断特征和临床特点，以及患者保健和治疗措施的基本信息。

第三部分对结合循证生物学干预和心理治疗的现代精神病学的治疗策略和方法进行概述，并指出了令人振奋的精神科治疗新方向。本部分的特色是介绍精神病学和心理学领域杰出人物的贡献，并新增了"精准精神病学""补充/替代医疗及整合精神病学""整合及协作医疗"及"标准化评估和基于评估的治疗"等章节。

第四部分是本书的最后一部分，重点关注特殊患者群体，包括女性，儿童和青少年，女同性恋、男同性恋、双性恋和跨性别者，老年患者及文化多样性患者。教科书通过这四部分为精神病学和精神卫生相关学科的临床执业医生和临床实习生提供了宝贵的基础知识。

教科书是用以阅读并承上启下的。本书编写于本领域发展的特定阶段，不仅概述了既往的观察、方法和教训，还引导读者预测未来的发现、创新和实践。换言之，教科书提供了一个学科发展过程的视角。人们希望教科书所传递的大部分信息是可靠且持久的，但毫无疑问，随着时间的推移，如今被接受的知识将会被新发现、新观点所影响和修正。因此，我们鼓励本书的读者严谨思考，并继续努力向科研和临床同行学习，也许最重要的是向患者学习。

本书的作者力图保证资料和指导的准确性和前沿性，以期符合当前精神病学临床实践的标准。资料和标准也会随着医学进步而变化。此外，本书仅提供了精神病学领域相关知识的概述，因此无法完全解决个体患者的具体需求和情况。

本教科书的篇幅较大，相比第6版新增了6章。因此，为了保证本书的可读性和简洁性，我们要求章节作者聚焦于精神障碍的关键特征，而不逐字照搬DSM-5诊断标准。读者可参考 *Study Guide for DSM-5* 等DSM-5及其配套资源以了解DSM-5分类的具体信息。

感谢我杰出的同行和亲爱的朋友 Robert Hales 和 Stuart Yudofsky，是他们将本书的早期版本编写得如此精美，并邀请我参与编写了2014年出版的第6版教科书。我由衷感谢高级编辑兼出版项目经理 Ann Tennier，她以一贯的智慧、专业精神和注重细节的品质来管理本书的出版工作；感谢 Gabrielle Termuehlen 为本书提供了专业的文稿编辑和后勤支持。我非常赞赏美国精神病学协会出版社团队的卓越能力。同时，我要感谢总编辑 Greg Kuny、高级编辑 Rebecca Richters、制作经理 Susan Westrate 和制作服务部助理总监 Judy Castagna 的宝贵帮助。最后，我很荣幸能与优秀的出版商 John McDuffie 在出版领域共事了25年。

Laura Weiss Roberts, M. D., M. A.
美国加利福尼亚州斯坦福大学

目 录

第一部分 精神病学基础

第二部分 精神障碍

第三部分 治疗

第四部分　特殊人群患者的医疗保健

第一部分

精神病学基础

第 1 章

精神科访谈和精神状态检查

John W. Barnhill

陆林　苏思贞　祝喜梅　王倩文　邓佳慧　师乐　译　周新雨　审校

精神科访谈涉及患者现病史的进展情况、精神状态检查（MSE）、危险性及物质使用评估、鉴别诊断及治疗方案。此外，初次访谈还包括发育史、家族史、社会史、既往精神疾病治疗史和其他同时发生的疾病史。全面了解患者的心理状态，包括对于治疗内容和治疗效果的合理预期。这些信息需要整合在详细的电子病历中。上述努力是具有挑战性的，尤其同时也要求临床医生访谈时做到善意、灵活、耐心和友好。

本章的目的是简化并阐明访谈过程，使临床医生能够自信地掌握这一基本精神科技能。首先，第一部分将讨论临床医生准备精神科访谈的方式，包括建立精神病学态度、生物-心理-社会学方法以及不断发展的精神病学知识。第二部分侧重于访谈表现，包括经典访谈阶段的概述和核心访谈技巧。第三部分探讨了常见临床情况和患者类型。最后一部分讨论了实际访谈时目标聚焦方式和简化方式。

一般准备

环境设置

有效的精神科访谈几乎可以在任何条件下进行：可能在被患者、工作人员和保安包围的走廊里，与焦虑的患者进行数分钟的面谈；也可能在一个平静、安静、整洁的门诊办公室进行长达 1 h 的访谈；或是在患者和实习医生的 30 min 口试中对其进行观察。尽管细节有所不同，但所有访谈的基本目标是为患者提供一个安全且尊重的机会来讲述自己的故事。无论访谈需要 1 min 还是 1 h，每次访谈都有类似的基本结构，包括观察、互动、评估和计划。

在急诊科、会诊联络服务部门或正在接受常规

培训的临床医生通常会与分诊的患者进行访谈。其他临床医生因为缺乏特定亚专业领域专业知识（如物质滥用或儿童精神病学）而通常无法进行门诊评估。在同意进行访谈后，临床医生可以向患者阐明患者和（或）转诊临床医生的初始目标，确保提出的问题得到充分解决。此外，了解暴力及其他特殊问题的提示有助于缺乏经验的工作人员和学生远离危险。

在初次访谈之前或之后，快速浏览患者的病历记录，可以通过横断面 MSE、药物服用情况、联系电话以及一系列同时发生的医学和精神病学诊断来为整体评估提供信息。以上这些信息可以提供在访谈中可能未解决的问题。

> **提示：**病历记录中的信息要选择性参考，虽然这些数据可能非常有用，但是患者的情况和诊断可能已经发生变化，之前的评估可能不完整或存在一些被误导的情况。

临床医生在访谈期间所做笔记内容各不相同。有些人只写下比较难记的内容，如药物剂量和住院日期。其他人则记下对自己的提醒。例如，如果一位焦虑的患者在访谈早期提到酗酒，但正在讲述一个情绪激动的故事，访谈者可能会写下"酒精"，以便在访谈后期再进行更加深入的讨论。一些访谈者会随身携带一份初步访谈大纲，在出现相关信息时记下简短的笔记。无论访谈者使用纸笔还是电脑，目标都是避免让记录设备干扰访谈的进行，或影响访谈者关注患者非言语行为和人际关系线索的能力。

在与患者访谈之前，访谈者可能会发现患者亲属和（或）朋友希望参加访谈，通过旁听访谈或通过与访谈者公开交流。有些门诊医生几乎从不与亲属交谈。当家庭成员需要参与最终治疗和（或）相关病史信息采集时，他们通常也会参加访谈。例如，对儿童

和患有发育障碍或痴呆患者的评估通常需要家庭成员参与。此外，世界大部分地区的患者都会让家庭成员参与他们的临床评估和治疗。在美国这种强调个性和隐私的国家，移民家庭全体成员接受精神病学评估是比较特殊的。此外，成年人可以拒绝亲属探视。尽管美国各州在隐私立法方面有所不同，但它们通常在患者涉及严重风险情况却拒绝联系亲属时，限制精神科医生联系亲属的权利。即使在紧急情况下，评估访谈的医生也仅能在不透露不必要或机密信息的情况下从家属那里获取信息。

访谈者的态度

良好的临床态度整合了许多良性情绪，如热情和主动性。当然，访谈风格各不相同，但总的来说，访谈者应尽量保持尊重的好奇态度。

访谈者倾听侧重有所不同。在访谈一位表现出明显焦虑的患者时，访谈者可能会侧重听取符合某些疾病的 DSM-5（American Psychiatric Association 2013）标准的症状群，这些疾病通常伴发焦虑，如物质使用、创伤、强迫症或其他焦虑障碍。更关注心理动力学的治疗师可能会寻找导致患者焦虑的因素，如不可靠的早期照料者可能会导致患者表达愤怒的能力被抑制，这与各种心理防御机制（如否认、抵消、反向形成）相关，从而降低疗效并使基线焦虑持续存在（Auchincloss 2015）。咨询师在面对同样焦虑的夫妻患者时，会倾听人际行为的不良模式，较少关注个人，更多地关注夫妻间关系。从事认知-行为领域的治疗师会更加关注导致和加剧症状的思维和行为循环（Beck 2011）。大多数访谈者会以符合患者需求和情况、自己从事的领域角度和个人特色的方式去倾听。

生物-心理-社会方法

如果没有扎实的精神病学专业知识，访谈者将会被未经分析的数据淹没，无法形成连贯的叙述来解释患者的情况。夏洛克·福尔摩斯是典型的访谈观察者。然而，他所掌握的背景信息数量却被低估了。例如，他可能会注意到鞋子上的泥土，并推断出受害者（或施害者）曾在英格兰北部的某采石场待过一段时间。尽管有人可能会注意到泥泞的鞋子，但福尔摩斯注意到了相关性，这既是因为他善于观察，又因为他拥有大量的知识储备。即使现代互联网的应用非常便利，访谈者也需要能够自发识别各种各样能促使进一步调查的线索。

若访谈者只研究自己感兴趣的领域，则会在整个职业生涯中面临犯系统性错误的风险。俗话说熟能生巧，但熟悉也会导致一成不变；如果不认真研究整个领域，访谈者可能会错过未被重视的细节。

访谈者有多种可以拓宽和维护知识储备的方法。首先是通过期刊、课本、会议和复习课程进行广泛阅读和学习（Muskin and Dickerman 2016；Roberts and Louie 2014）。其次，可以在访谈特定患者之前阅读相关信息。有些访谈医师在访谈过程中记笔记，以便稍后可以在互联网或教科书中搜索。这些过程可以提高访谈者对患者的理解程度，并在下次会面时与患者加深沟通——为加深治疗联盟奠定基础。

根据精神病学的生物-心理-社会模型（Engel 1980），所寻求的信息类型可分为三类。尽管这三部分在每种临床情况下并不同等重要，但很少有精神病学访谈可以完全忽略生物-心理-社会模型的任何一个组成部分。

生理

访谈者无须是精神药理学家，但例如，当提及文拉法辛时，可能会提示访谈者怀疑患者是否被诊断为抑郁症。然而，文拉法辛也被用于治疗焦虑和惊恐，还经常被用于止痛，而且正如所有药物一样，有时是被误用。如果患者随后提到患有糖尿病，那么访谈者会自发地认识到抑郁症、精神科药物和糖尿病之间的关系。随后，访谈者询问患者是否因服用精神科药物而出现体重增加，或患者是否患有糖尿病神经病变（这可能是选择文拉法辛的诱因），疾病的故事变得更加连贯，患者在心中会更加信任访谈者的能力（Goldberg and Ernst 2012；Levenson and Ferrando 2016）。

同样，如果访谈者了解到患者在过去 2 个月内坚持服用了 25 mg/d（或 225 mg/d 或 375 mg/d）文拉法辛，或只在感觉明显有症状的时候服用，或者患者诉及在几天前药用完后一直感到不适时，当访谈者意识到与用药相关时，再详细询问相关细节。如果访谈者对所有相关药物缺乏大量实践知识，则将无法知道患者的病史是否包括治疗试验，或者患者的症状是否归因于高剂量药物的不良反应或戒断的不良反应。换句话说，提及文拉法辛等药物或糖尿病等疾病可能会促使访谈者考虑一系列广泛的话题，包括抑郁、焦虑、惊恐、疼痛、代谢综合征、药物依从性和药物戒断效应。该种信息识别将看似不同的信息汇集在一起，并通过帮助指导访谈方向来简化和加强访谈。

心理

可以从诊断描述（如 DSM-5 诊断标准）和由心理治疗学派［如心理动力学、认知行为治疗（CBT）、人际关系治疗］提供患者心理状态的大量叙述性描述。

目前，描述性模型在美国精神病学领域占主导地位。在 DSM-5 诊断标准和其他医学命名法，如《国际疾病分类》第 10 版（International Classification of Diseases，10th revision，ICD-10；World Health Organization 1992）中提供的描述性模型中，症状被归类为可识别的疾病。例如，精神分裂症患者并非都有相同的症状，但他们通常都有精神病史、认知问题和心理社会功能障碍。这些因素中的一个或两个（如长期无家可归和功能不佳）可能有助于对常见合并症状的有效识别（Black and Grant 2014；First 2014）。

提示：随着其他附加信息的出现会影响该疾病的鉴别诊断。

例如，"车祸 + 20 岁男子" 可能会引发对物质滥用和冲动控制问题的问诊，而 "新发抑郁症 + 住院 + 老年人" 可能会引发对谵妄和抑郁症进行重点问诊。对典型症状群的了解提高了访谈者的效率和彻底性，并简化了访谈过程。

访谈容易出现系统性错误。例如，我们可能倾向于在几乎每个患者中反复看到相同的诊断结果和发现，如情绪不稳定或创伤。这种 "确认偏倚" 可能反映了训练或个人偏见，或者是对精神病学和医学复杂性和模糊性的无意识防御。确认偏倚也影响临床医生的首选治疗方式〔如双相情感障碍的患者使用情绪稳定剂或者创伤后应激障碍（PTSD）患者进行 CBT〕。另一种常见的偏倚与疾病的 "明显性" 有关，明显和潜在危险的主诉通常会被识别，而不太明显的诊断（如强迫症、回避型人格障碍）可能会被忽略。越来越多的证据表明，相较于依次处理诊断，处理所有相关精神疾病（如物质使用障碍和抑郁症）的治疗会更成功（Avery and Barnhill 2018）。

描述可能是主要的精神病学范式，但该领域的大部分也依赖于叙述。与其他医学领域不同，精神病学中的信息收集涉及通过复杂和不舒服的愿望、恐惧和记忆拼凑而成的所有信息。这种复杂性大概是 Jerome Groopman 决定将精神科医生排除在他的畅销书《医生如何思考》之外的原因。正如他所写，"精神病学家如何思考超出了我的能力范围"（Groopman 2007）。

精神科访谈医生经常会遇到阻抗，阻抗指的是任何阻碍患者与访谈者公开交谈的因素。当患者故意忽视、歪曲或编造事情时，就会出现有意识的阻抗（conscious resistance）。无意识的阻抗（unconscious resistance）同样会导致故事出现类似的不完整，但这种阻抗患者意识不到。西格蒙德·弗洛伊德（Sigmund Freud）将他大部分工作聚焦在意识之外，即压抑（repression），而后来的精神分析学家则专注于各种其他防御机制。

升华（sublimation）和幽默（humor）被认为是健康性防御，它们可以促进联盟建立及治疗决策。其他防御机制更有可能破坏访谈。例如，偏执的患者可能会将恶意的想法投射（project）到访谈者身上，而访谈者可能会接受并内化这种投射，这一过程称为投射性认同（projective identification）。在这种情况下，访谈者可能会发现自己表现出不寻常的敌意。通过识别自己的内部反应，访谈者可以更好地保持平衡，同时也可以更深入地了解患者（Gabbard 2014；Yudofsky 2005）。

潜意识过程也会导致移情的发展，移情（transference）被定义为情感从一种关系重新转向另一种关系；最经典的是，对治疗师出现早期关系（如与父母的关系）的移情。正移情（positive transference）使患者能够相信陌生人及其故事。这种自动反应通常不会在扩展治疗中讨论，更不会在单次访谈中讨论，但如果没有自动反应，访谈可能会不深入（Viederman 2011）。当移情干扰访谈时，如患者出现负移情（negative transference）时，更需要讨论移情。有些所谓的难缠患者可能表现出负移情，有些表现出普通的敌意。无论哪种情况下，最开始的访谈中访谈者很少试图向患者解释移情。更常见的是，访谈者默默地识别患者的防御机制（如贬低或投射），进而对患者有更深入的了解，并保持对患者的专业、乐于助人的态度，否则可能会使患者感到交流困难。

访谈者可能还想监测自己对患者的反应，尤其是感觉这些反应异常时。这种对自己反应的认识——通常被描述为反移情（countertransference）——可以帮助访谈者在艰难的情况下保持专业的态度，也可以更好地洞察患者的人际关系世界。例如，如果访谈者对某位患者感到反感，他 / 她可能会怀疑这位患者是否按下了自己某个特定时期的按钮（或许一个专横的患者让访谈者想起了自己专横的父母）。如果是这样的话，访谈者默默识别自己的反移情反应可能是访谈者的最佳访谈时机，可以让访谈者更有力地进行访谈。此外，当患者说他很孤独且人们总是回避他时，访谈者的厌恶感可以让他发自内心地了解患者的内心世界。

社会

生物 - 心理 - 社会学的 "社会" 方面是指可能与患者相关的社会学、宗教、精神、民族和种族问题。其中一些信息可能看起来像是 "常识"，但对细节的探索通常会引发讨论，从而有助于了解患者（Lewis-Fernández et al. 2016；Lim 2014）。

例如，一位 20 岁的女性可能目前的主诉是失恋后的悲伤。如果患者是一名美籍非裔女同性恋大学生，访谈者可以选择在 "识别信息" 部分尽职尽责地写下这些人口统计学细节，然后忘记它们，也许是为了将患者视为个体而不是某种简化的刻板印象。然而，这样做也可能是错误的，因为这样可能会导致忽略掉有助于理解患者情况的线索（Gara et al. 2012）。

与其忽略这些人口统计学变量，访谈者更可取的做法是仔细考虑可能的联系并听取其可能相关的线索。例如，这位患者对女同性恋的看法是什么？她处于哪个阶段？她在多大程度上对自己的取向感到矛盾？她有没有告诉她的家人？她在约会吗？关于她是非裔美国人，也可能会有类似的问题（Levounis et al. 2012）。尽管来自主流亚文化的访谈者（如美国许多地区的白人）可能认为美国跨越了种族问题，但许多属于边缘化亚文化的人并不认同这种观点。对他们来说，歧视仍然是对心理健康的持续威胁（Chae et al. 2011）。或者，如果访谈者也是黑人或同性恋（或两者都是），那么未经分析的假设可能会导致其他类型的无知和错误。

在访谈来自不同背景的对象时，访谈者不必变得精通或成为文化人类学家。如果"失恋后的悲伤"是患者的主诉，文化因素可能与初步评估特别相关，也可能不相关。访谈者很难提前知道患者生活的哪些方面可能会触发现有症状或使其复杂化。如有疑问，访谈者可以简单地询问患者的观点。

访谈中的表现

精神科访谈从观察开始，但访谈者需要记住第一印象是双向的。在临床医生默默地创建和排除潜在诊断的同时，患者很可能在判断自己的问题。医生看起来很开心吗？尊敬他人吗？值得信赖吗？知识渊博吗？非语言交流对精神病学访谈也是十分重要的。

为便于讨论，访谈分为三个阶段（有关访谈结构的概述，请参见表 1-1）。初始阶段允许患者表达自己的主要困扰，而后期访谈将逐渐为了阐明病史、MSE和 DSM-5 诊断而推动。访谈以一段讨论和总结结束。来自访谈各个阶段的信息将为患者的整体评估提供信息。将许多类型的信息提炼成一个简单的注释是完成访谈过程的不可或缺的部分（参见本章"精神科访谈

报告写作结构"）。

在讨论了这三个访谈阶段之后，本章的最后部分是一系列访谈技巧。

初始阶段：患者的主要关注点

访谈的初始阶段有两个主要目标。第一个是了解和探索患者当前的主要关注点。第二个是为访谈者提供时间和信息，以对患者做出一系列初步假设。这个阶段患者可以讲述自己的故事。

当患者说话时，访谈者可能会有意识地考虑患者的着装，患者如何移动、说话和互动，以及患者选择讨论的内容。这样的观察几乎可以立即得出关于患者的初步理论，并开始进行鉴别诊断。

可以提问患者开放性、非指导性的问题，如"告诉我今天来到这里的原因。"然而，访谈的初始阶段并不是成为讽刺漫画中 20 世纪中叶精神分析家（即沉默、严厉和冷漠的观察者）中的样子。访谈中沉默时也可以出现包括点头、适当的眼神交流和表达关注的肢体语言等非言语鼓励。简短的请求会有所帮助——例如，"告诉我更多关于你的信息"——特别是回到患者早些时候提出的问题上。然而，保持同理心出人意料的困难，访谈者可能会想迅速改变访谈节奏以适应自己的程序和步骤。在大多数情况下，访谈者会根据患者的态度进行访谈。

当有机会畅所欲言时，有些患者会呈现出一个完全符合访谈者要求的清晰故事。而有些患者会编造一个可能内部一致的故事，但几乎没有触及让患者接受评估的问题。还有些患者会说一些看似无关的生活事件，或突然停止讲述。虽然"说出想到的东西"是精神分析的核心原则，但以诊断为导向的访谈者会始终如一地关注自己的目标。即使在初始阶段，访谈者也可以灵活而巧妙地将患者带回到其前来访谈的原因。完成这种重定向的一种方法是询问患者为什么他在那天进行预约，或者推测为什么其他人担心他（如"你觉得可能是什么原因促使你的妻子叫救护车？"）。

在为患者提供自由发言机会的同时，访谈者继续进行初步的鉴别诊断和现病史采集。访谈的后面部分将收集更多信息并检验从这些初步观察中得出的假设。

> **提示：** 在进行鉴别诊断时，有意识地考虑跨越 DSM-5 章节的多个诊断（如焦虑障碍、抑郁障碍、强迫症），然后再询问其中任一诊断。

在访谈初始阶段，有多种访谈技巧。最常推荐开放式问题（参见阶段讨论后的"访谈技巧"小节），但一些患者对于"热身"问题表现较好，包括询问人

表 1–1　访谈中的表现

初始阶段
　患者最关心的问题
后期阶段
　沟通的积极发展
　精神状态检查
协商与总结
　患者的目标
　治疗计划

口信息和以"是 / 否"为答案的问题。有些人喜欢从闲聊开始，而有些人则对没有专门针对他们最紧迫问题的讨论感到不满。患者通常允许细心和善意的访谈者尝试不同方法来确定最有效的方法。

后期阶段：加深理解

在访谈初始阶段结束时，访谈者会对患者的诊断及病情进行初步判断与了解。访谈的后续内容主要包括完成始于初始阶段的 3 个任务：①进一步完善当前病史；②收集患者病史的其他信息；③进行 MSE。

后期阶段的关键目标是访谈者有意识地把患者的担忧和主诉转化为访谈者关于患者当前疾病的描述。为此，访谈者会考虑某些假设、可能的共病和可能的诊断范围。在关注多种不同观点（包括患者观点）的同时，访谈者会逐步形成自己的叙事。

数据采集的基础是工作联盟。细心、善意的好奇心颇有帮助，尤其是当近乎陌生的人询问患者其想回避的行为、想法和感受时。访谈者倘若使用一些精编的问题（或经验证的评价工具）且举止奇刻，收集到的数据大概率残缺且具误导性。相比之下，建立一个稳健的初始工作联盟本身就可以起到治疗作用，增强透明度，并在访谈者转向对症状或病史更积极、直接地评估时，使过渡变得顺利。

访谈者应该引出大量其他信息，包括精神病学史、其他疾病史、家族史、发展史和社会史。正如下文在"精神科访谈报告组成部分"中所述，病史信息可能与当前的主诉没有直接关系，但可能在了解患者和制订治疗计划中发挥关键作用。

MSE 是对患者进行横断面评估，同时也是每次精神科查体的核心。其包括对患者一般特征、情绪、情感、言语、思维过程、思维内容（包括自杀和杀人风险）、感知、认知和执行功能的评估。尽管 MSE 的某些方面，如认知和记忆，往往会在访谈接近尾声时才能更正式地评估，但整个访谈过程中都会对精神状态进行评估。有关这些术语的定义和更深入的讨论，请参阅本章"精神状态检查"。

访谈在后期阶段会有越来越多的封闭式问题以寻求明确的答案。在获取资料期间，赞许的点头和得体的眼神交流有助于维持联盟关系。访谈者可以明确地说明情况，如"时间紧迫，谈谈你的工作吧"，或者"听起来工作上的情况不太顺利，但让我们换个话题谈谈你的家庭吧"。通过引用患者刚刚使用过的话题或词语，通常可以使过渡顺利进行。例如，如果患者长篇大论地谈论她的家人，访谈者可以说，"你提到你丈夫有点'老糊涂'了，你自己的记忆有问题吗？"不管这个问题的答案是什么，访谈者便可以转而进行

更正式的认知评估。

在这个阶段结束之前，访谈者可能会询问患者是否还有其他事情想让医生了解。

协商和总结阶段

如果没有关于诊断和治疗的讨论，访谈通常是不完整的。此类对话可能发生在首次治疗结束时，也可能发生在访谈者已经获得更多信息、第二次（或第三次）访视时或接受监管之后。这个过程并不是实习医生进行标准化口头访谈的一部分，对访谈者来说可能是多余的，但对患者来说，它往往是评估的关键因素。患者的积极参与至关重要，因为合作和坚持是成功治疗的关键，而患者偏好对于治疗成功起着至关重要的作用（van Schaik et al. 2004）。

协商阶段也是进行心理教育、转诊到其他临床医生或医院、了解患者是否对评估过程满意的阶段。在访谈结束前，访谈者可能会问最相关的临床问题，"你认为你会遵循推荐的治疗吗？"

技巧

言语交流和非言语交流是精神科访谈的核心。这些交流可以分为 3 种相互重叠的类型：非特异性、非导向性和导向性。非特异性访谈技巧在整个访谈中都被使用，既可以增强患者的体验，又为联盟和更高效的访谈奠定基础。非导向性技巧鼓励患者进行一系列的思考。导向性技巧可缩小关注点，可能是对一个事实答案或话题改变的关注。表 1-2 列举了一些核心访谈技巧。

表 1-2　核心访谈技巧

非特异性技巧

专心倾听包括可显示关心的恰当眼神接触和积极肢体语言，以及表明倾听患者讲话的提问和评论

保密使患者可以更自由地表达。明确什么可以与他人分享，什么不可以与他人分享，可以巩固治疗联盟

中立是精神分析的格言，严格来讲，它意味着与本我、自我和超我等距离地工作。这种立场避免访谈者进行说教和理智的谈论，也不会对治疗过早地投入热情

治疗联盟的发展使得患者和临床医生一起工作，以了解当前问题，并创建一个治疗计划

治疗效果通常是在患者感到被倾听后的诊断访谈中出现的

一种未被解释的正向移情是对临床医生仁爱的基本信任。治疗联盟得以快速发展

非导向性技巧

开放式问题通常会得到广泛的回答

　"你再说说你的婚姻情况吗？"

续表

"你今天怎么来医院了？"

开放式的对话通常伴随着鼓励性面部表情和肢体语言

"是的，当然，好的"

开放式的鼓励与开放式的对话有着相似的目的

"请继续讲"

"请解释一下你的意思。"

反映内容和感受可以加强患者的倾听，鼓励继续进行讨论

"听起来你真的很沮丧。"

重复和重述是鼓励患者继续讲述的具体的方法

患者："我觉得没人听我说话。"

访谈者："看起来没有人在听"……

导向性技巧

封闭式提问引出简短的回答。封闭式提问的回答基本是事实

"你结婚多久了？"

对质交流会给患者带来矛盾。对质交流有利于评估患者处理矛盾信息的能力，模拟对这种差异的识别，可能加深关系对质不是攻击的同义词

"你提到你被男朋友抛弃了……并且……你还说你把他赶了出去并换了锁。"

限制场景和过渡使访谈者清楚地知道他在转移话题

"我想知道一些你的家庭情况，但我需要先多了解一些你的抑郁症状。"

培养访谈技巧的方法有很多。经典方法是观察，经验不足的访谈者很快就会发现资深访谈者有各种各样的风格。初学者可以互相练习，有时访谈真实患者，有时互相访谈。其他访谈者可以阅读指南（如 Evans et al. 2010）。掌握核心技巧和规避明显错误可以改善互动的各个方面。

灵活和时机是访谈的核心。例如，患者会说，"母亲去世后，我非常难过。"对于这个令人痛苦的消息，访谈者有多种选择。例如，她可能会非常关切地直接看着患者，并说："能和我多说一点吗？"以此来了解患者对母亲去世的情绪反应。专注的、开放式的方法可以让患者表达对死亡的反应，这种反应比相对直接的悲伤更复杂。如果患者接着谈到矛盾心态或解脱，访谈者可以巧妙地使用对质技巧（如"听起来你母亲去世后你一直非常伤心，她在经历了这么多年的痛苦后去世，感觉也像一种解脱"）。另一方面，访谈时间可能很短或者患者特别戏剧化或不切实际，而且追问一个情绪化的故事会分散访谈阶段的目标。接着，访谈者可以选择使用封闭式问题来更具体地询问抑郁症状或探索有关母亲去世的具体细节。

其他的访谈行为，即往往会降低临床疗效的评论和提问，有可能是导致访谈偏航的错误行为（表 1-3）。例如，访谈者会因对父母去世这一话题的反移情反应，

表 1-3　误区

两个问题是存疑的，因为通常需要多个答案

"你有过抑郁或物质滥用的经历吗？"

虚假的保证与安慰的态度是不同的

"很高兴认识你。我保证我们很快就会把你治好的。"

评判性的提问不利于回应

"你知道自杀是很罪恶的吗？"（含蓄地表示不赞成）

非言语的反对不利于回应

"你让父母失望有多久了？（眯起眼睛并带着批评的语气）"

缺乏眼神交流是访谈者表达没有兴趣的一种形式

不成熟的建议包括在对情景有充分的了解之前提出建议（如在会见患者几分钟内提出行为改变）

"听到分手的消息我感到很难过，但是如果你遇到新朋友，你或许会感觉好一些。你可以加入一些交友网站。"

过早地结束对话包括在充分证实前接受诊断（如立即考虑一个悲伤的患者患有严重的抑郁）。这是多种认知错误中的一种，会误导访谈者

精神科术语很可能会让患者感到困惑

从而以自己的不适来回应对患者母亲去世的谈话。这会导致访谈者从心理上远离患者，变得沉默和疏远，可能会躲在电脑后面做笔记。或者，访谈者的不适可能导致个人信息过度泄露（如"我了解你的感受。我的母亲几个月前去世了，我现在很伤心。"），或给出不成熟的建议（如"支持小组怎么样？"）。虽然这样的行为和评论可能对访谈有消极的影响，但如果患者认为访谈者是有韧性和善意的，他们通常会很快从误区中反应过来。如果自我表露和支持性的建议使用得当，将有利于加深联盟和（或）帮助患者。

访谈策略很大程度上取决于临床互动特定阶段的目标。另外两个时刻影响访谈者决策的变量是情景类型和患者类型。

情景类型

尽管所有访谈都包括安全评估和鉴别诊断，但访谈有多种类型，每种类型都有各自不同的目标和主要关注点（表 1-4）。

例如，一位老年男性正在急诊室接受认知能力下

表 1-4　情景类型

访谈类型 / 地点	主要目标	主要关注
急诊科	分诊	自杀 / 损伤
精神科住院病房	诊断 / 治疗	次选治疗
心理治疗办公室	分诊（治疗选择）	次选治疗
非治疗性（如能力）访谈	评估	评估安全性和自理能力

降、激越和抑郁的评估。虽然这样的患者可能会引起治疗团队的各种担忧，但主要的评估目标相同：安全性（明确患者是否有自杀、行凶倾向或不能自理）和分诊（患者是否入院、出院、转院或留院过夜）。如果访谈者认为患者有轻度认知能下降、严重抑郁、不能自理，患者大概率被收入精神科。如果同一患者因为有良好的社会支持，被评估后认为是安全的，那即使精神诊断相同，他也可能会在院外到门诊治疗。这种情况下，社会评估比最终诊断更加关键。

当同一患者被邻近的住院精神科收治时，接下来的访谈将有不同的任务。在病房内再次评估危险性，但重点是做出最准确的诊断和优化治疗策略。访谈者会关注患者是否患有痴呆，如果是，是哪种类型。访谈者会探明是否有重性抑郁症、既往治疗成功与否以及是否存在共病。住院医生也会积极地寻找历史记录、间接资料和任何其他有助于阐明疾病情况的信息。

该患者可能会同意参加由美国毕业后医学教育认证委员会认证的精神科住院医师年度口头考试。口试已经成为典型的精神科访谈形式。在这个测试中，访谈者对患者进行 30 min 访谈，考官观察这一过程；患者离开后，要求访谈者汇报并与考官讨论病情。评估主要集中在 5 个主要类别中（医患关系、精神科访谈、病例陈述、鉴别诊断和治疗计划）的约 25 个领域的能力。这项考试的目的是考查考生是否具有各方面能力。情景在某些方面是典型的（与患者交谈半小时），但也具有特异性（观察者保持沉默、没有附加信息、没有随访、除了访谈本身可能产生治疗效果之外没有实际治疗）。与此讨论最相关的是，主要目标是展示整体能力（即考试成功），并且一般来说主要担心的是未能证实整体能力（即考试失败）。

在该患者住院期间，由于患者的儿子是患者唯一在世的亲属，他可能意识到自己作为照顾者的压力。儿子可能后续会在门诊心理治疗师办公室进行咨询。门诊治疗师可能会意识到，尽管患者的儿子没有重性精神疾病，但他已经精疲力竭、心力交瘁。访谈者，即治疗师可能会花少量的时间进行诊断，对危险程度的关注较少，而花大量时间处理那些在急诊科或住院部被忽视的问题。例如，以心理动力学为导向的临床医生可能会进行初步筛选，然后关注诸如心理治疗史、关系稳定性、心理感受性、共情、信任能力、智力、学校或工作经历以及冲动控制等话题。在临床医生选择治疗方案时，这些因素可以发挥与 DSM-5 诊断同等重要的作用。在评估结束时，患者的儿子可能已经决定了两件事：他有意寻求心理治疗，同时他不愿意让父亲和他生活在一起。

住院医生可能会诊断其父亲患有痴呆和逐渐好转的抑郁症，并开始治疗。如果患者精神状况有所改善，尽管其独自安全生活的能力微乎其微但仍坚持回家，团队可以进行非治疗性访谈以评估其能力。在访谈中，临床医生将评估患者的能力以讨论所提议的处理方案的风险和获益。诊断将在能力评估中发挥作用，但患者能力不取决于诊断（即被诊断为精神分裂症或痴呆的患者常常能保有能力）。与所有司法鉴定的情况一样，访谈者的角色是评估者而不是治疗师，这一区别具有伦理、法律和实际意义。

患者类型

访谈除了受到情景类型的影响，还受到患者类型的影响。一些优秀的文章讨论了诊断如何影响临床访谈（如 MacKinnon et al. 2015），但为特定患者定制访谈的前提是了解诊断。根据本章节的目的，本章作者基于通常可以在数分钟内观察到的情况，将患者分为四组：兴奋型、沉默型、古怪型和回避型。

兴奋型患者

兴奋型患者表现为兴奋或亢奋，同时易表现为精神运动性激越。可能的诊断包括狂躁、精神病、亢进型谵妄、物质戒断或中毒。

对兴奋型患者的评估涉及两个重点问题。首先是安全。访谈者可站在门口附近，以确保在危险情况下可以快速离开，并需要确保有协助的工作人员、保安和镇静药物。除了要警惕对工作人员的危险外，访谈者还必须警惕情感高涨的患者可能会伤害自己或存在物质戒断（如酒精）的可能性。当安全受到威胁时，通常会延缓收集其他常规信息。

其次，访谈者需要准备转向一种异常积极的方法（Freed and Barnhill 2019）。与其给激越、具有威胁性的患者完全开放的时间来说明其主诉，访谈者可以转向一系列二选一的选择："你现在太兴奋了，安全性不能保障，所以我会给你一个选择。你是想回房间保持安静，还是想吃药？"问完后可能会继续追问："你想要口服还是注射药物？"

访谈情况也要为精神亢奋但无危险性的患者进行调整。兴奋型患者在与思路清晰、言语温和、坚定的访谈者交谈时往往会平静下来。患者可能幽默喜欢开玩笑，可以用这些明智地建立联盟，但可能会使患者更加兴奋，分散访谈的注意力。兴奋表现还要探索可能的诊断（如狂躁、物质使用、谵妄），会以牺牲访谈其他方面为代价。

沉默型患者

沉默型患者看起来很沮丧，而且（或）很少说话，经常耸肩。访谈通常以一段自由发言开始，而沉默型患者只能说几句单调的话。这种行为可能会让访谈者感到沮丧，但就像与兴奋型患者一起交流时对方立刻避开有关信息一样，对沉默型患者的访谈要根据患者的情况进行调整。

患者出现蜷缩和安静可反映抑郁，但它也可能反映焦虑、神经认知障碍、发育延迟，或涉及对个体如何被感知的警惕和担忧的各种障碍（如躯体变形障碍、PTSD、精神病、回避型人格障碍）。换句话说，沉默型患者的鉴别诊断应不限于 DSM-5 中的"抑郁障碍"章节。

不同类型的沉默型患者需要不同的访谈方式。例如，严重的抑郁障碍患者可能会很安静，因为他对自己的情况感到绝望。患有偏执性精神病的患者可能因为不信任访谈者而保持沉默。抑郁患者往往感到孤立和被抛弃，所以访谈者需要坐得更近一点，给予温暖。访谈者也可以评价患者的状态（如"你看起来很伤心"）。害怕攻击的偏执患者通常对理性的访谈方式反应最好，访谈者可以坐得比平时远一些。如果访谈者和一名沉默、害怕、偏执的患者坐在一起，张口便说："你最担心的是别人能读懂你的心思"，这是错误的沟通方式。虽然这种说法可能是准确的，但患者会觉得自己核心偏执的担忧成真了。稍后更有技巧地陈述，这样的沟通可以帮助患者信任这种情形。

当然，偏执狂和抑郁症有多种形式，警觉的访谈者会仔细寻找其中的规律。在急诊科，一位干净但衣冠不整的偏执男性要注意其出现急性兴奋剂中毒的可能，而更多的长期自我忽视的迹象（如积垢的指甲）会指向长期物质滥用或精神分裂症等慢性精神病。

无论是急性的、情境性的，还是长期的焦虑，都可能导致访谈受阻。与抑郁或偏执的患者一样，如果访谈者的言谈和风格直接抵消了患者的主要顾虑，那么焦虑的患者通常更容易放松。换句话说，有技巧的、沉着的安慰可以缓解焦虑。

古怪型患者

奇怪或古怪的行为涉及的鉴别诊断较为广泛。许多精神病患者和躁狂患者表现为奇怪或紊乱的言语，但物质使用障碍患者和多种类型的神经精神疾病（如失语症、神经认知障碍）患者也会出现这种情况。

对所谓的古怪型患者可能并没有完整的定义。这样的患者会使访谈者感到沮丧，因为访谈者寻求具有清晰的症状条目为标志的、强有力的精神病学解释。作为紊乱的外部"容器"，访谈调整重点是帮助患者构建结构。访谈中会经常用到技巧性的打断（如"我知道你有很多话要告诉我，但我们可以先谈一些基本信息"）。同样地，当患者想要给出一个"完整"的答案时，有效的访谈可能涉及能得到简短回答的提问

（如"我知道你对之前的治疗团队有一些想法，但你能告诉我最后一次住院是什么时候吗？"）。

回避型患者

许多患者会回避有意义的内容。例如，强迫症患者更专注相对琐碎或枯燥的细节，访谈者可能会试图通过捕捉富含情感的琐碎内容来"跟随情绪"。表演型患者可能会长篇大论，但无法提供有助于诊断的有价值的叙述内容；访谈者需要转换思路并"跟随内容"，以便收集足够的具体细节。

其他一些回避型患者具有欺骗或自我欺骗性质。例如，许多人对于物质使用情况报告不足，从而使诊断和治疗变得复杂化。动机性访谈可以非判断性地探讨患者的物质使用和治疗兴趣来以减少欺骗行为（Levounis et al. 2017；Miller and Rollnick 1991）。然而，关于所谓"毒品习惯"的定义仍然难以捉摸，访谈者在明确物质使用史时，通常会将访谈信息与附带信息和具有提示性实验室结果结合起来。另一种常见做法是将自我估计的物质使用量翻倍，继续询问物质使用史的其他部分。

人们会因为各种原因表现出回避。分离状态的患者由于记忆缺失而提供的病史不完整，而 PTSD 患者通过回避相关信息内容，以避免痛苦记忆和感受。诈病患者故意撒谎，而做作性障碍患者知道自己在编造一个不真实的故事，但也不知道这样做的原因。有躯体症状和相关障碍患者往往以躯体症状和缺乏自知力回应心理咨询。

回避型患者会使访谈者泄气、不满。当我们认识到区分回避型患者类型较困难，并且大多数患者不是故意说谎或试图破坏访谈时，可能更易维持稳定的职业素养。

本土文化

精神病学亚文化因地区、医院不同，甚至同一机构的不同临床服务部门而不同。这些文化或制度上的差异往往不言而喻且不能完全明确，并极大地影响着访谈者。以下是一些受本土文化影响的问题：男性访谈者应该打领带吗？当采访一名 25 岁的女性时，访谈者应该叫她"女士"或"小姐"，或使用她的名字，还是什么称呼都不用？患者怎样称呼访谈者？一般来说，着装要求和姓名规范是有要求的，从而避免影响工作；临床医生如果坚持自己的理念而不顾当地的风俗习惯，很可能会遇到困难。

与当地传统的职业外貌和普遍使用称呼患者的方式相比，当地流行的思维模式将更加多变，且更不明显。与预期的其他变化一样，文化上的思维模式失调可能会导致冲突。例如，住院服务机构期望为

每位患者提供精神动力生活叙述（Perry et al. 1987；Summers 2003）。其他服务机构可能期望对每个病例讨论都包括对 DSM-5 症状群、标注和共病诊断仔细回顾。第三种团队，即使是在同一个实体单位，可能反而期望采用明确借鉴几种不同模型和解释模式的方法（McHugh and Slavney 1998）。其他医学和神经病学方面的询问是标准的，也可能是特殊的。作为生物-心理-社会评估的一部分，可以对每位患者进行文化制定访谈（CFI）（参见 DSM-5 中"新兴措施和模式"的"文化制定"章节）。其他单位的人或者可能都没有听说过 CFI。当地文化鼓励尝试"做所有的事情"吗？还是说当地文化鼓励我们只追求评价中最相关的部分？这种文化鼓励提出异议吗？

许多美国临床医生会在外单位工作，但很少有人在医疗救助和医疗保险等机构之外的地方工作。这些行政机构不会干涉访谈的细节，但他们制定的规则会直接影响报销、医疗纠纷、文件，并最终影响预期的访谈。

精神科访谈报告写作结构

把预期的信息列出通知正式的访谈。尽管访谈在持续时间和结构上差异很大，但所有精神科初次记录都有相同的基本类别（表 1-5）。

访谈者如果没有预料到这些预期，就无法得到足够具体的信息。与此同时，所要求的信息的数量可能会让访谈者望而生畏，使访谈者觉得自己是一个匆忙的询问者。预期的整合将在本章进行讨论。

虽然一些临床医生仍手写纸质病历，但电子病历（EMR）已经彻底变革了病历。最终的记录通常反映在表 1-5 所列的类别中。不管是在访谈当时还是将来，这些信息可以成为临床照护的宝库。

EMR 也会有问题。例如，一些系统可进行点击框选择，以满足非整句的多页写作文件。这种电子化技术可能会导致访谈者一心寻求获取一些肤浅或未经

表 1-5　访谈报告大纲

1. 信息识别
2. 主诉
3. 现病史
4. 既往精神病史
5. 既往史
6. 家族史
7. 发育史和社会史
8. 精神状态检查
9. 鉴别诊断与诊断列表
10. 评估和制定
11. 治疗方案

处理的信息。EMR 也可能包含大量的医学信息或一系列精神科病历。这可能会导致访谈者接受医疗团队既往记录的现病史（HPI）作为精神科 HPI（假设精神病学和其他医学疾病不同时）。大量的精神科记录会导致医生为了节省时间而进行剪切、粘贴操作，但也可能导致被动；未处理、不准确和过时信息的重复；以及广泛的软件的使用，使比较记录时的管理比较困难。也许最相关的是，时间主要花费在打字上而并没有用于访谈患者身上。

精神科访谈报告组成部分

信息识别差异很大。紧急评估可能会记录"35 岁男性"，而其他服务机构可能将同一个人记录为"一名分居的 35 岁工程师，有两个孩子，近期有兴奋剂使用障碍和社会隔离，并且既往有酒精使用障碍、逃学史和注意缺陷多动障碍（ADHD）"。还有一些服务机构要求访谈者列出一些标识，并避免突出显示与当前问题没有直接关系的人口学资料。

主诉是指患者主要的精神问题，通常以引述的形式书写。因此，它既不是配偶的主诉，也不是先前治疗师的主要担忧，也不是访谈者对主诉的评估。这一简短部分属于患者。引用患者无意义或切题的回答可以为了解患者的精神状态提供绝佳窗口。明确标记患者的优先次序，会为以后有依从性和有效的治疗方案奠定基础。

现病史是访谈者对患者当前精神疾病叙述的整合。形成准确、有效的 HPI 可能比较困难。现病史包含一些需要临床医生明确并关注的疾病或症状，如一名 35 岁男性主诉在 3 个月前被女友抛弃后变得绝望孤独，患者女友表示她是因为患者滥用冰毒变得暴力后与其分手，急诊科医生的病历中也提到患者在一天前曾因过量服用对乙酰氨基酚入院，并且患者母亲表示她的儿子在过去 30 年里过得并不如意。综合现有信息后，HPI 第一句话可写成："男性，35 岁，因滥用冰毒而过量服用对乙酰氨基酚收入急诊科，须评估其抑郁程度和自杀倾向，3 个月前与女友分手，随后出现焦虑和社会隔离，并存在长期人际交往困难。"

在明确目前存在的疾病之后，HPI 就成为了描述症状的起因、发生、持续时间和强度（以及与症状相关的虚弱程度）的叙述，可以特别记录或排除一些通常和疾病相关的并发症和其他症状。

新闻界为 HPI 提供了一个全新的模板。和 HPI 开头一样，报纸标题也聚焦于这个故事。而后续内容则会对该故事做出解释并补充细节。当报纸建议读者翻到第 19A 页时，读者可以放心，故事最初的论点不会与后面的内容相斥。"不能埋没关键"是新闻工

作的核心要求，它可以促使记者们聚焦于报道以免误导受众。文学上也有类似的技巧，一个多世纪前剧作家 Anton Chekhov 曾说："如果在第一幕出现一把枪的话，那么在第三幕枪一定要响。"在精神科 HPI 中，"被埋没的关键"或"没开的枪"可能是准确的信息，但无助于集中了解患者目前的病情。

> **提示**：现病史的采集是医生就患者目前病情提出具体观点的重要时机，找到病情的关键能高效并简化此次访谈。

HPI 的新闻式方法与另一种常见 HPI 风格形成了鲜明对比，也就是散文式写法。"散文式"HPI 最终会形成一个观点，但其通常也会展现访谈者对于病情的不确定性。这种类型的 HPI 可能会以一些与病情相关或无关的描述作为开篇，紧随其后的是主诉，然后开始叙述疾病，临床医生在诊断过程中所遇到的阻碍，患者在访谈中的语录以及一些真实但不直接相关的附带信息和历史信息。在这时候，医生通常抬起头，等待着问题——如果是一份书面的 HPI，只需要简单地继续记录其他方面。这种方式可能符合某些医院文化的期望——实习医生确实需要关注这种期望——在一些诸如病例讨论的情况下，它将特别有意义，这时候需要听众与临床医生一起思考，以便了解患者。然而，"散文式"的 HPI 会鼓励读者 / 听众发展自己对于病例的理解，这反而会导致对病例的误解、浪费精力和不必要的歧义。另外，如果对 HPI 没有一个清晰的预期，那么访谈者可能无法从众多信息中抓住重点，无法形成工作叙述，并可能错误地得出所有真实信息都同样有效的结论。

既往精神病史聚焦于能指导现在和未来评估的资料。在理想情况下，既往诊断会伴随相关症状和潜在的共病，如物质滥用。精神科医师在描述既往住院治疗情况时需要记录医院名称、入院原因、出院诊断、住院治疗方案及其治疗效果。治疗方面，需要列出患者之前使用过的所有药物或心理治疗，为了保证信息的完整性还需要尽可能地记录治疗时长、治疗强度、不良反应、患者的依从性以及治疗效果。额外的信息可以通过患者回忆，但通常是不完整或不准确的（Simon et al. 2012）。此外，虽然精神障碍通常是慢性过程，但具体的诊断往往会随着时间推移而发展和转变（Bromet et al. 2011）。

物质使用障碍非常常见，所以即使患者没有物质使用障碍，都会在 HPI 和（或）既往精神病史部分明确记录。病史记录是可以重复的。例如，HPI、既往精神病史和 MSE 可能都包含精神病、自杀倾向和杀人意图的评估。

*既往史*是非常相关的，因为精神疾病和非精神疾病经常同时发生。非处方药和补充药物可能与处方药存在直接影响和相互作用。对健康行为的调查显示，临床医师对患者的强项感兴趣，并可能增加患者参与潜在治疗行为的可能性，如锻炼、瑜伽和冥想。那些对"替代治疗"知之甚少的访谈者可能会花几分钟时间巧妙地询问是什么使得这些治疗对患者很重要。

> **提示**：非精神病医学信息同样为精神疾病的评估提供了重要依据。厚重的病历要求访谈者对相关性做出一系列判断，缺乏相关病历并不意味着这些医疗问题就不重要。

家族史是指在亲属中发现有相关疾病（如患者有一位兄弟患有精神分裂症）。一级亲属的糖尿病史也可能是相关的，特别是考虑到代谢综合征与众多精神科药物之间以及糖尿病与抑郁症之间的联系。另一方面，父母离异和继母患有抑郁症应归纳在社会史中。

发育史和社会史与患者的相关性有很大差别。对于儿童和青少年以及任何初步诊断 DSM-5 中"神经发育障碍"的患者，大部分访谈可能集中在个体发育和社会经历上。对其他患者来说，这一部分与简短的评估并不相关，也不太可能会影响最终的鉴别诊断。然而，如果草率或粗心大意地去完成这些评估，可能会遗漏许多类型的相关信息，即使是"正常"的童年也会包含大量有助于理解患者的相关经历。一份全面的发育史和社会史能为评估和制定最终治疗方案提供重要信息。

精神状态检查

对于精神科医师来说，精神状态检查（MSE）相当于内科医生的体格检查。作为一种相对客观的横断面评估，MSE 具有形成和传达既往史、实验室、附带信息和最终治疗策略信息的作用。精神状态的评估从访谈者见到患者的第一面就开始了，大部分评估都可以随意并在患者不知情的情况下完成。

> **提示**：MSE 并不需要患者的配合，也不需要访谈者有读心术。MSE 是基于对患者所说和所做而开展的长时间访谈的快照。

在数天、数个月甚至数年后进行回顾时，有效的 MSE 能提供一个纵向视角。MSE 包括一组基本信息，如表 1-6 所示。

关于一般外表和行为（general appearance and behavior），访谈者需要注意到患者的意识状态、行为、穿着、打扮以及对医生的态度。因此，仔细的外表评估对鉴别诊断有极大的帮助。例如，在面对一位衣冠不整、思想不集中、活动不足的老年住院患者时，甚至不需要访谈者或患者说话就可以提出以谵妄为核心症状的鉴别诊断。患者合作的程度可以直接帮助医师了解患者，并为后续需要动机的访谈（如病史、认知测试）提供信息。

> **提示：** 访谈者需要关注于那些与病情其余部分不太相符的细节。这里所说外表"特征"可能包括一个原本"低调"的商人身上有明显的文身。

心境（mood）和情感（affect）在 MSE 中通常是联系在一起的。心境是指患者在访谈过程中的主要情绪状态，而情感则是对这些感受的表达。访谈者需要从患者的姿势、外表以及患者对自己心情的描述推断出真实的心境。情感可以用多种维度进行描述，包括范围（如不稳定的或者受限的情感）、与所处情况的匹配度、与思想内容的一致性以及强度（如迟钝）。

评估心境的第二种方法是直接引用患者的自我报告。在这个模式中，访谈者对患者内心情感状态的评估就被定义为情感。把心境置于患者自述中很容易了解患者的观点，并能让访谈者更轻易地推断患者的心境。这个版本的心境/情感类似于引用患者关于自己主诉的自我报告。无论哪一种方式都能让医师了解患者的

表 1-6　精神状态检查

一般外表和行为
　　意识水平（警觉、困倦）
　　着装打扮（随意、衣冠不整）
　　个性（不同寻常的文身、不同寻常的着装）
　　态度（合作、怀有敌意）
　　精神运动性激越和迟滞
心境（低落、高涨）
　　患者自述（"低落""很好"）或
　　检查者推断（焦虑、高涨）
情感
　　范围（受限、平稳）
　　与对话主题的契合度
言语
　　语速（缓慢、急促、难以打断）
　　音量（响亮、无力）
　　质量（流利、与众不同）
思维过程
　　扣题、离题
思维内容
　　关注点、妄想、自杀倾向、杀人意图
知觉
　　错觉、幻觉、现实解体、人格解体
认知
　　定向力
　　记忆（瞬时记忆、短期记忆、长期记忆）
　　集中力和注意力
自知力
判断力

观点，即使我们听到的和书面记录的主诉或心境完全不同。这种心境/情感模式也有不利的一面。通常情况下，陈述的心境显然是不准确的。虽然患者自述"很好"表明了患者对自己的心境和精神状况的洞察程度，但它可能不涉及患者的实际心境（Serby 2003）。

第三种评估模式则将心境比作气候（长期存在的情绪），而将情感比作多变的天气（详情参见 DSM-5 "专业术语汇编"）。这种定义的一个问题是，访谈者将倾向于从对患者的横断面认识（即基于访谈时对患者心境的评估）转变为对患者整个疾病进程中心境的评估。在这样做的过程中，访谈者对心境和情感的评估已经从横断面化 MSE 的一部分转变为更纵向的 HPI。

后两种对心境和情感的定义可能会让实习医生感到困惑，至少部分原因是与标准英语的用法不符。"把心境当作气候，把情感比作天气"的二分法经常被实习医生记错，而引用患者对自己心境的看法时通常需要访谈者列出一种显然不准确的心境状态。

> **提示：** 通过当地的风俗习惯和预期来引导这次访谈。对 HPI、MSE 甚至像心境和情感这类词的预期在同一机构的不同临床服务部门以及不同的机构、地区、国家之间都存在不同。

患者的谈话模式是了解患者的思维过程（thought process）的窗口。例如，整个访谈中应关注患者的语速、语量和语言组织能力。言语急促且容易离题常见于躁狂症。而语速慢且内容贫乏则常见于抑郁症、精神分裂症和谵妄。戒备、克制的言语可能会伴随偏执。

> **提示：** 医师通常可以根据交流模式在见到患者后短时间内就做出初步诊断。

思维内容（thought content）的评估通常聚焦于一些不同寻常、由来已久或者危险的想法。例如，妄想在精神病中很常见，而强迫自责自罪则在抑郁症中常见。妄想和思维反刍都可能是"顽固且错误的"，但这两种症状与不同的诊断和治疗有关。

自杀倾向（suicidality）和杀人意图（homicidality）都是评价思维内容不可或缺的一部分。对于这两者，访谈者均需要评估患者的想法、意图、计划以及用具的获取方式。访谈者有时会选择回避这些问题，也许是担心谈及这些话题会导致患者感到被冒犯或者变得冲动，又或者是担心仅仅因出现自杀或杀人的想法就不可避免地导致患者强制入院。通常这种担忧是没有必要的。消极自杀和杀人想法十分常见，并且讨论往往会加深联盟。此外，大多数这样的想法不会导致非自愿治疗。与此同时，最终的确会自杀或杀人的患者通常会事先发出明确的警告。越来越多的精神心理健康从业者、普通医疗服务机构和学校开始手动进行自杀评估筛

查。所有的评估都不是完美的，但一次机敏且细心的访谈仍是识别风险人群的有效时机（Fowler 2012）。

与 MSE 的其他部分一样，自杀和杀人观念的评估旨在关注患者当前的思维内容。如果患者在自杀未遂的第二天否认存在任何自杀观念，那么 MSE 可能需要记录："否认存在任何自杀想法、意图和计划（但昨日有过量服药行为；详见 HPI）。"

知觉（perception）是指任何知觉异常，包括幻觉、错觉、现实解体以及人格解体。诊断和治疗依赖于对这些异常知觉类型的区分。

幻觉（hallucination）是指在没有相关感觉输入的情况下，具有真实知觉的清晰度和影响（参见 DSM-5 "专业术语汇编"）。例如，一个人能听到从自己头脑之外传来的"声音"，并且通常声音的内容是有意义的句子或是短语。入睡前和醒前出现的幻觉分别称为入睡前幻觉和醒后幻觉，被认为是正常的。自言自语通常不被视为是幻听（即使患者认为是幻觉），对走廊里真实声音的曲解也不被认为是幻听［通常是错觉和（或）对于偏执的反映］。长期以来，幻听一直被认为与精神分裂症有关，但它也出现于躁狂、抑郁、谵妄、物质滥用和痴呆相关疾病。幻觉可以出现在 5 种感官中的任一种，尽管非听觉性幻觉往往是神经精神和（或）系统性内科疾病的症状。

错觉（illusion）是对实际感觉输入的误解。例如，一位精神错乱的患者可能会把电视屏幕上的阴影误认为是爬行的虫子。

人格解体（depersonalization）是指与自己思想、身体或行为分离的感觉，而现实解体（derealization）是指脱离了自身周围环境的感觉。两者经常同时出现。这些症状相较于幻觉或错觉更少被发现；然而，如果发现存在这些症状，则需要进一步研究是否患有常见的共病，从物质滥用到 PTSD 再到分离障碍。

认知（cognition）评估可能是 MSE 中较难的一部分。自由询问患者关于性、财产和全部不良行为的访谈者，当面对患者进行正式的认知评估时，经常会带有一丝羞涩和歉意。因此，直截了当地进行评估是一个好的解决方式。向患者解释说明认知评估也是访谈的一部分，询问几个问题，做蒙特利尔认知评估（Nasreddine et al. 2005）和（或）画钟测试（Samton et al. 2005），并进行初步评估。对于一些没有危险因素或存在认知功能下降迹象的患者，可以进行快速的认知筛查，同时这些正常认知检查的经历也能为异常检查提供经验。而对于有明显神经精神功能障碍的患者，可以通过典型症候群和障碍的应用知识来理解功能衰退的原因（Yudofsky and Hales 2012）。

定向力（orientation）一般通过让患者准确陈述姓名、地点和日期（即人物、地点、时间的定向力）来评估。一些版本提到了第 4 个维度，即患者当下的情况，而另一些版本则更深入地探讨了细节（如对人物的定向力不仅需要记得姓名，还需要记得地址、电话号码、年龄、职业以及婚姻状况）。然而无法准确地说出确切日期和地点相当常见，可能并不是定向力存在缺陷，而是记忆受损、动机缺乏或者患者自身情况（如长期住院）所导致的问题。

简短的 MSE 可以筛查 3 种类型的记忆（memory）障碍。瞬时记忆（immediate recall）本质上是对注意力的评估，最常见的测试是让患者重复 3 个不相关的物体名称（如苹果、桌子、硬币）。对近期记忆或短期记忆（recent or short-term memory）的测试则是作为瞬时记忆测试随后的一部分进行，通常是让患者在几分钟后再次回忆上述提过的 3 个物体。如果患者在一开始就不能复述这些物体，则 3 ～ 5 min 后无法回忆并不一定意味着短期记忆受损，也有可能反映了患者注意力不集中或者动机缺失。长期记忆（long-term memory）通常在访谈过程中通过患者对最近几个月和一生中事件的准确回忆能力来进行评估。许多痴呆症患者会保留长期记忆，而分离障碍患者通常会出现与临床相关的记忆丢失。对于过往事件的歪曲和美化可能是出于心理动机，并不表明存在认知功能的下降，因此不会在这一类别中进行讨论。另一方面，虚构是为了填补记忆空白而创造的虚假记忆，与神经认知障碍有关，因此被包含在 MSE 中。

注意力（attention）是指对刺激保持兴趣的能力，而集中力（concentration）指的是维持投入精神努力的能力。"倒减 7"（100 连续减 7）测试任务要求患者在任务中集中注意力，回忆所得的最后一个数字，减去 7，然后继续下一次循环。这项测试还需要一定的数学计算能力。倒序拼写 "world" 单词同样是一项需要注意力和集中力的筛查测试，但只适用于拼写能力好的患者。对于其他患者，最好使用不太要求教育水平的测试，如倒着背诵月份。

提示： 所有正式的认知评估都需要了解患者的文化和教育背景，以及任何可能影响到测试表现的因素，如动机、焦虑或疼痛。

定向力、记忆力、注意力和集中力方面的障碍经常会同时出现，并指向多种疾病的诊断，包括痴呆、抑郁症、注意缺陷 / 多动障碍和分离障碍。这些障碍可能促使医师进行更详细的筛查。用于认知评估的简单有效的工具包括蒙特利尔认知评估（Nasreddine et al. 2005）和画钟测试（Samton et al. 2005）。每种测试都各有优缺点，并且都可以在互联网上免费获得。然而，单一评估并不是诊断性的，对患者的完整全面的评估需要将 MSE 结果与访谈其他部分结合起来。

抽象推理（abstract reasoning）能力一般可以在访谈过程中进行评估，解释谚语经常被用来作为一种辅助评估。例如，访谈者可能会说，"你会如何向孩子解释下面这句话：'你不能以封面来判断一本书（不能以貌取人）'？"躁狂症患者通常根据题目即兴发挥，而许多其他类型患者的回答则会字面解读并且缺乏想象力。然而，谚语与文化和教育规范密切相关，所以许多临床医生在做 MSE 时放弃了这一部分。

自知力（insight）和判断力（judgment）在 MSE 中通常一起评估，因为两者均为互相关联的技能和行为（包括推理、冲动、启动、组织和自我监管等执行功能）的一部分。各种类型的执行功能障碍是大多数精神障碍的基础或伴随症状。

自知力是指患者对自己目前精神状况的了解程度，而不涉及对政治、体育或者访谈者的深刻见解。判断力通常是从对患者最近的行为推断而来的，或者通过提问进行评估，"如果你在电影院闻到了烟味，你会怎么做？"

对于自知力和判断力的评估很大程度上取决于环境背景，而平静的访谈环境会让患者看起来表现得比近期记录的病史更健康。例如，临床医生可能在数周内访谈一名患者四次，这名患者之前的就诊涉及相同的关系冲突、非法物质使用以及自杀未遂。即使这位患者能够清楚地描述自己的情况并且能说明在起火的剧院可能会做什么，但也很少有临床医生会认为他的自知力和判断力"完好无损"。然而，在 MSE 中，访谈者依据近期病史指出患者有较差的自知力和判断力，那就是将 HPI（持续数天、数周或数月）与 MSE（横断面的快照）混为一谈了。解决这一问题的一种方法是去明确区分 MSE 中纵向和横向的评估类型［如"判断力：目前能够合理地讨论选择和自身情况（然而，近期判断力不佳；详见 HPI）"］。

评估和治疗计划

精神科访谈通常有多个目标，但其最终目的仍然是制定综合评估和治疗方案。

对于评估的期望值存在很大的不同，DSM-5 诊断是最低要求。评估结果可能包含对患者故事的简短叙述，但不需要重复整个 HPI，因为冗长的评估不利于阅读。

洽定方案旨在简明扼要且保证生物-心理-社会模式的完整。换句话说，如果没有说明谁来开处方、是否推荐了心理治疗以及是否有以某种方式适应患者环境的建议，那么"早晨服用舍曲林 50 mg"就不是一个方案。

除了书面报告外，访谈者可能还需要提供一份简短的书面或口头总结。总结的细节将在很大程度上取决于具体情况。例如，保险公司和其他机构可能希望只对诊断和诊疗过程进行摘要式总结；当然，医生要为后续做好准备，以免这些机构要求获得完整的书面报告。

出于临床目的考虑，大多数医生同事之间的讨论会聚焦于病史、评估和治疗计划。例如，"这是一名 27 岁的男子，一个月前开始出现幻觉和偏执型妄想，之前吸食过大麻并患有失眠障碍，以及存在功能衰退和怪异行为等较长期的前驱症状。我们的初步评估是患有精神分裂症，但我们仍需要专门评估是否由物质使用障碍引起的精神疾病。目前的计划是让他接受精神科治疗，获取更多辅助信息、为其提供支持、保证睡眠以及开始抗精神病药物治疗。"虽然这样的总结过于简短并不能满足所有的要求，但它为进一步深入探讨提供了一个框架。

总结

对所有精神心理学科的学生和实习医生来说，初次访谈是精神病学实践的基础。同时，成功的访谈能将复杂的线索编织在一起：鉴别诊断和常见共病、评估和治疗之间的联系、使用技巧以及在检查的不同部分之间及时转换、过早形成和得出不完整结论的倾向以及治疗联盟的发展。虽然对初学者进行了培训，但精神科访谈和精神状态检查涵盖了现代精神病学的多种复杂性。

临床要点

- 访谈工具包括非言语交流和观察。
- 如果没有充足的知识储备，访谈者就会迷失方向。
- 信息只有在获得解释的情况下才有用。
- 并非所有信息都是相关的。
- 访谈者需要根据患者和具体情况进行调整。
- 现病史是由访谈者完成的。
- 现病史是纵向的。
- 精神状态检查是横断面的。
- 精神科医生可以通过积极培养自己的好奇心和热情等人际交往品质来使精神科访谈更加丰富。

参考文献

扫码见参考文献

第 2 章

DSM-5——精神疾病诊断框架

Jack D. Burke, Helena C. Kraemer

陆林　陈轩　阚建宇　张雨欣　冯书斐　闫薇　刘晓星　袁凯　译　周新雨　审校

在医学和公共卫生领域，诊断分类系统为理解和交流临床疾病提供了一个框架。诊断分类系统通过将具体临床疾病划分为不同的有意义的组别，为诊断类别提供系统性介绍。在检查患者后，临床医生会详细说明诊断结果——即说明他们认为患者存在哪些疾病。这项复杂的任务需要临床医生具备一定的评估技能以及精神疾病定义和分类的基础知识。

分类系统通常反映当前的科研进展，因此有必要进行定期修订。除了科研进展外，诊断体系还受到其预期用途、既往史和疾病基本概念等多种因素影响（Moriyama et al. 2011；Sadler 2005；Zachar and Kendler 2007）。当代研究引入了多维度测量方式，以期更为精准地描述临床疾病（Helzer et al. 2008；Kraemer 2007）。

背景

在美国，目前使用的精神病学诊断体系是《精神障碍诊断与统计手册（第五版）》（DSM-5；American Psychiatric Association 2013）。用于公共卫生报告的"官方"诊断标准是《疾病和有关健康问题的国际统计分类》（ICD），由世界卫生组织（WHO）制定并定期修订。WHO 的所有成员国都同意使用该标准作为监测标准并据此报告疾病统计数据，但部分国家可能不会及时使用最新的修订版本。各国可以根据实际使用进行修订，如纳入当地使用的术语或增加诊断标准的精确程度。在美国，由国家卫生统计中心（NCHS）负责监督这一任务，并提出了 ICD 临床版（ICD-10-CM）。NCHS 与美国精神病学协会（APA）等专业组织合作，整合了美国使用的诊断标准。

精神病学分类的挑战

可以以元素周期表来类比理想的分类系统。化学元素根据它们的原子数目被排列成一个阵列；这种分类为每个元素都提供了清晰、不重复的位置。元素周期表是唯一的，因为每个元素只属于一个类别；它也是详尽的，因为每个元素都可以在其中被分类；它是离散的，因为定义特征——原子数目只能匹配整数，而不是两个整数之间的无限实数之一。元素周期表的列按相似属性对元素进行分组，而行表示其电子结构（Kendell 1975）。

如果可以证明每种疾病只有一个病因，则可以根据病因和相关疾病机制对疾病进行分类。传染病和营养缺乏的诊断为这种方法提供了一个模式。一旦确定了病因或原因，研究人员就可以研究治愈或预防疾病的方法。该模型已成为医学诊断思维的公认标准（Loscalzo 2011）。

然而，以病因作为疾病定义是具有挑战性的。即使是单一病因，临床症状也可能是多样性的，如心肌梗死。在许多情况下，尤其是精神疾病，多种生物、心理和环境因素会随着时间推移以复杂方式相互作用，从而产生疾病。这些因素相互作用的方式难以明确，因为医学许多内在机制，尤其是神经科学和心理学机制都极为复杂，并且当前研究仍然知之甚少（Loscalzo and Barabasi 2011）。因此，不能使用简化的单一水平来解释，而是根据病因和发病机制来对精神疾病进行疾病分类（Kendler 2012）。

诊断单元

临床疾病并不像化学元素那样独立存在，因此将元素周期表式模型用于医学分类是不切实际的。即使疾病具有单一已知病因，病因的类型（如传染源、染色体异常或肿瘤）也仍然有很大差异。没有像原子数目这样的单一定义特征来管理它们的分类（Kendler 2008）。即使是疾病的单一定义特征也可能在区分正常和疾病时产生歧义，如一个人可能是传染源（如结核杆菌）的携带者，但没有出现临床表现。有些疾病的定义特征是连续数值，如血压或激素水平，并且需要设置相应诊断阈值。表观基因组学、蛋白质组学和系统生物学其他方面的研究将使得疾病分类更加复杂（Hyman 2010；Institute of Medicine 2012；Loscalzo 2011）。

当尚未明确诊断定义特征时，则将临床疾病确定为综合征。综合征以模式识别为基础，包括一组特征性体征和症状，这些体征和症状通常同时出现，具有典型的预后表现，并且可能对治疗有相似的反应。综合征在病因方面通常是异质的，如贫血；最终可能会在广义的综合征中确定具体的疾病种类，如地中海贫血或出血性贫血。实际应用过程中，患者的临床症状可能并不会完全符合诊断标准，这些症状和体征也并不为单一的综合征所独有，这可能会令人困惑。对患者的评估也往往具有挑战性，因为个体可能存在不止一种病症，或者出现不符合任何公认的综合征诊断标准的病症。由于对综合征诊断的依赖，如果没有新的知识引入和思维模式的转变，将无法产生一个排他性的、详尽的、基于离散实体的精神障碍分类体系（Kendler and First 2010）。

在现代精神病学分类系统中，许多疾病分类来自长期公认的综合征。随着时间的推移，临床医生和研究人员根据经验、研究以及对疾病解释模型的转换对综合征进行了细化。在过去的两个世纪里，精神病学领军人物将综合征引入该领域，如 Emil Kraepelin、Eugen Bleuler。自 1952 年以来，专家小组开发了分类系统，他们负责审查证据，并根据一致意见制定改进细化方案。制定任何给定分类必须平衡各种不同的精神疾病概念，如关于因果关系的假设、用于确定异常的阈值以及解释研究证据的标准（Fulford et al. 2006；Zachar and Kendler 2007）。

精神障碍的定义

由于许多精神疾病的病因和发病机制尚未确定，目前的诊断系统将这些疾病归类为"障碍"而不是"疾病"，"疾病"这一术语用于已知病因的情况。DSM 和 ICD 系统关于精神障碍的章节都承认，"障碍"是一个方便但不确切的术语。

这种对描述诊断类别的不精确性，导致批评者

质疑临床医生如何区分精神障碍与对正常生活和生活问题做出的反应。在过去的半个世纪，对精神障碍的识别和分类已经遭到了质疑，认为它只是将不受欢迎的社会、政治或其他行为贴上精神疾病的标签。这些持续不断的批评导致最新的 DSM 版本努力制定精神障碍的一般定义，尽管临床医生通常只担心特定的疾病，并且其他医学领域也不会因为缺乏对疾病的严格定义而受到困扰（Kendell 1975）。

DSM-Ⅳ 导言中也承认了该概念的不精确性："必须承认，没有任何定义能充分说明'精神障碍'这一概念的精确界限"（American Psychiatric Association 1994，p. xxi）。导言中接着列举了该标准用于使精神障碍概念化的特征：

- 个体发生的行为或心理综合征
- 相关症状
  1. 痛苦（如疼痛的症状）
  2. 残疾（功能受损）
  3. 死亡、疼痛、残疾或失去自由的风险增加

当疾病的致病因素或机制不明，且临床表现又不足以明确区分正常与临床相关疾病时，如何明确正常到异常的界限是综合征诊断标准所面临的考验之一（Kendell and Jablensky 2003）。在 DSM-Ⅳ 中，通过要求综合征需与痛苦、损伤或其他不良结局等风险相关来应对这一挑战。DSM-Ⅳ 中有超过 70% 的特定障碍将痛苦或损伤纳入该病症的临床诊断体系。尽管第 3 个相关特征即不良结局的"风险增加"也很重要，但该因素并未被纳入 DSM-Ⅳ"临床意义上的痛苦或损伤"的标准中（Lehman et al. 2002）。

这种务实的方法也存在相应的问题，如"有临床意义的""损伤"等术语并没有被定义。将损伤用于临床疾病的诊断可能会阻碍疾病临床前阶段的早期干预，这也使研究该综合征和后续失能之间的演变关系变得复杂。特别是当存在超过一种障碍时，试图将痛苦或损伤归因于某种特定障碍将尤为困难（Lehman et al. 2002；Sartorius 2009）。在 DSM-5（American Psychiatric Association 2013，p. 20）中，精神障碍的定义是以功能障碍及其基本过程来表述的：

> 精神障碍是一种综合征，其特征是个体认知、情绪调节或行为出现临床显著紊乱，反映了心理功能潜在的心理、生物学或发育过程的功能失调。精神障碍通常与社交、职业或其他重要活动中的严重痛苦或失能有关。

该定义仍然没有为界定诊断的阈值提供指导性意见。由于难以确定一种功能障碍何时出现从正常变异到病理的转化，这意味着该定义与"重大痛苦或损

伤"的耦合不能完全消除。

DSM-5 中的这一定义主要是作为未来的指导性指标。DSM-5 引入了一种新的举措，即通过维度法来确定临床意义，以识别临床前状况或评估病例间的异质性。这种维度分类法可以预估"功能障碍"出现的时间并确定其潜在过程（Hyman 2010；Insel and Wang 2010）。

广泛应用

自 1952 年首次出版以来，"诊断和统计手册"这一标题就表明了其双重属性。DSM 既可以用于指导临床医师进行诊断，又可指导医院和公共卫生官员进行统计报告。而同时满足这两个目的是专家们在开发诊断体系中遇到的另一个难题。

对于临床医生来说，DSM-Ⅰ（American Psychiatric Association 1952）提供了一份用于命名的诊断术语列表。这些术语表并未按字母顺序排序，而是依据当时 ICD-6（World Health Organization 1949）编码系统进行排序。DSM-Ⅰ还提供了"术语定义"，对诊断类别中的每个疾病进行了简要描述。诊断类别的标准化术语和相应定义是临床医生手册的基本要素。

对于机构和公共卫生官员来说，该手册介绍了如何应用分类标准来报告特定时间和地点（通常是公共精神病院）的病例数量。在报告过程中，统计者记录临床医生使用的诊断术语，并在总病例的汇总表格中对各类别的患者进行计数。对于统计者的报告工作，术语的定义并不重要；相反，与临床医生诊断相对应的代码是使用的手册中的关键信息。

这两种不同的使用目的表明了影响精神障碍诊断方式的矛盾之处。手册提供以疾病为依据的分类；统计报告则提供以病例为依据的分类，并在表格中列出了每一类疾病的病例数。在统计报告中，每个人只被计算一次，所以将患者的诊断限制在一个单一疾病的目标影响了临床实践应用，这一限制成为编写 DSM-Ⅱ（American Psychiatric Association 1968）时主要争议之一。一个折中的办法是允许临床医生记录一种以上的障碍，但其中只有一种将被视为统计报告的"主要"诊断。

第二个问题来自于"拆分"和"合并"之间的矛盾，这一矛盾在每次修订分类时都要面对。临床医生希望对疾病的描述能达到适当的精确程度，以便做出有意义的区分。统计学家需要类别数量便于管理，所以他们设想了一个标准，其各个诊断类别可以被划分成更广泛但仍有意义的类别。他们倾向于构建一个分层系统，可以允许适当聚类，并且仍然保持一定的分类逻辑（American Psychiatric Association 1952，pp. 88-89）。

随着时间的推移，这两种冲突已逐渐有所缓解。DSM 不再期望临床医生人为地限制诊断的数量；事实上，近期的一个焦点是某个特定的患者诊断"共病"的数量。另外，DSM 不再试图构建一个正式的疾病等级，而是通过一些可感知的相似性将疾病进行分组。随着这些由于不同使用目的而导致的矛盾逐渐消失，目前出现了其他问题，包括 DSM 非临床应用方面的问题。在美国，商业保险和政府保险机构有选择地应用 DSM 分类系统，以确定受益人保险计划覆盖的疾病范围。甚至依据 1987 年 DSM-Ⅲ-R 引入的功能大体评定（GAF）量表分数，保险机构进一步限制了部分疾病（American Psychiatric Association 1987）。保险机构会事先确定某些疾病中 GAF 量表得分是否能证明对应的保险服务是合理的，如抑郁症发作住院治疗。这种做法将诊断手册作为"治疗需求"的指标，而不是将其作为证实"障碍存在"的指标，从而将复杂的治疗计划问题简化为一个任意的、非临床过程。DSM-5 强调，尽管诊断对临床医生有临床效用，如帮助他们制定治疗计划，但诊断本身并不等同于需要治疗。治疗需求取决于诊断之外的多种因素（American Psychiatric Association 2013，p.20），如以下任何一项：

- 症状严重程度（如自杀意念）
- 焦虑
- 残疾
- 进展风险
- 患有其他疾病的并发症

在医学其他领域，即使一个临床状况不被认为是一种疾病，也常常受到临床关注，如分娩（Kendell 1975）。当患者存在代谢综合征或肠道息肉等危险的状况时，即使没有疾病状态的诊断，也是临床干预的合理对象。DSM-5 对诊断和治疗需求的区分是为了支持精神病学临床实践中对临床判断的灵活应用。

诊断系统也被广泛用于司法程序（如在刑事审判中的辩护），以及社会福利系统中，以证明是否符合残疾津贴的要求。然而，DSM 修订版指出，只能由训练有素的临床医生进行诊断。DSM-5（American Psychiatric Association 2013，p.20）已经重申，存在精神障碍并不能替代这些其他判断：

> 精神障碍的定义是为临床、公共卫生和研究目的而制定的。除了 DSM-5 诊断标准所包含的信息外，通常还需要额外的信息，以便对诸如刑事责任、残疾赔偿资格和资格等问题作出法律判断。

尽管这些警告是为了防止 DSM-5 诊断的误用，

但除了从业人员之外，其他用户均可出于正当目的信赖该手册。临床医学实习生将从本手册为每个诊断类别提供的广泛描述中获益匪浅。该手册内容丰富，对患者及其家属、公众人士和决策者来说，都是有用的资源。

精神病学分类体系的发展

在 19 世纪，欧洲和美国精神科医生专注于识别和描述在医院或诊室中遇到的个别疾病，但很少有人关心制定一个全面的分类体系来汇总在人群中发现的各种疾病。直到 20 世纪中期，精神科领域才意识到需要对于在公立医院外就诊的大量患者构建一个包含诊断术语的体系（American Psychiatric Association 1952）。

反映公共卫生利益的分类体系（1840—1943 年）

在美国，公共卫生问题推动了对精神障碍进行分类的初步探索。从 1840 年开始并持续到 20 世纪，联邦政府各部门邀请了精神病学新专业的学术带头人，来协助开发用于公共卫生报告的精神疾病分类系统（American Psychiatric Association 1952，1968）。

从 1840—1890 年，美国人口普查局尝试统计患有精神障碍的人数，即"精神错乱"或"痴傻"。1880年，一项特别的人口普查试图应用一个包含 7 个类别的疾病分类系统，但工作人员发现无法构建一个得到精神病学和心理学领袖认可的清单（American Psychiatric Association 1952）。

1890 年后，美国人口普查局放弃了对于确定人群中精神疾病患病率的尝试。1917 年，当人口普查局开始计划对居住在精神病院的个体进行调查时，该局要求 APA 的前身协助开发一套精神疾病分类体系。该体系由 APA 和美国医学协会协商定期修订，用于调查从 1923 年开始至第二次世界大战期间住院的精神障碍患者。

反映临床实践的分类体系（1943—1980 年）

当美国进入第二次世界大战时，对评估志愿者的需求，以及治疗士兵和退伍军人暴露了当时制度的不足。"军队、征兵站和退伍军人管理局的精神科医生发现几乎 90% 的临床实例都不能通过现有的命名体系进行诊断"（American Psychiatric Association 1952，p. vi）。

为了使命名法更方便使用，美国陆军军医局长办公室准备了一份技术公告，其中提供了一套全面的诊断术语，通过对定义进行解释，并将其分为精神神经症障碍、性格和行为障碍以及精神病性障碍等类别。部分类别（如精神神经症障碍）的定义受心理动力学的影响（Houts 2000）。

战后，APA 命名和统计委员会根据陆军创建的版本制定了新的分类系统。DSM- I 中使用的分类逻辑应用了美国精神病学的主要观点：

- 主要区别：器质性与非器质性
- 在非器质性部分，用心理动力学术语定义精神神经症障碍
- 在精神神经症障碍中，用 Adolf Meyer 的生活史术语定义特定"反应"

尽管人们希望新的手册能够改善诊断术语统一应用的基础，但在美国和世界各地，临床医生对精神疾病诊断的应用仍有很大差异。WHO 发起的一项国际调查发现，各国临床医生对于各种临床疾病的概念甚至名称几乎没有达成一致意见。为了增加共识，WHO 建议未来的分类体系依赖于基于观察的"操作"声明，而不是以当地开发的原型（Stengel 1959）。这些结果促使 WHO 在 20 世纪 60 年代中期计划再次修订 ICD 时（ICD-8），扩大了 ICD 中精神障碍的覆盖范围。

与此同时，APA 命名和统计委员会于 1968 年编制了 DSM- II。第二版延续了 DSM- I 的格式，并继续采用心理动力学方法来定义精神神经疾病。委员会成员对精神分裂症等疾病的描述，甚至是使用的名称都有分歧，这反映了缺乏共识，即十年前 WHO 调查所发现的那样。越来越多的研究证据也表明，在精神障碍的临床诊断方面的共识仍然很低。

为了解 20 世纪 60 年代医院统计报告中诊断实践的巨大差异，一项跨国研究调查了在纽约和伦敦住院的患者。研究者为所研究的疾病制定了一套明确的诊断标准，然后培训美国和英国的精神科医生使用同一套包括每位患者的通用数据集并根据这些标准做出诊断。患者数据包括系统性临床访谈的结果和每次的病例记录。该研究使用了一致诊断标准，并表明临床诊断报告的差异是由于实践差异，而不是由于患者的真实差异（Cooper et al. 1972）。类似的，美国密苏里州圣路易斯市的精神病学家希望对精神障碍进行研究，为 16 种精神障碍制定了明确的标准集。他们发表了这些标准集，以便其他想要研究类似患者群体的研究人员可以使用（Feighner et al. 1972）。不久之后，由美国国家心理健康研究所（NIMH）发起的一项针对抑郁症的多中心研究采用了这种方法，并改进了诊断

标准（Spitzer et al. 1978）。

反映临床研究和实践的分类体系（1980—2013 年）

DSM-Ⅲ的描述方法

由于这种为单独疾病指定明确标准的方法迅速得到临床研究人员的认可，WHO 对 ICD 进行了再一次修订。1974 年，致力于改善可靠性的领导者之一Robert Spitzer 成为 APA 命名和统计工作组主席，主持了 ICD-9 和 DSM-Ⅲ的编写。他从日益壮大的临床研究领域中招募了主要的工作组成员，他们致力于加强临床和研究诊断，从而形成了精神障碍分类的新范式（Klerman et al. 1984）。

DSM-Ⅲ（American Psychiatric Association 1980）为每种临床疾病提供了一套明确的标准。这些标准规定了必须以某种组合形式而存在的疾病特征为"纳入标准"，以及防止疾病无法被诊断的"排除标准"。工作组使用的入选标准是精神病理学角度的描述性标准，除非已明确确定，否则没有关于病因学的假设。DSM-Ⅲ取消了精神神经症障碍的概念，这一概念由陆军命名法引入并在 DSM-Ⅰ和 DSM-Ⅱ中保留。DSM-Ⅲ还从分类系统中删除了神经症这一术语。DSM-Ⅲ提供了超出标准设定的广泛信息，以帮助临床医生了解疾病，而不是简短的一两句话的定义；通常，每种疾病还包括对相关特征、病程和鉴别诊断的描述（Spitzer et al. 1980）。

DSM-Ⅲ的多轴评估

除了为特定的疾病制定标准外，该工作组还为临床医生提供了一个框架，以记录患者病情的非诊断性数据，这些数据与治疗计划和评估预后有关。DSM-Ⅲ建议，每个诊断方案应包括 5 种类型的信息，即五轴诊断。轴Ⅳ为心理社会压力的严重程度，轴Ⅴ为过去一年中适应性能力的最高水平，它们是对传统诊断评估的新补充，以提供全面评估（Spitzer and Williams 1994；Spitzer et al. 1980）。

DSM-Ⅲ修订版

由于 DSM-Ⅲ中许多疾病在 1980 年之前没有得到很好的研究，而且分类系统的某些方面（如其篇幅和多轴结构）都是新的，所以 APA 从 1983 年开始审查需要改进的地方，以提高易用性或更新 DSM-Ⅲ出版后的新研究成果。DSM-Ⅲ的修订版被称为 DSM-Ⅲ-R，于 1987 年出版（American Psychiatric Association 1987）。其中一个主要变化是取消了 DSM-Ⅲ中通过排除标准引入的许多诊断层级；例如，如果惊恐发作只发生在重度抑郁症发作的过程中，根据 DSM-Ⅲ则不诊断为惊恐障碍。对临床和流行病学人群的研究表明，当患者一次发作中出现多种综合征时，使用层级制度会妨碍临床医生进行多个诊断。DSM-Ⅲ中排除标准的特定模式无法解释综合征的共同发生，因此对排除标准进行了简化（American Psychiatric Association 1987, p. xxiv）。

DSM-Ⅳ

20 世纪 80 年代末，WHO 编制 ICD-10 的同时，APA 成立了 DSM-Ⅳ工作组来制定下一版的分类标准，该版本于 1994 年出版（American Psychiatric Association 1994）。该小组的优势在于，在 DSM-Ⅲ和 DSM-Ⅲ-R 的基础上，研究人员进行了大量的研究，并通过诊断性访谈，按照 DSM-Ⅲ和 DSM-Ⅲ-R 的标准对受访者进行了系统的评估。

在对每种障碍进行全面审查后，包括文献综述、对现有数据集的重新分析以及对选定标准的现场试验，13 个工作组简化、阐明并部分修改了诊断标准和阈值。该诊断体系的主要变化包括删除"器质性精神障碍"，因为该术语意味着其他精神障碍不具有"器质性"成分。同样，曾被用来指代其他身体状况的"躯体疾病"也被"一般医疗状况"所取代，以消除对疾病身心分裂的暗示。在分类体系中增加新疾病的门槛比 DSM-Ⅲ要高，临床相关性通常不足以作为理由，而且需要对该疾病进行研究。对于可能需要进一步研究的疾病如暴食症，创建了一个附录以便于未来研究。尽管轴Ⅳ和轴Ⅴ在概念上有所改进，但其重点仍是帮助对患者进行全面评估。

DSM-Ⅳ文本修订版

为了避免对临床研究的连续性造成干扰，并减少临床医生学习新标准集的负担，APA 决定至少在 2010 年前不发表 DSM-Ⅳ的重大修订。然而，为了使文本描述与研究结果保持一致，并纠正任何歧义或错误，APA 于 2000 年出版了 DSM-Ⅳ的文本修订版，称为 DSM-Ⅳ-TR（American Psychiatric Association 2000）。其没有对标准集进行修改，也没有进行结构上的改变。

筹备 DSM-5

指导修订的原则

2000 年，APA 主办了一次研讨会，以确定在准备 DSM-5 时需要研究的高优先级领域。在接下来的几年里，通过一系列的研讨会完善了需要解决的问题，并促成了 DSM-5 工作组的成立。David Kupfer 博士被任命为主席，Darrel A. Regier 博士为副主席。

与 DSM-Ⅳ 一样，DSM-5 指南强调了临床相关性的重要性。同时，还要求对 DSM-Ⅳ 的重大改变应以经验性研究为基础。尽管 DSM-Ⅳ 会发生变更，APA 领导层希望尽可能保持与 DSM-Ⅳ 的连续性，以减少对临床医生或研究人员造成不必要的干扰。

人们越来越担心商业和其他利益可能希望影响疾病选择或标准的制定。为了防止参与 DSM-5 审议的专家之间可能出现的利益冲突，APA 理事会制定了资格标准，以确保参与者在任何级别的修订工作种的独立性。一些批评者反对说，限制财务支持的标准应该更加严格，但 APA 领导层重申了他们对独立原则的承诺以及他们对指南的信心，若某位精神病学及相关学科的专家参与了行业赞助的研究或咨询项目，则他不能再参与 DSM-5 的任何一项工作。

APA 理事会还成立了 3 个同行评议小组以支持工作组的工作。其中一个小组负责监督整个管理过程，以保证工作的有效开展，并防止无形中的利益冲突。一个科学审查委员会审查了 DSM-Ⅳ 中关于有效性改进的具体研究结果（当存在此类数据时）的拟议变更（Kendler 2013）。某些情况下，还有一个临床和公共卫生委员会负责审查临床或公共卫生相关的提议，同时审查其他与验证者无关的科学证据的提案（Yager and McIntyre 2014）。最终建议由 APA 领导进行审查，而后由理事会进行最终审查。

DSM-5 考虑的问题

工作组成员在审查 DSM-Ⅳ 标准时，进行了广泛的文献综述并对现有数据进行了分析，并发现了以下几项问题：

- 部分诊断的可靠性较低。
- 部分诊断组过度使用了 DSM-Ⅳ 中标记为"非特定的"（NOS）的非特异性剩余分类。
- 部分章节中描述了多种不同类型的障碍，不如将其视为具有一系列表现的单一障碍。
- 部分章节似乎在临床疾病的覆盖范围上存在漏洞，可能需要在分类中添加新的疾病。

而后工作组成员检查了分类的结构，包括将疾病分组纳入章节的方式及多轴系统的总体使用情况（Regier et al. 2013a）。

对几乎所有疾病来说，确定正确的诊断界限至关重要，即将特定疾病与其他疾病以及正常的非临床变异区分开来。之前的 DSM 版本中难于设定诊断界限，

不仅致使共病的报道率很高，而且在不以"痛苦或损伤"为指标的情况下，诊断阈值也无法确定（Regier et al. 2009）。

DSM-5 中的关键变化

结构变化

单轴结构

在 DSM-5 中，不再使用多轴框架。虽然多轴框架可以让临床医生对患者进行全面评估，如人格障碍、智力发展、其他躯体疾病、应激源和功能水平等，但是多轴系统在实践中并没有统一应用。此外，其他重要因素，如性别或文化特征，也需要纳入综合评价，但是在之前的 DSM 中并没有单独的轴用以评估上述因素。世界卫生组织残疾评定量表 2.0（WHODAS Ⅱ；Ustün et al. 2010）是一个更加稳定、信息更加丰富的评定量表，可以取代由 DSM-Ⅳ-TR 形成的 DSM-Ⅲ-R 轴 V 的 GAF 量表。

疾病分组

显而易见，将精神障碍按组分为多个章节比简单地按字母进行排序传递了更多的信息。对于临床应用而言，精神障碍的分类必须便于使用，并且需要逻辑清晰地表述出精神障碍之间的相似性。这样的组织形式可以有助于指导鉴别诊断，并且可以促进对密切相关疾病的研究。

在 DSM-5 中，精神障碍按照生命周期的发展进行分组，从"神经发育障碍"一章开始，其中包括智力障碍、交流障碍、孤独症谱系障碍、注意缺陷多动障碍、特定学习障碍和运动障碍，如 Tourette 障碍。每一章都会先列出可能发生在儿童时期的精神障碍。这样的分类方法可能会遗漏儿童期发病前的内容，还可能会使生命周期的观点应用到所有的精神障碍章节中。每一章会按照精神障碍之间的相关程度进行编排，如"精神分裂症谱系及其他精神病性障碍"一章之后是"双相及相关障碍"，而后是"抑郁障碍"。

对于某些诊断，DSM-5 也重新评估了该精神障碍在特定章节中的位置是否恰当。例如，将赌博障碍从 DSM-Ⅳ 中的"非特定的冲动控制障碍"移至 DSM-5 中"物质相关及成瘾障碍"一章，其依据是行为成瘾的最新研究证据。再如 DSM-5 将创伤后应激障碍（之前在"焦虑障碍"一章中）和适应障碍（之前单独为一章）等合并到新的一章"创伤及应激相关障碍"中。

特定精神障碍的变化

合并

在 DSM-5 中，5 种先前被区分为不同类别的障碍被合并为孤独症谱系障碍。工作组发现，这一更广泛的精神障碍分类可以很好地与正常发育和其他"非谱系"疾病区分开来，但对单个精神障碍的区分会随时间和环境而发生变化，并可能会受到其他因素的影响，如语言水平。这一变化引起了倡导小组的关注，他们担心这会增加之前被诊断为阿斯伯格综合征患者的病耻感。但是，工作组认为，病耻感是所有患有该谱系障碍的患者共有的问题，应该单独解决。

对于物质使用障碍，工作组将物质滥用和物质依赖作为新的两类。在 DSM-5 中，对物质使用障碍的严重程度使用维度法进行分级。

在 DSM-Ⅳ 中，许多躯体形式障碍由"医学无法解释的症状"来确定。工作组认为，这样不仅难以保证评估地可靠性，而且也不便于厘清各种精神障碍之间的区别。基于 DSM-Ⅳ 中几种躯体形式障碍的共同特征（即躯体症状和认知扭曲），DSM-5 将他们分为新的一类，即躯体症状障碍。

拆分

在 DSM-Ⅳ 中，广场恐怖症和惊恐障碍的定义相互关联（伴有广场恐怖症的惊恐障碍、不伴广场恐怖症的惊恐障碍、不伴惊恐障碍的广场恐怖症）。DSM-5 中，工作组将上述两种障碍作为单独的精神障碍进行分类以简化系统，而不再考虑另一种障碍的存在与否。

扩展

DSM-5 中，引起广泛关注的一个变化是，删除了重度抑郁症标准中所谓的"排除居丧反应"。这一变化的目的是帮助临床医生明确，何时给予因丧亲而处于类似抑郁发作的悲伤状态的当事人以合适的治疗。出于担心正常的生活反应被"医学化"，工作组澄清道，悲伤反应并不会自动被视为重度抑郁症的依据。

增加

在 DSM-Ⅳ 中，暴食症列入附录 B，即一种需要更多的研究才能将其归为轴 I 精神障碍列表的疾病。在 DSM-5 中，暴食症被正式移至新的一章"喂食与进食障碍"中。虽然这一改动遭受了许多批评的声音，批评者认为这是一种对正常行为的不合理诊断，但是出于几个原因，工作组并不认同这一批评。正如进食障碍综述中所说，在不同临床机构中，根据 DSM-Ⅳ 和 ICD-10（WHO 1992）诊断为 NOS 或者"其他障碍"的患者平均比例为 40% ~ 60%。而 DSM-5 和 ICD-11 草案（WHO 2018）均对相对狭义的类别采用了更加精确的标准，如厌食症和贪食症，并增加了暴食症（"非清楚型暴食症"）这一疾病分类。

DSM-5 中还添加了轻度神经认知障碍（有时称为"轻度认知障碍"）。大量临床和流行病学研究表明，部分神经认知障碍的患者虽然未达到重度神经认知障碍的严重程度，但仍然需要进一步评估、治疗和随访。这种情况可能是由一系列不同的潜在疾病引起，包括 HIV 相关的认知改变以及创伤性脑损伤。对轻度神经认知障碍的描述也反映出编写诊断标准中出现的新困境。在诊断中，除了报告智力功能明显下降以外，还建议进行正式的神经心理测试。工作组认识到，很多临床机构可能没有办法进行正式的神经心理测试，因此可能需要进行等效的临床评估。

删除的精神障碍及亚型

人格障碍

人格障碍是挑战性比较大的一类精神障碍。一项综述表明，人格障碍中，有一部分类别很少被临床医生使用，也有一部分类别很少受到研究人员的关注。基于 DSM-Ⅳ 标准开展的研究表明，大多数被诊断为人格障碍的患者符合不止一种人格障碍类型，在这种情况下，他们通常会被诊断为 NOS。不过，即便可以将患者诊断为某种特定的人格障碍，具有相同诊断的患者也会表现出很大的异质性。此外，即使在给定诊断后，诊断可能会随着时间的推移而改变，并不具有稳定性。一些研究人员还认为，DSM-Ⅳ 中的 10 种人格障碍类型并没有将该疾病全部覆盖。

考虑到这些问题，工作组拟重新修订 DSM-5 中的人格障碍，采用一种将传统分类模型与由定量评估人格领域及特征的新模型相结合的混合系统。通过这种方式，以前 10 种人格障碍类型中的 4 种将从分类中删除。临床医生在评估患者时需要确定患者是否在以下方面存在障碍：①自我认同 / 自我导向；②人际功能，如亲密关系和共情。如果确实在这些方面存在障碍，且符合剩余 6 种人格障碍类型之一，则对该特定障碍进行诊断；如果在这些方面不存在障碍，则使用一系列评定量表来描述该障碍的具体特征，称为特定特质型人格障碍（PD-TS）。这样不仅可以取代 NOS，还可以提供更加具体的个人特征信息。由于 PD-TS 的命名不能用于判断患者是否存在人格障碍，因此只是一种描述患者特征的方法，而不是建立诊断阈值。然而，同行评审委员会认为，这种方法还不够完善，无法纳入手册中用于常规的临床使用，删掉任何一种人格障碍还为时尚早。DSM-5 第 3 部分中包含了这一人格障碍的替代模型，在正式将其纳入系统分类之前，还需要进行更多的研究。

精神分裂症

工作组对精神分裂症的标准进行了一些修订，如不再强调怪异的妄想和 Schneider 的一级症状中的幻觉，还删除了精神分裂症的 5 个亚型。有证据表明，这些亚型不仅不能解释疾病的异质性，而且与纵向的病程或治疗结果无关，且大多数亚型很少被使用。取代亚型是精神疾病维度的一种新型规范，如对阴性症状进行评估，或许可以更好地描述疾病的异质性及其随时间的变化。

维度测量方式的使用

制定交叉测量工具

要在 DSM-5 中引入维度测量工具，首先要评估精神病理学中的重要方面，应对几乎所有患者进行持续性评估（Helzer et al. 2008；Hyman 2010）。这些测量不受限于诊断界限，如任何诊断的患者都需要评估其焦虑水平、躯体问题和物质使用情况。这些测量工具有助于明确患者在治疗期间的变化，并且指出在特定诊断类别标准之外还有哪些方面需要进行更多的临床评估。根据患者和临床医生的反馈，这些交叉测量在现场试验中表现良好，具有可靠性和临床实用性（Narrow et al. 2013）。然而，在广泛应用以前，还需要跟踪临床测试以确定这些测试是否可以很好地反映病情变化。交叉维度测量会在 DSM-5 的第 3 部分进行介绍。

维度测量和维度诊断

分类系统中的"分类"指的是必须进行"是"或"否"的二选一选择。也就是在诊断中，给予该患者以肯定或否定的诊断结果。所谓的"维度"，指的是在疾病表达方面存在的个体差异性在一个或多个有序量表中的反映（如相关症状的等级）。维度方法可以识别具有阳性分类诊断的个体之间的临床重要性差异（如症状的强度、频率和持续时间）。更重要的是，维度方法还可以检测分类诊断为阴性的患者（如亚综合征或前驱症状）之间的差异，包括早期 DSM 系统中诊断为 NOS 的患者。

与维度诊断相比，分类诊断在测试的有效性和估计的精确性方面存在缺陷，导致对精神障碍病因、病程或治疗的相关研究进展较为缓慢。上述缺陷是因为基于分类诊断的临床研究假设个体同质性，就疾病状态而言，每一个被诊断为阳性的患者皆同质，每一个被诊断为阴性的患者亦皆同质。但是，在统计分析中，如果忽略这两个群体内的个体差异性，就会产生"随机误差"（Kraemer et al. 2004）。

"临界值"的选择是定义分类诊断的一个主要问题，以用于识别焦点人群。使用维度量表设置临界值有助于更加精确地进行诊断：维度量表得分越高，患者进行分类诊断的可能性越大，直至确诊疾病。维度诊断量表的极端值分别表示：①绝无诊断为阳性的可能性；②绝无诊断为阴性的可能性。临界值的最佳位置选择取决于临界值的预期用途。如果是为了筛选是否存在某种疾病，较低的临界值可以降低假阴性率。如果是为了确定可能受益于特定治疗的患者，较高的临界值可以降低假阳性率。其他的临界值可以确定不同的阈值范围；例如，明确对特定治疗最有效的个体或者预测未来的发病可能性，要区分这些问题需要不同的临界值。事实上，应该根据正在实施的治疗类型（如特定的心理治疗或药物治疗）确定不同的临界值。而这也是维度诊断的一个优点，即可以根据不同的临床应用设置不同的临界值，使得每一个临界值对于相应临床应用都是最佳的（Kraemer 2007）。

维度诊断是维度测量的一种特殊情况。在 DSM-5 中，横断面的维度测量并不针对某一特定的精神障碍，但是维度诊断会对应特定的精神障碍。横断面维度测量用于定期的门诊就诊，而需要确定或重新评估特定诊断时使用维度诊断。横断面测量对于开展患者的纵向随访研究十分方便，易于管理，而维度诊断可以明确患者在每一个时间点的临床状态，可以指导未来的临床决策。虽然有时候横断面测量可能会提示临床医生需要重新评估某些诊断，但是通常情况下不用作筛查测试。

在 DSM-5 现场试验中未评估维度诊断，因为通常在做出分类诊断以后再使用维度评分。因此，维度评分是障碍严重程度的标注，并不能用于患者与非患者或者非患者之间更精细的区分方法（Regier et al. 2013b）。

评估诊断分类系统

1840 年的人口普查中使用了最早的美国精神疾病分类系统，此后，新成立的美国统计协会向国会提交了对该系统及其使用的详细评论。尽管该"系统"仅使用了 2 个诊断术语，但是并没有加以定义，且人口普查员没有接受相关培训，也无人测试自我报告的可靠性。1840 年的人口普查结果存在显著的内部不一致性，如果与外部指标进行比较，可能会呈现较大的不精确性（Gorwitz 1974）。

这一经验表明，使用某种分类方法时需要证明其与测量目的的吻合度。

评估系统

除了特定障碍的标准外，分类系统还可以根据总体特征来进行评估。其中一个问题是可行性，在临床医生的实际使用中，分类是否足够清晰，便于使用；对于 ICD 这样的国际系统而言，可行性还包括是否便于把分类的术语翻译成当地的语言。另一个需要评估的特征是，通过剩余诊断（如 DSM-IV 中的 NOS 类别）等方法，评估该系统对临床实践中患者的适用性。

特定障碍的评估标准

信度和效度

在评估诊断标准的信度和效度时，需要考虑以下几个重要问题：

- 诊断标准是否可以成为评定者判断患者是否患有某种精神障碍的依据，以保证评定者的评判具有高度一致性？这种一致性构成了特定诊断的可信度。
- 诊断标准是否为精准诊断提供了依据？由于每一位临床医生或研究人员都要评估患者或受试者以进行诊断，所以评估诊断的效度非常重要。
- 诊断标准是否可识别"真正的疾病"？在最简单的模型中，确定疾病的效度取决于是否有明确的病因和直接的致病机制。在缺乏明确病因和机制的情况下，效度则需要证明一种疾病与其他疾病以及正常变异之间有明确的界限（Kendell and Jablensky 2003）。

人群中测试信度和效度

疾病由一组诊断标准所定义。评估某一疾病的信效度时，依赖于诊断，即专家认为患者患有某种障碍。对于任何诊断，不论是分类诊断还是维度诊断，特定人群的总方差（即受试者之间的个体差异）包括 3 个不重叠的部分：

- 信号：想要检测的受试者的特征（即精神障碍）
- 干扰：与被测疾病无关的受试者特征（如另一种疾病）
- 噪声：与受试者无关的其他影响（如评定者的不一致性）

测量的信度是指总方差中无噪声的百分比，效度是指信号的百分比，即无噪声和无干扰的百分比。信度至少和效度一样重要，其中信度尤为重要。因此，一个信度很高的度量值可能具有零效度，但是如果一个度量值信度很低，那么这个度量值的效度也必定很低。因此，DSM-III 及其后续版本将信度作为精神障碍规范的首要目标。

为了测量信度，研究者在焦点人群中抽取受试者样本，并在一段时间内对每位受试者"盲法"评估数次，评估间隔应较长，以避免从第一次诊断到第二次诊断时产生噪声，但不能过长，即该疾病不太可能在患者中消失，或者在没有患病的人身上出现。一致性用不含噪声的方差百分比来衡量。信度系数首选分类诊断的组内 kappa 值，以及维度诊断的组内相关系数。

与测量信度相比，效度的测量是一个更大的挑战，因为区分总方差中的信号和干扰部分是非常困难的。在测试中，诊断的效度和疾病基本概念的效度同样难以区分。检测诊断准确性的一种方法是对一组受试者样本进行研究，将诊断与该疾病的"金标准"指标相关联。但是，目前精神病学还没有"金标准"，只能替代使用专家小组的"最佳估计"诊断或者常规使用的标准访谈来指导诊断评估。

一种更为稳健的方式是通过各种方式质疑效度。诊断可能与另一种被证明有用的分类系统得到的诊断相关，或者与已知与该疾病有关的未来结局相关。如果相关性较高，结果会收敛或可预测效度。诊断可能与不同疾病的诊断相关，如果相关性低，效度就具有判别性。诊断能通过的验证越多，其效度就越高，不过这个过程可能会漫长乏味。在评估修订 DSM-5 使用的实证研究证据时，工作组成员既考虑了信度，又考虑了与信度指标的相关性，其中信度指标均出自经典论文，并且按照重要性进行了排序。

精神障碍诊断进展

DSM-5 修订的现状和意义 / 影响

精神障碍特异性变化

DSM-5 工作组团队仔细审查了每一种障碍，并考虑是否需要对某些障碍的描述或诊断标准进行更改，但是这并未导致 DSM-IV 中的内容被大量更改。这种相对保守的修改方式可以有以下两种解释：

1. 精神障碍的主要类别依然延续其先前的描述方式，基本概念的时间稳定性也可以保证它们的实用性。
2. 改动不大也反映了对这些疾病的研究的局限性。临床研究通常会将已有的标准应用于研究，而不是测试替代标准或者某种 / 某组疾病的新标准。神经科学或心理社会学领域的基础研究尚且没有发现可用于重新定义精神障碍或者用以识别某种精神障碍的新方法。关于评估的研究（如使用维度测量来诊断或监测患者）尚未产生可用于分类系统的工具。

改动最大的当属人格障碍部分。随着多轴结构的移除，这些疾病将与其他精神障碍置于相同的水平。除了轻度神经认知障碍和一些睡眠障碍以外，人格障碍还通过分类诊断和维度诊断相结合的方法被重新定义。尽管研究人员提议对人格障碍进行更为彻底的修改，但最终，他们依然沿用临床上证实有效的结构，保留了 6 种分类诊断。由于这一改动代表了 DSM-5 使用维度评级的一种典型方式，也受到了同行评审委员会的质疑，委员会要求在常规环境中临床医生使用这些诊断方法之前需要进行更多的测试。

在 DSM-5 和其近期修订版的各种改动中，量化评分的部分可能需要临床医生进行较大的调整。与人格障碍的改变类似，在修订过程中，既要根据研究进展进行改动，但同时也要尽可能不去破坏当前的临床实践框架。随着分类中纳入更多基于研究和量化的测量方法，未来可能会出现更多类似的冲突。例如在人格障碍一章的提案中，工作组成员与同行评审小组对 DSM-Ⅳ 标准变更所采用的证据的性质和强度存在分歧。

维度测量

维度测量方法最直接的应用就是横断面测量，对与特定诊断标准无关的精神病理学要素进行持续评估。下一步将是继续开发维度测量方式，以帮助设定单个障碍的诊断阈值。最初，这种维度诊断可能与用来定义类别的标准相关联；通过量化评分，可以研究不同的临界值来确定诊断阈值，如在高血压或高脂血症中已经实现了这一点（Hyman 2010；Kraemer 2007；Kupfer and Regier 2011）。

随着保险机构和公共评分网站开始关注医学治疗的报告结果，临床医生可能会面临越来越多的需要定量评估的情况。多元化的需求可能会导致临床实践中出现多余的、矛盾的或繁琐的仪器设备。但是，如果可以证明与诊断系统相关的定量测量是有用的，那么即使会增加记录结果的工作量，也有可能简化对从业者的期望。正如 DSM-5 精神障碍定义所预测的那般，对潜在的生物、心理和发育过程进行定量评级，有助于病因学和因果机制研究结果的临床应用。

未来研究和临床应用中的分类

从历史上看，医学分类方法反映了诊断系统的临床需求与科学需求之间的平衡关系。1874 年，John Hughlings Jackson（1985）在一次关于癫痫障碍分类双重需求的重要讨论中，对比了这两种不同的需求：

> "我们所从事的医学艺术与科学，就如同其他艺术与科学一样，在自然界中没有明确分类的领域，我们有义务进行分类划分。研究疾病有两种方法，与之对应有两种分类，即基于经验和基于科学。打个比方，基于经验的研究和分类方法，就好像园丁对植物的分类，而基于科学的方法就好比植物学家对植物的分类。园丁的分类是为了将知识直接运用到实践中。植物学家的分类是为了更好地组织现有的知识，发现新事物之间的关系；其原则是进行未来研究的方法指南。这样有很大的实用价值，但是并不代表着能直接应用……"（pp. 190-192）

DSM-Ⅲ 中，通过采用与新诊断访谈相关的特定标准，临床医生和研究人员得以使用相同的诊断分类系统来开展工作。通用系统的使用可以很好地将研究结果与临床诊断联系起来，而且也希望对临床应用和科学研究带来一定助益。

但是在 DSM-5 的修订过程中，人们对于临床和科研使用统一系统的影响产生了一些顾虑。部分临床医生认为，在日常使用中完全指定性的标准和入选、排除规则较为复杂；与之相反的是，一些研究人员和资助机构担心，使用 DSM 或 ICD 分类作为预设可能会对调查造成限制。这些担忧不仅反映在 WHO 目前正在制定的 ICD-11 中对于临床效用的不同优先级，而且也反映在 NIMH 发起的研究领域标准（RDoC）项目中对科学调查的不同优先级。

ICD-11

WHO 开发并维护 ICD 分类主要有以下目的：①为公共健康报告中的死亡率和发病率提供编码系统；②为不同机构的临床医生和科研人员提供一个全球公认的标准系统，用于对疾病进行分类以及与卫生系统接触的其他原因。当世界卫生大会按计划于 2019 年 5 月通过 ICD 第 11 次修订版时，WHO 将发布可以直接应用于统计、临床专业、初级保健和科学研究的不同版本的总体分类系统。ICD-10 中也用到了这种方法，其中包括 2 个不同的版本：一个是《临床描述与诊断指南》（CDDG）手册，另一个是一套更为详细的用于精神障碍研究的诊断标准。

用于公共卫生统计报告的 ICD-11 版本将比临床和研究版本更简单，每个疾病仅编码于一章。例如，在 ICD 的早期版本和 ICD-11 的临床版本中，痴呆的各个方面会在精神障碍一章和神经障碍一章中均进行了编码。但在 ICD-11 统计版本中，痴呆仅出现在神经病学一章中。

对于 ICD-11 临床版，与 ICD-10 一样，CDDG 手册将为临床医生提供更多指导，会低于 DSM-5 中设定的标准。预计未来还会有一本研究使用手册，在症状的数量和持续时间方面提供更具体的信息。

在 ICD-11 关于精神障碍的材料修订的整个过程中，最重要、优先级最高的需求就是强调临床的实用性。在修订过程的早期，对精神病医生、心理学家和其他临床医生的国际调查结果显示，他们倾向于减少诊断类别的数量，降低标准的特异性（如症状的数量和持续时间），并倾向于减少共病诊断。WHO 还必须提供一个系统，用以囊括其成员国广泛的专业精神卫生和其他卫生保健资源（First et al. 2015；Keeley et al. 2016）。

WHO 对于指导 ICD 修订过程而发展出了一套明确的规则（Reed et al. 2013），根据分类评估临床实用价值以促进并达成以下目标：

- 沟通临床疾病
- 了解精神障碍
- 实施诊断
- 规划治疗和管理
- 改善结局

为了扩充每种疾病的定义，CDDG 将对下述内容进行描述：

- 基本特征
- 正常的边界
- 与其他疾病的边界（鉴别诊断）
- 疾病的病程

与诊断决策不直接相关的补充内容将有利于更好地解释临床表现的变异性、文化相关特征和不同发育时期的特征表现（First et al. 2015；Gaebel et al. 2017）。

作为致力于优先考虑临床应用性和强调临床决策作用的典例，ICD-11 草案（WHO 2018）删除了人格障碍的分类与诊断标准，并采用了维度的方法。临床医生将使用整体定义来确定人格障碍是否存在，如果存在，将根据严重程度（轻度、中度、重度）对其进行评级，并作为诊断的主要维度。一旦确定了严重程度，就可以适当地记录下特定的适应不良人格特质，与 DSM-5 第 3 部分中概述的方法类似。对 ICD-11 提出的其他修改建议反映了与 DSM-5 工作组使用的相同方法，如将暴食症、儿童瓦解性障碍纳入孤独症谱系，以及减少精神分裂症的亚型（Gaebel et al. 2017）。

ICD-11 精神障碍分类的初版已在专科和基层机构进行测试（First 2016）。WHO 精神卫生和物质滥用部门设立了全球临床实践网络，目的是对 ICD-11 诊断标准的草稿进行讨论（Reed et al. 2016）。

研究领域标准

自 1980 年开始，DSM 每次修订的目标都是基于现有的最佳研究证据进行变更。然而，很少有研究对不同标准进行正式比较。当前了解精神障碍的研究策略主要集中在探索相关特征，如危险因素、家族模式、治疗反应性和生物学标志物等。这种"自上而下"的方法将根据 DSM 和 ICD 分类中指定的精神障碍作为研究的起点。然而，这些方法并没有在识别精神障碍的生物学标志物和验证因素方面取得突破性进展；相反，常规应用预先设定好的标准可能会导致现有分类的具体化（Cuthbert 2014；Hyman 2010）。

一种更开放的方法是检查基本的认知、心理、社会和生物的过程，然后确定它们的功能紊乱在临床上是如何表现的。这种"自下而上"的研究策略与 Jackson（1985）描述的研究模式是对应的，可能有利于制定明确临床精神障碍并对其分类的新模式。2010 年，RDoC 项目宣布其旨在应用该方法作为组织框架，以研究精神障碍的基因、神经、发育和行为特征并对其进行分类（Insel et al. 2010）。如此宏大的事业与 DSM-5 对精神障碍的定义相匹配，但需要投入大量的时间和资金；它将涵盖从分子遗传学到神经环路再到社会互动等方面的研究。

RDoC 的基本构架由五大功能领域组成，每个领域都被确定为主要神经行为系统，其服务于人类动机性和适应性的需要。此外，每个领域都依赖于相关的神经环路网络，负责各个领域实施和运行：

1. 负效价系统（如对厌恶情境的反应）
2. 正效价系统（如奖赏反应）
3. 认知系统（如注意力）
4. 社会过程系统（如联系和依恋）
5. 觉醒和调节系统（如睡眠和觉醒）

人类行为和功能的这五个领域中的每一个都是由多个维度组成。例如，"负效价系统"领域包括以下维度：①严重威胁（"恐惧"）；②潜在威胁（"焦虑"）；③持续威胁；④损失；⑤令人沮丧的无奖赏（Cuthbert 2014）。对于每一个维度，在不同的层面上描述了研究策略和发现：分子、细胞、环路、生理、行为和自我报告；一旦获得更多信息，将在项目的后期阶段考虑基因层面。对于矩阵中的每一个元素，确定了能够用于评估结构的维度测量。完整的项目公布在 NIMH 网站上（National Institute of Mental Health 2017），并根据研究发现和修订进行更新。这项研究计划的长期目标是找到更多精神障碍机制的基础性解释，从而有利于促进这些疾病的预防和治疗（Cuthbert 2014；Insel 2014；Yager and Feinstein 2017）。

该策略的一个假设是，在将来某天，DSM 和 ICD 等分类系统能够基于对病因和发病机制更广泛的理解进行重新修订，目的为患者和患病风险人群提供更好的帮助。起初该领域对这一愿景的描述似乎低估了实现这一目标的漫长和困难。将项目命名为"研究领域标准"，而不是"研究领域结构"很可能会放大这种担忧。然而，NIMH 的领导已经认识到，RDoC 目前只是一种指导研究和对结果进行分类的方式："在这一点上，RDoC 不是一个诊断系统，它仅仅是一个组织研究的框架。我们谦卑地认识到，我们当前的所知仍然不足以针对精神障碍开发出精准的医疗方法"（Insel 2014，p. 396）。

相较于分析单元任务，其他的担忧来自于解释巨大的领域矩阵的复杂程度。对不同物种、不同人群样本、不同生命周期等不同层级的研究结果进行分析是具有挑战的。这项艰巨的任务要求整合不同的领域，如分子遗传学、神经科学、临床评估、生物统计学和数学建模（Institute of Medicine 2012；Kendler 2012；Kraemer 2015；Weinberger and Goldberg 2014）。分析因果链中多个要素随时间推移的相互作用一直是系统生物学的重点，它表明了即使是最简单的心血管疾病也具有高度复杂的性质（Loscalzo et al. 2007）。随着分析复杂程度的增加，在系统生物学方面应用网络科学来研究疾病变得至关重要。"网络医学"成为了解释复杂脑疾病的一种手段，这可能涉及"网络的网络"（Silbersweig and Loscalzo 2017）。

这种定向研究项目的另一风险是，成功获得同行评议支持而得到研究资金的领域主要集中 1 ～ 2 个领域，特别是更偏向"生物学"而不是社会学和环境学领域；回顾 NIMH 前 6 年资助基金可以发现，只有负效价系统和认知系统这两个领域在研究中得到了良好的体现。更重要的是，大多数研究只评估了一个领域中的结构，因此，无法探索这些不同结构间相互作用的重要性（Barch 2017；Carcone and Ruocco 2017）。

DSM 作为一个动态变化的文件：DSM-5 的持续发展

分类系统目前的优势在于，它出现在一个数字出版和通过互联网广泛获取信息的时代，从而使分类系统可以逐渐改变，而不需要致力于准备一本全新的诊断手册。DSM-5 发表以后，APA 成立了指导委员会来监测它的使用情况，以及当新的研究证出现时考虑对其进行更新。该方法将 DSM-5 视为一个动态变化的文件，它可以根据需要进行小范围的更新，更新频率也要比早期需要花费 10 ～ 20 年修订 DSM 更快。

在"不断完善"的修订模式中，DSM-5 指导委员会将主要考虑 3 种类型的变化：

1. 现有诊断类型的变化，以提升效度、信度或临床应用性或减少有害的后果；
2. 增加新的类别、亚型或标注；
3. 删除现有的类型、亚型或标注。

尽管该方法能确保新的知识更快地引入 DSM-5 变化中，但是也应该认识到随着未来神经科学和分子遗传学等领域的重大进展，对分类系统进行全面修订（DSM-6）也是必要的（First et al. 2017）。

DSM-5 仍依赖于分类诊断，因此保持了与既往版本的连续性。然而，RDoC 项目预计将产生新的数据，DSM-5 指导委员会通过尽早使用以下定量措施来找到未来整合新方法的机会：

- 人格特质评分。
- 研发出更可靠的交叉测量方法，从而更广泛地评估精神病理学标准要点，而不仅仅是单个障碍的标准集所规定的标准要点。
- 引入新维度测量方法以建立诊断的界限，而不依赖于过去使用的"痛苦和损伤"描述。

随着 RDoC 项目的研究发现，抑或是 ICD-11 的 CDDG 于美国之外的实施结果，指导委员会将考虑何时及如何将其融入 DSM 系统。随着 RDoC 和其他研究项目产生新的数据，指导委员会将面临至少两个重大挑战：

1. 实证方法不能完全抵消某些专家共识。如 DSM-5 中关于人格障碍的讨论所示，关于修改的时期和关于支持重大改变的研究发现的必要性常常存在分歧。即使是经过深思熟虑的同行评议也不能弥补研究的缺失，无法克服在考虑评审拟议变更时关于最佳研究类型的强烈分歧。要想在数据类型以及数据达到临床应用界限的时机上达成一致，需要委员会成员和其他审查和批准提议变更的机构进行审议。
2. 在几乎没有资源应用最新评估方法的机构中常规使用时，应考虑不同层级诊断的置信度。例如，在准备 DSM-5 的过程中，需要为无法使用多导睡眠监测仪来诊断多种睡眠障碍或无法使用神经心理评估来判断轻度认知功能受损的机构提供一些便利（American Psychiatric Association 2013）。

APA 网站上列出了 DSM-5 的参考资料，包括修订过程的指南和系统的变化总结。自 DSM-5 出版以来，其最早的改动是技术方面的，以期改进与 ICD 代码的对应关系。

精神疾病诊断的未来

对精神障碍的理解和分类的进展可能是渐进的，随着 DSM、ICD、RDoC 及包含新的定量评估分析的数学模型的使用，这些方法层层深入，精神障碍的理解和分类会不断完善。除非有一个当前未知的突破能够产生全新的模式来诊断精神障碍，短期内完善的过程很可能是通过逐渐积累并整合零碎的知识，已形成 DSM 和其他分类系统的演变。这种经过深思熟虑的、循序渐进的过程在互联网上完全可见并随时可访问，从而使得临床医生易于管理未来的修订，同时能够满足科学持续进步的需求。

临床要点

- 精神障碍之间通常相互影响，以及合并其他躯体疾病。患者需要在初次检查时就进行全面的临床评估，并在整个治疗过程中进行监测。
- 即使不考虑制订治疗计划的复杂性，要想进行诊断也需要全面的临床检查。精神障碍的发生是生物学、心理学和发育等因素复杂的相互作用的结果。诊断评估包括对患者进行全面、多元的评估，而不是简单地统计症状的数量。
- 患者被诊断精神障碍不等于需要治疗。许多精神障碍的诊断界限仍不明确，亚临床和临床前期的症状也会伴有痛苦和功能受损。
- 对患者行为能力和残疾社会福利享受进行判定需要基于他们个体进行不同的评估。这些判断不能仅仅依赖于是否存在精神障碍。

- 临床医生需要制定策略以实时学习精神疾病分类和诊断的最新进展。未来 DSM-5 系统引入新知识和新技术应当是一个逐步的过程，而不是在一段时间后一次引入所有内容。
- 未来 DSM-5 的发展将很可能会纳入临床定量评估和实验室测量的规范。这些新的测量方法需要临床医生在他们职业生涯中采用新的评估策略并获得新的技术技能。
- 未来对医疗干预结果评估的重视将要求临床医生掌握对患者临床状态定量评分进行解释的技能。临床医生需要保持多元的视角，避免通过单一模型来解释，从而避免忽视他们不熟悉或不喜欢的临床评估手段。将临床手段局限在简化的思维方式中将会使患者无法获得最新的评估和管理手段。
- 在公众了解到精神障碍的病因和发病机制与其他躯体疾病相似之前，病耻感问题在未来仍然会持续存在。有关"真实疾病"具有单一病因和简单因果机制的热门概念，将会阻碍对精神障碍这样复杂疾病的理解。临床医生需要继续为精神障碍患者及其家属发声，他们很可能在就诊、保险覆盖、就业和其他方面面临歧视。

参考文献

扫码见参考文献

第 3 章

儿童与青少年正常心理发展过程

Karen Gilmore，Pamela Meersand

周新雨　滕腾　刘雪儿　李雪梅　雷婷婷　尹邦敏　译　陆林　审校

发展理论（theories of development），在人类学科研究中普遍使用，无论研究中有无直接表明。该理论有独特的发展过程，反映了相邻学科共同具有的当代时代精神和理论趋势。在过去的半个世纪，动态系统理论已经充分地渗透到从基因表达到地球科学等各个学科中，并为改变其过程提供了理论方法。当今大多数发展理论都回避了实证主义和线性思维，而是认为基于个体和环境中的多个系统的活动和动态接触的改变这一理念[①]。随着探究层次从分子水平转移到认知发展、家庭内的人格发展或广泛的社会产物（如数字时代出现的新发展挑战），发展过程被认为产生于多水平组成系统间非线性、事务性和自组织的相互作用。这种人类发展方法的一个重要基本前提是，每个个体的进化都能反映一系列相互作用的系统，而这些系统嵌入在构成每个个体社会生态环境的具有层次的背景中（Ungar et al. 2013）。这种层次性和动态性清晰地表明，在研究中仅寻找单一的因果关系是错误的，因为在研究生物体，尤其是人时，组织的各个层次都存在复杂性。因此，尽管大多数当代学科彼此间的分析水平和价值层次截然不同，但它们通常认同因果关系是不确定的、相互作用的过程，这一过程是变化的内在特征，同时认为转化是不可避免的。

尽管心理动力学观点起源于弗洛伊德及其追随者的线性和决定论思维，且都受到当时机械论科学模型的强烈影响，但随后心理动力学观点逐渐转向为承认人类发展具有复杂性和非线性（Abrams 1983；Gilmore 2008）。大多数心理动力学思想家强调，发展性思维不同于将冲突和症状追溯到童年根源（历史上称为"起源"观点）；相反，他们认为发展性思维期待着新的能力、新的挑战和新的适应水平的出现。这两种观念"互相告知，互相误导"（Abrams 1999，p. 3）。每个观点都具有特定的体系，所以维持和协调"起源"和"发展"这两个观点是具有挑战性的，但是这些挑战对于所有人类人格发展的心理动力学的思考都至关重要。在当前环境下，线性因果关系的概念已经过时，现在对于病因学描述较为复杂。对变化意义和变化过程的探索已经取代了对结果或者原因的探索。事实上，"提供连贯性和社会意义"的个人描述已经被认为是一个重要的治疗结果（Hammack and Toolis 2014，p. 43）。

然而，我们也认同一些批评家（Berman 1996）的观点，他们提醒人们关注系统理论的过度应用，因为这种过度应用抛弃了某些基本原则：有意义的差异价值的存在、历史的影响、对个人责任的认识以及生物必然性等。正如下所述，我们建议可将某些系统置于其他系统之上，并要认识到发展的关键时刻：潜能的极限通常是由生物本质或与环境的早期且通常不可逆转的相互作用而决定的。我们认为发展是身体成熟、新兴自我能力、心理结构、无意识心理及其驱动力和人际（以及近些年提出的计算机介导的）世界间的结合点，同时认为发展在早期以家庭为代表筛选，而后逐渐扩展至整个社会的筛选。虽然发展阶段被认为是将发展复杂性的不合理简化，但我们仍然在利用发展阶段分类，主要因为它是粗略区分成熟阶段和环境期望的较为方便的方法。通过该分类发现，环境期望（甚至某种程度上成熟阶段）是通过文化、教育机会和期望、生活水平、饮食、社会经济阶层等因素相

[①] 当代发展理论举例包括：动力系统理论、发展情境论、概率表现论、关系发展系统模型和整体–互动理论。

互作用而形成。

我们将心理发展概念化为一系列有层次的、个体独特的且可识别的心理组织，与熟知的儿童期划分相对应：婴儿期，幼儿期，恋母期，潜伏期，青春前期、早期、中期、后期以及始成年期。我们希望展现出多系统间的相互作用，即从有形的身体成熟到无意识幻想的无形发展，是如何在特定环境中产生可从表面上识别（尽管非常个性化）的从儿童阶段到以后成长阶段的无限改变。在文化的影响下，这些阶段似乎已经出现，系统理论的专业名词将其解释为吸引子状态（attractor states）——也就是说，由多个相互作用的系统单独并组成的新结构，但仍然可以识别相似社会中的个体。这些状态通过每个部分的发展进行自我组织，并随着新的能力的出现和经验的影响，通过重新配置或摒弃旧元素来互相取代，最终使人格组织发生巨大变化。因此，就像潜伏期或青春期等时期在每种文化中都有不同的塑造、节奏和体验，但在特定的文化中又可以被识别出来。这种理论观点确保了在人类发展进程的背景下，预期会出现流动性、不可预测性和戏剧性变化。

有几个基本特征可将上述观点与其他发展观点区分开来（表 3-1）。我们强调要对发展的主观体验（subjective experience）给予最基本的关注。发展主观体验是自传体叙事的基础，自传体叙事是个体心理活动的一部分，无论是有意识的还是无意识的。这种叙事方法通常在心理动力学治疗过程中逐渐变得清晰，并经常在治疗过程中被改变。主观体验结合了心理动力学观点中强调的许多特征。

另一个基本要素是身体的作用（role of the body）。实际上，心理活动或意识以身体功能和经历为基础，并且通过自身成熟推动其发展。正常人的生长过程各不相同，个体内部的生长速度不同，个体间的生长速度也存在较大差异。这些身体变化的意义在整个发展过程中都是对心智的挑战，因为所有的身体、能力或

表 3-1　心理动力发展观的核心特征

人类发展是一个多因素的过程，包括天赋、环境和经验，它通过一系列心理组织以非线性方式发展

这些组织与熟知的儿童期阶段相对应，这些阶段是可识别但多变的，并且在任意特定时刻，每个儿童的表现是不同的

发展的心理动力学方法首先思考主观经验和叙事，并优先考虑身体的作用、自我能力的产生、人际关系、无意识幻想，以及对下一层次心理组织的推进

环境对整个发展过程都有影响。除了战争、极权主义政权、自然灾害、贫困等重大动荡或极端情况外，家庭通常会缓冲和塑造环境的影响直到儿童青春期时独立面对世界

限制的改变都必须要融入自我表征中。

在发展过程中，不断进化的自我能力（ego capacity）也被视为一个关键特征。自我能力产生于天赋和环境的相互作用，当然在人成长的前二十年，随着新能力的出现，天赋本身也在不断发展；从这种相互作用中产生的经验反过来又与其他发展系统相互作用。自我能力的概念包括认知、自我调节、防御、情感储备、客体关系和自我反思等方面。只要环境提供了其出现所需的条件，这些能力将会维持在一个稳定但高度个性化的进程中。

最后是对塑造发展的过程中环境（environment）的强调，包括人类生长环境和文化环境。环境对发展经验和结果的影响是独特且多变的，以至于很难从理论上对其进行解释，但是这种影响却是深刻且深远的。从更大范围来看，每个社会，从发展中国家到全数字化文明，当个体成熟并进入特定社会的成年阶段时，它们都会产生一系列有节奏、有规律的期待。在理想的情况下，这些期待和需求与儿童的成熟能力相称，但在整个发展过程中并不同步。

尽管如此，环境在与发展有机组织的接触上也是一种支持来源，虽然存在压力，但仍能维持积极的适应；这种接触产生的能力被称为弹性（resilience），这一术语在发展文献中被广泛引用，但也很难定义。心理弹性这一概念在早期是强调儿童的遗传天赋或其他内在因素。目前，大多数关于儿童心理弹性的研究都认为遗传因素和环境因素之间存在一种平衡，即 $G×E$ 方程。在环境影响中，如在发生不良事件之前给儿童接种疫苗或在不良事件期间提供支持，儿童照料者被认为是心理弹性最直接、最强大的影响因素。由此产生的平衡是否能产生心理弹性，除了遗传差异外，还取决于压力类型和可用的支持类型（Rutter 2013）。

现代心理动力学观点提出了一个双向模式，在这种模式下，影响着儿童的特定天赋的人际世界最初以家庭为代表，然后随着儿童的成长，人际世界通过关系和机构网络的不断增长而进行扩展；逐渐成熟的儿童反过来也对环境产生影响。正如前面所述，这种相互影响使得以婴儿期、儿童中期、青少年期及以后为特征的连续的心理组织的出现，也有助于形成无意识幻想和主观体验。在心理结构方面，我们提及的自我（ego）是一个包括认知成分、防御以及自我调节能力的集合。此外，我们关注驱动力、冲动、无意识幻想和动力无意识（本我；id）以及超我（superego）的出现。评估这些特征是因为我们认为在特定的发展阶段评价一个人时，也应同时关注潜在弹性以及能够自我纠正和修复的发展动力。

婴儿期和心理结构的构建

父母心理活动

早在孩子出生前，父母的早期记忆、关系史和心理冲突就开始围绕着想象中及期待中的婴儿。在妊娠后期，母亲的注意力逐渐集中到准备新生儿的到来中——这是母亲最关心的事情，这种注意力的转移会培养对婴儿需求和非语言信号的共情认同（Winnicott 1956）。父亲和准养父母也有类似的经历，因为他们的心理活动越来越以婴儿即将到来为中心。在出生之后，父母对新生儿的性别、气质和发展需求的无意识反应会强烈影响与孩子的相处模式。事实上，有研究表明，父母对自己童年经历的描述和他们对关系的态度是婴儿最终关系模式的可靠预测因素（Fonagy et al. 1993）。

新生儿天生具备对社会的反应能力，其卓越的自我意识能力、对他意识能力以及组织人际信息能力已得到充分证明（如 Gergely and Watson 1996）。婴儿在出生时或出生后不久就出现的吮吸、哭泣和微笑等行为，有助于婴儿寻找并亲近父母。这些以生物学为基础的依恋系统（attachment system）（Bowlby 1969）的表现有助于婴儿生理和情感的生存发展。由于婴儿的相对无助和依靠导致了对父母自我能力的严重依赖，尤其是成年人反应和调节情感能力，以逐步获得内化的、自主的自我调节功能。

对于精神脆弱或有严重环境压力的父母来说，新生儿的情感和身体需求似乎令人生畏。"托儿所里的幽灵"，即未解决的儿童期情感、冲突和创伤性经历，可能会损害成年人的共情反应；婴儿的痛苦或想要寻求社会互动的信号也可能会使父母回忆起以往痛苦和无助的情感（Fraiberg et al. 1975）。因此，婴儿的哭闹可能会被误解；而当婴儿的自然情感和自我表达被拒绝或忽视时，随着儿童而不是父母学会适应他人的需要，可能会形成假我（false self）。

生命初期，亲子关系，以及自我调节的基础

身体是婴儿早期心理体验的主要渠道。婴儿身体上的愉悦和不适，伴随着父母的怀抱和喂养，产生了婴儿的第一个内部表征（Fonagy and Target 2007）。婴儿在会说话之前主要通过吵闹和哭泣来表达痛苦；当持续收到随因反应（contingent response）（与婴儿的信号和动作密切匹配的照顾行为）时，父母的这些安慰和干预行为会逐渐被婴儿内化。随着时间的推移，婴儿社会能力和认知能力逐渐增强，加上父母的可靠

反应，有助于越来越复杂的、有序的亲子互动关系的建立。这就导致婴儿对短暂痛苦的内部容忍度更大，自我调节能力也逐渐增强。父母自然产生的显著情感的示范特别适合婴儿的需求：这些稍加修饰的婴儿实际状态的表现（如一张顽皮的、"模仿的"不开心的脸）有助于婴儿内化他们的情感调节，以至于不那么刻板（Gergely 2000）。

婴儿在 2～3 个月开始出现社交性微笑，从此进入了有强烈的社交兴趣和社交可用性的时期。与父母面对面的交流会给双方带来极大的愉悦感和兴奋感；这些情感上的相互作用是由持续的、基本上无意识的自我调节的改变和姿势组成（Beebe 2000）。通过静止脸（still face）实验证实，婴儿对父母互动方式比较敏感。在该实验中，母亲被要求进行正常的面对面行为，但保持"静止脸"（即冷漠、无反应表情）。当婴儿发现对面的父母没有反应时，他们表现为十分痛苦、大哭并且转移视线（Tronick et al. 1978）。婴儿对多重照护和社会化体验的内部表征构成了内部工作模型（internal working models）的基石（Bowlby 1969），而对自我和他人的心理活动的描述将在整个生命周期中极大地影响社会和情感功能。

孵化、主体间意识和依恋模式

婴儿在 6 月龄时开始摆脱亲子关系的"茧"，并且开始逐渐意识到亲子这一二元关系以外的世界。Mahler 将这种现象的出现称为孵化（hatching），这个时期的婴儿开始意识到父母和自我是分离的、有区别的个体（Mahler 1972）。过渡性客体（transitional objects），通常是婴儿周围环境中柔软、熟悉的物品，以及其他过渡现象（如婴儿在独自一人时可能会重复的仪式歌曲）可在婴儿出现分离感和亲子关系主观缺失时提供安慰（Winnicott 1960）。在父母的热情引导下，婴儿对物体和世界日益增长的兴趣和探索是一个重要的学习渠道：在从出生到 18 月龄的智力的感觉运动阶段（sensorimotor stage of intelligence），儿童通过物理探索和积极行动构建关于世界的信息（Piaget and Inhilder 1969）。

8～10 月龄时，婴儿开始积极寻求与父母共享的心理体验，此时婴儿的社交和情感能力发生了重大转变。婴儿第一次参与共同注意（joint attention），如在母亲的脸和相互关注物体（如玩具）间来回凝视的转换。视觉悬崖实验证实该阶段的婴儿新出现了社会性参照（social referencing）倾向，即有意地征求和利用父母的情绪状态：在这个范式中，爬行的婴儿被放置在明显的视觉下降位置，当母亲微笑着向他们招手时，婴儿就会越过"悬崖"，但当

他们的母亲表现出恐惧或惊慌时，他们则不会移动（Sorce and Emde 1981）。这种以母亲的情绪表达为导向的非凡能力，是依恋系统到更复杂的远端交流的扩展。

婴儿增强的社会意识、寻求成人反馈以调节情绪的能力以及对世界的早期探索等表现均表明父母具有定向灯塔（beacon of orientation）的作用（Mahler and McDevitt 1982）。类似于依恋理论中安全基地（secure base）概念（Bowlby 1969），这一术语是指婴儿会非常明显地利用父母的身体仪态和面部表情进行探索，同时确保安全。刚会爬行或站立的婴儿会多次尝试与父母短距离分离，检查玩具，回头分享快乐和兴趣，然后回到成年人身边进行情感补充（emotional refueling）。婴儿对于关注母亲这一特定意识的增强导致他们在与母亲分离以及陌生人接近时感到痛苦，分别称为分离性焦虑（separation anxiety）和陌生人焦虑（stranger anxiety）。

Ainsworth 关于依恋模式的开创性研究检验了 12～18 月龄幼儿的安全基地行为，以评估母婴关系质量（Ainsworth et al. 1978）。在被广泛重复的陌生情境实验中，母亲和婴儿被安排在实验用游戏室内，然后他们会经历 3 min 与婴儿安全感相关的连续发生的事件。婴儿和母亲在游戏室内玩耍一段时间并适应新环境后，加入一个陌生人，随后母亲离开。母亲再次回到婴儿身边时，研究尤其关注重逢的质量，因为这个观察指标被认为是判断依恋安全（attachment security）质量最有效的指标。

最初的陌生情境实验划分出 3 种不同的依恋类型。安全型（secure）婴儿，当母亲在身边时能适应陌生环境，并能舒适地探索环境，在分离时感受到痛苦，但母亲回来后能重新感到舒适。相反，回避型（avoidant）婴儿的关联性较低，情感表达也不明显；同时他们在母亲离开或回到房间时基本不表示出明显的关注，即使他们身体反映出痛苦。矛盾／反抗型（ambivalent/resistant）婴儿常表现出愤怒、沮丧和调节不良的反应：他们即使在母亲离开房间之前也很难安定下来，也不能通过母亲的亲近来安抚和自我调节。Main 和 Solomon（1990）确定了混乱／无法定向型（disorganized/disoriented）依恋的儿童，他们对分离表现出的不一致和不连贯的反应表明他们自我调节能力较差。这 4 种依恋类型通常在出生的第一年内就能够表现出来，且已被证明是终身趋势的有力预测因子，与成年期依恋叙事质量高度相关（Waters et al. 2000）。在非临床中产阶级样本中，发现依恋类型的比例高度一致，并趋于以下分布：安全型（62%），回避型（15%），矛盾／反抗型（9%），混乱／无法定向型（15%）（van Ijzendoorn et al. 1999）。

虽然关于父婴依恋的研究数量远少于母婴关系，但当代学者认为有必要加强对这一领域的关注。纳入了过去 30 年研究的 meta 分析结果显示，在生命早期的几个月里，父亲的敏感性与随后的父婴依恋安全性之间存在一定的关联（Lucassen et al. 2011）；但是，目前现有的对敏感反应的评估方法可能需要调整，以纳入父亲和婴儿间的独特互动（Fuertes et al. 2016）。此外，一些研究（如 Ramchandani et al. 2013）指出，婴儿期父亲的疏离与幼儿外化行为的较早出现存在联系，这表明男性参与在儿童后期的心理发展中具有潜在关键作用。

尽管亲子关系非常重要，但想要渴望行走的想法很快就取代了对母亲存在的关注。学习行走期间的小碰撞、小事故暂时不会影响婴儿，他们沉浸在练习和运动的兴奋中，似乎暂时忽略父母。这一重要里程碑的出现标志着婴儿期的结束，并进入下一个发展阶段。

婴儿期主要任务如表 3-2 所示。

蹒跚学步、自我意识和道德发展

在 1～3 岁，儿童在运动和智力上的成就改变了他们的自我意识（sense of self）和与父母的关系。幼儿期的最初几个月主要是对行走的掌握：经过一段时间的兴奋后，儿童行动能力和自我了解的增强促使他们逐渐到自己的渺小和脆弱。到 1 岁半时，儿童已经开始意识到世界不是"他们自己的"（Mahler 1972, p. 494）。语言能力的巨大进步和象征性游戏的出现丰富并扩展了亲子关系，但也减少了婴儿期强烈的身体亲密感。此外，当父母感觉儿童的能力在增长时，他们开始施加限制和要求，开始期望按照成人的标准塑造并影响他们。超我前体（superego precursor）的形成为早期自主自我调节和身体自我控制提供了必要结构。

表 3-2　婴儿期任务（0～12 月龄）

伴随着父母的怀抱和照顾行为，自我调节能力开始出现并逐渐有条理，这是心身状态改变的表征
在认知和运动的推动下，对自我-他人差异（孵化）的意识逐渐增强
参与二元情感共享和互惠，如社交微笑、共同注意和社会性参照
在 1 岁末期，随着自我和他人内部工作模型的巩固，亲子依恋模式实现稳定
通过感觉运动练习获得对于世界的基本概念

自我意识

当婴儿进入蹒跚学步期（幼儿期）时，他们开始作为一个独立的、客观的实体获得关于自我的知识。从经验上看，自我意识的这一重大飞跃可以通过镜像自我识别（mirror self-recognition）来体现说明，在这个巧妙的实验里，偷偷把幼儿的鼻子涂红后，把他们放在镜子面前。约从 18 个月开始，幼儿往往会微笑，并试图擦拭自己鼻子上的印记，而不是仅仅指向镜子中的自己（Lewis and Brooks-Gunn 1979）。大概在相同时期，自我参照的游戏手势（如假装从空碗吃东西）和语言也都开始出现了。

幼儿自我意识的增强会伴随着如自尊和羞耻等自我意识情绪（self-conscious emotion）的出现。这些新颖的情感体验很容易受到父母的爱、赞同或不高兴的表现所影响，这是学习和掌握事物的强大动力。重要的是，受到虐待的幼儿会表现出自我认知，但当看见镜子中的自己时，会表现出中性或消极的情绪（Schneider-Rosen and Cicchetti 1984）。他们缺乏高兴情绪证明了这个年龄阶段存在自我感觉，同时也表明亲子关系的质量深深地影响着他们的自我感觉。

到了 2 岁左右，大多数儿童开始出现性别自我意识（gendered sense of self）。他们准确地给自己贴上男孩或女孩的标签；幼儿对男性和女性的概念产生了积极和消极的自我感觉。然而，直到几年后，大约恋母期结束时，才能对于性别概念有充分理解，即性别和生殖器之间的联系、性别的稳定性以及性别独特但共有的概念（de Marneffe 1997）。在幼儿期，儿童倾向于将性别与有形的特征联系在一起，如头发长度或着装方式。例如，一个 2 岁半的女孩在参加游戏聚会时，看到她的女性伙伴刚剪的短发后，向她的母亲喊道："莎拉是个男孩！"这种具体的前运算（preoperational）思维（Piaget and Inhelder 1969）以及对性别差异的永久性的有限理解导致了典型年龄阶段的焦虑和嫉妒：例如，女孩可能会表达出对阴茎的渴望，而男孩可能会对女孩"失去"他们认为是基本身体特征的东西而表现出担忧。

和解冲突与客体恒常性

蹒跚学步的幼儿在专注于走路时的快乐，以及面对不可避免的摔倒和小事故时不受影响的态度，很快就会被更为清醒的现实所改变。行动上远离父母的能力，以及对独立自我意识的逐渐增强，会使幼儿产生自己渺小、无力和脆弱的感觉。这种感觉的出现通常会导致分离焦虑的高涨和想要重建婴儿期亲密感的渴望。同时，幼儿有强烈自主、探索和掌握的意愿。

这些相互竞争的冲动会使得幼儿容易感到不熟悉的内在不适和困惑，通常表现为喜怒无常以及发脾气。Mahler 注意到幼儿对父母安慰的强烈需求，将这段存在相对消极和矛盾行为（如尾随父母后迅速离开）的时期称为和解冲突（rapprochement crisis）（Mahler 1972）。

幼儿的痛苦和对抗（如不停地使用心爱的词"不"）会引起父母的强烈反应，然后他们必须同时管理自己和幼儿的攻击性和挫败感。而父母稳定的、有同理心、非报复性的反应，对幼儿建立对于不适感和内在冲突的容忍度至关重要。父母对于幼儿情绪动荡、标签化情绪体验以及克制愤怒行为的反思能力有助于幼儿调节并整合积极和消极情绪。客体恒常性（object constancy）是指稳定且内在化的、不易受情绪和情境变化影响的自我和他人形象。客体恒常性的发展是幼儿期的一项主要成就。这种极其重要的内在心理能力使幼儿即使出现愤怒和攻击爆发的痛苦时也能保持一种父母持续安慰的感觉，同时为自主自我调节提供了必要基础。

超我前体、内在冲突和如厕训练在早期发展中的作用

从儿童早期开始，道德逐渐融入到儿童的自我意识当中（Kochanska et al. 2010）。幼儿增强的象征能力（语言和嬉戏性模仿）是社会学习的基础。对于幼儿而言，父母的口头上的表扬和责备逐渐具有意义，同时模仿父母行为成为了充满快乐的活动。此外，幼儿对自我情绪的感知能力、对自我与他人界限的掌握能力的增强以及对父母管教压力的感知都有助于超我前体的形成或父母期望和态度的内化。随着时间的推移，这些心理表征变得更加稳定、可靠以及有序。最终，这些心理表征使幼儿内心自动形成一个不需父母在场的"道德指南针"。

幼儿对于行为标准和可能会引起父母不满的意识会引起新的焦虑。幼儿对于与父母亲密性的担忧被对失去父母的爱和认可（loss of the parent's love and approval）的担忧所取代；一旦幼儿了解了成人的期望并将其内化，幼儿的相反欲望，如触摸被禁止触摸的物品、捏兄弟姐妹或在地板上小便，就会产生内在冲突（internal conflict）。这个过程虽然很痛苦，但幼儿内心的不适、对羞耻和父母生气的恐惧会促使其更好地进行自我控制和情绪自我调节。

如厕训练代表了亲子关系发展过程中的一个关键时刻，因为幼儿自此开始需要承担控制身体的责任（Furman 1992）。幼儿交替出现的顺从、戏弄和克制行为会导致父母情绪强烈改变，并可能引发父母的

肛欲期冲突，如弄乱欲、控制欲、扣留与驱赶欲以及拒绝服从欲。这些冲突体现在父母迫切希望约束幼儿时、异常的愤怒以及对幼儿"污秽"极度厌恶时。成年人同时存在的对幼儿的期望和对幼儿遇到困难时的同情心，有助于幼儿放弃肮脏的乐趣，有助于加强他们对内外界限的意识，并有助于他们认同父母关于清洁管理和自我管理的标准。在此过程应用的一个中心防御机制称为反向形成（reaction formation），它将特定情感或冲动转化为对立面：即弄乱欲被极端的挑剔和有序所取代，反对欲被顺从所取代。

表 3-3 为幼儿阶段重要任务概述。

恋母期及其在发展中的意义、儿童早期出现的能力

在 3 ～ 6 岁时，儿童的内在和客体关系开始发生转变：随着儿童越来越多的意识转移到母子二元关系之外的世界，心理、躯体和家庭因素的融合使得新的心理结构开始出现。情感的复杂性源于家庭关爱和冲突的复杂作用，并随着用语言和游戏中表达内心世界能力的增强而被诠释。情感复杂性主导着俄狄浦斯阶段儿童的体验。此时这个发展阶段接近尾声，儿童进入学龄期（潜伏期），开始出现持久的自我幻想、关联模式、自我调节和自我监控能力（超我元素）。

然而，通常称为儿童早期（early childhood）的这一阶段，为什么要用"恋母期"（俄狄浦斯阶段）这似乎已经过时的术语呢？我们认为，弗洛伊德关于人类发展以及他认为此时是生命早期最重要阶段的原始观点是有意义的。他提到了索福克勒斯悲剧中所描绘的家庭内部冲突，即忽视、遗弃、爱、欲望、仇恨、乱伦、弑亲、羞耻、内疚和赔偿，突出了俄狄浦斯阶段儿童所经历的强烈情感，并预示此阶段对随后的心理组织会产生深远影响。

虽然心理性行为绝不是推动恋母期发展的唯一力量，但规律出现的性冲动和攻击冲动、对父母亲密关系和性关系的好奇、新出现的嫉妒和痛苦矛盾情绪、对性别角色认同和性取向意识的增强，以及遵守社会

规则和经历羞愧和内疚的能力不断增强，相互整合形成一种恋母情结：对父母一方的渴望，而对包括父母的另一方和兄弟姐妹在内的竞争对手的敌对和仇恨。我们认为，这些三角形力场的规律出现值得继续使用"恋母期"这一有价值的术语。超我，是良知和道德标准的内在声音，被称为"俄狄浦斯情结（恋母情结）的继承者"。尽管超我发展开始得更早，但可以预见的是，当这个阶段结束时，它会作为一个连贯的精神中介出现，并且在学龄前期儿童转变为一个更听话、更遵守规则的学龄儿童的过程中起着关键作用。

新的认知、情感、社会和自我调节能力

心理动力学和发展理论学家都将儿童早期视为心理成长的基础时期。符号功能（如语言和想象游戏）的爆炸式增长使具体且感性的思维和沟通变得抽象和复杂。儿童自私的、以自我为中心的观点（Piaget and Inhelder 1969）随着儿童能更为清晰地区别内在体验和外在现实而调整，同时他们更加能掌握他人的主观心理状态（即私人思想、感受和意图）（Fonagy and Target 1996）。总之，这些多样的发展极大地提高了儿童表达内心状态、分享意义、参与社会合作以及调节恋母期典型不羁冲动和冲突的能力。

虽然儿童的人际关系世界正在扩大，但母子关系仍是关键心理发展的基础。精心设计的母子对话可以激励学龄前儿童讲述有意义的及修饰过的故事。具有不安全依恋的儿童则表现出假装游戏受抑制和叙事不连贯（Lyons-Ruth 2006）。此外，母亲对心理状态语言的使用（如"思考""想要""希望"）与儿童的社交和情感能力发展有关（Ruffman et al. 2002）。

语言发展

叙述经历以及分享有意义的故事的能力是儿童早期的一项主要发展。自传式叙事和以年龄为特征的故事具有特殊意义，如婴儿从哪里来。此外，幼儿对他们喜爱的文学作品和童话故事有着强烈的迷恋。这些故事常常以恋母情结主题和情节为特点，故事结局通常比现实生活更圆满。对父母的渴望和攻击性情感被安全地转移到虚构的爱的对象和对手身上；被禁止的欲望被自由释放，然后通过报应式正义（talion-style justice）（如"以眼还眼，以牙还牙"）得到惩罚。

心理理论

心理理论（theory of mind）的获得或对心理状态的理解是发展过程中的一个转变过程，通常出现在 4

表 3-3　幼儿期任务（1 ～ 3 岁）

获得客观和独立的自我意识，对性别差异有基本的了解

进入认知发展的前运算阶段，以客体恒常性和更抽象的象征功能为标志，如单词组合、延迟模仿和早期形式的伪装

内在冲突能力和容忍度的发展（如在个人冲动和对父母同意的渴望间的冲突或在对自主和再幼化愿望间的冲突）

通过建立超我前体开始社会化进程（如如厕训练）

岁。一旦幼儿获得了这种认知-社会-情感能力，他们就开始掌握了内心活动和外在现实之间的差异，开始知道人具有独特主观性，同时开始了解内在状态和行为之间的联系（Fonagy and Target 1996）。错误信念测试通常用于评估儿童是否能够成功领悟他人观点，然后根据对他人的了解预测其行为。

领悟他人观点以及能看到心理状态和行为间联系的能力，为儿童的人际世界带来了新的意义。此时自己和他人的行为似乎更易预测。精神状态知识与其他基本发展能力相关，如自我反思、情绪自我调节和社交能力（Denham et al. 2003）。研究（如 Imuta et al. 2016）表明，心理理论的获得与帮助、合作和安慰等亲社会行为的出现显著相关。确实，在 6 岁时表现出知晓精神状态知识的儿童在 10 岁时的社会适应评估中得分高于那些缺乏该能力的儿童（Devine et al. 2016）。

同时，对他人内心活动意识的增强会使儿童面临新的问题，如逐渐意识到父母的私人关系以及感受到更强烈的排斥感。这种其他人可能会隐瞒想法和感受或同龄人可能会排他性地分享和玩耍的痛苦观念首次进入恋母期儿童的意识，并成为持久心理体验的一部分。

想象力和游戏

假装游戏是一种自然的、促进成长的发展能力，它为儿童的内在世界提供了一个窗口。Vygotsky（1978）指出，在游戏中，"儿童的行为总是超出其年龄"：当儿童扮演满意的想象角色和情节时，叙事构建、对话创造、社会视角采纳和精心策划都是显而易见的。此外，在 4～5 岁时，社会幻想游戏是同伴关系的核心特征，具体表现为鼓励合作、口头分享意图以及接纳他人的想法和愿望（Howe et al. 2005）。

除了提供了练习新出现的认知和社交技能的机会外，想象游戏还为恋母期儿童增加的性冲动和攻击冲动提供了一个安全的、无后果的释放途径。叙事构建和游戏都有助于儿童组织和表达强烈情绪，并帮助控制冲动（Knight 2003）。通过将情感和愿望放到故事中并将其释放，儿童的内在体验得到了调节：冲突、焦虑和冲动得到了阐述、缓和，然后重新整合。例如，渴望成人角色和美化的恋爱关系的儿童在扮演母亲或父亲、公主或超级英雄时会暂时得到了安抚。有关以俄狄浦斯为主题的想象游戏的说明，可以参考《正常儿童和青少年发展：心理动力学入门》（*Normal Child and Adolescent Development*：*A Psychodynamic Primer*）第 4 章附带视频片段 "4 岁女孩"（Gilmore and Meersand 2014）。

想象伴侣是一种常见现象，始于恋母期。一项针对 5～12 岁儿童的调查称，46% 的儿童承认自己现在或过去有想象的伴侣（Pearson et al. 2001）。这些想象的形象可充当儿童不良冲动的储存库，同时帮助儿童产生控制感和力量感。例如，害怕身体受到伤害而限制自身行为的学龄前儿童可能会在驯养温顺的、但仍具有攻击性的狮子或老虎身上找到安慰。有趣的是，有这种想象力的儿童会表现出更丰富的叙述技能和更强的沟通技巧。与婴儿期的过渡客体一样，父母本能地倾向于容忍想象伴侣的存在，而避免挑战其现实基础。

新兴能力与情感生活

从现代心理动力学发展角度来看，俄狄浦斯情结（恋母情结）被理解为家庭系统中多个发展链相互作用的产物。主要组成部分包括前面描述的新出现的能力以及儿童身体注意力向生殖器的转移。性唤起和好奇心的增加、攻击性的表达以及调节行为能力的提升与父母反应和家庭情况相互作用。人际关系的扩大，包括父母和兄弟姐妹，会促进新情感产生或已有情感增强，包括爱、欲望、竞争、仇恨、羞辱和内疚。这些元素被组织到反复出现但具有个性化的恋母情结构型中，而此配置构成了儿童的经历。

恋母情结构型可以进行无限的变化。但通常情况下，还是可以识别出经典"正"构型的组成部分——儿童对异性父母的渴望（女儿对父亲，儿子对母亲）并与同性父母的竞争——以及所谓的"负"构型的组成部分（儿子渴望父亲，女儿渴望母亲；与异性父母的竞争）。并发症源于儿童内部（包括前期发展、先天性禀赋、环境营养及其相互作用）和当前环境因素（如父母动态、离婚、收养、兄弟姐妹等）。因此，尽管每个人的恋母情结构型都有相似的元素，即人际三角形、竞争和对抗、原初场景意象（primal scene imagery）的元素（儿童作为父母团聚时激动场景的旁观者），但每个的恋母情结构型又都是独一无二的。一些儿童将他们的竞争重点放在"新生婴儿"身上，而另一些可能会认为是由于自己对父母一方的敌意而导致父母离婚。

尽管这其中存在无限的可变性、新元素和不可预测的环境影响，但恋母期会不可避免地塑造未来发展的结构。此阶段没有既定的"正常"发展通道。此外，自我调节的起源可以一直追溯到婴儿期，那时母婴互动逐渐引导婴儿的行为控制和自我调节能力（Blum and Blum 1990；Sheikh and Janoff-Bulman 2010）。恋母期末期，超我前体融合进相对连贯的心理中介，需要其他发展系统的贡献，包括接纳和表达语言、阐述情绪和容忍情绪、新的防御机制（如内化）、反向形成和对攻击者的认同、新的心智化能力以及对于前运算思维的新认知结构。这些发展都有助于超我活动、指示方向、限制以及惩罚／奖赏功能的相对稳定和结构连贯性。尽管超我在整个发展过程中不断进化并易受到堕落和变化的影响，但它未来的形态在恋母期结束时就已经被深刻塑形了。

从心理学"自我"的角度来看，构成恋母情结发展链的汇合点可能是最值得关注的，因为其对人格具有持久影响。冲突构型或三元关系模板反复作用于从发育中的儿童到青春期和成年期的客体-关系模式，并为手淫幻想提供了叙事内容。未来的性唤起、欲望、激烈的竞争、冲突、对矛盾心理的忍耐、对自恋屈辱的敏感性以及报复动机都会受到这个阶段的影响。正是由于这个原因，恋母期在防御、焦虑耐受、客体关系、升华渠道、冲动控制和超我整合方面被视为发展的分水岭。前俄狄浦斯（preoedipal）意味着焦虑耐受性差、依赖于分裂作为主要防御手段、异常的超我以及冲动。

关于儿童发展的文献为俄狄浦斯戏剧的更新提供了多种相关支持。儿童在大约 3 岁时对生殖器和生理性别间关系的认知开始巩固（de Marneffe 1997），因此生殖器焦虑的出现表明他们产生了新的差异性认知。尽管这种联系存在，但幼儿也确实可创造性地想象生殖器的解剖学结构在此后随着时间流逝而发生改变，此现象可以解释双性恋的存在（Senet 2004）。儿童的性欲望和攻击行为大约在 5 岁时达到顶峰（Friedrich et al. 1998；Mayes and Cohen 1993），然后逐渐消退。随着儿童进入潜伏期，在其出现明显冲动表达时观察到的抑制，归因于自我控制的出现和父母的道德教育。情绪复杂性和道德推理与心理理论的获得有关，在 4 ~ 6 岁时显著增加（Eisenberg-Berg and Roth 1980）；同样，当儿童接近 6 岁时，心理理论和情感理解有助于了解他人的心理需求并有助于他们坚持社会可接受行为的动机（Lane et al. 2010）。正如我们所看到的，潜伏期早期的超我是相对固化的。事实上，超我需要经历整个发展过程，其形成才能成熟。

表 3-4 为恋母期的重要成就概要。

表 3-4　恋母期的任务（3 ~ 6 岁）

实现以下关键的象征能力：叙事构建、幻想、想象力游戏和心智化（心理理论）
使用语言、故事和假装游戏来进行情绪的自我调节
开始应用复杂情绪在家庭环境中发展三元关系：容忍和调节竞争、嫉妒、自恋屈辱、兴奋和欲望、仇恨和爱；体验矛盾心理
管理道德违规的内疚感，这是超我功能的一种表现

潜伏期（学龄期）和向自主的转变

在小学阶段（6 ~ 10 岁），儿童在认知和自我调节方面取得的巨大进步使他们能够到远超家庭圈子外的地方活动，并能更多地投入到同龄人的世界和学习中。潜伏期儿童具有的勤劳、合作态度以及接纳大量知识和技能的能力是公认的。最初，弗洛伊德（1905—1962 年）将"潜伏期"（latency）一词用于这一阶段，指较为混乱的恋母期和青春期中间的阶段，目的是为了寻找儿童性冲动和攻击冲动的相对处于潜伏时的状态。然而，目前对于潜伏期认为即使儿童智力显著提高，他们对于冲动和情绪的管理以及对于生活的生动幻想持续存在问题。

学习在潜伏期儿童生活中的核心作用

潜伏期儿童面临着一系列应接不暇的发展任务和期望，如在成人和同龄人的监督下学习、练习并掌握多种课内和课外技能。在入学前和幼儿园儿童接受的是无组织的宽松氛围，而进入小学后突然转向具体的作业和严格的评估。学习和积累技能在儿童的自我概念中扮演着越来越重要的角色，学习基础知识较为困难或运动能力较差会对儿童持续的自尊心、掌控感和胜任力造成重大威胁。

无论是课堂内外的学习，由于先天认知或视觉运动缺陷而受到影响时，某些潜伏期防御资源的发展也受到阻碍，如升华（sublimation）（将不被社会接受的冲动和情感转变为有组织的活动，如学术和竞技体育）和理智化（intellectualization）（通过逻辑和理性来避免强烈的情感）。在小学阶段，环境机会加强了儿童的冲动和情感向小学生喜欢的活动的转变，如学校项目、体育运动、收藏和其他爱好。这些升华渠道（sublimatory channel）有助于儿童逐步实现情绪自我调节，如恋母期的儿童对身体和性的强烈好奇心被有效地转化为小学生的求知欲、科学研究和收集事实。基于语言或注意力的弱点不仅影响学习和自我调节，同时也会导致行为标准的吸收和内化的困难、干扰自我监控和自我控制、损害社会化，并使儿童受到内部和外部的过度刺激。

当代关于学习差异的观点受到神经多样性（neurodiversity）概念的影响，这一概念起源于 20 世纪 90 年代对自闭症谱系和其他发育障碍患者的研究。神经多样性的支持者主张减少使用以缺陷为导向的模型对此疾病进行分类，他们将其概念化为规范性发展的变异（Kapp et al. 2013；Masataka 2017）。这一观点强调了自闭症谱系的异质性：例如，自闭症人群存在从语言严重受损到表现出丰富语言能力和卓越智力的广泛多样性。自闭症患者经历的独特组成部分被概念化为个人身份特征，而不是疾病的体征和症状。

神经多样性模型使得教育政策范式发生转变，包括提高对自闭症青少年特殊能力的认识（如对环境中某些细节和数字感知能力的增强）。甚至部分支持者对旨在减少自闭症谱系障碍患者无害重复动作的行为治疗的广泛使用提出了质疑，他们认为此类干预是不必要的。相反，他们认为治疗的总体目标应为独特发展表现建立以差异为导向的模型而不是基于疾病的模型，并应促进患儿应对和适应能力提供多种治疗方法，而不必寻求使患儿行为正常化。

潜伏期（学龄期）

早期阶段：认知重组与儿童自我调节的斗争

在 6 ～ 8 岁时，儿童的心理功能主要由近期获得的超我能力主导：此时儿童的情绪自我调节和行为自我控制能力较弱，容易受到挑战性环境的干扰。尽管"好公民"的举止和不断增长的升华能力是潜伏期体验的基础，但在小学早期这些能力仍然有些混乱。对认为不公平的事情表达抗议、因为家庭作业困难而哭泣或因为输掉棋盘游戏而崩溃都是常见的表现。这种较弱的自我管理控制能力促进了儿童对规则的严格坚持，以及对他人轻微违规行为的敏锐审查和报告。

儿童在 7 岁左右进入具体运算（concrete operations）（Piaget and Inhelder 1969）的认知期，此时的儿童对现实世界的认知能力越来越强，会掌握时间和金钱的概念；当前儿童最喜欢的活动是对收集物品、整理和分类。更有条理、更连贯的心理结构使其会通过寻求内心导向来解决问题，而不是以行动为导向。这一重大变化对儿童使用思维代替行为的能力以及避免冲动反应的能力有着重要影响。儿童的思维变得更有逻辑，不太可能被事物表象所欺骗；去中心化（decentering）过程——即从高度主观的、以自我为中心的思维向多视角意识的转变——使儿童能够进行抽象推理。皮亚杰守恒测试（tests of conservation）对这一趋势进行了完美的诠释，他通过一系列实验评估儿童对于除显著的物理特征之外的思维能力。例如，研究人员询问水从一个烧杯倒入另一个直径更大的烧杯后，哪个烧杯里的水更多。前运算（preoperational）的儿童受到烧杯具体形状的影响，会坚持认为第二个烧杯里的水更多，"因为它更宽"；然而，进行了具体运算的儿童，无论容器外观如何改变，都认识到水的体积是不变的。

尽管进步很大，但儿童的复杂道德和社会推理能力仍然有限。6 岁或 7 岁的儿童倾向于具体的、明确

的判断，如行为是好或坏，是友好的还是刻薄的。关于性别角色和性别特征的观念往往是僵化且高度传统的。他们会尽量避免内省和自责；内在不适和内在冲突会被外化（externalized），他们会向外界环境寻求解决方案，而非内部。例如，当产生痛苦的内疚感时，儿童可能会通过失态行为寻求父母的惩罚而不是隐忍内心的内疚感。虽然早期潜伏期儿童的自主能力提高，但亲社会行为的关键动机仍然与对儿童来说重要的成年人有关；关注父母或老师的反对和惩罚，而不是理解相互尊重和互惠，会继续引导儿童社会思维和社会反应的发展。

后期阶段：幻想的使用和同伴群体的重要性的提升

8 ～ 10 岁的儿童越来越独立，具有更强的自我控制能力，更流畅的超我能力，更容易掌握他人的心理观点，更灵活的社交情绪推理能力以及更好的规划能力。这些能力使年龄较大的潜伏期儿童能够充分参与复杂的同龄人互动和有规则约束的活动，如团体运动和社团活动。友谊和团体关系可以帮助儿童克服内心的分离感和孤独感，同时他们会拥有更大的自主性且对父母依赖性也会减少。家庭浪漫（family romance）是潜伏期儿童普遍存在的一种幻想，它进一步弥补了逐渐去理想化的父母形象，并为儿童随之而来的失落感和失望感提供了安全的释放出口。这种幻想的核心是收养主题，以著名科幻故事《超人》为例：出生于皇室或其他特殊血统的主人公，在出生时就与家人分离，然后由现实生活中的普通父母抚养长大，最终他们原本具有的特殊地位或特殊能力会重新出现。

潜伏期的同伴关系是陪伴感和归属感的基础，也是青少年社会、情感和行为适应的基础（Pedersen et al. 2007）。有持续情绪自我调节和自我控制能力的儿童在上小学时可能表现出良好的社会适应能力（Eisenberg et al. 1996）。儿童的很大一部分社会经历是在同性群体中进行的，在同性群体中，性别角色和性别认同会一步巩固和加强；同时随着与父母亲密关系的减少，在同性群体中可以提高儿童的社会学习和自尊。男生团体更具排他性和竞争性态度以及等级组织性，而女生团体往往更加宽容、等级性更低（Friedman and Downey 2008）。关于正常发育的潜伏期儿童的思维和社交的例子，读者可参考《正常儿童和青少年发展：心理动力学入门》第 6 章中潜伏期儿童的 3 个视频片段（一名 7 岁男孩、一名 7 岁女孩以及两名 10 岁男孩一起接受的采访）（Gilmore and Meersand 2014）。

表 3-5 为潜伏期的任务及挑战概括。

表 3-5 潜伏期任务（6～10岁）

逐渐自主的情绪自我调节和超我功能

开始建立同伴关系，开展小组活动

进入具体运算阶段，开始掌握多种智力技能和庞大的学术知识

使自我调节、社交和认知需求适应学习环境

使用幻想和升华处理情感和冲动

青春前期、青春期及始成年期

直到 20 世纪初，青春期才成为法律意义的发育阶段；直到 20 世纪 50 年代，青春期才被视为一种文化发明。当今，西方后工业社会的发展思想家将 11～22 岁或 23 岁时间段视为身体、大脑、认知、人际关系和情感生活发生巨大转变时期，包括前驱期（青春前期）和青春期的三个阶段：早期、中期和后期，但这些时期的划分界限在发展学相关文献、不同文化甚至在不同青少年中都不尽相同。许多发展思想家都认为发展转变应该延伸到 20 多岁，称为始成年期（emerging adulthood）（Arnett 2000）。Arnett 提出，社会的变化使青少年过渡到成年的过程大大变缓，但他所描述的究竟是与从后工业时代到完全技术文化社会转变相关的一种短暂现象，还是一种"真正的"的发展阶段（即与大脑、身体和认知改变相关），仍在争论中（Arnett et al. 2011）。

这整个时期显著的发展变化在速度和程度上可以与婴儿时期发展变化相媲美。当潜伏期接近尾声时，儿童对于身体转变的预期、与身体转变相关的驱动力的增强以及青春期新的心理过程开始占据儿童的注意力。青春期的开始通常被定义为：月经初潮或第一次遗精为青春期的开始，是对儿童有重大意义的时刻。尽管不同个体发育时间和速度差异较大，但青春前期的儿童和他们周围的成年人都知道，接下来这重要的 10 年将把他们从父母管束但给予保护的顺从的童年期带到成年（或始成年期）状态。此时家长和儿童都希望能在自主、个人身份、性行为、自我决定价值观和职业抱负等领域有所成就。在这个过程中，青少年必须重新协调他们与父母的关系，处理越来越重要的同伴关系，将他们的性身体和性欲望融入自我表征中，同时巩固他们的身份、道德准则和生活目标。这些挑战是否会不可避免地带来巨变（"大动荡和压力"），几十年来一直存在争议，但如今大多数青少年学者都持中间立场。他们将青春期描述为一个脆弱的时期，这是由于快速生长和社会心理需求变化的共同作用，在这个时期，发展冲突、冒险行为和喜怒无常

较为常见（Arnett 2000），同时家庭关系必将发生重构（Granic et al. 2003）。

除了将发生彻底改变的身体融入到自我表征中的需求外，青少年的大脑也在发生变化。青少年的大脑中大量的突触发生修剪，大量的轴突连接发生增殖，从而创造了一个更精简、更高效的器官（Hagmann et al. 2010）；这一过程与冲动和感觉寻求的非同步性进展以及抑制控制有关（Dahl 2004）。同样的神经生物学发现经常被用来解释该年龄段冒险行为（risky behavior）的增加，该发现是多系统相互作用的结果。从心理学角度来看，这种非同步性与青少年在能够进行一致和自主调节之前放弃内化的父母声音有关。值得注意的是，与小学儿童相比，"由于行为和情绪控制困难"导致青少年发病率和死亡率增加了 200%（Dahl 2004，p. 3）。这些困难表现为令人担忧甚至危及生命的行为，包括物质滥用、携带武器、醉酒驾车、不安全性行为和自杀企图。行动导向被理解为一种对冒险行为的反恐惧，当青少年反抗父母约束时，逐渐意识到自己的冲动和死亡。此外，青春期与儿童早期的区别在于许多严重的精神障碍会在此时发作，包括进食障碍、人格障碍、心境障碍和精神疾病。

青春前期

在青春前期（10～12岁）这一短暂但关键的阶段，此时潜伏期结束，儿童开始经历青春前期的心理和生理转变。小学时期冷静、勤奋和合作的态度随着身体的变化转变为内在不适和外在不安。在熟悉的亲子亲密关系的背景下，新出现的性感觉和对身体的关注会让青春前期的儿童感到不安。此时儿童迫切渴望独立，拒绝婴儿时期的联系和依赖，并突出倾向同龄人群体，这些改变将儿童推向了家庭之外的世界。由于快速生长、体重增加和身体轮廓变化，引起了儿童潜在、不可知后果的失控感和恐惧，这破坏了潜伏期儿童刚刚获得的自我调节能力、自豪感和掌控感。在生理、心理和家庭变化的压力下，儿童倾向于倒退到早期发展阶段（Blos 1958）。

在青春前期，儿童对抗倒退使得开始难以忍受母亲的辅助自我功能（auxiliary ego functions），包括其共情镜像、情绪调节以及对儿童自我调节的支持。当成年人的权威和亲子角色被重新组织和协调时，亲子冲突是常见的。这样的变化通常会让父母感到突然和困惑，他们对以前存在的亲密和谐关系的破裂毫无准备。当儿童突然转向同龄人社交的世界时，父母想要恢复亲密关系的努力可能只会导致更进一步的拒绝。

随着亲子关系的减弱，对帮派、队伍和小团体

的依恋以及和"最好的朋友"的亲密关系有助于减轻青春前期的分离感和孤独感。社会接受度和受欢迎度变得重要，同龄人群体开始逐渐成为自尊、陪伴和安全感的来源。然而，虽然青春前期的关系看起来很紧密，但它们同时也是浅表的且易变的：通常看起来很亲密的友谊很容易瓦解，而新的朋友很快就会取代以前的朋友。

表 3-6 为青春前期的发展任务概述。

青春期

3 个主要的内部心理发展对青少年的经历至关重要：性自我和浪漫渴望融入自我表征、第二个体化（the second individuation）（Blos 1967）和认同危机（identity crisis）（Erikson 1968）。性行为、性别认同、浪漫爱情、个性化以及青少年认同危机的解决依赖于新的关系，需要新的成长机会，同时受到环境背景、需求和回应性质的深刻影响。

青春期早期（11 岁或 12 岁到 14 岁），初中和身体

青春前期和青春期早期的经历充满变化。对于大多数青春期儿童来说，身体变化是他们的主要关注点。从青春前期生长加快开始，身高、体重和第二性征发育的变化速度与婴儿时期生长速度相当。因此，通常是负效应的自我意识，是青春期早期的共同特征。

从青春期前开始，儿童的社交能力和智力增长，同时对他人观点的察觉能力开始增强，更倾向于将外部评价纳入自我概念。这些会导致更强烈的自我审视，对身体外貌和个人魅力的焦虑，更强烈的社会地位意识和受欢迎感，以及全方位的更苛刻的自我评价（Molloy et al. 2011）。青春期延迟或性早熟很可能伴随着极大的羞耻感和自我意识，以及害怕被重要同龄人群体排外。同样，异常早熟和青春期快速变化与多种心理危险因素有关，包括抑郁和同伴关系质量下降（Mendle et al. 2012）。

身体的转变带来了新的需求，包括不熟悉的卫生习惯、第一次"意外"月经和梦遗、意想不到的且带有羞辱感的性兴奋迹象，以及其他"荷尔蒙爆发"表

表 3-6　青春前期的发展任务（10～12 岁）

开始适应激素增加和身体变化的主观体验

更加远离父母的亲密关系，转向同龄人社交

进入形式运算（formal operation）认知期：开始更抽象地思考智力问题和社会困境

现（Dahl 2004）。除了将真实的性身体融入自我表征这一艰巨的挑战外，青春期早期的儿童还必须与性幻想和欲望作斗争，这些幻想和欲望破坏了他们的许多既定的情感生活模式。作为性相关的，或者甚至更具有挑战性的特殊性相关（如被同性或不被自己家庭文化接受的人所吸引）的新自我意识是令人不安和且令人困惑的。自慰为探索这些性感受和性幻想提供了一个安全的方法，对于一个还没有权利享受性生活的青少年来说，自慰可能会让他们感到羞耻。羞耻感使浪漫感觉和对他人性冲动的兴趣复杂化。想要摆脱躯体自我和放弃性冲动和攻击冲动的想法会产生新的防御倾向，如理智化（intellectuality）和禁欲（asceticism）（Sandler and Freud 1984）。通过对书籍、思想和各种认知的追求，或者通过节食和素食主义等有节制的做法，寻求心灵庇护，这使儿童产生了内在情感和冲动的控制感。社交媒体等技术的使用，可以让人们在想象中进一步暂时逃离现实世界。

初中文化有严格的等级制度，小团体和群体通常按照传统表现进行等级排序，如学习成绩和运动能力，同时表现出对差异的不容忍，如"对立贬低"（Laursen et al. 2010）。排他态度和小团体使属于团体的青少年获得了认同感，缓解了他们的孤独感；而那些被排除在外的青少年感受到排斥和欺凌。幸运的是，一份关于欺凌率的报告（Waasdorp et al. 2017）显示，自 2005 年以来，欺凌率略有下降，这可能是由于公众意识的增强。

精神疾病，特别是那些与身体变化有关的精神疾病，在青春期早期到中期开始出现。对体重和饮食的过分关注与青少年控制身体和推迟性成熟的斗争有关。许多节食者都有阈下障碍，这些障碍会在青春期期间得到解决。

青春期中期（14 岁或 15 岁到 18 岁），高中和自主性

青春期中期大致相当于高中阶段，这段时期在媒体和文学领域非常出名。这些青少年渴望体验世界，他们新的权利和机会又增强了这一愿望。零花钱、汽车、媒体输入、网络使用、性体验的机会以及非法物质的使用都必须在学生们努力竞争进入大学的同时加以管制。大多数美国年轻人在高中时都渴望上大学：美国 2016 届毕业班中 69.7% 的学生在当年 10 月进入大学学习（Bureau of Labor Statistics 2017）。

青春期中期是亲子关系冲突的顶峰。因为此时的青少年越来越独立，对父母来说知道如何以及何时进行干预、设定限制和行为引导是一个巨大的挑战。这种紧张感与青少年不断脱离父母的价值观和道德的内心过程相对应，这使他们更容易受到同龄人和媒体的

影响，从而更容易做出危险的行为。情绪失调与包括过早的性行为、物质滥用和行为问题等冒险行为密切相关。

青少年中期已经相对适应了身体的成熟，但仍在寻求定义自己性别认同的方式；性别和性的含义在媒体信息的冲击中不断演变。与此同时，青春期中期对浪漫定义发生了转变，即15～17岁的青少年选择伴侣基于个人契合度，而不是典型初中生中的传统身份特征［如衣着、长相或财产（Collins 2003）］。他们使用短信和社交媒体交流并维持有意义的关系。如上所述，青少年第一次发生性行为时间，似乎在高中结束时最常见，通常和浪漫伴侣发生（75%），女孩比男孩更早，当然这个数据显然不可靠（Furman and Shaffer 2011）。关于青春期中期示例，可以参考《正常儿童和青少年发展：心理动力学入门》（Gilmore and Meersand 2014）第8章中15岁男孩的视频片段。这个自我反思的十年级学生描述了青春期中期的所有典型问题：爱情、冒险行为和家庭关系。

青春期后期（从18岁到22岁或23岁），大学/就业和人格巩固

青春期后期开始于从家庭到大学的转变，标志着青少年与家庭的关系以及他们自主性和自决意识发生重大转变。从高中最后一年开始，尤其是在大学申请之后，人们对大学生活的期待越来越高，这预示可以从父母的监督中解脱出来，有机会对未来做出独立的选择。许多高三学生在思考高中生活结束时发生了显著改变；他们固定的社会世界开始改变，有趣的个性和关系出现同时伴随着预期分离的小团体分裂，并且和老师建立更为平等的关系。即将毕业的学生往往喜欢这种改变，他们感到自己是独特、独立且有未来的个体。这种理想的转变开启了未来几年对于身份探索的时期。

由于"大学面向所有人"的要求，大多数毕业生都进入大学学习，无论是当地的社区学院还是常青藤联盟大学（Rosenbaum 2011）。随着年轻人探索身份、完善兴趣、稳定自我防御结构和升华渠道，并发展相对平稳和一致的模式功能，大学期间为心理转变为更连贯和更明确的人格提供了空间。虽然与青春期的早期阶段相比，身体发育改变最小，但随着大学专业和就业的选择开始在青少年心中塑造自己成年后的印象，人们开始具有成熟感以及更深入和专业化的认知能力。

在大学时对身份认同并非完全独立于前期的身份形成，但地理和心理上的改变为青少年在家庭文化中的身份认同提供了清晰的视角。对一些人来说，进入大学可能会有困难，因为完全摆脱父母的控制后，不可靠和不成熟的自我调节开始暴露出来。自主寻找并选择的"新的发展对象"（即可用于理想化和认同化的成年人，如导师）有助于逐步修正超我（revision of the superego），这是青春期后期的工作。当青少年后期接触到一个扩大的巨大世界时，父母价值观的控制就会减弱；而新身份认同的发展，至少在一定程度上是由自我选择的兴趣和理想所引导的。当然，这些认同既是有意识的，也是无意识的；大学生可能会积极努力地去模仿一位受人尊敬的教授，而也会在无意识中，被有魅力的室友或当代文化偶像深深影响。

随着年龄的增长，青少年后期发展出更有意义的关系，这些关系有助于自我身份认同和自我意识形成。坠入爱河，一种真正普遍发生的、具有神经生物学基础的改变的状态（Yovell 2008），是依赖于并进一步促进来自原生家庭的个体化以及身份认同演化的一种发展成就。青春期后期和始成年期的亲密能力似乎与青春期中期表现出的自我力量和关系身份认同有关（Beyers and Seiffge-Krenke 2010）。这一发现支持了一种多系统的观点，即认同是由多个"认同域"组成的，亲密关系的能力是发展链相互作用下的复杂结果。

读者可参考《正常儿童和青少年发展：心理动力学入门》（Gilmore and Meersand 2014）第9章中一位20岁女孩的视频片段。这位与家人关系非常亲密的年轻女性，正在努力应对自主和依赖之间的冲突。

表3-7为青春期任务总结。

始成年期

一个新的发展阶段？

正如青春期的概念是在20世纪被"发现"的一样，新命名的始成年期（emerging adulthood）（不同标准均为18～30岁）是在21世纪被发现和采纳的。Jeffrey Arnett（2000）提出了"始成年期理论"，开创了一个研究领域致力于了解这一群体。Arnett观察到，从青春期过渡到成年的当代年轻人似乎对过去的标准，即经济独立、独立住所、婚姻、为人父

表3-7　青春期任务（12岁至22岁或23岁）

管理身体的转变以及管理自我表征，特别是在伙伴关系中

实现形式运算，包括高级执行功能

从父母走向心理分化和个性化

包容性相关内容并予以整合，以促进亲密关系

为身份巩固奠定基础

重新调整超我，以实现更高的自决和自主标准

母和事业，持怀疑态度。现在，这些成就很多被推迟到 25 岁或之后才取得，而且不足以给人一种成年人的感觉。如今的年轻人正在经历一条未知的道路，其特点是更换工作、持续经济依赖和不断寻找身份。"始成年期"一词意在将这一阶段与之前所谓青年期（youth）或成年早期（young adulthood）区分开来，并将 20 多岁视为社会发展的重要阶段。Arnett 断言，在这段成年前的过渡期，个体在认知、情感和行为方面发生重要心理转变。他对这一阶段的 5 个定义标准被许多文献采用，在这一延长的暂停期中，侧重于应对形成身份认同的挑战：身份探索、不稳定性、自我关注、中间感觉以及扩大的可能性。最重要的是，他强调角色探索（role exploration）是"始成年期的核心"（Arnett 2000）。

尽管这些观点被广泛接受，同时这类人群受到广泛学术研究，但目前仍存在不同观点。一些人认为"成人发展"用词不当，因为发展是一个生物驱动的过程，表现为大脑、心智和身体的量变。而这一异议被脑科学研究反驳，这些研究显示，在 20 ～ 29 岁期间，大脑解剖结构发生了变化，包括皮质变化和进一步的性别分化（Creze et al. 2014）。另一群以社会学家为主的反对者强调，随着文化的转变，通往成年的神圣道路正在消失。同时在全球变化的浪潮中，这些年轻人无法依靠成年人指导或历史文化经验获得帮助。此外，由于他们的经济状况（或其他因素）迫使重新回到父母家中，这可能会是前进动力的阻碍。皮尤研究中心对 2014 年美国人口普查数据分析显示，18 ～ 24 岁年轻人中有 50%、24 ～ 29 岁的年轻人中有 25% 与父母同住（DeSilver 2016）。

Arnett 的发现与千禧一代的崛起一致，催生了另一批关注数字文化影响的评论家。根据 Twenge 和 Campbell（2009）以及 Turkle（2012，2015）等思想家的观点，始成年期理论的支持者低估了快速的社会变化在产生"中间"一代中的作用（Arnett 2013；Twenge 2006）。这些批评者谴责了因为在社交媒体上花费时间而带来的自恋、权利感（Twenge and Campbell 2009）和人际疏远（Turkle 2012，2015）。对该年龄段群体的主观状态的调查显示，他们确实会出现自我关注、持续的身份斗争带来的焦虑（Arnett 2013）以及一种中间感觉（Horowitz and Bromnick 2007），但学者们在如何解释这些特征上存在分歧：它们是否代表了第一代数字原生代相关的短暂现象？它们是否预示着 21 世纪新一代成年人的新的发展历程？又或许它们反映了数字时代的自恋和孤立？从系统的角度来看，处于这种重大变化中的文化将不可避免地影响人类发展进程，尤其是处于先锋的一代。将这一群体理解为数字革命产物的批评家认为，沉浸于

社交媒体和相关的自恋既是关键性特征，也是心理负担，因此有了"我一代"的称呼。

当代二十多岁年轻人的挑战

由于对成年人的定义不断改变，向成年人的过渡可能更加复杂。当被问及他们自己的观点时，处于始成年期人群认同经济独立仍然是成年的关键界定方式。但似乎他们也认为，真正的成年人身份标志是承担起责任并做出独立的决定（Arnett 1998）。这些能力很少与自恋有关。

始成年期的概念建立在这样的观察之上，即目前青少年的冲突具有双阶段性。在这个社会中，经过大学时期的探索和稳定化，21 世纪的成年人世界对于身份的探索被扩大、重新审视和调整。在这个过程中，出现了不稳定、困惑、自我关注以及特别是饮酒等危险行为的增加，历史上被认为是"大学效应"的结果（Arnett 2000）。职业选择可能看起来很偶然，亲密关系在没有身份巩固的情况下过早成熟，而婚姻也非常脆弱。此外，二十几岁的成年人会被自己的认识所困扰，即在这个阶段引入的针对发展挑战的解决方案，不管是有预谋的还是随机的、适应性的还是不适应的，都会对他们未来的调整产生深远影响（如 Tucker et al. 2005）。处于青春期和不确定的成年期之间，这些年轻人无法由"模拟父母"来帮助找到方向，因为"模拟父母"的职业选择、价值观以及对性别角色的解释似乎已经过时且不相关了。此外，处于始成年期人群对爱情和婚姻的看法可能会因对父母关系的失望而受到影响；值得注意的是，1990 年离婚率达到顶峰，而目前估计为 42% ～ 45%，并且正在逐渐下降（"The true facts about divorce in the US" 2018）。事实上，一些评论家认为千禧一代是导致离婚率下降的原因（Miller 2018）；尽管这一代人不承认婚姻是成年的真正标志，但已婚的千禧一代似乎正在通过维持婚姻关系来逆转离婚趋势。当代西方社会的急剧转变导致了几个世纪以来的文化体系和文化类别迅速解体，如"传统家庭"和"家庭价值观"、性别和性别角色以及 20 世纪的神圣职业道路（医生、律师、工程师、教师）。千禧一代与他们帮助塑造的技术文化的冲突，是否不可避免地造成了这条"通往成年的曲折之路"（Arnett 2014）？

始成年期是通往不同成年道路的开端

20 ～ 30 岁中普遍发展挑战的概念回到了一个更基本的问题，即内在的、生物驱动的发展转变和同时期社会对生命过程形态的相对贡献问题。身份问题的拓展和"显现期"的 10 年是否反映了 20 ～ 30 岁个体的内在体验？他们是由彻底改变的成年期的巨大社

表3-8　始成年期（22岁或23～30岁）任务

明确传统成人里程碑的个人重要性，包括自主的生活、职业、婚姻和养育子女

完成自我探索，以实现在当代社会的角色

重新协调家庭关系，走向平等

培养承诺、依赖和爱另一半的能力

会变化产生的吗？还是两个问题都有？学术界对这一当代成年前期问题的兴趣高涨，但仍然没有回答一个关键问题：它会导致形成什么样的成年？21世纪的成年模式是否发生了改变，以至于作为从儿童早期到20多岁的发展模糊终点，它将继续修改整个发展曲线（Scott 2014）？

　　表3-8列出了目前关于始成年期重要任务的共识。读者也可参考《正常儿童和青少年发展：心理动力学入门》中第10章附带的25岁和26岁男性的视频（Gilmore and Meersand 2014）。这些年轻人描述了他们为找到通往成人身份的道路所做的努力，其中每个人都通过自己的心理学和历史的独特视角出发。

总结

　　心理发展是一系列有层次结构、个体独特、但可识别的心理组织，与我们熟悉的儿童时期划分相对应：婴儿期；幼儿期；恋母期；潜伏期；青春期前期、早期、中期和后期；始成年期。发展进程由多种系统的相互作用所驱动，包括内在系统和外在系统，这些系统在任何特定的社会中均产生了可识别的顺序，但同时也产生了巨大变化。各个阶段应该理解为一种简称，是强化了社会期望和社会惯例的年龄阶段，是一系列系统（认知、社会情感、运动、身体）中成熟的生物学延伸，同时这些阶段的过程和结果受环境和技术的影响。对儿童的所有评估都受制于特定文化中可接受的差异程度，并且必须始终与背景相结合。

临床要点

- 发展是综合了天赋、新兴能力、环境和经验的过程，并导致非线性连续心理组织。
- 发展的任务是对心理的挑战，这些挑战来自于环境的期望和个人成熟以及它们在个人经验中的相互作用。

- 心理动力学的发展方法考虑了主观经验和叙述，并优先考虑身体、人际关系世界、无意识幻想的角色以及向心理组织下一层次的成熟拉动。
- 在婴儿期（0～12个月），心理结构开始在持续的二元关系的背景下形成。父母的经历和幻想是婴儿心理发展的关键决定因素。婴儿不断变化的心身状态，加上父母的安慰和持续照顾，逐渐内在化，导致自我和他人的心理表征日益巩固。情感分享和互惠是父母与婴儿关系的基础；到1岁结束时，二元关系显示出不同的依恋风格。
- 幼儿期（1～3岁）开始时，婴儿有了直立活动的能力。自我意识增强，并出现了与父母分离的感觉。对独立和探索的内在动力与新出现的脆弱感相冲突，导致矛盾和消极情绪。幼儿的自我意识情绪（羞愧感和骄傲感）和增强的言语交流能力促进了父母标准和期望的逐步内化，如如厕训练。
- 恋母期（3～6岁）是一个丰富的发展时期，有一系列的新兴能力：复杂的语言和叙事创造、幻想、象征性游戏，其中儿童学习心理理论是最基本的。恋母情结这个术语，用来指儿童不断扩大的客体关系、情感、性和攻击性凝聚成涉及家庭的反复出现的三元关系发展：爱、欲望、竞争、挑衅、自恋的屈辱都是这个躁乱时期的一部分。除了其他系统的发展，超我的进步促进这个时期逐渐平静，尽管它的影响在人格发展中是显而易见。
- 潜伏期（6～10岁）的特点是儿童的学习能力大大增强，自我调节能力增强，社交范围扩大。在潜伏期早期，持续的超我整合过程导致僵化和脆弱的自我控制；在后期，较少的自我思考和更可靠的自我管理有助于更深入地融入学校、友谊和集体活动的世界中。
- 青春前期是一个短暂但动荡的阶段（10～12岁），在这个阶段中儿童在主观上开始经历即将到来的青春期心理和身体变化。这些变化打乱了潜伏期儿童的平静、顺从的态度，并开启一个内心动荡和倒退的时期。
- 青春期通常被粗略地分为早期（11岁或12岁至14岁）、中期（14岁或15岁至18岁）和后期（18岁至22岁或23岁）。身体的急剧变化是青少年的主要关注点，随之而来的挑战是性、性认同、手淫和爱情并一直延续到青春期后期。儿童性欲的出现促进了家庭关系重新调整，潜伏期的超我被重新外化，以便在这整个时期内被重新塑造。与父母的争斗和疏远（第二个体化的公开）增强了同龄人群体的重要性，它成为衡量自尊的标准，也是建立新关系的重要机会。身份认同危

机在青春期后期达到顶峰，由大学提供的心理社会休眠期所促成。

- 始成年期（22～30岁）是（在西方文化中）新认可的、具有自身挑战的发展阶段。可以说是对向技术信息社会新兴文化转变的回应，对"始成年期"新阶段的提议强调了持续到20多岁的内部心理和人际身份形成的延长期，因为年轻人正在开辟通往21世纪的新成年道路。

参考文献

扫码见参考文献

第 4 章

自杀风险评估

M. David Rudd，Laura Weiss Roberts

周新雨　滕腾　刘雪儿　李雪梅　雷婷婷　尹邦敏　译　陆林　审校

　　自杀是导致年轻人、老年人以及其他特殊人群过早死亡但可预防的原因之一，也是许多精神及躯体疾病的近因。美国疾病预防控制中心（CDC）报告称，自 1999 年以来，美国自杀率上升近 30%，男性和女性的自杀率都有所增加（Stone et al. 2018）。全世界每年有近 100 万人死于自杀，然而，临床医生可能认为患者自杀是精神科实践和培训中的罕见事件。急性自杀风险的评估非常复杂，同时缺乏健全的监护标准（Simon 2012）。每个患者风险等级不同，而且其风险可能会迅速改变。标准化的自杀风险量表不能预测哪些患者会死于自杀。同样，虽然患者自我管理量表较为敏感，但没有特异性。由于这些原因，学习评估自杀风险并在临床访谈的背景下保持最新的技能非常重要，但也非常困难。

　　陈述死亡欲望可能是一种解决问题的形式，可以消除压垮性的、持续的心理痛苦（Chiles et al. 2019）。全面的精神科访谈会涵盖这些问题，同时包括患者其他方面的表现。CDC 关于自杀的研究显示，在美国暴力死亡报告系统中，约 1/2 的自杀死者既往没有精神疾病诊断（Stone et al. 2018）。以往的经验使人们更加了解以下因素是如何促使自杀的：①存在强烈的痛苦，通常但并不总是与现有的精神障碍相关；②强烈的失落感或归属感破裂；③可获得的自杀手段（Joiner et al. 2009）。对 22 项自杀预防和风险管理的临床实践指南和资源文件的回顾（Bernert et al. 2014）显示，防控自杀的最佳策略包括：①评估危险因素以及与风险相关的警告信号，包括静态和动态危险因素，如诊断、人口统计学因素和社会心理因素，以及保护因素；②评估自杀意图程度和自杀计划程度；③思考自杀风险管理的循证方法；④积极努力地管控自我伤害的方式和手段。自杀风险评估还应该考虑到自杀的连续性：急性、慢性、慢性高危以及慢性高危伴急性加

重（Bryan and Rudd 2006）。

　　为了按照最佳方式进行完整、合适和准确的精神科访谈，重点评估和管理自杀风险，精神病学家必须创造一个安全的环境，并为与患者的治疗性接触奠定基础。患者可能非常痛苦、害怕、不稳定或退缩。患者可能觉得自己被困住以及失控。患者可能看起来很悲伤，具有困难，甚至危险。精神病学家在面对高危患者时可能会产生一系列的情绪，如从移情到不知所措。在理解患者经历的同时，精神科医生应该小心监测自己的情绪，以确保情绪不会干扰自己建立和维持与患者的积极关系。积极的医患联盟有助于提高临床医生评估的准确性，特别是在帮助患者阐明症状、压力和困难方面很有价值。

　　未来治疗工作的基础是在与患者的第一次互动中建立起来的。危机干预团队可能不能持续监护患者，但患者对未来的希望将由这次危机干预经历来决定，即使这段经历是短暂的或只是患者治疗过程中的一个插曲。这种互动可能会影响患者的选择，即决定充满希望地向前迈进并心甘情愿接受必要的治疗，还是拒绝临床团队的建议。

　　许多患者认为自杀是解决无尽的严重痛苦情绪的方法。一些思维严重混乱的患者可能会出现命令性幻觉或妄想，觉得自杀是必要的。这些患者确实是在为自己的生命而战。临床医生必须牢记患者症状，并记住患者可能在情绪调节、注意力、沟通、记忆和（或）认知方面有困难，从而影响访谈的进行。

　　为了与患者建立医患关系，临床医生必须使用清晰、明确的语言，并充分注意患者的问题（重点应该是患者，而不是电子健康档案）。重要的是，临床医生要安抚患者，并尽量使患者感到舒适（如向未进食的患者提供果汁或零食）。临床医生应识别并认同患者挣扎于痛苦之中，并且在可能的情况下，应尝试减

轻患者的痛苦。例如，当与刚结束战争的退伍军人交谈时，可以讨论对于焦虑、内疚和自我怀疑的自然感受；当与有自杀念头的鳏夫交谈时，可以讨论失去配偶的巨大痛苦。

所有的临床医生都必须明白，提出自杀的问题并不会导致新的自杀念头或以某种方式促使患者自杀。证据表明，明确地与患者接触并采取治疗方法，将减少当前或近期的风险（Gould et al. 2005）。当以温和且支持性的方式提出谨慎、细致、具体的问题时，有助于与患者建立良好的医患关系。详细的询问可以传达积极的治疗意图，并有效支持患者与临床医生进行完全开放和细致的治疗。

临床医生应向患者说明，访谈的目的是帮助患者恢复主动性、安全感、控制力和希望。如果患者考虑自杀已经有一段时间了，医生积极地认同患者的任何矛盾心理是有帮助的，并应对患者在自我护理和求生方面所做的任何努力表示支持。如果患者愿意给临床医生一个机会，临床医生可以花几分钟时间来探索继续生存的理由。临床医生需要意识到患者的痛苦，谈论患者的症状是如何影响其感受的，并说明他们的目的是与患者合作，以获得安全的解决方案。提供有关如何控制自杀想法以及如何解决心理健康问题的准确信息，将有助于建立信任和激发患者活的希望。

恐惧和羞愧可能会主导自杀者思维（Rudd et al. 2004），因此临床医生必须避免使用会使患者感到具有威胁性或评判性的话语。当患者突发失落感或归属感破裂时，应更加注意。加剧患者的恐惧和羞愧感会导致其不愿配合，并可能破坏医患关系，而这种关系对于判断患者自杀危险程度并进行相应治疗非常有价值。如果没有积极的干预，恐惧和羞愧感可能会使患者隐瞒或否认存在影响危机的重要症状或压力因素。

刚刚出现自杀想法的人初次接触到精神科医生或其他心理健康专业人员时，恐惧感和羞愧感最为突出。例如，初发精神疾病的年轻大学生，可能会对自己正在听到的声音或正在经历的侵入性思维感到害怕。他可能担心别人会拒绝他或"把他关起来"，由于这些恐惧，可能会加剧他自杀的想法。在这种情况下，精神科医生最理想处理方法是能够首先安抚患者，解决他在当前情况下的恐惧，提供非评判性支持，并介绍一些关于精神障碍和自我管理的基本信息。然后，临床医生就可以转向更深入的鉴别诊断，评估诱发因素，了解学生的背景、优势、相关安全问题等信息。

在危机情况下，临床医生必须对那些易怒、挑衅、有敌意或攻击性且无法进行治疗的患者进行预测并做好准备。患者可能既往经历过创伤，觉得他必须保护自己；可能有严重的心理疾病，难以控制自己，

并以危险的方式表现出来；可能有病态人格，因为想得到益处或关注，其行为可能是故意的，尽管这种情况不太常见。临床医生应努力确保环境安全，然后应该在可行的范围内，认同患者的困难和激动情绪，并让患者回到临床评估和治疗计划中，强调临床医生和临床团队与患者的合作。正如 Rudd（2012）所示，临床医生可以说：

> "我可以理解你为什么会如此沮丧。在过去的几周里，你发生了一些非常痛苦的事情。如果你愿意，我们可以花几分钟时间谈谈这些事情。在接下来的 5 分钟或 10 分钟内，我需要问你一些问题并获得一些信息，以便我们能够在今天和未来几天决定如何应对这些问题。在确定可以做什么后，再来讨论发生在你身上的事情。"

初步评估的一个重点是发现可缓解、可治疗、会影响患者状态的危险因素。这些危险因素可包括诊断上存在抑郁症、焦虑症、惊恐发作、精神病、睡眠紊乱或睡眠障碍、药物不良反应及物质滥用或戒断。冲动、激越、躯体疾病或心理社会压力（如离婚或失业）的潜在影响对初步评估也是至关重要的。

自杀风险评估可能是一项具有挑战性、复杂和高风险的任务，特别是在繁忙的临床环境中。在了解患者的经历时，保持同情心和非评判性是很重要的，建立治疗关系、提供准确的信息以及创造安全感和希望也很重要。评估的前提是要有准确的精神和医疗评估，以及对造成压力的心理社会调查。这些做法将提高评估的质量和准确性，并增加患者愿意接受治疗建议的可能性。

评估自杀认知及自杀行为

评估自杀认知和行为的重点应是关注自杀的意图和手段，评估需要采取谨慎且周密的方法。这种方法应该以下面介绍的大框架为指导，该框架使临床医生能够了解与患者情况有关的许多问题，有助于临床医生对患者及其风险水平有一个更精确的了解。

在自杀评估和预防临床实践指南中，推荐了一些系统的测试方法，包括贝克自杀意念量表、贝克抑郁量表、贝克绝望量表、儿童-青少年自杀潜在指数和哥伦比亚青少年筛查（Bernert et al. 2014）。其中一些测试是由临床医生实施的，而其他测试可能是患者自己完成的，并纳入更全面的临床访谈中。但需要特别注意，这些测试还没有被证实可以准确地预测自杀。它们不能单独地确定自杀风险，但可以在临床访谈中对精神评估进行补充。

图 4-1 以流程图的形式为临床访谈提供了一个有价值的框架，其中包括 6 个步骤和相关问题。该流程图是本章作者之一（M.D.R.）多年来反复进行理论和实践研究的结果（Rudd 2006，2012）。该流程图包括美国精神病学协会制定指南（Jacobs et al. 2010）以及其他指南和资源文件（Bernert et al. 2014）中的元素和维度。遵循这种系统化的方法将有助于阐明自杀认知和行为的确切特征和严重程度，并有助于临床医生得出自杀意图的表述。

图 4-1 流程图中的第一步是确定患者是否存在自杀想法。临床医生应直接询问患者以下问题：你有过自杀想法吗？这个问题应该以中立、非评判性且温和的方式提出。如果患者难以回答，临床医生可以用一些去污名化的表达方式，如"你提到你一直感到很绝望、沮丧和压抑。患有抑郁症患者有死亡的想法并不奇怪，这是你一直在想的吗？你是否在寻找结束生命的方法？"

这是询问自杀想法的第一步，然后引出下一步以分层和连续的方式结构化支持临床访谈的询问。在一系列初步筛查问题之后，从过去的自杀事件过渡到强调现在的情况，这样可以减轻患者的焦虑和抵触情绪。根据自杀倾向存在的时间，患者的回答会不同。对于一些患者，访谈将关注当前的情况。对其他患者来说，访谈要涉及对过去一些自杀事件的讨论。

区分自杀认知的 3 种观念非常重要：自杀观念、病态反刍和自伤观念（Rudd 2012）。自杀观念（suicidal thoughts）是指故意结束自己的生命的想法。病态反刍（morbid ruminations）是有死亡、垂死、濒死或希望自己不存在的想法，但没有主动自杀的观念。自伤观念（thoughts of self-harm）可能与死亡欲望没有什么关系，通常是作为一种情绪调节和解决问题的策略，或出于寻求死亡以外的原因，如避免尴尬、避免无尽的内疚感、处理羞辱事件或处理严重的人际冲突。

当鉴别病态反刍和自杀观念时，临床医生需详细地回顾患者的自杀想法和行为，即使患者目前并没有这样的想法。如图 4-1 所示，病态反刍相较于自杀观念风险低。一些自杀学者认为，正如概念所示，病态反刍是被动的自杀想法，但不知道是否所有的病态反刍都会发展为主动的自杀观念。患者可迅速地从病态反刍转换到自杀观念（或互相转换），以前有过自杀企图的患者更有可能发生此转变。从病态反刍到自杀观念的过渡可以作为一个容易识别的预警信号。患者可以学会识别这 3 种观念之间的区别，并在病态反刍转变为自杀观念时及时就医。这种新型理念可被整合到治疗和安全管理计划中（Wenzel et al. 2008）。牢记这 3 种观念，临床医生可以记录患者不同类型观念和潜在的预警信号，以便回访。

区分自杀观念、病态反刍和自伤观念对患者和临床医生都很重要。了解到死亡想法与主动自杀不同，可以缓解存在病态反刍患者的焦虑。建立共通的语言体系和定义将有助于患者和临床医生随访。此外，本章原著者 M.D.R. 建议，使用精确且共通的定义本身就可以作为一种临床干预，使患者在自我监测和调节情绪状态时获得更好的控制感（如 Rudd et al. 2004）。

自杀意图评估

目前并没有可预测自杀的完全准确的方法，因此，目前在自杀评估方面还没有明确的关注标准。在评估自杀意图时，临床医生应寻找以下几点：①先前存在的痛苦；②导致患者位置感或归属感破裂的事件或经历；③获得自杀手段的途径（Joiner et al. 2009；Lane-McKinley 2018）。

在评估自杀意图时，临床医生应鼓励患者用自己的话来描述他们的想法。例如，临床医生可以问："你在想什么？发生了什么——你脑子里的想法是什么？你有没有在网上关注过自杀或如何自杀的话题？"在访谈开始时从患者那里直接引出的话，可以评估患者自杀想法的特异性。自杀行为意图既有主观因素（患者陈述的意图）也有客观因素（患者表现的意图）（Rudd 2006）。患者对自杀观念和自杀行为描述得越详细，其自杀的倾向越高。

询问频率、强度和持续时间（F-I-D）或许有助于明确过去所有自杀观念或行为的特征。患者有自杀观念的持续时间、相关行为（如准备自杀、练习自杀、在互联网关注自杀话题）、既往的自杀企图以及获得自杀方法的途径，都需要记录在病历中。正如 Joiner（2005）所指出的，患者完成自杀的能力是随着以前的自杀行为、自我伤害、创伤和人际暴力的暴露而建立的。临床医生应查明患者是否写过遗书、更新他们的遗嘱、修改过人寿保险、拨打过自杀热线、与朋友讨论自杀想法或研究自杀方法。临床医生还应仔细排查患者是否有自杀企图，是否正在排练或准备自杀方法。

如果患者过去曾有过自杀企图，那么了解具体细节并评估其潜在的致命性和患者整体行为模式至关重要。了解患者对既往自杀企图的情绪反应也非常重要。患者是否从自杀企图中活下来而感到高兴？他们是否后悔在自杀企图中活下来？患者从这次经历中学到了什么？客观意图证据越多通常意味着患者已经从考虑自杀转变为主动地实施自杀计划。这不仅表明了更高程度的自杀企图，也表明了更高的自杀风险。患

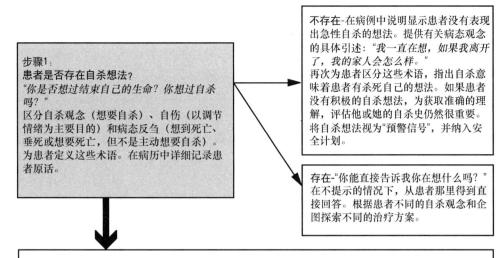

步骤1:
患者是否存在自杀想法?
"你是否想过结束自己的生命? 你想过自杀吗?"
区分自杀观念(想要自杀)、自伤(以调节情绪为主要目的)和病态反应(想到死亡、垂死或想要死亡,但不是主动想要自杀)。
为患者定义这些术语。在病历中详细记录患者原话。

不存在-在病例中说明显示患者没有表现出急性自杀的想法。提供有关病态观念的具体引述:"我一直在想,如果我离开了,我的家人会怎么样。"
再次为患者区分这些术语,指出自杀意味着患者有杀死自己的想法。如果患者没有积极的自杀想法,为获取准确的理解,评估他或她的自杀史仍然很重要。将自杀想法视为"预警信号",并纳入安全计划。

存在-"你能直接告诉我你在想什么吗?"在不提示的情况下,从患者那里得到直接回答。根据患者不同的自杀观念和企图探索不同的治疗方案。

步骤2:
在详细询问现病史之前,通过询问患者的自杀史,减少关于自杀观念的抵触和焦虑情绪。通过帮助患者适应自杀话题,减少患者焦虑和抵触情绪。"在我们详细了解现病史之前,你能告诉我你第一次想到或采取自杀行动时的情况吗? 告诉我当时的情况,结果是什么? 你受伤了吗? 你得到医疗救治了吗? 你是如何被送进医院的? 你为什么想死? 你认为你当时采取的(方法)会致死吗? 你对活下来的感觉如何? 你从之前的自杀行动中了解到什么? 你曾经有多少次自杀行为? 在过去的1年或1个月里,你是否想过自杀?"。
对于多次尝试自杀的患者,询问只针对之前的两次尝试,即"第一次"和"最严重的一次"自杀。

步骤3:
过渡到当前的自杀风险。"好的,我们已经讨论了以前的一些自杀情况;让我们详细地谈谈你今天到这来的原因。"
评估自杀思维的特异性,包括频率(frequency)、强度(intensity)和持续时间(duration)(和方法),即F-I-D。"你是怎么想到自杀的? 你是否已经确定了自杀的时间地点? 你多久会出现这种想法:每天、每天不止1次、每周、每月? 你能告诉我这些想法对你来说有多强烈或严重吗? 这些想法持续多长时间:几秒、几分钟或更长? 你平均每天/每周/每月花多少时间思考自杀? 您是否实施(方法)或已采取哪些行动去尝试实施? 你想过其他自杀想法吗?"采用多种方法提问,直到患者说没有。

步骤4:
评估主观意图,包括想要自杀的原因。"为什么想结束生命? 是否打算按照你的想法行事? 可以在1~10的范围内给你自己的自杀意图打分吗? 1表示'没有任何想法',10表示'确信会尽快按照自己的想法行动'"

步骤5:
评估客观意图。"你是否采取了行动去实现你的自杀想法? 你是否为自杀做了什么准备(如购买人寿保险、给爱的人写信、在互联网上搜索)? 你是否以演练过自杀? 换句话说,你是否采取设想的自杀(方法)尝试实施自杀行为?"

步骤6:
评估保护因素,包括生存原因。"你活着的理由是什么? 是什么让你在这样的困难时期坚持下去?"

图 4-1　识别和探索患者自杀意图的阶梯式方法。引自 Rudd MD:"The Clinical Risk Assessment Interview," in The American Psychiatric Publishing Textbook of Suicide Assessment and Management, 2nd Edition. Edited by Simon RI, Hales RE. Washington, DC, American Psychiatric Publishing, 2012, pp.57-74. © 2012 American Psychiatric Publishing. Used with permission.

者对既往自杀企图的情绪反应可以帮助临床医生识别所谓"残余"意图的持续性(如患者回答,如"我知道下次我需要使用枪")(Rudd 2006)。

如图 4-1 流程图所示,让患者参与检查生存理由和死亡理由的练习,可能对自杀评估意图有巨大帮助并找到治疗立足点。生、死理由间的不均等为衡量意图或矛盾心态提供标准(如死亡理由很多,而生存理由很少,这可能表示患者的意图更偏向于死亡)。另一方面,生存理由可能很少,但却很强大,如家庭关系、文化价值或宗教信仰。

临床医生还应该询问患者将自杀作为他们当前问题的"解决方案"的情况。临床医生可以问:"自杀会如何解决你目前所面临的问题？自杀对解决你的问题有多大的效果？从 1～5 分，其中 1 分没有效果，5 分非常有效果。为什么？你能和我多说一点吗？你还考虑了哪些其他解决方案？"当简单、直接、善意并且有治疗意图地提出此类问题时，患者可能会感到宽慰。

在讨论自杀这一难题时，有同情心、非评判性的和循序渐进的方法可以减轻患者的担忧和潜在抵触。当患者承认有主动的自杀观念时，在回到当前情况之前，可以通过讨论患者既往的自杀观念和自杀行为，从而减少患者的抵触情绪。临床医生可以这样说："在我们详细了解现在的情况之前，你能告诉我你第一次有自杀想法是什么时候吗？你过去是否尝试过自杀？"探究既往自杀企图可能需要进行多次的接触或互动，当然根据临床情况，如此深入的讨论或许并不可能。然而，通过探讨第一次和既往最严重的一次自杀企图，可以很准确地了解当前的风险（Joiner et al. 2003），由患者主观地确定最严重或"最坏"的自杀企图。Rudd（2006）建议对可能反复或长期有自杀倾向的患者使用"扩展评估"。在临床医生与患者共同决定是否进行持续的监护和治疗之前，可能需要3～5 次更长时间、更深入的评估。

有自杀倾向的患者，尤其是那些有慢性自杀行为的患者（Nock 2009），通常也会有重复性自伤行为。虽然自伤行为和自杀行为可能同时发生，但区分这两种行为对于准确了解当前风险水平非常重要。

考虑到在当前情况下和既往每次自杀企图中影响自杀意图的背景因素，对于在临床访谈中严格评估自杀风险至关重要。PMOR 记忆法，即起因（precipitant）、动机（motivation）、结果（outcome）、反应（reaction），在评估自杀风险过程中非常有意义（表 4-1）。对表 4-1 中提出问题的回答可以帮助临床医生获得并评估主观和客观意图指标。虽然并没有准确或精确用于评估客观意图标志的方法，但患者的回答提供了可检查过去自杀危机的差异和相似性的方法。识别患者自杀意图的发展和轨迹至关重要。如果患者自杀风险较高，那么这种模式将贯穿于既往史以及患者生活和健康状况中。

在最初的精神评估中，时间限制通常是一个重要因素，可能会影响许多系统的后续监护。临床医生必须负责与患者沟通的节奏。必要时，临床医生可能不得不在后续治疗时详细记录既往危机或自杀企图史。为了充分了解患者的自杀史，可能需要进行 3～5 次评估。如果情况过于严重，或者临床环境不允许进行纵向评估，并且患者不会立即住院，那么临床医生应记录情况，将病史回顾推迟到下一位临床医生或下一

表 4-1　既往自杀企图的背景因素（PMOR 记忆法）

	询问患者的问题
诱因？	
据患者所说，是什么诱发了这场危机？	是什么原因导致你产生了自杀的想法？在你试图自杀时，你的生活发生了什么？
动机？	
患者想死吗？	你想自杀的原因是什么？你采取措施的时候确实不想活下去了吗？
患者到底做了什么？	请告诉我你到底做了什么。
患者对致命性的看法是什么？	你认为你采取的自杀措施会杀了你吗？
结果？	
是否有任何相关的伤害？如果是的话，需要医疗救治吗？如果需要，患者是否遵循并接受了建议的医疗救治？	你在尝试自杀时受伤了吗？你接受过治疗吗？当医生建议你接受治疗时，你为什么不接受呢？
患者最后是如何得到治疗的？是患者自己主动就医的吗？这是偶然的吗？	你怎么去医院的？你给别人打电话了吗？
患者是否采取措施防止被发现或被抢救？	当你试图自杀时，你是否采取措施防止被发现或被救援？你是否为自杀选择了时机，或者让别人很难找到你？
反应？	
患者自杀未遂后的情绪反应如何？	你觉得活下来感觉如何？你从之前的自杀行为中是否学到了对自己（或他人）有帮助的东西？

引自 Rudd MD: "The Clinical Risk Assessment Interview," in The American Psychiatric Publishing Textbook of Suicide Assessment and Management, 2nd Edition. Edited by Simon RI, Hales RE. Washington, DC, American Psychiatric Publishing, 2012, pp 57-74. Copyright 2012, American Psychiatric Publishing. Used with permission.

次会面，明确指出当前的记录不完整下次需要进行全面回顾。

如图 4-1 流程图步骤 3 所示，探讨过患者的自杀史后，临床医生应该过渡到当前的危机上。医生可以提出一系列问题，将患者从过去带到现在。临床医生可以问："你能告诉我你第一次想到自杀（或自杀未遂）是什么时候吗？在过去的几个月里，你是否想过自杀？现在让我们更详细地谈谈今天让你来到这里的自杀观念（或企图）"。

当临床医生将重点转移到当前，医生需要再次确定患者的想法和行为与自杀间存在关系的程度。临床医生应询问自杀观念的频率、强度和持续时间；询问患者何时何地想过自杀；以及关于获取手段的情况。当询问自杀方式时，临床医生不应为患者提示选项。评估意图的一个指标是患者自身想法的特异性。提示会剥夺患者用自己的语言和独特的叙述方式陈述自己想法的机会，从而干扰和破坏评估的准确性。提示还可能导致临床医生和患者间的不平衡交流，从而破坏良好和有益的治疗关系的发展。使用患者说过的话（即直接引用关于自杀观念的讲话）表示医生正在并且将要倾听患者。

临床医生应该明确患者是否考虑过不止一种自杀方法，以及每种方法的可获得性。临床医生必须保证访谈内容足够充分；应继续询问患者其他可能的方法和途径，直到患者表示没有考虑其他方法。在被彻底询问之前，患者有时会隐瞒他们最现成或最容易获得的自杀手段。询问自杀的多种方法不仅表明临床医生关心患者，还表明医生将在评估过程中做到全面、具体和详细。这一过程还表明，患者的想法对临床医生很重要，但不会吓唬或恐吓临床医生，且反过来又有助于治疗关系的发展。以下提供了临床医生可能会问到关于自杀的一系列问题的示例，强调了频率、强度和持续时间以及背景维度的标准（Rudd 2012）：

- 你是怎么想到自杀的？
- 你有实施自杀（措施）吗？
- 你是否已安排或计划获得自杀（措施）？
- 你是否想过采用其他方式自杀？（一直重复该问题直到患者表示未考虑其他方法）。
- 你想要自杀的频率是多少？每天 1 次，每天多次，每周 1 次，每月 1 次？
- 你说你每天都在想自杀。每天几次？
- 当你有这些想法时，它们会持续多久？几秒钟，几分钟，还是更长？
- 你平均（每天、每周或每月）花多少时间考虑自杀？
- 在这段时间内，你到底在想什么（做什么）？

- 当你有这些想法时，这些想法有多强烈或严重？你能在 1～10 的范围内打分吗？1 表示"完全不严重"，10 表示"非常严重，以至于我会采取行动"。
- 你想过什么时候自杀吗？
- 你想过在哪里自杀吗？
- 你是否想过采取措施或选择特定时间，以防止任何人发现或阻止你？
- 你是否与他人分享过你对自杀的想法？谁？什么时候？多久一次？
- 如果你要自杀，你生命中的其他人会怎么样？
- 你是否为自己的死亡做好了准备？
- 你是否排练或练习过自杀？
- 你是否打算按照自己的想法行事？你能对你的意图打分吗？在 1～10 的范围内，1 表示"完全没有意图"，10 表示"我确定我会尽快采取行动"。

在对患者进行长期监护的过程中，临床医生使用打分评估自杀想法有助于估计风险，并跟踪一段时间内自杀观念和行为的模式。除了病态反刍或罕见的自杀念头外，患者症状会有所改善，并几乎没有其他风险。对于慢性自杀患者，在病史中简单的评估或记录是否有自杀观念是不够的。患者可能已有数十年的自杀观念，因此，在这种情况下，仅回答是否存在自杀想法并不是一个特别有用的风险指标。有些患者可能会间歇性想到自杀，但没有意图。其他患者可能经常想到自杀，但并没有对这种认知采取行动。还有一些患者可能依然会每天都在想自杀，即使是取得了相当大的进步，如专注于自杀的时间或自杀意愿的强度有所减少。

危险因素及保护因素评估

目前 10 个正式临床实践指南以及美国出版的 10 个自杀预防资源文件中的 6 个文件都将危险因素和保护因素评估列为基本特征（Bernert et al. 2014）。因此，对自杀观念的详细评估应辅以对额外的危险因素和保护因素的评估，并将其纳入共通和协作的临床决策的基本框架。同时，完整和全面的摄入史、诊断性访谈、精神状态检查和文化表述也被视为精神病学和心理学评估的一部分。

如表 4-2 所示，许多经验性支持领域对于准确评估自杀风险至关重要（Rudd et al. 2004）。本章原著者建议，这些领域包括可识别的诱发因素、患者当前的症状表现、存在绝望感、自杀观念的性质、既往自杀行为、冲动和自我控制以及保护因素。除了这些特定领域之外，所有临床医生都应该敏锐地意识到与自杀预警信号有关的新证据（Rudd et al. 2006），其中出现急性焦虑、睡眠障碍以及感觉自己是他人的负担等症状尤其值得关注。临床医生可以选择纳入系统性测量（如绝望、睡眠障碍）用于对精神科访谈的补充。

对表 4-2 中每个领域进行评估，按顺序从诱发事件到患者的现状和症状，再到绝望感，然后到活跃的自杀观念和自杀意图。如前所述，在访谈中，重要的是要有同理心和非评判性，并且当阻力开始在互动中发挥作用时，要用正常化的陈述进行干预。例如，如果患者表现出焦虑或紧张，临床医生可以说："对于一个曾经抑郁和焦虑的人来说，感到绝望是很正常的。你觉得绝望吗？"如果绝望得到认可，临床医生可以过渡到病态反刍，最终为自杀观念，为进一步讨

论提供了机会。临床医生可以支持患者，并在确定的疾病背景下对患者的症状进行去污名化。这种访谈方法代表了一种战略性的临床干预，有助于减少患者向临床医生诉说困难经历的焦虑感。图 4-2（引自 Rudd 2012）说明了这种整体访谈方法。

如果自杀观念和自杀行为会导致临床问题，这种阶梯性询问就没有必要了。然而，在常规临床监护中，温和而全面的询问非常有用，尤其是在照顾特殊人群时，如青少年、老年人、流离失所者、躯体疾病患者和代表性不足的少数群体。循序渐进的访谈方式可以减少紧张或焦虑以及相关的抵触情绪，促进治疗关系发展，使得风险评估更准确。有证据表明，某些亚群体（如美洲土著青少年、有躯体疾病的老年人、跨性别者或非常规性别者）和某些敏感时期（如首发精神病、近期从精神病院出院、离婚或丧偶）的风险

表 4-2　风险评估 8 个方面

1. 自杀行为倾向

既往精神疾病史（复发性疾病、共病和慢性病的个体风险更高），包括重度抑郁症、双相障碍、精神分裂症、物质滥用和人格障碍（如边缘型人格障碍）

既往自杀行为史〔既往自杀未遂、高致命性行为和长期受到困扰的个体风险更高；多次自杀未遂者（即两次或两次以上）被认为有长期风险〕

近期从精神病医院出院（出院第 1 年内自杀风险增加；出院第 1 个月内自杀风险最高）

同性性取向或非常规的性别认同

男性

虐待史（遭受性、躯体或情感虐待）

自杀家族史

2. 诱因或应激源

重大损失（如经济损失、人际关系破裂、失业、身份丧失、丧失归属感）

慢性或急性健康问题（独立性、自主性或功能的丧失）

关系不稳定（失去重要的人际关系及相关支持和资源）

感到成为他人负担

3. 症状表现（以 1～10 分评估患者症状严重程度）

抑郁症状（如快感缺失、低自尊、悲伤、睡眠失调、疲劳；合并焦虑和物质滥用时自杀风险增加）

双相障碍（病程早期自杀风险增加）

焦虑（伴有特质焦虑和急性越激症状的个体自杀风险增加）

精神分裂症（症状急性期后自杀风险增加）

边缘型和反社会型人格特征

睡眠障碍或睡眠紊乱

4. 绝望感（以 1～10 分评估患者绝望程度）

绝望的严重程度

绝望的持续时间

5. 自杀观念的本质

当前自杀观念的频率、强度和持续时间

存在自杀计划（自杀风险增加，具有特异性）

自杀方法的可行性（多种方式）

自杀方法的致命性（包括医学上的和感知的致命性）

主动的自杀行为

自杀意图（自杀的主观和客观标记）

6. 既往自杀行为

既往自杀行为的频率和情况

感知的致命性和结果

救援和寻求帮助的机会

准备行为（包括自杀演练）

患者有自杀危机应对记录或自杀应对卡片

7. 冲动性和自我控制（以 1～10 分评估患者冲动程度）

主观自我控制

客观自我控制（如物质滥用、冲动行为、有攻击性）

8. 保护因素

社会支持（存在社会支持且可获得，需确保支持关系是健康的）

有解决问题能力和处理问题的经验

积极参与治疗

充满希望

家中有子女

妊娠

宗教信仰

文化信仰

生活满意度（让患者以 1～10 分对生活满意度进行评分；生活满意度应与患者所陈述的生存和死亡原因相一致）

现实检验完整

对社会不认可的恐惧

对自杀或死亡的恐惧（表明患者尚未习惯死亡的想法，这是一个非常好的迹象）

诱因: 有没有特殊事件引发了自杀想法?

症状表现: 请告诉我你近期的感受。听起来你一直很压抑。你是否感到焦虑、紧张或是恐慌? 你最近是否情绪低落? 你是否有睡眠困难 (抑郁和焦虑的其他症状)?

绝望感: 对于一个感到抑郁的人来说,感到绝望是正常的,就仿佛事情永远不会改变和好转一样。你是否有过这种感觉?

病态思维: 当你感到沮丧和绝望时,产生有关死亡的想法是正常的。你是否想过死亡?

自杀想法: 当感到沮丧、绝望、想到死亡及濒死的时候出现自杀的想法是很正常的事情。你是否有过自杀的想法呢?

图 4-2 访谈的阶梯式方法示例。 引自 Rudd MD: "The Clinical Risk Assessment Interview," in The American Psychiatric Publishing Textbook of Suicide Assessment and Management, 2nd Edition. Edited by Simon RI, Hales RE. Washington, DC, American Psychiatric Publishing, 2012, pp.57-74. © 2012 American Psychiatric Publishing. Used with permission.

较高。这些亚群体或特定敏感时期的个体可能会感到特别孤立或对医疗保健系统不信任,可能很难实现准确的风险评估。

大多数可识别的诱因和应激源可以理解为损失,即人际关系破裂、经济损失、丧失身份地位、丧失整体感或安全感 (Berk and Adrian 2018; Rudd 2012)。临床医生应放下自身对患者诱因或应激源的主观看法,根据自杀者的心态来评估诱因或应激源。临床医生需要权衡急性、慢性健康问题以及与流离失所、离婚、亲人去世或其他有关的急性家庭挑战。疾病与自杀风险增加有关,当疾病发生在患有精神障碍患者身上时,自杀风险会增加。严重的疾病通常会导致患者失去自理能力,这种经历会引起挫败感、担心成为他人负担以及绝望感。

长期监测患者症状至关重要。对于出现精神病性症状并有自杀念头的患者,大多数情况下的临床对策是紧急住院治疗和稳定病情。对于没有精神病的慢性自杀者,直接管理方法并不适用。在明确诊断后,临床医生还需要评估症状及其严重程度。

临床经验和经验证据发现,绝望对自杀意图存在显著影响。因此,如表 4-2 所示,绝望被视为一个单独的方面。绝望感的存在,以及绝望的持续时间和严重程度都会影响自杀。绝望可以用以下几个简单的问题来评估。与其他症状一样,绝望严重程度的评估建议采用简易量表。例如,"你能否用

1 ~ 10 来评价你的绝望程度? 其中 1 代表对未来非常有希望和乐观,10 代表极度绝望把自杀视为唯一的选择。"若患者报告长期处于绝望状态,其无论是急性自杀还是慢性自杀的风险都更高。在评估绝望程度及跟踪症状时,也可采用正式的量表,如贝克绝望量表。

冲动性是自杀较难评估但非常关键的一个特征。对冲动性的评估包括生物学、心理学和社会学方面。头部受伤或与物质依赖作斗争的个体,通常难以控制冲动。为了解患者冲动性的主观方面,临床医生可以问:"你感觉现在能控制住自己吗? 其他人是否认为你是一个冲动的人? 你是否体验过失控感? "根据患者的回答,医生必须确定患者对自己的评价与病史或其他报告对患者冲动性的描述是否一致。

尽管存在自杀认知和行为,但心理弹性和保护性因素的存在与否在自杀倾向和患者在生活中的应对能力方面的重要性越来越受到重视。心理弹性和保护性因素可以通过多种方法进行评估。临床医生可以问一些问题,如"尽管你经历了一段非常艰难的时期,但有些东西让你坚持下来了。""支持你活下去的理由是什么? ""在过去,是什么让你能够在这样困难的时期坚持下去? "在评估自杀风险时,社会支持是一个重要的保护因素。社会支持应具有可用性和可及性。以下一些简单的问题有助于评估支持的可用性,如"你是否有可以倾诉的家人或朋友,哪些人可以为你提供支持? ""联系他们是否容易? ""当你向家人或朋友求助时通常会发生什么? ""在危机时刻,你可以向谁求助? "存在强有力的治疗关系是患者应对自杀想法和自杀行为的重要保护因素。

有慢性或间歇性自杀观念的患者可以在背包、钱包或钱夹中携带一张应对卡。卡片可以简单地写上患者的名字、他们的主治医生以及在危机时刻可提供情感支持的人的联系方式。与患者合作制定的安全计划应在应对卡上列出。卡片还可以概述积极的生活理由以及患者的情感力量。

文化胜任力在自杀风险评估中的作用

文化是由其独特的价值观、态度、信仰、行为和仪式构成的。文化胜任力 (cultural competence) 是指在具有不同文化的环境中以及在不同文化或跨文化人群中工作的能力。这些工作需要觉察、知识和技能,以及谦逊和接受不同文化差异的心态。文化可影响对精神疾病、自杀、死亡和相关话题的态度,数据表明,自杀行为在不同文化中差异很大。

出于这些原因，文化胜任力在自杀风险评估中至关重要。

文化角度的自杀评估包括多个方面：文化适应程度的差异；自杀的文化态度差异；失业、贫困、物质使用等危险因素的流行率变化；宗教信仰的差异；对健康的追求、治疗的需求差异；不同年龄段的差异；以及对自杀的鉴别和报告的差异。无论是过去还是现在，不同文化和种族对自杀的看法大相径庭。如欧洲许多地方从最初的自杀非刑事化，到后来演变为自杀的合法化以及辅助自杀的广泛采用，就是文化观点迅速转变的例子。对患者自杀风险的评估需结合患者的文化背景以探究其对自杀的看法。文化因素也可能极大地影响患者与医生建立治疗关系及接受推荐治疗的意愿。

全世界不同国家对自杀的处理方式差异较大。这些差异不仅与国家基础医疗服务的建设（是否提供应急服务？）有关，也与其文化价值（如何看待精神疾病？）和其他相关问题（家庭在监护和决策中的作用是什么？）有关。世界卫生组织强调了自杀对全球健康影响的重要性，并强调需要对不同国家、不同年龄段的自杀、准自杀行为及不同的监护模式进行更深入的研究（Ravindranath et al. 2012）。随着对可能影响个体自杀想法的因素有更深入的理解，自杀评估方法将会得到进一步发展。

总结与展望

自杀在全球范围内造成了巨大的公共卫生负担。在临床访谈中，自杀风险的评估面临着极大的挑战。应对每一位有自杀倾向的患者进行全面评估，包括全面的鉴别诊断、病史采集、精神状态检查和文化评估。临床医生评估自杀风险应有一个标准化框架，本书提出了一个包含 6 个步骤的流程，以帮助在临床访谈时抓住重点，并促进患者参与治疗和制订未来计划（图 4-1）。自杀观念、病态反刍和自伤观念是自杀认知的 3 个领域，应对这 3 个领域进行评估与追踪。

自杀意图的鉴别非常困难。医生应仔细询问患者的自杀观念、自杀行为和自杀计划的具体内容。自杀诱因、自杀想法和过去的行为（评估主观和客观自杀意图）、症状表现、绝望、冲动性、自我控制、保护因素和文化影响都应包含在自杀评估流程中。

自杀风险评估资料应包括自杀危险因素和保护因素，包括可能对自杀风险水平产生积极或者消极影响的文化因素，以及总体评估分级、自杀意图的动态变化、与这些临床观察和评估一致的治疗、管理措施和安全计划。

电子健康档案中的资料应能体现自杀风险评估的谨慎和全面性，并应包括有关危险因素和保护因素的详细信息、既往自杀意念和自杀未遂相关情况、获取自杀手段的途径以及前文提到的需要评估的其他关键特征。记录评分量表结果可能有价值，但这些结果本身并不能作为自杀评估的依据。电子健康档案中的资料可包括对安全工具（如危机预警或应对卡片）的描述，应对卡提供了患者想要自杀时可利用的资源和步骤信息。应详细记录安全计划和干预措施以及后续的随访安排。

对于那些没有精神疾病作为其慢性和复发性自杀的基本驱动因素的患者，Chiles 等（2019）建议，在持续监护中，除减少可能与精神障碍相关的症状外，管理自杀行为的治疗目标和策略还应包括以下几个方面：①消除自杀行为的耻辱感；②重塑患者认为的自杀行为是解决压倒性痛苦的方法这种观点；③应对反复出现自杀行为的可能性；④建立更具建设性的应对和解决问题的行为；⑤发展正念和情绪接受技能；⑥制订个人目标和人生方向；⑦从治疗过渡到建立未来的安全计划，并在必要时进行适当的随访。对于由潜在精神疾病控制的自杀倾向患者，他们后续再次出现自杀的风险仍然较高。对于这些患者，对潜在精神障碍的强化治疗至关重要。总的来说，尽可能培养心理弹性和增加防止自杀的保护因素可使患者长期受益。

在更广泛的社会层面上，对有自杀想法和行为的患者进行监护的临床医生在减少患者与自杀有关的耻辱感方面占有独特地位。自杀是世界上最严重的健康负担之一，了解自杀的原因以及早期识别信号和预警信号的积极作用，有助于减轻痛苦并解决这一健康负担。

临床要点

- 自杀率不断攀升，自杀是年轻人、老年人和其他特殊人群过早死亡的主要可预防原因之一。自杀是许多精神和躯体障碍的近因。

- 自杀难以被精准预测。

- 与患者建立良好的治疗同盟关系是提高自杀评估准确性的基石。在建立同盟关系的过程中，努力减少自杀者的耻辱感和情感上的痛苦非常关键。

- 自杀观念应与病态反刍和自伤观念区分开。自杀观念可能是一种解决问题或情绪调节的策略，并不能直接认为是真正的死亡的愿望。

- 既往自杀未遂应结合诱因、动机、结果和反应（PMOR）进行综合评估。

- 在评估自杀意图时，临床医生应寻找以下信息：①患者过去存在的痛苦来源；②导致患者身份或归属感破裂的事件或经历；③自杀手段的获取。
- 自杀的危险因素和保护因素是自杀综合评估中的两个重要方面。
- 自杀风险评估文件中应包括自杀危险因素和保护因素，包括可能对自杀风险水平产生积极或消极影响的文化因素，以及自杀的总体评估、自杀意图的动态变化及与这些临床观察和评估一致的治疗措施、管理措施和安全计划。

参考文献

扫码见参考文献

第 5 章

精神病学实验室检查及脑影像学研究

Sandra A. Jacobson, Elisabeth A. Wilde

孙洪强　郭誉鹏　李朝伟　孙琦清　吴菲　译　鲍彦平　审校

实验室检查的一般方法

在诊断和治疗时，只有当患者的所有项目——包括病史、系统回顾、功能评估、躯体和精神状态检查以及实验室评估——都被考虑在内时，才能实现完整的精神科服务。临床医生应用良好的全科医学知识判断特定实验室检查是否有用从而合理地使用这些检查。这些判断不仅考虑了患者的体征和症状，还考虑了其他相关变量，如患者人口统计学资料和患者所处的环境。例如，急诊科疑似脑卒中的老年患者，无论是否有脑出血，对其进行头颅计算机断层扫描（CT）都是有用的，而对到轻度神经认知障碍门诊就诊的患者进行头颅磁共振成像（MRI）扫描检查能提供更多的信息。

关于精神科入院及其他适应证的推荐检查已经公布并得到了广泛接受。这些检查系列将在后面的章节中讨论（参见"推荐的精神病学筛查实验室评估"和"特殊临床情况下的诊断检查"）。其中一些检查是筛查性检查，用于在大规模的患者亚群中发现常见的疾病，这些检查大多较为廉价且无创。其他检查为诊断性检查，用于确定是否存在某种假设疾病或排除某种疾病。诊断性检查涵盖了非常广泛的医学检查，包括亚专科检查等，其中许多检查是昂贵及侵入性的。这些检查是为了得到可靠的诊断及最佳的治疗方案。

实验室检查费用

尽管不同检测机构的收费差别很大，除基因检测和神经影像学检查外，精神科的实验室检查费用通常不高。一般来说，医院和诊所实验室收费最高，独立实验室（"免预约"）收费最低。患者或临床医生都无

法获得有关实验室收费的信息，但可以参考医疗保健蓝皮书（www.healthcarebluebook.com）中获得单个实验室检查的合理价格。值得注意的是，临床精神科的日常实验室检查——血液和尿液检查——具有很高的价值。而在费用上的另一极端，专门的基因检测可能很昂贵，保险公司对于保险涵盖哪些检测的政策是不同的。

参考范围

本章所引用的参考范围和其他出版的资料仅为通用的指南。在所有情况下，应优先考虑检查实验室提供的参考区间，因为参考范围可能不适用于所有实验室的检测方法。

临床实验室作为一种资源

当实验室检查的结果不明确或有问题时，实验室工作人员可以为临床医生解释测试数据和规划有助于诊断评估的方法。实验室专业人员还可以回答有关患者检查准备、一天中提取样本的最佳时间和结果解释等问题。同样，当需要进行神经影像学检查时，最好是临床医生亲自与放射科医生一起阅片，因为提供给放射科医生的临床信息越多，对影像上发现的解释就越详细且有用。

精神科临床实验室检查

精神科常用的临床检查包括血液、脑脊液（CSF）、粪便和尿液检验，以及神经影像学检查、神经生理学检查、特定基因检测、基本心肺检查和结核病的皮肤

试验。表 5-1 列出了各项检查，每项检查都将在后续的小节中讨论。

血液检验

血液酒精水平

血液酒精水平（BAL）用于诊断酒精中毒或戒断，并在治疗过程中监测个体的饮酒情况。空腹饮酒时，酒精浓度在 1 h 内达到峰值。摄入的酒精少量会通过肺部和尿液排出体外，但大部分会在肝中代谢为乙醛，然后代谢为二氧化碳和水。正常的肝每小时可以代谢约 1 杯酒（12 盎司啤酒、5 盎司葡萄酒或 1.5 盎司 40°烈性酒）。如果每小时饮酒超过 1 杯，血液循环中的酒精水平就会上升。

在美国的 50 个州中，BAL 值为 0.08% 或更高（> 80 mg/dl；> 17.4 mmol/L）都属于法定的酒精中毒。在临床急诊中，BAL 值可能会更高，如大量饮酒的患者。出现酒精中毒症状时的低 BAL 可能预示着严重的戒断症状，应予以相应治疗。

生化（代谢组）

生化项目检查用于收入院、住院患者的精神状态变化、开始使用新的精神药物前的筛查、监测精神科药物不良反应以及患有慢性精神疾病患者的常规健康评估。虽然血液生化检测可以单独进行，但成组检测是一种成本较低的选择。常用的两种成组检测是基础代谢组（BMP）和综合代谢组（CMP）。两个成组检测都能快速评估患者的酸碱状况、肾功能、电解质和葡萄糖水平。此外，CMP 还提供了有关肝功能和蛋白质的数据。表 5-2 列出了两个成组检测中包含的各个检测项目。

考虑到肝功能是精神药物代谢的一个关键影响因素，并且在某些精神疾病患者人群（如酒精使用障碍）中出现肝功能异常的概率很高，CMP 通常是精神科临床实践中的首选成组检测。两种成组检测之间的成本差异通常可以忽略不计，下面段落将对此进行讨论。

CMP 最重要的用途之一是鉴别药物性肝胆损伤。当满足 Hy 法则的条件时，怀疑存在肝毒性药物反应：

- 谷草转氨酶（AST）或谷丙转氨酶（ALT）是正常上限的 3 倍或以上。
- 胆红素是正常上限的 2 倍或以上。
- 碱性磷酸酶在正常上限的 2 倍以内。

表 5–1　精神科常用的临床检查

血液检验	神经影像学检查
血液酒精水平	头部计算机断层扫描
生化（代谢组）	脑磁共振成像
全血细胞计数	SPECT
糖化血红蛋白（HbA$_{1C}$）	正电子发射断层扫描
HIV 检测	
脂类检测	神经生理学检查
妊娠试验（定量 β-hCG）	脑电图（EEG）
性传播感染检测	定量 EEG
甲状腺功能检测（TSH、游离 T$_4$）	诱发电位
	MSLT/MWT
结核血液检测	肌电图
维生素水平（叶酸、维生素 B$_1$、维生素 B$_{12}$）	多导睡眠图
	皮肤检测
心肺检查	结核菌素皮肤试验（Mantoux）
胸部 X 线检查	
心电图	**粪便检验**
	粪便隐血试验（愈创木脂试验）
脑脊液检验	粪便免疫化学试验
细胞计数和分类	
蛋白质	**尿液检验**
葡萄糖	妊娠（定性 β-hCG）
β 淀粉样蛋白（1-42）	尿液试纸检测
Tau 蛋白	尿液分析
	尿液药物筛查
基因检测	
载脂蛋白 E 基因分型	
CYP 基因分型	

CYP，细胞色素 P450；hCG，人绒毛膜促性腺激素；MSLT/MWT，多次睡眠潜伏时间试验 / 清醒维持试验；SPECT，单光子发射计算机断层扫描；T$_4$，甲状腺素；TSH，促甲状腺激素

表 5–2　成组检验：基础代谢组（BMP）与综合代谢组（CMP）包括的检测

检测	BMP	CMP
葡萄糖	X	X
钙	X	X
白蛋白		X
总蛋白		X
钠	X	X
钾	X	X
二氧化碳	X	X
氯化物	X	X
血尿素氮	X	X
肌酐	X	X
谷丙转氨酶（ALT）		X
谷草转氨酶（AST）		X
胆红素		X
碱性磷酸酶		X

BMP，基础代谢组；CMP，综合代谢组

- 没有其他已知的肝损伤原因。

另一方面，当满足以下条件时，怀疑有淤胆性药物反应：

- 碱性磷酸酶是正常上限的 3 倍或以上。
- AST 和 ALT 水平正常或仅轻微升高。

医疗保健蓝皮书（www.healthcarebluebook.com）列出了 2019 年 1 月 14 日，美国亚利桑那州凤凰城的 BMP 和 CMP 的公平价格分别为 28 美元和 34 美元，但各地区和各实验室的价格差异很大。该蓝皮书中列举的同一区域的同一日期检测的最高价格是 BMP 171 ＋美元，CMP 146 ＋美元。

一般来说，在医院或诊所进行化验比较昂贵，而在独立实验室进行化验则比较便宜。所有处理人体样本的实验室都必须符合相同的监管标准。所谓的直接途径实验室可在没有医生医嘱的情况下进行静脉穿刺并报告代谢检测结果。一般来说，这些实验室的结果报告时间需要 1 ～ 2 天。

全血细胞计数

全血细胞计数（CBC）是一种血细胞的自动计数，可以报告以下信息：白细胞（WBC）、红细胞（RBC）和血小板计数；血小板体积；血红蛋白含量；血细胞比容；红细胞指数（平均红细胞体积、平均红细胞血红蛋白、平均红细胞血红蛋白浓度、红细胞宽度分布）。CBC 可根据血小板或 WBC 分类进行排序。

正常血细胞比容约为 45%，约为血红蛋白的 3 倍。成年女性的正常值范围是 36% ～ 48%，而成年男性的正常值范围是 42% ～ 52%（Fischbach and Dunning 2015）。对于非洲或非洲－加勒比血统的个体，正常值的下限可能略低。成人正常血小板计数为（140 ～ 400）×10^9/L（Fischbach and Dunning 2015）。血红蛋白、红细胞压积和血小板的临界值见表 5-3。

糖化血红蛋白

糖化血红蛋白（HbA$_{1C}$）在红细胞的 120 天生命周期内逐渐合成，其合成量与此时间段内的平均血糖浓度相对应。HbA$_{1C}$ 值比空腹血糖更能反映血糖控制情况，但不能代替空腹血糖来判断患者是否需要立即干预。作为比较，HbA$_{1C}$ 值可以转换为估计平均血糖（eAG）值，它与空腹血糖或血糖仪测定值的对应关系更密切。可以使用已发布的表格进行转换，也可以根据公式 $28.7 \times A_{1C} - 46.7 = eAG$ 计算。

HbA$_{1C}$ 参考区间为 4.0% ～ 5.6%。HbA$_{1C}$ 值为 5.7% ～ 6.4% 表示患糖尿病的风险增加。HbA$_{1C}$ 值 6.5% 及以上可诊断为糖尿病；在这种情况下，同样

表 5–3　全血细胞计数的临界值

临界值	潜在后果
血红蛋白	
＜ 5.0 g/dl	多系统器官衰竭；可能是致命的
＞ 20 g/dl	血红蛋白浓度升高、血液变稠、毛细血管堵塞
血细胞比容	
＜ 20%	心力衰竭；可能是致命的
＞ 60%	自发凝血
血小板	
＜ 20×10^9/L	自发性出血、瘀伤
＞ 1000×10^9/L	血小板功能异常引起的出血

引自 Fischbach and Dunning 2015.

的测试将在第 2 个样本上进行检测用来确认检测结果（ARUP Laboratories 2018）。在精神科临床实践中，HbA$_{1C}$ 可能有助于评估患者对糖尿病治疗方案的依从性和筛查疑似代谢综合征的患者。检查前不需要禁食。

HIV 检测

美国 CDC 建议，年龄在 13 ～ 64 岁的个体至少应接受 1 次 HIV 检测作为常规健康体检的一部分，对于有风险的个体则应该至少每年接受 1 次检测。目前有几种检测方法在实验室和家庭筛查中都在使用。目前推荐的检测方法是抗原 / 抗体检测，即对血液样本检测 HIV p24 抗原和 HIV-1、HIV-2 的抗体。p24 抗原的检测有助于更早地检测到 HIV（American Association for Clinical Chemistry 2018b）。

目前 CDC 对 HIV 筛查的建议如下：

1. 使用组合抗原 / 抗体试验筛查 HIV。
2. 如果呈阳性，进行第 2 次 HIV 抗体测试，以区分 HIV-1 和 HIV-2。
3. 如果第 1 次和第 2 次检测的结果不一致，则进行 HIV-1 RNA 检测（核酸检测）（American Association for Clinical Chemistry 2018c）。

核酸检测的费用和保险范围应在检测前确定。需要注意的是，向患者提供咨询是 HIV 检测的强制性要求（Centers for Disease Control and Prevention 2017, 2018）。

血脂检验

对于没有心脏病危险因素的 20 岁及以上的成人，建议至少每 4 ～ 6 年进行 1 次血脂检查。对于有

吸烟、肥胖、高血压、糖尿病、不健康饮食、久坐生活方式、高龄或个人 / 家族心脏病或心脏病发作史等危险因素的个体，建议进行更频繁的检查（American Association for Clinical Chemistry 2018d）。筛查所需要进行的血脂检验项目包括总胆固醇、低密度脂蛋白胆固醇（LDL-C）、高密度脂蛋白胆固醇（HDL-C）和甘油三酯。在标准检测中，LDL-C 是被计算出来的，但只有甘油三酯＜ 400 mg/dl 时，计算结果才准确。如果甘油三酯含量超过该上限，建议使用扩展检测项目，直接检测 LDL-C。

在检查前，患者禁食 9～12 h 很重要（American Association for Clinical Chemistry 2018d）。如果检查前没有禁食，只有总胆固醇和 HDL-C 的测量值是可被采用的。在这种情况下，如果胆固醇≥ 200 mg/dl 或 HDL-C＜ 40 mg/dl，则需要继续进行空腹检测以确定 LDL-C 值。患者应在检查前 24 h 内禁酒。应在检查前 24 h 停用影响胆固醇水平的药物（如他汀类药物）。表 5-4 展示了成人的脂质参考值。

妊娠检测

对考虑使用有潜在致畸性药物或电休克、经颅磁刺激等治疗方法的育龄妇女需要进行妊娠检测。对人绒毛膜促性腺激素（hCG）进行检测，hCG 是一种由发育中的胎盘产生的激素，在妊娠、某些肿瘤和绝经期时升高。在 hCG 的两个亚基（α 和 β）中，β 亚基对早期妊娠更具敏感性和特异性。β-hCG 在血液中可定量检测，在尿液中可定性检测。对于常规妊娠检测，可以选用尿液检测，详见"尿液检查"中的"妊娠（定性 β- 人绒毛膜促性腺激素）"。对于非常规检测和评估妊娠以外的情况，建议进行血液中 β-hCG 定量检测，它是一种敏感性和特异性更高的早期妊娠检测，还可用来估计胎龄和其他情况，如诊断宫外

孕。非孕妇和男性血液中 β-hCG 的参考值＜ 5.0 IU/L（Fischbach and Dunning 2015）。在孕妇中，β-hCG 水平的范围取决于胎儿的胎龄。影响血液检测的因素包括血脂和标本溶血情况。

性传播感染 / 疾病检测

性传播感染（STI）的危险因素包括年轻（年龄＜ 25 岁）、有新的或多个性伴侣、性伴侣有 STI、在非一夫一妻制的关系中不坚持使用避孕套、有 STI 病史以及有用性行为换取金钱或毒品的既往史（U.S. Preventive Services Task Force 2014）。在高危个体中筛查 STI 是精神科医生的责任，特别是对于没有固定的初级保健医生或诊所的患者。可参考 CDC 于 2015 年发布的 STI 筛查指南（Centers for Disease Control and Prevention 2015）。

梅毒检测

梅毒检测适用于新诊断的 HIV 感染或其他 STI（如淋病）患者、怀孕患者以及出现皮疹、下疳或其他有梅毒体征的患者（American Association for Clinical Chemistry 2018e）。尽管神经梅毒与痴呆、行为改变和情绪障碍有关，但在重度神经认知障碍的检查过程中，除非有高危性行为史，否则并不会常规筛查梅毒。

对于用血液进行的梅毒筛查，采用快速血浆反应素（RPR）试验，如果该试验提示有反应则进行滴度提取。性病研究实验室（VDRL）试验可作为替代筛查，如果呈阳性则进行滴度提取。RPR 是首选，因为 VDRL 试验有较高的假阳性率（American Association for Clinical Chemistry 2018e）。如果其中任何一项检测呈阳性，应进行密螺旋体检测（American Association for Clinical Chemistry 2018e），可使用以下检测之一：

表 5-4　成人（18 岁及以上）的血脂值：参考值范围

总胆固醇		HDL 胆固醇	
理想值	＜ 200 mg/dl	理想值（女性）	≥ 50 mg/dl
正常值上限	200～239 mg/dl	理想值（男性）	≥ 40 mg/dl
甘油三酯		LDL 胆固醇	
正常值	＜ 150 mg/dl	理想值	＜ 100 mg/dl
正常值上限	150～199 mg/dl	高于理想值	100～129 mg/dl
高	200～499 mg/dl	正常值上限	130～159 mg/dl
		高	160～189 mg/dl
		非常高	＞ 190 mg/dl

HDL，高密度脂蛋白；LDL，低密度脂蛋白

引自 National Lipid Association and National Cholesterol Education Program guidelines for lipids. Compiled from Test ID：LPSC（Lipid Panel，Fasting），in Mayo Medical Laboratories：Rochester 2018 Test Catalog，Laboratory Reference Edition（Sorted By Test Name；Current as of August 30，2018）. Available at：https://www.mayomedicallaboratories.com/test-catalog/Clinical ＋ and ＋ Interpretive/8053. Accessed September 3，2018.

- 荧光密螺旋体抗体吸收试验（FTA-Abs）
- 梅毒螺旋体抗体微量血凝试验
- 免疫球蛋白 M（IgM）抗体酶联免疫吸附试验（ELISA）检测

如果这些测试呈现出反应性（抗体阳性），那么梅毒诊断是可能成立的，同时应进行疾病分期和治疗（American Association for Clinical Chemistry 2018e）。

对疑似神经梅毒患者，应进行血清 RPR 检测和脑脊液 VDRL 检测（American Association for Clinical Chemistry 2018e）。如果血清 RPR 呈阴性，但仍怀疑神经梅毒，应对血清进行 FTA-Abs 检测，因为一些晚期梅毒患者的 RPR 结果为假阴性（American Association for Clinical Chemistry 2018e）。在 HIV 患者中，感染部位通常是中枢神经系统（CNS）。梅毒螺旋体不能在体外培养。如果有皮肤损伤，可以使用暗场显微镜检查损伤部位的刮片来识别该微生物。

假阳性的 RPR 或 VDRL 结果可能出现在 HIV、单纯疱疹病毒感染、自身免疫性疾病、妊娠和许多其他情况。FTA-Abs 假阳性结果可能出现在高龄以及患自身免疫性疾病、发热性疾病或其他疾病的个体（Fischbach and Dunning 2015）。

甲状腺功能检测

垂体前叶分泌促甲状腺激素（TSH），刺激甲状腺释放储存的三碘甲状腺原氨酸（T_3）和甲状腺素（T_4），这些激素负责调节新陈代谢等重要功能。而 TSH 的分泌又受到来自下丘脑的促甲状腺激素释放激素以及来自 T_3 和 T_4 的反馈抑制的调节。

下丘脑-垂体-甲状腺轴的功能可以通过测量血液中的激素来评估。在过去，常使用成组甲状腺功能检测，但随着敏感度更高的 TSH 检测的引入，现在推荐使用单一的 TSH 检测。当怀疑甲状腺疾病或需要进行筛查时，第三代 TSH 是最好的初步筛查检测（Kluesner et al. 2018）。如果测试正常，则无需进行进一步检测。如果 TSH 不正常，可以检查游离 T_4。如果怀疑垂体甲状腺功能减退，首先检查 TSH 和游离 T_4。TSH 的参考值如表 5-5 所示。如果实验室报告的正常范围与表中不一致，则以实验室范围为准。成人游离 T_4 的参考范围为 0.7 ～ 2.0 ng/dl（Fischbach and Dunning 2015）。对于服用左甲状腺素的患者，正常值上限可达 5.0 ng/dl（Fischbach and Dunning 2015）。临床分析 TSH 和游离 T_4 水平的定性方案见表 5-5。

结核病血液检测

即使在结核病流行率较低的国家，在某些人群中也可能有高结核病患病率，包括无家可归、住在疗养院或劳教所的人或曾前往结核病患病率高的国家旅行、移民的人（U.S. Preventive Services Task Force 2016）。特别容易患结核病的人群包括老年人、幼儿和免疫功能低下个体。对于结核病筛查，要么使用 Mantoux 皮肤试验，要么测量在结核杆菌存在时血液中干扰素 γ 释放的情况。这些试验不能区分潜伏期结核和活动期结核；筛查呈阳性后必须进行诊断性检查，如痰涂片 / 培养、胸部 X 线检查、脑脊液或其他体液或组织样本检查。干扰素 γ 释放试验用于接种过卡介苗的患者，其皮肤试验结果可能因接种疫苗而呈阳性。干扰素 γ 释放试验测定有多种不同的商品名，而且每种检测都有各自公布的标准来确定其结果对结核病是阳性还是阴性的判断（Franken et al. 2007；Piana et al. 2007）。

维生素水平

叶酸（维生素 B_9）。 叶酸是一种水溶性维生素，有许多重要的分子、细胞和代谢功能。在妊娠早期需要定期摄入叶酸，对避免胎儿发育中的神经管缺陷至关重要。低叶酸水平已被证明与抑郁和对抗抑郁药物反应差有关，但关于叶酸是否可以增强抗抑郁药物的效果，众多文献存在争论（Bedson et al. 2014；Fava and Mischoulon 2009；Owen 2013）。在某些患者群体

表 5-5　甲状腺检测

TSH 参考值	
正常	
21 ～ 54 岁的成人	0.4 ～ 4.2 U/ml
55 ～ 87 岁的成人	0.5 ～ 8.9 U/ml
边缘性甲状腺功能亢进	0.1 ～ 0.29 U/ml
可能的甲状腺功能亢进	< 0.1 U/ml
边缘性甲状腺功能减退	5.1 ～ 7.0 U/ml
可能的甲状腺功能减退	> 7.0 U/ml
用 T_4 替代治疗的目标水平	0.5 ～ 3.5 U/ml
临界值（甲状腺毒症）	< 0.1 U/ml

甲状腺功能检测的解释		
TSH 水平	游离 T_4 水平	疾病
高	低	甲状腺功能减退
高	正常	亚临床甲状腺功能减退 [a]
低	高	甲状腺功能亢进 [b]
低	正常	亚临床甲状腺功能亢进
低	低	非甲状腺疾病

TSH，促甲状腺激素
[a] 如果 TSH 高而游离 T_4 正常，则检查甲状腺抗体
[b] 如果 TSH 低而游离 T_4 高，则检查甲状腺抗体（特别是甲状腺刺激性免疫球蛋白、甲状腺过氧化物酶抗体和 TSH 受体抗体）
引自 Col et al. 2004；Fischbach and Dunning 2015.

中，低叶酸水平也与痴呆有关，而叶酸是认知障碍检查中常规要求的实验室检测之一。新入院的共病多种疾病的精神病患者比普通人群更有可能存在低叶酸水平（Lerner et al. 2006）。在过去的几年里，RBC 叶酸是叶酸缺乏的推荐检测方法，但根据近期的研究，现在许多专家认为血清叶酸是首选的检测方法（De Bruyn et al. 2014；Farrell et al. 2013；Mayo Medical Laboratories 2018）。对于大细胞性贫血，当检查叶酸时，应同时检查维生素 B_{12}；血清总同型半胱氨酸和甲基丙二酸水平有助于区分叶酸和维生素 B_{12} 缺乏。检测前应禁食 $6 \sim 8$ h，采集的标本应避免光照。血清叶酸水平 ≥ 4.0 ng/ml 被认为是正常范围（de Benoist，2008）。

硫胺素（维生素 B_1）。 这种维生素在几种重要的生化途径中是一种辅酶，在认知、血液循环和许多其他功能中均发挥作用。人体储存硫胺素的能力有限，严重的硫胺素缺乏可能只有短短几周的发展时间。硫胺素缺乏的高危人群包括患有酒精使用障碍、进食障碍或 HIV 的成人，以及接受过胃旁路手术者和正在接受利尿剂治疗的老年患者。硫胺素的需求与碳水化合物的摄入直接相关。对于任何疑似硫胺素缺乏的患者，必须在补充葡萄糖之前先替换硫胺素，以防止轻度缺乏的患者出现韦尼克脑病。硫胺素缺乏的神经精神症状包括 Wernick-Korsakoff 综合征、感觉运动功能障碍、共济失调、眼球震颤、眼肌麻痹、意识障碍和昏迷。严重缺乏综合征可能会危及生命。在存活下来的个体中，治疗后残留的记忆和认知障碍可能会持续存在。硫胺素水平在全血中的参考范围为 $2.5 \sim 7.5$ μg/dl，在血清或血浆中的参考范围为 $0.2 \sim 0.4$ μg/dl（Fischbach and Dunning 2015）。

氰钴胺素（维生素 B_{12}）。 除了典型的亚急性合并变性表现（伴有虚弱、感觉缺陷和步态不稳相关的精神状态变化），维生素 B_{12} 缺乏的症状还包括谵妄、精神异常、认知障碍、嗜睡、易怒、嗅觉和视觉变化（Langan and goodred 2017）。对于 75 岁以上的成人、酒精使用障碍患者、严格的素食者、炎症性肠病或胃／小肠切除术患者、服用二甲双胍、质子泵抑制剂或 H_2 阻断药物的患者，建议进行维生素 B_{12} 缺乏的筛查（Langan and goodred 2017）。

当怀疑维生素 B_{12} 缺乏时，应测定血清维生素 B_{12} 水平和 CBC。维生素 $B_{12} < 150$ pg/ml 可判断为维生素 B_{12} 缺乏，提示可能需要进行恶性贫血相关的检测。400 pg/ml 及以上为正常水平。维生素 B_{12} 水平为 $150 \sim 399$ pg/ml 或存在维生素 B_{12} 缺乏症状的情况下，应检测甲基丙二酸（MMA）水平。如果 MMA 水平较低，则排除维生素 B_{12} 缺乏。如果 MMA 水平

高，则证实缺乏维生素 B_{12}，意味着可能需要进行恶性贫血相关的检查（Langan and Goodbred 2017）。

心肺检查

胸部 X 线检查

标准胸片可以帮助诊断多种心脏和肺部疾病。常规直立胸部 X 线检查有后前位视图和左侧位视图。对于长期卧床的患者，只能进行前后位片检查。由于仰卧位片不能显示液面，因此首选直立位片。检查过程只需要几分钟，且除非经常反复检查，否则辐射暴露的剂量很小。根据最新指南，对于疑似急性或不稳定慢性心肺疾病的患者，以及无法提供准确病史或无法进行可靠查体的老年患者（年龄为 > 70 岁），应酌情进行胸部 X 线检查（Expert Panel on Thoracic Imaging et al. 2016）。

心电图

心电图（ECG）实时记录心脏的电活动，可用于识别缺血、梗死、心肌肥大、传导延迟、异常节律的来源及心包炎等组织炎症。它也可以用来评估植入心脏起搏器和除颤器的功能。ECG 追踪可显示电解质紊乱、某些全身性疾病和作用于心脏的药物对心脏的影响。

长期以来一直建议对所有 40 岁及以上的住院患者进行 ECG 检查，但由于成本效益低，这一建议受到了质疑。然而，考虑到已报道的一些患者群体存在心脏性猝死的高风险，仍应有选择地对某些患者进行心电图检查。例如，在一项研究中发现，精神分裂症患者中心脏性猝死的调整后风险比为 5.46（$P < 0.05$）（Hou et al. 2015），而在酒精依赖患者中，该风险比为 16.97（$P < 0.019$）（Wu et al. 2015）。一项采用决策分析模型的研究发现，在所有收住入院的精神科患者中，ECG 筛查 QT 间期延长在降低心脏性猝死率方面具有较好的成本收益（Poncet et al. 2015）。在电休克治疗前应进行 ECG 筛查（Lafferty et al. 2001），特别是对于年龄超过 50 岁或既往 ECG 异常或已知患有心脏病的患者。对于考虑使用影响心脏传导的精神科药物，如抗精神病药、三环类抗抑郁药和锂盐的患者，也建议检查 ECG（van Noord et al. 2009）。当然，ECG 也适用于胸痛、心肌梗死、晕厥、脉搏不规律的患者。

如图 5-1 所示，正常的心动周期由 P 波、QRS 波和 T 波组成，也可能看到 U 波。该循环以规则间隔重复。P 波表示心房去极化，QRS 波表示心室去极化，T 波表示心室复极化，U 波表示非特异性复极后电位。

ECG 根据以下参数进行分析：心率、节律、间

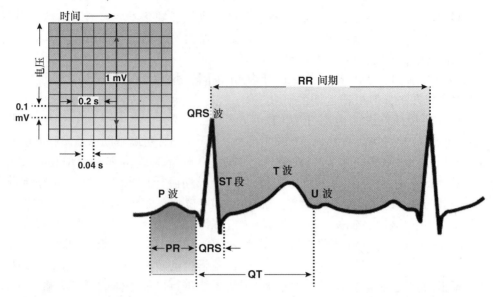

图 5-1　（见书后彩图）心电图波形和间期。P 波代表心房激动；PR 间期是从心房激动开始到心室激动开始的时间。QRS 波代表心室激动；QRS 波时限是心室激动的持续时间。ST-T 段代表心室复极。QT 间期是心室激动和恢复的持续时间。U 波可能代表心室中的"后去极化"。引自 ECG Learning Center（https://ecg.utah.edu/），a webpage created by the Spencer S. Eccles Health Sciences Library, University of Utah, and available under a Creative Commons CC-BY license. Content copyright ©1997, Frank G. Yanowitz, M.D., Professor of Medicine（Retired）, University of Utah School of Medicine, Salt Lake City.

期、电压、轴向以及有无异常波形。正常 ECG 的识别规则如表 5-6 所示，正常、异常、危重 ECG 检查结果如表 5-7 所示。有重要发现应立即进行心脏科会诊。

脑脊液检验

在精神科临床实践中，以下患者可能需要腰椎穿

表 5-6　正常心电图的 10 条规则

1. PR 间期应为 120～200 ms（3～5 个小方格）
2. QRS 波不应超过 110 ms（少于 3 个小方格）
3. QRS 波在 Ⅰ 和 Ⅱ 导联中大部分应该是直立的
4. QRS 波和 T 波在肢体导联中应具有相同的一般极性（向上或向下）
5. aVR 导联中的所有波都向下（负）
6. R 波应在胸前导联（V_1～V_6 导联）逐渐增高，至少到 V_4 导联
7. ST 段除了 V_1 和 V_2 导联可能高于等电位线，其余导联应接近等电位线
8. P 波在 Ⅰ、Ⅱ 和 V_2～V_6 导联应该是直立的
9. Q 波应该缺失，除了 Ⅰ、Ⅱ 和 V_2～V_6 导联存在 < 0.04 s 的较小的 Q 波
10. T 波在 Ⅰ、Ⅱ 和 V_2～V_6 导联必须直立

12 导联 ECG 包括 3 个双极肢体导联（Ⅰ、Ⅱ 和 Ⅲ）、3 个单极肢体导联（aVR、aVL 和 aVF）和 6 个单极胸部导联，也称为心前区导联或 V 导联（V_1、V_2、V_3、V_4、V_5 和 V_6）
引自 Professor Douglas Chamberlain, M.D., Honorary Professor of Resuscitation Medicine, Cardiff University; in public domain.

刺，包括谵妄或不明原因的精神状态改变、不明原因的癫痫发作、临床怀疑脑膜炎、其他疑似 CNS 感染或免疫功能低下患者出现不明原因发热（Irani 2009）。专科诊所和研究机构用 CSF β 淀粉样蛋白（1-42）和 tau 蛋白水平评估重度神经认知障碍，如本节后面所述［参见"脑脊液 β 淀粉样蛋白（1-42）"和"脑脊液 Tau 蛋白"］。Ellenby 等（2006）制作了一段内容丰富的视频，详细介绍了进行腰椎穿刺的方法（可通过按次付费或从 New England Journal of Medicine 杂志网站订阅获得）。

腰椎穿刺前需要患者做好准备。手术前必须进行抗凝治疗（否则会干扰结果），以使国际标准化比值 < 1.2（Irani 2009）。在存在局灶性神经系统体征、视乳头水肿、新发癫痫或意识水平改变的情况下，应在手术前进行头部 CT 或 MRI 检查。应询问患者是否有腰椎手术史或可能限制进入蛛网膜下腔的疾病。腰椎穿刺的禁忌证包括颅后窝肿块病变、CT 或 MRI 上可见有占位效应的颅内病变、CT 或 MRI 上中线移位、CT 或 MRI 上第四脑室或四叠体池的可视性差、国际标准化比值 > 1.5、血小板计数 < 50×10⁹/L 或腰部皮肤或组织感染（Irani 2009）。

CSF 样本应尽快检验或冷冻存储。实验室返回的常规报告包括细胞计数（如果细胞计数 > 5，则对 WBC 进行分类）、总蛋白、白蛋白、葡萄糖、IgG、IgA、IgM、寡克隆带（如果存在）、特异性抗体（如果存在，如麻疹、风疹）、乳酸（如果需要）以及目视检查 CSF 的外观。

表 5–7　心电图（ECG）检查结果

正常 ECG 结果	
心率（HR）	60 ～ 100 次 / 分
节律	正常窦性心律或窦性心律失常
PR 间期	120 ～ 200 ms（0.12 ～ 0.20 s）
QRS 间期	80 ～ 110 ms（0.08 ～ 0.11 s）
QT 间期	350 ～ 430 ms[a]
P 波电压	0.1 ～ 0.3 mV
T 波电压	0.2 ～ 0.3 mV
R 波顶部到 S 波底部	1 mV
轴向	成人 + 90°～ － 30°
异常 ECG 结果	
心动过缓	HR ＜ 60 次 / 分
心动过速	HR ＞ 100 次 / 分
心房颤动	HR 加快
	节律不规则
	通常在 QRS 波之前没有 P 波
心房扑动	HR 加快（心室率约 150 次 / 分）
	QRS 波窄
	ECG 等电位线呈锯齿状
一度房室传导阻滞	PR 间期 ＞ 0.20 ms
	每个 P 波后面跟着 QRS 波
二度房室传导阻滞	一些 P 波没有跟随 QRS 波
三度（完全）房室传导阻滞	P 波和 QRS 波完全分离
QTc 间期延长	男性：QTc 间期 ＞ 450 ms
	女性：QTc 间期 ＞ 470 ms
室性期前收缩（PVC），又称心室过早去极化（VPD）	正常 QRS 波后跟随宽大 QRS 波
	二联律：在每个正常 QRS 波之后出现 1 次 PVC
	三联律：每 2 个正常 QRS 波之后出现 1 次 PVC
	室性心动过速：连续出现 3 个或多个 PVC
ST 段压低	正常的 ST 段作为 ECG 上的等电位线
	ST 段低于等电位线提示缺血
ST 段抬高	正常的 ST 段作为 ECG 上的等电位线
	ST 段高于等电位线提示梗死
危重 ECG 结果	
室性心动过速	HR ＞ 100 次 / 分，连续出现 3 个或多个心律不齐
心室颤动	HR 非常快
	不协调
	除非立即治疗，否则危及生命
尖端扭转型室性心动过速	心动过缓
	QT 间期延长
	QRS 波围绕等电位基线扭转
重度心动过缓	HR ＜ 40 次 / 分
	通常有症状（头晕、晕厥等）

[a] QT 间期随心率、性别、一天中的时间而变化。校正 QT 间期（QTc 间期）= QT/R-R 间期。

脑脊液细胞计数和分类

通常情况下，CSF 中没有或有很少的细胞。成人 CSF 中，可以看到少量的淋巴细胞和单核细胞，比例约为 2∶1。RBC 通常不存在，除非脊髓穿刺损伤了周围组织。CSF 细胞计数包括 RBC 数量、WBC 数量和细胞类型。总细胞计数是 CNS 急性炎症或感染的敏感指标。成人 WBC 的参考范围为 0 ～ 5 WBC/mm^3（40% ～ 80% 淋巴细胞、15% ～ 45% 单核细胞、0% ～ 6% 中性粒细胞）（Fischbach and Dunning 2015）。儿童 WBC 的参考范围为 0 ～ 15 WBC/mm^3（Fischbach and Dunning 2015）。幼儿 CSF 中，可以看到较大比例的单核细胞。在脑膜炎、脑炎、转移性肿瘤和炎症反应的情况下，可见细胞计数增加。增加的特定细胞类型有助于指导进一步的检查和治疗。

脑脊液总蛋白

CSF 蛋白质水平升高是 CNS 病理学的可靠指标。表 5-8 显示了按年龄组划分的正常蛋白质水平和不同病理状况下的水平。可能需要进行专门研究来确定蛋白质的组成或确定病理过程，如髓鞘分解。穿刺创伤可能导致蛋白质的假性升高。在这种情况下，蛋白质水平在 1 号管中最高，在 2 ～ 4 号管中逐渐下降。如果将同一管样本用于蛋白质检测和细胞计数，则可以纠正这种假性升高：每 1000 RBC/mm^3 减去 1 mg/dl 蛋白质。一般来说，低 CSF 蛋白值通常没有临床意义，可见于以下情况，如 CNS 损伤伴 CSF 漏、CSF 分流术、颅内高压或甲状腺功能亢进等（Irani 2009）。

脑脊液葡萄糖

CSF 葡萄糖的正常范围反映了采样前 1 ～ 4 h 的血清葡萄糖水平。成人中 CSF 葡萄糖的正常范围为 45 ～ 80 mg/dl（约为血清葡萄糖水平的 2/3）（Irani 2009）。儿童正常范围为 35 ～ 75 mg/dl（Irani 2009）。成人 CSF 葡萄糖水平 ＜ 40 mg/dl 是病理性的。CSF 葡萄糖水平降低见于脑炎、脑膜炎、CNS 肿瘤、蛛网膜下腔出血、低血糖和 CNS 炎症性疾病（如结节病）等。CSF 葡萄糖水平升高见于颅脑损伤、高血糖症、尿毒症、脑出血和其他疾病。

脑脊液 β 淀粉样蛋白（1-42）

CSF β 淀粉样蛋白（1-42）不是 CSF 分析的常规指标，仅在指定实验室进行。该检测在技术上较为困难，并且样本需要特殊的收集和处理。该检测在认知障碍检查中与 CSF tau 蛋白检测一起进行，以提供支持或不支持阿尔茨海默病诊断的证据。与年龄匹配的认知正常患者相比，阿尔茨海默病患者的 CSF β 淀粉

表 5-8　脑脊液（CSF）蛋白水平（mg/dl）

正常范围	
15 ～ 45	10 ～ 40 岁
20 ～ 50	40 ～ 50 岁
20 ～ 55	50 ～ 60 岁
30 ～ 60	> 60 岁

临界值	
> 60	保证在没有糖尿病或近期脑卒中的情况下进行彻底检查
> 1000	提示蛛网膜下腔阻塞 CSF 流动；解剖阻塞处越低，数值越高
100 ～ 500	与血-CSF 屏障的渗透性增加一致

各种 CNS 疾病的平均值	
418	细菌性脑膜炎
270	脑出血
115	脑肿瘤
77	无菌性脑膜炎
69	脑脓肿
68	神经梅毒
43	多发性硬化
32	急性酒精中毒
31	癫痫

CNS，中枢神经系统
引自 Fischbach and Dunning 2015；Irani 2009.

样蛋白（1-42）水平较低，但这种差异的潜在机制尚不完全清楚。目前，该检测主要用于临床研究。CSF β 淀粉样蛋白（1-42）的正常值和病理值重叠，以及与认知测量的相关性差，使得该检测在个体患者中的价值有限，但研究者正在努力提高检测的敏感性和特异性（Dean and Shaw 2010；de Leon et al. 2004）。Athena Diagnostics 检测实验室计算了 β 淀粉样蛋白（1-42）tau 指数（AT 指数），该指数将阿尔茨海默病与正常衰老、抑郁、酒精性痴呆和其他痴呆症区分开来。当 AT 指数在与阿尔茨海默病一致的范围内时，tau 蛋白［磷酸化（tau P-Tau）］有助于以合理的敏感性和特异性区分阿尔茨海默病与其他形式的痴呆。实验室参考值附在返回的检测结果报告内。有研究者开发了一种更灵敏的数字 ELISA 检测方法，可用于血浆而非 CSF 样本来量化 β 淀粉样蛋白（1-42）（Song et al. 2016）。

脑脊液 tau 蛋白

如前所述，CSF tau 蛋白检测是一项只能通过指

定实验室进行的特殊检测，通常与 CSF β 淀粉样蛋白（1-42）一起进行。tau 蛋白报告为总 tau 和 P-Tau。Athena Diagnostics 开发了一种 AT 指数，能够区分阿尔茨海默病与正常衰老和其他病理疾病。当 AT 指数在与阿尔茨海默病一致的范围内时，P-Tau 有助于以良好的敏感性和特异性将其与其他形式的痴呆区分开来（Mitchell 2009）。实验室参考值附在返回的检测结果报告内。

基因检测

本节涵盖当前投入临床应用的基因检测，包括载脂蛋白 E（apoE）等位基因和细胞色素 P450（CYP）同工酶的基因分型。其他基因检测和相关疾病的信息可以在 Genetic Testing Registry（GTR）网站（www.ncbi.nlm.nih.gov/gtr）中找到（Rubinstein et al. 2013）。大多数情况下，基因检测是实验室提供的，在寄送样本之前需要向实验室询问价格以及样本预处理的方法。这类检测可能很昂贵，并且可能不在医疗保险报销政策范围内。

载脂蛋白 E 基因分型

在 3 个 *APOE* 等位基因（ε2、ε3 和 ε4）中，最常见的是 ε3，它存在于超过 50% 的普通人群中。ε4等位基因与脑淀粉样斑块负荷直接相关，它的存在是迟发性阿尔茨海默病患病的最强遗传危险因素（Liu et al. 2013）。ε2 等位基因似乎对该疾病具有一定程度的保护作用。当患者有阳性痴呆家族史时，ε4 与阿尔茨海默病之间的关联最强。当存在 2 个 ε4 等位基因时，这种关联会进一步加强（Farrer et al. 1997）。ε4 等位基因在世界范围内的频率为 13.7%，但在阿尔茨海默病患者中的频率约为 40%（Farrer et al. 1997）。

临床 apoE 基因分型的特点是敏感性低和阳性预测值低（Elias-Sonnenschein et al. 2011）。它不能预测阿尔茨海默病是否会在无症状个体中发展。它不适用于痴呆筛查或诊断评估的早期阶段。事实上，约 42% 的阿尔茨海默病患者没有 ε4 等位基因。apoE 检测可能有用的特定背景是在符合阿尔茨海默病临床标准的患者。在这种情况下，发现 ε4/ε4 基因型将阿尔茨海默病正确诊断的概率提高到约 97%（Elias-Sonnenschein et al. 2011；Petersen et al. 1996）。apoE 基因分型在小部分的实验室进行［可通过 GTR 网站（www.ncbi.nlm.nih.gov/gtr）访问］（Rubinstein et al. 2013）。进行 apoE 基因分型检测时，需要咨询患者。

细胞色素 P450 基因分型

CYP 基因分型揭示了某些 CYP 同工酶活性的遗

传变异，包括 CYP2D6 和 CYP2C19，其在精神药理学中特别重要。该检测现已广泛用于临床，其适应证包括对抗抑郁药反应差、抗抑郁药的意外事件或严重不良反应、抗精神病药反应差以及某些抗精神病药在低剂量时的锥体外系效应（de Leon et al. 2006；Samer et al. 2013）。采样为唾液或全血。

　　CYP2D6 基因分型检测结果将患者样本分为超快速代谢、快代谢、中等代谢或低代谢状态。低代谢状态表明酶活性缺失，而超快速代谢状态表明酶活性过高。快代谢状态表明酶活性正常，而中等状态表明酶活性略有降低。低代谢者（以及较少的中等代谢者）可能会产生较高的药物血清水平，并具有潜在的毒性。例如，建议在没有 CYP2D6 基因分型的情况下，在成人中使用匹莫齐特剂量不应超过 4 mg/d（Rogers et al. 2012）。超快速代谢者的药物水平可能太低而无法达到临床效果。除匹莫齐特外，通过 CYP2D6 代谢的精神类药物包括阿立哌唑、托莫西汀、度洛西汀、氟哌啶醇、利培酮、文拉法辛、沃替西汀和珠氯噻醇。CYP2D6 的低代谢者和超快速代谢者的药物剂量建议定期调整；在药物使用或改变剂量之前，应查阅说明书。

　　CYP2C19 基因分型检测结果将患者样本分为超快速代谢、快代谢、中等代谢或低代谢状态。同样，超快速代谢和低代谢状态都可能表明需要更换药物或调整剂量，以及注意治疗药物的监测。即使处于中等代谢状态，也必须考虑药物-药物和酶活性对药物-代谢物的抑制作用。通过 CYP2C19 代谢的精神类药物包括西酞普兰、艾司西酞普兰、舍曲林和三环类抗抑郁药。

　　总的来说，2007 年基因组学在实践和预防中应用的评估工作组发表的关于 CYP 基因分型的研究结果仍然成立。与更罕见的变异或基因重复或缺失相比，CYP 基因分型更准确、更容易解释更常见的多态性。此外，关于临床有效性和实用性的文献并不全面。然而，尽管有这些局限性，基于经选择患者避免住院和连续药物试验可能会节省成本的考虑，许多保险公司还是同意承保 CYP2D6 和 CYP2C19 基因分型检测。

神经生理学检查

脑电图

　　脑电图（EEG）记录头皮上电极对之间或头皮电极和参考电极之间的电位差。这些电位反映了大脑皮质的潜在电活动，并间接反映了更深层结构的电活动。捕获的电活动频率范围从 0.5 Hz 至约 35 Hz，并且该范围分为多个频段，如图 5-2 所示。

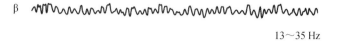

β

13～35 Hz

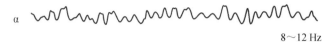

α

8～12 Hz

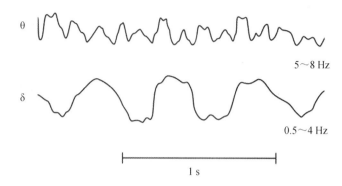

θ

5～8 Hz

δ

0.5～4 Hz

|← 1 s →|

图 5-2　脑电图频段。 该图显示了在 4 个基本 EEG 频段的波形

　　EEG 检查过程中，使用 10-20 系统（或该系统的扩展版本）将电极以标准位置连接到头皮，并且可记录多种不同的电极对模式（"蒙太奇"）。参考电极放置在耳垂或乳突上，或者创建平均参考电极。理想情况下，可记录到完全清醒、昏昏欲睡和睡眠状态的图像。为了达到睡眠状态，患者可能需要在检查前一天晚剥夺睡眠。在检查期间进行几个旨在引发癫痫样模式的刺激程序，包括过度换气和光刺激。如果涉及的问题与特定激发有关（如听音乐时癫痫发作），则应在检查期间模拟激发。为了捕捉由颞叶引起的癫痫样或发作期活动（如在部分性癫痫发作中），可以使用前颞电极和耳电极；鼻咽电极没有任何优势，而且让患者不舒服。如果涉及的问题与脑病有关，患者可能需要特定的清醒程序；例如，可能会要求患者从 20 倒数或者技术人员可能会提供敲击刺激以在短暂的记录间隔内让患者保持清醒。图 5-3 显示了正常 EEG 描记图（A）和谵妄患者的异常描记图（B），如下文所述。

　　作为一种诊断工具，常规 EEG 检查价格低廉且无创。因为它不涉及电离辐射或造影剂，所以可以根据需要多次重复 EEG 检查。应该告知患者 EEG 仅记录电活动，而不造成电刺激，让患者放心。安装电极时可能需要使用火棉胶，这是一种黏性凝胶，需要强力清洁才能去除。患者在检查前应避免使用镇静剂。如果在记录过程中需要应用催眠药来记录睡眠，通常使用水合氯醛，但儿童应使用可乐定，并且右美托咪定的应用受到了越来越多的关注；这三种药物对 EEG 活动的影响都微乎其微。为确保获得足够的睡眠期数据（如在疑似癫痫发作的情况下），可能需要进行睡眠剥夺。常用的睡眠剥夺方案包括在凌晨 4:00 唤醒患者，然后在检查前让患者保持清醒，不要小睡或使用兴奋剂。

　　EEG 是临床检查的有效辅助手段，可明确谵妄诊断和监测谵妄病程。谵妄时的 EEG 特征是 δ 和 θ 频段内的普遍慢波活动、枕区主频减慢、背景节律紊乱以及对睁眼和闭眼的反应性丧失（Jacobson and Jerrier 2000）。图 5-3B 显示了具有谵妄临床症状的患者的 EEG 记录。EEG 可用于区分谵妄和原发性精神病，因为后者通常是正常的。它可用于检测痴呆症患者的谵妄，在这种情况下，慢波活动的数量可能会在基线基础上大大增加。连续 EEG 有助于评估对谵妄治疗的反应，显示慢频率的改善以及 α 频率的增加（Jacobson et al. 1993）。表 5-9 列出了 EEG 检查在精神病学中的其他用途。

　　脑电图在注意缺陷多动障碍（ADHD）诊断中的应用一直存在争议。许多研究已经确定了 ADHD 患者感觉运动皮质（感觉运动节律）的 θ 波活动增加（较高的 θ/β 比例）以及静息状态 13 ～ 15 Hz 活动减少，尽管这些发现在各个研究中并不一致（Lenartowicz and Loo 2014）。当使用 EEG 神经反馈

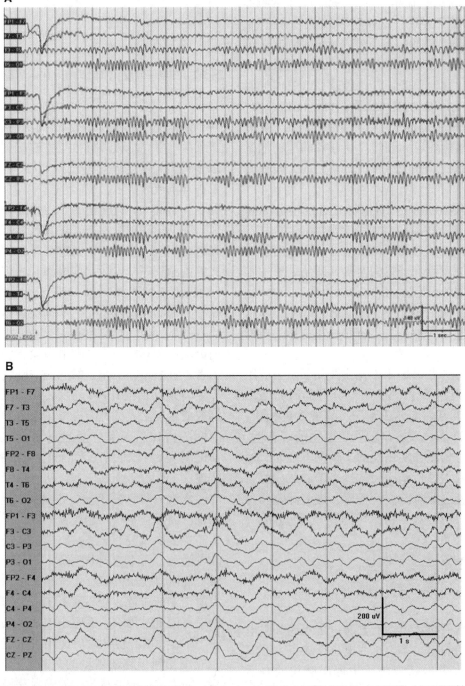

图 5-3　代表性脑电图记录。A. 纵向双极导联组合记录的正常 EEG。β 活动在额区占优势，而闭眼（记录开始时较大的偏转信号）后出现清晰的 α 节律并在枕区占优势。**B.** 谵妄患者的 EEG 记录，呈现 δ 频段内的普遍慢波活动以及没有明显的枕部优势（α）节律的严重紊乱

表 5-9　脑电图（EEG）在精神病学中的应用示例

注意缺陷多动障碍

- 结果不一致，大脑 θ 活动增加、θ/β 比增加以及感觉运动皮质（感觉运动节律）静息状态 13～15 Hz 活动减少
- 神经反馈可以在不影响 EEG 测量的情况下改善注意力不集中和冲动

谵妄

- 区分谵妄与畸张症和原发性精神病
- 痴呆患者的谵妄诊断
- 监测谵妄的治疗过程

非惊厥性癫痫持续状态

- 多见于老年女性
- 患者表现为持续的梦样（类似梦境）状态或木僵
- EEG 显示持续的发作期活动

癫痫发作

- 如果捕获到发作事件并且未观察到棘波或棘慢波活动，则需区分癫痫发作和假性癫痫发作
- 注意事项：发作间期 EEG 可能正常，部分患者同时有癫痫发作和假性癫痫发作，深部致痫灶只能通过深度记录来捕获

散发性克-雅病

- 在早期阶段，EEG 正常或显示少量的 θ 减慢
- 在晚期阶段，每隔 1～2 s 就会出现周期性爆发的高压多相尖波，呈脉冲抑制模式。这些复合波通常是对称的，但可能在其中一个大脑半球上具有更高的电压

亚急性硬化性全脑炎

- EEG 显示由 2～4 个高振幅 δ 波组成的周期性复合波，通常是双同步和对称的，每 5～7 s 重复 1 次
- 复合波与肌阵挛性抽动的临床现象同时出现
- 较不常见的是，复合波间有额区节律性 δ 活动或 EEG 振幅降低、双同步棘慢波活动、随机额区棘波或局灶性棘慢波活动

锂的毒性作用

- EEG 可能显示杂乱无章的节律、散布的慢波活动和（或）三相波

来影响这些变量时，即使注意力不集中和冲动的症状得到改善，但治疗前和治疗后的脑电差异可忽略不计（Arns et al. 2014）。疾病的异质性和研究中记录条件的差异很可能是导致这种不一致的原因。无论如何，诊断检测和神经反馈治疗都可用于该适应证。

定量脑电图

数字化 EEG 的数据采集和计算机化分析扩展了脑电图的功能，并引入了许多新变量，如不同频段的绝对功率和相对功率、频谱边缘频率和信号相干性。定量 EEG（qEEG）的患者界面与 EEG 相同，使用扩展的 10～20 电极置入系统。其适应证和患者准备与常规 EEG 相同。过去，qEEG 主要应用于实验室研究，但目前大多数较新的临床 EEG 系统都是数字化的，

至少在理论上具有提供更复杂分析的潜力。数字系统保留了实时生成 EEG 数据模拟显示的能力，因此视觉检查（"读图"）仍然可以用于核查 qEEG 结果。数字系统还可以进行数据的空间显示，这些数据通常叠加在大脑的轮廓上（"脑电地形图"）。

根据所涉及的问题，qEEG 可以数值数据、脑电地形图或包括激活程序（过度换气和光刺激）的实时记录的形式进行分析及报告。对于谵妄等疾病，在结合持续（非周期性）EEG 的情况下，可以仅利用几秒的 EEG 记录进行分析，这使得 qEEG 在患者无法完全合作的情况下成为首选方式。使用带有数字化分析的扩展电极阵列还有助于在癫痫评估以及其他更复杂的分析中进行三维偶极子定位。

qEEG 的正常结果包括：

- α 功率（绝对功率和相对功率）在枕区最高并且是对称的。
- 在清醒状态下未观察到明显的慢波（δ 或 θ）功率。
- 其他参考值以实验室报告为准。

qEEG 的异常结果举例：

- 广泛增加的 δ 和 θ 功率可能与谵妄或药物效应一致。
- 枕区的 α 功率降低可能与痴呆或药物效应一致。
- β 活动增加可能与焦虑或镇静催眠药的使用/戒断一致。

使用 qEEG 也需要有经验的神经生理学家参与数据的解释。qEEG 可能会引入干扰记录的伪迹，如眼动在额颞区表现为 δ 功率或肌肉活动表现为 β 功率。此外，EEG 研究被认为是不完整的，因为它没有为谵妄或其他意识减退的患者明确地提供和记录警报刺激。一些影响 EEG 的精神药物通常会增加慢波功率（如抗精神病药或心境稳定剂）或 β 功率（如镇静催眠药或酒精）。

诱发电位

基于捕获 EEG 数据技术的改进，电位由听觉、视觉、体感或认知刺激诱发，并被记录下来。每一个刺激都会在大脑中产生小幅度的电位变化。重复给予刺激，对相同刺激下记录到的电位数据进行叠加平均，得到诱发电位。这些方法主要用于评估多发性硬化症患者的疑似视神经病变等问题或评估昏迷患者的脑干功能。然而，诱发电位测试可提供感觉刺激处理的临床有用信息，因此有助于区分某些症状的医学原因和心理原因。例如，视觉诱发电位可用于区分心因性失明和真性失明。

精神科医生更感兴趣的可能是初始诱发电位后的诱发电位成分，如中潜伏期诱发反应，甚至事件后相关电位。P300 是其中一种事件相关电位，因其在刺激后出现的时间（250 ～ 500 ms）而命名，已发现在有精神疾病风险的个体（Bodatsch et al. 2015）以及阿尔茨海默病患者（Frodl et al. 2002）中该指标存在异常。P300 是一种内源性电位，被认为反映了大脑评估刺激所涉及的过程。

多次睡眠潜伏时间试验

多次睡眠潜伏时间试验（MSLT）用于确认原发性睡眠增多（发作性睡病）的临床诊断，并明确该病症的治疗效果。它还可用于评估其他神经精神疾病患者的日间嗜睡情况，包括帕金森病、慢性疲劳综合征或重度抑郁症患者。MSLT 通常在整夜多导睡眠监测（参见本章"多导睡眠图"）后的第 2 天在睡眠实验室进行。应指导患者在 MSLT 完成之前避免摄入咖啡因。该测试的目的是量化患者日间嗜睡的程度。患者在 1 天中以 2 h 为间隔，至少有 4 次小睡的机会，并被告知不要抗拒入睡的冲动。监测 EEG、眼电图、肌电图（EMG）和 ECG 信号，以确定睡眠开始和结束的时间以及快速眼动（REM）睡眠，并监测心率和心律。

在 MSLT 中，无日间过度嗜睡的患者的平均入睡潜伏期为 10 ～ 20 min（Rack et al. 2005）。如果平均入睡潜伏期少于 8 min，则被视为存在嗜睡。发作性睡病患者中还可出现睡眠起始 REM 片段。如果观察到两次以上的睡眠起始 REM 片段，则可诊断为无猝倒的发作性睡病（Rack et al. 2005）。

相关的清醒维持试验（MWT）提供了患者日间保持清醒能力的指标。在该测试中，患者被要求抵抗入睡的冲动；其余过程与 MSLT 类似（Sullivan and Kushida 2008）。与 MSLT 类似，应告知患者在多导睡眠监测后避免咖啡因摄入，直至完成 MWT。

肌电图和神经传导测试

肌电图和神经传导测试（NCT）评估肌肉电活动（EMG）和神经电活动（NCT），作为评估其功能的一种方式。在肌电图检查中，将针插入肌肉组织，并将电极连接到皮肤上。在静息和肌肉随意收缩的情况下进行记录。在 NCT 中，电流被施加到神经（感觉或运动），以测量神经传输的速度。EMG/NCT 检查在精神病学临床实践中的重要应用是躯体形式障碍，其正常的测试结果有助于排除肌肉或神经系统疾病导致无力或瘫痪等症状的原因。此外，由于无力和疲劳等症状符合重症肌无力等疾病的表现，精神科医生也应该引起注意，并且在某些患者中，在考虑诊断为抑郁症之前需要进行 EMG/NCT。与非典型抗精神病药使用相关的肌炎和与酒精中毒和维生素缺乏相关的周围神经病也可能是 EMG/NCT 的指征。

EMG 检查流程需要 30 ～ 60 min。当肌肉处于静息状态时，正常的 EMG 显示无电活动。NCT 检查中，神经传导速度根据所研究的神经而不同，但范围为 40 ～ 70 m/s（Chémali and Tsao 2005；Daube 1996）。应告知患者在测试前洗澡或淋浴，并避免使用化妆品（包括粉末、除臭剂和乳液）。此外，患者在检测前应避免咖啡因和烟草的摄入（Chémali and Tsao 2005；Daube 1996）。

多导睡眠图

传统的多导睡眠监测需要在睡眠实验室过夜，监测患者睡眠期间的多个参数，包括 EEG、眼动、ECG、颏肌 EMG、胫骨前肌 EMG、胸部和腹部呼吸力度、口 / 鼻气流和氧饱和度。同时记录视频数据。目前，使用便携设备的家庭睡眠监测也是一种选择。无论在何处进行研究，数字化记录和计算机分析都大大简化了睡眠相关事件的检测以及睡眠阶段和事件的评分（Flemons 2002）。

多导睡眠监测研究有助于诊断和表征精神科临床实践中常见的多种疾病，包括夜间惊恐发作、伴有难治性抑郁症的睡眠呼吸暂停、与夜间氧饱和度降低相关的认知障碍以及各种异态睡眠（Fois et al. 2015）。表 5-10 列出了多导睡眠监测的常见适应证。主要应用指征是评估睡眠呼吸紊乱（睡眠呼吸暂停）（Flemons 2002）。为此，需要监测呼吸暂停和低通气事件。当气流停止超过 10 s 时即为呼吸暂停事件。当气流减少 50% 并持续超过 10 s 时即为低通气事件。呼吸暂停 / 低通气指数（AHI）是每小时睡眠中呼吸暂停和低通气事件的次数之和。与 AHI 相关的多导睡眠监测研究结果有助于增强阻塞性睡眠呼吸暂停患者减重的必要性，因为 AHI 可以随着体重减轻而显著改善。表 5-11 列出了多导睡眠监测研究中的正常结果和异常结果。

表 5-10　多导睡眠监测的适应证

评估睡眠呼吸紊乱（包括睡眠呼吸暂停）

不宁腿综合征的确诊

检测睡眠中的周期性肢体运动

快速眼动睡眠行为障碍的评估

疑似夜间癫痫发作的确诊

疑似夜间惊恐发作（并排除癫痫发作）的确诊

明确其他异态睡眠，如梦游

表 5-11	多导睡眠监测报告：正常和异常结果
正常结果	
睡眠变量	
睡眠开始和结束时间	正常睡眠时间
每个睡眠阶段的比例	REM 睡眠和 non-REM 睡眠（N1 期、N2 期和 N3 期睡眠）的正常比例
睡眠期间的觉醒次数	正常的
周期性腿动或抽动	无或可忽略不计
血氧饱和度	＞ 90%
血氧饱和度下降指数	血氧饱和度 < 90% 的事件每小时 < 5 次
异常打鼾	无
ECG 显示心率和心律紊乱	无
呼吸暂停 / 低通气指数（AHI）	有 OSA 症状的患者呼吸暂停 / 低通气 ≤ 5 次 / 小时（＞ 60 岁者 < 10 次 / 小时）
异常结果	
AHI 结果证实 OSA 的临床诊断	
轻度睡眠呼吸暂停	AHI = 5 ～ 14
中度睡眠呼吸暂停	AHI = 15 ～ 30
重度睡眠呼吸暂停	AHI ＞ 30
其他异常结果	
低氧	
睡眠结构紊乱	
异常腿部运动	
异常行为	

ECG，心电图；OSA，阻塞性睡眠呼吸暂停；REM，快速眼动

皮肤测试：结核菌素皮肤试验（Mantoux）

精神疾病患者中有结核病（TB）风险的个体包括新近移民、无家可归者、有酗酒或静脉吸毒史的个体，以及监狱、疗养院和为患有慢性精神疾病患者提供的住宿等集体生活设施中的居民。TB 皮肤试验用于确定个体是否感染 TB。结核皮肤试验中，将少量纯化的蛋白质衍生物经皮内注射到患者前臂，48 ～ 72 h 后，检查该部位是否有硬结（不是红斑）。硬结的直径（垂直于手臂的长径测量）和个体感染的风险（如果被感染，则评估发展为疾病的风险）共同确定测试结果是否为阳性。对于 HIV 感染者、器官移植受者、近期暴露于结核病或使用泼尼松或肿瘤坏死因子 α（TNF-α）拮抗剂的免疫抑制患者，硬结为 5 mm 或以上被认为检测结果呈阳性。对于来自流行国家的近期移民或集体生活的居民 / 雇员，硬结 ≥ 10 mm 被认为测试结果呈阳性，而在没有危险因素的个体中，硬结 ≥ 15 mm 为阳性结果（American Thoracic Society 2000）。

接受 BCG 疫苗的患者可能会出现假阳性结果，这些患者应该进行结核病血液检测（见上文"结核病血液检测"）。在非结核分枝杆菌感染的患者中也可以看到假阳性结果。假阴性结果可见于皮肤无反应性患者、病毒性疾病（如水痘）患者或最近接种过活病毒（如天花或麻疹）疫苗的患者（Centers for Disease Control and Prevention 2016）。

粪便检验：粪便隐血试验和粪便免疫化学试验

使用选择性 5- 羟色胺再摄取抑制剂（SSRI）或 5- 羟色胺-去甲肾上腺素再摄取抑制剂治疗的患者可能会由于这些药物对血小板的效应而导致胃肠道出血风险增加。在老年人、有胃肠道溃疡出血史的个体以及同时服用阿司匹林或非甾体抗炎药（NSAID）的个体，风险可能会进一步增加。使用高灵敏度粪便隐血试验（FOBT；粪便愈创木脂）或粪便免疫化学试验（FIT）来筛查便血。阳性 FOBT 结果表明有消化道出血，而阳性 FIT 结果表明下消化道出血（American Association for Clinical Chemistry 2018a）。任何一种方法的阳性检测结果都表明需要进行随访。在间歇性出血的情况下，任何一种方法都可能出现假阴性结果。

目前，FOBT 和 FIT 在结直肠癌筛查中被认为是等效的，但在上消化道出血的检测中不等效。患者更容易接受 FIT 试验，因为只需要用刷子收集粪便并隔离在充满缓冲液的小瓶中即可（Imperiale et al. 2004）。此外，FIT 试验不需要患者准备。对于 FOBT，必须指导患者避免进行牙科手术，避免使用阿司匹林、NSAID、维生素 C 和可能导致假性结果的食物，如红肉、西兰花、芜菁和辣根。即便如此，在患有贫血和胃或十二指肠溃疡病史的 SSRI 治疗老年患者中，高灵敏度 FOBT 仍然是首选检测。

尿液检验

妊娠（定性 β-hCG）

妊娠试验适用于育龄期女性，在考虑给她们使用有潜在致畸药物以及在进行电休克治疗等操作之前进行。如前一节所述（参见"血液检验"下的"妊娠试验"），尿液中定性检测的 β-hCG 是常规妊娠检测的首选检查。在第 1 次月经延期后不久，该测试可产生阳性结果。根据包装说明使用，目前市售的家庭妊娠检测可得到准确结果。对于非常规妊娠试验或妊娠以外的任何其他情况的检测，应使用血液检查。

对于尿液检验，使用早晨第一次尿液样本，因为此时的 β-hCG 浓度最高。如果使用随机样本，则不得稀释；保证尿比重＞ 1.005（Fischbach and Dunning 2015）。应丢弃含有清晰可见血液（即肉眼血尿）的标本。尿检结果为阳性（妊娠）或阴性（未妊娠）。某些因素会干扰尿液检验：在存在蛋白尿、血尿、垂体促性腺激素过多和服用某些药物（包括吩噻嗪和美沙酮）的情况下可出现假阳性结果（Fischbach and Dunning 2015）。如果样本在妊娠早期采集或尿液太稀，则可能会出现假阴性结果。

尿液试纸检测

使用市面销售的检测试剂盒，可以不用在实验室检查尿液就可以明确感染和其他异常情况。必须遵循每个检测试剂盒中的特定说明。试纸结果应结合临床体征和症状的背景进行解释，因为可能会出现假阴性和假阳性结果。

尿液分析

常规尿液分析（将尿液送到实验室）可快速且廉价地筛查尿路感染、肾病和肝病以及高血糖症。它是基本实验室检查的标准组成部分，也是对精神状态改变的老年患者进行检查的关键要素。如果在初始测试中白细胞酯酶或亚硝酸盐呈阳性，则在显微镜下检查样本的白细胞和细菌。如果两者均为阳性，则可能存在尿路感染，应进行尿培养（Simerville et al. 2005）。微量蛋白尿的持续存在是肾功能不全的关键和早期指标（Fischbach and Dunning 2015）。显著或持续性血尿（红细胞完整）应该考虑肾小球疾病（Fischbach and Dunning 2015）。在接受电休克治疗的患者中以及神经阻滞剂恶性综合征中可见肌红蛋白（无完整红细胞的隐血）。

应使用患者约 10 ml 的早晨第 1 次尿液样本，否则可能会导致亚硝酸盐检测呈假阴性。应指导患者将尿液直接排入干净、干燥的容器中。不再建议患者在排尿前使用抗菌湿巾清洁会阴部。重要的是，尿液样本应在收集后 1 h 内检查或立即冷藏并在 24 h 内检查。虽然导尿进行尿检不是常规流程，但通过其他方式获得的尿液样本可能会被粪便、阴道分泌物或经血污染。

尿液药物筛查

药物滥用的毒理学筛查通常在急诊科进行，也用于治疗过程中监测已知的物质滥用者。基于此目的，针对选定的一组药物进行随机尿液样本检测。根据国家的药物滥用模式来决定检测哪些药物，尽管这些模式会随着时间的推移而变化，并且有些滥用药物没有进行常规检测。临床医生有必要要求纳入特定药物。对于某些药物，如 γ- 羟基丁酸酯（GHB），由于清除速度较快，而难以检测。目前，大多数检测组包括阿片类药物、可卡因、苯丙胺、巴比妥类药物、苯二氮䓬类药物、苯环己哌啶和大麻素（大麻）。阳性结果（高于预定的界值水平）返回后可进行更敏感和更特异的测试，以识别确切的药物。检测组可以个性化定制。

不同的检测窗适用于不同的药物类别（Moeller et al. 2008；Reisfield and Bertholf 2008）。对于苯丙胺、可卡因和阿片类药物，尿液筛查可检测过去 2 ～ 3 天的药物使用情况。对于长期使用大麻素（大麻及其代谢物），尿液筛查可检测过去几周的药物使用情况。对于巴比妥类药物，尿液检测取决于具体药物；短效巴比妥类药物在使用后 24 h 内可在尿液中检测到，长效药物可在 3 周内检测到。出于特定的法律或职业目的，可能会使用除外尿液的其他样本。唾液样本可以检测过去 24 h 内使用的药物。头发样本可以检测过去 2 ～ 3 个月的药物使用情况。汗液样本可以在几天到几周的时间内用吸收性贴片收集，并且可以表明在此期间的药物使用情况。对于酒精筛查，最常使用血液样本，如前面的"血液酒精水平"部分所述。

通过基于抗体的免疫测定进行尿液药物筛查可能会因为交叉反应性而出现假阳性结果（Keary et al. 2012）。例如，利福平和氟喹诺酮类药物以及未清洗的罂粟籽会导致阿片类药物筛查出现假阳性结果，过度使用 Vicks 吸入器会导致苯丙胺筛查出现假阳性结果。若标本呈阳性，可以在实验室中使用气相色谱-质谱法进一步检测以识别特定药物，以避免假阳性结果。尿液稀释可能会导致假阴性结果，尽管进行尿液药物筛查的实验室会测定尿液比重和肌酐含量来检查尿液是否被稀释。在这种情况下，给临床医生的报告会注明检测结果为阴性，但是样本是经过稀释的。

精神病学中的神经影像学研究

目前的神经成像方法可提供关于大脑的结构和功能数据。CT 和 MRI 等结构成像技术有助于了解大脑解剖结构的固定成像。功能性神经成像技术如正电子发射断层扫描（PET、PET-CT 和 PET-MRI）、单光子发射计算机断层扫描（SPECT）、磁共振波谱（MRS）和动脉自旋标记可提供有关脑代谢、血流、突触前摄取递质前体、神经递质转运蛋白活性和突触后受体活性的信息。然而，功能扫描的结果解释应始终基于基础结构成像。通过这些技术，我们可以识别结构正常大脑的功能异常，或者发现大脑结构异常相关的功能改变（如脑肿瘤）。

结构神经成像模式

CT

CT 扫描采用聚焦 X 射线束以不同角度穿过大脑，并将收集的数据组合以提供大脑的横断面图。X 射线在穿过大脑组织时衰减，组织吸收了 X 射线的能量。能量吸收的程度根据组织的放射密度而变化。这种不同的 X 射线衰减被转换成大脑的二维灰度图，其中骨骼最不透射线（白色），空气最透射线（黑色）。脑组织、CSF 和水具有不同程度的射线不透性。

与 MRI 相比，CT 应用更广泛，价格更低廉，需要的扫描时间更短，并且也相对更舒适和便捷。因此，CT 可以有效地排除危及生命或可能需要手术干预的情况（如出血或脑肿瘤）。然而，CT 也有其自身的局限性；它具有辐射暴露，对于后颅窝结构（如脑干和小脑）的可视化效果较差，并且由于灰质和白质的辐射密度相似，其区分能力有限。

MRI

MRI 利用了体内的氢原子核具有顺磁特性的原理，它们的自旋在磁场中对齐。磁脉冲使质子对齐，当脉冲终止时，质子向其原始位置松弛，并以可检测的射频释放能量。释放的能量是非电离的，因此该过程被认为是安全的。磁场内重新排列的氢原子的全体磁行为定义了 T1（纵向弛豫）和 T2（横向弛豫）。

MRI 可以根据不同组织的不同弛豫率区分游离水中的氢核和血液、脂肪或肌肉中的氢核。所产生的图像的空间分辨率由磁场强度决定。大多数临床 MRI 扫描仪使用 1.5 或 3.0 特斯拉的磁场强度。

CT 中的描述术语主要使用密度（低密度、等密度、高密度）和衰减（低衰减、高衰减），与之不同，MRI 的描述术语侧重于强度（高信号、等信号、低信号）。

MRI 的 T2 加权图像有助于显示病变，因为 T2 中水肿显示为信号强度的增加。此外，T2 加权像也可见出血和其他血液相关病变。T1 加权图像有助于显示结构解剖。梯度回波图像可以显示既往出血。液体衰减反转恢复图像可用于识别既往梗死灶的瘢痕形成（神经胶质增生），以及既往小血管缺血性改变的程度。表 5-12 记录了 T1 加权、T2 加权和质子密度加权 MRI 中组织信号的特征性表现。图 5-4 显示了大脑在 CT 和常用的不同常规 MRI 序列上的典型表现。

CT 与 MRI 的比较

与 CT 相比，MRI 有几个优势。首先，它对脑组织的可视化程度更高，对灰质和白质的区分度更高，并可以进行定量测量或脑容积测量。MRI 可以更好地显示小脑和脑干等脑深部结构。此外，可以采集轴

表 5-12 T1 加权、T2 加权和 PD 加权 MRI 的组织信号比较

	T1	T2	PD
灰质	中（灰色）	中至高（浅灰色）	中至高（浅灰色）
白质	高（白色）	中至低（深灰色）	中（灰色）
脑脊液或水	低（黑色）	高（白色）	中至低（深灰色）
脂肪	高（白色）	低（黑色）	低（黑色）
空气	低（黑色）	低（黑色）	低（黑色）
水肿	中（灰色）	高（白色）	高（白色）
脱髓鞘或神经胶质增生	中（灰色）	高（白色）	高（白色）
铁蛋白沉积（如基底神经节）	中至低（深灰色）	低（黑色）	低（黑色）
与蛋白质结合的钙	高（白色）	中至低（深灰色）	中至低（深灰色）
蛋白质液	高（白色）	可变化	可变化

在快速自旋回波序列（自旋回波序列的一种更快的变体）中，T2 和 PD 加权图像中脂肪显得明亮

MRI，磁共振成像；PD，质子密度

引自 Wilde EA, Hunter JV, Bigler ED: "A Primer of Neuroimaging Analysis in Neurorehabilitation Outcome Research." NeuroRehabilitation 31: 227-242, 2012.

位、冠状位和矢状位图像，从而实现多平面可视化。表 5-13 提供了 CT 和 MRI 扫描模式比较的总结。图 5-5 提供了 CT 和 MRI 图像的比较。

CT 和 MRI 在精神病学中的临床应用

结构成像（CT 或 MRI）可用于识别精神症状的躯体原因，如脑卒中、脑肿瘤、创伤性损伤、感染或发育异常。因此，任何出现局灶性神经体征的患者都应进行结构成像。此外，结构成像在神经认知障碍的初步检查中具有指征，而 MRI 为首选方式。尽管相较于年轻人，在老年人群中更需要扫描结构像，但在没有局灶性神经体征或缺陷的情况下，由于成本和效益原因，不鼓励进行常规筛查。

其他结构成像技术

磁共振波谱（MRS）分析。 MRS 的原理与 MRI 相同，但不依赖于氢质子的共振，而是检测其他感兴趣的信号，包括氢（^1H）、磷 31（^{31}P）、锂 7（^7Li）、氟 19（^{19}F）、钠 23（^{23}Na）和碳 13（^{13}C）。MRS 通过测量细胞完整性和功能的几种标志物，包括 N-乙酰天冬氨酸、肌酸、胆碱和肌醇，以及在高磁场和超高磁场下可检测到的具有潜在临床相关性的其他标志物，如脑谷胱甘肽、甘氨酸、谷氨酰胺、谷氨酸盐

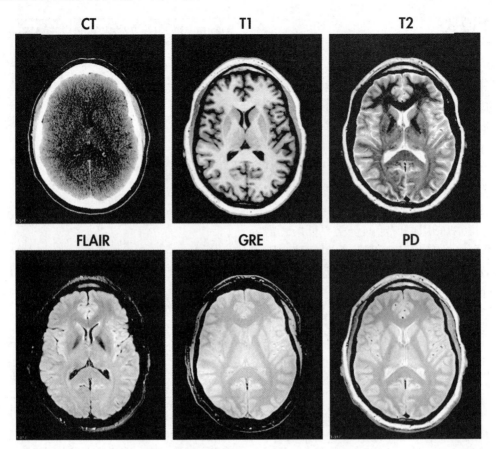

图 5-4　计算机断层扫描（CT）和多种磁共振成像（MRI）模式的比较。 这些图像来自同一个体的同一水平，并在 CT 和临床实践中常用的多种常规序列上显示白质、灰质和脑脊液的特征性表现。FLAIR，液体衰减反转恢复；GRE，梯度回波；PD，质子密度。引自 Elisabeth A. Wilde，Ph.D.，Department of Neurology，University of Utah，Salt Lake City，Utah；and Erin D. Bigler，Ph.D.，Departments of Psychology and Neuroscience，Brigham Young University，Provo，Utah，and Department of Neurology，University of Utah，Salt Lake City，Utah.

表 5-13　CT 与 MRI 比较

	CT	MRI
机制	X 射线衰减	质子磁共振
成像平面	仅轴位（横向）	轴位、冠状位、矢状位
图像采集时间	短（1 ~ 10 min）	长（30 ~ 45 min）
扫描层厚度	2 ~ 5 mm	1 ~ 3 mm
空间分辨率	1 ~ 2 mm	< 1 mm
费用	$300 ~ $500 +	$800 ~ $1000 +
优点	应用广泛；快速采集；用于评估急性和危及生命的情况，如出血或创伤；检查费用更便宜；禁忌证较少	无辐射暴露；灰质–白质对比度极佳；分辨率更高；后颅窝显示良好
缺点	辐射暴露；后颅窝可视化效果差	不能用于体内有金属或起搏器的患者；采集时间长

和 γ- 氨基丁酸（GABA），来获得有关神经元损伤的信息。这些化合物中的每一种都会产生特征性的光谱峰，从而可量化该化合物在大脑不同区域的分布。

MRS 已广泛应用于精神疾病的研究，包括抑郁障碍、双相障碍、精神病性障碍、精神分裂症等精神疾病。MRS 还用于评估各种精神科药物的药代动力学和药效动力学。其临床应用目前仅限于原发性精神疾病。

扩散张量成像（DTI）。 DTI 测量脑组织中水的扩散，通过各向异性分数和平均扩散率等指标对方向和结构进行定量分析，以及通过纤维束成像对白质纤维束进行定性分析。在 DTI 中，使用对水的随机运动敏感的扩散加权脉冲序列来量化水沿轴线的扩散，并计算图像中的每个体素水扩散速度的矩阵，即扩散张量。水在各个方向上的扩散速度通常是恒定的。然而，在白质中，平行于轴突方向的水比垂直方向扩散更快，这是由于髓鞘和白质束限制并引导了水扩散所致。扩散的改变用于识别白质束结构完整性的损伤，如在创伤性脑损伤、脑卒中和多发性硬化中所见。该信息还可用于绘制因病理过程或发育异常而受损的白质束。DTI 和其他先进的扩散方法已用于神经认知障碍、精神分裂症、心境障碍、焦虑障碍、神经发育障碍、物质使用相关障碍和脑损伤的研究。目前 DTI 的临床应用比较有限，部分原因是缺乏可供比较的标准数据。图 5-6 为 DTI 显示的白质纤维束。

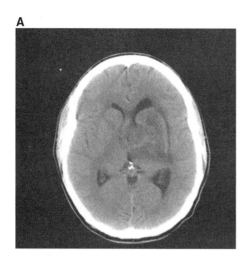
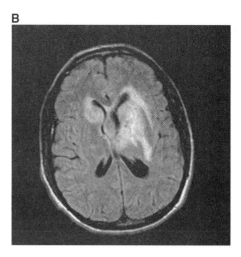

图 5-5　结构成像模式的比较：计算机断层扫描（CT）和磁共振成像（MRI）。一名表现为记忆丧失的患者进行头部 CT 与 MRI 检查，比较了两者在同一患者中的敏感性。**A.** 头部 CT 扫描显示大面积密度减低，与水肿一致，但难以确定是否存在潜在肿块或其形状。**B.** 脑部 MRI（T2 图像）也显示与 CT 异常形状大致相同的强度增加区域。患者检测出 HIV 阳性，随后的脑活检显示肿块是 B 细胞淋巴瘤。引自 Images courtesy of Paul E. Schulz, M.D., Department of Neurology, University of Texas Health Science Center at Houston（UT Health），Houston，Texas.

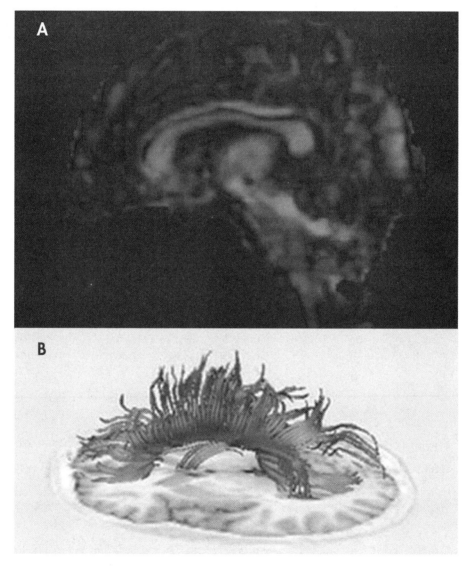

图 5-6　（见书后彩图）扩散张量成像（DTI）。彩色图谱请参见本书彩色图库中的板块 2。**A.** 从矢状面中的 DTI 导出的各向异性分数彩色图。红色表示白质纤维沿左右方向走行，蓝色表示纤维沿上下方向走行，绿色表示纤维沿前后方向走行。**B.** 全胼胝体 DTI 的纤维跟踪叠加至同一大脑的 T1 加权反转恢复图像。引自 Images courtesy of Elisabeth A. Wilde, Ph.D., Department of Neurology, University of Utah, Salt Lake City, Utah.

功能性神经成像模式

单光子发射计算机断层扫描

SPECT 提供脑血流和脑活动的图像。进行 SPECT 检查时，注射放射性示踪剂，该示踪剂附着于药物上，如锝 -99m- 六甲基丙二胺肟（HMPAO）或锝 -99m- 半胱氨酸乙酯二聚体（ECD），这些亲脂性药物能够扩散并穿过血脑屏障进入神经元。一旦进入细胞，放射性标记的药物就会转化为亲水性化合物，无法扩散出细胞。附着于 HMPAO 或 ECD 的示踪剂物理衰变导致高能光子发射，由 SPECT 检测器进行测量。计算机根据捕获的数据创建视觉图像，并使用各种算法和过滤技术来校正背景噪声和运动。

神经元胞体和突触所在的灰质中示踪剂摄取和脑血流量高，而由代谢活性较低的轴突组成的白质中示踪剂摄取和脑血流量低。因此，皮质和皮质下结构在 SPECT 上显示为亮或"热"，而白质显示为"冷"或暗。SPECT 可用于神经认知障碍的鉴别诊断，包括多巴胺转运体异常的疾病（如路易体痴呆）。

正电子发射断层扫描

在 PET 扫描中，放射性核素与生物活性分子或药物偶联，然后绘制放射性核素活性的浓度图，以显示偶联的分子或药物的位置。如果偶联的分子是氟代脱氧葡萄糖（FDG），则扫描呈现出关于组织代谢活动的信息。事实上，许多不同的同位素可用于 PET，包括氧 15（^{15}O）、氮 13（^{13}N）和碳 11（^{11}C），氟 18（^{18}F）与葡萄糖偶联（FDG）最常用于临床 PET 扫描。^{18}F 具有足够长的半衰期，可在场外域生成同位素。此外，与半衰期较短的同位素（如 ^{15}O）相比，使用 ^{18}F 时无需对患者的精神状态或精神活动进行标准化。当将其他分子［如与 β 淀粉样蛋白结合的氟贝他吡（^{18}F-A V-45）］代替葡萄糖类似物时，可以观察疑似阿尔茨海默病患者的脑内淀粉样沉积。同样，这种化合物有足够长的半衰期，可进行快速运输。通常，临床和研究环境中的 PET 扫描还包括 CT 或 MRI 的解剖成像，以将代谢结果与解剖学进行配准。

单光子发射计算机断层扫描与正电子发射断层成像的比较

与其他功能成像方式相比，SPECT 运用更广泛且价格更便宜，技术上比 PET 成像更容易。PET 具有良好的空间和时间分辨率。但这两种成像模式在解剖结构可视化方面较为有限。表 5-14 显示了 SPECT、PET 和功能磁共振成像（fMRI）的比较。

正电子发射断层扫描和单光子发射计算机断层扫描在精神科的临床应用

使用 PET 或 SPECT 的功能成像结合结构成像可用于评估神经认知障碍和创伤性脑损伤以及其他神经精神疾病。图 5-7 显示了结构和功能神经成像模式的比较，图 5-8 比较了 SPECT 和 PET 图像。

表 5-14　SPECT、PET 和 fMRI 的比较

	SPECT	PET	fMRI
测量方法	脑灌注	脑葡萄糖代谢	血氧饱和度
典型放射性示踪剂半衰期	^{99m}Tc 半衰期：6 h	^{18}F 半衰期：110 min ^{15}O 半衰期：2 min ^{13}N 半衰期：10 min ^{11}C 半衰期：20 min	N/A
时间分辨率	一般	好	很好
空间分辨率	6～9 mm	4～5 mm	3 mm
扫描时间	30 min	10～30 min	30～60 min
费用	$1500	$2000～4000	$800～1000
优点	成本低；技术上更简单的方法；放射性示踪剂相对稳定	对脑功能进行更精确和直接的量化；辐射暴露时间短；可使用感兴趣的受体或酶的标记	无电离辐射照射；能够多次扫描对象；更好的时间和空间分辨率
缺点	结构解剖可视化有限；辐射暴露	结构解剖可视化有限；花费高；有些放射性示踪剂半衰期短；辐射暴露；示踪剂（FDG-PET）的葡萄糖负荷使其在糖尿病患者中的应用成为难题	临床应用有限

FDG，氟代脱氧葡萄糖；fMRI，功能磁共振成像；N/A，不适用；PET，正电子发射断层扫描；SPECT，单光子发射计算机断层扫描

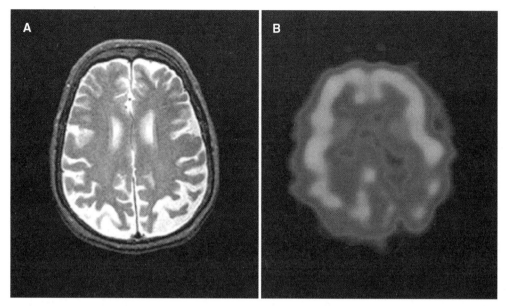

图 5-7 （见书后彩图）结构和功能神经成像的比较：磁共振成像（MRI）和正电子发射断层扫描（PET）。阿尔茨海默病患者的（A）脑 MRI 轴位［液体衰减反转恢复（FLAIR）序列］和（B）相应 PET 扫描。MRI 扫描（A）显示大脑后部区域的显著萎缩，与 PET 成像（B）显示的后顶叶代谢活动的显著减少一致。引自 Image courtesy of Ziad Nahas，M.D.，M.S.C.R.，Department of Psychiatry，Medical College of South Carolina，Charleston，South Carolina.

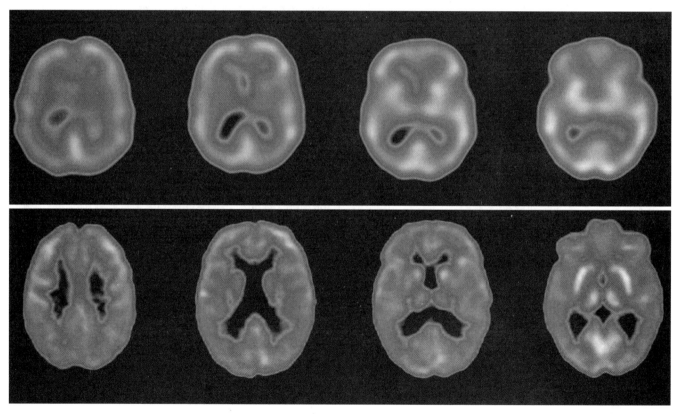

图 5-8 （见书后彩图）单光子发射计算机断层扫描（SPECT）与正电子发射断层显像（PET）的比较。来自两名临床严重程度相似的轻度认知障碍患者的 SPECT（上图）和 PET（下图）图像。PET 扫描显示顶叶异常，表明该患者可能有患阿尔茨海默病的风险。与 SPECT 扫描相比，PET 扫描也显示出更高的分辨率。引自 Images courtesy of Paul E. Schulz，M.D.，Department of Neurology，University of Texas Health Science Center at Houston（UTHealth），Houston，Texas.

功能磁共振成像

　　fMRI 测量脑组织中的氧合水平，以绘制在各种情境中发生的神经解剖学相关激活。目前已经开发了多种 fMRI 技术，但使用最广泛的是血氧水平依赖（BOLD）技术。BOLD-fMRI 基于血液的磁易感性，即血液中的血红蛋白在静息态血液中的顺磁性、脱氧状态和等磁性、氧合状态之间波动。脱氧血红蛋白作为一种内源性造影剂。对感觉运动、认知或行为情境作出反应的神经元活动增加，导致局部脑血流增加，随后局部脱氧血红蛋白浓度降低。由于认知过程或感觉刺激引起血液中的氧饱和度变化导致 T2 加权磁共振信号强度的相应变化，从而通过 BOLD 信号在神经解剖学上映射神经元激活。当个体处于休息状态时以及进行感觉运动或认知任务时，进行 fMRI 扫描，并将两者进行比较以确定局部脑血流的变化。结构 MRI 扫描可以同时获得，并且这些图像可以与 fMRI 扫描进行配准，以更精确地定位激活的神经解剖学位置。

　　与其他功能成像技术相比，fMRI 具有许多优势。例如，相对于 PET 和 SPECT，fMRI 具有更好的空间和时间分辨率、无创性并且不涉及有害电离辐射暴露。它被广泛用于研究精神病性障碍、心境障碍和焦虑障碍、物质相关障碍以及神经认知和神经发育障碍所涉及的神经回路。此外，目前正在通过 fMRI 研究精神科药物的影响，以了解这些药物的急性期和慢性期治疗对大脑的局部影响。尽管 fMRI 揭示了大脑结构与功能之间的关系，但 fMRI 尚未应用于临床诊断或治疗。

　　采用 fMRI 来研究静息状态下的大脑（通常称为静息态 fMRI）使得研究人员能够探究大脑不同结构的功能。不同实验室已证明，静息态功能连接的测量具有可重复性和一致性，并且对多种疾病中发生的大脑变化较敏感，包括精神分裂症、双相障碍、抑郁障碍、焦虑障碍、创伤后应激障碍、药物成瘾和其他精神及神经系统疾病。

脑磁图

　　脑磁图测量颅外磁信号，由大脑皮质锥体细胞的阳离子流产生。它是一项非侵入性检查，不需要暴露于电离辐射，并且具有良好的空间和时间分辨率。目前，它通过与结构性 MRI 数据配准来定位癫痫样活动，并已被用于术前定位听觉和体感皮质区域，从而在神经外科手术中应避免该区域。脑磁图也被用于研究精神障碍与其他精神和神经疾病患者可能的皮质重组、大脑偏侧化和听觉等感觉记忆异常。

推荐的精神病学实验室筛查与评估

　　截至目前，在精神疾病患者的标准实验室筛查中应包括哪些检查还未达成共识。对于某些人群（老年人、无家可归者、酒精使用障碍和药物治疗的患者、HIV 阳性者以及在内科和外科病房住院的患者），躯体问题往往是精神症状的基础。而对于其他人群，包括精神卫生保健门诊的健康成人，躯体问题可能并非主要致病因素。因此，临床实践在要求进行哪些实验室检查以及检查的频率方面各不相同。检查是否适合特定患者取决于患者就诊的环境和检查目的。目前似乎一致认为实验室检查适用于以下类别的患者：首次出现严重精神综合征（如精神病性症状、重度心境障碍）的患者、出现谵妄或最初表现为神经认知障碍的患者以及酒精或药物使用障碍的患者。

　　接受精神科住院治疗的患者可以接受表 5-15 所示的基础实验室检查与评估。对于有代谢综合征风险或正在使用可能导致体重显著增加药物的患者，可以增加脂质代谢和糖化血红蛋白检查。对于有心脏并发症风险（如 QT 间期延长）的患者，建议进行 ECG 检查。对于 50 岁以上的女性和心境障碍或焦虑的患者，可以适当检查 TSH。可对已知有危险行为的患者进行性传播感染筛查。如果怀疑妊娠，可以进行尿液或血清妊娠检测。

特定临床情况下的诊断检查

　　表 5-16 列出了可用于诊断特定疾病的其他实验室检查，如下节所述。

谵妄

　　表 5-15 和表 5-16 中列出了需要进行的实验室检查，以明确谵妄的躯体原因。如果对谵妄综合征本身的诊断有疑问，EEG 有助于将谵妄与精神疾病、畸张

表 5-15　精神病学筛查实验室评估

精神科入院或一般筛查
全血细胞计数，包括血小板
综合代谢检查
尿液检查
酒精使用尿检筛查
HIV 检测（患者可拒绝检查）

有代谢综合征风险的患者或开始服用与体重显著增加相关的药物（如非典型抗精神病药）的患者
脂类检查
糖化血红蛋白

有 QT 间期延长或其他心脏并发症风险的患者（见正文）
心电图

对于 50 岁以上的女性
第三代促甲状腺激素

可考虑的检查（取决于患者特征）
妊娠测试
性传播感染筛查

表 5-16　针对特定疾病的其他实验室检查

谵妄

在老年患者中以及伴有心肺症状的非老年患者中：

ECG	胸部 X 线检查

如果谵妄的原因仍未确定，可考虑以下检查：

ESR 或 CRP	BAL
血氨水平	药物水平头颅 CT 或头颅 MRI
抗核抗体	EEG（如果之前没有做过）
维生素 B_{12}、叶酸水平	
RPR	

临床条件允许可考虑以下检查：

CSF 分析	动脉血气分析
尿卟啉	血培养

首发重度抑郁障碍

叶酸水平	药物水平（如 TCA 或心境稳定剂）
第三代促甲状腺激素	如有指征：尿妊娠筛查
抗甲状腺抗体	EEG（排除癫痫样活动）
RPR	脑部 MRI 或头部 CT
BAL	

首发躁狂症

第三代促甲状腺激素	尿妊娠筛查
RPR	EEG（排除癫痫样活动）
尿液毒理学	头颅 MRI 或头颅 CT
BAL	

首发精神病性障碍

抗核抗体	抗 NMDA 受体抗体（CSF）
抗甲状腺抗体	血浆铜蓝蛋白、血清游离铜水平
皮质醇（血和 24 h 尿）	头颅 CT 增强扫描或钆剂 MRI 增强扫描
CSF 分析	含钆 MRI（如果先做了 CT 检查）
ECG	血清睾酮水平
EEG	随机尿检查卟啉前体
ECR 或 CRP	梅毒检测（RPR、VDRL、FTA-ABs）
CSF 分析	第三代 TSH
重金属筛查	尿妊娠筛查
处方药物水平	维生素 B_{12} 水平（如果不明确，检测 MMA）
类风湿因子	

重度神经认知障碍

维生素 B_{12} 水平	第三代 TSH

其他需考虑的检查：

载脂蛋白 E ε 基因分型	CSF 分析（常规；14-3-3 蛋白）
ESR 或 CRP	空腹血脂、甘油三酯和血糖
MMA 或血清总同型半胱氨酸	高危患者的梅毒血清学
EEG	

在研究机构：

容积 MRI	Aβ42 蛋白和 tau 蛋白的 CSF 分析
FDG-PET 成像	tau PET 成像
淀粉样蛋白 PET 成像	DaT SPECT 成像（DaTscan）

（续表）

焦虑障碍	
基本的实验室检查仅包括：	
第三代 TSH	代谢组（BMP 或 CMP）检查钙和葡萄糖
根据患者的病史和检查，可能还包括以下一项或多项其他检查：	
抗甲状腺抗体 血浆游离甲氧基肾上腺素 尿卟啉前体 胸部 CT	ECG、动态 ECG、心脏负荷测试和（或）超声心动图 胸部 X 线检查、肺功能检查和（或）动脉血气分析 EEG

Aβ42，β 淀粉样蛋白（42）；BAL，血液酒精水平；BMP，基础代谢组；CDT，糖缺失性转铁蛋白；CMP，综合代谢组；CRP，C 反应蛋白；CSF，脑脊液；CT，计算机断层扫描；DaT，多巴胺转运蛋白；ECG，心电图；EEG，脑电图；ESR，红细胞沉降率；FDG，氟代脱氧葡萄糖；FTA-Abs，荧光密螺旋体抗体吸收；GGT，γ-谷氨酰转移酶；MMA，甲基丙二酸；MRI，磁共振成像；NMDA，N-甲基-D-天冬氨酸；PET，正电子发射断层扫描；RPR，快速血浆反应素；SPECT，单光子发射计算机断层扫描；TCA，三环类抗抑郁药；TSH，促甲状腺激素；VDRL，性病研究实验室

症或伴有行为障碍的痴呆区分开来，正如前所述（参见本章"脑电图"）。

首发重度抑郁障碍

对于重性抑郁障碍首次发作的患者，尤其是症状不典型的患者，可进行表 5-15 和表 5-16 中列出的实验室检查，以排除躯体原因或诱因。检查的选择基于患者的人口学特点和具体症状决定。

首发躁狂症

对于首次出现躁狂发作的患者，特别是患者年龄大于 50 岁或有可能提示继发性躁狂的体征（如突眼或左侧轻偏瘫），可进行表 5-15 和表 5-16 中列出的实验室检查，以排除躯体原因或诱因。

首发精神病性障碍

对于首次精神病性障碍发作的患者，尤其是症状不典型或患者超出原发病的正常年龄范围时，可进行表 5-15 和表 5-16 中列出的实验室检查，以排除躯体原因或影响因素。检查的选择基于患者的人口学特点和具体症状决定。

重度和轻度神经认知障碍

评估重度神经认知障碍的标准检查是检测维生素 B_{12} 缺乏和甲状腺功能减退，并完善结构神经影像（非增强头颅 CT 或 MRI）。同样的建议也适用于轻度神经认知障碍的评估，因为这种情况是进展为重度

神经认知障碍的危险因素。其他可能有助于确定重度神经认知障碍病因的检查包括：对有高危性行为史的患者进行梅毒筛查；检测红细胞沉降率或 C 反应蛋白检查以排除血管炎；甲基丙二酸用于早期检测维生素 B_{12} 缺乏症；检测血清叶酸确定叶酸缺乏症；EEG 检查用于排除如非惊厥性癫痫持续状态及亚急性硬化性全脑炎等疾病；CSF 检查以排除 CNS 炎症或感染。患有快速进展性神经认知障碍并伴有神经体征（如肌阵挛抽搐）的患者检测 CSF 中 14-3-3 蛋白可用于临床确诊克-雅病。ApoE ε 基因分型可用于提高符合临床标准的患者诊断阿尔茨海默病的特异性；ε4/ε4 基因型显著增加了阿尔茨海默病诊断的准确性。当怀疑重度神经认知障碍的血管病因时，可以检查空腹血脂、甘油三酯和血糖。表 5-16 总结了特定疾病的检查建议。

PET 和 SPECT 成像研究一直处于阿尔茨海默病和其他重度神经认知障碍的诊断和发病机制探索的前沿。美国医疗保险和医疗补助服务中心（2004）裁定，在满足某些条件的情况下，FDG-PET 检查用于区分阿尔茨海默病和额颞叶痴呆以及用于研究目的时是合理和必要的。其他适应证的批准进展较慢，部分原因是测试成本太高。淀粉样蛋白 PET 扫描可以区分基于淀粉样蛋白的重度神经认知障碍（如阿尔茨海默病和路易体痴呆的重度神经认知障碍）和非基于淀粉样蛋白的重度神经认知障碍。tau PET 成像（[18]F-AV-1451）使研究人员能够对认知正常、轻度神经认知障碍、重度神经认知障碍的个体进行疾病分期，而既往只能通过尸体检验实现（Schwarz et al. 2016）。多巴胺转运蛋白 SPECT 成像［DaTscan；碘（[123]I）氟潘］可以将帕金森病和相关疾病与具有类似症状但认知没有受影响的疾病（如特发性震颤）区分开来。

焦虑障碍

由其他躯体疾病引起的焦虑障碍可能是发作性的，也可能是慢性和持续性的。不同发作形式都存在多种潜在的原因，包括处方药物的使用和停用以及物质滥用。表 5-16 列出焦虑障碍可建议进行的实验室检查。

物质相关障碍

酒精使用障碍

表 5-17 中列出的实验室检查结果可以为临床上疑似酒精使用障碍的诊断提供支持或反对的证据。近期饮酒可以通过呼吸分析、唾液乙醇、BAL 或尿液乙醇检测来确认。乙醇的代谢物，乙基葡萄糖醛酸苷，也可以在尿液中检测。这种代谢物的检测时间可长达 5 天，比乙醇本身的检测时间更长（Mayo Medical Laboratories 2018）。在男性中，同时检测肝酶 γ- 谷氨酰转移酶（GGT）和糖缺失性转铁蛋白百分比（%CDT）是近期饮酒的最可靠指标；在女性中，单独测量 GGT 与近期饮酒的相关性更好（Rinck et al. 2007）。GGT 和 %CDT 在停止饮酒的数天内开始逐渐恢复，并在 2 周内恢复到正常水平。在已知患有酒精使用障碍的患者中，BAL 可用于诊断酒精中毒或戒断状态，BAL 为零且出现提示戒断的体征和症状时即诊断后者。

表 5-17　酒精使用障碍的阳性实验室检查结果

γ- 谷氨酰转移酶（GGT）

升高：男性 > 47 U/L 或女性 > 25 U/L，持续 4 周或更长时间每天饮用 4 杯以上

糖缺失性转铁蛋白百分比（%CDT）

升高：> 2.6%

谷草转氨酶 / 谷丙转氨酶（AST/ALT）比值

升高：> 2∶1

平均红细胞体积（MCV）

升高：> 101（取决于年龄和性别）

尿酸

升高：≥ 7 mg/dl（取决于年龄和性别）

血清总同型半胱氨酸

升高：> 15 μmol/L

引自 Magarian et al. 1992；Rinck et al. 2007.

酒精使用障碍患者通常存在其他血液实验室检查的异常，包括低镁、低磷酸盐、低血糖、贫血、血小板减少和凝血时间异常（Magarian et al. 1992）。此外，患者有酒精相关性痴呆时，CT 或 MRI 可显示全脑萎缩。在运动检查提示小脑变性的情况下，CT 或 MRI 可显示小脑皮质萎缩，最常见的部位是小脑蚓前段和上段。酒精相关性肌病和多发性神经病变可通过 EMG/NCT 进行诊断。

药物使用障碍

虽然尿液、口腔唾液或血液可用于药物检测，但通常对随机尿样进行筛查，所检测的药物由实验室根据社区使用模式确定。筛查药物组中最常包括的药物类别有阿片类药物、可卡因、苯丙胺、巴比妥类、苯二氮䓬类、苯环己哌啶（PCP）和大麻素类（大麻）。也可单独检测，作为药物组筛查的替代性检查。若筛查试验呈阳性，则通过更敏感和更具特异性的检测方法进行确认。稀释尿液或药物清除速度快（如使用 γ- 羟基丁酸）可产生假阴性结果。常见街头毒品中的混合物未经过化验。一些阿片类药物被代谢为其他阿片类药物，这使得阿片类药物筛查结果的解释变得复杂，因此它们的存在可能表明是代谢过程而不是额外药物的滥用。美国成瘾医学学会在 2017 年发布了关于在临床实践中使用药物检测的指南（Jarvis et al. 2017）。

精神科药物监测

治疗药物监测，其中常规检查药物谷浓度，可用于已确定治疗范围的精神药物亚类。这些药物主要包括心境稳定剂和三环类抗抑郁药。对于其他药物，可以测量随机血药浓度水平以确认疑似中毒或服药不依从情况，后者可显示为零或低水平。表 5-18 列出了部分精神科药物的治疗剂量和中毒范围。

其他实验室检查可用于监测特定精神科药物的潜在不良反应，并用于筛查以确保可以安全地开始使用这些药物。这些"安全性实验室筛查"超出了本章的范围，但在本章的"推荐阅读"部分所引用的材料中对药物类别和个别药物进行了规定（Jacobson 2012，2017）。

总结

总的来说，在精神疾病患者的标准实验室检查中应包括哪些检查目前仍未达成共识。然而，在某些

表 5-18　药物的治疗水平和毒性水平

药物	治疗水平（谷浓度）	毒性水平（随机）
阿米替林（＋去甲替林）	80～200 ng/ml	＞500 ng/ml
阿莫沙平（＋8-氢阿莫沙平）	200～400 ng/ml	未知[a]
阿立哌唑	109～585 ng/ml[b]	未知[a]
卡马西平（总量）	4～12 μg/ml	≥15 μg/ml
卡马西平（游离）	1～3 μg/ml	≥4 μg/ml
氯氮平	＞350 ng/ml	＞1200 ng/ml
氯氮平＋去甲氯氮平	＞450 ng/ml	—
地昔帕明	100～300 ng/ml	＞400 ng/ml
多塞平（＋去甲多塞平）	50～150 ng/ml	＞500 ng/ml
氟哌啶醇	5～16 ng/ml	未知[a]
还原氟哌啶醇	10～80 ng/ml	—
丙咪嗪（＋地昔帕明）	175～300 ng/ml	＞400 ng/ml
拉莫三嗪	2.5～15 μg/ml	＞20 μg/ml
左乙拉西坦	12～46 μg/ml	未知[a]
锂	0.5～1.2 mmol/L	＞1.6 mmol/L
去甲替林	70～170 ng/ml	＞500 ng/ml
奥氮平	10～80 ng/ml[b]	未知[a]
奋乃静	5～30 ng/ml（0.5～2.5 ng/ml 低剂量治疗）	未知[a]
苯妥英（总量）	10～20 μg/ml	≥30 μg/ml
苯妥英（游离）	1～2 μg/ml	≥2.5 μg/ml
游离苯妥英百分比	8%～14%	—
喹硫平	100～1000 ng/ml[b]	未知[a]
利培酮（＋9-OH-利培酮）	10～120 ng/ml	未知[a]
替沃噻吨	10～30 ng/ml	未知[a]
曲唑酮	800～1600 ng/ml	未知[a]
丙戊酸盐（总量）	50（谷值）～125 μg/ml（峰值）	≥151 μg/ml
丙戊酸盐（游离）	5～25 μg/ml	＞30 μg/ml
齐拉西酮	高至 220 ng/ml[b]	—

[a] 水平未知或未确定
[b] 接受推荐剂量（非治疗范围）的患者的预期稳态水平
引自 Mayo Medical Laboratories: Rochester 2018 Test Catalog, Laboratory Reference Edition（sorted by test name; current as of August 30, 2018）. Available at: https://www.mayomedicallaboratories.com/test-catalog/. Accessed September 3, 2018.

人群中，躯体问题往往是精神症状的基础。良好的全科医学知识使临床医生能够预估特定诊断检查发挥作用的可能性，从而审慎地使用实验室资源。这种预估不仅考虑了患者的体征和症状，还考虑了其他相关变量，如患者的人口特征和患者就诊的环境。建议制定一个基本的实验室筛查组，并考虑对有特定精神症状的患者进行额外的检查。

临床要点

- 尽管不同检测机构的检测费用差异很大，但总体上除了一些昂贵的检查项目，实验室检测通常不会显著增加精神疾病治疗的费用。医院和诊所实验室的收费通常最高，独立运营（免预约）实验室的收费最低。

- 当实验室检查结果不明确或引发疑问时，实验室工作人员是非常好的资源，可以为临床医生解释检查数据和规划诊断评估方法。

- 当需要进行神经影像学检查时，临床医生与放射科医师一起阅片是非常好的做法，因为向放射科医师提供的临床信息越多，对临床发现的解释就越详细和有价值。

- 在当前精神病学实践中有用的临床检测包括血液、CSF、粪便和尿液检查以及神经影像学检查、神经生理学检查、某些基因检测、基本心肺检查和结核病皮肤测试。

- 神经影像学尚未在原发性精神疾病中发挥诊断作用，但对于具有局灶性神经体征的精神障碍患者和认知功能下降的患者，它仍然是临床检查的重要组成部分，用于排除症状的潜在躯体原因。

- 当出现非典型临床特征时，如精神疾病发病年龄较大，影像学检查可能会有所帮助。

- CT 和 MRI 等结构成像技术提供了大脑解剖结构的固定图像。功能性神经成像技术（如 PET 和 SPECT）提供了有关脑代谢、血流、神经递质前体的突触前摄取、神经递质转运蛋白活性和突触后受体活性的信息。

- 建议临床医生熟悉文中建议的基本实验室筛查与评估，或制订适合自己工作环境的检查套餐。

- 精神科临床医生需要意识到，某些患者群体的心源性猝死风险较高，应定期进行 ECG 监测，以寻找 QT 间期延长的证据。

- 非紧急但同样重要的是，临床医生需要了解精神药物对肝的潜在毒性作用，以及如何通过使用 Hy 法则来检测这些作用。

参考文献

扫码见参考文献

第 6 章

精神健康的社会决定因素

Ruth S. Shim, Michael T. Compton

孙洪强　卢盼盼　刘思聪　吴菲　译　鲍彦平　审校

在过去 40 年左右的时间里，生物-心理-社会模式一直是临床精神病学中病例概念化的组织框架。基础科学和神经影像学、干预和有效性研究以及流行病学促进了我们对精神疾病的病理生理、治疗、患病率和共病的理解；然而，社会和环境因素在精神疾病和物质使用障碍的发生发展中的作用仍值得研究和关注。精神健康的社会决定因素（social determinants of mental health）定义为在群体水平上影响精神健康结局的社会、环境和经济条件。在考虑精神病学的现状以及该领域的未来方向时，不应低估社会因素促进精神健康的重要性。这些因素是群体内部和群体之间在获得精神卫生服务、治疗效果和结局方面存在差异和不平等的主要原因。在本章中，我们讨论了精神健康的社会决定因素的重要性，提出了关于特定社会决定因素的最新证据，解释了这些社会决定因素与临床精神病学的相关性，并思考了有助于减少精神健康不平等、预防精神疾病和物质使用障碍以及促进群体精神健康的行动要点。

核心概念

精神健康的社会决定因素不仅与公共健康有关，而且与临床精神病学相关，有几个概念对于理解此观点至关重要（表 6-1）。

健康的社会决定因素（social determinants of health）的概念在公共卫生和全球卫生界已被广泛接受和讨论，通常包括一些关于不良社会环境和经历对精神健康问题或物质滥用影响的有限参考。精神健康的不良社会决定因素的影响，虽然与总体健康的不良社会决定因素没有明显区别，但却值得特别重视，这是因为精神疾病和物质使用障碍相关的发病率、致残率和死亡率都很高，且精神卫生保健中持续存在着差异和不平等。

社会公正（social justice），正如哲学家 David Miller（1999）所定义的，是指社会中好的东西（利）和坏的东西（弊）的分配，更具体地说，是指这些东西应该如何在社会中分配。社会公正是指社会机构将资源公平地分配给人们。社会公正可以被认为是公共卫生的道德基础，医疗保健和精神卫生保健可以被认为是社会中的一种资源或一种商品。因此，制定策略以改善健康的不良社会决定因素是促进社会公正的一种手段。

健康差异（health disparities）是指不同群体之间健康状况的差异，包括按性别、种族或民族、教育或收入、残疾状况或地理区域而出现的差异。健康不平等（health inequities）是指由于系统性的、可避免的、不公正的社会和经济政策和做法造成的机会障碍而导致的健康差异。在美国，关于这些定义的使用及其在确定资源分配的优先次序以帮助减少不同人群之间健康状况不平等的重要性方面一直存在争议（Braveman et al. 2011b）。

危险因素（risk factor）是在疾病或结局发生之前就存在的特征，这些特征在统计学上与发生该疾病或结局的风险相关。保护因素（protective factor）是指在疾病或结局发生之前就存在的特征，这些特征可以显著降低发生这种疾病或结局的风险。精神健康的不良社会决定因素可被认为是危险因素的先兆；在群体层面针对这些不良社会决定因素的干预措施可能有助于减少危险因素和增加保护因素。

虽然社会决定因素驱动危险和保护因素，但社会规范和公共政策可被视为精神健康社会决定因素的根本驱动因素。社会规范（social norms）是社会对个体或群体所共有的价值观、态度和偏见，公共政策

表 6-1　精神健康的社会决定因素：重要概念的定义

精神健康的社会决定因素	影响不同群体精神健康结局的社会、环境和经济条件
社会公正	社会中好的东西（利）和坏的东西（弊）的分配。更具体地说，这些东西应该如何在社会中分配
健康差异	不同群体之间的健康状况的差异，包括按性别、种族或民族、教育或收入、残疾状况或地理区域而出现的差异
健康不平等	由于系统性的、可避免的、不公正的社会和经济政策和做法造成的机会障碍而导致的健康差异
危险因素	先于疾病或结局的特征，并在统计学上与发生该疾病或结局的风险相关
保护因素	先于疾病或结局而存在的特征，可显著降低发生该疾病或结局的风险
社会规范	社会对个体和群体所共有的价值观、态度和偏见
公共政策	管理社会的法律和成文规则

（public policy）是管理社会的法律和成文规则。一些公共政策和社会规范可能导致机会分配不平等，反过来又推动了精神健康的社会决定因素。公共政策和社会规范也是相互作用的。具体地说，法律和政策可以塑造态度和观念，社会规范可以促成法律和政策的制定。

精神健康的不良社会决定因素

在接下来的小节中，我们将讨论可能导致精神健康问题的 10 个核心社会决定因素（图 6-1）。

歧视和社会排斥

已有充分的证据表明，各种形式（无论是基于种族/民族、性别、宗教、性取向、社会阶层或其他特征）的歧视（或感觉到的歧视）与不良精神健康结局之间存在联系（Krieger 2014）。此外，个人或群体所经历的各种形式的歧视对精神健康的影响作用日益得到重视。一些研究发现，歧视与多种不良精神健康结局之间存在关联，包括物质使用障碍、抑郁症和创伤后应激障碍（PTSD），这在不同人口群体中均有所体现，包括美国原住民和阿拉斯加原住民、非裔美国人、美国移民以及女同性恋者、男同性恋者、双性恋者和跨性别者（LGBT）（Newcomb and Mustanski 2010；Viruell-Fuentes et al. 2012；Walters et al. 2011）。

不良的早期生活经历

不良的早期生活经历被定义为婴儿、儿童或青少年时期经历的不一致的、威胁性的、伤害性的、创伤的或被忽视的社会经历。最初的童年期不良经历

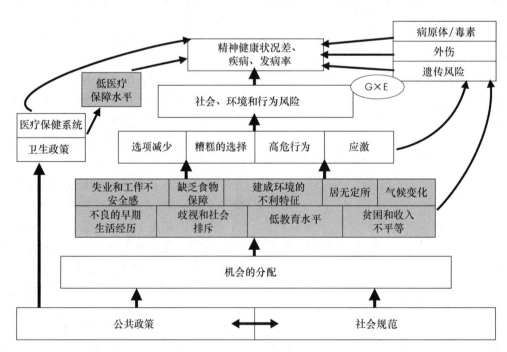

图 6-1　精神健康的不良社会决定因素：概念模型。 G×E，基因与环境的交互作用。引自 Figure 1-1（p. 15）from The Group for the Advancement of Psychiatry（GAP）Prevention Committee："Overview of the Social Determinants of Mental Health," in The Social Determinants of Mental Health. Edited by Compton MT，Shim RS. Washington，DC，American Psychiatric Publishing，2015. Copyright 2015，American Psychiatric Association. Used with permission.

（ACE）研究纳入了美国加州圣地亚哥凯撒医疗健康维持组织的 17 000 多名被保险人，发现童年不良经历的数量与心境障碍和焦虑障碍、吸烟、酒精和非法药物使用的风险之间存在密切的分级相关关系（Dube et al. 2001；Felitti et al. 1998）。在边缘化或多样化的群体中，童年不良经历与不良的精神健康结局（包括焦虑和抑郁，以及吸烟、酒精和大麻的使用，仅举几例）之间的许多联系已被多次证实（Mersky et al. 2013）。尤其是，童年不良经历的数量与成年期企图自杀的风险之间存在密切的分级相关关系（Dube et al. 2001）。童年期身体虐待与注意力缺陷多动障碍（ADHD）、PTSD 和双相障碍的终生患病率之间也存在独立的关联（Sugaya et al. 2012）。

低教育水平

教育与健康结局之间存在多种关联（Braveman et al. 2011a）。美国人的预期寿命与受教育程度相关。根据对死亡率的相对风险估计，一项关于美国社会因素造成的死亡的开创性研究估计，2000 年约有 245 000 人的死亡可归因于受教育程度低（Galea et al. 2011）。教育质量差与居住隔离密切相关，居住在高度贫困地区的学生更有可能就读于贫困和资源不足的学校。其他研究也发现，在其他精神健康结局中，受教育程度低与老年抑郁的风险存在关联（Chang-Quan et al. 2010）。受教育程度低、教育质量差和教育不平等都会对多种精神疾病和物质使用障碍的风险和疾病结局产生影响。

贫困和收入不平等

贫困通常对许多精神疾病结局都是不利的。童年家庭贫困与 PTSD 和重度抑郁障碍独立相关（Nikulina et al. 2011）。除了贫困和不良精神健康结局之间的关联外，收入不平等和财富不平等（或个人有价值财产存量的差异）也对精神健康有害。在群体水平，收入不平等与抑郁症（Pabayo et al. 2014）、精神分裂症（Burns et al. 2014）以及一般精神疾病（Pickett and Wilkinson 2010）独立相关。

失业和工作不安全感

工作不安全感与精神障碍有关，特别是在工业化国家（Moynihan 2012）。许多研究发现了就业和精神健康之间的联系。研究揭示了美国自杀率和失业率之间的关联（Reeves et al. 2012）。美国多个城市的工厂关闭和经济衰退——以及相关的失业、就业不足和工作不安全感——与不良的精神健康和物质使用结局有关；例如，生活在这些地区中的人抑郁症、焦虑症和酒精使用障碍的发生率更高（Broman et al. 2012）。

缺乏食物保障

缺乏食物保障——一种无法可靠地获得足够数量、可负担得起的营养食物的状态——与多种不良的精神健康结局有关。在青少年中，缺乏食物保障与心境障碍、焦虑症和物质使用障碍有关，该关联独立于其他社会经济地位指标（McLaughlin et al. 2012）。在儿童中，缺乏食物保障增加了抑郁症、焦虑症和多动/注意力缺陷的风险（Melchior et al. 2012）。缺乏食物保障对精神健康的不利影响在年轻人中尤其明显，在人的一生中均可清楚地观察到（Gundersen and Ziliak 2015）。

居无定所

居无定所是一个主要的公共卫生问题，对儿童和成人的健康有重大影响。具体地说，不稳定的生活条件和无家可归会导致较差的精神健康结局。对于生活贫困的儿童，频繁的搬家与注意力和行为问题有关（ZiolGuest and McKenna 2014）。在成人中，居无定所（包括经常搬家，通常是由于缺乏支付房租的钱）与更高的抑郁症发生率有关（Davey-Rothwell et al. 2008）。多项研究发现，住房质量差和居无定所与精神健康之间存在更多关联。

建成环境的不利特征

建成环境（built environment）被定义为人类建造的环境的方方面面。建成环境的方方面面都由公共政策决定，它们既可以促进精神健康，也可以增加患精神疾病和物质使用障碍的风险。建成环境的特点包括公共工程基础设施、建成绿地、住房、学校和工作场所。建成环境对精神健康会产生直接的（如有限的绿地面积和相关的抑郁风险）或间接的〔如有些交通系统限制社会凝聚力、身体活动和（或）医疗保健的获取〕影响。建成环境的不利方面与一系列不良的精神健康和物质使用障碍结局有关，特别是抑郁症、焦虑症和酒精使用障碍（Diez Roux and Mair 2010）。

气候变化

科学家假设，气候变化是通过与气候有关的灾难性事件，如洪水、飓风和丛林大火，以及通过这些事件对社区功能和关系的影响，影响人们的精神健康。经历危及生命的自然灾害的创伤会增加患急性应激障碍、抑郁症、PTSD 和焦虑症的风险。社区功能和关系的中断，包括社会凝聚力的丧失、被迫迁移以及暴力和犯罪的增加，也是气候变化的潜在相关因素（Trombley et al. 2017）。

低医疗保障水平

医疗保障水平低可能会导致许多负面的健康结局。除了在需要卫生服务时得不到必要的治疗外，不确定性和额外的经济负担还会增加精神健康问题的可能性，包括抑郁和焦虑。一项研究比较了美国俄勒冈州有医疗补助计划（Medicaid）保险和没有医疗保险的个体，发现在有医疗补助保险的群体中抑郁症的发生率较低（Baicker et al. 2013）。研究也一再表明，需要服务的少数种族 / 民族群体相比于白人群体在获得精神卫生保健方面存在不平等（Wells et al. 2001）。在保险覆盖上缺乏精神健康方面的平等，也造成了物质使用障碍和精神疾病患者健康结局的差异和不平等。

整个生命周期中社会决定因素与临床精神病学的关系

在过去的 20 年里，临床文献中对健康的社会决定因素的引用成倍增加，社会决定因素越来越多地被纳入人口健康和精神健康的衡量标准。例如，*Healthy People 2020* 是美国联邦政府为改善国民健康而制定的一项为期 10 年的多目标健康计划，它将健康的社会决定因素作为一组要衡量的结局（Centers for Disease Control and Prevention 2018）。从公共卫生的角度来看，这种对社会决定因素的认识和关注是非常令人鼓舞的，但由此带来的对日常临床实践的影响尚不清楚。尽管如此，当我们为患者量身定制治疗计划并帮助患者努力实现康复时，我们仍可以通过使用一些方法，将对这些社会决定因素的理解纳入我们与患者的互动中。

对于儿童、青少年和年轻人来说，童年早期创伤、受教育程度低、缺乏食物保障和其他不利环境是精神健康的重要社会决定因素，无论是在儿童时期还是成年时期，都可能会导致一系列不良的精神健康结局。对所有这些问题进行筛查是至关重要的，调整干预措施以解决可能导致不良精神健康结局的社会因素也是至关重要的。潜在的措施可能包括筛查所有患者的不良早期生活经历，并将创伤知情干预作为临床环境中的首要方法。另一个关于干预的例子是使用有效的筛查工具来评估儿童的缺乏食物保障情况，并将缺乏食物保障儿童的父母与获取营养食品资源（如美国联邦 / 州食品和营养援助计划、当地食物银行）联系起来。

对于成人来说，与收入不平等、贫困、失业和居无定所或住房质量差有关的问题尤其重要。I-HELP（即收入支持、住房、就业 / 教育、法律地位和个人稳定性）可以帮助确定筛查和干预的目标领域（Kenyon et al. 2007）。对于报告在这些领域中的一个或多个方面存在困难的成人，转介至适当的资源提供机构可以帮助他们改善导致不良精神健康的潜在原因。

对于老年人来说，与社会隔离、获得医疗保健和建成环境有关的问题与精神健康可能具有特别的相关性。应该提供支持帮助老年人建立积极的社会关系，使他们感到自己是对社会有贡献的一员，并且是在没有躯体或心理社会问题的环境中生活着。

在对所有患者进行临床评估时，应特别考虑与生命周期的某些时间点最相关的不良社会决定因素。虽然最理想的是对每一个关键的社会决定因素进行普遍筛查，但考虑到它们对精神健康和精神疾病结局的潜在影响的重要性，临床环境中相互冲突的优先事项使得此类筛查变得比较困难，甚至是不可能的。然而，当患者的表现表明不良的社会环境可能是其临床症状复杂性的基础时，精神卫生保健从业者应该为患者定制特定的筛查评估项目。例如，虽然对所有接受精神评估的儿童都进行缺乏食物保障评估是最好的，但应始终对那些出现焦虑或多动症状的儿童进行筛查，因为缺乏食物保障可能促进或导致这些症状。同样，医疗服务提供者不应该根据患者的外表来判断其经济状况，而应该对所有患者都进行贫困相关的筛查。对所有患者，无论他们的背景或外表如何，都应该询问其是否经历过任何形式的歧视或社会排斥、社会孤立等相关感受。如果能够将对精神健康的社会决定因素的认识纳入标准化评估和治疗计划中，我们将与患者形成更紧密的联系，并能够针对导致不良精神健康结局的潜在因素更好地确定可能的干预。

临床实践中与社会决定因素相关的病例

以下病例说明了两种情况，其中患者的与社会因素相关的不良经历可能对患者的症状有很大影响。

病例 1

一名 26 岁的纳瓦霍族女性正在评估其焦虑和抑郁的持续症状。她描述自己的童年是艰难和痛苦的；她的父亲去世了，她的母亲患有严重的酒精使用障碍。这名女性说，她从青春期早期开始，就与母亲一起在原住民居留地生活，并在居住在附近城市的祖父母家之间来回奔波。17 岁时，她与当时的男友开始了一段断断续续的关系。他们在一起总共 9 年，育有 2 个儿子。在这段时间里，她生活的主要重点是努力维持工作和有稳定的住房，以养活她的两个孩子。她强烈地感觉到，她的抑郁和焦虑症状与她的住房状况有明确而直接的关系："当我有一个稳定的住所时，我会很好。当我处于被驱逐的边缘，或者当我们在避难所附近徘徊的时候，我的抑郁症就会变得非常严重"。她请求进行评估，以开始抗抑郁药物治疗。

病例 2

一名 30 岁的伊朗女性出现新发焦虑症状。她目前是家庭医学住院医生轮转的第 3 年，她表示近几个月来，越来越多的患者对她戴的头巾发表了贬低和随意的评论。一些患者询问是否可以换另一位医生来看病。她说，不止一名患者称她为"恐怖分子医生"，她在与某些患者打交道时感到不安全。她已经就这些感受找到了她轮转的主诊所的医务主任，尽管主任对她的情况表示了同情，但他也表示，"从客户服务的角度来看，患者总是对的"，诊所将尝试为有担忧的患者寻找其他医生。最近几周，她开始在评估新患者时产生焦虑，因为她永远不确定自己会遇到谁。她注意到，她在记住患者的病史方面遇到了一些困难，在组织语言向她的主治医生（督导）汇报病例方面也遇到了问题。她一直睡不好觉，担心自己无法顺利完成住院医师轮转。

应对精神健康的社会决定因素

表 6-2 提供了精神科医生和其他精神卫生保健提供者如何从临床角度着手解决精神健康的不良社会决定因素的建议。

就像精神科医生和其他精神健康专业人员考虑反移情可能影响临床治疗从而影响结局一样，他们也应该考虑如何促进或维持那些干扰融洽和影响结局的结构性因素。最重要的是，无意识的（或隐含的）偏见可能会在与患者的日常互动中发挥有害的作用。有许多文献记录了无意识偏见是如何导致边缘化群体无法得到良好的卫生保健服务的，但人们对无意识偏见导

表 6-2　在临床环境中帮助改善精神健康的不利社会决定因素的方法示例

歧视和社会排斥	在所有诊断评估期间使用 DSM-5 文化定式访谈
不良的早期生活经历	（使用 ACE 分数计算器）筛查不良的早期生活经历
低教育水平	在实践环境中实施支持性教育
失业和工作不安全感	在您的实践环境中实施支持性就业
贫困和收入不平等	为您的实践环境创建一个本地资源列表，以帮助那些经历贫困或金融危机的个体
缺乏食物保障	在所有初始评估中使用 1 项或 2 项缺乏食物保障筛查的工具
居无定所	使用 I-HELP 筛查工具对患者进行筛查
建成环境的不利特征	对您的诊所 / 社区进行精神健康影响评估培训
气候变化	与临床医生、工作人员和患者合作，制定和支持拼车计划，以减少污染物排放
低医疗保障水平	考虑将诊所或诊所的预约时间扩大到传统工作时间以外（晚上或周末）

ACE 分数计算器，童年期不良经历分数计算器（Felitti et al. 1998）；DSM-5 文化定式访谈（American Psychiatric Association 2013，pp.752-757）；缺乏食物保障筛查（Hager et al. 2010）；I-HELP 筛查工具，收入支持、住房、就业 / 教育、法律地位和个人稳定性（Kenyon et al. 2007）。

致精神卫生保健方面的差异和不平等的具体方式所知甚少（Santry and Wren 2012）。鉴于精神病学相对于其他医学领域更具主观性，再加上治疗联盟在塑造精神健康恢复方面的重要性，无意识偏见的影响在精神病学中可能更加关键，并可能导致精神健康的差异和不平等。

虽然临床干预对于开始解决个人精神健康的社会决定因素可能是非常宝贵的，但持久的影响需要以群体为基础的方法。机会分配是精神健康社会决定因素的主要驱动因素，并受到社会规范和公共政策的影响，这些规范和政策决定了社会中机会的分配方式。

社会规范

社会规范是根深蒂固的信念，植根于我们的社会结构中。有些规范受到压制，而另一些则被有魅力的领导者强化，他们为我们共同的文化中合适的内容设定了基调和先例。此外，社会规范可能会受到法律和政策的影响，这些法律和政策有助于将公众认知推向特定的方向，并改变我们对公平或是非的理解。关于社会排斥、歧视和接纳的态度和价值观是支配我们社会行为的一些最强大的社会规范。此外，社会规范有

助于形成个人（和医疗保健提供者）对社会中其他人的无意识偏见。

因此，为了影响推动机会并进而影响精神健康社会决定因素的社会规范，精神科医生和其他精神健康提供者有责任帮助创建和维护有宽容、包容、接受、尊重和尊严的社会规范。精神科医生和其他精神健康专业人员作为人类行为方面的专家，有责任了解有意识和无意识偏见的作用和影响，并更好地了解结构性力量如何在历史上相互碰撞，造成精神健康不平等，并且影响今天精神健康结局的社会决定因素。精神科医生和其他精神健康专业人员不应回避与社会排斥问题有关的令人不安的话题，并应直言不讳地反对任何观察到的违反促进健康的、宽容的和包容的社会规范行为。

公共政策

许多法律、政策和计划的存在旨在防止社会决定因素的有害影响。《美国反歧视法》改变了社会规范并帮助改善了精神健康的社会决定因素，其包括对美国宪法的几项修正案、1964 年的《民权法案》、1965 年的《选举权法案》《公平住房法案》《平等机会法案》《美国残疾人法案》、2009 年的《莉莉·莱德贝特公平薪酬法案》《马修·谢帕德和小詹姆斯·伯德仇恨犯罪预防法案》以及 2010 年的《公平量刑法案》（Krieger 2014）。然而，许多美国法律和政策使得精神健康的社会决定因素变得更差。精神科医生和精神健康提供者有责任倡导促进而不是损害精神健康，并能改善所有人的精神健康结局的法律和政策。

未来方向

尽管社会劣势和不良的生活环境会导致不良的精神健康结局及不平等，但仍有一些重要的研究问题需要回答，并需要更大的创新带来有意义的变化。个体决定因素不会在真空中发挥作用，研究必须侧重于理解精神健康的多种社会决定因素之间相互作用以影响精神健康结局的复杂方式。未来的研究方向包括更好地了解社会和环境因素如何与遗传因素相互作用（如基因与环境的相互作用以及表观遗传修饰），破译社会和环境因素改变身体和大脑的生物学机制或介质，以及量化不同的和相互作用的社会决定因素对特定疾病结局的影响。

这一精神病学领域需要创新来振兴，就像在神经成像及该领域的其他方面一样，创新的筛查和评估方法是必要的。改善精神健康社会决定因素的临床和政策方法要不断创新，最好是通过与其他不同的专业群体（如行为经济学家、城市规划师、教育工作者、公共卫生专家）的合作来实现。就像生物医学技术的进步一样，在改变精神健康的社会决定因素方面，有效的政策和计划必须得到更好的传播和实施。此外，需要对卫生保健专业人员以及从本科生到博士后研究人员和初级职称人员的教学过程中的创新方法进行测试和分享。

临床要点

- 精神健康的社会决定因素是影响不同人群精神健康结局的社会、环境和经济条件。
- 采取行动改变精神健康的不良社会决定因素，有望减少精神健康差异和不平等，并改善患有精神疾病和物质使用障碍患者的结局。
- 造成精神疾病的主要社会因素包括歧视和社会排斥、不良的早期生活经历、低教育水平、贫困和收入不平等、失业和工作不安全感、缺乏食物保障、居无定所、建成环境的不利特征、气候变化以及低医疗保障水平。
- 对精神健康的不良社会影响主要是由机会分配不平等和不公平造成的，而机会分配又建立在某些社会规范（即观点、态度、偏见）和公共政策（即法律和成文规则）的基础上。
- 精神科医生和其他精神健康专业人员可以在解决精神健康的社会决定因素方面发挥不同的作用，从而有可能改善人群的精神健康；这些作用包括制定侧重于特定社会决定因素的临床计划和倡导，以及共同努力改变社会规范和公共政策，以促进而不是破坏精神健康。

参考文献

扫码见参考文献

第7章

精神病学的伦理原则

Laura Weiss Roberts，Laura B. Dunn

鲍彦平 吴水琳 梅欢 译 孙洪强 审校

> 伦理是一种努力了解人类经验中美好的及正确的行为规范和道德准则。它是通过征求意见、澄清和转化方法来维持的关于辨别、认识和自我反省的过程，同时，它也是日常生活中道德观念的具体表现。伦理不仅是一种观念，更需要采取行动。

Roberts 2002a

精神科医生理解他们的患者经受的痛苦和面对痛苦所需要的勇气，患者遭受疾病的折磨和他人的误解，并因此承受着巨大的痛苦、严重的失能，这些有时甚至危及他们的生命。精神科医生了解患者生活中最敏感的方面，并见证患者在承受疾病负担及其后果时的力量。精神疾病患者相信精神科医生会将他们视为一个"人"来重视和尊重他们。为了获得这种信任，精神科医生必须发展并保持深度的自我反省以及对于工作中的伦理问题的细微敏感性（Roberts 2016；Roberts and Dyer 2004）。

伦理学对精神病学有着如此高的价值是源于精神病学在医学中的独特地位。作为在人类行为方面受过训练的专科医生，精神科医生需要在复杂的情况下提供专业知识，这不仅需要医生对伦理学、医学和心理学的理解，还需要了解患者日常生活中复杂的社会心理因素。精神科医生经常被要求帮助澄清和解决在治疗患者过程中出现的伦理困境，也会被要求加入伦理委员会，并公开反映卫生保健机构和社会所面临的伦理问题。

伦理行为是医学专业化的基础，而医学专业化又是为社会上的其他人服务的基础。专业化的"试金石"是专业人员愿意接受这样一种伦理义务，即将患者和社会的利益放在首要位置（Roberts 2016）。理解日常生活中的伦理问题、应用伦理原则和制定伦理规范以及对伦理的决策影响进行反思的能力是医学专业化的基础。此外，某些组织（如 APA）发布的专业"行为准则"不应被视为伦理行为的充分独立或不变

的指南，了解这一点非常重要，因为这些准则往往是不完备的，并且受到不断变化的社会规范的影响，无法解决快速发展的生物医学领域中新兴的伦理和法律问题。

精神科医生的基本伦理技能

精神科医生的工作体现了最高的伦理标准，他们往往依赖于在医学培训期间或之前学习的一套核心"伦理技能"，并在其职业生涯中不断实践和完善（表7-1）（Roberts 2016；Roberts and Dyer 2004）。掌握这些伦理技能并将之应用于精神科专业实践的过程本身就是一个发展的过程，这与精神科医生的工作性质和他们所承担的社会角色息息相关。可预见的是，在这一过程中存在某些里程碑式的节点（Jain et al. 2011）。

这些核心技能的第 1 项是当伦理问题出现时识别它的能力。对某些人来说，这种识别能力是一种直观的洞察力（如一种"不对劲"的内在感觉）。对于另一些人来说，识别能力源于逻辑推导（如意识到非自愿治疗或意识到"贵宾（VIP）"患者的医疗可能会带来特定的伦理问题）。识别伦理问题的能力需要熟悉一些关键的伦理概念和跨学科的生物伦理知识（表7-2）。事实上，这种能力要求精神科医生能够观察到复杂现象，并用专业而通用的语言将之归纳为某一范式（如当一名抑郁的老年患者由于躯体化妄想拒绝进食而身体虚弱，他必须接受非自愿治疗，由此产生的

表 7-1　临床实践中的基本伦理技能

1. 识别和描述患者治疗中的伦理特征并概述伦理困境的各种相关维度的能力
2. 理解自己的生活经历、对于某些事情的态度和自我知识储备如何影响患者治疗的能力（如意识到自己的偏见和反移情）
3. 识别自己的临床专业领域（即临床能力范围）并在这些范围内进行工作的能力
4. 预测伦理风险或有问题的情况（如越界）的能力
5. 收集更多的信息、咨询相关专家，以澄清和合理解决伦理冲突的能力
6. 在患者治疗中建立额外伦理保障的能力

表 7-2　伦理术语表

术语	定义
利他主义	为他人的利益而不是为自己的利益着想的美德
自主性	尊重个人为自己做决定并根据这些决定采取行动的能力
有利	为他人带来好处的行为原则
同情	意识到他人经历的并对他人的幸福表现出善意和关心的美德
保密性	医生在未经患者允许的情况下，不披露与患者有关的信息或观察结果的专业义务
忠诚	信守诺言的美德
诚信	诚实的美德
正直	在意图和行动上具有连贯性和坚持专业精神的美德
公正	公平分配利益和负担的原则
无伤害	避免伤害他人的原则
尊重	充分考虑并赋予某人或某事的内在价值的美德

引自 Roberts（2016）

自愿与有利的冲突）。

第 2 项核心技能是理解个人价值观、信仰和自我意识如何影响患者治疗的能力。例如，一名精神科医生在情感上希望自己作为治疗师可以"做善事"，但应该认识到当评估一名拒绝必要治疗的患者是否有自知力进行理智的决策时，这种情感投入可能会微妙地影响其判断。对于个人自我护理（如健康饮食和日常锻炼）有坚定信念的精神科医生可能很难与不顾身体健康而自愿进行危险行为的患者进行有效合作。重视这方面医患关系的能力对于维护服务患者的专业人员的伦理决策是很重要的。

第 3 项关键的伦理技能是意识到医学知识和专业技能的局限性，并愿意在这些限度基础上实践。在个人专业知识范围内提供胜任的医疗服务，既履行了做好事的积极伦理义务，也履行了"无伤害"的义务。然而，在一些现实情况下，精神科医生有时会觉得他们被迫提供超出自己专业领域的服务。由于人口的日益增长，可提供医疗服务的精神科医生相对在减少，这种情况可能会越来越频繁地发生（National Council Medical Director Institute 2017）。在有些地区（如农村、偏远地区、经济落后地区、受战争破坏的地区或灾区），精神科医生的短缺更为严重，以至于精神科医生面临着伦理上的两难境地，即要么提供缺乏足够培训的医疗服务，要么眼睁睁地看着却无法提供治疗（Roberts 2016）。在这种情况下，医生在尽自己最大努力的同时解决潜在的临床问题是合乎伦理的。例如，农村精神科医生可以通过电话咨询其他地区的专家来扩展自己的能力范围（Roberts 2004）。

第 4 项技能是识别可能出现伦理问题的高风险情况的能力。某些高风险的伦理问题是显而易见的，如在某些情况下，精神科医生必须脱离常规的治疗关系，以保护患者或其他人免受伤害。这些情况包括非自愿治疗和住院、主动报告虐待儿童或老年人的情况，或告知第三方患者意图实施伤害。而某些高风险的伦理问题可能更难识别，如为与自己有关系的人（如亲戚或朋友）提供临床治疗。这可能会导致决策失误和不符合伦理。

第 5 项技能是面临伦理或临床困境时寻求信息和咨询的能力，并利用所提供的指导解决困难。正如精神科医生应该通过查阅精神病学文献和咨询更有经验的同事来处理临床上的疑难病例一样，也应该通过参考伦理规范和指南并咨询同事和伦理委员会来明确和解决伦理难题。

第 6 项基本伦理技能是在工作中建立适当的伦理保障的能力。例如，儿童和青少年精神科医生在治疗开始时就应该常规告知新患者及其父母有关保密的限度，以及作为医生有报告虐待儿童行为的法律授权。新入行的精神病医生在入行后会被安排常规的辅导课程，有经验的精神病医生会加入同行监督小组以提高其治疗新患者的能力，这进一步说明了这项技能的重要性。随着精神科实践越来越多地涉及与其他临床医生（如初级保健提供者）的合作、大型组织的电子病历（EHR）的文档记录、云数据和其他信息技术的使用以及传统的、独立的精神科实践模式的改变，伦理保障的其他需求和机会也将出现（Shenoy and Appel 2017）。

实践伦理问题的解决

许多临床医生使用折衷的方法来解决伦理问题，

这种方法直观地采用了归纳推理和演绎推理。这种办法通常不会产生"正确"的答案，而是产生一系列可能的、在伦理上合理的办法，这些办法在当前情况下是可以接受的。在临床环境中，广泛使用的解决伦理问题的方法是 Jonsen 等（2006）提出的"四主题法"。该方法需要收集和评估以下方面的信息：①临床适应证；②患者偏好；③患者生活质量；④环境或外界因素对伦理决策过程的影响。

临床中的许多伦理困境都涉及四主题法的前两个主题之间的冲突：临床适应证和患者偏好。这种困境的例子包括抑郁症伴癌症患者拒绝使用延长生命的化疗，"首次精神病发作"的年轻患者被非自愿带到医院接受治疗。在以上任何一种情况中，患者的偏好都与临床上有利的选择不一致，这使医生在为患者谋利的责任和尊重患者自主权之间产生了冲突。要解决这样的困境，关键是要明确临床需求并充分和深思熟虑地了解患者的偏好。患者为什么拒绝治疗？患者此时是否具有做出该决定的认知和情绪能力？有哪些更全面的医学上获益的选择？临床情况的紧急程度如何？是否有时间进行讨论、合作及可能的妥协？如果患者没有决策能力，至少应通过确定合适的替代决策者来暂时解决困境。如果患者确实有能力提供知情同意——包括决策能力和自愿能力——那么，在大多数可预见的情况下，必须遵循患者的意愿。与患者进行一场谈话，告知所有可选择的治疗方案，并对患者拒绝的原因表现出敏感性，这可能有助于医生制定出患者愿意接受的解决方案，同时医生可以证明这是有益的。

医生的幸福感是伦理的必要条件

对医疗专业人员来说，治疗患者是一项重要的特权和成就感的来源。但人们越来越认识到，长时间高强度的工作和个人牺牲可能会随着时间的推移对医生或实习医生的幸福感造成损害（Gengou and Roberts 2018）。幸福感下降的严重不良后果包括：情感耗竭；医疗错误和越界的可能性增加；缺乏同理心和参与度；整体恢复力降低；物质滥用；更容易受到心理健康和人际关系的困扰；职业、功能或社会损害；出现自杀倾向；放弃医学培训甚至中断医学职业生涯（Brown et al. 2009；Shanafelt et al. 2010）。好的一方面是人们越来越认识到，自我关怀的医生更有可能支持患者的健康预防行为、体验到工作中的乐趣、提供高质量的医疗服务，并产生更好的治疗效果（Schrijver et al. 2016）。由于医生在其职业生涯中被托付了大量患者的健康重任，以及保留医疗相关劳动力的巨大需求，许多利益相关者一致支持将医生的幸福感作为医疗职业的伦理要求（Baker and Sen 2016；Smith 2017）。

在过去的 30 年里，医生幸福感相关的文献研究了医学中与工作相关的压力，并记录了医生"职业倦怠"的现象（Brady et al. 2018）。职业倦怠（Burnout）是一种以情绪耗竭、人格解体和个人成就感下降为特征的综合征（Maslach and Jackson 1981）。巨大的工作量、缺乏与主流价值观的一致性、缺乏自主性以及其他因素都会导致这种综合征（Dyrbai and Shanafelt 2016）。超过 1/2 的医生报告曾经历过职业倦怠（Shanafelt et al. 2015），其可发生在职业发展的每个阶段（Dyrbye et al. 2014；Raj 2016）。也有研究表明，近 1/2 的医学生和近 3/4 的住院医生存在该综合征的全部或部分特征（Ishak et al. 2009）。女性医生（McMurray et al. 2000）以及在快节奏、高风险的医学领域工作的医生有更大的职业倦怠风险（Shanafelt et al. 2012）。此外，与其他工作的成人相比，医生更有可能不满意工作与生活的失衡（Shanafelt et al. 2012）。重要的是，早期的实证研究结果表明，治疗患者的负担并不是医生最关心的问题；日益繁琐的 EHR 系统消耗的大量时间以及孤独感被确定为对医生幸福感的最大威胁（Robertson et al. 2017）。

这些证据表明，正如医生的博客和线上帖子的增多，失去对实践参数的控制、对工作效率不断增长的需求以及不断增加的行政负担都会导致职业倦怠。尽管在调查研究中精神科医生报告倦怠症状的比例往往低于其他专业（Parks 2017），但有必要了解哪些因素具有保护性，哪些因素具有破坏性。例如，随着越来越多的精神科医生逐渐在大型医疗保健系统中工作，以及精神科医生的短缺变得更加明显（Weiner 2018），临床医生将越来越多地面临在使用相同或更少资源的情况下为更多患者提供"无相关资金支持的"治疗。这种不平衡可能会增加工作倦怠，亟须解决。

付出-回报不平衡模型（Siegrist 1996）有 3 个主要组成部分，即付出、回报和过度承诺，已在许多研究中被用来检查医生的职业倦怠（Rasmussen et al. 2016）。外在奖励（如同事的尊重、经济奖励、安全感）和内在奖励（如有意义的工作、职业和个人发展）对医生来说都很重要。当付出（作为一名医生的压力、要求和责任）与回报不平衡时，很可能会产生压力和倦怠。此外，过度承诺（尽管回报很低，但付出很大的努力）会增加工作倦怠的易感性。因此，除了迫切需要进行全系统改革以解决医生日益加重的负担外，医生还必须意识到自己的易感性（如过度承诺的倾向），以纠正付出与回报失衡的问题。

长期以来，自我意识和强有力的自我保健实践因其在精神病学中的重要性而受到重视。作为类似专业的心理学同样强调幸福感和专业能力之间的紧密联系（Rupert et al. 2015）。积极精神病学、积极心理学和医生健康领域的发展表明，幸福感可以被有意地培养和加强（Lyubomirsky et al. 2005；Seligman et al. 2005）。高专业成就以及个人意义和归属感的经历使医生能够坚忍不拔地以更大的情感投入来应对工作中的挑战（MacKinnon and Murray 2018）。

精神科医生作为精神健康的专家，可在促进同事的幸福感及在同事可能面临损害风险时进行干预方面发挥重要作用。精神科医生还可以领导和促进机构或系统的努力来加强医生的幸福感，如发展领导力、提升协作水平和增加幸福感的活动。这些都受到利益相关者的重视，并且有越来越多的证据表明这些可有效地防止职业倦怠（Schrijver et al. 2016）。在未来，精神科医生将作为医学领域的领导者发挥越来越重要的作用，强调医生的幸福感、临床能力、提升患者治疗水平和人群健康之间的联系，同时强调幸福感作为卫生专业人员的职业伦理要求的重要性（Roberts 2016）。

精神病学中的关键伦理问题

由于医患关系的复杂性，对精神障碍患者和进行影响心理过程的治疗时需要格外注意伦理保障，伦理决策在精神病学领域是极具挑战性的。保持治疗界限对所有临床医生来说都很重要，尤其是在心理治疗的亲密关系中。同样，医患保密的概念在所有医学领域中都是一项重要的保障，对于患有被污名化的疾病的患者来说尤其重要，其治疗可能涉及透露非常隐私的信息。此外，治疗的知情同意过程在精神科领域需要更多的努力，因为患有严重和持续性精神疾病的患者可能会有间歇性、波动性和（或）进行性的决策能力损害（Baruth and Lapid 2017）。所有医生都有义务合乎伦理地使用他们的权力，但精神科医生必须适当地、常规使用法律权力来强制实施非自愿治疗和住院。

保持治疗界限

专业治疗界限（professional therapeutic boundaries）被定义为"精神科医生在临床环境中恰当行为的边缘或限度"（Gabbard 2009a），这对所有医生来说都是至关重要的，但其概念几乎全部来源于精神分析和心理动力学治疗的背景（Gabbard 2009a）。保持治疗界限可以确保精神科医生不会利用患者。一些行为在任何情况下都是绝对的"越界行为"（如与患者发生性行为），但其他被称为"越界行为"的行为必须在治疗关系、治疗类型和其他因素的背景下进行评估（如接

受患者的小礼物）。例如，在支持性心理治疗中，刻意的自我表露可以被用作与患者建立融洽关系的技能（见第 34 章支持性心理治疗）。但在长期的心理动力学治疗中，同样的自我表露行为可能会产生矛盾的负面影响，使关系变得更加脆弱。因此，在评估触及边界的行为时，专业判断是非常重要的。

打破界限（boundary violations）是指精神科医生在正常专业界限之外的行为，有可能会伤害患者。性接触是研究最广泛的打破界限的行为。尽管在精神病学发展早期，精神科医生和患者之间的有关性和感情纠葛并不少见，但最终这种关系都会造成明显的伤害（Epstein 1994）。自 1973 年以来，APA 就开始禁止患者和医生之间的性接触（American Psychiatric Association 2001）。一项针对患者与治疗师发生性关系的定性和定量研究的综述表明，此类行为的危险因素包括培训不足、被同事孤立及自恋人格（Epstein, 1994）。与既往患者的性接触在本质上也是一种剥削，因为移情性情感并未在治疗结束时消失（American Psychiatric Association 2001）。此外，与关键的第三方，如患者的父母或配偶发生性关系或感情纠葛也会威胁到治疗关系，并带来利益冲突，应避免此行为的发生（American Psychiatric Association 2017）。

对非性相关的打破界限行为的研究较少。这类越界行为包括在正常办公时间和地点之外看望患者、与患者建立社交或商业关系、接受患者的礼物以及与患者进行非性相关的身体接触（Epstein 1994；Gabbard 2009a）。所有这些越界行为都有可能利用患者或损害治疗关系，因此应该避免。

术语"越界"被用来描述一种微妙的、非性相关的越界行为，因其可促进治疗，对患者是有帮助的（Gutheil and Gabbard 1998）。Gabbard（2009a）曾列举了一个越界的例子，一名保守、偏执的患者给她的精神病医生一块饼干，精神科医生通过礼貌地接受这份象征性的礼物，从而帮助患者在治疗环境中感到更放松、更愿意讨论她的症状。这类越界很常见，并不违反伦理，但在治疗过程中可能很难区分越界和打破界限行为。一般来说，即使在心理治疗和大部分临床保健中鼓励患者分享亲密的感受、想法和记忆，医生也会避免这种深度的个人披露，而是采取中立的姿态，帮助确保患者感到安全，并保持互动的重点始终是患者的健康。

保密原则

数千年来，尊重患者个人信息的隐私一直是医生的一项既定伦理义务。希波克拉底（2012）阐述了保密原则的伦理义务："我在治疗过程中看到或听到

的……关于患者的生活……我会保守秘密，并认为谈论这些事情是可耻的。"如果患者无法在保密的前提下自由地暴露个人信息，那么就不可能进行有效的治疗，特别是有效的心理治疗。

从美国法律的角度来看，医生与患者之间的保密原则是赋予患者的一项法律特权。这项特权要求医生对患者的信息保密，除非医生被强制要求依法披露信息或患者放弃这一特权。虽然这在理论上看起来很简单，但在实践中，医生的法律和伦理责任可能会发生冲突，存在许多灰色地带。在偏远的农村地区，临床医生和患者是邻居、朋友和亲戚，这给保密原则带来了非同寻常的挑战。

1996 年《健康保险携带和责任法案》颁布了对个人健康信息的具体保护，包括对心理治疗记录的更高级别的保护。然而，"医疗"和"心理治疗"的区分可能很困难。由于法律赋予心理治疗记录更高水平的隐私保护，APA 建议将心理治疗记录中的以下类型的信息与医疗记录分开："亲密的个人内容或事实；幻想和梦境的细节；过程互动；关于患者生活中其他个人的敏感信息；治疗师的表述、假设或推测；治疗会议中讨论的主题"（American Psychiatric Association Council on Psychiatry and the Law 2002，p. 1）。

关于保密原则的几个局限性是被公认的。患者在接受治疗时，应被告知保密的限度（尽管对于如何最好地履行这一义务仍然存在分歧）。不应要求患者签署一份全面放弃公开的知情同意，因为许多患者不希望将他们所有的个人心理健康信息公开给第三方支付系统。经患者同意，可公开他们特定的、有限的信息（如用于第三方支付系统或法庭诉讼）。在这些情况下，应公开此情况下所需的最低限度的信息，即应采取严格的"必要了解"的方式。

在某些情况下存在更加优先的事项，精神科医生可以在未经其本人知情同意的情况下逾越患者的保密特权。这些情况通常涉及虐待儿童或老年人或威胁使用暴力。Tarasoff 诉加州大学董事会一案表明，精神科医生"有责任保护"公众免受患者暴力意图的伤害。

一般来说，患者应该合理地预期他们告诉精神科医生或其他精神健康专业人员的信息将被保密，没有他们的同意这些信息不会被公开。不幸的是，多项研究表明，许多患者并不知情保密的具体保障措施，并且出于担心自己的隐私不能被保密而不寻求治疗（Roberts and Dyer 2004）。

在 EHR、数字化医疗信息的时代，数字应用程序可被动收集数据，越来越多的患者可以随时获取他们的全部医疗记录，在全面推动全民健康标识（Torous and Roberts 2017）的情况下，目前尚不清楚是否继续保护精神健康治疗的信息隐私？如何保护？

以及在多大程度上保护？许多医院、诊所和组织已经开发了处理医疗记录中敏感信息的方法。例如，"锁箱法"或"打破玻璃法"要求查看精神健康记录的人员有特殊的访问权限。然而，在大多数情况下，虽然这些记录被标记为"敏感"，但仍为众多访问者提供了访问权限。此外，不同于以往的是，患者现在可以通过 EHR 系统接触到自己的病历、检测结果和诊断，这些信息由治疗师整理记录在系统中。在此类系统中，记录文件的提供者应了解谁将有权访问患者的精神健康记录，并仅提供医学上必要的信息，同时严格限制与患者的整体医疗保健无关的内容。另一个正在出现的问题是如何确保以电子方式存储的遗传和基因组数据的隐私，这将为精神保健中的保密原则带来新挑战（Hoge and Appelbaum 2012）。

知情同意和决策能力

知情同意（informed consent）是指个人做出自由和知情决定来判断自己是否接受拟定的评估和（或）治疗计划的过程。知情同意是伦理实践的基石。知情同意的哲学基础在于我们对个人的社会和文化尊重以及对个人的肯定。因此，适当的知情同意程序反映和促进了自主性的伦理原则。然而，仅促进自主性而不纳入其他伦理原则并不能为真正的知情同意创造环境，从而无法增强患者的有意义决策。有利原则也是至关重要的。临床医生必须彻底评估知情同意过程在多大程度上满足了患者对信息的需求。临床医生还必须评估患者是否有机会做出符合其真实偏好和价值观的选择（Roberts 2002b）。

知情同意不仅仅是一项法律要求，它是整体治疗关系的一部分，也是一种进行平等对话的机会，可能会加强关系并增强患者护理。知情同意应该是一个动态的过程。随着相关临床信息的收集和与患者（以及家属和监护者）讨论的加深，其价值观、偏好、信息需求、决策能力和决策过程逐渐清晰，患者应拥有随时做出选择和改变选择的机会。

决策能力（decision-making capacity）一词与胜任力（competency）的不同之处在于，后者指的是执行特定职能或在特定生活领域能够胜任的能力，是通过司法或其他法律程序做出的法律判断。司法管辖区在确定胜任力方面有不同的标准（Appelbaum and Grisso 1995）。决策能力是指由临床专业人员做出的判断。精神科医生经常被要求对非精神病患者的决策能力做出判断。因此，详细了解决策能力的概念对于所有精神科医生都很重要，尤其是对于那些从事咨询联络工作和那些参与护理以认知障碍为特征的患者的医务人员来说非常重要（Bourgeois et al. 2017）。此外，能够向非精神科专业同事解释和讲授评估能力的标准和策略是一项关键技能，因为许多临床医生甚至没有接受过足够的培训来进行基本的能力筛查（Armonrout et al. 2016）。

代理同意的使用以及非自愿或强制治疗的使用，在一定程度上是以缺乏完整的决策能力为前提的。对这些能力成分的仔细评估是为任何患者寻求非自愿治疗适当性的关键。理解、鉴赏、推理和选择能力正常的患者有权拒绝治疗。患者可能完全理解临床医生提出的医学事实，但错误地认为这些事实不适用于其自身情况，从而表现出不接受事实。例如，患有坏疽足的个体可能完全了解坏疽及其治疗的事实，但他可能会拒绝治疗，因为他相信他的脚是完全健康的。

重要的是要记住，即使接受推荐治疗的患者也可能缺乏足够的决策能力。因此，尽管大多数咨询请求的情况是患者拒绝推荐的治疗，在面对那些接受推荐治疗的患者时，治疗师也应仔细评估和记录患者的失能情况（或决策能力不稳定的情况，这常见于谵妄的住院患者）并寻求代理决策者的知情同意（Owen et al. 2013）。尽管没有明确的指标来确定统一标准的严格程度，但一般的经验法则是使用"滑动量表"法（Appelbaum 2007）。涉及较高风险或较大风险-获益比的决策通常需要更严格的决策能力标准，而更常规、较低风险的决策通常需要不太严格的决策能力标准。例如，对有创性治疗（如脑深部电刺激）相关程序、风险、获益和替代治疗的理解标准应大大高于相对低风险治疗（如选择性 5- 羟色胺再摄取抑制剂治疗）的标准。

至关重要的是，对决策能力的判断需独立于患者的诊断和疾病的严重程度。这是需要向非精神专科医生再次强调的关键一点，因为他们可能会认为精神障碍患者实际上缺乏决策能力。从药物治疗到电休克治疗，患有精神分裂症、双相障碍、躁狂症、严重抑郁症或任何其他精神疾病的患者可能具有或缺乏接受或拒绝各种程序和治疗的决策能力。尽管疾病过程、年龄和认知功能可能会严重损害患者对治疗做出充分知情的、有意义的选择的能力，但经验证据表明，许多严重精神疾病患者通常有足够的能力做出治疗决策（Okai et al. 2007）。医生必须在评估时确定每个患者做出具体决策的能力。治疗过程中通常需要对患者进行重新评估，最好不要将其视为一种静态特征，而应将其视为一种随时间波动的特征。

当个体被认为缺乏决策能力时，则要求代理人或替代决策者代表该患者做出选择。精神科中的事前声明对于患有波动性或进行性损害的精神疾病患者来说可能大有用处。例如，对于患有复发性精神疾病的患者，如果其在未来复发期间无法做出决定，他们可能会签署同意住院和非自愿药物治疗的事前声明。事前声明使患有严重复发性精神疾病的患者在丧失决策能力的情况下，仍然能够掌控自己的治疗方案。然而，只有当患者丧失决策能力时才会使用事前声明，且患者可以随时更改其事前声明的内容。

进行治疗时要符合伦理原则

精神科医生位居要职，拥有权力。该权力既源于精神科医生的专业教育和相应的特权，也源于国家赋予精神科医生的特殊权力，其中包括评估非自愿住院患者的能力和承担医疗服务（如开具处方药物）的能力。相比之下，大多数接受精神科治疗的患者处于个人非常脆弱的时刻。此外，精神障碍可能会损害患者的逻辑、感受和有效行为的能力。精神科医生和患者之间的高度不平等的权力关系可能会使弱势方，即患者，更无法识别和维护个人利益，因此个人利益更容易受到损害。

精神病学史上最严重的违反伦理的行为是公然滥用权力。某些滥用权力的行为涉及个别反社会的从业者，他们利用患者以获取经济利益、性满足或施虐性快感。其他滥用权力的行为涉及整个精神科领域的医生，他们通过滥用自己的技能和法律权力来伤害患者。近期，一些欧洲国家（如比利时、荷兰）也出现了针对精神科医生的类似指控，在这些国家中出现了一种新的针对可治疗精神疾病的安乐死和协助自杀的违反伦理行为（如 Kim et al. 2016；Thienpont et al. 2015）。

精神科医生和其他医生一样，被委托负责判断何时可能需要非自愿治疗，以保护精神疾病患者的健康和安全。围绕着该权力的使用有许多重要的伦理问题，如通过非自愿住院、门诊承诺或非自愿药物治疗来治疗因精神疾病对自己或他人构成危险的患者。非自愿治疗是一个与伦理原则冲突的典型例子，即尊重患者自主性的义务和对患者有利的义务（表 7-2）。选择不推翻患者拒绝治疗的决定表明了对患者自主性的尊重，但盲目遵从患者的意愿在伦理上可能是不合理的，实际上可能会造成伤害。例如，对于拒绝住院的自杀患者、表达杀人想法的患者或者精神疾病严重危及其安全的患者，非自愿治疗可能是必要的和正当的。

在伦理风险较高的情况下按照以下顺序进行思考是明智的。

- 将拒绝治疗理解为可能是一种痛苦的表达。
- 明确拒绝治疗的理由。
- 允许患者讨论自己对治疗的偏好和恐惧。
- 用简明的语言解释干预的原因。

- 提供治疗的选择。
- 适当地寻求患者家人和朋友的帮助。
- 请求护理人员和其他支持人员的支持。
- 评估决策能力，如有必要，可诉诸法院。
- 注意不良反应，包括短期、长期以及严重的不良反应。
- 如适用，则使用紧急治疗方案。
- 努力维护治疗联盟。
- 酌情与治疗监护人（即法律指定的替代决策者，有时称为监护人或保管人）沟通联系。

不抛弃患者

根据公认的医学伦理标准，医生"可以自由选择患者"（American Psychiatric Association 2013）。然而，一旦建立了持续的医患关系，医生在伦理上就不能抛弃患者。作为一个实际问题，不抛弃意味着精神科医生必须在自己休假时安排好门诊时间，并且在关闭诊所时必须向患者充分告知（American Psychiatric Association 2017）。如果精神科医生不能提供必要的治疗，并且不是紧急情况，将患者转介给另一位医生不被视为抛弃患者。该情况的发生可能是因为医生没有接受患者所需的治疗方式的培训，或者因为尽管努力工作但仍无法形成或修复治疗联盟。然而，精神科医生必须意识到，当反移情问题或倦怠导致精神科医生委婉地鼓励相处困难的患者放弃治疗时，可能会发生一种隐蔽的甚至是无意识的患者遗弃。认识到这一模式的自我反思型临床医生可以通过寻求咨询或督导来支持他们的患者（Roberts and Dyer 2004）。

管理重叠的角色和潜在的利益冲突

除了临床医生的角色外，精神科医生还在医学界和社会中承担多重角色（如医学生和住院医生的教育者、学术项目和卫生保健系统的管理者、临床研究人员和基础科学家，以及行业顾问）。由于一个角色所需的伦理义务可能与另一个角色的伦理义务并不完全一致，因此兼任多重角色的精神科医生经常面临伦理约束。出现的利益冲突不一定是违反伦理的，但必须以一种允许精神科医生实现专业期望并与患者保持信任关系的方式进行管理。

有许多策略可以帮助确保角色之间的冲突不会扭曲专业人士的判断，包括信息公开和记录、有重点的且更密集的督导和监督委员会、回溯性审查、财务信息公开、角色回避以及其他保障措施（Roberts 2016）。

与患者治疗有关的经济利益冲突是对医学行业诚信的重大威胁。最明显不可接受的利益冲突包括医生有明确的收费设置，这可能会对患者的治疗产生不利影响。例如，通过分摊一部分费用给精神科医生使其将患者转介给咨询医生的安排是违反伦理的，因为这种费用收取可能会损害精神科医生对转介的临床价值的判断。同样，接受医院为转介患者而发放的奖金可能会影响医生的专业判断。医院管理医疗或负责医疗组织工作的医生也可能面临利益冲突，如计划或组织提供激励措施以鼓励医生订购更便宜的治疗和检测时，或者限制可提供的治疗的数量或类型时。APA 于 1997 年制定了组织医疗照护环境中的伦理实践指南，要求负责管理的精神科医生向患者公开这种激励措施（American Psychiatric Association 2001）。

目前，各种医学组织在处理与制药行业的关系时所采用的方法和指南各不相同（Institute of Medicine 2009）。精神科医生至少应该在他们自己的组织和工作环境指定的指南下学习和工作。精神病学学术部门和精神科住院医师培训计划在教育医生了解与制药行业的关系中涉及的伦理问题方面发挥着越来越重要的作用。

另一种类型的利益冲突，有时被称为"双重代理"的情况，对于精神科医生来说，他们具有可能与其作为医生角色不完全一致的额外专业职责。一个极端的例子是，法医精神科医生被要求对一名死刑犯进行评估以确定其是否"足够精神健全"可以被处决。在这个例子中，法医精神科医生的首要职责是诚实地为社会服务，即说出真相，这高于所有其他利益，包括被评估者个人的利益。在这种情况下，法医精神科医生必须披露其与被评估个人利益有关的伦理义务和角色限制。

伦理约束发生在许多类型的双重角色中。精神病学研究人员面对研究方案的要求，在为志愿者提供临床治疗时，可能还需努力维持医患关系的完整性。同样，医学实习生、督导者和从事行政工作的精神科医生可能会发现，他们作为学生、教师和管理者的角色会对将患者需求放在首位的能力提出了挑战（Roberts 2016）。在公共卫生机构中，精神科医生可能会发现，在对个体患者的忠诚度与良好管理社会资源并公平分配这些资源的正当需要之间取得平衡，可能是一件具有挑战性的事情。对这些多重角色的管理需要医生认识到潜在的伦理约束，在可能的情况下建立保障措施，并充分告知患者（Roberts 2016）。

与同事和实习医生的伦理互动

作为专业人员，无论是个人还是集体，精神科医生应该以符合伦理的方式对待他们的同事。APA 出版的《医学伦理原则》（*Principles of Medical Ethics*）明确规定，医生应"尊重同事的权利"，并"努力向适当的机构举报性格或能力不足或有欺诈或欺骗行为的医生"（Principles of Medical Ethics 2013）。尽管第 1 个声明鼓励合作行为，但第 2 个声明表明了医疗行业中自我管理的重要性，以及报告同事不当行为和损害行为的必要性。

对于同事的不当行为和损害行为给予揭露和举报是尽责的精神科医生最有难度的伦理要求。当精神科医生揭露有不当行为的医生时，他们通过保护该医生当前和未来的权利来实现为患者谋利和无伤害原则。然而，已发现以下心理因素会阻碍对有不当行为的同事的举报，包括对被举报医生的过度识别、与同事串通否认和最小化过错，以及以牺牲安全为代价保护同事声誉和职业等（Roberts and Miller 2004）。

为了帮助精神科医生克服他们不愿举报问题行为的心理，Overstreet（2001）提出了一个有效的四步程序来解决这个问题。首先，精神科医生应该了解其所在地区的举报要求。在一些地方，如果医生没有报告同事的不当行为，他们可能会面临法律处罚。其次，精神科医生应该更全面地了解情况，包括考虑到自身的主观感受可能影响对同事行为性质的客观判断和报告描述。再次，应该考虑所有履行"努力揭露"不当行为的义务的办法。正如有一系列医生的不当行为，也有一系列适当的处理办法。这些措施可能包括与同事私下交谈、告知同事的督导老师或行政主管、向地区 APA 分支机构提出伦理投诉和（或）报告州执照委员会。最后，精神科医生应该选择最合适的解决办法作为第一步，了解在事情的进行过程中是否还有其他方法可用（Overstreet 2001）。

值得注意的是，进行举报的医生不需要对同事是否胜任执业做出自己的判断。职业行为应该由适当的专业机构进行调查，如 APA（American Psychiatric Association 2013）和州执照委员会。此外，一个现实的问题是，一个有不当行为的医生可能因为接受了处罚而提升自身的水平。因此，美国许多州基于美国医学会精神健康委员会的示范制定了有关医生过失行为的法规，这些法规旨在鼓励医生规范自身行为和提升自身水平，而非只是对过失进行惩罚（Roberts 2016; Roberts and Dyer 2004）。

精神科医生对受训者的伦理义务与对同事的道德义务有许多相同之处，并在此之上增加了一种类似信托关系的义务（Mohamed et al. 2005）。主治医生与住院医生或医学生之间的关系类似于医生与患者之间的关系。在这两种关系中都存在权力差异、有可能产生移情作用，在某些情况下，弱势方可能会被利用。因此，督导医生和受训人员之间的性关系是否恰当越来越有争议，因为这对受训人员、受督导治疗的患者以及整个培训方案都有潜在的负面影响。

由于受训人员需要提供超出其目前专业水平的医疗服务，在医学院和住院医师培训中也会存在一些伦理问题。例如，第一次进行腰椎穿刺术的三年级医学生、负责评估急诊科患者自杀风险的新实习生，以及治疗严重退行患者的缺乏经验的住院医生，都必须提供当前能力范围之外的医疗服务，以便学习有利于未来患者的技能。这一过程要求将患者作为达到练习目的的手段，这违反了尊重患者的原则。然而，从公共卫生的角度来看，对精神科医生的全面培训显然是有益的。处理这一伦理困境需要患者在知情同意后作为教育环节中的志愿者，以及有充分的保障措施，以确保受训者仅在略微超出其能力的情况下进行医疗实践，并且在整个过程中接受了充分的督导（Roberts 2016）。

精神病学中新出现的伦理问题

基因检测和其他生物标志物检测

虽然基因检测和其他生物标志物的检测（如神经影像学、脑电图检测）在临床精神病学实践中尚未成为常规检查，但这些新兴的方式很可能会在不久的将来给精神科的专业人员带来伦理问题。这些问题将与以下原则相关，包括：自主性（患者是否完全理解并自愿接受检测？）、有利（检测是否对患者明确有利？）、无伤害（接受检测是否会对患者造成任何可预见的损害？）和公正（该检测的获取对弱势群体是否公平和不受剥削？）。

精神病学基因检测有许多可能的目标，包括预测性检测、诊断性检测、可能有助于治疗决策的检测（如药物基因组学检测）或有助于生殖决策的检测（Hoge and Appelbaum 2012）。2011 年的一篇研究综述探讨了患者、家庭成员和精神科医生对精神病基因检测的看法，发现患者和家庭成员对诊断性和预测性检测有强烈兴趣，对后代的预测性检测也有很大兴趣。然而，也有人担忧基因检测引发歧视的可能性（Lawrence and Appelbaum 2011）。

基因检测可能会提高患者和（或）家属对诊断或预测准确性的期望；因此，强调这些检测的预测局限性的知情同意程序很重要。随着基因检测和其他生物标志物检测从实验室转化到临床，以及直接面向消费者的平台，精神科医生需要精通这些检测方法的潜在益处和潜在负面影响。一般来说，精神科医生通常认为自己尚不能熟练充分地解释和运用患者的基因测试结果（Hoop et al. 2008b）。此外，尽管建议进行基因检测的患者和（或）家属接受遗传咨询，但精神科医生相对于其他医生似乎不太可能获得遗传咨询的转介途径（Costein et al. 2014）。

2008 年的一项对精神科医生进行的小型调查探讨了基因检测对精神病学可能的影响，精神科医生普遍对药物遗传学基因检测及诊断性和敏感性检测的临床益处持乐观态度（Hoop et al. 2008a）。这些精神科医生还强烈认同这类检测的法律和伦理保障的重要性，包括知情同意、保密以及检测前后的咨询。有趣的是，虽然精神科医生强烈支持旨在防止遗传歧视的法律（如《遗传信息非歧视法案》，简称 GINA），但目前还不清楚精神科医生（无论是在实践中还是在培训中）对这些法律的范围和局限性的了解程度如何。例如，GINA 旨在防止就业和医疗保险方面的歧视，但不保护获得人寿保险或长期护理保险的歧视。随着直接面向消费者的基因检测变得越来越容易，当患者提出问题或带来结果寻求解释时，精神科医生应该意识到保密性和法律保护方面的限制。

社交媒体、电子足迹和数字健康

对精神病学领域专业人员（和所有医疗专业人员）来说，在数字时代保持伦理和专业性是另一个具有伦理意义的新兴领域。互联网、电子邮件、博客、社交网络和其他网络媒体带来了许多新的伦理挑战（Mostaghimi and Crotty 2011；Torous and Roberts 2017）。

所有精神科医生都需要做出认真和知情的选择，决定是否、如何在网上进行互动和披露，以及互动和披露的内容及数量。鉴于大多数精神科实习生和越来越多的医生都有社交媒体账户，完全避免或拒绝社交媒体已经变得不切实际。此外，对于许多医生来说，这些网站现在扮演着不可或缺的积极角色，成为社会互动的促进者。再者，如果精神科医生采取谨慎和积极的行动，他们可以在网上保持适当的界限、伦理和专业精神。建议的指导方针集中在信任、隐私、专业行为标准及对所有数字内容和互动的潜在影响的认识等基本问题上（Gabbard et al. 2011）。简而言之，网络表达应该被视为"新千年的电梯"，精神科医生几乎无法控制谁会听到他们所说的话（Mostaghimi and Crotty 2011，p. 561）。

随着数字医疗和数字健康工具的迅速激增，其他伦理问题也在不断涌现。例如，现在有帮助患者自我监控症状的应用程序、用于药物依从性跟踪的数字技术，以及与心理健康相关的预测性分析。近期的一项研究使用机器学习方法建立了一个从纵向 EHR 预测自杀行为的模型（Barak-Corren et al. 2017）。在精神病学领域，这些"大数据"方法的伦理意义很少得到探讨。虽然这些方法可能对人群和个人健康有许多益处，但考虑潜在益处时也必须权衡其他问题（如患者隐私和 EHR 数据挖掘的知情同意）。

从伦理角度来看，理想情况下，新型数字健康工具将被用作支持治疗关系目标的辅助策略（Torous and Roberts 2017）。现代精神病学从业者应该了解患者使用的数字应用程序和参与的数字活动，并与他们讨论这些工具，包括潜在的价值和潜在的责任。例如，患者可能会使用跟踪症状和行为的日常日记应用程序。这种日记记录可以被积极地融入到临床医生的治疗过程中。然而，患者可能不确定或没有意识到通过设备、应用程序和程序进行的被动数据收集可能会侵犯其隐私；考虑这个问题可能非常重要，因为这对患者的安全和健康具有影响。

未来方向

在过去的几十年里，精神病学中伦理反思主要包括心理治疗中的边界问题、知情同意、保密性、角色冲突和非自愿治疗等传统主题。新的诊断和治疗方式的出现为伦理调查增添了一些新内容。首先，技术进步不断带来新的和不可预见的伦理挑战。例如，基因组学和遗传学、神经科学、神经成像、生物标志物检测、数字健康工具和数据分析等领域的科学进步正在带来新的技术，用于诊断神经精神疾病的易感性、评估当前的症状水平，甚至预测未来的行为和疾病风险。这种进步可能既会带来巨大的益处，也会带来巨大的风险，需要结合实证和概念伦理研究来指导正确的使用。

此外，精神科医生严重短缺，精神科住院和门诊服务短缺，精神科医生面临着以更少的资源满足更多的需求的巨大压力，这是一种具有重要伦理意义及经济和政治根源的趋势。1998—2013 年，美国的精神科床位数量减少了 35%（即从每 10 万人 34 张床位减少到 22 张床位）。同时，1999—2014 年，自杀率增加了24%（Bastiampilai et al. 2016）。此外，尽管有平等法，但在美国的社区环境中，精神科治疗程序的医疗保险和医疗补助报销率较低，针对未参保者的资助也在减少，这些都给精神科医生带来了极大的压力，要求他们在相对较短的门诊时间内为大量住院患者提供合乎伦理的、临床上恰当的医疗保健（Gabbard 2009b）。

　　总而言之，临床精神病学是一项伦理负担巨大、伦理内涵丰富的工作。在精神科医生的职业生涯中，伦理有助于提供信息并帮助进行日常的选择，不仅包括围绕明显有问题的情况（如非自愿治疗）的决策，还包括临床实践的常规决策。在这项工作中，患者的健康和利益必须优先于其他关注事项，遵守该领域的伦理标准是必不可少的，这些都是专业精神的要求。通过这些行动，以及通过我们不断努力变得更有洞察力、更具自我意识和更加尊重他人，我们体现了对患者的伦理规范，并表现了我们的职业道德。

临床要点

- 培养对伦理的理解对于提供称职的临床保健以及履行精神科医生的各种职责和角色至关重要。
- 伦理行为是一种以服务社会他人为基础的职业精神的表现。
- 核心伦理技能包括：发现伦理问题的能力；理解个人价值观、信念和自我意识如何影响临床保健实践的能力；意识到自己的医学知识和专业知识的局限性以及在这些局限性内实践的意愿；识别高风险情况的能力；以适当的方式寻求信息和指导建议，并合理地利用它们；以及将保障措施纳入临床工作的远见卓识。
- 医生的幸福感是医学伦理的必要条件。未能照顾到个人健康可能会给患者和卫生专业人员带来许多不利后果。医生积极的自我保护与改善患者保健实践可大大促进医生的专业满足感。
- 维持治疗界限是一项伦理责任，也是治疗患者的一项临床责任。
- 越界行为是指精神科医生的行为超出了通常的专业范围，可能会伤害患者。APA 的伦理准则指出，与患者发生性关系是违反边界的行为，是不允许的。
- 知情同意是精神病学实践在伦理和法律上的一个基本方面，对于精神科医生尊重患者自主权的义务至关重要，即患者可以就自己的保健做出不受约束的、知情的决定。
- 非自愿治疗是伦理领域复杂的一个例子，在这个领域，尊重患者自主性及寻求对患者有利、避免伤害的义务经常发生冲突。
- 保密性是患者的一项特权，要求医生对患者信息保密，除非患者放弃这一特权，或者法律强制医生披露信息；在电子时代，保密性是非常具有挑战性的。
- 医生在整个医学过程中遇到的角色和利益冲突，可能会破坏公众对这一职业的信任。
- 举报涉嫌不当行为或损害行为是专业人员的伦理义务。
- 牢记对受训者的伦理义务是负责督导的精神科医生的一项重要伦理责任。
- 精神病学新出现的诊断和治疗方式将带来许多伦理挑战；对这些问题的关注和对患者和社会其他人的健康和利益的承诺，将有助于确保精神科医生根据职业目标来解决未来的困境。

参考文献

扫码见参考文献

第 8 章

精神病学与法律

Michael Kelly, Anne McBride, John Hearn

鲍彦平 梅欢 吴水琳 译 孙洪强 审校

法律概念的编纂几乎和文明本身一样古老。民法与刑法的区分可以追溯到古代美索不达米亚，那时的《乌尔纳姆法典》（约公元前 2100 年）和《汉谟拉比法典》（约公元前 1800 年）解决的问题各不相同，如极刑（如 "以眼还眼，以牙还牙"）、盗窃、合理工资和离婚等。在如今的美国，法律大致分为两类。民法典旨在解决私人当事方之间的分歧（如有争议的商业交易、人身伤害的经济赔偿），而刑法典旨在通过惩罚制度对人们的非法行为进行追责。青少年司法系统基于对违法的未成年人进行改造的理念而建立。美国联邦和州一级的司法系统由若干级别的法院系统（如高级法院、上诉法院、州最高法院）组成。法律的适用、证据标准以及潜在的损害和惩罚因司法管辖范围（如美国联邦或州）以及案件涉及民事或刑事问题而异。

精神病学和美国的法律体系

美国的法律体系在很大程度上植根于英国普通法。英国普通法发展于 11 世纪，是一种在不同地区应用 "国王的正义" 的手段。17 世纪的英国普通法也是西方的犯罪意图（mens rea）的概念的发源地。犯罪意图的概念对刑事诉讼产生了深远的影响，因为一些非法行为本身，即犯罪行为（actus reus），可以根据被告犯罪意图的明显或缺乏程度予以减轻处罚，在某些情况下可完全免于处罚（法律术语表见本章附录）。

美国的法律体系在很多方面与精神病学领域有交叉。美国精神病学家 Isaac Ray 是最早考虑被告在犯罪时精神状态的伦理和法律意义的人之一。Ray（1838）在其里程碑式的著作《关于精神错乱的医学法理学》（*Treatise on the Medical Jurisprudence of Insanity*）中，

描述了被告辨别是非的能力可能受到其潜在精神疾病的影响。1843 年对 Daniel M'Naghten 的审判中广泛引用了 Ray 博士的著作，这是美国思想与英国普通法相互融合的一个著名例子。

来自格拉斯哥的苏格兰人 Daniel M'Naghten 据说是一位非常能干和成功的木工。在 1840 年，M'Naghten 先生卖掉了他的产业，搬到了伦敦。大约在这个时候，他开始报告说他受到保守的托利党成员的迫害。M'Naghten 先生的精神状态最终演变为一种妄想性的信念体系，其核心是 "受到当时英国首相 Robert Peel 的迫害"。M'Naghten 先生最终试图射杀 Peel 首相，并在此过程中杀害了 Peel 的私人秘书 Edward Drummond。M'Naghten 先生的律师们援引 Ray 博士的著作，以精神错乱为由，成功地主张了 M'Naghten 先生无罪。随后 M'Naghten 先生被送进贝特莱姆皇家医院的国家精神病院并在那里度过了余生。这一裁决引起了公众的强烈反对，导致维多利亚女王责令立法者制定一套标准，使认定一个人为精神失常这件事有法可依。他们最终制定了以下标准：要使以精神错乱为由的辩护成立，必须清楚地证明，在实施犯罪行为时，被指控的一方正由于精神疾病而处于理智缺陷中，以至于不知道他所做的行为的性质；又或者他知道，但由于疾病的原因而无法分辨他的行为是错误的（M'Naghten's Case 1843）。

这一标准经常被人们称作 "M'Naghten 标准"，它确立了经久不衰的法律原则，构成了当今美国许多州健全法规的基础。根据这一标准，患有精神疾病的被告可以通过满足两个标准中的至少一个来证明其精神错乱。第一，当事人可能无法了解其行为的性质（如某人精神错乱以至于他不知道自己的行为）。第二，患有精神疾病的被告由于精神疾病而无法辨别是非（如被告基于正在拯救世界免遭毁灭的妄想而杀

95

人）。尽管 M'Naghten 标准并不是大多数精神科医生普遍关注的临床问题，但它对美国刑事司法系统及该如何将精神卫生专业人员应用于法庭这一问题产生了重大影响。

临床实践与法律

每一位执业精神科医生都应该了解法律，因为它涉及过失、保密和特权、强制报告、知情同意、保护义务，以及医疗机构的法医学方面等。以下是对这些主题和具有里程碑意义的法律案例的简要概述，可以为执业精神科医生提供指导。有关这些重要临床相关概念的简要总结，请参阅表 8-1。

过失

在渎职案件中，过失与"4D"有关。"4D"分别是医疗义务（duty of care）（如医患关系）、失职（dereliction of duty）（如未能达到公认的医疗标准）、直接原因（direct cause）（如医生行为直接导致对患者的伤害）和损害（damages）（如人身伤害、精神伤害或死亡）。换句话说，过失的构成需要"失职行为直接造成了损害"（Sadoff 1975）。职业过失通常被称为渎职（malpractice）。渎职案件通常作为民事案件而非刑事案件审理。要认定一位精神科医生有过失行为，原告必须证明"4D"的每个方面都存在大量可信的证据（即更有可能）。

《新英格兰医学》杂志上的一项研究（Jena et al. 2011, p. 629）回顾了 1991 年至 2005 年期间"由拥有全国客户群的大型专业责任保险公司承保的所有医生"的医疗事故索赔，并发现精神科医生是被起诉最少的医学专业（即每年 2.6%）。《美国医学会杂志·内科学》近期发表的一项研究（Schaffer et al. 2017）显示，1992—2014 年，平均每 1000 名医生中只有 4.3 起涉及精神科医生的医疗事故索赔成功。值

表 8-1　临床相关概念及相关的判例法

术语	定义
保密和特权	保密（confidentiality）是指对在治疗过程中获得的所有信息保密是患者的权利和医生的义务。特权（privilege）是指患者有权阻止其治疗师被迫向法院或其他实体披露以保密方式提供的信息。因此，保密特权属于患者的权利范围，可以自行决定是否放弃。然而，在保密和特权方面都有一些值得注意的例外
强制报告	不同司法管辖区的标准各不相同，但大多数都要求精神科医生对弱势人群（如儿童、老年人或发育性残疾人士）遭受虐待和（或）忽视提出合理的怀疑
知情同意	美国法院裁定，有能力的患者有权做出自愿、知情（即基于相关信息）和明智（有能力）的医疗保健决定。在实践中，患者或他们的替代决策者应该被告知潜在的风险、益处、预后（有或没有治疗的情况）和替代治疗（风险和益处），以便做出知情的决定
保护义务	经过一系列漫长的法律斗争，美国加州最高法院在 1976 年的 "Tarasoff 诉加州大学董事案" 中裁定，治疗师有责任保护潜在的受害者免受可预见的危险。法官 Mathew O. Tobriner 简明地总结了法院的意见："保护特权应在公众危险开始时结束"
民事监管	非自愿民事监管一般只适用于那些有自残或伤害他人风险或严重残疾的个体
治疗权	Wyatt 诉 Stickney 案（1971 年）和 Romeo 诉 Youngberg 案（1982 年）的裁决概述了为民事违法者提供的最低限度的适当治疗标准，同时承认了美国各州在管理精神卫生设施方面的利益
拒绝治疗权	Rennie 诉 Klein 案（1983 年）和 Rogers 诉精神卫生部专员案（1983 年）中概述了截然不同的模式，塑造了美国各地司法机构在特定环境中处理拒绝治疗情形的范式。Rennie 案的裁决在很大程度上遵从医疗决策者的意见，而 Rogers 案在确定患者意愿方面给予了法官极大的自由裁量权
专家与事实证人	考虑到潜在的利益冲突，当临床医生为他们的一名患者担任专家证人时有可能呈现实际或潜在的偏见。这是由他们的双重角色所导致的
自杀患者	法院不期望精神科医生能够预测患者是否会自杀或企图自杀；然而，医疗标准要求精神科医生进行有效的自杀风险评估并做记录
暴力风险	虽然没有人期望精神科医生能准确预测患者是否会对他人采取暴力行为，但医疗标准要求精神科医生进行有效的暴力风险评估
传票	一般来说，临床医生在收到传票后应采取的第一步行动是向所在的机构或个人法律顾问寻求建议
不当性行为	有不当性行为或以其他形式的严重非专业行为的精神科医生将面临承担民事责任、职业纪律处分和刑事起诉的风险
双重代理	伦理准则强烈反对精神科医生对同一患者同时担任治疗师和法庭专家的角色

得注意的是，这项研究还表明，2004—2014 年，超过 1/2 的包括精神科医生的医疗事故索赔案件都涉及患者死亡。事实上，涉及精神科医生的医疗事故索赔的主要原因是患者自杀（Scott and Resnick 2006）。

保密和特权

医生们对保密的概念非常熟悉。简单地说，保密（confidentiality）是患者有权对治疗过程中获得的所有信息进行保密，而对医生来说这是一种义务。特权（privilege）是指患者有权阻止其治疗师（如精神科医生、初级保健医生、心理学家）被迫向法院或其他实体披露以保密方式提供的信息。因此，保密特权属于患者的权利范围，可以自行决定是否放弃。然而，也有一些值得注意的例外情况。表 8-2 列出了一些情况，在这些情况下，医生可以在没有获得同意的情况下分享患者的个人健康信息。

一些具有重大意义的案例有助于说明精神科医生可以通过哪些方式适当地分享患者信息。例如，In re Lifschutz（1970）一案说明了保密和特权之间的区别。1968 年，美国旧金山湾区一位名叫 Joseph Housek 的高中物理教师对他在伯林格姆高中的一名学生提起诉讼。Housek 先生声称在被学生击中下巴后受到了身体上的创伤、疼痛、痛苦和严重的精神伤害。该学生的律师得知 Housek 先生在事发前 10 年曾接受过精神科医生（Joseph Lifschutz 医生）的 6 个月的治疗，他传唤了 Lifschutz 医生，要求他提供 Housek 先生的所有既往治疗记录。

在随后的取证过程中，Lifschutz 医生拒绝承认自己曾治疗过 Housek，并拒绝交出任何以前的治疗记录。结果，Lifschutz 医生被认定为藐视法庭，并在圣马特奥县监狱被关押了几天。Lifschutz 医生和他的律

表 8-2　保密和特权的常见例外情况

强制报告［如怀疑存在虐待和（或）忽视儿童、虐待老人的案件］

对患者自身或他人构成危险的人员的民事监管

治疗师有义务保护第三方免受危险患者的伤害

在民事或刑事诉讼过程中被告方主张存在精神疾病问题

弃权者

　　签署了信息发布声明的患者明确表示放弃其隐私权

　　如果患者要求在接受治疗时有一位重要代理人在场，则默认放弃其保密特权

　　当患者在一场以精神健康为诉讼焦点的诉讼中（如提起诉讼声称受到心理伤害）作为原告时，即意味着他放弃了保密特权

师（西格蒙德·弗洛伊德的曾侄孙）声称心理治疗师拥有"绝对特权"，就像神职人员和忏悔者之间的特权那样。美国加州最高法院受理了这一案件，并得出结论认为，宪法并未赋予心理治疗师对所有心理治疗交流的绝对保密特权。Lifschutz 医生的抗辩虽然不成功，但在帮助法院定义治疗师与患者之间保密和特权的范围上发挥了开创性的作用（Roberts 2017）。

Doe 诉 Roe 案（1977）在保护患者保密权方面发挥了重要作用。一名女子（Doe 女士）向美国纽约最高法院提起诉讼，控告她之前的精神科医生（Roe 医生）在未经她同意的情况下出版了一本书，书中包含了她在治疗过程中的许多细节。根据案情摘要，Roe 医生的书"逐字逐句地、广泛地报告了患者的想法、感受、情绪、幻想和个人记录"。Doe 女士提起诉讼，希望停止出版这本书，并寻求以损害补偿的形式获得经济赔偿。

让 Doe 女士感到雪上加霜的是，Roe 医生和她的丈夫，一位心理学家，声称他们的出版权受到美国宪法第一修正案的保护。Roe 医生还声称该出版物的科学价值超越了 Doe 女士的隐私权。法庭审判最终支持了 Doe 女士，这对于 Doe 女士和精神卫生专业人士来说都是一件幸事。法院判决书指出，患者只有在与医生高度互信时才能透露他们最私密的、不被大众接受的本能和冲动、不成熟的愿望和反常的性相关想法。法院下令停止该书的出版，并判给 Doe 女士 20 000 美元的补偿性赔偿。但法院没有判处惩罚性赔偿，因为 Roe 医生和她丈夫的行为"不是故意的或带有恶意的，他们只是出于愚昧。"

在 Jaffee 诉 Redmond 一案（1996）中，美国最高法院负责决定联邦法院是否应该维护心理治疗师与患者之间的特权。1991 年夏天，美国芝加哥郊区的一名警察 Mary Lu Redmond 是第一个对公寓楼发生的骚乱做出反应的人。旁观者告诉 Redmond 警官这里发生了一起持刀伤人事件，于是她叫了一辆救护车。几分钟后，几名男子从公寓里走出来，其中一人挥舞着一根烟斗；而另一个人，Ricky Allan，挥舞着一把切肉刀。Redmond 警官立即拔出她的左轮手枪，警告 Allan 放下他的刀，而 Allan 没有服从。Redmond 警官最终射杀了 Allan，因为她判断他会伤害到其他人。

枪击事件发生后，Redmond 警官接受了一名有执照的临床社会工作者的 50 次治疗。Allan 先生的遗产执行人向联邦法院提起诉讼，声称 Redmond 警官在该事件中过度使用武力。当 Redmond 警官和她的治疗师以心理治疗师的患者特权为由拒绝透露她的治疗记录时，初审法官裁定 Redmond 警官没有合法理由隐瞒她的记录。该法官进一步向陪审团解释说，他们可以任意地假设记录中存在对 Redmond 警官不利

的内容。陪审团最终站在 Allan 先生的遗嘱执行人一边，判给他的家人 545 000 美元赔偿。

这一案件被上诉到美国最高法院。美国最高法院认为，联邦法律保护在心理治疗过程中向精神科医生、心理学家和有执照的临床社会工作者披露的信息。根据美国精神病学协会和美国心理学会的非当事人意见陈述，法院认为有效的心理治疗取决于：

> 一种自信和信任的氛围，在这种氛围中，患者才会愿意坦率和完整地说出他们的事实经历、情感、记忆和恐惧。由于个人咨询心理治疗师时所面对的问题的敏感性，在咨询过程中披露的保密信息可能会造成患者的尴尬或耻辱感。出于这个原因，存在信息被披露的可能性本身就可能妨碍保密关系的发展，而这种关系是成功的心理治疗所必需的。

Jaffee 案对 1996 年《健康保险携带和责任法案》中心理治疗记录特殊保护条例（HIPAA, P.L. 104-191）的设立产生了重大影响，该条例要求保证这些信息的私密性。

HIPAA 于 1996 年实施。HIPAA 规定除了极少数例外情况，心理治疗记录在没有患者明确授权的情况下不能公开。此外，该法案禁止保险公司根据心理治疗记录是否被公开来决定给付的治疗和（或）赔偿费用。尽管 HIPAA 为心理治疗记录提供了更多的隐私权，但有相当多的细则值得一提（Appelbaum 2002；Brendel and Bryan 2004；Corley 2013）。例如，心理治疗记录必须与患者的其他医疗记录分开保存，才能获得额外保护。

Corley（2012）的论文《HIPAA 隐私规则下的心理治疗记录保护：像病号服一样私密》（*Protection for Psychotherapy Notes under the HIPAA Privacy Rule: As Private as a Hospital Gown*）指出"心理治疗记录的定义不包括对诊断、症状、功能状态、治疗计划、预后和进展的总结，以及治疗类型、治疗频率、心理咨询开始和停止的时间、临床测试和使用的药物"（p. 492）。因此，心理治疗记录可能并不像许多心理治疗师认为的那样"受保护"。虽然对 HIPAA 的优点的深入讨论超出了本章的范围，但精神科医生有必要意识到这些局限性并考虑它们的影响。

强制报告

美国所有的州都有关于强制报告涉嫌虐待儿童行为的法规。此外，大多数司法管辖区还规定强制报告涉及其他弱势群体的虐待行为，包括对老年人和有发育性残疾的成年人。美国许多州也有法律要求报告亲密伴侣暴力和非意外伤害行为。不同司法管辖区的标准各不相同，但大多数都要求精神科医生对弱势人群（如儿童、老年人或发育性残疾的成年人）遭受虐待和（或）忽视提出合理的怀疑。在设立亲密伴侣暴力相关法律的司法管辖区，精神科医生被要求报告所有存在可疑伤害的成年人，而不仅仅是弱势人群。如果读者有兴趣了解更多关于不同司法辖区内报告要求的信息，请访问美国卫生与公众服务部网站（www.hhs.gov）或下载"关于家庭暴力和卫生保健的联邦及各个州法规与政策纲要"，可从 Futures Without Violence 网站（2013）在线下载。

知情同意

知情同意基于 3 个要素：信息共享、决策行为能力和自愿性。在通常情况下，胜任力（competence）和能力（capacity）这两个词在法律和精神病学文献中经常互换使用（Appelbaum 2007）。然而，这些术语在医学法律背景下有截然不同的含义。"有胜任力"或"无胜任力"的判断是由法官做出的，而与"能力"或"决策行为能力"有关的判断则是基于对个人在特定要求或情况下功能能力的临床评估（Mishkin 1989）。

精神科医生通常在临床环境中评估决策行为能力。2007 年，Paul Appelbaum 简述了决策行为能力的基本组成部分：关于同意治疗的决策行为能力的法律标准在不同司法管辖区有所不同，但一般来说，这些标准包括表达选择、理解相关信息、理解当前情况的医疗后果以及对治疗选择进行判断的能力（Appelbaum 2007, p. 1835）。从法律的角度来看，只有"有胜任力"的人才能对治疗提供知情同意。在法律上被认为"无胜任力"的人需要替代决策者提供知情同意来开始治疗。历史上，法律上有无胜任力的确定在很大程度上是基于一个人的认知能力。然而，美国马萨诸塞州最高法院在 1992 年的 John Roe 的监护权一案中裁定，精神分裂症患者不能对自己的治疗做出决定不是因为他的认知能力有缺陷，而是因为他坚持否认自己患病。这一裁定扩大了个人可被认定为"无胜任力"的情况，并表明精神疾病可能会以复杂的方式改变一个人做出医疗决策的能力。

Mary Schloendorff 案凸显了涉及知情同意的进一步规范。1906 年旧金山大地震之后，来自美国旧金山的演说家和吉他老师 Schloendorff 女士搬到了纽约市。1908 年，Schloendorff 女士因胃痛来到纽约医院，并同意对她的骨盆进行"乙醚检查"（即在麻醉状态下进行骨盆检查）。在失去意识之前，Schloendorff 女士向医生明确表示，她不希望接受手术。然而，医生在检查中发现了一个纤维瘤，并违背 Schloendorff 女士之前声明的意愿切除了它。不幸的是，Schloendorff 女士手术后并发了坏疽，这在后来导致她左手的多根手指被截肢。为此 Schloendorff 女士起诉了医院。1914 年，美国纽约州上诉法院裁定，她是医疗侵害的受害者，因为"每个成年和心智健全的人都有权决定如何处置自己的身体；而且未经患者同意就进行手术的外科医生构成了对患者的侵犯行为，因此要承担损害赔偿责任。这是毫无争议的，除非是患者无意识，并且在获得同意之前必须马上进行手术的紧急状态"（Schloendorff v. Society of New York Hospital 1914）。

自 1914 年以来，知情同意的概念在美国已经有了很大的发展。例如，在 Natanson 诉 Kline 一案（1960）中，美国堪萨斯州最高法院裁定，知情同意是无过失的适当医疗服务的一个标志性特征。法院还认为，判断知情同意是否充分，应根据"一位理智的医生"在类似情况下会向患者透露什么而定。这种"理智的医生"标准在美国的一些司法管辖区仍在使用。

随后，美国哥伦比亚特区巡回上诉法院的一个案例——Canterbury 诉 Spence 案（1972）裁定，医生提供关于治疗方案的信息应该详细到让一个"理智的人"能够决定是否接受治疗的程度。法院补充说，这种信息披露应包括对严重的相关风险（如重大伤害、死亡）的讨论，即使这种并发症的可能性很低。在 Canterbury 诉 Spence 案裁决之后，美国各地的许多司法机构开始将重点转向"理智的人"标准的确定。总体而言，有重要的法律先例规定，医生要获得患者的知情同意，否则便可能构成过失。

在 Long 诉 Jaszczak 一案（2004）中，美国北达科他州最高法院裁定，在开始治疗前获得患者知情同意的义务完全在于治疗医生而非医生所在的工作机构。在这个案例中，一名患有复发性尿路感染的女性被要求进行静脉肾盂造影。不幸的是，患者发生了过敏反应，并死于过敏性休克。这名女子悲痛的丈夫后来起诉了医院和治疗医生，因为她没有被告知手术可能导致死亡。法院做出了有利于患者丈夫的裁决，指出当"理智的人"自愿做出知情且理智的决定来接受或拒绝某项治疗时，治疗方案相关的死亡可能性是一个重要的考虑因素。

更具体到精神病学实践中，Clites 诉美国爱荷华州案（1982）涉及了一名患有发育性残疾的男子在没有适当监测的情况下，在一家医疗机构服用了数年抗精神病药。最终，他患上了迟发性运动障碍，他的父亲起诉该机构存在过失。美国爱荷华州上诉法院最终裁定，在没有告知患者和（或）监护人治疗的性质和可能的不良反应的情况下开具抗精神病药处方可构成

渎职。

在 Zinermon 诉 Burch 案（1990）中，1981 年一位神志不清的精神病患者 Darrell Burch 先生在美国佛罗里达州塔拉哈西被人发现行走在高速公路上。随后 Burch 先生被送入一家私人精神病院，在那里他接受了 3 天的抗精神病药物治疗。在神志不清的状态下，他被转到美国佛罗里达州的一家州立精神病院，并在那里签署了自愿入院表格，尽管佛罗里达州要求成人在州立医院寻求自愿治疗时必须"明确表明意愿和知情同意。"

Burch 先生后来起诉了美国佛罗里达州，声称他当时没有能力进行知情同意和签署自愿入院申请，因此他的公民自由受到了侵害。美国最高法院裁定，Burch 先生的主张有效，即佛罗里达州侵犯了他基于美国宪法第十四修正案规定的程序性正当程序权利。这一裁决强调了确保人们能够同意自愿精神病入院作为一种保护公民自由的手段的重要性。

知情同意的常见例外情况：紧急情况、弃权、治疗特权、无胜任力

在某些情况下，医务人员无须获得知情同意。这些例外情况包括紧急情况、患者放弃知情同意、治疗特权，以及对法律上认定的无胜任力患者进行治疗。

紧急情况

当患者需要立即治疗以挽救其生命或防止严重伤害时，知情同意不是必需的。在这些情况下，有时并不能获得患者或代表患者的法定监护人的知情同意。然而，必须指出的是，紧急情况并不意味着医生获得了患者的全权委托，就像 Shine 诉 Vega（1999）的悲惨案例所示。

1990 年，一位名叫 Catherine Shine 的 29 岁女性因哮喘发作来到美国波士顿的急诊室。Shine 女士接受了氧气治疗和药物治疗，然后决定离开医院。Shine 女士的主治医生 Vega 基于最新的血气检测结果认为在这种情况下她离开医院是不安全的，尽管 Shine 女士本人反对。Shine 女士最终试图闯出医院，却被保安拦了下来。

然后 Shine 女士被施以四点式束缚并被强行插管。2 年后，Shine 女士又经历了一次严重的哮喘发作，这次她拒绝去急诊室，因为她害怕再次插管。不幸的是，Shine 女士因哮喘发作未经治疗而去世。为此 Shine 女士的家人起诉了 Vega 医生，认为该医生 2 年前的行为是 Shine 女士拒绝寻求治疗并最终死亡的直接原因。Vega 医生辩称，他不顾 Shine 女士的反对而强制进行治疗是因为她处于紧急危险之中；然而，美

国马萨诸塞州最高法院不同意这种观点。法院的判决是，"即使在患者面临生命危险的情况下，也不能推翻有能力的患者拒绝接受治疗的决定。"

在 Cruzan 诉美国密苏里州卫生部主任案（1990）中，一个家庭在他们的女儿处于持续植物人状态一段时间后要求撤掉她的生命支持设备。医院拒绝在没有法院正式命令的情况下移除生命支持设备。在接下来的几年里，这个案件上诉到美国最高法院。最高法院裁定，密苏里州要求在涉及无能力患者的案例中提供"明确且令人信服的证据"，以便终止其生命支持系统，这是符合宪法的。该裁决还列举了几个重要的先决条件，包括以下内容：

1. 所谓的死亡权利是不受宪法保护的。
2. 如果没有生前遗嘱、预先指示或明确而令人信服的证据证明患者先前的意愿，美国各州必须力求保证患者生命。
3. 美国各州可以制定自己的死亡权利标准，而不是由最高法院强制规定国家标准。

因此，精神科医生在紧急情况下关于知情同意应考虑的一些要点包括：①当患者需要治疗以挽救其生命或防止严重危险而无法获得知情同意时，不需要知情同意；②治疗只能持续到患者脱离紧急危险为止；③一个有能力做决定的人总是有权拒绝治疗；④不能因为紧急情况而违背有能力的患者先前陈述的治疗偏好（Brendel and Schouten 2007）。

弃权

有能力的患者可以在知情的情况下自愿"放弃"知情同意的权利，并遵从医生对治疗决定的判断。例如，患者可以决定他不想被告知某种药物可能的不良反应。在这些情况下，精神科医生应该详细记录患者有能力以上述方式放弃知情同意的权利。

治疗特权

在某些司法管辖区存在一种风险极大且极少援引的知情同意例外情况，其与治疗特权的概念相关。治疗特权是指如果治疗师确定某信息会导致患者躯体和（或）精神伤害，则可以对患者隐瞒这些信息。例如，在 Canterbury 诉 Spence 案（1972）中，美国哥伦比亚特区巡回上诉法院表达了以下观点：

> 患者在被告知病情后偶尔会变得非常虚弱或情绪不稳定，以至于无法做出理性的决定，或使治疗复杂化或阻碍治疗进程，甚至可能对患者造成心理伤害。当这种情况发生时，一般认为，医生拥有向患者隐瞒信息的特权。我们认为，这种

情况下医生采取他认为在医学上合理的行为是正当的。

也有人对治疗特权的概念提出了批评意见。例如，一些人认为，对有能力的患者隐瞒信息是不符合伦理的，或者这至少是一种潜在的权利滥用行为（Abigail 2011；Cox and Fritz 2016；Edwin 2008；Johnston and Holt 2006）。根据美国医学会的《美国医学会医学伦理准则》，"如果认为披露相关医疗信息在医学上是被禁止的，就对患者隐瞒相关医疗信息，这会造成医生促进患者福利的义务和尊重患者自主权的义务之间的冲突"（American Medical Association Council on Ethical and Judicial Affairs 2016，Opinion 2.1.3）。《美国医学会医学伦理准则》还规定："如实告知患者病情的义务并不意味着医生必须立即或一次性告知患者所有信息。随着时间的推移，医生可以根据患者的偏好或理解信息的能力循序渐进地将信息告诉他们"（Opinion 2.1.3）。

因此，虽然司法管辖区可能允许医生援引治疗特权，但想这样做的医生在法庭上可能难以为这一行为提供充分的理由。

无胜任力

在法律和医学文献中，"胜任力"和"行为能力"这两个术语的可互换性可能会使人混淆。一般而言，被认为无胜任力进行医疗决策的患者无法提供知情同意；但是无胜任力患者的法定监护人（或指定的医疗保健代理人）可以代表他提供知情同意。

前文例子已强调了精神科医生在临床实践中应该注意的一些重要原则。最值得注意的是，一个有能力的患者有权决定其身体发生什么，而且治疗标准要求必须获得患者的知情同意。在获得知情同意时，所要求的信息披露程度在不同的司法管辖区有所不同，但一般来说，医生被要求披露一个理智的医疗从业者会披露的内容，或者说一个理智的人为了做出知情的医疗决策而需要知道的内容。

美国法院裁定，有能力的患者有权做出自愿的、知情的（即基于相关信息）和明智的（即有能力的）医疗决定。在实践中，患者或其替代决策者应该被告知潜在的风险、获益、预后（接受治疗或不接受治疗）和替代治疗（风险和获益），以便做出知情的决定。

保护义务

在许多知名的案例中，法院都在权衡治疗师保护第三方免受危险患者伤害的义务。最著名的例子可能

是 Tarasoff 诉美国加州大学董事案（1976）。1968 年，Prosenjit Poddar 先生是加州大学伯克利分校的一名研究生，他在那里学习船舶工程学。在民族舞蹈课上，Poddar 遇到了一位同学 Tatiana Tarasoff 女士。据说，Poddar 和 Tarasoff 开始只是要好的朋友，在除夕夜亲吻了对方。不幸的是，Poddar 迷上了 Tarasoff 并开始跟踪她。

Poddar 开始在学生精神卫生诊所就诊，Lawrence Moore 医生是他的治疗师。Poddar 最终告诉 Moore 医生，他计划杀死 Tarasoff。Moore 医生通知了校园警察，并建议应以文明的方式拘留 Poddar；然而 Moore 医生的主管不同意。Poddar 没有安分守己，Tarasoff 也从未收到过有关 Poddar 计划的警告。Poddar 最终在 Tarasoff 父母家中找到了她并将她刺死。

Tarasoff 的父母起诉了学校和 Moore 医生。经过一系列漫长的法庭斗争，美国加州最高法院裁定，治疗师有义务保护潜在受害者免受可预见的危险。法官 Mathew O. Tobriner 简明地总结了法院的意见："保护特权应在公众危险开始时结束。"

在 Tarasoff 案判决后的 40 多年里，精神科医生的保护义务在多个司法管辖区的法院裁决的基础上得到了扩大。例如，在 Lipari 诉西尔斯·罗巴克公司一案（1980）中，美国内布拉斯加州的一家法院在 Tarasoff 案的语言表述上进行了扩展，裁定潜在受害者的识别不需要非常明确的证据，只要能"合理地预见""某类人"容易受到伤害即可。在 Naidu 诉 Laird 案（1988）中，美国特拉华州最高法院认定一名精神科医生对一名因车祸死亡的男子负有责任。这位医生在 5 个月前同意了一名在该州立医院自愿入院的精神病患者出院，而这起车祸正是由这名患者导致的。该法院认为，精神科医生在患者出院前没有对其长期精神疾病住院史和药物治疗不依从的情况进行适当的调查，这一过失是导致车祸受害者死亡的"近因"。

医疗机构的法医学方面

民事监管

美国所有的州都有相关法规来处理那些被认为"对自己构成危险"或"对他人构成危险"的人的非自愿监管问题。大多数州还为无力满足自身基本需求（如充足的食物、衣服、住所）的精神疾病患者（有时他们被称为"严重失能者"）规定了额外的条款。即使精神科医生已经非常熟悉这些术语，了解支持这些概念的判例法仍然是非常重要的。

在欧美国家的后启蒙时代，人们对精神病患者的态度变得更加人道主义。19 世纪中叶，美国建造了精致而注重美感的州立医院，因为人们认为这可以促进康复。然而，历史上这个时期的民事监管标准是模棱两可、非常低且不成体系的，很大程度上是基于一种可以说是家长式的观念，即非自愿住院总好过流落街头（Arrigo 1992—1993）。由于这些标准，美国州立医院很快变得人满为患、资金不足，并时常发生不人道的事件。

到 20 世纪 60 年代，社会环境不断变化，美国各地的司法管辖区也变得更加重视与非自愿精神治疗相关的患者自主性。美国各州开始从家长式的"治疗需要"模式转变为"危险性模式"（Testa and West 2010）。公共价值观和对民事监管的看法发生了翻天覆地的变化，这反映在 1975 年美国最高法院对 Donaldson 诉 O'Connor 案的裁决中。

1956 年，Kenneth Donaldson 离开他在费城的家，去美国佛罗里达州看望父母。在此期间，Donaldson 先生告诉他的父亲，他坚信一个邻居正在毒害他。出于担心，Donaldson 的父亲申请了一场精神健全的听审，结果 Donaldson 被诊断为偏执型精神分裂症。Donaldson 随后被送往佛罗里达州查塔胡奇市的一家州立医院。在那里，他拒绝服用抗精神病药物，部分原因是他作为基督教科学派信徒的信仰。Donaldson 在接下来的 15 年里都在美国州立医院接受"环境治疗"，有时几年都没有任何进展记录。尽管 Donaldson 在住院期间没有表现出危险或暴力行为，但医院负责人 J.B. O'Connor 医生还是无视了 Donaldson 的朋友们多次提出的让他出院并提供安全庇护所的建议。Donaldson 一直住在医院，直到 O'Connor 医生退休。几个月后，Donaldson 在同情他的医院工作人员的帮助下才得以出院。Donaldson 随后起诉 O'Connor 医生，声称他被剥夺了宪法赋予的自由权。陪审团支持了 Donaldson 的观点，美国第五巡回上诉法院和美国最高法院也表示支持，他们的理由是："根据宪法，若一个对他人无威胁的人有独立的能力，或在负责的家庭成员或朋友的帮助下有能力自由且安全地生存，则各州不得对其实施监管"。在指出 Donaldson 所遭受的不公正对待时，美国最高法院又补充说："各州难道可以仅仅为了使其公民免于接触那些行为方式不同的人而将无害的精神病患者隔离起来吗？由此人们还可以追问，为了避免公众的不安，各州是否可以将所有外貌丑陋或行为古怪的人都关进监狱呢？"

美国最高法院在 Donaldson 诉 O'Connor 案（1975）中的裁决影响了美国各司法管辖区的民事监管标准。该判决促使了监管标准从相对家长式的模式向优先考虑患者自主权的模式的转变。根据法院的裁决，非自愿民事监管只适用于那些有自我伤害或伤害他人风险的人或那些严重失能的人。

治疗权

　　Wyatt 诉 Stickney 案（1971）是第一桩解决被非自愿送入精神病院的人的最低限度保障条件问题的案件（Perlin 2005）。该案件持续了 30 多年，是美国历史上持续时间最长的精神卫生诉讼案。Wyatt 先生是一名来自美国塔斯卡卢萨市的 15 岁少年，因为在当地一家教养院的不当行为而被送入美国布莱斯州立医院。尽管 Wyatt 先生之前被贴上了少年犯的标签，但他并没有正式的精神病诊断（Wilson Carr 2004）。Wyatt 先生后来参与了一起集体诉讼，指控布莱斯医院的条件不人道。美国阿拉巴马州联邦地区法院裁定，患者在医院的保障条件确实有所缺陷，并补充说，"非自愿监管的患者无疑也具有宪法规定的接受一些治疗的权利，以使他们每个人都有现实机会来治愈或改善其精神状况。"法院还特别列出了所有精神病院必须满足的 3 个最低标准：

1. 人道的心理和物质环境。
2. 有足够数量的合格工作人员来为患者进行适当、充分的治疗。
3. 个性化的治疗方案。

　　美国最高法院在 Romeo 诉 Youngberg 案（1982）中根据美国宪法第十四修正案规定了在医疗机构中有发育性残疾者的权利。Nicholas Romeo 是一名 33 岁患有发育性残疾的男性，据报道，他的身体机能和 1 岁半儿童的水平相仿。Romeo 先生的母亲在丈夫去世后把他送进了美国宾夕法尼亚州的潘赫斯特州立学校和医院。

　　Romeo 先生在潘赫斯特的头 3 年里多次受伤，他的母亲因此对医院的负责人提起诉讼。这起案件被上诉到美国最高法院，最高法院做出了有利于 Romeo 先生和他母亲的裁决。该法院特别强调，美国各州的医疗机构必须提供不受身体约束、自由且安全的环境，以及由技术熟练的专业人员提供服务，以最大限度地减少非自愿约束的必要。尽管做出了这样的判决，但在判决书中法院还是认可了美国各州管理精神病院的权力，这是为了平衡患者的自主权和各州的利益，并告诫法院"不应在专家管理者更了解的事项上过多质疑"。法院还补充说，专业人士的判断应被"推定有效"，除非能确定该判断"严重偏离公认的专业判断……以证明负责人实际上并未根据此类判断做出决定。"

　　法院在 Romeo 案的意见中谨慎地选择了措辞，声称精神卫生专业人员的治疗判断应被"推定有效"，除非可以证明这些判断"严重偏离公认的专业判断"。美国最高法院以这种方式表达其意见，以便联邦法院避免做出可能影响州立机构日常运作的决定。这种措辞还表明，受到非自愿监管的人要想胜诉他们免于不必要限制的权利受到了侵犯，必须证明监管者的过错不止局限于过失，就像大多数医疗或精神医疗事故案件一样（Bersoff 1993）。总而言之，Wyatt 案和 Romeo 案的裁决概述了向受到民事监管的人提供的最低限度的适当治疗标准，同时承认美国各州在运营精神卫生机构方面的利益。

拒绝治疗权

　　患者拒绝治疗的过程是充满争议的，并且因司法管辖区而异。Appelbaum 和 Gutheil（1979）的一篇经典论文讨论了法院依靠理论思想而非实践经验来决定受民事监管者是否可以拒绝精神疾病治疗的影响。作者担心过度推崇高尚的理念而忽视实用的临床知识，可能会让一些被民事监管的患者"身心连同权利一起受到损害"。换句话说，作者质疑尊重精神疾病患者拒绝治疗的决定是否是最妥当的做法，无论这种决定在技术上或法律上多么正当。在这一问题上，有两个涉及被民事监管的人拒绝治疗的案件具有重大意义。Rennie 诉 Klein 案（1983）和 Rogers 诉美国精神卫生部专员案（1983）中概述了两种截然不同的模式，塑造了美国各地司法机构在特定环境中处理拒绝治疗情形的范式。

　　John Rennie 曾是一名飞行员和飞行教官，他在 30 岁出头时患上了严重且持续的精神疾病。他曾多次住院，并且在出院时经常拒绝服用抗精神病药物。在美国新泽西州的安科拉州立精神病院第 12 次住院期间，Rennie 先生提起诉讼，声称尽管他是非自愿住院的，他仍有宪法权利，即在非紧急情况下拒绝服用抗精神病药物的权利。

　　美国第三巡回上诉法院支持了 Rennie 先生的观点，但也总结说，患者拒绝接受抗精神病药物治疗的权利是可以被否决的，只要"经专业判断认为患者存在危及自身或他人安全的可能"。该法院还裁定，如果治疗师希望在非紧急情况下让不情愿的患者服用抗精神病药物，必须向其他的专业人员提供正当理由，以供其审查和批准。

　　法院对 Rennie 案的判决受到了 Romeo 诉 Youngberg 案（1982）中引用的职业判断标准的影响。如 Rennie 案所描述的那样，尊重精神科医生判断的司法判决被称作遵循治疗驱动模式。法律和患者权益团体通常不支持治疗驱动模式，因为这意味着患者自主权的丧失，并增加了无良医师和（或）误判。

在 Rogers 诉精神卫生部专员一案（1983）中，包括 Rubie Rogers 女士在内的美国波士顿州立医院的 7 名患者代表"美国波士顿州立医院梅院区和奥斯汀院区目前和将来的所有自愿和非自愿患者，对精神卫生部提起诉讼，因为他们在未经本人同意的前提下被隔离或治疗。"美国马萨诸塞州最高法院裁定，除非法官通过对抗式听证会断定当事人没有行为能力，否则应被认为有行为能力。值得注意的是，法院还裁定，如果患者被认为无行为能力，"法官应使用替代判决标准以决定患者是否同意服用抗精神病药物。"

Rogers 案定义的替代判决标准基于以下 6 个因素：

1. 患者先前"表达了对治疗的偏好"。
2. 无行为能力患者的宗教信仰在某种程度上可能会导致他们拒绝治疗。
3. 从患者的角度出发，对患者家庭的影响。
4. 不良反应发生的可能性。
5. 患者接受治疗的预后。
6. 患者不接受治疗的预后。

Rennie 案的裁决在很大程度上遵从医疗决策者的意见，而 Rogers 案则在确定患者意愿方面给予了法官极大的自由裁量权。援用这类程序的司法判决被称作遵循权利驱动模式。批评这一模式的人声称，这一过程成本昂贵、低效、不切实际，类似于让患者"身心连同权利一起受到损害"。

美国法院还处理了涉及刑事司法的人拒绝治疗权相关的问题。例如，在 Sell 诉美国一案（2003）中，美国最高法院概述了政府可以违背审前被拘留者的意愿对其进行药物治疗以恢复其受审能力的标准。美国最高法院在 Sell 案中的裁决在很大程度上受到 Washington 诉 Harper 案（1990）和 Riggins 诉 Nevada 案（1992）裁决的影响。在 Washington 诉 Harper 案中，法院裁定，违背危险因犯的意愿对其进行药物治疗的决定可以通过行政听证而非司法听证做出。在 Riggins 诉 Nevada 案中，法院认为，在没有首先确定抗精神病药物治疗是否具有医学上的必要性和最小的侵害性的情况下，不能强迫正在接受审判的人服用这种药物。

临床实践中的其他法医学问题

还有许多其他临床医生可能会与法律系统产生交集的情况。本节中，我们总结了所有精神卫生从业人员都应该熟悉的一些关键法律概念。

作为事实证人作证

事实证人（fact witness）是对案件有了解的人，他会根据自己的观察和相关事实作证。简而言之，事实证人作证的是事实，而不是他们的观点。在需要考虑被告的精神状态的案件中，临床医生有时被传唤作为事实证人作证。与之相对的，专家证人依靠他们的知识、技能、训练和专业知识来提供意见，帮助法庭得出结论。专家证人的定义可能因司法管辖区而异。考虑到潜在的利益冲突，为患者提供治疗服务的临床医生应避免同时作为专家证人出庭，因为他们可能会因为双重角色而呈现出实际或潜在的偏见。

自杀患者

患者自杀是精神科医生被起诉的最常见原因（Baerger 2001；Packman et al. 2004）。考虑到自杀非常罕见且难以预测，患者企图自杀或自杀身亡并直接不意味着精神科医疗的过失。例如，在 2001 年纽约发生的一起悲剧案例中，一名患有产后抑郁症的女性试图从一辆行驶中的汽车上跳车自杀，结果被送往医院。该女性在住院期间否认曾企图自杀。在入院一周后，她被允许回家 12 h，然而她却在这段时间内结束了自己的生命。在该案件中，法院判决，即使精神科医生未能"预测患者出院后会对自己造成伤害，也不能仅因职业判断失误而追究精神科医生的责任。"

法院不期望精神科医生能够预测患者是否会自杀或产生自杀意图；然而，医疗标准要求精神科医生进行有效的自杀风险评估并做记录（Simon 2002）。此外，精神科医生的安全计划应该与患者的估计自杀风险水平相适应。同样值得注意的是，对有自杀想法的患者使用无伤害协议没有经验基础，在医疗事故诉讼中也不能提供保护效力（Garvey et al. 2009；Lewis 2007）。

暴力风险评估

评估暴力风险是精神科医生的日常工作中具有挑战性的部分。精神科医生通常要在各种不同的临床条件下评估患者是否存在暴力幻想或想法。虽然没有期望精神科医生能准确地预测患者是否会对他人采取暴力行为，但医疗标准要求精神科医生对患者进行有效的暴力风险评估。临床暴力风险评估的一个重要考虑因素是了解患者正在表现和（或）容易发生的暴力行为亚型。文献中通常将暴力亚型分为反应性（热）攻击和侵略性（冷）攻击。热攻击倾向于在应激的时刻发生，通常是对某个明显的触发事件的回应，并随着时间的推移消退。相比之下，冷攻击更难以识别，因为一个冷静计划对他人实施暴力的人不太可能公开其意图。

进行暴力风险评估时的其他考虑因素包括动态和静态危险因素。动态危险因素是指可能会发生变化的因素，包括物质中毒、获得枪支、药物治疗不依从和缺乏稳定的生活环境等。静态危险因素不受环境改变的影响，主要是人口学性质或历史性因素，如既往暴力史、男性性别和儿童早期创伤史等。

流行病学集中区调查研究（Swanson et al. 1990）说明了历史性因素和动态危险因素之间的相互作用。这项研究发现，有严重精神病史的人在社区中变得暴力的风险略有增加。而未经治疗的严重精神疾病和活性物质使用问题的结合显著增加了暴力风险。

残疾

尽管精神科医生经常被要求评估患者的残疾状况，但有数据表明，精神科医生很少接受与精神残疾相关的住院医师培训（Christopher et al. 2010）。常见的残疾评估类型包括工人补偿、工作适任性、社会保障以及与《美国残疾人法案》相关的一些内容。"残疾"一词不是一个临床术语，而是一个法律术语，其具体标准是基于所涉及的政府机构和（或）正在进行的评估类型。如果临床医生对残疾评估的权威总结感兴趣，请查阅美国精神病学协会和精神残疾法医评估法律实践指南（Gold et al. 2008）。

传票

传票是一种令状（即法院发出的正式命令），要求被传唤人在法庭上或取证时提供证词和（或）移交证据（如治疗记录）。传票常常是精神科医生焦虑的一个原因。一般来说，临床医生在收到传票后应该采取的第一步是向所在机构或个人法律顾问寻求建议。同时，临床医生也应该寻求澄清他们的患者关于放弃精神治疗师-患者特权的愿望。此外，在收到传票后，临床医生不应试图更改或销毁记录。

不当性行为

出于明显的原因，医生与患者恋爱和发生性关系是不合适的。发生在纽约州的标志性案件 Roy 诉 Hartogs 案（1976）的判决中解决了这些问题。在该案中，Julie Roy 女士向精神科医生 Renatus Hartogs 寻求治疗，后者将性行为列入了她的"治疗方案"。这段性关系持续了大约 13 个月才被 Hartogs 医生终止。Roy 女士提起诉讼，称她因 Hartogs 医生的不专业行为而遭受了情感和精神伤害。法庭判 Roy 女士胜诉，她最终被判得 2.5 万美元的补偿性赔偿。

涉嫌不当性行为或其他形式的严重非专业行为的精神科医生将面临民事责任、专业纪律处分和刑事起诉的风险。与不当性行为有关的医疗事故索赔要求有大量证据（即更有可能）证明发生了利用并造成了伤害（如精神状况恶化）。专业纪律处分通常包括暂时或永久吊销专业执照。美国约有 1/2 的州有将医生与当前患者发生性行为定为犯罪的法律，有些州还将这一禁令扩大到了之前接待的患者（Morgan 2013）。

双重代理

在临床精神病学和司法精神病学交叉领域的一个关键的伦理考虑是双重代理问题。双重代理（dual agency）这一术语是指临床医生在同一案件中同时扮演临床方面和司法方面的角色。美国精神病学协会和美国精神病学与法律学会的伦理准则强烈反对精神科医生为同一患者同时充当治疗师和法庭专家的角色。

总结

精神科医生应该对指导临床实践的法律有基本的了解。了解诸如过失、保密和特权、强制报告、知情同意、保护义务和医疗机构的法医学问题等概念，能为精神科医生维持伦理和熟练的临床实践提供基础。涉及精神病学和法律重叠的主题的判例法知识可以为从业者提供相关的背景参照。

临床要点

- 除了紧急情况等例外，精神科医生在开始治疗前必须获得所有有能力个体的知情同意（理解、知情和自愿接受治疗）。
- 精神科医生有义务为患者保密，除非经患者授权、根据法院命令或法律规定（如报告涉嫌虐待儿童的情况）披露个人健康信息。
- 临床医生在进行暴力风险评估时应考虑静态（如年龄、精神病史、暴力史）和动态（如治疗依从性、获得武器、中毒）危险因素。

- 医疗从业人员通常有义务保护可合理识别的受害者免受可预见的、迫在眉睫的伤害。
- 建议临床医生在回应传票之前咨询他们的个人法律顾问或所在机构的法律顾问。
- 伦理标准要求精神科医生尽可能避免同时作为治疗师和法庭专家，因为这两个角色存在固有的利益冲突。

参考文献

扫码见参考文献

附录：法律术语表

- **犯罪行为（actus reus）**：由拉丁文直译而来，意为"构成犯罪的实际行为"。
- **上诉（appellate）**：这个术语与对判决提出异议（appeal）这一行为有关；上诉法院（appellate court）会审查（并有可能）推翻下级法院的判决。
- **举证责任（burden of proof）**：举证责任是指在司法程序中证明某个案件事实或主张的真实性的责任。在刑事案件中，国家有举证责任来证明被告的罪行；在民事案件中，这个责任则落在原告身上。
- **判例法（case law）**：过去已经做出的法院判决可作为以后类似案件审判的法律依据。
- **损害赔偿（damages）**：在民事案件中给原告的赔偿金。它可以是补偿性的或惩罚性的（惩罚被告）。
- **被告（defendant）**：面临刑事或民事指控的人。
- **证据交换（discovery）**：与司法事件相关的信息，在听证会或审判之前会被编辑整理并披露给双方。
- **重罪（felony）**：相对严重的犯罪行为，其刑期通常超过 1 年。
- **司法管辖（jurisdiction）**：法院受理特定类型案件的权力；它也可以表示法院有权审理案件的地理区域（司法管辖区）。
- **犯罪意图（mens rea）**：由拉丁文直译而来，意为"实施犯罪行为的意愿"。
- **轻罪（misdemeanor）**：相对较轻的犯罪行为，其刑期通常不满 1 年。
- **原告（plaintiff）**：提起诉讼的人或法律实体。
- **抗辩（plea）**：在刑事案件中，被告在审判前所做的己方认罪、无罪或精神失常的陈述。
- **自行辩护（pro se）**：指被告选择在法庭上代表自己进行辩护而非聘请代理律师进行辩护的情况。
- **证明标准（standard of proof）**：公诉人或原告证明被告有罪需要达到的标准。
- **传票（subpoenas）**：法庭发出的强制某人出庭作证的命令。
- **资质认定（voir dire）**：在作证之前，法院确定专家证人的专业知识和资格的过程。

第二部分

精神障碍

第 9 章

神经发育障碍

David S. Hong，Lawrence K. Fung，Antonio Hardan
李涛 李晓晶 李涵翛然 译 王刚 审校

本章我们将讨论 DSM-5 中的神经发育障碍诊断类别（American Psychiatric Association 2013）。顾名思义，该类疾病表现出了在不同的发育阶段动态变化的广泛的认知、运动或感觉功能障碍。这类疾病的特征症状是获得性的或遗传性的，并持续显示出与预期的技能发育轨迹有差异。这类疾病的病因学呈现高度异质性。事实上，这些发育障碍的本质是，其病理学定义可能包括在全人群维度特征中处于尾部的个体，以及受更具体的病理生理过程影响的个体。不管是什么病因，在处理这类疾病时重要的是要对认知功能进行全面评估；仔细考虑遗传、家庭和环境危险因素；并在发育性框架中分析。与其他诊断类别一样，这类障碍带来的损伤必然对个体的适应功能产生重大影响，这些影响一般体现在学习或工作中。

如图 9-1 所示，发育过程可能遵循一些模式化的轨迹。

智力障碍

DSM-5 中的智力障碍以日常适应功能显著缺陷相关的一般心理能力发育迟缓为特征。根据符合的诊断标准，这一组诊断包括智力障碍、全面发育迟缓和非特定的智力障碍。

临床特征

以前的 DSM 版本主要通过智商（IQ）分数来

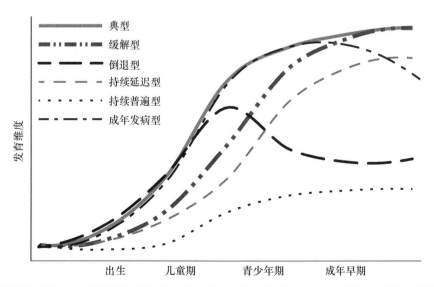

图 9-1　发育轨迹。可能的发育轨迹包括以下几种类型：①典型：在整个儿童和青少年时期，发育特点是稳定的、相对线性的和快速的，成年期发展程度较小；②缓解型：发育的特点是在整个儿童期和青春期延迟成熟，最终成年时与同龄人的轨迹一致；③倒退型：在早期阶段出现相对典型的发育，但在后期阶段却与同龄人的轨迹发生偏离或倒退；④持续延迟型：随着时间的推移，发育稳定但持续较慢；⑤持续普遍型：似乎在一个特定的发育阶段停止发育；⑥成年发病型：在青春期晚期或成年早期，发育与同龄人的轨迹相背离。

定义智力障碍，而 DSM-5 则结合智力能力和适应性功能水平作为诊断标准的决定因素（American Psychiatric Association 2013）。与以往一致的是，智力障碍（intellectual disability）这一名词已经取代了早期的精神发育迟滞（mental retardation），这一变化反映了目前在临床领域和其他相关教育和专业领域的实践。这些变化表明，智力的内涵越来越丰富，它既代表了心理测量学定义的智力功能，也反映了认知功能与环境适应能力的相互作用。

智力障碍的病因不明，该疾病没有排除标准。因此，只要存在智力和适应功能缺陷的证据即可成立，智力障碍的临床表现可以是多样的。然而，该类疾病的一个统一临床特征是有证据表明在公认的认知领域存在损害：言语理解、工作记忆、感知推理、量化推理、抽象思维和认知能力。虽然这些维度通常是通过心理测量来定义或检测的，但智力障碍的临床表现往往体现在认知、学业或社交方面里程碑的全面延迟。虽然不同认知领域受影响的程度存在个体差异，但作为满足这一诊断标准的一般准则，应该有证据表明大多数领域均受到了影响。如果特定的认知功能似乎比其他功能受到更大的影响，与这些特定认知能力相关的诊断可能是适当的（如特定学习障碍、交流障碍、孤独症谱系障碍）。智力能力的广泛损伤可能表现为在整个发育阶段中存在推理和实践理解困难，但也可能表现为沟通能力的损伤、轻信、情绪或行为的不良管理。在某些情况下，认知缺陷的行为相关因素可能表现得比较一致，这在具有明确遗传基础的综合征中非常常见。如在 21 三体综合征（唐氏综合征）、脆性 X 综合征和 Rett 综合征等疾病中，通常会出现特定的认知特征或认知能力模式，这些特征在这些疾病的受累个体中是共有的。这些神经遗传病的"行为表型"可为进一步了解智力功能的生物学过程提供依据，并为临床医生治疗这些疾病提供重要线索。

DSM-5 的一项重要创新是更加强调适应性功能（而不是单纯的智力）作为诊断的基本标准。根据这一强调，疾病的行为表现标准需要满足在适当的社会文化和发育背景下，难以达到个人独立和承担社会责任。对智力障碍严重程度的标注也同样转向强调适应性功能，而不是心理测量的分数，突出了适应性功能在定义精神病理学中的重要性。在 DSM-5 中考虑的适应性功能包括在概念（conceptual）、社交（social）和实用（practical）领域的能力。这些领域的相关行为包括学习能力、问题解决和判断、人际交往能力以及日常生活活动的自我管理等。这些特征同样受到躯体和精神疾病共病的影响，而且这些领域的损害可能是复杂和多因素的。在适当的社会文化背景下评估这些领域的损害时，使用谨慎的临床判断是很重要的。

患病率和流行病学

普通人群中智力障碍的患病率估计值各不相同，一些 meta 分析表明，患病率为 0.5%～1.5%，公认的患病率估计为 1%（Maenner et al. 2016；Maulik et al. 2011）。这些患病率的估计值在近年来保持相对稳定。正如国际数据所反映的，所有种族和文化中都有智力障碍。然而，也有报告称，基于社会经济地位、性别和年龄的差异，患病率存在重大差异。这些报告发现，智力障碍在年幼儿童中的患病率低于年长儿童，在成年人中的患病率低于青年。另外，患病率存在性别差异，相对于女性而言，男性的患病率更高（即男女比例为 1.6：1）（Maenner et al. 2016）。然而，这些发现似乎受到疾病严重程度的影响，在轻中度的病例中，性别差异较大，而在重度病例中，性别差异较小。基于种族的患病率研究结果是混杂的。

发育和病程

根据定义，智力障碍是在发育早期（年龄＜ 18 岁）根据临床病史或诊断时的表现来识别的。这种较早的发现可能与以下事实有关，即大多数智力障碍的病因可能是先天性的或在早期发育中获得的。诊断的时间可能存在差异，更严重的智力障碍与更早的缺陷表现有关——由此会更早地识别智力障碍。相反，较轻的智力障碍可能在个体被置于认知要求较高的环境中才被发现，如完成学业或其他学习环境。获得性智力障碍与脑损伤的时间点有关，如感染后遗症、头部创伤或（更罕见地）在发育期发病的神经退行性疾病。

关于病程，智力障碍一般遵循一个相当稳定的轨迹，特别是在儿童早期（年龄＜ 7 岁）稳定之后。由此，导致智力障碍结局的伤害通常具有时间限制性和非渐进性，故相对于个体的基线认知功能，也可能在未来出现认知和适应功能的提高。这些情况下的发育过程可能受到多种因素的影响，包括干预措施的效果和时机，以及基础病因的固有性质。同样，由于智力障碍基础病因的异质性，也会有一些智力障碍个体在认知或适应功能方面可能不能随年龄增长而提高；或者可能随年龄增长表现出相对于年龄标准的功能的逐渐下降，甚至表现出以前获得的认知或适应技能的倒退。在这些特殊情况下，也可以考虑诊断为神经认知障碍。

病因和危险／预后因素

与神经发育和相关认知功能的复杂生物过程相一

致，有许多渠道可使认知发育受到破坏。这些渠道包括先天和后天机制，反映了遗传和环境因素。虽然大多数智力障碍的病因不明，但大量的认知遗传机制证据提示，高达 55%～70% 的中重度智力障碍可能与遗传因素有关。目前已发现有 700 多个基因与智力障碍有关（Vissers et al. 2016）。遗传病因包括单基因疾病、拷贝数变异和染色体异常。智力障碍也与环境因素有关，包括产前或围产期暴露于传染性病原体或致畸剂、先天性或缺氧性疾病、营养不良、严重的心理忽视和剥夺，以及头部创伤等。

诊断评估

尽管在发育过程中确定症状发生（DSM-5 标准 C）往往很简单，但对智力障碍的其他标准的诊断评估可能具有挑战性，特别是在考虑到评估时的年龄、能力发展或症状的严重程度时。然而，有许多有用的方法来明确是否符合诊断标准，其中包括从信息提供者那里获得的病史和利用标准化的评估工具。如果个体在发育早期（年龄＜5 岁）接受评估，此时确定智力障碍的临床严重程度可能并不可靠。对于这个年龄段的人来说，如果他们在生长阶段的重要时间点出现发育延迟，那么更为恰当的诊断为全面发育迟缓。

对智力功能缺陷的评估（DSM-5 标准 A）包括临床评估和标准化的智力测试。因此，这一维度的诊断测试包括智力的心理测量；常用的测试包括韦氏智力量表和差异能力量表。这些评估通常基于年龄和性别的、有代表性的人口样本的常模。标准 A 的智力障碍被定义为低于预期人群平均值约两个标准差的分数。IQ 全量表总分的人群平均值为 100，标准差为 15，得分＜70 分（测量误差为 ±5 分）将被视为认知障碍。大量的研究提示，应该仔细考虑心理测量的影响因素，包括：练习效应；面对差异性分项测试的评分效度；测试的准确性反映了与动机或注意力的混杂因素有关的先天智力；以及其他可能影响测试表现的交流、感官、语言或文化偏倚。

智力测试在准确区分缺陷方面的潜在局限性强调了 DSM-5 标准 B 的重要性，该标准要求有证据表明在日常生活中的学习 / 智能、社交和实用领域的适应性功能受损。对这一维度的诊断评估通常包括临床评估和来自其他可靠信息提供者的附带信息，或专门用于评估适应性行为的标准化测试工具，如文兰适应行为量表。重要的是，在 DSM-5 中，智力障碍的严重程度是根据适应功能的缺陷而不是智力测试分数来分类的，具体分为轻度、中度、重度和极重度。与认知功能的评估一样，在确定适应功能时需要谨慎的临床判断，在诊断时要考虑到患者的社会背景。

鉴于与智力障碍相关的综合征病因的高患病率，诊断评估必须包括对发育史、病史和家族史的全面临床评估，以尽可能地帮助确定具体的病因。还需要进行仔细的体格检查，特别关注神经系统体征或畸形。在新诊断的智力障碍患者中，遗传评估或染色体微阵列检查和脆性 X 检测也是常规做法。在极少数情况下，当相关的感觉或躯体损伤或破坏性行为阻碍了评估过程，而难以对明显的智力缺陷进行评估时，可考虑 DSM-5 诊断中的非特定的智力障碍（unspecified intellectual disability）。

共病的精神疾病

智力障碍与其他精神疾病高度共病，特别是考虑到该障碍没有排除标准。一些精神疾病会影响认知功能，也可能会增加合并诊断的比率。另外，注意缺陷 / 多动障碍（ADHD）、孤独症谱系障碍（ASD）、心境障碍和焦虑障碍以及破坏性行为障碍等疾病在智力障碍个体中的患病率要高得多。

治疗

智力障碍的治疗计划往往需要临床、教育机构和社区等领域的跨学科合作。虽然仅有少量证据表明，干预措施对整体认知功能缺陷具有改善作用，但行为干预和教育可显著改善发育期的适应功能。同样，对共病症状的综合管理，包括心理治疗和药物治疗，可能会显著影响长期的临床结局。对于症状负担较重的个体，临床治疗往往是跨学科的，需要投入大量的个案管理策略，以适应不同条件下的治疗需求。

交流障碍

人类的语言能力不仅代表个体之间传递信息的能力，还包含在发育过程中出现的一套支持这一重要社会功能的技能。这一领域的能力包括产生交流单元（无论是以手语还是口语的形式），发展一个符号学系统来赋予这些符号意义，并学习将这些符号置于情境中以有效地转达给他人。交流障碍可能会破坏这些功能，从而影响个人有效适应社会或学习环境的能力。基于这一总体框架，交流障碍在 DSM-5 中被归入语言、言语和交流领域，分别包括理解和使用符号系统；有效地发出声音；以及实现与他人的语言和非语言行动的互动。尽管这类疾病在人群中的发病率很高，但在精神科中往往没有得到充分的认识，而且往往需要与精神科以外的人员合作，如言语和语言病理学家、职业和物理治疗师以及教育工作者等。使这个疾病类别更加复杂的是，围绕交流障碍的诊断共识仍然备受争议，这反映了这个疾病类别的复杂性和跨学科性质。

语言障碍

临床特征

顾名思义，语言障碍是指在语言习得和使用方面的一类缺陷。以前的 DSM 版本定义了表达型和混合感受–表达型亚型，而 DSM-5 更广泛地定义了在这个诊断类别中有效产生、接收或理解语言信号的能力障碍，同时仍然认识到在感受或表达领域的缺陷可能更加明显。近年来，即使在 DSM 系统之外，语言障碍（language disorder）的定义也有了相当大的变化，其他术语如"发展性语言障碍"和"特定语言障碍"也存在一些混淆，不同学科正在努力围绕这些术语达成共识。

支持语言的技能相对广泛，这意味着语言障碍可能以多种方式表现出来。临床表现可能包括语法方面的困难；例如，个人可能表现出语素或语言形式方面的错误，包括时态或复数、动词和名词的恰当使用，对复杂语法的理解等等。另外，缺陷也可能表现为贫乏的语言储备和词汇量，或难以在话语中有效使用这些语言或词汇。相较表达或沟通的其他方面，有语言障碍的人可能仍有完整的发音或交流技能，如相对容易地使用非语言手势。

患病率和流行病学

语言障碍在儿童期很常见，患病率估计为 3% ～ 9%（Norbury et al. 2016），在转诊到儿童和青少年精神科治疗的人中，语言障碍的比例甚至更高。

发育和病程

与其他认知领域一样，语言的习得也有明显的发育轨迹，大多数人在青春期就能达到成年人的语言能力水平。然而，在儿童早期，语言发展的速度和连贯性存在着巨大的个体差异。这种异质性限制了对早期发育期语言障碍评估的敏感性和特异性，尤其是对 3 岁以下的儿童。然而，4 岁前出现的语言缺陷似乎可以预测以后的语言问题，在此后的发育阶段，语言缺陷的发生率会增加（Weindrich et al. 2000）。

病因和危险／预后因素

语言障碍呈现高度遗传性，表明遗传因素在其致病过程中有很大贡献。虽然明确的遗传病因尚未被确定，但现有的证据提示可能存在一个复杂的多基因过程。一些单候选基因已被发现与语言障碍有关，包括 FOXP2 和 CNTNAP2 等（Newbury et al. 2010）。同样明确的是，语言发育对环境因素很敏感，包括与社会优势、早期接触语言以及在子宫内和后期发育过程中发生的伤害有关。同样重要的是，个人在语言习得过程中所接触到的周围语言环境对语言发育有很大的影响，并可能表现为语言结构和语法的许多非病理性变化。同样，个人因素，如信息处理的认知策略和参与语言习得的动机可能会进一步影响这一领域的发育轨迹。

诊断评估

语言评估应在个体于整个发育过程中接触到的语言及其他社会文化背景（如家庭中使用的主要语言和方言）的更大背景下进行考虑。作为常规筛查的一部分，或当怀疑有语言缺陷时，应考虑对潜在的感官和神经系统结构性损伤进行全面评估，如听力障碍或全面智力障碍。根据 DSM-5 标准，由特定的器质性病因引起的语言缺陷应予以排除语言障碍诊断；然而，继发于神经系统疾病（如癫痫）的获得性语言缺陷符合语言障碍的诊断标准。除了系统的临床评估以排除其他精神疾病之外，诊断评估还应包括标准化心理测验以评估整体智力和语言能力，以及评估感觉运动功能以排除其他器质性病因。评估应综合多个维度的信息，且通常将与神经心理学和言语／语言病理学测试结合起来考虑。尽管人们对语言和理解功能的潜在神经回路有了更多的了解，但基于影像的诊断评估工具仍然遥不可及。

共病的精神疾病

语言障碍经常需要与其他神经发育障碍相鉴别，包括特定学习障碍、ADHD 以及运动和协调障碍。

治疗

目前的治疗模式以语言发育为中心，以特定的语言技能指导为目标。鉴于语言中主要受累领域可能相对不同，干预计划应在很大程度上依赖于个体化的评估和治疗目标，并且通常与言语和语言病理学家协调实施。治疗方法是根据个体的发育年龄而制定的，可能侧重于语音、形态、句法、词汇环境和语用学。目前已经开发了多种跨越发育阶段的语言教学方法，包括对家庭和个体的早期干预、在学校或临床环境中对个体或团体进行结构化的学业方面的干预、调整环境背景以提高语言表达，以及结构化的行为治疗以增加特定的交流行为。特别是对于有严重缺陷的患者，治疗工具越来越多地被纳入治疗计划之中，如图片交流符号或其他扩大与替代性交流设备。目前尚缺乏有力证据支持药物干预在语言障碍中的作用。

语音障碍

临床特征

语音障碍包括口语的发音或音韵方面的缺陷。患有该疾病的个体可能难以使用音素（口语的基本单位）来产生可理解的语言。这种功能既需要对语音的音韵意识，也需要通过口面部肌肉组织的运动协调和对气流的管理将这种意识转化为语音的能力。这一领域的症状在临床上可能表现为言语模式的差异，包括用一个语音代替另一个语音，在一个词中增加或删除声音／音节，以及不考虑当地方言或口音的情况下在一个词中改变音调。

患病率和流行病学

语音障碍是相当常见的，其患病率估计高达 2% ～ 4%（L. Law et al. 2000；Shriberg et al. 1999）。

发育和病程

与语言障碍类似，在典型的发育过程中，言语表达的早期发育是有相当差异的。然而，通常情况下，大多数儿童在 4 岁前会使用可理解的语言，在 8 岁前会掌握音素。特定音素的发育时间可能有所不同，这可能与它们的内在复杂性有关。然而，有证据表明，超出发育标准的持续发音错误，可能表明有潜在的语音障碍。语音障碍的长期研究结果表明，这是一种持续的发育模式，大多数受该疾病影响的儿童会随着时间的推移而得到改善。

病因和危险／预后因素

在 DSM-5 中定义的发育性语音障碍的病因尚不清楚。同样，支持语音的功能包括广泛的认知（语音）和运动协调技能，表明潜在的病因也可能是异质的。此外，一些相关的疾病可能会影响言语的产生，包括神经系统疾病和感觉或听力问题。

诊断评估

与其他交流障碍类似，语音障碍评估通常包括通过临床访谈对言语和语言能力进行综合评估、语言的标准化评估以及对病理和躯体因素的全面评估。诊断评估应仔细筛查其他具有明确的功能性神经基础、可能影响语音产生的疾病，包括听觉检查和口面部异常。需要仔细评估整体智力水平和与儿童文化和语言环境相关的语言背景。还应考虑进一步筛查以排除在特定情况下阻碍言语产生的其他精神病理学，如社交焦虑症或选择性缄默症。

共病的精神疾病

与其他交流障碍一样，语音障碍通常与其他神经发育疾病一起诊断。语言障碍可能与这一诊断共病，特别是发现有表达障碍时。如果主要涉及发音，则可能存在其他运动协调问题，并且发育性协调障碍可为另一种共病予以诊断。

治疗

对言语／语言的病理学干预、教育干预以及其他所需的精神科和躯体疾病干预是建立在仔细地筛查和评估基础上的。治疗的重点是提高语言清晰度，强调表达整个单词而不是单个音素。与其他语言障碍一样，治疗通常由言语和语言病理学家以及教育系统协调进行，并侧重于行为方法，以加强口腔运动功能的协调，从而改善言语生成。在更严重的患者中，会使用扩大与替代性交流设备。虽然这些干预措施的长期疗效的证据有限，但已有证据支持相对于未接受干预的个体而言，接受干预个体的结果有所改善。

儿童期发生的言语流畅障碍（口吃）

临床特征

儿童期发生的言语流畅障碍（或称口吃）会影响言语的特定方面——口语流畅性，这与言语产生的速度和连续性有关。流畅障碍的临床症状可能表现为声音或音节的重复（"对—对—对—对不起"）或声音的阻断和延长。症状还可能表现为单词替换以避免有问题的单词，或为字词生成而过度的躯体紧张。症状可能表现出很大的变异性，从每天到数年时间里。症状的严重程度可能取决于说话时的环境或感觉到的压力。口吃患者采取的补偿策略，包括回避行为，在临床并不少见。

患病率及流行病学

与其他交流障碍类似，口吃是比较常见的，在普通人群中的患病率估计为 1% ～ 5%（Yairi and Ambrose 2013）。与其他神经发育障碍一样，口吃似乎也有性别差异，男性比例略高。口吃与种族或民族的关系尚不清楚。

发育和病程

与许多其他交流障碍（非典型模式在接近学龄时出现）不同的是，绝大多数童年发生的言语流畅障碍在 5 岁前就会显现出来。这似乎与年龄有关，相对于青少年或成年人，儿童更容易受累。对这些发现的一种解释是，某些人在发育过程中会经历症状的缓解。与抽动障碍类似，在早期发育中可能会出现言语流畅障碍，但在整个发育过程中表现并不明显。青春期后出现的口吃被认定为成人发病的口吃，通常与特定的神经或其他疾病有关。因此，青春期后出现的口吃并不符合 DSM-5 中定义的童年发生的言语流畅障碍的标准。

病因和危险 / 预后因素

童年发生的言语流畅障碍的具体病因尚未确定；然而，双生子研究表明，同卵双胞胎的同病率高于异卵双胞胎，显示出一定的遗传性。

诊断评估

对口吃的临床评估包含对功能的广泛评估和对语言能力的抽调评估，包括对发音和流畅性的标准化测量，如口吃严重程度测试。应始终考虑个人的文化和语言背景。应该对回避和焦虑行为及其他心理健康问题进行全面评估，也应该对学习成绩、病史和家族史进行回顾，因为它们可能是口吃潜在的附属行为问题或独立共病。当有证据表明存在童年发生的言语流畅障碍时，应与言语和语言病理学家进行协同评估和治疗。应考虑其他或共病的诊断，包括其他语言或学习障碍、其他形式的流畅障碍和影响流畅性的神经系统疾病，以及文化和环境因素。

共病

童年发生的言语流畅障碍可能与其他语言障碍、抽动或运动障碍及 ADHD 同时发生。它也更常见于某些综合征中，如 ASD 和唐氏综合征。

治疗

口吃的治疗通常由言语和语言病理学家进行，并结合多种策略，直接解决言语模式以及影响个人功能的继发性行为。鉴于有证据表明年龄对症状发展的影响，在确定是否需要干预以及治疗的强度和目标时，通常会考虑个体的发育阶段。meta 分析表明，尽管大多数关于口吃治疗效果的研究存在一些偏倚风险，但有迹象表明治疗有积极的效果（Herder et al. 2006）；然而，在治疗过程中也存在着高度的个体差异性。如有必要，干预措施可着重于言语优化和效率，并可与个体及家庭合作，以减少对口吃和伴随行为的负面看法。在治疗计划中，经常会整合学校教育系统协调措施，以改善个体的适应功能。

社交（语用）交流障碍

临床特征

社交（语用）交流障碍（SPCD）是 DSM-5 的一个新类别，涉及语言的语用方面的缺陷。该障碍的特点是在以社交为目的进行交流、调整表达以匹配语境、遵守典型对话的规则以及理解隐含的意义方面有障碍。根据 DSM-5，症状必须在发育早期出现，而且症状不能归因于其他的精神、神经或躯体疾病。与 ASD 患者不同，SPCD 患者没有受限和重复的行为。

患病率和流行病学

目前尚没有准确的 SPCD 患病率。近期的一项研究发现，SPCD 与 ASD 没有质的区别，被诊断为 SPCD 的患者具有 ASD 的特征，但其严重程度不足以被诊断为 ASD（Mandy et al. 2017）。

病因和危险 / 预后因素

目前尚不清楚 SCPD 是否代表 ASD 的一个轻度亚型或变体。因此，缺乏强有力的科学证据来支持 SPCD 的任何特定病因。诊断评估是基于临床访谈和 DSM-5 标准。

治疗

鉴于这一诊断类别的出现时间较短，迄今为止，还没有针对 SPCD 的循证治疗方法。然而，我们可以合理地假设，用于治疗 ASD 中的社交障碍的干预措施（如社交技能训练）也可能适用于 SPCD 患者。

孤独症（自闭症）谱系障碍

临床特征

ASD 是一种神经发育障碍，其特征是社交交流和社交互动方面存在缺陷、重复和刻板行为和（或）感觉失常。ASD 是一种高度异质性的疾病，其表现范围很广，从具有严重核心症状和合并症状的非语言个体（如 Leo Kanner 首次报道的那样）到具有高智力能力但核心症状足以影响其日常生活的个体。根据 DSM-5，诊断 ASD 须具备所有 3 个有关社交交流的标准和 4 个附加标准中的至少 2 个，并且在早期发育过程就开始出现症状。3 个有关社交交流的标准包括：①社会情感互动的缺陷；②用于社交互动的非语言交流行为的缺陷；③发展、维持和理解人际关系的缺陷。ASD 的 4 个附加标准包括：①刻板或重复的运动动作；②认知不灵活或仪式化的语言或非语言的行为模式；③高度受限的、固定的兴趣，其强度或专注度方面是异常的；④对感觉输入反应过度或反应不足，或对环境的感觉方面有不寻常的兴趣。为了进一步描述个体间的差异，DSM-5 为 ASD 诊断提供了具体标注：严重程度（需要支持的程度）；没有或伴有智力损害；没有或伴有语言损害；与已知的躯体或遗传疾病或环境因素有关；与其他神经发育、精神或行为障碍有关；伴紧张症。

患病率及流行病学

当孤独症最初被描述时，它被认为是一种罕见的疾病。在 20 世纪 70 年代中期，美国的患病率估计为每 10 000 名儿童中有 5 例。自那时起，报告的患病率大幅增加，估计患病率为每 68 名 8 岁儿童中有 1 人患病，并且有明显的性别差异（即男女比例为 4∶1）（Christensen et al. 2016）。对成人 ASD 的患病率调查较少；然而，在英国，一项针对成人 ASD 的最大流行病学研究发现，其患病率为 1/102，男女比例为 9∶1（Brugha et al. 2011）。在所有进行过多项研究的国家中，都存在着患病率随时间增长的模式。显然，一些增长可归因于检测的改进、认识的提高和更广泛的诊断标准的使用。然而，这些因素似乎并不能完全解释 ASD 的急剧上升。这种现象似乎见于所有社会经济水平、种族和民族。

发育和病程

ASD 的核心症状和合并症状的发展轨迹取决于多种因素，包括 IQ、开始干预的年龄、干预的类型和持续时间。个体未来的功能和适应性结局与整体认知能力高度相关。教育、职业、经济、社区和家庭支持在促进积极适应方面起着重要作用。此外，为越来越多的幼儿提供高质量强化的早期干预可能会改变 ASD 的长期临床结局。

在一项涉及 203 名 1 ~ 4 岁 ASD 儿童的研究中，在 3 年内对参与者进行了评估（Visser et al. 2017）。在这一早期发育时期，确定了 5 种不同的轨迹：

- 轻度—稳定组［占队列的 48%；平均基线非语言 IQ（NV-IQ）为 93］。在整个评估期间，该组儿童的 NV-IQ 保持不变。他们在与 ADHD 相关的特征方面的得分也是最高的。
- 中度—稳定组（占队列的 22%；平均基线 NV-IQ 为 72）。在评估期间，这些儿童的

NV-IQ 有轻微上升。

- 重度—稳定组（占队列的 20%；平均基线 NV-IQ 为 45）。该组儿童的语言能力没有提高，NV-IQ 持续偏低，注意力问题随着时间的推移明显增加。
- 重度至中度变化组（占队列的 5%；平均基线 NV-IQ 为 61）。除了 ASD 分数的改善外，这些儿童在语言、NV-IQ 和 ADHD 相关特征方面也有所改善。
- 中度至轻度 / 非谱系变化组（占队列的 5%；平均基线 NV-IQ 为 83）。这些儿童在 ASD 评分上有改善，同时在语言、NV-IQ 和 ADHD 相关特征上也有所改善。

现有的文献表明，绝大多数被诊断为 ASD 的儿童将保留诊断直至成年。尽管 ASD 是一种终身疾病，但症状通常会随着年龄的增长而改善，特定症状会有消长变化，在某些情况下，随着年龄的增长，一些个体可能不再符合 ASD 的诊断标准。

病因和危险 / 预后因素

ASD 有多种推测的病因；根据孤独症研究数据库（AutDB；www.mindspec.org/autdb.html），迄今已发现有 800 多个基因与 ASD 相关，其中 70 多个风险位点与该障碍密切相关（Sanders et al. 2015）。尽管几乎未发现有特定基因在疾病病因中占据较大比例，但不可否认，遗传因素发挥了强有力的作用。ASD 具有高度的遗传性，近期的研究估计归因于遗传因素的风险比例为 40% ~ 50%（Hallmayer et al. 2011；Sandin et al. 2014）。一项涉及 200 多万名瑞典儿童和他们的 260 万兄弟姐妹的大型研究发现，亲兄弟姐妹的相对复发风险为 10.3，同母异父的兄弟姐妹为 3.3，同父异母的兄弟姐妹为 2.9（Sandin et al. 2014）。遗传因素，如染色体异常和新发拷贝数变异（Iossifov et al. 2014），与 10% ~ 20% 的 ASD 患者有关。ASD 的遗传病因可分为综合征性和非综合征性。许多遗传综合征与 ASD 高度相关，包括脆性 X 综合征，它是 ASD 最常见的单基因遗传病因。脆性 X 综合征患者中约 28% 的男性和 11% 的女性患者符合 DSM-5 的 ASD 标准（Wheeler et al. 2015）。其他 ASD 发病率较高的遗传综合征包括 Rett 综合征（61%）、Cohen 综合征（54%）、Cornelia de Lange 综合征（43%）、结节性硬化综合征（36%）、Angelman 综合征（34%）和神经纤维瘤病 1 型（18%）（Richards et al. 2015）。与 ASD 患者有关的非综合征中，根据大型基因测序研究，没有任何单一遗传病因可解释 0.2% 以上的病例

（Vorstman et al. 2017）。

已发现 ASD 的风险与环境因素有关，如父亲年龄较大和出生并发症。其他环境影响因素包括产前接触沙利度胺或丙戊酸。尽管有很多争论，但在明确的研究中，免疫接种已被证实在 ASD 中没有因果作用（DeStefano et al. 2013；Madsen et al. 2002；Parker et al. 2004）。然而，ASD 患者免疫失调的证据逐渐增多（Estes and McAllister 2015）。

诊断评估

多个专业组织已经发布了 ASD 评估指南，包括美国儿童和青少年精神病学会发布的指南（Volkmar et al. 2014）。一般来说，包括两级评估：1 级筛查由初级保健医生对幼儿进行常规发育监测，2 级评估由经验丰富的临床医生（如儿童和青少年精神病学家、儿科神经学家、发育和行为儿科医生、儿童心理学家、言语和语言病理学家）对筛查出明显 ASD 症状的儿童进行更全面的诊断评估。2 级评估通常包括对出现的症状进行回顾；对各系统进行精神病学审查；精神病学和行为史；从父母和照护提供者那里获得详细的发育、学业、就医和社交史；审查现有记录（如学校报告、神经心理学测试）；以及直接观察儿童并与他们互动。

尽管确诊 ASD 不需要标准化的工具，但许多医疗机构在 ASD 的常规评估中使用这种流程。目前，用于直接评估症状的金标准诊断工具是孤独症诊断观察量表，这是一个 40 min 的多模块半结构化测评，适用于从婴儿期到成年期的不同的功能水平范围。在一些临床和大多数研究中，孤独症诊断访谈量表修订版（ADI-R）被用来明确 ASD 诊断所需的发育过程。ADI-R 是一个半结构化的综合访谈，对象是正在接受 ASD 评估的儿童和他们的父母或照顾者。

诊断过程中的一个关键部分是鉴别诊断，以确定所出现的症状是由 ASD 引起的，还是另一种独立的疾病，或者是存在共病的疾病。例如，眼神接触差和社交主动性低是 ASD 儿童和成人的常见表现，但这些症状也经常出现在患有抑郁症或焦虑症的儿童和分裂样人格障碍或回避型人格障碍的个体中。然而，ASD 患者经常伴有精神运动功能异常和注意力不集中，但在分裂样人格障碍和回避型人格障碍中通常没有这些症状。另一种通常包括在 ASD 的鉴别诊断中的疾病是强迫症（OCD）。然而，尽管 ASD 和 OCD 中都会出现仪式和强迫行为症状，但它们在 ASD 中往往是自我协调的，而在 OCD 中则是自我不协调的。此外，ASD 中的强迫行为通常与寻求感官刺激的行为或受限制的兴趣有关，而 OCD 中的强迫行为则与对污染的恐惧、迷信和反复怀疑有关。

共病的精神疾病

ASD 普遍共病其他精神疾病。具体的共病的精神疾病的患病率取决于年龄和智力功能。在 10 ～ 14 岁的儿童中，最常见的共病诊断是社交焦虑障碍（患病率为 29%）、ADHD（28%）和对立违抗障碍（28%）（Simonoff et al. 2008）。在 ASD 成年患者中，抑郁和焦虑是最常见的共病，而在共病智力障碍的 ASD 人群中，焦虑和 OCD 是最常见的精神疾病共病（Buck et al. 2014）。

共病的躯体疾病

患有 ASD 的儿童和青少年会出现身体多个系统的合并症（如胃肠道、神经系统、免疫系统）。在一项涉及 14 000 多名 35 岁以下 ASD 患者的回顾性流行病研究中，ASD 最常见的躯体共病是癫痫（19%）和肠道疾病（12%）（Kohane et al. 2012）。另一项研究发现，在患有 ASD 的儿童中，食物过敏和其他过敏比正常发育的对照组更常见，这些问题似乎与行为问题相关（Lyall et al. 2015）。

治疗

行为干预是治疗 ASD 核心症状的最有效和最广泛使用的方法。因此，必须在初步诊断之后尽快提供有效的行为治疗。对早期强化干预的系统综述表明，早期强化行为干预（EIBI）和早期介入丹佛模式（ESDM）在改善 ASD 儿童的语言和认知技能方面具有最有力的帮助（Warren et al. 2011）。EIBI 方法基于操作性条件化（强化和负性后果）和应用行为分析的原则，在家中进行（偶尔在社区环境中进行）多年的一对一干预，每周 35 ～ 40 h。ESDM 方法包含了类似的行为原则，但更多的是以发育为基础，侧重于成人和儿童之间的双人互动、联合游戏和活动流程，其中，教学被嵌入游戏中。这两种方法的研究结果表明，与对照相比，在 IQ 和语言方面都有明显且较大的进步（Warren et al. 2011）。

药物干预主要用于治疗 ASD 的合并症而非核心症状。研究支持使用利培酮或阿立哌唑来治疗易怒和相关的攻击性行为（Fung et al. 2016），但是这些药物有明显的不良反应，包括锥体外系不良反应、嗜睡和体重增加。兴奋剂已被证明对治疗 ASD 患者合并的 ADHD 症状有效。尽管 5- 羟色胺再摄取抑制剂在临床上被用于治疗重复行为和焦虑，但这些药物的使用缺乏足够的证据来评估效益-风险情况。

ADHD

临床特征

ADHD 涉及以注意力缺陷或多动—冲动为核心特征的持续损害。从广义上讲，注意缺陷（inattention）的临床表现可以体现在一些行为上，如频繁分心、持续性注意困难所致的粗心和对物品或时间管理的杂乱无章。多动（hyperactivity）的行为表现为在不适当的环境中过度运动活动或烦躁不安、坐立不安或多嘴多舌。在冲动（impulsivity）相关方面，其临床特征体现为社会侵扰性或缺乏自我控制的行动。DSM-5 定义了一个统一的 ADHD 症状结构，其表现形式进一步明确为主要是注意缺陷、多动 / 冲动或两者的结合。这些症状的一个重要特征是它们不依赖于场合，在多种场合中（如家庭和学校）都可以表现出来。事实上，ADHD 的特征通常会在学业或人际环境中表现出实质性的损害，往往导致学习困难、被同伴和家庭排斥或人际冲突加剧。另外，与本类别其他疾病一样，症状必须在发育期首次出现；在 ADHD 中，这一时期被定义为 12 岁以前，这比以前的定义有所扩展［如 DSM-Ⅳ 中的 7 岁以前（American Psychiatric Association 1994）］。

患病率及流行病学

目前，ADHD 是最常见的儿科行为障碍，流行病学研究表明，普通人群的患病率为 5% ～ 10%（Danielson et al. 2018；Thomas et al. 2015）。meta 分析表明，各国的 ADHD 患病率相当一致，其差异似乎受到儿童行为评估方法差异的强烈影响（Polanczyk et al. 2014）。ADHD 患病率似乎在不同年龄和不同性别存在差异。与儿童期相比，成年期 ADHD 患病率较低，大多数成年时期 ADHD 的患病率估计为 2.5% ～ 5.0%（Kessler et al. 2006）。同样，患病率似乎也存在性别差异，男女比例为 4∶1 ～ 2∶1；然而，对于转诊偏倚的潜在影响存在一些争论，即女孩不易被转诊去进行 ADHD 的诊断评估，也有证据表明，患有 ADHD 的女孩比男孩更有可能被诊断为注意力不集中的表现（Quinn and Madhoo 2014）。一些专门针对患有 ADHD 的女孩的研究表明，虽然相对于男孩来说，ADHD 的全球患病率可能在女孩里更低，但受累的女孩也可能承担更多的疾病负担，特别是在青春期，她们更有可能出现与自我伤害或情绪控制障碍有关的问题（Hinshaw et al. 2012）。

发育和病程

根据 DSM-5 标准 B 的要求，ADHD 症状必须在发育的早期阶段出现（年龄＜ 12 岁）。事实上，由于损害会在家庭和学习环境中出现，许多 ADHD 患者在学龄前就会被发现。然而，在青春期或成年期诊断 ADHD 也不少见，这时临床医生必须依靠对症状进行回忆，以及通过附带信息进行确认。人们对 ADHD 症状的异质性表示关注，特别是考虑到症状随时间和环境的变化相当大。目前还不清楚这种变化是否代表了该障碍的演变性质、潜在生物机制的差异或诊断标准应用的偏差。事实上，在 7 岁前被诊断为 ADHD 的儿童中，约 10% 在 5 ～ 10 年的随访期后将不符合任何精神疾病的标准，而另外 20% ～ 25% 的儿童后来将符合除 ADHD 以外的精神疾病的标准（E.C. Law et al. 2014）。然而，尽管初始表现［或亚型，如 DSM-Ⅳ-TR（American Psychiatric Association 2000）中定义的］的稳定性在不同的发育阶段可能有所不同，特别是当初始症状为多动−冲动表现时，但 7 岁以后诊断似乎相对稳定（Lahey et al. 2005；E.C. Law et al. 2014）。

如今，在对 ADHD 进行定义时，一个基本问题是 ADHD 被定义为一类儿童期的障碍。纵向数据显示，ADHD 患者可被分为具有不同疾病负担轨迹的群组，包括具有不同严重程度的"缓解者"和"持续者"。这种发展过程的差异反映在成年后 ADHD 的发病率较低，其患病率约是儿童的 1/2，而且可能代表了 ADHD 的病因异质性。一个应考虑的因素是，患有 ADHD 的一部分儿童在前额叶皮质表现出相对于实际年龄的发育进程迟滞；而其他 ADHD 儿童在潜在的注意和抑制过程中表现出更具体的环路紊乱。然而，发展过程中的一个共同特点是，在大多数被诊断为 ADHD 的患者中，与多动范畴相关症状通常会随着时间的推移而减少。也有新的证据表明，存在成年发病的 ADHD 患者人群，他们不符合既往儿童 ADHD 诊断标准（Moffitt et al. 2015）；而这类人群也不符合 DSM-5 定义的 ADHD 诊断标准。

病因和风险 / 预后因素

ADHD 所涉及的行为和认知问题属于复杂的高阶认知功能。鉴于支持这些多维执行和控制过程的生物学基础十分广泛，有许多过程在神经发育当中容易受到影响。其中包括遗传原因，在双胞胎和家庭研究中发现的高度遗传性（＞ 80%）证明了这一点。近期的遗传数据研究已经确定了与 ADHD 有关的几个候选基因，尽管这些证据提示与这些单基因多态性有关的有限的优势比支持 ADHD 症状学潜在的遗传过程的多因素性质，但也提供了注意力发展过程的重要途径（Faraone and Larsson 2018）。同样，ADHD 的多种生理和环境危险因素已被发现，包括低出生体重；婴儿营养不良；母亲的不健康饮食；母亲在妊娠期间吸烟；童年被虐待；接触致畸物或环境毒素；感觉、睡眠和代谢障碍以及许多其他潜在因素。

诊断评估

鉴于 ADHD 的临床症状具有异质性，且往往随时间和环境而变化，因此 ADHD 的评估可能具有挑战性。同样，儿童时期的注意力和抑制缺陷常常与这个发育阶段常见的其他一些精神疾病重叠，因此必须进行严格的筛选和评估，以确保诊断的准确性。诊断通常以全面的临床评估为基础，包括注意力不集中和多动—冲动的缺陷病史。病史采集的重点是确定症状出现的年龄，并将症状置于发育和社会文化的框架内。需要有家族史和病史来确定潜在的病因，并排除其他潜在的诊断分类。旁证信息是至关重要的，根据症状判断标准对不同信息来源和环境下的症状表现可能出现不同的判断。因此，来自家庭成员、教师、同事或室友的报告至关重要。尽管基于报告人来源的症状量表报告存在差异，但标准化的评估也是重要的信息来源。来自学校环境的记录和父母的观察对前来评估的成人的确诊很有帮助。神经心理学测试可能有帮助，但不是诊断 ADHD 的必要条件。事实上，尽管这一领域不断取得进展且有强有力的证据表明，相对于典型的发育而言，ADHD 的神经心理学领域出现严重受累，但受累的具体认知领域是异质性的，明确的神经心理学表型仍然难以明确。

在现象学上，ADHD 可能会随着时间的推移有所变化。DSM-5 为阐明一个稳定的 ADHD 诊断结构，提出了 3 类特定的疾病特征：①在过去 6 个月内，症状主要表现为注意缺陷、主要表现为多动/冲动，或是组合表现；②根据功能损害的程度分为轻度、中度或重度；③在评估时，先前符合完整标准的症状是否部分缓解。

在不符合 ADHD 完整标准的情况下，DSM-5 允许给予其他特定的注意缺陷/多动障碍（other specified attention-deficit/hyperactivity disorder）的诊断，以表明存在 ADHD 的特征性症状，造成临床上

显著的痛苦或损害，但不符合 ADHD 或其他神经发育障碍的完整标准。因此，可以诊断为"其他特定的注意缺陷/多动障碍"，随后注明"伴有不充足的"相关领域的症状（如注意力缺陷、多动/冲动）。如果不符合标准，但存在与 ADHD 有关的显著损害，可以在未能确定症状不充足的领域的情况下诊断为非特定的注意缺陷/多动障碍（unspecified attention-deficit/hyperactivity disorder）。

共病的精神疾病

ADHD 常共病其他疾病，超过 60% 的患者有共病诊断（Larson et al. 2011）。常见的共病诊断包括对立违抗障碍、特定学习障碍和运动障碍，以及心境障碍和焦虑障碍。与注意力、多动-冲动或执行功能有关的核心症状可能与学习、社会/人际关系或自我意识领域的功能相互作用或交互影响，导致出现继发性精神疾病的合并症。

治疗

目前有许多有效的 ADHD 干预措施，具有很好的疗效，估计有高达 75% 的接受治疗的儿童受益（Pliszka 2007）。与许多其他在发育期发病的精神疾病不同，药物治疗通常被作为 ADHD 的一线治疗，而不是心理社会干预。药物治疗方法，如美国德克萨斯州儿童用药算法项目（Texas Children's Medication Algorithm Project）概述了基于经验的做法（Pliszka et al. 2000），包括使用兴奋剂用作一线治疗，包括哌甲酯和混合苯丙胺盐类以及托莫西汀。其他循证药物治疗包括 α 受体激动剂、安非他酮和三环类药物。虽然药物干预是有效的，而且一般来说耐受性良好，但经常报道有不良反应，需要密切监测和监督。

另外，尽管早期的研究结果认为行为干预的疗效相对于药物治疗的疗效有所欠缺，但一些治疗可能对 ADHD 的结局产生积极的影响。治疗方式包括组织技能训练和认知行为治疗。此外，与教育或工作环境协调，提供适当的便利条件以支持学习和注意力功能，可能会带来明显的改善。密切监测和处理影响睡眠、情绪和破坏性行为的精神和躯体共病，也应采用适当的基于经验的治疗方法。在先前的研究中，营养补充脂肪酸具有较小的效应量，认知训练和神经反馈范式也是如此；然而，meta 分析并没有显示出非药物干预有效性的一致证据，至少在短期内是如此（Goode et al. 2018）。

特定学习障碍

临床特征

特定学习障碍包括学习和使用学业技能的障碍。从疾病分类学的角度来看，特定学习障碍的损害与交流障碍不同，因为它们代表的不是语言能力的获得或应用，而是特定的核心学业技能的困难，这也符合更广泛的社会学推论，即历史上这种诊断在文字出现以前的社会是不适用的。然而，在生物学框架内，学习障碍可能由功能神经环路的缺陷所导致的，并在发育过程中对适应性功能产生实质性影响，这与其他神经发育障碍相似。此外，特定学习障碍与智力障碍的区别在于，特定学习障碍中是特定的学习功能受累，这些功能在 DSM-5 中被分为阅读、书面表达和数学领域。这些学习领域可能单独或同时受到影响；然而，如果存在智力障碍，应该考虑多重诊断。临床症状将体现在这些领域中出现的困难，尤其在学业中。由于良好的学习能力源于多种因素，诊断时必须仔细考虑多种生物和环境因素，但核心学习技能方面的持续困难是该障碍的标志。该障碍的表现包括在以下方面存在困难或障碍：阅读准确性、流畅性或理解方面；识别和处理音素方面；数字和字母的排序方面；或在算术、数感和掌握数学理论方面。其他表现可能包括拼写或语法方面的错误；回忆和理解困难；以及书面表达的清晰度或组织能力受损。与其他神经发育障碍一样，应考虑相应发育年龄的预期标准，以及环境、文化和社会经济对症状表现的影响。

患病率和流行病学

流行病学证据表明，特定学习障碍的患病率很高，所有领域的患病率高达 10%（Altarac and Saroha 2007）。虽然已经明确特定学习障碍存在性别差异，男性患病更常见，男性和女性的患病率比例为 1.5∶1～3∶1，但这些差异仍有争议。特定学习障碍可见于不同的文化，但相对于口语和书面语言的差异，其表现形式可能有所不同。社会经济因素对学习的影响也在教育领域得到了广泛的研究，并显示出巨大的影响。

发育和病程

根据社会性和发育性的预期，特定学习障碍的表现通常会在小学时出现，那时的主要教学重点是学习阅读、写作和算术技能。受到早期认知发展、补偿策略的发展和效用以及环境因素的影响，也可能存在个体内差异。虽然缺陷通常会在学龄期显现出来，但对于一部分人来说，可能要到青春期才会出现功能障碍，因为此时学业和认知的负担会增加。

病因和风险／预后因素

学习障碍的明确病因尚未确定；然而，在探索阅读、写作和数学能力的神经生理过程方面已经取得了进展。已有证据表明，遗传因素对学习问题存在影响，一级亲属的发病率更高。同样，环境因素，如产前接触尼古丁、早产和低出生体重也与该障碍有关。学习过程与注意力功能密切相关，若共患注意障碍对长期学习结局有负面影响。特定学习障碍的影响持续终生；环境影响和个人学业技能的补偿可能在学校教育和成年后有很大差异。

诊断评估

诊断特定学习障碍需要对学业技能和智力进行全面评估。目前已开发了一系列标准化测量方法用于评估这些领域。重要的是，特定学习障碍的诊断已经从以前基于学业表现和智力能力之间的差异模型和（或）学业领域之间的差异的概念，发展为一个发育知情框架，该框架评估了尽管有针对性的干预措施解决了潜在的障碍，但仍存在持续的学业困难的表现。特定学习障碍的评估是跨学科的，通常在临床或教育环境中进行；包括全面的健康、家庭和精神病学评估，以及神经心理学测试和行为观察。

共病的精神疾病

特定学习障碍与其他神经发育疾病高度共病，特别是交流障碍、ADHD 和运动障碍。随着时间的推移，学习上的困难可能对自我概念产生负面影响，并导致焦虑或心境障碍。

治疗

目前已经有一些方案用于应对这些问题；这些方案主要是针对阅读障碍的语音意识和理解技能的发育，以及针对数学学习困难方面的数字和算术技能的明确指导。迄今为止，对干预措施的研究规模相对较小；但是，这些研究表明，干预措施具有中高效应量，目标领域的症状有所改善（Swanson 1999；Swanson and Sachse-Lee 2000）。这些方案通常是通过教育系统内的特殊教育或通过社区教育专家来实施。

嵌入在学习环境中的适应措施也可能改善整体功能并减少相关的合并症。相比之下，表明药物干预对特定学习障碍效用的证据较为有限。

运动障碍

发育性协调障碍

临床特征

发育性协调障碍（DCD）的特点是协调运动技能的发育延迟，通常表现为笨拙和缓慢，以及粗大和（或）精细运动技能的表现不准确。这些缺陷不能用其他神经系统疾病（如脑瘫）或精神疾病（如智力障碍）更好地解释。

患病率和流行病学

据估计，5% ～ 6% 的学龄儿童患有 DCD。

病因和危险 / 预后因素

据推测，DCD 表现出的症状与运动学习、运动的预期控制和认知控制的基础过程有关。结构磁共振成像（MRI）研究显示，与正常发育的对照组相比，DCD 儿童右内侧眶额皮质的皮质厚度减少（Wilson et al. 2017）。弥散加权成像研究表明，DCD 儿童整个脑网络的结构连接性改变，以及感觉运动结构的白质完整性降低（Wilson et al. 2017）。一项包含 7 项功能 MRI 研究的 meta 分析中共纳入了 86 名 DCD 儿童和 84 名正常发育的对照，其分析表明，DCD 儿童在执行手灵巧任务时，丘脑部分的激活相对于对照组更高，但小脑、额中回、额上回、缘上回和顶下小叶的激活减少（Fuelscher et al. 2018）。

诊断评估

DCD 的诊断应该由有资质的多学科专业人员组成的团队根据 DSM-5 标准来进行。理想情况下，该团队应包括 1 名医生和 1 名职业治疗师或物理治疗师。诊断工具，如儿童运动评估成套测验第 2 版（Movement ABC-2）、Bruininks-Oseretsk 运动能力测试第 2 版（Bruininks-Oseretsky test of motor proficiency, second edition）和发育性协调障碍问卷（DCDQ）通常用于评估运动协调技能（Harris et al. 2015）。DCD 的鉴别诊断包括由其他躯体疾病、智力障碍、ADHD、ASD 和关节过度活动综合征引起的运动损伤。

治疗

一项涉及 30 项研究的针对 DCD 中基于运动的干预措施进行的系统综述和 meta 分析显示，以活动为导向的方法、以身体功能为导向的方法并结合活动、积极的视频游戏和小团体计划具有积极的益处（Smits-Engelsman et al. 2018）。另一项有 2585 名参与者（2250 名 DCD 儿童和 335 名正常发育儿童）的 meta 分析发现，运动技能干预在改善 DCD 儿童短期认知、情绪和运动能力表现的其他心理方面是有效的（Yu et al. 2018）。

刻板运动障碍

临床特征

刻板运动障碍（SMD）的典型特征是不自主的、协调的、重复的、看似被驱使但明显没有目的的运动行为，如拍打手掌、打开和关闭手掌、撞头和咬自己，不能归因于其他躯体疾病或精神障碍。这些刻板行为通常开始于儿童早期（3 岁前）。

患病率及流行病学

简单的刻板动作，如摇晃，在年幼的正常发育儿童中很常见。SMD 通常涉及更复杂的刻板动作。SMD 的患病率为 3% ～ 4%。在智力障碍患者中，类似 SMD 行为的发生率更高（4% ～ 16%）（Arron et al. 2011；Harris 2010）。

病因和危险 / 预后因素

刻板行为与较低的认知功能有关。许多神经遗传性疾病，如 Rett 综合征、Lesch-Nyhan 综合征和 Smith-Magenis 综合征，都以刻板和自伤行为为特征。根据 DSM-5，只有当重复性运动行为不能归因于神经系统、神经发育或其他精神障碍时，才能诊断为 SMD。因此，根据定义，SMD 总是特发性的。

诊断评估

SMD 是一种排除性的诊断。诊断 SMD 的工具包括刻板行为严重程度量表（stereotypy severity scale）、重复行为量表 - 修订版（repetitive behavior scale-revised）和行为问题量表（behavior problems inventory）等评定量表。SMD 的鉴别诊断包括神经系统疾病，如复杂运动抽动障碍、良性遗传性舞蹈症和摇头娃娃综合征；精神疾病，如智力障碍、ASD、拔毛症、抓痕障碍（抠皮症）和 OCD；以及其他神经遗传疾病，如脆性 X 综合征、Cornelia de Lange 综合征、神经棘红细胞增多症、Rett 综合征、Lesch-Nyhan 综合征和 Smith-Magenis 综合征。

治疗

目前缺乏 SMD 的循证治疗方法。临床中使用的有行为矫正技术，包括习惯逆转和其他行为的差异强化。这些技术的组合显示，在一小群患有 SMD 的儿童和青少年中，刻板的运动动作明显减少（Miller et al. 2006）。

抽动障碍

临床特征

抽动是一种突然、快速、反复、无节律的运动或发声。简单运动性抽动的例子包括眨眼、耸肩、翻白眼、抽鼻子、撅嘴、头部抽动、肌肉绷紧和屈指；简单发声性抽动的例子包括清嗓子、咳嗽、咽口水、打喷嚏、吸鼻子、哼哼唧唧、尖叫、打嗝和呃逆。常见的复杂运动性抽动包括触摸、屈腹、亲吻、下蹲、跳跃、秽亵行为和模仿行为；常见的复杂发声性抽动的例子有污秽言语、模仿言语和言语重复。抽动障碍的分类取决于是否存在运动和发声抽动以及症状的持续时间。DSM-5 对 Tourette 障碍的诊断标准要求有多次运动性抽动和至少一次发声性抽动的病史，自第一次抽动发病（必须发生在 18 岁之前）后持续 1 年以上；这些症状必须不能归因于其他疾病或某种物质的生理作用。持续性运动或发声抽动障碍的诊断标准与 Tourette 障碍相同，只是抽动必须是运动或发声中的一种（并非二者均存在）。暂时性抽动障碍可表现为与 Tourette 障碍或持续性抽动障碍一致的症状；然而，该诊断只适用于自首次抽动发生以来症状持续时间少于 1 年的情况。如果存在抽动，但不符合定义的疾病的全部标准，可考虑 DSM-5 中的其他特定的抽动障碍（other specified tic disorder）或非特定的抽动障碍（unspecified tic disorder）。与其他神经发育疾病一样，DSM-5 的诊断标准要求症状在社交、工作或其他重要功能领域存在明显的困扰或损害。

患病率及流行病学

在抽动障碍中，有关 Tourette 障碍的研究最多。根据一项系统综述和 meta 分析（Scharf et al. 2015），Tourette 障碍的人群患病率为 0.3% ～ 0.9%。也有证据表明，抽动障碍存在性别差异，男性与女性的比例为 4∶1。根据双生子研究，同卵双胞胎中 Tourette 障碍的同病率为 53% ～ 56%，异卵双胞胎为 8%（Price et al. 1985）。当诊断标准从 Tourette 障碍扩大到任何抽动障碍时，同卵双胞胎的同病率增加到 77% ～ 94%，异卵双胞胎为 23%（Price et al. 1985）。

病因和危险 / 预后因素

2012 年的一篇综述对 Tourette 障碍的遗传学发现进行了总结（Deng et al. 2012）。多个候选基因被认为与 Tourette 障碍有关，包括参与多巴胺能神经传递［多巴胺受体基因（DRD1-DRD5）和多巴胺 β- 羟化酶（DBH）］、GABA 能神经递质（GABRB3）、5- 羟色胺神经递质（HTR1A、HTR1DA 和 TDO2）以及肾上腺素能和去甲肾上腺素能神经递质的基因（COMT、MAOA ADRA2A、ADRA2C 和 PNMT）。其他候选基因包括：IMMP2L，编码线粒体内膜肽酶 2；CNTNAP2，编码位于有髓轴突的郎飞结的膜蛋白；SLITRK1，其被认为参与了轴突的生长、突触形成和神经元的生存。Tourette 障碍的一些候选基因也与其他疾病有关，包括 OCD（CNTNAP2）、ASD（NLGN4X、CNTNAP2）和 ADHD（DRD2、SLITRK1）。选择性剪接的研究（Tian et al. 2011）为一些神经发育障碍的遗传机制提供了新的见解，如提示 Tourette 障碍中的非典型外显子表达。

除遗传研究外，人们还研究了环境因素对 Tourette 障碍的影响。Tourette 障碍的环境危险因素包括妊娠期间的应激和感染。对病原体如 A 组链球菌（GAS）的免疫反应与儿童的抽动障碍有关（Kurlan 1998）。特别是，有抽动史的儿童的抗链球菌溶血素 O（ASO）滴度明显高于无此病史的儿童（Cardona and Orefici 2001）。关于细胞因子、免疫球蛋白、特定免疫细胞亚群和外周淋巴细胞基因表达谱的各种研究均支持 Tourette 障碍患者存在系统性免疫反应升高（Martino et al. 2015）。

发育和病程

抽动的表现在整个生命过程中是相似的。在 Tourette 障碍患者中，抽动症状的发病年龄通常在 4 ～ 6 岁。症状的严重程度通常在 10 ～ 12 岁达到顶峰，在青春期严重程度有所下降。许多成年 Tourette 障碍患者的症状不太明显。然而，有一小部分 Tourette 障碍患者在成年后症状会持续严重或恶化。

诊断评估

如前所述，抽动障碍的诊断以临床病史为依据。具体诊断取决于症状的持续时间，以及是否同时表现为运动和发声抽动。通常不需要体格检查，但详细的神经系统检查有助于排除其他病因。Tourette 障碍的鉴别诊断包括刻板运动障碍、物质引起的和阵发性的运动障碍、肌阵挛、强迫症和相关疾病，以及与运动刻板相关的躯体疾病，如舞蹈症和肌张力障碍。

共病的精神疾病

精神疾病合并症，如 OCD、ADHD、抑郁症、躁狂症、睡眠障碍和偏头痛，在 Tourette 障碍患者中很常见。OCD 是 Tourette 障碍患者最常见的共病（Hirschtritt et al. 2015）。据估计，男性和女性 Tourette 障碍患者的 OCD 患病率分别为 64% 和 71%（Hirschtritt et al. 2015）。ADHD 的共病率在男性 Tourette 障碍患者中也高于女性 Tourette 障碍患者（59% *vs.* 42.3%）。相比之下，男性 Tourette 障碍患者心境障碍（27% vs. 39%）和焦虑障碍（32% vs. 48%）共病率低于女性（Hirschtritt et al. 2015）。

治疗

Tourette 障碍的干预措施可分为药物治疗、行为治疗、物理治疗和饮食治疗。在对 40 项研究的系统综述中，α_2 受体激动剂（可乐定和胍法辛）显示出可有效治疗 Tourette 障碍的有力证据（Whittington et al. 2016）。非典型抗精神病药（阿立哌唑、利培酮、齐拉西酮）和典型抗精神病药（氟哌啶醇、匹莫齐特）的试验均证明了它们在治疗抽动症状方面的疗效；然而，这些药物比 α_2 受体激动剂有更多不良反应的风险。习惯逆转训练（单独提供或作为治疗方案的一部分，如抽动综合行为干预）与药物治疗相结合是有效的（Dutta and Cavanna 2013）；然而，行为治疗单独使用时的疗效证据仍然有限。

尽管药物和行为治疗对许多 Tourette 障碍患者有效，但相当一部分患者对这些治疗没有反应。有些患者在成年后仍会存在衰退症状困扰。在这些情况下，深部脑刺激（DBS）似乎是一种潜在的治疗选择。一项涉及 156 例 Tourette 障碍患者的 DBS 系统综述和 meta 分析显示，根据耶鲁综合抽动严重程度量表（YGTSS），DBS 使 53% 的病例得到明显改善（Baldermann et al. 2016）。目前还不清楚刺激哪些神经解剖区域最有效，最佳的手术方法仍然未知。尽管 DBS 方案的优化仍需不断发展，但对于那些对传统药物和行为治疗没有反应的严重患者来说，DBS 是一种潜在的可行治疗。

总结

神经发育障碍代表了一类在儿童时期出现的障碍，表现为广泛的认知、运动和学业能力在发育的任何特定阶段偏离了预期的功能水平。当在一个更大的发育框架内考虑时，横断面观察确定了纵向特征的具体表现，其可能遵循许多不同的发育轨迹。这些轨迹的异质性反映了这些表现的复杂病因，它们与环境因素的相互作用，以及干预措施对长期适应性结局的潜在影响。在这种情况下，虽然针对疾病的治疗方法在很大程度上仍然难以实现，但针对症状的干预措施可能会大大改善受累个体的适应性功能。在这一领域工作的临床医生应特别注意对这组疾病进行全面评估，以及高度的合并症并经常涉及多个功能领域的情况。对神经发育障碍的干预包括许多方法，也许比其他 DSM-5 的障碍类别更需要广泛的多学科协作。

临床要点

- 认知、语言、运动和学业技能的典型发育在宏观上遵循一个全面时间依赖性的过程。
- 在获得这些技能的确切时间上存在显著的个体差异。
- 在不同的发育阶段，持续偏离这些轨迹可能表明发育迟缓、潜在的病理或适应不良的环境因素。
- 病因往往是异质的；然而，神经发育缺陷的出现需要彻底和全面的评估，特别是对综合征特征的筛查要敏感。
- 早期发现和干预对这组疾病可能特别重要。
- 症状的评估和管理往往是跨学科的，需要在多方面、多环境中进行协同。
- 治疗计划应在发育框架的基础上进行调整。
- 干预措施通常在很大程度上依赖于行为模式，随着时间的推移提高获取技能的能力，以支持每个发育阶段可能达到功能的最高水平。
- 虽然药物干预往往是有限的，但它们可有助于症状管理。
- 神经发育障碍可能仅限于早期发育阶段，但许多人在整个生命周期都会受到影响，有时甚至很严重。基于此，建立长期的系统干预往往是必要的。
- 未来需要大量的工作来开发针对疾病的治疗和干预措施。

参考文献

扫码见参考文献

第 10 章

精神分裂症谱系及其他精神病性障碍

Ryan E. Lawrence，T. Scott Stroup，Jeffrey A. Lieberman

李涛　魏巍　殷钰冰　译　王刚　审校

精神分裂症是一种常起病于青少年或成年早期的脑疾病。阳性症状（幻觉和妄想）、阴性症状（社交退缩和活动减少）、精神活动紊乱症状（不合逻辑的思维过程和行为）以及认知功能受损是精神分裂症的主要特征表现。该病病程复杂，患者常面临住院治疗、复发、伤残、失业、无家可归、暴力行为、自杀以及并发症等一系列问题。

疾病负担

尽管不同研究关于精神分裂症的流行病学结果不一致，但一项系统综述报道，精神分裂症的中位终生患病率为 0.48%。如果将精神分裂症样障碍及分裂情感性障碍同时纳入分析，其患病率估计值将会上升 18% ～ 90%（Simeone et al. 2015）。

2013 年，美国精神分裂症的相关经济负担约为 1557 亿美元，负担最大的部分为与失业相关的额外支出、护理相关的生产力损失及直接医疗保健造成的经济损失。与非精神分裂症个体的费用相比，直接医疗保健费用达到 377 亿美元，直接非医疗保健费用达到 93 亿美元，造成的间接损失达到 1173 亿美元（Cloutier et al. 2016）。

临床表现

核心症状

精神分裂症的核心症状包括阳性症状、思维紊乱、阴性症状以及认知功能受损（表 10-1）。

阳性症状

阳性症状有多种表现形式，包括幻觉、活动过度和过度警觉、情感不稳、夸大、猜疑以及敌对。心理学研究将阳性症状归因于错误的认知处理。知觉改变、对外界环境线索的错误归因、注意力缺陷、对威胁信息的偏向以及倾向于基于有限信息妄下结论都与认知处理错误有关。

精神活动紊乱症状

紊乱症状包括概念紊乱、定向障碍、装相和作态、怪异行为、刻板思维、注意力缺陷以及情感不适切（Ventura et al. 2010）。与幻觉或妄想相比，紊乱症状能够造成更严重的社会功能损伤，且与较差的预后有关。患者通过训练可以学会忽视幻觉、避免谈论妄想或不按妄想内容行事，但紊乱症状很难通过相似的方法来掩饰。紊乱症状也与注意力 / 警觉性损害、推理能力缺陷、解决问题的能力障碍、处理速度下降及智商（IQ）测试表现较差有关。

表 10-1　精神分裂症常见症状

阳性症状	阴性症状	精神活动紊乱症状	认知功能损害
幻觉	情感平淡	定向障碍	处理速度下降
活动过度	言语和活动减少	装相和作态	记忆和学习障碍
过度警觉	社交投入减少	不合理行为	执行能力差
情绪不稳	快感缺失	注意力缺陷	社会认知受损
夸大		情感不适切	抽象思维困难
猜疑			
敌对			

诊断为精神分裂症要求症状至少持续 6 个月

阴性症状

在不同时期，阴性症状的内容常有变化，但美国国家精神卫生研究所倡议的改善精神分裂症认知功能的测量与治疗研究（MATRICS）重点关注了情感平淡、言语贫乏、意志减退、社会性减退及快感缺失等作为核心症状（Foussias et al. 2014）。更严重的阴性症状与更差的功能结局有关，包括职业功能、家庭功能、社会功能、参与娱乐活动及生活质量等方面的损害（Foussias et al. 2014）。

认知功能损害

精神分裂症往往伴有显著的认识功能损害。认知功能损害涉及处理速度、工作记忆、言语学习、执行功能以及社会认知。精神分裂症患者的 IQ 测试在发病前平均比健康对照受试者低 8 分，发病后其 IQ 会进一步下降（Meier et al. 2014）。

并发症

自杀

精神分裂症患者自杀风险增加，其终生自杀死亡率为 4% ～ 6%，而总体自杀中，2% ～ 12% 由精神分裂症造成（Popovic et al. 2014）。

在住院或门诊治疗的精神分裂症患者中，自杀危险因素包括抑郁、既往自杀企图（一次自杀企图后两年以内为自杀高风险时期）及多次精神障碍相关住院治疗。门诊患者存在额外的危险因素，包括无望（即使不存在抑郁并发症）、较年轻、发病早期（尤其在发病前几年）、发病年龄较大、男性、近期住院治疗（包括住院治疗期间及出院之后的短时间内，出院后第 2 年自杀风险仍会升高）以及物质滥用或依赖（Popovic et al. 2014）。

氯氮平有降低自杀风险的效果，相关机制目前尚不明确，可能与其治疗精神病性症状、改善抑郁症状以及增加患者与医疗机构的联系（服用氯氮平的患者需要每周进行血常规检查）有关。其他抗精神病药可能有所帮助，但没有一致证据表明可以预防自杀。

物质滥用

50% 的精神分裂症患者在其一生中曾符合共病物质使用障碍的诊断。最常见的物质（除烟草及咖啡）包括酒精、大麻及可卡因。精神分裂症共病物质使用障碍有如下危险因素：男性、起病较早、较重的锥体外系不良反应、更多的抑郁症状以及阳性症状重于阴性症状。共病物质使用障碍与生活质量评分较低、高暴力行为发生率、无家可归风险上升、失业风险增加

以及治疗依从性下降有关，并增加精神分裂症的治疗难度，提高治疗成本（Thoma and Daum 2013）。

精神分裂症患者中尼古丁使用率远高于一般人群。吸烟的精神分裂症患者往往在发病前便开始吸烟，提示吸烟并不一定由精神分裂症症状或抗精神病药治疗（吸烟会加快许多抗精神病药的代谢，并可能降低其血药浓度和不良反应）所导致。精神分裂症患者通常报告吸烟能够帮助其减轻症状并改善注意力，且有实验证据也证明了尼古丁具有改善注意力的作用。研究发现，精神分裂症患者使用尼古丁可以恢复 P50 感觉门控（一种精神分裂症常见的脑电图标记）。急性尼古丁使用已被证明可以改善持续注意力、再认记忆及工作记忆。尽管相关证据较为混杂，目前一些研究发现尼古丁可以缓解阴性症状、阳性症状、焦虑以及抑郁，提示尼古丁受体是潜在的治疗靶点（Featherstone and Siegel 2015）。

针对共病的物质滥用的治疗可以改善精神分裂症患者的结局。在所有抗精神病药中，氯氮平与可卡因渴求减少、吸烟率降低、酒精使用减少、整体物质使用减少和戒断增加相关。纳曲酮对酒精相关问题有一定帮助。使用双硫仑虽然可以取得一些疗效，但可能导致更严重的精神病性症状。尚缺乏阿坎酸与托吡酯在精神分裂症中的相关研究证据。

抑郁

约 25% 的精神分裂症患者会共病抑郁。共病抑郁与更严重的功能损伤、更大的个人痛苦、更高的复发率、更多的住院次数及自杀有关。

精神分裂症共病抑郁往往难以确诊，因为抑郁症状与阴性症状，尤其是快感缺失、无力感以及情感迟钝等症状相重叠。但真正的抑郁往往表现为情绪低落或自责的主观体验。在语言交流功能受损的精神分裂症患者中识别抑郁情绪十分困难。由于抑郁是自杀的一个危险因素，区分阴性症状和抑郁症状仍十分重要。

在做出抑郁的诊断之前，需要排除其他病因（如甲状腺功能减退、贫血、物质滥用或药物不良反应）。由抗精神病药引起的运动减少与抑郁症状有相似之处。降低抗精神病药剂量或添加胆碱能拮抗剂治疗震颤有时能够缓解抑郁症状。此外，在部分患者中抑郁症状会在精神障碍复发前出现，但仅持续数天或数周后便被更突出且明确的精神病性症状所掩盖。

对于精神分裂症合并抑郁的治疗缺乏足够的文献证据，有限的证据支持使用抗抑郁药物进行对症治疗。通常首选新型抗精神病性药物，尤其是具有 5-羟色胺能活性的药物。电休克治疗可能也对精神分裂症合并抑郁有一定效果，但证据有限。

暴力行为

大多数精神分裂症患者并不暴力，而且大部分暴力行为并不会造成重大损害。尽管如此，精神分裂症，尤其是未治疗的精神病是暴力行为的危险因素。一项有关首发精神病患者暴力行为的综述发现，1/3 的患者在治疗前出现了暴力行为，1/6 的患者出现了严重暴力行为（即暴力行为造成了任何程度的伤害、性侵犯或使用武器进行攻击）。仅不足 1% 的首发患者出现了造成严重或永久伤害的暴力行为（Nielssen et al. 2012）。

在抗精神病药干预效果的临床试验（CATIE）中，19% 的患者在研究前出现过暴力行为（Swanson et al. 2008）。儿童行为问题、物质滥用、受害史、经济贫困以及与他人同居（相对于独立居住）都是暴力行为的预测因素。与无基线暴力行为史的患者相比，有暴力行为史的患者更倾向于中断服药并退出研究。除此之外，暴力行为史也是未来 6 月内再次出现暴力行为的预测因素。而更严重的阴性症状与暴力行为风险显著降低相关（Swanson et al. 2008）。

抗精神病药治疗可以降低暴力行为发生率。尽管如此，多项纵向研究指出，暴力行为史会提升未来的暴力行为风险（Nielssen et al. 2012）。在 CATIE 研究中，所有受测的抗精神病药（奋乃静、喹硫平、利培酮、齐拉西酮和奥氮平）都能减少暴力行为（Swanson et al. 2008）。氯氮平也有类似的效果，并且是治疗有持续暴力行为的住院患者的优先选择。

躯体疾病共病

精神分裂症患者的死亡率比普通人群高 2 ～ 4 倍，平均预期寿命比一般人群短 25 年。尽管增加的死亡率可以部分归因于自杀率的上升以及高发的疾病相关外伤，躯体共病在其中也起到了一定作用。心血管疾病是最常见的导致过早死亡的躯体共病。与对照人群相比，精神分裂症患者罹患心血管疾病、因心血管疾病死亡以及猝死的比例更高。在精神分裂症患者中较为常见的心血管疾病危险因素包括吸烟、肥胖、糖尿病、血脂异常、缺乏运动及抗精神病药的心脏相关不良反应。

与心血管疾病相关的一系列危险因素被称为代谢综合征（体重增加、胰岛素抵抗、高血压、高甘油三酯和高密度脂蛋白胆固醇水平下降）。一项 meta 分析发现，精神分裂症成年患者中代谢综合征的时点患病率为 32.5%（Mitchell et al. 2013）。一些抗精神病药（尤其是奥氮平与氯氮平）与高水平的体重增加及代谢问题有关。如果将危险因素单独考虑，1/2 的精神分裂症患者存在超重，1/5 的患者有高血糖，2/5 的患者有血脂异常（Mitchell et al. 2013）。

另一方面，与普通人群相比，感染性疾病如 HIV 与肝炎在精神分裂症患者中更常见。精神分裂症患者中骨质疏松症患病率升高，可能与抗精神病药导致的催乳素水平升高、久坐的生活方式及缺乏运动、吸烟、其他物质使用、饮食及维生素缺乏、光照减少以及烦渴导致的电解质紊乱有关。

烦渴（饮水增多）是一种极少被研究的精神分裂症并发症，可导致（有潜在致死可能的）低钠血症。烦渴的危险因素包括起病年龄较小、男性、白种人、大量吸烟、抗精神病药反应差及迟发性运动障碍。

除上述并发症及共病外，精神分裂症还有一些其他躯体并发症。其中高催乳素水平可导致溢乳、闭经、性功能障碍以及尿失禁。与正常人群相比，精神分裂症女性患者的妊娠并发症发生率更高，可能与吸烟、非法药物或酒精使用有关。

患者及其护理人员往往会忽视很多精神疾病中的躯体疾病共病情况。一些证据显示，精神分裂症患者的疼痛耐受性更高，或者抗精神病药能够降低疼痛敏感度，这些情况会导致患者较少向医生报告相关情况。此外，具有明确躯体妄想的患者针对相关情况的主诉可能未被充分评估。目前建立医疗或行为健康之家旨在加强躯体与精神科治疗的整合，进而增加对相关躯体并发症或共病的识别并改善结局。

病例

以下两个病例展示了精神分裂症两种可能的疾病表现及发生发展过程。

病例 1

患者为 19 岁男性，既往无精神疾病病史，目前离家就读大学。在第一学期开始不久后，他就不再上课，而是将所有时间花在图书馆，收集有关国际间谍活动的新闻报道。在第二学期，他试图闯入生物学院大楼，被校警发现，并送到了急诊室。在接受精神检查时，他坚称大学实验室的研究人员正在研发病毒，并且还给校园供水下了毒，而他寝室里垂死的植物就是证明。该患者服用抗精神病药后反应良好，表现出对妄想的专注度降低。随后，他回到家，和父母一起生活，坚持稳定的药物治疗，并在本地大学完成了本科学业。毕业后，他在一家朋友的小企业里找到了一份全职工作。他仍然有症状加重的时期，需要临时增加药物治疗，偶尔需要住院治疗，但他每次都能重返工作岗位。

病例 2

　　患者为 27 岁女性，由父母陪同来到急诊室。在过去的一年中，她变得越来越孤僻。由于在没有打电话的情况下旷工，她被公司解雇了。她不再与朋友社交。目前，除了吃饭时，她一直待在卧室里。就诊时，她散发着臭味，头发凌乱，穿着又脏又皱的衣服。检查中，她对于问题的回答都很简略，即使房间里没有其他人，她也总是分心并经常回头往肩膀后看去。她表示偶尔能听到两个人的声音说她是坏人。开始服用抗精神病药后，她的幻听减少了。然而，她继续与父母住在一起，没有重返工作岗位，并且大部分时间都在看电视。

初步评估

　　与其他任何精神状态改变一样，一旦患者出现精神分裂症相关症状，就需要立即进行医学评估并寻找可能的其他诊断或可逆病因。精神病性障碍的诊断主要依靠精神状态检查中获得的病史、观察到的行为及主观报告。在病史采集及体格检查的过程中需要尤其注意是否有神经系统疾病、精神疾病家族史、化学物品或药物暴露史及感染源接触史。对精神分裂症患者，尤其是新确诊患者的常规实验室检查应包含全血细胞计数、血清电解质（包括钙离子）、血尿素氮及肌酐、肝功能检查、甲状腺功能检查、维生素 B_{12} 水平、HIV 及梅毒螺旋体检查以及药物筛查。除非怀疑患者存在如神经退行性疾病或物质所致精神病性障碍等，其他诊断检查如神经影像、脑电图、基因型及血清学评估等通常不用于首发精神病患者的常规检查。如果存在相关临床指征，也可以进行血浆铜蓝蛋白检查、胸部平片或腰椎穿刺等检查。

鉴别诊断

　　表 10-2 列出了可以引起精神病性症状的躯体疾病，在精神分裂症的鉴别诊断中需要考虑。

　　当其他可能病因被排除，确定相关症状是由原发的精神障碍引起时，需要特别注意与症状相关的时间特征（需要考虑患者年龄、症状的时序、与其他症状的时间关系和症状的持续时间）、症状本身的性质以及任何与诊断有关的特征。表 10-3 总结了不同精神病性障碍之间的主要区别。

表 10–2　躯体疾病鉴别诊断：可导致精神病性症状的疾病

疾病	考虑要点
肿瘤	精神状态改变常见于原发性和转移性脑肿瘤
神经血管事件	偏侧忽略和癫痫发作可与妄想相似
癫痫	颞叶癫痫可能与嗅觉幻觉及宗教妄想有关
神经退行性疾病	痴呆、亨廷顿病和克-雅病都与精神病性症状有关
脑白质病	异染性脑白质营养不良、X 连锁肾上腺脑白质营养不良、佩利措伊斯-梅茨巴赫病、脑腱黄瘤病、成人发病的 C 型尼曼-匹克病和多发性硬化都可能与精神病性症状有关
系统性红斑狼疮	5%～15% 的患者可出现精神病性症状
谵妄	多种疾病导致的电解质紊乱和氧合不良都可导致精神病性症状。类固醇、阿片类药物、苯二氮䓬类药物和混杂用药可导致谵妄
内分泌疾病	甲状腺功能亢进或减退、甲状旁腺功能亢进或减退、艾迪生病和库欣病可导致精神病性症状
中毒	安非他明、可卡因、苯环己哌啶（PCP、天使粉）、亚甲基二氧吡咯戊酮（浴盐）、致幻剂［如麦角酸二乙基酰胺（LSD）、麦司卡林、赛洛西宾］、高剂量右美沙芬以及大麻均可以引发精神病性症状
艾滋病	HIV 病毒感染可直接诱发 HIV 相关精神病，通常表现为突然发作（无前驱症状）、妄想（87%）、幻觉（61%）和心境症状（81%）
其他感染	梅毒、肺结核或其他中枢性神经系统感染的患者可出现精神病性症状
边缘系统脑炎	边缘系统脑炎是一种亚急性疾病，涉及短期记忆丧失、精神病性症状、行为改变以及内侧颞叶或杏仁核的癫痫发作
线粒体病	线粒体病常累及多个器官系统，既往诊断多系统疾病提示罹患该病

表 10–3　不同精神病性障碍的简要比较

疾病	具有诊断意义的特征	症状开始和持续时间
精神分裂症	伴有非特异性症状的前驱期，随后出现多维度的持久症状（阳性症状、阴性症状、精神活动紊乱症状或认知功能损害）	症状持续时间超过 6 个月
分裂情感性障碍	症状与精神分裂症相似，可无社交或职业功能损害	精神病性症状持续存在超过 6 个月，同时抑郁或躁狂症状在 1/2 以上的时间内存在
精神分裂症样障碍	可无社交或职业功能损害	症状持续 1～6 个月
短暂精神病性障碍	起病急，无前驱期	症状持续 1 天以上，但在 1 个月内消退
妄想障碍	除妄想的影响之外无功能损害或怪异行为	症状持续 1 个月以上
伴精神病性症状的双相躁狂或抑郁发作	症状多样，但可与心境一致	精神病性症状只在心境发作期出现

在短暂精神病性障碍中，幻觉、妄想或言语紊乱症状的持续时间超过 1 天，并在 1 个月内消失。一般来说，短暂精神病性障碍没有前驱期，患者会突然（如在两周内）从非精神病性状态快速转变到精神病性状态。

精神分裂症样障碍的核心症状与精神分裂症相似，但是该障碍的持续时间为 1～6 个月。与精神分裂症不同的是，社会及职业功能损害并不作为精神分裂症样障碍的诊断标准之一。

妄想障碍以持续时间超过 1 个月的 1 种或多种妄想为特征。妄想的种类多样，包括钟情型、夸大型、嫉妒型、被害型或躯体型等类型，也可以是以上类型的混合形式。妄想障碍的功能受损并不显著，怪异行为并不明显（除妄想影响外）。妄想障碍患者在与妄想主题无关的方面往往表现正常，然而一旦涉及妄想主题，其妄想信念可能造成社会、婚姻、工作或法律问题。

目前对于妄想障碍是否与精神分裂症连续存在还是一种独立诊断的问题尚存争议。两者有时十分相似，但也存在区别。妄想障碍患者发病前适应能力更佳、整体功能更好、婚姻比例更高、发病年龄更大、住院率更低、妄想主题数量更少（平均 2 种）以及发病 1 年后心理社会能力更好（自理能力、社会功能和职业功能）。尽管如此，妄想障碍仍然具有更慢性的病程、妄想更严重、妄想信念水平更高和对抗精神病药反应较差的特征。认知行为治疗对妄想相关情感状态有一定效果，但是目前仍然缺乏能够有效改善患者自知力、减弱妄想信念的治疗手段（Peralta and Cuesta 2016）。

精神病性症状也可以在双相 I 型障碍躁狂发作时或重性抑郁发作伴精神病性特征时出现。如果妄想或其他精神病性症状仅在躁狂或抑郁发作时出现，则诊断应为双相障碍伴精神病性特征或重性抑郁障碍伴精神病性特征。

分裂情感性障碍中精神分裂症的核心症状条目不仅出现在躁狂或重性抑郁发作时，在情感症状发作前或后至少 2 周具有妄想或幻觉症状。根据 DSM-5（American Psychiatric Association 2013）中分裂情感性障碍的诊断标准，情感症状应持续出现在整个病程中至少 1/2 的时间。社会或职业功能受损并不是诊断标准之一，这说明分裂情感性障碍的预后在某种程度上优于精神分裂症。

当患者的表现不符合上述任一诊断时，使用其他特定的精神分裂症谱系及其他精神病性障碍（other specified schizophrenia spectrum and other psychotic disorder）和非特定的精神分裂症谱系及其他精神病性障碍（unspecified schizophrenia spectrum and other psychotic disorder）。"其他特定的"这一术语常在医疗工作者希望用它来交流未能符合任意特定的精神病性障碍的诊断标准的特定理由时使用，如轻微精神病性综合征或不伴有其他精神病性症状的持续性幻听就可使用这一术语。

精神分裂症的自然病程

精神分裂症的自然病程分为病前期、前驱期、进展期及慢性残留期四个阶段。

病前期

在病前期，精神分裂症患者并不会表现出明显的疾病体征或症状。许多研究发现，后来患上精神分裂症和没有患上精神分裂症的个体之间存在一些细微差异，包括躯体异常、运动异常以及智力和社会功能缺陷。尽管如此，这些细微差异的敏感性和特异性不高，并不能用以预测个体最终是否会发展为精神分裂症，也没有严重到足以引起精神卫生工作者的关注。病前期的异常往往不会进一步发展，直到个体进入前驱期。

前驱期

处于前驱期的患者往往表现出特定的症状和体征，这些特征暗示患者将进一步发展为精神障碍。这些特征包括：轻微精神病性症状（如保留部分自知力的夸大思维）、短暂精神病性症状（如持续时间短，可自行缓解）或伴有精神分裂症遗传风险或精神分裂症谱系人格障碍的显著功能下降。相关症状可能包括思维、语言、知觉、运动功能、躯体感觉、压力耐受、情绪、情感或社会化等方面的异常。在可能处于精神分裂症前驱期的年轻成年人（也被称为临床高风险或超高风险个体）中，约有 1/3 的个体在 3 年内发展为达到诊断标准的精神病性障碍。目前仍然缺乏高风险个体转化为精神疾病的有效预测方法，也没有预防转化为精神疾病的干预手段。

由于识别精神分裂症高风险个体及延缓或避免前驱期进一步发展为精神障碍的重要性，DSM-5 在第 3 部分"需要进一步研究的状况"中提出了轻微精神病性综合征的诊断标准。轻微精神病性综合征的核心标准包括至少存在一种精神病性症状（妄想、幻觉或言语紊乱）、保留相对完整的现实检验能力、症状间歇性出现（过去 1 个月至少每周 1 次）以及症状严重程度足以引起临床关注。

进展期

明显的精神病性症状（阳性症状、阴性症状或紊乱）的出现表明精神分裂症已进入进展期，这一阶段会对患者的社会及职业功能造成明显损害。精神分裂症进展期往往会持续 5 ～ 10 年，其特征是功能进行性损害、症状进行性加重及大脑结构异常进行性衰退。一系列证据表明，精神病性发作的反复出现或长时间持续对病程有不良影响，而抗精神病药治疗可以延缓或抑制大脑结构的进一步改变。

一般来说，在精神分裂症病程的相对早期进行治疗可以使相关症状大幅度减轻。其中阳性症状对治疗反应最好，在一些病例中阳性症状可以完全消失，但在精神病发作时相对不明显的认知损伤和阴性症状则对治疗反应不佳，并在很大一部分患者中会持续存在。在精神病性症状部分或完全好转后，大部分患者会停止药物治疗（可能自行停药，也可能是在病情稳定一段时期后经医生同意后逐渐减药至完全停药）。但是，大部分患者都会在之后经历精神病性症状的复发。在病情反复复发的情况下，患者所能达到的缓解程度会逐渐下降。在这种复发和缓解循环中，临床衰退十分常见，这也是精神分裂症进展期的特点。此外，需要注意精神分裂症患者的自杀风险在进展期中是最高的。

精神分裂症进展期患者脑结构存在某些改变。多项研究发现，与前驱期患者相比，首次发作患者的大脑灰质体积呈进行性下降。大脑皮质，尤其是额叶、颞叶及顶叶皮质的皮质厚度下降也是精神分裂症进展期常见的结构改变。患者由前驱期发展为精神疾病的过程中，额叶白质完整性也会出现进行性下降。另外，在疾病开始时即存在的侧脑室扩大会随病情发展而进展。

慢性残留期

精神分裂症患者在进展期 5 ～ 10 年后会进入慢性残留期。慢性残留期的特征包括持续存在的残留症状，以及稳定且不再进展的功能损伤，其预后多变。尽管慢性病程和功能缺陷十分常见，少部分患者仍能在疾病反复发作的间隔时期表现出近乎完全或完全的缓解。不良结局往往与更严重的症状、治疗抵抗和发病年龄较低有关。

在许多病例中，一旦发展至慢性残留期，阳性症状仍然会有一定波动，认知损伤和阴性症状会维持相对稳定。与疾病早期相比，这一时期出现治疗抵抗的几率更高。

尽管症状持续存在，许多患者仍能实现有意义的康复，此时患者生活的主要部分已经不再被疾病主导。由于自杀及躯体疾病共病，总体死亡率在慢性残留期仍然持续上升。

干预措施和临床管理

治疗目标

在精神分裂症发作间歇期，治疗目标主要包括帮助患者尽可能维持其功能最佳水平、最大限度地减轻精神病性症状、预防病情加重以及尽量降低药物不良反应。当疾病发作时，需要额外注意保护患者安全并控制精神病性症状，必要时可使用更高的药物剂量、进行更频繁的门诊随访或住院治疗。最佳的治疗方案包含药物及心理社会干预。

抗精神病药

自 20 世纪 50 年代初第一种抗精神病药氯丙嗪问世至今，研究人员已开发了超过 60 种类似的抗精神病药。所有的抗精神病药都不同程度地调节多巴胺的作用并阻断突触后 2 型多巴胺（D_2）受体。一般认为抗精神病药通过阻断中脑边缘与中脑皮质多巴胺通路发挥抗精神病作用。抗精神病药也可作用于其他神经递质系统，并可能由此导致药物不良反应并影响治疗效果。抗精神病药对阳性症状与紊乱有较为肯定的效果，但对阴性症状几乎无疗效。由于停用抗精神病药会加大复发概率，大部分患者都应该持续服用抗精神病药。

对于大部分患者来说，抗精神病药在开始治疗后数天内起效，其治疗效果会在数周内逐渐升高，并在数月后完全发挥抗精神病作用。然而并不是所有抗精神病药都能对所有患者起效。治疗开始后 2 ～ 4 周的反应可以很好地预测远期治疗效果。精神障碍首次发作的患者往往对低剂量的抗精神病药反应良好，使用高剂量药物时，他们对不良反应也会更加敏感。其他患者（如多次发作或者长病程患者）往往需要更高的药物剂量，起效时间也更长。抗精神病药并不能对所有精神分裂症患者起效。多种药物治疗都不能起效，且持续存在精神病性症状及明显功能损伤的患者即患有难治性精神分裂症。相比于其他药物，氯氮平是唯一被证实对难治性精神分裂症有较好疗效的抗精神病药。

抗精神病药的不良反应

抗精神病药可导致多种不良反应（表 10-4）。在选择抗精神病药时，可能的药物不良反应是首要考虑因素。常见的抗精神病药不良反应包括肌强直、运动迟缓和帕金森样震颤；严重的坐立不安即静坐不能；以及异常不自主运动即迟发性运动障碍。这些神经系

表 10–4　常用抗精神病药的不良反应

药物	推荐剂量（mg/d）	半衰期（h）	不良反应[a]					
			体重增加／代谢不良反应	EPS/TD	催乳素升高	镇静	抗胆碱能不良反应	低血压
阿立哌唑	10 ～ 30	75	－	＋	－	＋	－	－
氨磺必利	50 ～ 1200	12	－／＋	＋	＋＋＋	－／＋	－	－／＋
阿塞那平	10 ～ 20	24	＋	＋	＋	＋＋	－	＋
氯丙嗪	300 ～ 1000	6	＋＋＋	＋	＋＋	＋＋＋	＋＋＋	＋＋＋
氯氮平	150 ～ 600	12	＋＋＋	－		＋＋＋	＋＋＋	＋＋＋
氟奋乃静	5 ～ 20	33	＋	＋＋＋	＋＋＋	＋	－	－
氟哌啶醇	5 ～ 20	21	＋	＋＋＋	＋＋＋	＋＋	－	－
伊潘立酮	12 ～ 24	14	＋＋	－	＋	＋	＋	＋＋＋
洛沙平	30 ～ 100	4	＋＋	＋＋	＋＋	＋	－	＋
鲁拉西酮	40 ～ 120	18	＋	＋＋	－	＋	－	＋
奥氮平	10 ～ 30	33	＋＋＋	＋	＋	＋＋	＋＋	＋
帕利哌酮	6 ～ 12	23	＋＋	＋＋	＋＋＋	＋	－	＋
奋乃静	12 ～ 48	10	＋＋	＋＋	＋＋	＋＋	＋	＋
喹硫平	300 ～ 750	6	＋＋	－	－	＋＋	＋	＋＋
利培酮	2 ～ 8	20	＋＋	＋＋	＋＋＋	＋	－	＋＋
硫利达嗪	300 ～ 800	24	＋＋＋	＋	＋＋	＋＋＋	＋＋＋	＋＋＋
替沃噻吨	15 ～ 50	34	＋＋	＋＋＋	＋＋	＋	－	＋
三氟拉嗪	15 ～ 50	24	＋＋	＋＋＋	＋＋＋	＋	＋	＋
齐拉西酮	120 ～ 160	7	－	＋	＋	＋	－	＋

EPS/TD，锥体外系不良反应／迟发性运动障碍
[a] 风险程度：－，轻微风险；＋，低风险；＋＋，中风险；＋＋＋，高风险
引自 Stroup TS，Lieberman JA，Marder SA："Pharmacotherapies," in Essentials of Schizophrenia. Edited by Lieberman JA，Stroup TS，Perkins DO. Washington，DC，American Psychiatric Publishing，2011，pp.173-206. Copyright 2011，American Psychiatric Publishing. Used with permission.

统不良反应也被称为锥体外系反应（EPS），在早年使用抗精神病药时导致了巨大的问题，但目前由于抗精神病药剂量的降低及使用引起 EPS 倾向较低的新型抗精神病药，相关不良反应的问题已有所缓解。

许多抗精神病药有心血管相关不良反应，其中一部分不良反应（如心动过速和直立性低血压）相对较轻，但直立性低血压对早期治疗或者有跌倒风险的年长患者也可能造成不良影响。其他不良反应（如 QT 间期延长和心肌炎）则更为严重，甚至危及生命。QT 间期延长（QT 间期超过 450 ms）能够诱发尖端扭转型心律失常，因此心电图监测在用药期间十分重要。尽管即使出现 QT 间期延长，尖端扭转性心律失常的发生率也较低，但如果可能的话仍然建议及时更换药物。心肌炎和粒细胞缺乏症可发生在任何抗精神病药的治疗过程中，但与氯氮平最密切相关。

神经阻滞剂恶性综合征是抗精神病药最危险的相关不良反应之一。其体征及症状包括肌张力障碍、强直、发热、自主神经不稳定、谵妄、肌红蛋白尿、肌酸激酶升高、白细胞计数增加和肝酶升高。其发生率低（在服用抗精神病药治疗的患者中＜ 1%），但一旦出现便有致命风险。神经阻滞剂恶性综合征的危险因素包括急性激越、年龄较小、男性、既往神经系统损伤、躯体疾病、脱水、抗精神病药剂量快速增加、使用高效抗精神病药和使用肌内注射制剂。治疗手段包括静脉补液、支持治疗和转入重症监护病房进行治疗。

体重增加、糖尿病、高脂血症和高胆固醇血症也是抗精神病药常见的不良反应。氯氮平、奥氮平、喹硫平及利培酮更有可能引发上述不良反应。尽管如此，尤其当开始使用一种新的抗精神病药或剂量改变时，服用抗精神病药的患者都需要进行体重、血压、血脂及血糖的常规监测。当患者出现代谢不良反应时，临床医生需要考虑换用其他体重和代谢不良反应较小的抗精神病药，或通过使用辅助药物（如二甲双胍、托吡酯和金刚烷胺）或改变生活方式（如饮食和运动）来帮助患者对相关不良反应进行管理。

抗精神病药的选择

对于精神分裂症患者来说，目前并没有最佳的药物或剂量适用于所有患者。临床医生在选择治疗药物时需要考虑患者目前症状表现、既往药物使用情况（是否有效）、共病、需要同时进行的治疗和患者本身的意见。在使用一种新的抗精神病药后需要进行治疗管理，即对患者的治疗反应及不良反应进行监测，并在接下来进行风险获益分析，并在必要时换药或对不良反应进行管理。

抗精神病药的最佳选择与患者目前所处疾病阶段有关。首次发作的患者会重点考虑避免那些可导致不利健康后果或可影响患者对药物看法的不必要不良反应。应该选择 EPS、体重增加及代谢问题风险更低的药物作为一线药物。

治疗依从性差、物质使用和应激生活事件往往会导致疾病复发。患者复发后药物的选择需要根据既往药物治疗反应、共病情况、药物相关不良反应及患者自身意见来决定。不建议快速增加药物剂量、使用高剂量进行治疗和超过推荐用量用药，这些用药策略通常会增加不良反应的发生风险，且不会提高疗效。

尽管许多精神分裂症患者都受益于抗精神病药治疗，仍有至少 30% 的患者对药物治疗只有部分应答，另有 10%～ 20% 的患者对药物治疗几乎没有反应。当患者对药物治疗反应不佳时，首先需要确认患者是否进行了足量足疗程（至少 2～ 4 周）的抗精神病药治疗以及患者依从性，还要评估治疗反应不佳是否是由共病物质使用、同时使用其他处方药物、药代及药效动力学的相互作用、躯体疾病和（或）不良的社会环境与支持引起的。如果患者对初始用药有任何程度的应答，该药物应继续使用 4～ 10 周。如果患者对第 2 种药物有应答，应持续使用该药物 5～ 11 周。如果经过 2～ 4 周的治疗后患者对相应药物仅有微弱反应或没有反应，则应更换治疗药物，建议更换为药理作用不同的药物。如果患者经两种药物足量足疗程治疗后没有充分好转，则建议使用氯氮平进行下一步治疗（Hasan et al. 2012）。

更换抗精神病药

目前并没有需要绝对遵守的更换抗精神病药的方法。首选方法有交叉换药法（即逐渐降低原药剂量的同时逐渐增加新药的剂量）和重叠换药法（即维持原药剂量的同时逐渐增加新药剂量，新药到达目标剂量后逐渐减停原药）（Hasan et al. 2012）。

其他生物学干预

苯二氮䓬类药物

苯二氮䓬类药物是治疗精神分裂症的常用处方药物。该类药物对精神病性症状并无治疗作用，但对焦虑、失眠或激越有短期效果。需要谨慎使用苯二氮䓬类药物，因为联合使用抗精神病药和苯二氮䓬类药物会增加精神分裂症患者的死亡风险（Tiihonen et al. 2012）。

锂剂和抗惊厥药物

锂剂与抗惊厥药物（丙戊酸和卡马西平）均不能作为精神分裂症的单一治疗。尽管如此，这些药物常与抗精神病药联合使用。现有的支持这一方案的证据较少，其获益可能仅限于帮助控制相关症状（如情感症状、冲动及攻击行为），而不是治疗精神分裂症的核心症状。

抗抑郁药物

抗抑郁药物（联合使用抗精神病药）在治疗精神分裂症共病抑郁症状中发挥着重要作用。但目前没有强有力的证据显示抗抑郁药物可以改善精神分裂症的阴性症状或其他核心症状。

其他躯体治疗

根据指南建议，电休克治疗是抗精神病治疗的有效辅助治疗，尤其是对于对氯氮平治疗无应答的难治性症状或不能耐受氯氮平治疗的患者。电休克治疗对大部分紧张症患者有较好的疗效（Hasan et al. 2012）。

重复经颅磁刺激治疗在随机双盲试验中并未显示出一致的获益证据。

心理干预

认知行为治疗用于精神分裂症有较强的证据基础，其价值尤其体现在对药物治疗无应答的精神病性症状。在认知行为治疗过程中，患者首先选择症状和问题范围，然后由治疗师支持性地指导患者实施应对方法，并对相应症状形成更加理性的认知。治疗师并不会直接质疑患者的信念（如称其是不合理的），而是引出患者对相应症状的信念，并利用患者形成的自然应对机制来处理该症状。治疗师可以使用的具体技术包括信念修正（从模糊地肯定妄想开始，渐进性地挑战妄想信念）、行为实验（对于导致痛苦的信念，检验支持或反对它的证据）、聚焦/重归因（帮助患者重新认识到幻听是来源于其体内）、正常化精神病性体验（帮助患者认识到症状是对生活压力的反应，使其正常化）和思维挑战（识别思考中出现的"错误"）。

家庭心理教育对于那些与家人或重要他人有规律接触的精神分裂症患者有所帮助。家庭心理教育包括家庭支持、教育、危机干预、解决问题技能培训和应对技巧培训。

个体治疗是一种长程治疗（有时持续数年），重点关注情感调节，促进对情绪压力的适应性反应。它由疾病教育研讨会、社会技能训练和建立自我和他人意识的行为练习组成。

社会干预

主动式社区治疗（ACT）和支持性就业是对精神分裂症患者尤其有帮助的两种社会干预手段。ACT常常针对社区中反复住院或治疗依从性差的患者开展。ACT团队由多学科人员组成，包括精神科医生、护士、物质滥用顾问和案例管理人员。一个ACT团队应只负责有限的病例，以实现对患者的高频随访。ACT团队成员可以在门诊或社区以外接触患者。

支持性就业的主要理念是：对于任何有工作意愿的精神分裂症患者，都应该帮助他们获得并保持就业。支持性就业的开展模式是为患者提供个性化的职业发展规划（强调患者的偏好和选择）、快速找到工作（而不是进行长时间的就业前准备）、持续的工作支持以及将就业与心理健康服务结合起来。

病因学与病理生理学

环境因素

许多环境因素都与精神分裂症发病率上升有关。这些环境因素包括父亲年龄较高、生育次数较多、产科并发症（包括相对胎龄的低出生体重）、冬季或春季出生、使用大麻、使用精神兴奋剂、既往弓形虫感染、城市生活以及移民。部分环境因素与精神分裂症的联系有合乎逻辑的解释（父亲年龄较高可能增加新发突变概率，感染可能诱发神经炎症），但是其他许多环境因素目前并没有合理解释（Kotlar et al. 2015）。

遗传因素

几十年来，人们已知精神分裂症有遗传因素。领养研究发现，与领养父母其中一方患有精神分裂症相比，当生理学父母其中一方患有精神分裂症时后代的精神分裂症发生率更高。同卵和异卵双生子研究提示，遗传因素占疾病表型总体变异的1/2以上。既往研究证明，识别精神分裂症的风险基因非常困难，使得许多人认为精神分裂症的潜在遗传因素是异质的，尽管如此，研究者仍然发现了一系列遗传危险因素和候选基因（Kotlar et al. 2015）。

全基因组关联研究已识别出多个（> 100）常见的单核苷酸多态性，这些单核苷酸多态性可能与精神分裂症患病风险轻微上升有关。一些单核苷酸多态性涉及 G 蛋白偶联受体功能相关基因（DRD2、GRM3）、谷氨酸能神经信号传递相关基因（GRIN2A、SRR、CLCN3、GRIA1）、神经元钙离子信号相关基因（CACNA1C、CACNAII、CACNB、RIMSI）和一般突触功能相关基因（KCTD13、CNTN4、PAK6）。编码主要组织相容性复合体的基因也与精神分裂症有关，主要组织相容性复合体中的 C4 在神经元突触结构形成中发挥重要作用。另外，转化生长因子 -β（TGF-β）信号传导以及 B 细胞或 T 细胞激活也与精神分裂症有关。尽管目前已经发现了大量精神分裂症相关遗传因素，这些常见风险位点只能解释总共不到 5% 的疾病变异（Foley et al. 2017）。

研究也发现，一些拷贝数目变异（包括 DNA 缺失、重复、倒位或易位在内的罕见的染色体重组）可以显著增加精神分裂症及其他神经发育障碍的患病风险。到目前为止发现的许多重要的拷贝数变异都会影响 NMDA 受体和神经元活性调节的细胞骨架相关突触后信号复合体。与精神分裂症相关的拷贝数变异包括 1q21.1、2p16.3（NRXN1）、3q29、7q11.2、15q13.3、远端 16p11.2、近端 16p11.2 和 22q11.2。尽管一些基因确定会导致精神分裂症高患病风险，但仅有很少部分的患者（< 2.5%）携带已知或可能的风险位点（Foley et al. 2017）。

到目前为止，这些基因研究结果只适用于小部分精神分裂症患者。不过它们所关联的重要分子机制可能对我们全面了解精神分裂症的生物学基础有所帮助，并在此基础上开发出更多种类和更有针对性的治疗方法。

神经发育和神经退行

神经发育理论提出，可能早在胎儿期即出现大脑发育异常，并使得个体在之后更易患精神分裂症。一系列发现证明了精神分裂症具有神经发育病因。产前损伤，如孕期母亲感染（如流感、弓形虫、脊髓灰质炎病毒、单纯疱疹病毒和风疹病毒）、营养不良 / 饥饿和孕期吸烟都与后代精神分裂症发病率升高有关。围产期产科并发症及儿童时期病毒感染有时也与精神分裂症有关。此外，精神分裂症患者达到运动和言语学习里程碑的时间往往出现延迟。精神分裂症患者的儿童时期可能出现语言与视觉知识、处理速度、工作记忆和 IQ 得分的异常。与神经发育假说一致，尸脑转录组研究使用微阵列及下一代 RNA 测序的方法发现，与精神分裂症风险有关的罕见编码变异富含于胎儿发育时期优势表达的基因。早期大脑发育中的表观遗传学机制也与精神分裂症有关，如与正常对照相比，精神分裂症患者表现出不同的 DNA 甲基化模式

（Birnbaum and Weinberger 2017）。

现有证据支持精神分裂症中也存在神经退行性变化，首要证据即精神分裂症患者随着时间推移表现出进行性衰退。患者自发病后表现出整体大脑质量总体减少，皮质灰质减少，杏仁核、海马、额叶和颞叶的灰质体积下降。也有研究报道，精神分裂症中也存在特定类别细胞的减少［如纹状体胆碱能中间神经元、皮质中含有小清蛋白和钙结合蛋白的 GABA 能细胞、海马 CA2 区的非锥体神经元、皮质烟酰胺腺嘌呤二核苷酸磷酸（NADPH）- 黄递酶阳性神经元、下丘脑含一氧化氮合酶的神经元］。大部分研究表明，当细胞损伤和死亡出现时，大脑胶质增多并未出现，说明细胞凋亡过程参与其中。除此之外，也有证据显示精神分裂症在首次发病时白质完整性降低，并且白质完整性在疾病慢性期加速下降（Kochunov and Hong 2014）。

神经递质

因为几乎所有的抗精神病药都通过阻断多巴胺 D_2 受体发挥药理作用，多巴胺在精神分裂症病因的探索中占有中心地位。多巴胺假说认为，精神分裂症患者脑内，尤其是中脑边缘多巴胺通路的多巴胺能活性上升。与该假说一致，正电子发射断层扫描研究发现，精神分裂症患者纹状体和中脑神经元的多巴胺活性增加。抗精神病药可以不同程度地阻断中脑边缘通路的多巴胺 D_2 受体，进而有效地治疗精神分裂症的阳性症状。需要注意的是，抗精神病药对认知损伤与阴性症状的疗效不佳，提示精神分裂症中还存在其他神经递质的异常（Yang and Tsai 2017）。

谷氨酸也被认为与精神分裂症有关。谷氨酸是脑内数量最多的神经递质，由 NMDA 受体介导传递信号，相关通路包括皮质、边缘系统和丘脑，以上脑区在精神分裂症中均存在异常。精神分裂症患者脑脊液中谷氨酸水平较低。NMDA 受体拮抗剂，如苯环己哌啶和氯胺酮可以诱发精神病性症状，而抗 NMDA 受体脑炎也可以引起与精神分裂症类似的精神病性症状（Yang and Tsai 2017）。

由于观察到麦角酸二乙基酰胺（LSD）可以诱发幻觉，提示 5- 羟色胺在其中发挥了作用，但目前尚无 5- 羟色胺能失调参与精神分裂症发病的直接证据（Yang and Tsai 2017）。

精神分裂症患者的吸烟率较高，且患者往往报告吸烟可以起到镇静、缓解阴性症状及对抗药物不良反应。由此引发了另外一种假说，即精神分裂症中可能存在烟碱型胆碱能受体功能缺陷，且乙酰胆碱可能在精神分裂症中发挥重要作用（Yang and Tsai 2017）。

精神分裂症的临床、基础神经科学以及动物模型研究都发现了 GABA 神经递质系统的异常。GABA 是中枢神经系统中主要的抑制性神经递质。GABA 异常可能导致神经同步性、γ 振荡和工作记忆的损伤（神经振荡的同步性对记忆、知觉和意识都非常重要）（Yang and Tsai 2017）。

神经网络异常

功能影像研究可以在受试者执行任务的过程中实时观察大脑的活动。早期研究主要关注表现出活动增加或降低的脑区，并出现了对精神分裂症大脑活动改变的区域性解释，如"额叶功能低下"。但是，越来越多的证据显示，活动增加或降低的脑区在精神分裂症患者大脑中广泛存在。这些发现与精神分裂症存在全脑功能紊乱的假设一致，提示仅从脑功能的解剖定位异常出发很难全面理解精神分裂症（Crossley et al. 2016）。

近年来，研究的焦点转移至通过脑区间交互或大脑连接破坏的角度来解释脑功能异常。弥散张量磁共振影像研究显示，病前期、首次发作未用药和慢性期精神分裂症患者中大量白质纤维束被破坏。例如，阳性症状与下额枕束、下纵束和上纵束的白质异常（各向异性增加或平均弥散率下降）有关，而阴性症状与半球间纤维和颞叶长连接纤维的破坏有关（Canu et al. 2015）。

对人脑的网络分析（需要构筑连接体）强调了大脑中枢的重要作用。大脑中枢是指能实现神经元信号高效传递、通信和整合分散的神经信息的区域。因为大脑中枢发挥了高阶的整合功能，其连接或功能受损可能导致广泛的后果，所以它们也是整个脑网络最脆弱的地方。多个神经影像研究都发现了精神分裂症中的大脑中枢受损，如差异激活的拓扑分析显示，精神分裂症大脑激活不足集中在中枢区域；脑疾病（包括精神分裂症）中的大脑结构异常更倾向于发生在中枢区域；静息态功能 MRI 网络分析也显示，精神分裂症患者中识别高度大脑中枢的可能性较低（Crossley et al. 2016）。

总结

精神分裂症是一种复杂的精神疾病，给患者、家庭及社会带来了巨大的负担。目前的研究取得了一些重要进展，扩大了对精神分裂症病因学、病理生理学、现象学和自然病程的认识，但仍有许多未知有待发现。幸运的是，目前已有的药物和心理社会治疗能够帮助大部分精神分裂症患者控制症状、增强功能以及改善生活质量。随着现有信息的成功应用以及科学研究能够带来更多新知识的前景，临床医生有理由对精神分裂症防治的未来持乐观态度。

临床要点

- 精神分裂症病程多变，部分患者恢复良好，功能水平较高，而另一部分患者会出现严重残疾。
- 长期未治疗病程与更差的结局有关，早期干预可以降低残疾率。
- 抗精神病药是治疗的基础，但是最佳的治疗也应包含心理社会干预，如主动社区式治疗、家庭心理教育和支持性就业。
- 推荐使用抗精神病药进行持续的长期治疗，停止药物治疗会增加疾病的复发率。
- 在难治性精神分裂症的治疗中，氯氮平被证明唯一疗效优于其他抗精神病药，其使用不足可阻碍结局改善。

参考文献

扫码见参考文献

第 11 章

双相障碍及相关障碍

Shefali Miller，Michael Ostacher，Trisha Suppes

王刚　周福春　关霖　李楠茜　译　李涛　审校

　　双相障碍是一种慢性、重性精神疾病，患者心境和精力不稳定，表现为在抑郁和轻躁狂或躁狂发作之间反复波动。本章节将对双相障碍及相关障碍的现象学、流行病学及发病机制进行概述，并对目前的治疗策略做出总结。

双相障碍及相关障碍的现象学

历史概念：躁郁症

　　早在古希腊时期，希波克拉底和亚里士多德的著作中便记录了对忧郁症和躁狂症的观察。他们的记录表明，人们逐渐认识到心境紊乱具有生物学的基础，即其可能是由于黑胆汁和黄胆汁过多引发的（Goodwin and Jamison 2007）。到 19 世纪，抑郁与躁狂作为同一疾病的两个极端这一概念已被越来越多的人接纳，最后由 Emil Kraepelin 做出了定论，并在 20 世纪早期构建了一个躁郁症的连贯疾病模型。Kraepelin 将躁郁症与早发性痴呆（精神分裂症）区分开来，这与现代疾病分类学一致。但与目前诊断分类不同的是，他将所有的复发性心境障碍（包括单相与双相）都归于躁郁症的单一疾病模型之下（Goodwin and Jamison 2007）。

当前概念：双相障碍及相关障碍

　　与 Kraepelin 的心境障碍单一模型不同，DSM-5（American Psychiatric Association 2013）为双相障碍及相关障碍单独设置了一个章节，位于精神分裂症与抑郁障碍之间（表 11-1）。此章节结构有意将双相障碍置于连续的疾病谱系当中，谱系一端为精神病性障碍，另一端为单相的复发性心境障碍，反映这些疾病类别中存在基因、神经生物及现象学上的实质性重叠。从该章节顺序可看出，DSM-5 认可了精神疾病的维度化概念（Insel et al. 2010），但同时也强调了分类上的区别，仍将双相障碍视为在临床与生物学上与精神分裂症、单相抑郁障碍不同的疾病。

心境发作

　　DSM-5 中指出，双相障碍患者可能会经历抑郁、轻躁狂和（或）躁狂的发作。与 DSM-Ⅳ（American Psychiatric Association 1994）一样，根据 DSM-5 作出双相Ⅰ型或Ⅱ型障碍诊断分别需要躁狂或轻躁狂的病史。需要注意的是，DSM-5 不再将混合发作作为一种特定的发作类型，而是将混合特征作为标注附加于重性抑郁发作、轻躁狂发作或躁狂发作状态（表 11-1）。心境障碍的诊断是互斥的，理解这一点很重要。例如，若一名患者符合单相重性抑郁障碍诊断标准，随后发展出不定期出现的躁狂发作，其诊断将变更为双相Ⅰ型障碍，即使该患者后续病程多处于抑郁发作状态，双相Ⅰ型障碍的诊断也保持不变，且治疗建议中也需要将既往病史纳入考量。

重性抑郁发作

　　DSM-5 中的重性抑郁发作诊断标准相较于 DSM-Ⅳ基本不变（表 11-2），需要符合在至少 2 周的几乎每天和每天大部分时间里都存在抑郁心境和（或）丧失兴趣或愉悦感。附加症状必须在相同的 2 周时间内出现，且症状总数达到 5 个或以上，包括：显著的体重或食欲改变；失眠或嗜睡；精神运动性激越或迟滞；疲劳；无价值感，或过度、不适当的内疚感；注意缺陷或犹豫不决；反复出现的死亡想法。以上症状的严

表 11-1　双相障碍及相关障碍：DSM-IV 至 DSM-5 的主要更改总结

DSM-IV	DSM-5
双相障碍与单相抑郁障碍同在"心境障碍"章节中	"双相障碍及相关障碍"作为单独的章节位于"精神分裂症谱系及其他精神病性障碍"及"抑郁障碍"之间
躁狂 / 轻躁狂发作的标准 A 要求"存在一个特定时期的异常且持续的心境高涨、亢奋或易激惹"	躁狂 / 轻躁狂发作的标准 A 要求"存在一个特定时期的异常且持续的心境高涨、亢奋或易激惹，以及异常且持续的活动增多或精力旺盛"
"混合发作"亚型 　单独的发作类型 　要求在同 1 周内满足躁狂和抑郁发作的所有症状标准 　仅对双相障碍适用	"伴混合特征"标注 　可适用于重性抑郁发作、轻躁狂或躁狂发作 　满足阈下（3 项或以上）不重叠的反相症状即可附加该标注 　双相障碍及重性抑郁障碍均可附加该标注
抗抑郁药诱发的躁狂 / 轻躁狂发作被诊断为物质所致的躁狂 / 轻躁狂发作	抗抑郁药诱发的躁狂 / 轻躁狂发作若完全满足症状标准且超出该药预期的生理效应，即可诊断为躁狂 / 轻躁狂发作
不完全满足特定障碍诊断标准的表现标注为"双相障碍未特定"	不完全满足特定障碍诊断标准的表现标注为"其他特定的双相及相关障碍"或"非特定的双相及相关障碍"
焦虑不包括在双相障碍心境发作的诊断标准内	"伴焦虑痛苦"标注 　可适用于重性抑郁发作、轻躁狂或躁狂发作 　要求在发作的大多数日子里满足 2 项或以上焦虑相关症状

重程度必须足以导致显著的痛苦和（或）功能损害，且这些症状不能归因于物质或躯体疾病的直接影响。

如上所述，DSM-5 引入的"伴混合特征"标注，可附加于双相或单相抑郁的重性抑郁发作（表 11-1）。当患者符合重性抑郁发作的全部诊断标准，且在发作的大部分日子里存在至少 3 种不重叠的心境高涨症状（即心境高涨或亢奋、自尊膨胀、话多、思维加速或思维奔逸、精力旺盛或目标导向的活动增加、冲动 / 高风险行为、睡眠需求减少）。重叠的心境高涨症状（即抑郁发作或心境高涨发作均可出现的症状），包括易激惹、注意分散及精神运动性激越，不计入重性抑郁发作的伴混合特征标注中。DSM-5 指出，因为躁狂相关的临床严重程度和功能损害较重，若患者同时符合重性抑郁发作和躁狂发作的诊断标准，应编码为伴混合特征的躁狂发作。与之相反的是，DSM-5 没有为同时满足重性抑郁和轻躁狂发作诊断标准的情况提供

诊断指南，但可以预计该表现将被编码为伴混合特征的抑郁发作。

躁狂发作与轻躁狂发作

躁狂与轻躁狂发作在 DSM-5 中的诊断标准（表 11-3）与 DSM-IV 中的标准大致相同，但在标准 A 中增加了"明显异常的、持续性的心境高涨、亢奋或易激惹"与"异常的、持续性的活动增多或精力旺盛"（表 11-1）。需要满足以下额外心境高涨症状中的至少 3 项（若仅有易激惹，则需要满足 4 项），且必须表现出与个体平常行为相比明显的改变，症状包括：自尊心膨胀、睡眠需要减少、健谈、意念飘忽或思维奔逸、注意分散、有目标的活动增多、冲动 / 高风险

表 11-2　DSM-5 重性抑郁发作的主要特点

最短持续时间	2 周
最少症状条目数	在发作的日子里几乎每天都存在标准 A 中的 5 条（至少 1 条为抑郁心境或兴趣 / 快感缺失）
其他表现	症状导致痛苦或功能损害 排除原发的物质或躯体病因 考虑存在其他标注（如伴焦虑痛苦、混合特征、精神病性特征、快速循环）

完整诊断标准请查阅 DSM-5（American Psychiatric Association 2013）pp.125-126

表 11-3　DSM-5 躁狂或轻躁狂发作的主要特点

最短持续时间	躁狂：1 周（如需住院，则不需要 1 周） 轻躁狂：4 天
最少症状条目数	标准 A 症状（心境高涨、亢奋或易激惹，以及活动或精力增加）加上 3 条标准 B 症状（若仅有易激惹，需要 4 条）在发作的日子里几乎每天都存在
其他表现	躁狂造成显著的功能损害、精神病性症状或需要精神科住院治疗，但轻躁狂无上述情况 排除原发的物质或躯体病因 考虑存在其他标注（如伴焦虑痛苦、混合特征、精神病性特征、快速循环）

完整诊断标准请查阅 DSM-5（American Psychiatric Association 2013）pp.124-125

行为。躁狂发作与轻躁狂发作的区别在于最短发作持续时间和严重程度，发作持续 7 天（若患者情况需住院治疗，则无需达到 7 日）为躁狂发作，轻躁狂发作为 4 天；躁狂发作期间需要存在精神病性症状、需要精神科住院治疗和（或）严重的功能损害，轻躁狂发作需要无上述情况。需要注意的是，与 DSM-Ⅳ 相比，DSM-5 改变了抗抑郁药诱发的躁狂发作的概念，若患者症状在抗抑郁治疗过程中出现了超过该治疗的生理效应的心境发作，也可作躁狂或轻躁狂发作的诊断（表 11-1）。因此，此类满足躁狂或轻躁狂发作诊断标准的患者将符合双相Ⅰ型或双相Ⅱ型障碍的终生诊断，而非 DSM-Ⅳ 中的物质所致心境障碍。

如前所述，DSM-5 在躁狂或轻躁狂发作中引入了"伴混合特征"这一标注（表 11-1）。当患者满足躁狂或轻躁狂发作的诊断标准，并且同时伴发至少 3 项不重叠的抑郁症状（包括抑郁心境、兴趣或快感缺失、精神运动性迟滞、疲劳、无价值感或过度 / 不适当的内疚、反复出现的死亡想法）即可附加该标注。重叠的抑郁症状（指抑郁或心境高涨发作时均可出现的症状），如体重 / 食欲改变、睡眠障碍、注意受损及精神运动性激越，则不计入躁狂或轻躁狂发作伴混合特征的标注。该标注的重要性在于它更准确地反映了实际的临床情况，此前，混合发作的诊断需要同时满足重性抑郁发作和躁狂发作（非轻躁狂发作）持续 1 周，而躁狂发作期间一系列突出的抑郁症状（但不一定符合抑郁发作的全部标准）在诊断标准中未被提及，轻躁狂发作期间的抑郁症状则被完全忽视了。

双相障碍及相关障碍的诊断

双相Ⅰ型障碍及双相Ⅱ型障碍

与 DSM-Ⅳ 相同，DSM-5 中诊断双相Ⅰ型障碍需要存在至少一次躁狂发作，重性抑郁发作的病史并不是必须的。尽管如此，多数双相Ⅰ型障碍患者既有抑郁的体验，也有躁狂的体验，多达 1/2 的患者一开始表现为重性抑郁发作（Goodwin and Jamison 2007），因此在对心境发作进行治疗之前应注意仔细采集病史。约有 5% 的双相Ⅰ型障碍患者可能仅有单相躁狂发作，但他们随后也可能会出现抑郁发作（American Psychiatric Association 2013）。双相Ⅱ型障碍的诊断需要满足至少一次轻躁狂发作和至少一次重性抑郁发作，且没有躁狂发作病史。尽管从定义上看，与双相Ⅰ型障碍相比，双相Ⅱ型障碍的特征是心境高涨发作的严重程度低，但纵向研究数据表明，两种双相障碍亚型存在同等严重的病程和结局，并与抑郁症状的持续时间尤其相关（Kupka et al. 2007）。

环性心境障碍

患者若表现为慢性的抑郁和心境高涨症状（成人 ≥ 2 年，儿童和青少年 ≥ 1 年）但没有任何重性抑郁、躁狂或轻躁狂发作病史，则可诊断为环性心境障碍。如环性心境障碍患者在后续（即成人在发病的 2 年后，儿童和青少年在发病的 1 年后）经历了重性抑郁发作、躁狂或轻躁狂发作，其诊断将更改为重性抑郁障碍、双相Ⅰ型障碍或其他特定的双相障碍及相关障碍（即既往无重性抑郁发作的轻躁狂发作），不再使用环性心境障碍诊断。

物质 / 药物所致的双相障碍及相关障碍

物质 / 药物所致的双相障碍及相关障碍的诊断适用于物质中毒或戒断或接触某种药物的情况下出现的显著而持续的心境障碍，包括心境高涨、亢奋或易激惹，可能（但不是必须）同时存在抑郁心境或快感缺失。在物质 / 药物使用或戒断前出现的症状，以及物质 / 药物暴露或急性戒断后持续一段显著时间（如约 1 个月）的症状最好诊断为原发性（即非物质 / 药物所致）双相障碍及相关障碍。通常与心境失调相关的物质包括酒精、苯环己哌啶、致幻剂、苯丙胺类、可卡因与阿片类。可能诱发继发性心境障碍的精神药物包括抗抑郁药、镇静催眠 / 抗焦虑药（如巴比妥类、苯二氮䓬类）、兴奋剂（如哌甲酯）及其他抗抑郁治疗［如电休克治疗（ECT）、光疗］。某些药物也与心境障碍相关，包括镇痛药（如阿片类）、抗感染药（如干扰素、异烟肼）、类固醇、激素类避孕药以及神经系统药物（如抗胆碱能药、巴氯芬、左旋多巴）。

其他躯体疾病所致的双相障碍及相关障碍

其他躯体疾病所致的双相障碍及相关障碍的诊断适用于在存在其他躯体疾病的前提下，出现持续的心境高涨、亢奋或易激惹以及活动或精力增加，且有证据可以表明心境障碍是该躯体疾病的直接病理生理学后果。与躁狂症状相关的躯体疾病包括创伤性脑损伤、癫痫、脑部恶性肿瘤、副肿瘤综合征、多发性硬化症、痴呆、卒中、高皮质醇血症、甲状腺功能障碍、HIV 感染 / 艾滋病、神经梅毒等。

其他特定的或非特定的双相障碍及相关障碍

从 DSM-Ⅳ 到 DSM-5 的另一项改变是取消了"双相障碍未特定"的分类，由"其他特定的双相障碍及相关障碍"和"非特定的双相障碍及相关障碍"两个新的分类取而代之，旨在囊括个体表现出显著的心境高涨和抑郁症状但未完全达到上述双相障碍及相关障碍诊断标准的情况。在诊断其他特定的双相障碍及相关障碍时应说明个体未满足具体的双相障碍及相关障碍诊断的原因（如短暂轻躁狂及重性抑郁发作、轻躁狂发作症状不足及重性抑郁发作、轻躁狂发作且既往无重性抑郁发作、或短暂环性心境障碍），若临床医师选择不具体说明原因和（或）无法获得有效资料（如在急诊情况下），则应该使用非特定的双相障碍及相关障碍诊断。

双相障碍分类学中的持续讨论

随着相关研究的进展，我们对双相障碍现象学的认识也逐渐增加，DSM-5 中的诊断界限很可能会被进一步讨论和修订。例如，近期对观察性数据的分析提出了与"伴混合特征"这一标注有关的问题，需要满足 3 个截然不同的症状的标准可能过于严格（Miller et al. 2016），且要求这些症状不重叠可能会导致临床上显著的混合症状被排除（Kim et al. 2016）。另一项分析认为，DSM-5 在心境高涨发作时存在精力 / 活动增加的要求减少了躁狂和轻躁狂发作的患病率，但对这些诊断的临床效度没有显著影响（Machado-Vieira et al. 2017），尽管另一项不同的分析未观察到显著变化（Gordon-Smith et al. 2017）。另一个亟须挖掘的问题是，伴有短暂轻躁狂（2～3 天）的抑郁发作，DSM-5 将其列入"需要进一步研究的临床情况"（第Ⅲ部分），因数据指出该表型在临床及生物学上与双相障碍更相似，而非重性抑郁障碍（American Psychiatric Association 2013）。

正如上文所提及的，DSM-5 的疾病分类体系为心境障碍的诊断保留了一个很大的分类结构，将双相障碍与单相抑郁障碍以及精神病性谱系（如分裂情感性障碍）和人格障碍（如边缘型人格障碍）区分开来，这些疾病与双相障碍有相当大的临床和（或）生物学上的重叠。DSM-5 的分类方法将继续具有临床和研究用途，如为希望得到明确诊断的患者和家属提供更清晰的指导，或允许科研人员围绕诊断分类来组织临床试验从而提高受试者的同质性。尽管如此，另一种从维度切入的方法突出了精神病学表现的连续性和重叠性，且可能启发新的基于共同生物、环境和心理指标重新组织的分类，这类方法正激发人们越来越多的兴趣（Insel et al. 2010）。随着这些领域研究的不断积累，未来的 DSM 修订版可能会越来越多地纳入这些观点。

双相障碍及相关障碍的鉴别诊断

约 1/2 的双相障碍患者首次心境发作是抑郁发作，导致医师很难在初始便给予双相障碍的诊断。事实上，双相障碍患者通常在初始会被误诊为单相重性抑郁障碍（Bobo 2017），从而延误了适当的治疗，以及在没有抗躁狂药物的情况下使用了抗抑郁药而导致病情加重。如首次发作为抑郁的患者具有以下危险因素，临床医师应考虑双相障碍的可能性：首次重性抑郁发作年龄小（即 25 岁以前）、双相障碍一级家族史以及伴精神病性特征的抑郁发作（Bobo 2017）。当患者表现为伴精神病性特征的躁狂症状时，鉴别诊断应包括双相Ⅰ型障碍、分裂情感性障碍，甚至可能是精神分裂症。这种情况下，可通过疾病的后续病程（发作性或慢性），以及心境或精神病性症状哪一方面更占优势来澄清诊断。与双相障碍有较多症状学重叠的另一种情况是边缘型人格障碍，两者都可以有突出的情绪不稳定、易激惹、社会功能受损和冲动性的表现。可能提示边缘型人格障碍的症状有：长期存在的广泛的情绪和人际功能不良；早年的创伤经历；在显著的心境发作或症状以外仍有突出的情感不稳定和不恰当的环境反应。此外，医师应仔细采集病史，以排除与物质相关和（或）一般躯体病因导致的双相心境症状。不过，如前所述，在物质暴露时间以外持续的完全躁狂或轻躁狂发作在 DSM-5 中应考虑为原发性心境高涨发作。

双相障碍及相关障碍的共病

世界卫生组织的世界精神健康调查倡议发现，3/4 的双相障碍患者（Ⅰ型、Ⅱ型及阈下）符合至少 1 项精神障碍共病诊断（Merikangas et al. 2011）。其中，超过 1/2 存在至少 3 种共病，最常见的为焦虑障碍，占 62.9%；行为障碍（如 ADHD、对立违抗障碍）占 44.8%；物质使用障碍占 36.6%（Merikangas et al. 2011）。与普通人群相比，双相障碍不但与精神障碍共病相关，还与躯体共病的风险和死亡率增加有关（Bobo 2017）。许多治疗双相障碍的药物对代谢的不利影响会使上述问题更加复杂。

双相障碍及相关障碍与自杀

双相障碍患者自杀企图和完成自杀的估计年发生率分别约为 3.9% 和 1.4%，远高于普通人群中的发生率（分别为 0.5% 和 0.02%）（Baldessarini et al. 2006）。并且，双相障碍患者较普通人群更可能完成自杀企图，因前者的自杀完成与自杀企图比例（约 1∶3）高于后者（1∶40～1∶20）（Baldessarini et al. 2006）。处于抑郁或混合心境状态下的双相障碍患者自杀风险尤其高（Baldessarini et al. 2006）。

双相障碍及相关障碍的认知和心理社会功能

与健康个体相比，双相障碍患者在情绪平稳期和急性心境发作期均表现出认知损害（Wingo et al. 2009）。与认知损害相似，患者的平稳期和急性心境发作期亦同样表现出低下的心理社会功能，且可能与神经认知损害相关（Wingo et al. 2009）。急性发作时功能损害会加重，而功能恢复往往滞后于症状的改善（Wingo et al. 2009）。生活质量是一项反映多个生活领域主观幸福感的指标，双相障碍患者的生活质量持续低于普通人群，与躁狂 / 轻躁狂症状相比，生活质量下降与抑郁症状的相关性更大（Amini and Sharifi 2012）。

女性及特殊年龄群体中双相障碍及相关障碍的现象学

女性

一些数据表明，较男性而言，女性患双相 Ⅱ 型障碍的可能性更大，患双相 Ⅰ 型障碍的可能性更小（Baldassano et al. 2005；Merikangas et al. 2011）。但据美国国家共病再调查显示，性别在双相障碍各种亚型的患病率上没有显著的效应（Merikangas et al. 2007）。一些研究表明，女性患者的快速循环、抑郁或混合症状的发生率更高（Altshuler et al. 2010；Miller et al. 2016；Suppes et al. 2005），但也有研究并不支持该结论（Baldassano et al. 2005）。与患双相障碍的男性相比，双相障碍女性患者的终生自杀企图发生率更高，共患焦虑以及进食障碍的概率也更高，共患酒精依赖的概率更低（Altshuler et al. 2010；Baldassano et al. 2005），但酗酒的风险仍高于普通女性（Frye et al. 2003）。产后和围绝经期是双相障碍女性患者心境发作复发的高危时期（Perich et al. 2017）。

儿童和青少年

虽然 DSM-5 中双相障碍的诊断标准要求存在相互独立的重性抑郁、轻躁狂和（或）躁狂发作，但很多患双相障碍的儿童和青少年往往更多地表现为慢性化、亚综合征且经常表现混合的心境症状（Leibenluft 2011），这导致了诊断上的困难。另外，双相障碍与其他儿科诊断（如对立违抗障碍、ADHD、破坏性心境失调障碍）的症状重叠也可能导致误诊或恰当治疗的延误（Leibenluft 2011）。若出现心境和（或）行为症状的年轻患者存在双相障碍一级家族史，医师应注意考虑双相障碍的诊断，并需要仔细衡量给予抗抑郁药和神经兴奋剂的风险和获益，上述两类药物在双相障碍患者中都应避免进行单药治疗。在高危青少年群体中，某些双相障碍的前驱特征可能特别突出。一项追踪了 359 名双相障碍患者子女（年龄 6 ～ 18 岁）的前瞻性纵向研究发现，焦虑 / 抑郁、情绪不稳和阈下躁狂症状是后续双相障碍疾病发展的高度预测因素，多达 49% 的具有全部 3 种危险因素的个体最终被诊断为双相障碍（Hafeman et al. 2016）。

老年

约 25% 的双相障碍患者年龄超过 50 ～ 60 岁（Sajatovic et al. 2015），鉴于该年龄组躯体共病率高、对治疗相关的不良反应较敏感以及心理社会方面存在复杂的挑战，医师需要给予特殊的考虑。虽然很多患双相障碍的老年人在生命早期首次发病，也有小部分（占所有双相障碍患者的 5% ～ 10%）个体的首次躁狂或轻躁狂发作在 50 岁以后，此类迟发的病例更可能继发于一般躯体疾病，以脑血管 / 神经系统疾病为主（Sajatovic et al. 2015）。迄今为止，数量不多的研究对比了老年和年轻双相障碍患者的临床现象学差异，发现两个群体的疾病特点大致相同，但老年患者的潜在自杀企图和精神科住院率更低，认知功能受损的概率更高（Sajatovic et al. 2015）。

双相障碍及相关障碍的流行病学

美国国家共病再调查数据显示，美国的双相障碍终生患病率约为 4.5%（双相 Ⅰ 型障碍为 1.0%，双相 Ⅱ 型障碍为 1.1%，阈下双相障碍为 2.4%）（Merikangas et al. 2007），但后续一项全球人口研究中报告的患病率更低，为 2.4%（双相 Ⅰ 型障碍为 0.6%，双相 Ⅱ 型障碍为 0.4%，阈下双相障碍为 1.4%）（Merikangas et al. 2011）。尽管双相障碍不如重性抑郁障碍常见，但仍造成了巨大的社会负担，在全球各个年龄组的致残原因中排第 12 位（World Health Organization 2008）。双相障碍一般在青春后期到成年早期出现，双相 Ⅰ 型障碍平均发病年龄为 18 岁，而阈下双相障碍发病平均在 22 岁（Merikangas et al. 2011）。尽管一项全球研究报告认为，双相 Ⅱ 型障碍患者样本中女性的比例过高（Merikangas et al. 2011），但美国的报告发现，双相障碍各亚型中的男女患者比例相当（Merikangas et al. 2007）。与双相障碍相关的社会人口学因素包括较低的受教育水平和较高的失业 / 残疾率，但患病率与种族 / 民族或家庭收入水平无显著相关（Merikangas et al. 2007）。双相障碍一级家族史以及首次抑郁发作早于 25 岁是双相障碍发病的重要危险因素（Bobo 2017）。

双相障碍及相关障碍的发病机制

双相障碍的发病机制有较强的遗传因素，长期以来，家系、双生子和收养研究都支持这一观点。遗传度（即可归因于遗传而非环境因素的表型变异的比例）为 73%～93%（Bobo 2017）。近期的大规模全基因组关联分析（GWAS）表明，双相障碍是一种多基因疾病，其遗传风险可能源于多个微效基因的累积效应。GWAS 研究提示，与双相障碍发病机制有关的生物学通路紊乱可能涉及钙离子通道、第二信使系统、激素调节或谷氨酸受体信号通路（Sigitova et al. 2017）。值得注意的是，GWAS 数据已发现双相 I 型和双相 II 型障碍之间的遗传异质性，且精神分裂症与双相 I 型障碍的遗传重叠比双相 II 型障碍更大（Charney et al. 2017），为两种双相障碍亚型在表型上的区分提供了分子水平证据的支持。

多种药物治疗双相障碍的潜在作用机制提示，单胺类（去甲肾上腺素、5-羟色胺、多巴胺）和其他神经递质（GABA、谷氨酸）可能在双相障碍的病理生理中发挥作用（Sigitova et al. 2017）。研究表明，双相障碍患者血浆和脑脊液中的神经递质水平异常，也有研究发现，患者尸脑中神经递质受体表达异常，此类证据进一步支持了上述理论（Sigitova et al. 2017）。其他证据表明，在双相障碍的发病机制中，也存在激素通路（如下丘脑-垂体-肾上腺轴）功能障碍（Belvederi Murri et al. 2016）、炎症失调（Rosenblat and McIntyre 2016）以及细胞信号转导异常（Sigitova et al. 2017）等机制。

结构和功能神经影像学研究也为我们了解双相障碍的神经生物学基础做出了重要贡献。双相障碍患者的结构神经影像学研究发现，患者前额叶和皮质下区域的灰质体积减小，该表现与疾病的进展相关，且可能在锂盐治疗后恢复正常（Phillips and Swartz 2014）。前额叶、边缘系统及纹状体的神经通路与多种情绪、认知和奖赏处理功能有关，对双相障碍患者进行功能神经影像学研究发现，与健康个体相比，患者在这些神经通路上存在众多的异常（Phillips and Swartz 2014）。

综上所述，尽管双相障碍的发病机制仍有待解释，但在遗传学、神经化学和神经影像学等多个研究领域都有希望阐明这种复杂的致残性疾病发病的潜在因素。

双相障碍及相关障碍的治疗

双相障碍及相关障碍的循证治疗策略围绕着疾病的 3 个主要阶段：急性躁狂期、急性双相抑郁期及长期维持治疗期。美国食品药品监督管理局（FDA）批准的双相障碍治疗药物是针对特定适应证的（如急性双相抑郁），其依据是在大型的随机双盲临床试验中，与安慰剂相比，药物在该疾病的特定阶段具有较好的疗效和足够的安全性。需要注意的是，几乎所有 FDA 批准的适应证均为双相 I 型障碍，这是因为大型注册研究通常将双相障碍其他亚型患者排除在外。因此，支持双相 II 型障碍治疗的循证策略的系统数据非常有限，且往往基于双相 I 型障碍研究结果的推断。FDA 批准的用于双相 I 型障碍的药物包括心境稳定剂（锂盐、丙戊酸、卡马西平和拉莫三嗪）、第二代抗精神病药（SGA；奥氮平、利培酮、喹硫平、齐拉西酮、阿立哌唑、阿塞那平、鲁拉西酮和卡利拉嗪）以及 1 种 SGA-抗抑郁药联合治疗（奥氟合剂）。双相障碍的治疗中药物的超适应证使用同样常见，当 FDA 批准的药物无效、不耐受和（或）费用过高时，临床医师也经常使用抗抑郁药、抗焦虑药/安眠药和其他抗惊厥药等进行治疗。FDA 批准的双相 I 型障碍治疗药物总结见表 11-4。

表 11-4 FDA 批准用于治疗双相 I 型障碍的药物

	急性躁狂	急性双相抑郁	长期维持	儿童和青少年
锂盐	X		X	X（躁狂，维持）
双丙戊酸	X			
卡马西平	X			
拉莫三嗪			X	
氯氮平	X			
奥氮平	X[a]		X	X（躁狂）
OFC		X		X（抑郁）
利培酮	X[a]		X[b]	X（躁狂）
喹硫平	X[a]	X[c]	X[d]	X（躁狂）
齐拉西酮	X		X[d]	
阿立哌唑	X[a]		X[e]	X（躁狂[a]，维持）
阿塞那平	X[a]			
鲁拉西酮		X[a]		
卡利拉嗪	X			

FDA，美国食品药品监督管理局；OFC，奥氟合剂
[a] 单药治疗以及辅助治疗（与锂盐或双丙戊酸/丙戊酸合用）
[b] 仅限长效注射针剂
[c] 批准用于双相 I 型障碍和双相 II 型障碍的急性抑郁发作
[d] 仅限辅助治疗（与锂盐或双丙戊酸/丙戊酸合用）
[e] 口服制剂及长效注射针剂批准用于单药治疗；口服制剂亦可用于辅助治疗（与锂盐或双丙戊酸/丙戊酸合用）

急性躁狂发作的治疗

截至 2018 年秋季，FDA 批准了 11 种治疗急性躁狂的药物，包括 3 种心境稳定剂（锂盐、双丙戊酸和卡马西平），1 种第一代抗精神病药（氯丙嗪），以及 7 种 SGA（奥氮平、利培酮、喹硫平、齐拉西酮、阿立哌唑、阿塞那平和卡利拉嗪）。除了锂盐外，所有上述药物也被批准用于治疗 DSM-IV 中的混合发作（锂盐对混合发作的疗效尚未被系统研究，鉴于 DSM-5 已删除了混合发作这一诊断，目前尚不清楚锂盐对具有混合特征的躁狂是否效果更差。）。大多数 SGA 都获批用于单药治疗或辅助治疗（与锂盐或双丙戊酸 / 丙戊酸联用），但齐拉西酮和卡利拉嗪仅被批准用于单药治疗。

心境稳定剂

锂盐

1970 年，锂盐成为第一种获得 FDA 批准用于治疗双相 I 型障碍的药物，特别是用于治疗急性躁狂发作。锂盐治疗也与自杀风险降低有关（Baldessarini et al. 2006）。某些临床特征可能预示着某些个体对锂盐治疗的应答可能性更大，如典型的欣快型躁狂、既往发作次数较少、对锂盐治疗有应答的家族史。相反，若个体表现出混合状态或快速循环（即 1 年内出现 4 次或以上心境发作），则对锂盐治疗应答的可能性较低（Bobo 2017）。

作为第一种专门针对双相障碍的药物，锂盐的历史相当有趣。在美国，20 世纪 70 年代锂盐的出现为区分精神分裂症和双相障碍提供了更好的诊断方法。在此之前，很多人把精神病性症状当作精神分裂症的特定症状，但 20 世纪 70 年代在美国及其他国家进行的研究表明，仅凭精神病性症状不能把精神分裂症和双相障碍进行区分（Pop and Lipinski 1978）。此外，在 20 世纪 80 年代末，双相 I 型障碍患者是否需要持续治疗还存在争议，甚至建议使用"锂盐假期"治疗。1991 年的一项 meta 分析明确指出，双相 I 型障碍患者需要终身治疗以避免复发，且双相 I 型障碍患者的药物治疗改变应该循序渐进，以免导致患者情况不稳定（Suppes et al. 1991）。

FDA 对锂中毒发布了黑框警告，锂中毒的反应可能包括呕吐、腹泻、共济失调和意识错乱，且可能在接近治疗水平的剂量下发生。由于锂盐在近端小管中被重吸收，其血药浓度对水化状态的波动较敏感，因此，保持足够的水化（尤其在大量液体流失的情况下，如呕吐和腹泻）对防止锂中毒至关重要。锂盐更常见的不良反应包括震颤、胃肠道不良反应（恶心、呕吐、腹泻）、镇静、体重增加、多尿和烦渴。锂盐

的使用也与肾和甲状腺毒性相关，因此需要对肾功能和甲状腺功能进行常规监测。治疗急性躁狂时，锂盐的起始剂量为 600 ～ 900 mg/d，使用控释剂可能耐受性更好，且服药频次可以更低（2 次 / 日，甚至睡前 1 次）。锂盐的剂量应根据耐受性增加到 1200 ～ 1800 mg/d 的目标范围，以达到 0.8 ～ 1.2 mmo/L 的 12 h 血清谷浓度，血药浓度保持在 1.0 ～ 1.2 mmol/L 的窗口内可能对急性躁狂有更大的临床获益。

双丙戊酸

1994 年，双丙戊酸被 FDA 批准用于急性躁狂的单药治疗。该药可能有益于治疗锂盐应答不佳的临床表现，如快速循环或混合状态（Bobo 2017）。FDA 亦对双丙戊酸出具了黑框警告，包括肝毒性、致畸性（神经管缺陷、严重胎儿畸形及智力低下）和胰腺炎。考虑到该药的致畸性和导致多囊卵巢综合征的可能性，双丙戊酸可能不是年轻女性患者的首选治疗药物。双丙戊酸还有一类警告是可能使服用抗惊厥药的个体自杀风险增加。更常见的不良反应包括胃肠道不良反应（恶心、腹泻、消化不良）、体重增加、镇静、脱发和转氨酶升高（因此有必要对服用该药的患者进行常规的肝功能监测）。双丙戊酸钠的起始剂量可为 750 mg/d，尽管对急性躁狂患者而言初始剂量 20 mg/kg 可能是有效并可被充分耐受的。随后剂量可以每 1 ～ 2 天以 250 mg/d 的增量增加，以达到 50 ～ 125 µg/ml 的 12 h 的血清谷浓度，85 ～ 125 µg/ml 的治疗窗口对急性躁狂的临床获益可能更大。

卡马西平

卡马西平在 2004 年被 FDA 批准用于治疗急性躁狂。然而，复杂的药物相互作用和不良反应限制了卡马西平的使用，导致其一般被视为急性躁狂的二线治疗。需要注意的是，卡马西平是细胞色素 P450 3A4（CYP3A4）的诱导剂，多种精神药物（包括卡马西平）都是 CYP3A4 底物。因此，卡马西平治疗可能会导致药物代谢增加，继而降低了联用药物的疗效。卡马西平通过 CYP3A4 代谢自体诱导可能导致在治疗几周后该药的血清浓度下降。

卡马西平的黑框警告包括严重的皮肤反应（如中毒性表皮坏死松解症和重症多形性红斑）、再生障碍性贫血以及粒细胞缺乏症。亚裔患者出现皮肤病并发症的风险可能特别高，对这类群体进行 *HLA-B*1502* 等位基因遗传筛查（存在该等位基因就需要避免卡马西平暴露）有助于降低该风险。此外，FDA 还发布了另一项警告，指出癫痫或精神障碍患者使用抗惊厥药将导致自杀风险上升。卡马西平的常见不良反应包括头晕、嗜睡、视物模糊、恶心、呕吐和共济失调；由于该药与先天性畸形（如脊柱裂）有关，因此妊娠期间不应使用。对急性躁狂，卡马西平缓释胶囊可从

200 mg，2 次 / 日开始，随后每日增加 200 mg，直到 600 ～ 1600 mg/d，目标血药浓度为 6 ～ 12 μg/ml。

第二代抗精神病药

尽管锂盐是几十年来治疗双相障碍的主要药物，但在 21 世纪初，FDA 批准的治疗双相障碍的药物数量急剧增加，主要用于治疗急性躁狂和混合发作。在近期批准的药物中，大多数是 SGA。大型对照研究结果支持无论患者当前是否存在精神病性症状，都可以将 SGA 作为主要的心境稳定剂使用。尽管 SGA 对急性躁狂的疗效已经在多项多中心随机、双盲、安慰剂对照试验中得到证实，但该类药品的使用可能受其耐受性的限制，尤其是在镇静和代谢不良反应方面（体重增加、糖尿病、高脂血症）。美国糖尿病协会建议，应定期监测服用 SGA 的患者的体重变化，若患者体重较基线增加 5% 或以上，应考虑换药（American Diabetes Association et al. 2004）。此外，空腹血糖、血脂和血压应在基线、开始使用 SGA 后 3 个月进行评估，此后每年评估 1 次血糖和血压，或每 5 年评估 1 次血脂（American Diabetes Association et al. 2004）。值得注意的是，FDA 已经对所有第一代和第二代抗精神病药发布了类别警告，提醒临床医师使用抗精神病药治疗老年患者痴呆相关精神病时相关死亡风险会增加。此外，某些 SGA（即阿立哌唑、喹硫平、奥氟合剂、鲁拉西酮和依匹哌唑）也有抗抑郁类别警告，警告其可能导致 24 岁及以下患者的自杀风险增加。

奥氮平

2000 年，奥氮平成为第一个获得 FDA 批准用于治疗双相障碍的 SGA，尤其是针对急性躁狂和混合发作的治疗。2003 年，奥氮平获批了急性躁狂和混合发作的辅助治疗（与锂盐或丙戊酸钠合用）扩大适应证。奥氮平治疗与潜在的嗜睡和代谢不良反应（体重增加、糖尿病和高脂血症）相关，而在临床试验中多达 30% ～ 40% 使用奥氮平的个体出现了临床上显著的体重增加（基线体重的 7% 或以上）（Nashed et al. 2011）。奥氮平与大多数其他 SGA 相比，其体重增加及其他代谢异常的风险更高（American Diabetes Association et al. 2004）。对急性躁狂患者，奥氮平可以从 10 ～ 15 mg/d 开始，并以 5 mg/d 的幅度逐渐加量，最大推荐剂量为 20 mg/d。

利培酮

利培酮在 2003 年获得 FDA 批准用于治疗急性躁狂和混合发作，可用于单药治疗和辅助治疗（与锂盐或丙戊酸联用）。利培酮相关的常见不良反应包括锥体外系症状和体重增加。与其他 SGA 相比，利培酮具有中等程度的代谢不良反应风险（American Diabetes Association et al. 2004）。利培酮用于治疗急性躁狂时，起始剂量可为 2 ～ 3 mg/d，随后以 1 mg/d 的增量加量，最高推荐剂量为 6 mg/d。

喹硫平

2004 年，喹硫平经 FDA 批准可用于急性躁狂和混合发作的单药治疗和辅助治疗（与锂盐或丙戊酸合用），2008 年该药的缓释制剂获 FDA 批准用于相同的适应证。镇静和体重增加是喹硫平最常见的不良反应。与利培酮相似，喹硫平同样具有中等程度的代谢不良反应风险（American Diabetes Association et al. 2004）。如前所述，喹硫平具有一项抗抑郁类别警告，即可能导致 25 岁以下的患者自杀风险增加。治疗急性躁狂时，喹硫平的速释制剂可以从 100 mg/d 起，每天增加 100 mg 并增至 400 mg/d，随后可每天增加 200 mg，最大推荐剂量为 800 mg/d；缓释制剂可从 300 mg/d 起，次日增加到 600 mg/d，随后在第 3 天根据患者耐受性遵医嘱调整到目标剂量 400 ～ 800 mg/d。

齐拉西酮

FDA 在 2004 年批准了齐拉西酮可用于急性躁狂和混合发作的单药治疗。该药的常见不良反应有锥体外系症状、镇静和静坐不能。与其他 SGA 相比，齐拉西酮引发代谢不良反应的风险相对较低（American Diabetes Association et al. 2004），且在某些患者中可能会引起体重下降（Wang et al. 2011）。齐拉西酮应随餐服用，尽管药品说明书建议齐拉西酮应每日 2 次随餐服用，但每日在晚餐时服用 1 次或在睡前与零食一同服用可减轻镇静作用。治疗急性躁狂时，齐拉西酮可从 80 mg/d 起，第 2 天增加到 120 ～ 160 mg/d，随后根据疗效和耐受性调整，最大推荐剂量为 160 mg/d。

阿立哌唑

阿立哌唑被 FDA 批准用于急性躁狂和混合发作的单药治疗（自 2004 年起）及辅助治疗（与锂盐或丙戊酸合用，自 2008 年起）。阿立哌唑最常见、也可能是问题最突出的相关不良反应是静坐不能，其他潜在不良反应包括镇静和锥体外系症状。与齐拉西酮相似，阿立哌唑具有相对较低的代谢不良反应风险（American Diabetes Association et al. 2004）。阿立哌唑有一项抗抑郁类别警告，即可能导致 25 岁以下患者的自杀风险升高。在急性躁狂患者中，阿立哌唑的单药治疗起始剂量可达 15 mg/d；与锂盐或丙戊酸合用时，起始剂量可为 10 ～ 15 mg/d。证据表明 15 mg 的日剂量对急性躁狂的治疗已足够，但阿立哌唑可根据需要和耐受性增加到最大推荐剂量 30 mg/d。

阿塞那平

阿塞那平被 FDA 批准用于急性躁狂和混合发作的单药治疗（自 2009 年起）和辅助治疗（与锂盐或丙戊酸合用，自 2010 年起）。阿塞那平必须舌下含服，因此可能导致口腔感觉减退 / 感觉异常和口苦。嗜睡和头晕同样是该药常见的不良反应。在治疗急性躁狂的研究中，服用阿塞那平的患者中 5.8% 的患者出现临床意义上的体重增加（基线体重的 7% 或以上），而服用安慰剂的患者仅有 0.5%。用作急性躁狂的单药治疗时，阿塞那平可从 2 次 / 日，每次 10 mg 开始，这也是最大推荐剂量。如果有必要，可以根据耐受性减少到每次 5 mg，2 次 / 日。用于急性躁狂的辅助治疗时，阿塞那平起始剂量为每次 5 mg，2 次 / 日，需要时可根据耐受性增加到每次 10 mg，2 次 / 日。

卡利拉嗪

2015 年，卡利拉嗪成为 FDA 批准的针对急性躁狂和混合发作的单药治疗药物。与阿立哌唑相似，静坐不能可能是与卡利拉嗪最相关的潜在不良反应。在针对急性躁狂的安慰剂对照研究中，20% ～ 21% 服用卡利拉嗪的患者报告了静坐不能，而使用安慰剂的患者中只有 5%；两组患者出现空腹血糖、血脂或体重从基线到终点变化（上升 7% 或更多）的比例相似。卡利拉嗪可以每天单次给药，急性躁狂患者从 1.5 mg/d 开始，在第 2 天增加到 3 mg/d。此后可根据需要和耐受性加量，以 1.5 ～ 3 mg/d 递增，最大日剂量为 6 mg/d。

急性双相抑郁的治疗

截至 2018 年秋季，FDA 仅批准了 3 种药物用于急性双相抑郁的治疗：奥氟合剂、喹硫平以及鲁拉西酮。其中，奥氟合剂和鲁拉西酮仅可用于双相 I 型障碍相关的抑郁发作；喹硫平则可用于双相 I 型与 II 型障碍的抑郁发作，因此该药是 FDA 批准的唯一可用于双相 II 型障碍治疗的药物。此外，卡利拉嗪用于双相 I 型障碍的抑郁治疗已经有两项阳性的试验结果报告，FDA 正在对该适应证进行审查（Gedeon Richter 2017）。FDA 批准的双相抑郁治疗药物不多，这与双相障碍纵向病程中抑郁占主导地位的表现形成鲜明对比，一项前瞻性研究发现，双相障碍患者抑郁的天数是躁狂 / 轻躁狂的 3 倍（Kupka et al. 2007）。因此，双相抑郁的药物治疗尚有很大的缺口。值得注意的是，目前批准的 3 种双相抑郁药物治疗方法都是 SGA，因此引起了前文已讨论的耐受性方面的顾虑，如镇静、代谢不良反应、死亡风险增加（老年患者的痴呆相关精神病）和自杀（25 岁以下患者）等。由于这个原因，临床医师通常超适应证对急性双相抑郁进行治疗，包括抗抑郁药、拉莫三嗪和其他药物，如莫达非尼和阿莫达非尼，尽管疗效证据不那么充分，但其耐受性优于 SGA。下文将详细介绍 3 种 FDA 批准的治疗急性双相抑郁的药物。

奥氟合剂

2003 年，奥氟合剂成为第一种获得 FDA 批准用于治疗双相 I 型障碍相关抑郁发作的药物，与奥氮平单药治疗以及安慰剂相比，该治疗对急性双相抑郁的疗效更好。然而，奥氟合剂常见的不良反应有体重增加（≥ 7%）和镇静（分别有 19.5% 和 20.9% 的患者出现上述反应），因此限制了奥氟合剂在许多急性双相抑郁患者中的使用。与前文所提到的其他 SGA 一样，奥氟合剂具有 FDA 的黑框警告，可致患有痴呆相关精神病的老年患者的死亡风险增加，以及 25 岁以下患者自杀观念和行为的风险增加。治疗急性双相抑郁时，奥氟合剂可从奥氮平 6 mg/ 氟西汀 25 mg 起，每日睡前服用 1 次，并根据需要和耐受性增加至奥氮平 6 ～ 12 mg/d，氟西汀 25 ～ 50 mg/d。

喹硫平

喹硫平于 2006 年获得 FDA 批准，可用于双相 I 型和 II 型障碍急性抑郁发作的单药治疗，其缓释制剂随后于 2008 年获批类似适应证。如前所述，镇静和体重增加是喹硫平相关的最常见不良反应，镇静可能是限制该药达到治疗剂量的主要因素。喹硫平同样具有 FDA 的黑框警告，包括痴呆相关精神病老年患者的死亡风险增加，以及 25 岁以下患者自杀观念和行为的风险增加。对于双相障碍急性抑郁的患者，喹硫平（速释或缓释剂）应每天睡前服用一次，第 1 天从 50 mg 起，第 2 ～ 4 天分别增加到 100 mg、200 mg 和 300 mg。因耐受性的限制（主要与镇静有关），喹硫平可能需要以 25 ～ 50 mg/d 的速度逐步加量，尤其是对于双相 II 型障碍患者，他们可能对该药的镇静不良反应更加敏感（Suppes et al. 2008）。

鲁拉西酮

2013 年，鲁拉西酮成为 FDA 最新批准用于治疗双相 I 型障碍相关的抑郁发作的药物，可作为单药和辅助治疗（与锂盐或丙戊酸合用）。值得注意的是，因为缺乏大规模随机、安慰剂对照研究对该药治疗急性躁狂的疗效进行评估，鲁拉西酮缺乏治疗急性躁狂的适应证。鲁拉西酮通常与静坐不能、恶心和镇静等不良反应有关。然而，与其他 SGA 相比，鲁拉西酮在代谢不良反应方面似乎具有良好的耐受性，在鲁拉西酮治疗双相抑郁的对照研究中，使用该药的患者中只有 2.4% ～ 3.1% 出现了临床意义上的体重增加（基线体重的 7% 或以上），而接受安慰剂治疗的患者有 0.3% ～ 0.7%。与奥氟合剂及喹硫平相似，鲁拉西酮也具有可致痴呆相关精神病老年患者的死亡风险增加以及 25 岁以下患者自杀风险增加的黑框警告。该药应随餐服用，1 次 / 日。治疗双相 I 型障碍的急性抑郁时，鲁拉西酮可作为单药治疗或辅助治疗（与锂盐或丙戊酸联用），剂量为 20 mg/d，并根据需要和耐受性增加到 20 ～ 120 mg/d。

双相障碍及相关障碍的长期维持治疗

急性期治疗阶段从一次心境发作开始，目的是减轻症状，使发作得到缓解；而长期维持治疗阶段则在急性发作缓解后开始，目的是防止心境发作复发。截至 2018 年秋季，有 7 种药物获得 FDA 批准用于双相 I 型障碍的长期维持治疗：锂盐、拉莫三嗪、奥氮平、利培酮、喹硫平、齐拉西酮以及阿立哌唑。

一般而言，建议临床医师在维持期给予患者在急性期有良好应答的药物。然而，有些药物（即双丙戊酸、卡马西平、阿塞那平、鲁拉西酮和卡利拉嗪）虽然有急性期适应证，但缺乏维持期适应证；有一种药物（拉莫三嗪）有维持期适应证，但缺乏急性期适应证。因此，当患者从急性期过渡到维持期治疗时，临床医师有时需要决定是继续对疾病维持治疗进行药物超适应证使用，或改用或增加具有维持期适应证的其他药物。长期维持治疗的另一个重要方面是需要提高治疗耐受性，事实上，耐受性可能会取代疗效成为这一阶段治疗的主要目标。由于急性心境发作时需要的剂量和（或）血清浓度在长期治疗中已不能被患者充分耐受，在维持治疗阶段临床医师往往会下调药物剂量。然而依旧建议医师在调整剂量时应谨慎，需在仔细监测患者临床恶化迹象的同时缓慢逐步地减少剂量，除非因躯体原因需要更快停药。

心境稳定剂

锂盐

锂盐对双相障碍的预防治疗效果已得到充分的认可（Bobo 2017）。用于维持治疗的目标血清锂浓度为 0.6 ～ 0.8 mmol/L，通常对应的剂量为 900 ～ 1200 mg/d。急性躁狂可能需要在治疗范围内的较高剂量，而与急性躁狂治疗不同的是，较低的血清浓度（即在 0.6 ～ 0.8 mmol/L 范围内）就可以达到长期的预防效果，并且能确保治疗的耐受性。在某些情况下，甚至更低的血清锂浓度（0.4 ～ 0.6 mmol/L）也可以考虑，如双相 I 型障碍的辅助治疗或双相 II 型障碍的单药治疗（Goodwin and Jamison 2007）。当然，较低的锂浓度与较低的肾功能和甲状腺功能异常发生率相关，且不良反应较少，但总的来说，较低的浓度也与较高的复发风险相关。

拉莫三嗪

拉莫三嗪于 2003 年获得 FDA 批准用于双相 I 型

障碍的长期维持治疗。尽管拉莫三嗪与安慰剂相比，在预防躁狂和抑郁方面都有益处，但对后者的预防获益更明显。值得注意的是，由于在 5 项大规模的双相抑郁研究中拉莫三嗪未能与安慰剂有效区分，该药没有获得急性双相抑郁的适应证，但合并 meta 分析数据支持其在缓解双相 I 型障碍急性抑郁症状方面的潜在获益（Geddes et al. 2009）。因此，拉莫三嗪通常用于双相障碍的急性抑郁治疗和长期维持治疗。而相比之下，通常认为该药缺乏对急性躁狂的疗效。

与其他心境稳定剂和 SGA 相比，拉莫三嗪耐受性一般较好，引起镇静或代谢不良反应的可能性较小。但拉莫三嗪的使用与罕见但危及生命的皮疹有关，包括重症多形性红斑，这导致拉莫三嗪被标注了严重皮疹的黑框警告。大多数严重皮疹出现在拉莫三嗪开始治疗的第 1 ～ 2 个月，因此初始剂量滴定需要非常缓慢和谨慎。此外，建议连续漏服 4 次及以上的患者从头开始重新进行剂量滴定，以降低突然重新暴露于治疗剂量所带来的皮疹风险。与卡马西平一样，亚裔患者发生皮肤病并发症的风险可能会增加，对该人群进行 HLA-B*1502 等位基因筛查可以降低这种风险（如果存在该等位基因，则应避免使用拉莫三嗪）。拉莫三嗪同样具有一个类别警告，可能导致使用抗惊厥药患者的自杀风险增加。

拉莫三嗪可以 25 mg/d 为起始量，维持 2 周，随后增至 50 mg/d 持续 2 周，再增至 100 mg/d 维持 1 周，最后增加到目标维持剂量 200 mg/d。由于药物相互作用会影响拉莫三嗪的血药浓度，当拉莫三嗪与丙戊酸合用时，剂量的滴定应减半（即从 12.5 mg/d 起，或隔日服用 25 mg，持续 2 周，后增加到 25 mg/d 持续 2 周，随后增加到 50 mg/d 维持 1 周，最后增加到目标剂量 100 mg/d）；拉莫三嗪与卡马西平同时服用时剂量则应加倍（从 50 mg/d 起维持 2 周，增加到 100 mg/d 持续 2 周，随后 200 mg/d 持续 1 周，300 mg/d 维持 1 周，最后至目标剂量 400 mg/d）。激素类避孕药也可使拉莫三嗪的血药浓度降低 1/2，因此同时服用拉莫三嗪和激素类避孕药的患者可能需要更高的维持剂量。

第二代抗精神病药

已有 5 种 SGA 经 FDA 批准可用于双相障碍的长期维持治疗，然而它们的适应证在单药治疗与辅助治疗（与锂盐或双丙戊酸 / 丙戊酸合用）以及口服与长效注射剂型方面有所不同。截至 2018 年秋季，下列 SGA 具有双相障碍维持治疗适应证，包括奥氮平（仅限单药治疗）、利培酮长效注射剂（既可作为单药治疗，也可作为锂盐或丙戊酸钠的辅助治疗）、喹硫平（包括速释和缓释；仅作为锂盐或丙戊酸的辅助治疗）、齐拉西酮（仅作为锂盐或丙戊酸的辅助治疗）

和阿立哌唑［口服片剂或长效注射剂 Abilify Maintena（译者注：该药暂无正式中文名称）可作为单药治疗，口服片剂可作为锂盐或丙戊酸钠的辅助治疗］。上述 SGA 的不良反应情况和监测指标已在前文讨论过。SGA 对双相障碍维持治疗的研究是在富集的样本中完成的；换言之，只有在相关治疗中长期稳定的受试者，才被随机分配到与安慰剂对比的 SGA 维持治疗中，因此很难从最初开始服用 SGA 的一小部分受试者中推断出这些研究结果的普适性。然而从某种意义上说，该研究设计遵循了临床实践的情况，临床患者一般都会持续使用能帮助他们稳定病情的药物。

尽管上述药物的处方信息通常建议按照患者在急性期治疗时的稳定剂量继续用药，但临床医师可能会发现，由于耐受性方面的问题，在维持治疗期间有必要减少剂量。奥氮平（5 ～ 20 mg/d）、喹硫平速释或缓释制剂（400 ～ 800 mg/d）、齐拉西酮（80 ～ 160 mg/d）和口服阿立哌唑（15 ～ 30 mg/d）的推荐维持剂量范围与治疗急性躁狂的推荐剂量相当。对于利培酮长效注射剂，单药治疗和辅助治疗（与锂盐或丙戊酸钠合用）的推荐剂量是每 2 周肌内注射 25 mg，尽管部分患者可能从每 2 周 37.5 ～ 50 mg 的剂量中获益。在开始使用利培酮长效注射剂之前，应先进行简短的口服利培酮试验以确保有足够的耐受性，第一次肌内注射后应继续口服利培酮 3 周。对于阿立哌唑长效注射剂（Abilify Maintena），推荐的起始剂量和维持剂量为每月肌内注射 400 mg，如存在耐受性问题可适当将剂量减少到每月 300 mg。在开始使用阿立哌唑长效注射剂之前，建议先尝试口服阿立哌唑 2 周以确定耐受性；第一次肌内注射后继续口服阿立哌唑 14 天，剂量为 10 ～ 20 mg/d。

抗抑郁药

在双相障碍及相关障碍患者中使用抗抑郁药是一个颇具争议的话题。尽管抗抑郁药被认为是单相重性抑郁障碍的一线药物，但对照试验数据表明，它们对双相抑郁的急性或预防性治疗缺乏疗效（应注意，大多数对照研究主要招募的是双相 I 型障碍患者）（Sidor Macqueen 2011）。另一个值得关注的问题是，使用抗抑郁药的双相障碍患者存在治疗引起的潜在转相风险。尽管一些 meta 分析数据表明，这种风险可能比以往认为的要低（Sidor Macqueen 2011），尤其是在双相 II 型障碍患者中（Altshuler et al. 2017）；也有其他研究认为，临床试验数据低估了实际的转相率，实际转相率在自然 / 观察性研究中往往更高（Goodwin Jamison 2007）。但抗抑郁药诱发的转相风险可以通过联用抗躁狂的心境稳定剂来降低（Bobo 2017）。

尽管疗效不佳和对心境的不稳定影响引起了一些顾虑，但抗抑郁药仍是双相障碍患者最常用的治疗药物之一，多达 50% 的患者被开具了此类处方（Baldessarini et al. 2007），部分原因可能是缺乏有足够耐受性的双相抑郁替代药物。有数据表明，对于最初对抗抑郁药治疗有应答的双相障碍患者，长期的抗抑郁药维持治疗可能有利于预防抑郁复发（Pacchiarotti et al. 2013）。此外，新的数据表明，双相 II 型障碍抑郁患者的抗抑郁药应答率与双相 I 型抑郁不同，前者可能有更大的获益（Liu et al. 2017），但这方面仍需进行更多的研究。

为了总结这些经常相互冲突的数据，国际双相障碍学会工作组（International Society for Bipolar Disorders Task Force）在 2013 年发布了一份共识声明，对双相障碍患者使用抗抑郁药治疗提供了临床建议（Pacchiarotti et al. 2013）。

工作组的主要建议如下：

1. 抗抑郁药辅助治疗可用于既往对抗抑郁药有积极应答的双相 I 型或 II 型障碍急性抑郁患者。
2. 双相 I 型或 II 型障碍急性抑郁患者在精神运动性激越或快速循环的情况下，若出现两种或两种以上的核心躁狂症状时，应避免使用抗抑郁药辅助治疗。
3. 若停用抗抑郁药后抑郁症状复发，可继续辅助性地使用抗抑郁药进行长期维持治疗。
4. 双相 I 型障碍患者以及同时出现两种或两种以上核心躁狂 / 轻狂躁症状的双相 II 型障碍患者应避免抗抑郁药单药治疗。

此外，工作组还建议，如果出现治疗引起的躁狂症状，应停止使用抗抑郁药。对于有快速循环、目前伴有混合特征或有治疗后心境高涨病史的患者，也应避免使用抗抑郁药。

其他干预措施

对循证药物治疗无应答或不能耐受的双相障碍患者，可适当地选用其他替代干预方法，如 ECT、重复经颅磁刺激（rTMS）和氯胺酮输注。在临床实践中，ECT 一直被认为是治疗难治性双相抑郁或躁狂的高效干预措施，且可能对药物治疗的禁忌人群（如孕妇）特别有用。然而，对 ECT 治疗双相障碍疗效的对照研究较少。一项系统评价发现 ECT 治疗急性躁狂的对照研究仅有 3 项，且这些研究的样本量较小，尚没有 ECT 治疗急性双相抑郁的对照研究（Versiani et al. 2011）。多项非对照研究发现，单相和双相抑郁患者对 ECT 的反应相似。作者认为，鉴于缺乏方法学上严谨的数据，对得出 ECT 在双相障碍中有效的结论应持谨慎态度，但也指出大多数涉及双相障碍患者的临床试验表明 ECT 的应答率很高（Versiani et al. 2011）。因为 ECT 有认知不良反应的风险，它仅作为挽救生命的紧急措施或用于难治性病例，尽管这些影响通常仅限于短期记忆缺陷，这种情况通常在终止治疗后会逆转。然而，潜在的不可逆记忆丧失限制了将 ECT 用于长期维持治疗。其他不良反应可能包括头痛、恶心或呕吐。

越来越多的证据支持使用 rTMS 治疗难治性单相抑郁，即每天对左前额叶皮质进行电磁刺激。相比之下，研究 rTMS 治疗双相抑郁的对照研究数据非常有限（Nahas et al. 2003），它对该适应证的获益仍不清楚。然而，若证明 rTMS 对双相障碍有效，该治疗在便利性（rTMS 可在门诊进行）、非侵入性（无须全身麻醉）和不良反应较少方面相比 ECT 更有优势，因此可能是治疗难治性双相抑郁患者的合适干预措施。而 rTMS 对急性躁狂的疗效仍未明确。

氯胺酮是另一种新型治疗方法，已被证明在双相障碍患者中表现出快速的抗抑郁效果，尽管疗效持续时间短暂（Parsaik et al. 2015）。在 3 项随机对照试验中，单次静脉输注氯胺酮可以降低抑郁总体评分，对缓解快感缺失和自杀观念特别有益，效果可持续 14 天（Parsaik et al. 2015）。在这些试验中，氯胺酮的耐受性相当好，尽管一些受试者确实出现了分离症状（Parsaik et al. 2015），这是氯胺酮已知的潜在不良反应。因此，对于需要短期内控制急性重度抑郁的双相障碍患者而言，氯胺酮可能是一种未来的治疗选择，尽管其作为长期治疗的潜在作用仍有待明确。

心理治疗

虽然药物干预是双相障碍治疗的主要手段，但辅助性的心理治疗是综合治疗计划的重要组成部分。在药物治疗的基础上进行心理社会干预，可以减轻亚综合征心境症状、早期发现新出现的心境发作、提高药物治疗的依从性、增强人际交往能力，并有可能针对如焦虑障碍和人格障碍等共病，从而改善双相障碍患者的结局。在随机对照试验中，评估了 4 种双相障碍的循证医学心理社会干预措施，包括团体心理教育、以家庭为中心的治疗、认知行为治疗以及人际社会节奏治疗（Reiser et al. 2017）。

心理教育性心理治疗的目的是加强个人对疾病的理解，提高治疗的依从性。以家庭为中心的治疗除了家庭治疗课程和心理教育的内容外，还包括沟通和解决问题技能的培训。认知行为治疗是一种手册化的心理社会干预，旨在识别和改变适应不良的认知和行为模式。而人际社会节奏治疗则不同，其强调稳定日常生活和昼夜节律的重要性，指出昼夜节律和睡眠-觉醒周期的异常是心境发作复发的基础。对上述各种心理治疗干预措施的对照研究主要证明了它们对稳定期患者在预防心境发作复发方面的益处，但在治疗急性心境发作方面的疗效可能不那么强大（Reiser et al. 2017）。

女性及特殊年龄群体的治疗注意事项

女性

某些因素可能会使双相障碍及相关障碍女性患者的治疗复杂化，如生殖激素和精神药物之间的相互作用；围月经期、产后和围绝经期激素变化导致的情绪不稳定；以及妊娠期和哺乳期间药物的潜在致畸作用和其他不良影响。在双相障碍女性患者中，暴露于精神药物与月经不调和多囊卵巢综合征的发生率增加有关。某些 SGA 可能会引起高泌乳素血症，可能导致溢乳或闭经等并发症。鉴于丙戊酸与多囊卵巢综合征以及致畸风险有关，丙戊酸可能禁用于有生育能力的妇女。因卡马西平与先天畸形有关，妊娠期间也应避免使用该药。妊娠期使用拉莫三嗪剂量超过 200 mg/d 与唇腭裂的风险增加有关。如前所述，激素类避孕药和拉莫三嗪之间存在药物相互作用，拉莫三嗪可能需要比一般剂量更高的剂量才能达到足够的治疗效果。然而，激素类避孕药治疗可能有助于改善围月经期心境症状的恶化；或者在黄体期给予心境稳定剂（即在月经前一周增加剂量，然后在月经来潮时再次减少剂量）也可改善这种情况。

儿童和青少年

只有少数几种药物获得 FDA 批准可用于治疗儿童和青少年双相障碍（表 11-4），患双相障碍的儿童和青少年可能比成人对精神药物的不良反应更敏感，尤其是代谢不良反应和体重增加方面。因此，对儿童双相障碍患者的药物治疗需要仔细监测其耐受性，将剂量控制得尽可能低的同时尽量使用最少种类的药物。由于初始发病时表现不明确，儿科群体中双相障碍及相关障碍的管理可能会进一步复杂化，这有可能导致儿童和青少年患者被误诊并暴露于可能破坏心境稳定的抗抑郁药。共病 ADHD 在双相障碍青少年患者中也较为常见，且常导致其暴露于兴奋剂类药物，这可能会增加混合症状或躁狂发作的可能性，特别是使用这些药物但没有同时使用心境稳定剂时。

老年

对于双相障碍及相关障碍老年患者，可用于明确指导治疗的数据有限，因为这类患者往往被排除在大型随机对照研究之外。老年人群的治疗可能会因为以下因素而变得复杂：并存的其他躯体疾病、复杂的用药方案导致药物相互作用发生率更高，以及更易受到不良反应的影响（对中枢神经系统的影响尤甚）。大多数指南建议，老年患者的治疗使用较小的剂量，并使用更严格的监测指标来弥补年龄相关的肾清除率变化，并避免与联用药物发生相互作用（Dols et al. 2016）。心境稳定剂（如锂盐）血药浓度在治疗范围内的较低水平就可能使老年患者获得足够的益处，尽管缺乏评估这一观点的系统性数据（Dols et al. 2016）。

总结

总而言之，双相障碍是一种慢性精神疾病，以抑郁以及狂躁和（或）轻躁狂的发作为特征。准确诊断双相障碍需要仔细考虑当前和既往临床特征、家族史、药物 / 物质暴露以及其他一般躯体疾病的潜在影响。双相障碍的治疗策略可能根据疾病的阶段（即急性躁狂、急性抑郁或长期维持治疗）而有所不同，但通常都包括心境稳定剂和（或）第二代抗精神病药并结合心理社会干预。

临床要点

- 约有 4% 的人群患有双相障碍及相关障碍，其特点是抑郁和躁狂 / 轻躁狂的波动发作。
- 目前的诊断分类认为，双相障碍及相关障碍在生物学和现象学上介于精神病性障碍和单相抑郁障碍之间。
- 双相障碍及相关障碍的发病机制包含了很强的遗传因素，遗传度为 70% ～ 80%，但全基因组关联研究表明，其发病是许多微效基因的贡献，而不是少数宏效基因的作用。
- 双相障碍及相关障碍的药物治疗是以疾病阶段为导向的，FDA 批准了不同的药物用于双相 I 型障碍的急性躁狂发作、急性双相抑郁发作和长期维持治疗。
- 指导双相 II 型障碍治疗的研究数据非常有限，喹硫平是 FDA 唯一批准的用于治疗双相 II 型障碍的药物（针对急性抑郁），一些数据表明抗抑郁药对该患者群体具有潜在的疗效。
- FDA 批准的药物在疗效方面具有最有力的证据，因此通常作为一线药物；然而，耐受性或疗效限制可能导致药物的超说明书使用，包括标准抗抑郁药和其他辅助治疗，以及神经调控治疗，如 ECT、rTMS 等。
- 某些心理治疗在双相障碍的治疗方面有一些证据基础，且应与药物治疗同时使用。

参考文献

扫码见参考文献

第 12 章

抑郁障碍

Sagar V. Parikh，Michelle B. Riba，John F. Greden，

王刚　周福春　关霖　李楠茜　译　李涛　审校

DSM-5（American Psychiatric Association 2013）相较 DSM-IV-TR（American Psychiatric Association 2000）存在较大的变化，特别是在"抑郁障碍"章节做了一些重要的修改。DSM-5 抑郁障碍包含的疾病类别列于表 12-1。

改动的内容兼具临床和科研意义。DSM-IV-TR 中的"心境障碍"一章，在 DSM-5 中被分为"双相及相关障碍"和"抑郁障碍"两个独立章节，每个章节内的疾病类别数量也有所增加（表 12-1）。这种拆分旨在反映双相障碍与精神分裂症、抑郁障碍在现象学和遗传学上的重叠程度相似（Hopper 2018）。临床医生必须对此持有充分认识：大多数双相障碍患者会先表现为抑郁症状，而长期治疗的结局可能大相径庭；也正是如此，将重性抑郁障碍（MDD）更改诊断为双相障碍，属于精神医学最常见和最重要的诊断转变之一（Uher et al. 2014）。抑郁障碍诊断类别中新增了破坏性心境失调障碍（DMDD）和经前焦虑症（PMDD）。"标注（specifier）"是对严重程度、病程或伴有临床特征的附加描述，用于完善个体的客观临床资料。DSM-5 要求把风险传达和预防计划纳入临床评估，为达到此要求，可使用 DSM-5 的 1 级交叉症状测量对自伤风险进行评估和定性。从 DSM-III

（American Psychiatric Association 1980）到目前的 DSM-5，重性抑郁发作的标准仅在措辞上有细微差别；其统一的核心定义在 35 年余的研究中基本沿用。此外，丧亲不足 2 个月不再是诊断抑郁障碍的排除标准。

理论依据虽然看起来复杂，但从根本上来说是简单的。DSM-5 强调了标注，有助于对疾病模式进一步细分和管理（表 12-2 列出了 DSM-5 对抑郁障碍的标注）。在 DSM-5 中使用"伴混合特征"标注表示在重性抑郁发作的大部分时间里，同时出现至少有 3 个躁狂或轻躁狂症状（不足以达到躁狂发作）的情况。虽然没有明确的证据表明伴混合特征的个体会发展为双相障碍，但这种临床表现可能具有治疗和病因学意义。目前，抑郁发作严重程度的编码可以独立于精神病性特征的存在。精神病性特征根据症状与心境的协调性而进行标注：伴心境协调的精神病性特征与心境基调一致（如精神病性内疚），而伴心境不协调的精神病性特征一般是怪异的，并且无法用心境症状解释。存在精神病性症状常意味着病情更加严重，但也并非总是如此。

在对证据经过审慎的科学回顾后，有新的诊断类别被归于抑郁障碍类别。PMDD 从 DSM-IV-TR 附录 B"有待进一步研究的诊断标准和诊断轴"（American

表 12–1　DSM-5 抑郁障碍
破坏性心境失调障碍
重性抑郁障碍，单次或反复发作
持续性抑郁障碍（心境恶劣）
经前焦虑症
物质 / 药物所致的抑郁障碍
由于其他躯体疾病所致的抑郁障碍
其他特定的抑郁障碍
非特定的抑郁障碍

表 12–2　DSM-5 对抑郁障碍的标注
伴焦虑痛苦（标注目前的严重程度）
伴混合特征
伴忧郁特征
伴非典型特征
伴精神病性特征
伴紧张症
伴围产期起病
伴季节性模式（标注目前的严重程度）

关于这些标注的完整内容，请参考 DSM-5 pp.184-188.

Psychiatric Association 2000）中移出，成为一个独立的诊断。DMDD 是指儿童出现严重的、反复的脾气爆发，尽管早先的临床印象提示这些表现可能与儿童双相障碍有关，但长期结局的研究发现，具有这种表现的儿童会发展成为 MDD。

为了提高临床医生对这些疾病的识别与治疗，对 DSM-5 第 2 部分中的"抑郁障碍"章节和第 3 部分中的"评估措施"做了一些改进，鼓励临床医生在为具体患者制定治疗计划之前记录并考量分类诊断中未能覆盖的重要维度。对于显著影响心境障碍患者临床治疗结局和自伤风险的合并症状（如焦虑、物质滥用），DSM-5 着重强调了 1 级交叉症状测量，以完善症状描述和严重程度评估。

破坏性心境失调障碍

DMDD 是 DSM-5 中新增的疾病，其核心表现是普遍存在的、超出儿童发育阶段、在长期消极心境背景下出现频繁的、严重的言语和（或）行为爆发（应对常见应激源时）。起病年龄为 6 ～ 10 岁。该诊断的出现源于对严重心境失调和易激惹的研究，以及对双相障碍和易激惹特定心境症状重叠表现的观察（Leibenluft 2011）。该病之所以被归类于抑郁障碍，是由于经过 2 年短期随访（Stringaris et al. 2010）和 20 年长期随访（Stringaris et al. 2009）的纵向研究结果均预测会出现抑郁障碍（而不是双相障碍）。既往被认为属于双相谱系障碍的儿童，预计会被纳入此诊断类别。

现象学和诊断特征

DMDD 的关键特征表现是急性反应性的脾气爆发和慢性持续性的易激惹。由日常挫折引发的激烈的反应性脾气爆发每周发生 3 次或以上，其严重程度不符合发育阶段。易激惹的言语成分包括呼喊和尖叫、肆意无视他人感受；躯体和行为方面可能包括对人、动物或财产的鲁莽攻击。脾气爆发的性质和程度必须在 3 种场景中进行评估记录（如在家、在学校、与同伴在一起的社交场景），并且在其中一种场景中达到严重的程度（需要监护人暂停当前活动并聚焦于管教儿童）。激烈的脾气爆发必须是频繁的，在 1 年内平均每周 3 次，而且几乎每天都存在慢性易激惹、沮丧或愤怒的心境。父母或照料者会将儿童慢性易激惹的心境描述为性格。

流行病学

患病率

由于流行病学数据极少，使用与该疾病诊断标准非常相近的青少年易激惹进行估计，DMDD 的总体患病率为 0.8% ～ 3.3%（Copeland et al. 2013）。

病程和发展

与患有典型的发作性双相障碍的青少年相比，患有 DMDD 的青少年面对一般挑衅时表现出的慢性易激惹和不定期脾气爆发具有几个显著特征（Leibenluft 2011）：DMDD 患者的父母患有双相障碍的概率相对低；患者自身更有可能发展为 MDD（Stringaris et al. 2009，2010）；且 DMDD 的特定症状（易激惹爆发）会随着向成年过渡而减少（Leibenluft et al. 2006）。在一项对荷兰的儿童追踪至成年的纵向研究中，也发现儿童期的心境失调与随后的双相障碍间缺乏关联（Althoff et al. 2010）。基于目前对儿童易激惹和心境失调的临床进程的研究理解，可明确地将 DMDD 归入 DSM-5 的抑郁障碍类别，而不是双相及相关障碍。

病因学因素

DMDD 的危险因素和保护因素尚不清楚。患儿常常有复杂的精神疾病史和脾气暴躁，并伴有广泛的易激惹和其他合并症，这些症状在达到该疾病的所有诊断标准之前就表现出来。家族史通常没有参考意义。具有心境失调特征的儿童，在儿童行为量表上表现为大量的心理社会逆境经历，这与 DMDD 或许亦因亦果（Jucksch et al. 2011）。

鉴别诊断

双相障碍患儿表现为间断发作的心境紊乱，并伴有持续的意志和认知改变，包括持续时间在内的临床表现与双相障碍青年患者相似；而 DMDD 是一种在慢性易激惹背景下的急性脾气爆发的疾病。在持续精力充沛的状态下，出现持续一段时间的兴奋（译者注：原著使用 euphoria，原意为欣快，但此处作者之意应为自得其乐的高涨状态）、夸大、思维加速、睡眠需求缺乏，是双相障碍的表现，而非 DMDD。爆发性的、持续暴躁的、敏感且闷闷不乐的儿童，更有可能患有 DMDD。

患有 DMDD 的儿童常共病对立违抗障碍。对立违抗障碍在 6 岁前被诊断，而随后可能会有关于哪个诊断类别更适用于其临床进程的争议。若患者以慢性愤怒和易激惹背景下出现脾气爆发为主要临床表现，倾向于将 DMDD 作为首要诊断。若患者缺乏长期闷闷不乐、易激惹表现的标准（包括持续时间），则支持将对立违抗障碍作为唯一诊断。

ADHD 常与 DMDD 共病，是否诊断 ADHD 要依据其诊断标准。DMDD 的慢性易激惹可能会导致厌烦和专注力维持困难，这正是 ADHD 的表现，但 ADHD 的冲动性与 DMDD 中的严重的脾气爆发是很容易分辨的。

易激惹也常常是 MDD 和持续性抑郁障碍（心境恶劣）突出的临床表现。对于存在慢性易激惹和沮丧，但没有易激惹爆发或发脾气的儿童，支持诊断持续性抑郁障碍。如果父母或照料者估计儿童脾气爆发在 1 年中平均每周达到 3 次或以上时，应考虑诊断 DMDD。DMDD 可能存在不同数量的抑郁症状，并且有证据表明其常发展为 MDD，因此一旦符合 MDD 的诊断标准，则优先诊断 MDD。需要今后更多的研究以明确治疗意义。

间歇性暴发性障碍是一种排除性诊断，适用于表现为频繁脾气爆发（与 DMDD 类似），但没有证据表明在脾气爆发间期存在持续心境紊乱的儿童。存在慢性持续性恼怒、敏感和易激惹心境并伴有脾气爆发的儿童，应诊断为 DMDD；在脾气爆发之间心境"正常"的儿童，则诊断为间歇性暴发性障碍。

物质使用障碍不该因年龄较小而被忽视，因为年轻个体可能会在周围环境中接触到各种物质。有些情况下，可能会由于处方药物引发物质使用。需要经常考虑共病的问题。

共病诊断

DMDD 可能会有许多共病诊断。如符合 DMDD 诊断，双相障碍、间歇性暴发性障碍和对立违抗障碍作为排除性诊断，便不应诊断。患者可能出现源于心境障碍、焦虑障碍和发育障碍的症状，而症状的表现形式有助于明确这些临床问题的先后次序，便于做出最优诊断。共病诊断，作为临床认可的存在形式，是一种指导规范而非特例表现。

疾病管理

DMDD 属于抑郁障碍类别，而不归入双相及相关障碍，其疾病表现会影响治疗管理。目前的治疗方法是关注症状及问题本身。DMDD 的最佳治疗方式尚不明确，几种单独及联合治疗方法在考虑当中，但缺少经过验证的治疗方案。凡是涉及抗抑郁药和其他药物治疗的临床试验，需要先将 DMDD 纳入抑郁障碍。攻击性爆发是该疾病的突出特征。在一项利培

酮加兴奋性药物以及家长训练的试验中，发现对于 ADHD 患儿严重攻击行为的治疗效应值为 0.43 ～ 0.5（Aman et al. 2014）。非双相障碍的易激惹症状已被证明对选择性 5- 羟色胺再摄取抑制剂（SSRI）有应答。如果抗抑郁治疗中出现躁狂发作，说明双相障碍的可能性极高，临床医生应重新考虑诊断。一项小样本量关于锂盐治疗 DMDD 的安慰剂对照研究的结果是阴性的，而有关双丙戊酸和利培酮试验的研究结果则支持使用这些药物控制易激惹症状（Leibenluft 2011）。尽管没有正式的心理治疗试验报道，但零星的报告表明，行为管理策略可以改善易激惹和攻击行为。

预后

一项纵向研究（Brotman et al. 2006）为了寻找 DMDD（在该研究中称为"严重的心境失调"）的预后证据，对受试者进行 4 个不同评估阶段超过 15 年的追踪。研究发现，有 80% 的受试者只在一个阶段内会出现 DMDD，提示该诊断可能有时间限制（即 DMDD 诊断并不是在每个评估点都能出现）。仅在一个评估阶段中诊断心境失调可以预测成年早期发展为 MDD 的风险。其他功能性结局尚未公布，有待进一步研究（Leibenluft 2011）。

重性抑郁障碍

在目前对疾病的描述性理解中，MDD 是一个独特的诊断类别。该诊断体现出异质性疾病的临床表现，这些疾病可能具有复杂的生物-心理-社会大脑变化的病因，其症状模式在个体的生命周期中可能发生性质和严重性的改变。神经科学、医学、心理学以及多数文化中的文学及艺术的文献材料，都对抑郁症潜在的病理生理学进行了清晰的描述和解释。该疾病的核心内容是情感紊乱。情感（affect）被定义为个体对内在心境状态的客观行为表达，伴随着可觉察的面部及其他肢体运动表现特征的动作成分。意志和认知表达的减退程度通常与病情和抑郁心境一致，但也并非总是如此。

抑郁（depression）这个词很复杂，因为它不仅指单次或反复发作的重性抑郁障碍在疾病层面的异质性表现，也有文化定义下的内涵并被使用于日常语言。DSM-5 呈现了目前对于 MDD 的临床理解方式，构建了临床观察的框架，为正在进行的病因学和转化性研究提供了临床基础，最终对特定病因、途径和治疗能有更加清晰的认识。

现象学和诊断特征

MDD 的核心特征是重性抑郁发作，即 DSM-5 中 MDD 诊断标准 A-C 呈现的内容。

DSM-5 的诊断标准 A，要求个体在 2 周时间内至少同时经历所列 9 条症状中的 5 条，并且原有功能发生改变。5 条症状中必须有 1 条为抑郁心境或快感缺失（丧失兴趣或愉快感）。日常生活变化引起的短暂情绪改变可能会导致暂时的消沉，但通常可以通过情境的改善得以缓解，而 MDD 的抑郁心境则超出了这种情绪变化。重性抑郁发作时的抑郁心境是客观存在和持续的，并且占据几乎每天的大部分时间（＞50%）。患者常常将这种心境描述为一种深刻的无望感或内在空虚。未成熟个体（如儿童、智力障碍人士）的抑郁心境可能表现为易激惹，并伴随着持续的暴躁和易怒的秉性。

快感缺失是抑郁的第 2 个主要标准。在缺少抑郁心境的情况下隐匿出现，可能会掩盖对抑郁发作的识别。评估的关键是性质的改变和包括时间轴、活跃度在内的参照点。熟知患者的人（如家庭成员）提供必要的临床资料，对明确这些标准可能有极大帮助。

抑郁发作的标准中包括一些自主神经性的症状体征。食欲改变和非预期的体重减轻体现了与抑郁相关的躯体和代谢症状；进食的欲望、对喜爱食物的愉悦感和自我照料的意志驱动都减弱了。抑郁发作的睡眠障碍模式因人而异，并且个体可能会随着时间经历抑郁睡眠模式的发作性变化和进展。典型的情况是，个体感到自己没有得到足够的睡眠，并且在清醒时感到乏力或疲倦。失眠模式包括初段失眠（入睡困难）、中段失眠（夜间醒来）和末段失眠（早醒，难以再入睡）。一部分患者表现出"反向自主神经性"症状，即进食和睡眠与典型模式相反，这些患者食欲增加、渴望碳水化合物，他们的睡眠与基线相比表现为睡眠过多，往往每天超过 10 h。

精神运动性改变表现为激越或迟滞。精神运动性激越，是一种带有客观运动成分的内在易激惹，如老年抑郁患者的搓手或忧心忡忡之人的踱步。精神运动性迟滞，是指一切躯体活动明显减慢，包括走路、吃饭、说话和姿势变换。乏力和精力丧失可能是主观的、客观的或两者兼而有之。

思维和认知过程存在紊乱。MDD 患者的思维内容常常是混乱的，并且可能会对自己和自身行为产生与旁观者理性评估不一致的负面想法。MDD 患者可能会有无价值感或过度、不适当、伴妄想色彩的内疚（如毫无根据地将重大灾难归咎于自己）。个体思维可能因思考能力减弱、注意力集中困难或犹豫不决而受到干扰。患者行使职责能力的水平较先前受损（如教授难以阅读和评论研究论文，木匠难以规划执行既往轻松、愉快并常有自我满足感的日常任务）。

反复出现死亡和自杀的想法是抑郁发作的常见特征。如果一个人有自杀计划或对自己的死亡做了准备和计划（如近期准备了遗嘱并计划了财产处置），则提示当前存在自杀即时风险。对患者进行直接提问是有帮助的，如"你有自杀的想法吗？"抑郁患者更有可能对死亡产生沉思，而当前的抑郁发作可能会放大这种沉思，描绘这些想法的程度、频率将会指导治疗。

DSM-5 第 3 部分"评估措施"一章中的 1 级交叉症状测量是一个非常实用的自评工具，用于评估症状及严重程度；强烈推荐临床医生在评估中使用它或类似的临床测量工具。理想情况下，基线评估工具要适用于正在进行的量化评估治疗，而这可能是精神疾病治疗中最容易被忽视的部分之一。"评估措施"一章还提到了患者报告结局测量信息系统（PROMIS）工具（www.nihpromis.org），PROMIS 被广泛用于临床结局研究（www.nihpromis.org/science/PublicationsYears）。此外，患者健康问卷（PHQ-9）（Kroenke et al. 2001）是经过验证的用于评估 DSM-5 抑郁症状严重程度的工具，其 9 个条目的抑郁模块结合了症状的类别和维度，具有实用性。1 级交叉症状测量、PROMIS 工具和 PHQ-9 是相对省时易用、具备内部一致性的心境症状（基于自我报告）测量工具。这类工具投入使用预计会受到保险公司和行政监督机构的期待。此外，哥伦比亚自杀严重程度评定量表已被广泛用于自杀评估（Posner et al. 2011）。

流行病学

患病率

目前，对 MDD 终生患病率［均采用 DSM-IV（American Psychiatric Association 1994）标准］的估计值有所不同，从美国的超过 17% 到许多发达国家的约 10%，而亚洲的数值更低（World Health Organization 2017）。2015 年，美国药物使用和健康情况全国调查（NSDUH）报道，美国 MDD 的 12 个月患病率为 6.7%，且大多数受访者报告在 4 个主要角色（家庭经营、工作、亲密关系和社会生活）中至少 1 个受到严重损害（National Institute of Mental Health 2017）。几乎所有国家的女性罹患抑郁症的概率约是男性的 2 倍。在美国，青年（18～25 岁）在所有年龄群体中抑郁症患病率最高的人群（Center for Behavioral Health Statistics and Quality 2016），而在全球范围内是 50～64 岁的人群。总体而言，抑郁症是世界上最大的致残原因（World Health Organization 2017）。

病程：复发与单次发作

DSM-5 对 MDD 的单次发作和反复发作进行了区分。两次发作之间必须有至少 2 个月的时间达不到 MDD 的标准，才能被认定为复发。MDD 复发和单次发作的体征和症状表现完全相同，两者是根据病程进行分类的。疾病显然会从单次发作开始，但在许多情况下，发作注定会反复出现，在 1 次明确发作中没有达到完全缓解或取得疗效 / 缓解便中断治疗的患者，其复发率更高。经历单次发作的患者至少有 1/2 会在一生中经历复发，经历过至少 2 次发作的患者复发率更高（Forte et al. 2015）。

目前认为抑郁发作时长为 5～6 个月，其中约 20% 会转为慢性（即持续超过 2 年），但发展为慢性抑郁或难治性抑郁的患者则不遵循这种模式，他们在接受治疗的患者中占比约 30%（Greden 2003；Greden 2011）。在一次抑郁发作中，症状的发展变化取决于对症状的针对性治疗是否成功。由于在治疗初期，意志和精力的改善先于心境和情绪症状，患者可能仍然感到心情糟糕、悲伤及情绪失控，但周围人可能会评论说他（她）看起来好了一些，而患者可能会因此感到痛苦。意志和精力的改善通常是对治疗产生初始应答的良好迹象；然而心境的改善滞后于意志，可能会导致消沉和自杀行为。

风险和预后因素

环境因素。不良的童年经历，尤其是存在多种不同类型的经历时，便构成了一系列 MDD 的潜在危险因素，并且往往与对治疗的应答不良有关。当前主流研究集中认为，表观遗传因素是应激转化为抑郁症的神经生物学机制（Nestler 2014）。应激性生活事件是重性抑郁发作的公认诱因，但发作前是否存在不良生活事件似乎对预后和治疗选择没有指导价值。

遗传和生理因素。MDD 患者一级亲属患 MDD 的风险是普通人群的 2～4 倍。早发和复发型的相对风险似乎更高。普通人群的遗传度估计为 40%，在 MDD 高危人群中为 67%（Guffanti et al. 2016）。科研人员正致力于利用精神遗传学的新方法发现能够提示或找到生物标志物的生物学通路，并打开治疗新进展的大门。目前已取得了一些进展（CONVERGE Consortium 2015；Hyde et al. 2016；Hyman 2017；Power et al. 2017）。

病程影响因素。除本次发作持续时间以外，与较低痊愈率有关的特征包括精神病性症状、显著的焦虑、人格障碍和严重的症状表现。复发风险会随着缓解时间的增加而缓慢下降，而当前一次发作的严重程度较高时复发风险会升高，尤其是在年轻人和多次反复发作的群体中（Kanai et al. 2003）。在缓解期持续存在抑郁症状，即使是轻微症状，也是复发的强预测因素。既往发作次数增加也预示着更高的复发风险（Greden 2003；Greden et al. 2011）。所有非心境相关的重大疾病都会增加个体罹患抑郁症的风险（Kessler et al. 1997）。当存在另一种障碍时，重性抑郁发作往往伴随着更加难治的病程，物质使用障碍、焦虑障碍和边缘型人格障碍是最常见的情况，抑郁症状的出现可能会掩盖和延迟对这些疾病的识别（Kessler et al. 2005）。然而，抑郁症状的持续临床改善可能取决于对基础疾病的适宜治疗。慢性或致残性的躯体疾病也会增加重性抑郁发作的风险。诸如糖尿病、病态肥胖症和心血管疾病等常见病往往会因抑郁发作而变得复杂，其抑郁发作较躯体健康个体也更有可能慢性化（McIntyre et al. 2012）。近期调查显示，共患的抑郁和心血管疾病或癌症可能有共同的炎症机制，致使白细胞介素改变和细胞因子异常，同时改变了大脑和其他器官的功能（Miller and Raison 2016）。

自杀意念

出现自杀行为的可能性贯穿于重性抑郁发作期间。令人难过的是，自杀率在过去 10 年间有所上升（Caine 2017）。虽然自杀企图或自杀威胁史是公认的危险因素，但大多数患者自杀死亡之前并没有自杀未遂。与高自杀死亡风险有关的其他特征包括男性、属于性少数群体、单身或独居以及存在显著的无望感（Turecki and Brent 2016）。跨性别挣扎被认定为是自杀的危险因素（Marshall et al. 2016）。近期调查表明，炎症机制的改变可能会增加急性自杀的风险（Brundin et al. 2016），而近期使用阿片类物质与自杀死亡的风险增加有关（Ashrafioun et al. 2017）。边缘型人格障碍的存在显著增加了未来自杀企图的风险。

与性别和年龄有关的临床表现

尽管抑郁障碍患病率和自杀率存在公认的性别差异，但在症状表现、病程或治疗应答方面似乎没有明显性别差别。女性的高患病率是 MDD 流行病学中最具重现性的发现。女性自杀企图的风险较高，但自杀死亡的风险较低，主要归因于男性会更多地使用更为致命的自杀手段。不同性别在症状、病程、治疗应答或功能结局方面没有统一的差异。

同样，当前年龄对 MDD 的病程或治疗应答也没有明确的影响，但症状存在一些差异，如反向自主神经性症状更有可能出现在年轻人中，而忧郁症状，特别是精神运动性迟缓在年长患者中更常见。在中老年患者中，自杀企图的可能性减少，但自杀死亡的风险却没有。从单相抑郁中识别出双相障碍至关重要；MDD 可能起病年龄较晚、终生发作次数较少、发作时间较长，但这些差异可能过小而对诊断性表述没有价值（Kessler et al. 2012）。

没有足够的数据支持衰老对未经治疗的 MDD 患者长期病程的具体影响，但现有的数据一致表明，未经治疗或治疗不充分的 MDD 患者似乎会随着时间推移经历更多次的复发；当然，他们也仍在变老。此外，每次发作，他们的发作时间会更长、发作间隔更短，这些发作似乎随着接踵而至的下次发作变得更加难以治疗（Greden 2003；Greden et al. 2011；Kupfer et al. 1992）。

病因学因素

尽管 MDD 表面上代表单一的疾病，但人们普遍认为 MDD 有许多不同类型的表型，并且每种类型的病因可能不同（Fried and Nesse 2015；Otte et al. 2016；Robinson and Jorge 2016；van Loo et al. 2012）。更详细地说，抑郁综合征的表型或症状在不同的潜在病因中或许是类似的，如 5- 羟色胺与谷氨酸神经递质紊乱、睡眠呼吸暂停、炎症性失调、头部外伤、可卡因滥用等。正因如此，寻找"重性抑郁"病因时，只在患有临床 MDD 个体的不同亚类有重要发现，这提示着并且建议考虑抑郁症群（depressions）这一术语，而不是单纯的重性抑郁。早期试图阐明 MDD 的不同亚型是基于症状的组合，但其可靠性最终没有被证实，也未发现与不同抑郁症亚型相关的独立发病因素（Arnow et al. 2015；van Loo et al. 2012）。对于目前全部被认为是"重性抑郁"临床综合征的一系列特定形式的抑郁症，采用一种更加宽广全面地看待精神健康和精神疾病的视角，能够使我们对其病因学的范畴有所领悟。抑郁症作为一种临床结果，由于异质性的存在，一种治疗方式并非每每适用。

为了理解诸如 MDD 等异质性疾病背后复杂的病因学，最有用的早期探讨之一记录于 McHugh 和 Slavney 编撰的《精神病学的观点》（1998），其假定（至少）从 4 个角度看待和理解这些疾病表现。生物学（biological）角度，考虑受累亲属的高遗传风险、生化和免疫学因素，如内分泌系统中炎症分子以及应激相关标志物。行为学（behavioral）角度，对参与并导致临床症状的动机性行为进行评估，包括不健康的生活方式选择和相关行为；吸烟、饮酒、导致肥胖的不健康饮食习惯以及赌博，便是损害心境和诱发 MDD 的行为示例。促成心境障碍的人格特征和气质在相应维度（dimensional）视角中也得以体现。此外，生活经历（life story）角度，阐述了生活事件和环境作用可能对疾病进程产生影响（2019 年的术语将这些称为基因表达的表观遗传修饰）。近期的一些综述指出了具体的研究结果，包括社会和环境作用（Bustamante et al. 2016；Wittenborn et al. 2016）、大脑-躯体相互作用（McEwen 2017；Miller and Raison 2016），以及以遗传学、表观遗传因素、炎症标志物、神经内分泌改变、神经影像学结构和功能变化为特征的抑郁症特定神经生物学作用（Brakowski et al. 2017；Drysdale et al. 2017；Fabbri et al. 2017；Kraus et al. 2017；Lin and Turecki 2017；Yohn et al. 2017；Zhang et al. 2016）。更有希望的是，可以利用这些体系找到一些生物标志物，或许能够预测抑郁症风险，特别是协助治疗选择（Fonseka et al. 2018；Gadad et al. 2018；Lam et al. 2016a；Strawbridge et al. 2017）。

鉴别诊断

具有抑郁症状作为伴随特征的躯体疾病很多，包括了身体大多数器官系统的疾病。一名刚被诊断为抑郁症的患者显然应进行全面的医学检查，包括标准的血液和生化检查以及通过体格检查提示的其他检查。神经影像学和脑电图检查并不是常规检查项。鉴于许多精神类药物与心脏功能之间有潜在的相互作用，并且心境障碍患者的心血管疾病发生率较高，因此把心电图检查纳入初步检查往往是有益的。对于患有一般躯体疾病（如癌症、卒中、心肌梗死、充血性心力衰竭、糖尿病、妊娠）的个体，进行重性抑郁发作的诊断尤为困难。重性抑郁症发作诊断标准中的一些症状体征和症状与上述一般躯体疾病的表现类似（如未经治疗的糖尿病出现体重下降、癌症所致疲劳、妊娠早期的嗜睡、妊娠晚期或产后的失眠），这些症状或许看起来与重性抑郁诊断有关，除非能清晰全面地把它们归因于一般躯体疾病。在这种情况下，对病理性心境恶劣、快感缺失、内疚或无价值感、睡眠紊乱、注意力不集中或犹豫不决及自杀观念等非自主神经的症状的评估应尤为慎重。对重性抑郁发作的定义做了修改，是为了使这些非自主神经的症状与完整的 DSM-5 的定义基本相同。

尽管 MDD 也会出现内疚的表述，呈现出与心境协调或不协调的精神病性特征，但全面的精神检查可以对诸如精神分裂症的精神病性疾病证据有所思考和权衡。精神病性特征越是系统和离奇，出现精神分裂症-表型-谱系疾病的可能性就越大。双相障碍通常始于 MDD 发作，对患者的既往病史进行全盘回顾，包括家庭成员提供的信息，可能会展现出对双相障碍的考虑。但无论如何，此刻的诊断是基于当前的症状表现，而不是对未来的考虑或家庭成员的描述。焦虑障碍和物质使用障碍通常被认为伴发于抑郁症，但事实上也可能是主要疾病。一些观点认为，对于伴发抑郁症状、焦虑和惊恐的个体来说，这些症状应一并进行治疗，并减少对何为主要问题的关注。原因在于，焦虑本身就是一种症状，在抑郁发作期间极为常见，并且当惊恐发作仅在抑郁发作时出现也不应单独诊断为惊恐障碍。

DSM-5 允许对目前临床状态和严重程度（轻度、中度或重度）进行标注。对于不伴有精神病性特征的抑郁症状严重程度的评估工具包括 PHQ-9（Kroenke et al. 2001）和抑郁症状快速清单（quick inventory of depressive symptomatology）（Trivedi et al. 2004）。PHQ-9 总分≥ 20 分为重度，15 ～ 19 分为中度，10 ～ 14 分为轻度。为了提供同量纲的测量标准用于病情持续监测，建议指定严重程度评估的方法。使用量化评估（理想情况下应始终使用）可以客观评估疗效并按需调整治疗。具体的严重程度测量方法和其他维度的评估可查阅 www.psychiatry.org/practice/dsm/dsm5/online-assessment-measures。

疾病管理

对 MDD 的管理是基于群体研究证据的理解原则以及针对特定个体的定制化治疗之间的一种平衡。对于如何评估证据、权衡不良反应以及如何在考虑所有可用的干预措施、花费和患者偏好的情况下制定具体的治疗方法，在不同工作组发布的主要治疗指南间均有细微差别。英国国家健康与护理卓越研究所制定了抑郁症治疗指南，对斟酌治疗决策的健康经济影响以及对于基于症状数目和致残程度的分步治疗方法有实用意义。澳大利亚于 2015 年发布了相关指南，其引人关注的是将 MDD 和双相障碍整合在一起，并用心地将多利益相关者纳入指南制定的反馈过程（Malhi et al. 2015）。英国精神药理学协会于 2015 年制定了抗抑郁药治疗抑郁障碍的指南，对急性期管理提出明确的分步推荐，并且对抗抑郁药治疗应答不充分提出建议（Cleare et al. 2015）。美国医师协会在 2016 年发表了两篇关于抑郁症管理的重要文章，其中一篇比较了第二代抗抑郁药和其他治疗方法的利弊（Gartlehner et al. 2016），另外一篇对比了药物治疗与非药物治疗（Qaseem et al. 2016）。尽管前述的每个指南都为抑郁症管理提供了循证且合理的方法，但至今最广为引用的是由加拿大心境障碍与焦虑障碍治疗协作组（CANMAT）制定的 MDD 治疗指南。构成 2009 年 CANMAT 成人抑郁症指南的 5 篇文章已经被引用 800 余次，在世界范围内广泛使用（Kennedy et al.

2009；Lam et al. 2009；Parikh et al. 2009；Ravindran et al. 2009）。更近的是 2016 年 CANMAT 成人 MDD 治疗指南，提供了最新建议同时强调了循证和临床实用性，并作为下述管理原则的主要指导（Kennedy et al. 2016；Lam et al. 2016a；MacQueen et al. 2016；Milev et al. 2016；Parikh et al. 2016；Ravindran et al. 2016）。

成人 MDD 的管理始于全面的生物心理社会评估，尤其注意使用临床医生或（最好是）患者自我报告的量表收集抑郁症状和功能障碍。两种最广泛使用的自我报告量表包括评估抑郁症状的 PHQ-9 和评估工作 / 学习、社交生活和家庭生活 / 家庭责任跨领域功能障碍的希恩残疾量表。在完成抑郁症状和自杀倾向的评估后，应获取家庭、工作和躯体健康的关键信息，并用于诊断和鉴别。

一旦确诊为 MDD，为患者提供心理教育十分重要，确保患者对抑郁症的性质和治疗以及自我监测和自我管理的关键作用有所了解。与患者建立合作并认真征求患者对检测和治疗的偏好，在治疗初始阶段非常重要。在此背景下，可开始系统地进行循证治疗。定期使用 PHQ-9 等症状监测量表对维持治疗也是至关重要的，家庭成员可以是病情监测和维持治疗依从性的重要盟友。

启动个性化治疗是对患者偏好、证据和疾病严重程度的平衡。对于轻度至中度抑郁症，尤其当疾病是由应激或创伤引发以及不是明确的 MDD 复发抑郁时，可以选择证据最充分的几种心理治疗和抗抑郁药治疗，并且应考虑从单一治疗起始。对于中度至重度抑郁症，药物治疗通常会产生更快的临床应答，并且在严重程度较重时更加明显。在极重度的情况下，或许有必要进行住院治疗和电休克治疗（ECT）。对于伴有精神病性症状的 MDD，在使用抗抑郁药的同时，也必须使用抗精神病药物。存在显著的自杀意念或企图的抑郁发作归为极重度，并且需要额外看管。

对于坚持避免药物治疗的轻度抑郁症患者，除心理治疗以外，补充和替代治疗也可能发挥作用。例如，每周至少进行 3 次长达 45 min 的剧烈运动、光照治疗，以及使用某些天然保健品（尽管没有强有力的证据），如圣约翰草和 ω-3 脂肪酸。其他一些补充和替代治疗，如瑜伽和 S- 腺苷 -L- 蛋氨酸（SAM-e），在诸如认知行为治疗（CBT）和抗抑郁药治疗等正规循证治疗中作为辅助治疗手段发挥作用。

MDD 急性期管理的一线主要心理治疗方法是 CBT、人际关系治疗和行为激活。这些方法的大多数治疗证据是进行个人或团体形式的面对面会话，通常在大约 4 个月的时间内提供 12 ～ 16 次治疗。除外面对面治疗，特别是 CBT 已经被用于特定的自助书籍、互联网网站和一些手机应用程序，虽然作为独立干预措施的疗效有限，但这些作为面对面治疗或抗抑郁药治疗的辅助手段是相当有用的。

MDD 急性期管理的一线主要药物治疗包括所有获批的抗抑郁药。鉴于目前市场上有 40 余种抗抑郁药，不同药物在疗效、不良反应和过量使用的安全性方面存在重要的细微差别，可用于指导首选哪种药物。从疗效的角度来看，Cipriani 等于 2009 年发表了一项初步网络 meta 分析，发现有 4 种抗抑郁药的疗效略强于其他药物，分别是艾司西酞普兰、米氮平、舍曲林和文拉法辛（Cipriani et al. 2009），且艾司西酞普兰和舍曲林的脱落率较低，因此被推荐为潜在的首选药物。该研究小组新发表了一项 meta 分析（Cipriani et al. 2018），对 522 项试验中共计 116 477 名受试者所使用的 21 种抗抑郁药进行了研究，发现其中 8 种抗抑郁药的疗效略胜一筹，使用脱落率作为不良反应负担后发现，有 6 种药物同时具备轻微的疗效优势和良好耐受性：阿戈美拉汀、艾司西酞普兰、米氮平、帕罗西汀、舍曲林和伏硫西汀。在研究证据的基础上，考虑使用上述 6 种抗抑郁药中的 1 种作为初始抗抑郁治疗是合理的。无论如何，这些研究证据必须与患者偏好相平衡，患者偏好的建立源于患者既往使用具体药物的良好结局、个体特异的副反应、躯体健康状况和潜在的药物相互作用。

一旦开始使用抗抑郁药，建议每间隔 1 ～ 3 周进行 1 次定期监测，用于评估临床应答、监测自杀倾向、处理不良反应并确保治疗依从性。定期使用抑郁症量表（如 PHQ-9）可以更可靠地显示患者的治疗进展。特别建议在治疗 4 ～ 6 周后，围绕抑郁症及其治疗对患者进行额外的心理教育，这时是患者中断治疗的另一个高峰期。

无论采用何种治疗方式，治疗开始后 4 周都应对患者的改善情况进行正式评估。如果量表结果表明症状改善 < 25%，应与患者针对治疗调整进行讨论。如果仅进行心理治疗，应该让患者发表看法，如改变心理治疗的频率或方法是否对他（她）有益。对于抗抑郁药物治疗，如果在治疗剂量下用药 4 周后治疗应答不佳或无应答，则高度预示着最终无效。因此，在这种情况下应增加原药物剂量、换用新抗抑郁药或增加另一种治疗（如其他药物或心理治疗）。此时可能也是进行药物基因组学评估的合适时机，以明确应答不佳是否归因于个体的药物代谢动力学（代谢）表型，如超快速代谢者需要更高的剂量或代谢不良患者会出现不良事件。这种药物基因组学评估的结果（Greden 2018）可用于寻求与结果相符的药物调整。

如果治疗开始后 4 周的评估提示有明显改善，则延续目前的治疗。一次充分的抗抑郁药使用应持续 8 周，药物剂量应至少在该药物的中等治疗剂量范围。

抗抑郁药以适宜剂量单药治疗 8 周后，如果治疗应答不佳，则强烈建议进行药物基因组学评估，并根据评估结果更换抗抑郁药、增加辅助用药，如果未曾接受过心理治疗，也可以增加心理治疗。患者偏好、不良反应负担、替代治疗的可获得性以及治疗费用都是决定下一步治疗的因素。大量研究试图评价更换药物与增加用药之间孰能更胜一筹；但目前的数据还不足以支持做出精准药物选择；每一次改动或许都有同等的成功机会。支持更换抗抑郁药的因素包括：初次使用抗抑郁药、不良反应格外明显、治疗应答过于微弱。另外，当初始的抗抑郁药耐受性良好，并且在抑郁评估量表显示改善 > 25% 时，应考虑辅助用药。在部分应答的情况下，抗抑郁药辅助治疗的一线用药包括低剂量的阿立哌唑、喹硫平和利培酮。虽然位居二线但可能特别熟悉或耐受性良好的其他辅助用药选择包括依匹哌唑、拉莫三嗪、锂盐、安非他酮和甲状腺激素 T_3。关于各种药物和心理治疗的剂量和排序的具体细节，可以参考 CANMAT 治疗指南。

除外心理治疗和药物治疗，包括 ECT 和 rTMS 在内的脑刺激技术对成人 MDD 的疗效具有一线证据。一般来说，ECT 适用于重度抑郁症患者或有极端临床需要的情况，如有高度自杀倾向的患者、存在显著精神病性症状的患者，或有其他躯体问题而药物耐受性不良的患者，包括妊娠或影响抗抑郁药使用的躯体疾病。目前，至少一种抗抑郁药治疗无效才推荐使用经颅磁刺激治疗。

抑郁症治疗的急性期包括 6 ～ 9 个月的治疗。需要根据患者的具体情况制定持续的治疗建议，取决于患者既往抑郁症的病史和其他的复发危险因素，尤其要关注既往的复发史。在心理治疗方面，CBT 和基于正念的认知治疗在抑郁症维持期对预防复发有充分的证据，人际关系治疗、心理治疗的认知-行为分析系统和行为激活也对维持期防止抑郁症复发有可观的证据。在抗抑郁药物治疗方面，一旦治疗应答稳固并维持数月，建议维持相同剂量的药物治疗。如果患者既往有两次以上的重性抑郁发作，建议长期用药治疗。此外，如果既往治疗良好并处于缓解期，但减量断药后出现复发，则建议患者、临床医生和家属考虑终生维持治疗以保持健康。

目前试错性使用抗抑郁药的治疗成功率有限。组合药物基因组学或许可以发现基因所致效果不良的药物，并以此改善治疗结局。目前正在评估药物代谢动力学和药物效应动力学标志物用于辅助早期识别药物的可用性，识别出可能未被充分代谢或与其他药物发生不良相互作用的药物。现有研究具有小样本量、有限的随机化、无盲法和短期研究等局限性，但目前一些大型、长期、双盲、随机化的试验表明，组合药物基因组学检测提高了应答率和缓解率，并具有统计学意义（Greden 2018）。

预后

尽管对生物标志物和精准治疗的类精准医疗的追求仍在继续，但目前还没有一致的最佳治疗的预测指标（Lam et al. 2016b）。大样本量、长研究周期的对照研究是非常必要的。MDD 的预后受到易感性因素（不幸的生活事件和压力性环境因素）和保护性因素（支持关系和养育环境）的影响。该疾病的慢性特点体现在 85% 的终生复发率和约 40% 的 1 年缓解率。医疗和心理干预的长期策略对预后有积极影响，这种策略关注患者及其家庭和环境，将保护性因素最大化并使易感性因素最小化。

持续性抑郁障碍（心境恶劣）

心境恶劣（dysthymia）（字面意思是"坏情绪"）长期以来一直被认为是一种在气质上易患抑郁症的现象，其相互重叠的症状和慢性病程对个人和家庭都有很大的影响。持续性抑郁障碍被定义为慢性的轻度的抑郁障碍，其特征和定义是：至少在 2 年（儿童和青少年可为 1 年）的大部分时间（> 50%）存在抑郁心境和 6 种指定抑郁症状中的至少 2 种，并引起有临床意义的痛苦或损害。已诊断为慢性精神病性障碍的，或继发于物质或其他躯体疾病的，不能诊断为持续性抑郁障碍。尽管持续性抑郁障碍很常见、疾病负担很重且治疗费用很高，但是多年来它一直不是专门的研究重点。Akiskal（2016）已经描述了大部分已知的情况。一些心境障碍专家对这一诊断持怀疑态度，认为它可能反映了未充分或未完全治疗的 MDD、未充分诊断的躯体障碍或 MDD 的早期、症状较轻的阶段。

与 DSM-Ⅳ-TR 中的心境恶劣障碍诊断标准不同，DSM-5 中的持续性抑郁障碍标准并不要求在心境紊乱的前 2 年没有重性抑郁发作，也未规定必须从未达到过环性心境障碍的标准。因为不太可能可靠地回忆出充分的细节并清晰地提供出这些信息，所以 DSM-5 删去了相关要求。

现象学和诊断特征

持续性抑郁障碍的核心现象学特征是长期处于阈下的抑郁状态，伴有心境和性情起伏不定。症状可能每天或每周都有变化。患者常为闷闷不乐的性格，精力和动力不足，对内疚和失败反复思虑，并有反刍倾向。主诉和症状往往超过躯体体征。常见的主观症状包括悲伤、注意力减退或犹豫不决、无望感、低自我价值感或低自尊以及"不快乐"的感觉；客观的临床症状包括食欲和睡眠紊乱（增多或减少）以及精力水平的明显变化。明确这些症状与药物干预无关是非常重要的。这种疾病是慢性的，患者会说"一直是这样的"。这种慢性的感觉对许多人来说是特别痛苦的。如果一个人交替出现不同的心境状态，有时严重程度达到重性心境障碍的标准，那么临床上应该考虑是否患者存在有段时间用药依从性差的情况，或考虑使用的心境稳定剂如拉莫三嗪是否真的对患者有益。因为治疗方法会有所不同，临床医生应谨慎给心境波动贴上"环性心境"的标签，并应确保充分考虑到双相障碍的可能性。

流行病学

美国流行病学研究估计，心境恶劣的人群患病率为 1.5% ～ 3.3%（Vandeleur et al. 2017）。该障碍在女性和初级保健人群中似乎更为常见。然而，多达 50% 的患者未被确诊，常因为其他躯体不适主诉而就诊。

鉴别诊断

临床医生应主动询问病史细节以确认心境恶劣或轻度抑郁症状的存在。首先，特别是在年龄较大且没有精神病史的患者，是否存在躯体健康变化？在临床表现中，许多躯体疾病可能会有心境恶劣的症状，在确定诊断前，初诊时需进行全面的躯体检查。其次，是否应用了新药物，它们是否会产生持续性抑郁障碍的症状？苯二氮䓬类药物有可能成为抑郁症状的根源，特别是在老年患者中。如果长期使用苯二氮䓬类药物治疗轻度焦虑或睡眠紊乱，可能会导致精力不足或疲劳、注意力不集中和难以做出决定，而这些正是心境恶劣的诊断标准。

从精神病学的角度来看，持续性抑郁障碍需要与大多数重性精神疾病进行鉴别诊断。第一个要考虑的是与 MDD 鉴别；这两种疾病之间的关系很复杂，也许是同一疾病的不同严重程度，也许是重叠的，发作时相互消退，然后导致所谓的、可以说是不恰当的"双重抑郁障碍"，有人认为心境恶劣最严重时就会发生重性抑郁发作，也有人认为心境恶劣是 MDD 的消长变化。合理的诊断方案是基于病史和精神状态检查，包括 McHugh 和 Slavney（2012；见本章"病因学因素"）所概述的精神病学实践的四个角度，以及 DSM-5 的诊断标准。

持续性抑郁障碍的标注制定可以帮助临床医生更全面地看待患者，如有患者主要是持续性抑郁障碍，但有可以指导治疗选择的特定临床特征（如忧郁、焦虑、非典型性、精神病性），或在持续性抑郁障碍中夹杂有重性抑郁发作。早发是指 21 岁以前发病的持续性抑郁障碍，而 21 岁以后开始的被称为晚发。严重程度可根据临床印象来确定为轻度、中度或重度，但最好使用客观的评估措施（见 DSM-5 第 3 部分中的"评估措施"一章）。

疾病管理

由于持续性抑郁障碍患者的病程较长且缺乏相关对照试验，其护理和日常管理可能具有挑战性。一项对 16 项随机试验的 meta 分析回顾（Cuijpers et al. 2010）得出结论，心理治疗具有微小但显著的效果，但在直接比较中效果不如药物治疗（特别是 SSRI），而药物治疗和心理治疗的联合治疗效果强于任何一个单独治疗。该模式与在 MDD 中的发现类似。在临床实践中，患者常伴有焦虑，往往导致许多患者同时接受 SSRI 和抗焦虑药（通常是苯二氮䓬类）的治疗。如前所述，尽管在许多研究中使用联合干预措施是最有效的，但却很难了解哪些措施能提供最大的缓解，哪些措施甚至可能导致某些症状持续存在。通常从一种干预措施开始，监测进展情况，如果需要可以加量，每次使用一种治疗方法，可能有助于确定最有效的一种或多种干预措施。症状严重程度量表和功能结果测量对客观监测进展至关重要，如果生物标志物的开发取得进展，该诊断可能有希望被纳入到其他分类中。

预后

持续性抑郁障碍通常是一种慢性疾病，尽管经过持续、长期或看似积极的治疗后仍持续存在。如果患者本来的气质中有反应性成分，症状的严重程度可能会起起伏伏。个体可能会经历长期的症状波动，这些症状随着时间的推移而逐渐变化。环境条件（如糟糕的人际关系或持续的应激情绪状况）明显影响临床病程。若患者有自杀的风险，自杀危险因素与 MDD 和所有已知的自杀危险因素类似。这类疾病常出现绝望感，因其慢性性质如此。虽然乍一看，这些症状可能没有 MDD 那么严重，但它们在个人层面上对职业、个人和社会功能的影响可能是毁灭性的，造成患者社会地位、人际关系和职业稳定性的重大损失。

经前期烦躁障碍

根据临床特征，PMDD 最初在 DSM-Ⅲ-R（American Psychiatric Association 1987）中被归类为晚黄体期焦虑障碍，后在 DSM-Ⅳ（American Psychiatric Association 1994）中更名为 PMDD。在一些普通社区和临床女性样本中，PMDD 已被证明是一种临床意义显著的精神疾病，具有可识别的生物标志物，并可接受多种药物、激素和心理治疗（Epperonn et al. 2012）。PMDD 涉及月经周期的特定变化，包括情绪不稳定以及意志、精力变差、注意力难以集中和自我感知的下降。许多女性在月经开始前都会经历头痛、腹痛、腹胀和越来越严重的不适感。睡眠和食欲的生理紊乱是常见的（但对诊断不是必要的），还有躯体形式的不适和感觉异常，包括乳房压痛。症状的严重程度通常在月经开始前达到高峰，然后在月经开始后迅速减弱。通常，月经开始 1 周后，症状逐渐消退。这些症状必须发生在过去 1 年中的大多数（> 50%）月经周期中，并且必须对工作或社会功能产生不利影响。

现象学和诊断特征

PMDD 可能发生于月经初潮后的任何时候，并常随着个人年龄的增长而改变。对于受影响的患者及其家人朋友来说，区分 PMDD 与"经前期综合征"有时是一件让人困惑的事情。患者和临床医生通常认为二者的区别不过是对工作和人际关系影响程度的问题而已。重点是从病史开始，全面评估与功能损害或回避有关的认知、情绪和身体痛苦的症状。最初，临床医生可以通过病史对 PMDD 进行临时诊断，但建议至少在两个症状周期内使用 PMDD 症状评分表的临时方式来进行确诊。经前期综合征评分量表（Steiner et al. 2011）是一种以客观的自评方式捕捉临床特征的评分工具。

诊断 PMDD 必须至少存在 1 个基本的 PMDD 症状学特征：心境不稳、易激惹、抑郁心境和焦虑（烦躁或感觉紧张）。标准 C 中列出了经常出现的其他症状；在过去 1 年的大多数（> 50%）月经周期中，必须符合标准 B 和标准 C 中的 5 个症状。通常情况下，焦虑紧张的情绪会逐渐发酵增长，伴有易激惹和明显的人际冲突。躯体症状，包括腹胀和一般关节或软组织（包括乳房）不适，每天都会放大，并产生一种被压倒的感觉。在家庭、工作和社会生活中功能紊乱包括在履行角色义务方面的冲突或挑战。

关键的诊断特征是围绕月经周期的症状发生和消散模式。症状和体征随着月经的到来而增加，并在月经来潮后减弱。在月经停止后的 1 周内，症状很轻微或无症状。

流行病学

患病率

PMDD 的 12 个月患病率为 1.8% ~ 5.8%(Gehlert et al. 2009；Wittchen et al. 2002)。PMDD 不是一种与文化绑定的综合征，该疾病在美国、印度、欧洲和亚洲的女性中都有观察到。

病程与发展

虽然 PMDD 的症状往往出现于成年早期，但患者通常直到 30 岁以上才寻求专业治疗。女性经常自行尝试一些方法应对 PMDD，如口服避孕药来调节激素变化；改变饮食；通过锻炼寻求改善；改变工作、学习或社交活动的安排，以适应月经周期；让朋友、家人和伴侣知道自己什么时候心境不稳和情绪不稳。PMDD 的症状受排卵功能变化的影响，如在妊娠期和绝经后症状会减轻。

病因学因素

PMDD 的具体病因尚不清楚，但生殖激素、遗传因素、5- 羟色胺和内源性阿片类物质被认为与此有关。引起 PMDD 的原因包括月经周期黄体后期卵巢类固醇激素水平的下降，以及高雌激素水平导致的与孕激素的激素比例失衡。积极探索的方向包括 5- 羟色胺和相关递质、GABA 和生长因子（如脑源性神经营养因子）的作用。其他内分泌平衡、炎症因素和遗传易感性等也可能影响 PMDD 的发生。此外，破坏个人稳定的心理和社会因素也可能是致病因素之一。有学者在综述中对病因学因素提供了更多讨论（ Matsumoto et al. 2013 ）。一些心理因素（包括失控感、应对能力差以及愤怒和抑郁情绪等）也可能对一些女性发病起着重要作用。

鉴别诊断

通常，经前期综合征（PMS）和 PMDD 经常被用作可互换的术语。PMS 通常是指阈下的 PMDD。大多数月经期女性都有 PMS 的症状，但（根据定义）没有受到该疾病的损害。对此类患者应该仔细检查阈下标准，以确定个体是否有特定的心境、焦虑或行为障碍。在月经期间，任何精神病理学问题都可能会加重，包括 MDD 和焦虑的症状。如果 MDD 症状占主导地位且与月经周期无关，则 MDD 应作为主要诊断。PMDD 的关键决定性特征是在月经来潮前，症状的严重程度逐渐增加，在月经来潮后的 1 周内，症状迅速减弱。PMS 会加重已有的疾病，如 MDD；月经期会放大心境症状的体验，而且在月经开始后的 1 周内，症状不会迅速缓解。在 PMDD 的诊断要求中，这个时间段内必须出现月经周期相关的明显心境波动或变化。

疾病管理

PMDD 的治疗包括生活环境干预和医疗干预两个方面。鼓励和建议患者改变生活方式，如减少咖啡因、盐、酒精和烟草的摄入。此外，还有一些其他手段，如规律运动、放松和心理治疗等（Zukov et al. 2010 ）。

PMDD 在一项药理学试验中对 SSRI 的快速应答令人印象深刻。可在月经开始前 7 ~ 10 天使用或定期服用 SSRI 类抗抑郁药，起效迅速，症状可以快速地得到缓解（通常 24 h 内），但是长期疗效尚未得到充分证明。其他用药考虑包括避孕药、利尿剂、营养补充剂和镇痛药（Yonkers et al. 2008 ）。

认知行为治疗对 PMDD 的症状有改善作用，特别是当认知、情绪或身体变化发生在可预测的与月经相关的基础上时（Yonkers and Simoni 2018 ）。治疗同时发生的精神疾病和其他躯体疾病可以减轻 PMDD 症状的严重程度。

预后

由于 PMDD 是一种慢性疾病，多学科的护理方法（精神科、妇产科、内分泌科）、生活方式的改变（饮食、锻炼）及在一段时间内监测每天和每月的症状都是治疗的重点。SSRI 治疗有效的患者可以依据自己的经验来确定在月经周期中开始和停止用药的时机。通过对症状和应答的自我评价，对治疗干预措施进行系统评估，将指导临床医生和患者采取有效的治疗策略。

物质 / 药物所致的抑郁障碍

从 DSM-IV 到 DSM-5，物质 / 药物所致的抑郁障碍（SMIDD）定义仍保持基本不变。美国临床医生考虑的一个重要的新问题是阿片类药物相比之前更加泛滥。这一趋势需要临床医生的高度警惕（Volkow and Collins 2017 ）。在 MDD 或双相障碍患者中，阿片类药物的使用很可能被证明是自杀率增加的主要危险因素。

虽然 SMIDD 的诊断标准很简单，但精神药物的影响和抑郁症之间的潜在关系是相互交织的，十分复杂。从目前积累的经验来看，抑郁症患者经常使用此类药物，而有成瘾问题的人往往会变得抑郁。大多数传统的滥用物质可引起抑郁障碍症状（标准 A）。SMIDD 本质上是一种临床评估，指导临床医生确定 MDD 可能是由具有精神药物性质的化学物质的生理效应所致。在 SMIDD 中，根据临床（病史）或实验室关于物质使用或依赖的证据，症状开始于使用能够诱发抑郁的物质。SMIDD 也可以在物质戒断的情况下开始。发病时长因人而异，数周或数月，开始使用物质和出现抑郁症状之间时间上的密切关联使诊断更准确。

诊断时需要考虑症状是原发还是继发。例如，一个为缓解症状而饮酒的抑郁症患者将被明确排除在标准之外，然而一个因饮酒而变得情绪低落、不知所措的酒精依赖者，在两周的时间里有相当一部分时间符合 MDD 标准，可能会被认为是 SMIDD。如果酒精依赖者成功戒酒并保持清醒 1 个月以上，但仍有抑郁症状和体征，则应诊断为 MDD 而不是 SMIDD。

现象学

SMIDD 中抑郁的现象学和诊断特征与抑郁发作的现象学和诊断特征相同（见 DSM-5 中 MDD 的诊断标准），并且存在物质滥用或依赖的心理和躯体症状。

流行病学

考虑该诊断的一个关键概念是，物质滥用和抑郁往往是共患关系，而不是因果关系（Blanco et al. 2012）。在寻求治疗的物质滥用者人群中，包括抑郁症在内的精神障碍发生率通常很高。美国酒精及相关疾病流行病学调查的结果表明，SMIDD 的终生发病率为 0.26%～7%（American Psychiatric Association 2013）。

病因学因素

SMIDD 的病因必须与使用或戒断一种化学物质有关，并随后出现重性抑郁发作。抑郁与多种物质的使用有关，如干扰素或利血平已被普遍认为是导致抑郁的原因，但在临床上已经很少见；β 受体阻滞剂，较为常见且通常用于治疗高血压；用于治疗炎症的皮质类固醇，苯二氮䓬类催眠药，很常见且容易被滥用；改变激素的药物，如雌激素（普瑞马林）；兴奋剂，如哌甲酯（利他林）；抗胆碱能药物，如用于治疗肠道疾病的药物。某些常用药也必须考虑，如治疗高脂血症的他汀类药物和治疗胃食管反流的质子泵抑制剂。上述种类的药物戒断也可能是发生 SMIDD 的原因（如兴奋剂类的化学品）。

临床医生在评估有用药动机或已知正在使用非医嘱物质的抑郁症患者时，一个初步原则是必须仔细考虑抑郁症是否可能由该物质引起。DSM-5 规定前提是必须已经有证据表明该物质或其戒断反应能够导致抑郁障碍。

一个潜在影响诊断的混杂因素是，在使用物质之前出现的抑郁发作可能表明存在独立的抑郁障碍，而该障碍因使用物质而加剧。如果在戒断 1 个月后，抑郁心境仍然存在，则应认为抑郁障碍与该物质无关。

其他可能破坏心境稳定的临床处方药和常见药物包括固醇类、干扰素、β 受体阻滞剂和细胞毒性药物。抑郁发作与开始用药之间明确的时间关系为二者间的病因学联系提供了最重要的病史证据。因此，干扰素被认为是 SMIDD 研究的理想模型，因为在服用该药物的个体中，SMIDD 具有相对较高的发生率、可预测的发病情况和病程。

不断发展的阿片类药物危机具有复杂的相互作用和病因，管理慢性疼痛和抑郁症患者的临床医生在早期发现、干预和预防方面至关重要。人们早就知道（Kroenke and Price 1993），一个人经历的疼痛和身体症状越多，就越有可能共患抑郁症。已经确定的是，长期使用阿片类药物会产生抑郁症表型。使用时间越长，阿片类药物的剂量越大，就越有可能出现抑郁症，往往还伴随着更高的自杀风险。如果持续使用，很快就会出现习惯和成瘾。阿片类药物的过量使用正在激增，自 2000 年以来成倍增长，估计每年有超过 5 万人因过量使用而死亡。对所有伴有疼痛的抑郁症患者、所有最近接受过外科或牙科手术的患者以及那些因既往物质滥用而处于高风险的患者，临床医生有义务仔细询问他们的阿片类药物使用情况。临床医生还有义务寻找阿片类药物的替代品来缓解疼痛，如果必须要使用阿片类药物，则要限制处方量，这些措施可能会拯救患者的生命。

鉴别诊断

SMIDD 是一个广泛的类别，观察到物质使用和抑郁症之间的联系非常重要，其重要性超过导致抑郁发作的物质本身。DSM-5 规定，诊断某物质导致的 SMIDD 必须已知该物质能够产生抑郁症。虽然目前尚不清楚新型滥用物质是否能够诱发 SMIDD，但它们属于滥用物质类别本身即为这种可能性提供了令人信服的理由。判断这种关联性时可以进行经验性的测试，即戒除疑似物质一个月，如果抑郁症得到缓解，那么很可能是由 SMIDD 引起的，或与 SMIDD 有关。如果抑郁症明显发生在物质滥用之前或戒断药物至少 1 个月后持续存在，则认为抑郁症与物质滥用无关。

另一种情况是，物质戒断可能会诱发抑郁症；特别是在大量使用兴奋类物质后，会导致抑郁爆发。在这些情况下，使用物质（开始和停止）和抑郁症的出现之间的时间关系是关键。然而，对于一些长效苯二氮䓬类药物，戒断综合征可能会持续超过这个时间范围。此外，正如已强调过的，MDD 和物质滥用可能是共患疾病，其中一种加剧了另一种，这似乎是心境恶化和物质滥用的自我重复循环。事实上，这可能是最常见的情况。

与 SMIDD 相关的一种或多种物质以相应的编码表示。DSM-5 对 SMIDD 的标准提供了以下编码：酒精；苯环己哌啶；其他致幻剂；吸入剂；阿片类；镇静剂、催眠药或抗焦虑药；可卡因；其他（或未知）物质。

疾病管理

对诊断明确的 SMIDD 患者的护理必须解决物质滥用的主要临床问题，即病情和共病特征的严重程度和性质。多年来一直存在的争论焦点是，如果某种物质明显诱发了抑郁症，那么是否应该同时治疗抑郁症。根据 DSM-5 的定义，抑郁发作将随着物质的去除而缓解。然而，神经科学进展反驳了这种简单化的方法。例如，长期使用可卡因会耗尽大脑中的多巴胺能储存，简单地停止使用可能不会导致抑郁症状的消失。根据与抑郁症有关的症状的性质、原因和时间相关性，临床上可能需要对两者进行同时治疗，而且在不确定的情况下，这可能是最明智的选择。当出现危及生命的情况、自杀或无力照顾自己时，强化干预措施显然是有必要的。

对于遵医嘱服用处方药物（如干扰素、固醇类）的患者，这些药物作为特定医学治疗而使用并已知会引起抑郁症，应密切监测患者是否出现药源性抑郁症。当出现抑郁症的症状和体征并且临床医生预计需要持续治疗时，应实施积极的治疗，并在停用致病物质后持续至少 1 个月，如果症状持续或复发表明需要更长时间。

预后

遵医嘱服用处方药物导致的 SMIDD 的预后通常良好。对于大多数服用干扰素或类固醇的患者，一旦致病物质不再存在，相关抑郁即可恢复。当所谓的致病物质与 SMIDD 没有广泛联系时，预后（和诊断）就不太清楚了；对于某些物质，文献中可能有病例报告，但没有系统研究支持其显著效应可被复制。与抑郁症广泛相关的药物之一是普萘洛尔（一种 β 受体阻滞剂）。在《美国精神病学杂志》上的一封致编辑的信（Kalayam and Shamoian 1982）引发了人们的关注，随后出现了一些报告并在普萘洛尔和抑郁症之间建立了"联系"，但随后的 meta 分析并不支持这种关联（Ko et al. 2002）。然而，普通的精神科医生仍有可能将普萘洛尔与抑郁症联系起来。由于这种 β 受体阻滞剂药物使用非常广泛，因此需要更多的研究去验证。

与娱乐性物质滥用有关的 SMIDD 的结局和预后取决于多种变量：滥用的持续时间；长期滥用的社会、职业、经济和婚姻后果；对治疗干预的依从性；复发率；有待解决的司法问题；以及成功的物质滥用干预。

目前，很少有研究支持明确的预后判断。在 2001 ～ 2002 年美国酒精及相关疾病流行病学调查中，发现 SMIDD 所测量的严重程度较重以及治疗率较低（Blanco et al. 2012）。物质滥用或成瘾的成功管理是一个改变人生的经历，人们十分希望 SMIDD 也能随着药物或物质滥用的停止或戒瘾而缓解。然而，根据物质的不同，终生范围内的滥用可能会导致神经系统的损伤和相关临床表现（如酒精性痴呆），根据这些现象的性质和严重程度，会对病情的预后产生不利影响。

由于其他躯体疾病所致的抑郁障碍

由于其他躯体疾病所致的抑郁障碍通常是在该疾病及其表现的背景下予以诊断的。仅仅存在慢性或衰弱的躯体疾病就与抑郁症的风险增加有关，但风险大小不一。这类抑郁障碍的治疗方法将受到以下因素的影响：临床医生是否正在接触一个有已知躯体疾病（癌症、心血管疾病、糖尿病或神经系统疾病）的患者，并评估 MDD 是否存在，或患者是否出现了抑郁症状并需要进行全面的医学检查。所有出现新发抑郁症状的患者均应进行躯体疾病的医学评估，并由患者的初级保健医生指导进行躯体和实验室评估。为此，在评估和治疗这类患者时，各学科的医务人员应尽力合作、密切配合并分享信息。

在患有某些躯体疾病的患者中，抑郁和情绪不稳的症状以一种相对可预测的方式发展。这些疾病包括神经系统疾病，如亨廷顿病、帕金森病和卒中；癌症和风湿病、内分泌和炎症性疾病通常引起相当严重的情绪低落和抑郁。心血管疾病，如心肌梗死，经常在梗死后导致明显的抑郁症状。DSM-5 规定，由于其他躯体疾病所致的抑郁障碍的发作必须是其他躯体疾病的直接的生理结果。

对于既往有 MDD 诊断的患者来说，目前的躯体疾病不太可能是导致抑郁症的唯一直接生理原因，此时诊断为由于其他躯体疾病所致的抑郁障碍是没有必要的。然而，在近期癌症、风湿病、炎症或内分泌疾病的背景下，新发抑郁发作可以说是归因于上述潜在的躯体疾病。

症状学上，本疾病基本上表现为典型抑郁发作。由一般躯体疾病引起的抑郁可能没有独特的心境特征。识别和治疗这些抑郁症状是至关重要的，因为抑郁的存在会对基础躯体疾病的管理产生负面影响。由于其他躯体疾病所致的抑郁障碍的治疗包括对基础躯体疾病以及对抑郁的管理。基础躯体疾病，特别是神经系统疾病，可能会阻碍和减缓抑郁的改善速度。许多内分泌疾病（如甲状腺、甲状旁腺或肾上腺疾病）必须首先得到治疗，才能充分解决精神和心境不稳问题。

由于其他躯体疾病所致的抑郁障碍的预后与该基础躯体疾病的预后有关。慢性躯体疾病将持续造成生理应激，阻碍抑郁障碍的治疗；晚期癌症同样会损害躯体和精神系统。成功地处理躯体疾病将对抑郁结局产生有利影响，特别是当同时治疗躯体疾病和抑郁障碍时。许多研究表明，炎症正逐渐被认为是这些共病 / 同时发生的疾病中的潜在影响因素。

其他特定的或非特定的抑郁障碍

其他特定或非特定的抑郁障碍诊断旨在用于有心境病理学症状但不符合特定抑郁障碍诊断标准的患者。此外，其他特定或非特定的抑郁障碍症状可能不能归因于某种物质或其他躯体疾病的直接生理影响。为了避免过度使用这些诊断，临床医生应严格把控，只对那些症状造成严重痛苦或损害且需要临床护理的个体使用这些类别。每当采用该诊断时，也建议经常进行重新评估，因为时间上的变化可能会澄清临床表现。

在 DSM-IV-TR 中，其他特定或非特定的抑郁障碍属于"非特定的（NOS）抑郁障碍"类别。PMDD 被包含在这一类别中，但在 DSM-5 中，PMDD 已被移至单独的疾病类别。同样，轻微抑郁障碍（其阈值低于 MDD）在 DSM-IV-TR 中属于 NOS 范畴，但现在属于 DSM-5 中的"其他特定的抑郁障碍"类别，被称为短暂性抑郁发作（4 ～ 13 天）。

具有这种表现的个体通常在繁忙的急诊科或初级保健机构接受评估，那里的临床医生时间很紧张。这些个体显然需要监测新发的精神病理学症状，而 DSM-5 第 3 部分中的症状测量和评估表是一个很好的方法来开展持续的评估。

由于缺乏生物标志物和明确的神经科学指标，以往改善精神病患者的诊断、治疗、维持健康和预防的

策略，传统上都是依靠深度表型分类。目前的策略已经开始逐渐更多地依赖简单、浅显的表型、大的样本量和纵向监测。这表明，应该不再鼓励使用"非特定"的标签。

总结

2017 年，世界卫生组织将抑郁障碍认定为是所有被监测的疾病中致残率最高的疾病（World Health Organization 2017）。该类疾病显然成为改善医疗服务的焦点。大多数科学知识的进步是渐进的，DSM-5 和抑郁障碍的分类和亚类同样如此。例如，Leibenluft（2011）等的科学观察使得我们对青年心境失调及其结局的理解发生了重大转变，即成年早期 MDD 的发生率更高，并建议破坏性心境失调障碍这一临床诊断类别目前最好放在抑郁障碍分类中。将 PMDD 纳入抑郁障碍是对临床研究的认可，这些研究强调了其烦躁和抑郁症状对抗抑郁药物治疗有应答的现象学本质，尤其是在其他综合干预措施的辅助下。MDD 本身的标准与 DSM-III 中规定的标准相比变化不大，因为目前对该疾病的理解相对稳定，没有令人信服的科学证据来修正这些标准和类别。

DSM-5 的理念是适应性、整合性和信息性——将有助于理解精神疾病的科学纳入其中，将这些理解整合到合理的疾病分类方法中，并告知社区，使 DSM-5 及其衍生品代表当前临床交流和调解理念的主流。抑郁障碍是一种在理解和组织上肯定会经历动态变化的疾病类别，并将随着新兴的大脑研究和 DSM 版本的不断发展而迅速扩展。

临床要点

- 抑郁障碍是一类复杂的情感障碍，涉及遗传、躯体、意志、应激、情绪、认知、大脑和心理功能。其评估包括社会、环境和生物学因素等维度。

- MDD 是一种常见的、可治疗的、具有复发性和慢性特征的疾病，通常与其他躯体和精神疾病有关。如果不加以治疗，它的发作性病程往往会随着每次发作而恶化。MDD 是自杀死亡的最大单一潜在的危险因素。

- DMDD 是一种儿童期疾病，易激惹和攻击性爆发超出了发育阶段的预期行为范围，它与随后抑郁障碍的发展有关。

- PMDD 在月经前 7 ～ 10 天表现出许多抑郁特征，并在月经开始后一周内消退。该障碍对 SSRI 应答迅速。

- MDD 的最佳管理策略需要整合医疗、心理、社会、运动、睡眠和营养治疗。目前，医疗管理通常始于 SSRI 或 5- 羟色胺-去甲肾上腺素再摄取抑制剂，而今研究人员仍在努力开发生物标志物，以期指导精准治疗。药代动力学和药效动力学（组合药物基因组）生物标志物的使用也在评估中，可帮助早期识别可能没有充分代谢或可能与其他药物相互作用的药物。如果患者在 3 ～ 5 周内缺乏最低限度的应答，谨慎的做法是在这些新兴的生物标志物工具的帮助下，改变或增效当前的治疗计划，以及重新评估诊疗目标。
- 对于 MDD 和许多抑郁亚型，抗抑郁药和心理治疗的联合治疗通常带来最佳的疗效。联合治疗需要每个环节的临床医生之间的密切协调。
- 新的治疗干预措施，如谷氨酸能受体激动剂（氯胺酮）的使用，对于有难治性症状或有自杀意念的患者有明显的积极影响，这一结果让人激动不已。然而，这些治疗迫切需要良好控制、标准化的研究调查和长期维持策略。
- 共患躯体疾病和精神疾病时应同时进行治疗，而不是先治疗一种疾病，然后观察是否会改善另一种疾病。

参考文献

扫码见参考文献

第 13 章

焦虑障碍

Murray B. Stein，Jitender Sareen
赵靖平　欧建君　译　王育梅　审校

恐惧（fear）是对外部威胁的一种反应。在大多数哺乳动物中都可以观察到恐惧或类似恐惧的行为，并且经常被用作焦虑的动物模型。焦虑（anxiety）是一种常见的人类情绪，是一种情感，也是个体面临预期危险时的内部状态。焦虑类似于恐惧，但可以发生在没有外部威胁的情况下，或者出现于对内部威胁性刺激的反应中。导致功能受损或极度痛苦的焦虑如果是发生于急性应激且持续时间较短，则被认为是"正常的"情绪反应。这种情况下，诊断适应性障碍（伴有焦虑）或许更为合适。当焦虑发生于非实质性应激，或者在应激源减弱时仍未能缓解，此时就很可能是焦虑障碍。

焦虑障碍是很常见的临床问题。在大部分初级医疗保健机构的研究中（Kroenke et al. 2007），焦虑障碍（占 10%～15%）较抑郁障碍（占 7%～10%）更为常见。在普通精神科门诊，新转诊患者中焦虑障碍占比达 40%。

焦虑障碍的大部分治疗可以由初级医疗保健医生（如家庭医生或内科医生）提供（Stein and Craske 2017）。精神科医生通常扮演咨询者的角色，或管理难治性患者。

在本章中，我们将简要回顾焦虑障碍的流行病学、疾病相关危险因素和共病情况。之后，我们还将详细讨论特定的焦虑障碍及治疗。

流行病学

在所有精神障碍中，焦虑障碍在任何年龄段中

都是最常见的疾病（Stein et al. 2017）。由于焦虑障碍会导致功能受损，影响工作，因此会造成巨大的社会经济负担。焦虑障碍还与自杀行为风险增加有关（Thibodeau et al. 2013）。表 13-1 总结了美国普通人群中焦虑障碍的患病率、中位发病年龄和性别比（Kessler et al. 2012）。在焦虑障碍中，恐怖症是最常见的类型（尤其是特定恐怖症和社交焦虑障碍），终生患病率超过 10%。惊恐障碍、广泛性焦虑障碍（GAD）、广场恐怖症和分离焦虑障碍的终生患病率为 2%～7%。社交焦虑障碍和特定恐怖症的发病年龄中位数低于其他焦虑障碍。对 44 个国家患病率研究的系统综述显示，全球估计有 10%～15% 的人患有焦虑障碍（Baxter et al. 2013）。

表 13-1　美国普通人群中焦虑障碍的近似终生患病率和 12 个月患病率、性别比及发病年龄中位数

疾病	终生患病率（%）	12个月患病率（%）	性别比，女：男	发病年龄中位数（岁）
惊恐障碍 [a]	3.8	2.4	1.8：1	23
广场恐怖症 [b]	2.5	1.7	1.8：1	18
社交焦虑障碍	10.7	7.4	1.4：1	15
广泛性焦虑障碍	4.3	2.0	1.8：1	30
特定恐怖症	15.6	12.1	1.5：1	15
分离焦虑障碍	6.7	1.2	1.6：1	16

[a] 无论是否存在广场恐怖症
[b] 无论是否存在惊恐障碍
引自 Kessler et al. 2012.

The authors are grateful to Sarah Marie Raposo and Cara Katz for their assistance in the preparation of an earlier version of this chapter.

危险因素

研究表明，在大多数情况下，所有焦虑障碍都有一系列共同的常见危险因素（Kessler et al. 2010）。女性、年龄较小、单身或离异、社会经济地位低、社会支持差和教育程度较低都与焦虑障碍发生风险增加有关。白种人较少数族裔群体更有可能罹患焦虑障碍。压力性生活事件和童年期虐待（Fonzo et al. 2016）也是焦虑障碍的重要危险因素。在遗传和家庭因素中，越来越多的证据表明焦虑障碍会通过遗传传递和模仿行为在家族中传播（Craske et al. 2017；Eley et al. 2015）。

共病

焦虑障碍与其他精神障碍、人格障碍和躯体疾病高度共病，超过90%的焦虑障碍患者终生会共病一种或多种疾病（El-Gabalawy et al. 2013）。共病通常会导致更差的结局，并影响治疗。最常见的情况是与另一种类型的焦虑障碍共病。心境障碍和物质使用障碍（包括尼古丁和酒精）也常与焦虑障碍同时发生。由于焦虑障碍往往先发于心境障碍和物质使用障碍，因此对焦虑障碍的早期干预可能会预防心境障碍和物质使用障碍的发生。焦虑障碍还常与人格障碍共病，如边缘型人格障碍、反社会型人格障碍和回避型人格障碍（El-Gabalawy et al. 2013）。

躯体疾病在焦虑障碍患者中也很常见（Craske and Stein 2016）。在共病的躯体疾病中，最常见的是心血管疾病（Tully et al. 2016）、呼吸系统疾病（如哮喘）、关节炎和偏头痛。严重躯体疾病的发生可能导致焦虑障碍；反之，焦虑和回避也可能导致躯体健康问题。

特定的焦虑障碍

分离焦虑障碍

案例

一位21岁的单身女性在母亲的陪同下来精神科就诊。这位年轻女子没有驾照，去任何地方都需母亲驾车接送。她因为反复出现躯体不适（包括腹痛和头痛）就诊，这让其初级保健医生感到很困惑，一直未能给出明确的诊断。在诊断访谈中发现，该患者长期依赖她的父母，并且这种情况从她的父亲在几年前因癌症去世后就越发严重。童年经历对理解患者因与父母分离而感到恐惧和不适的终生患病史有参考价值。她小时候从来没有参加过夏令营或外出宿营活动，她的父母每次旅游时都会带上她一起出游。在读小学时患者常因躯体不适和拒绝上学而多次缺课。

从 DSM-Ⅲ（American Psychiatric Association 1980）开始，分离焦虑障碍被作为一项疾病诊断列入"通常在婴儿、儿童或青少年首次诊断的疾病"一章中。但在 DSM-5（American Psychiatric Association 2013）中，一些典型的起病于儿童期的障碍被纳入相应的成人障碍章节，因此分离焦虑障碍被归入"焦虑障碍"一章。在 DSM-5 之前就可以诊断成年人分离焦虑（标准中并未对此限制），但因其归于"通常在婴儿、儿童或青少年首次诊断的疾病"一章，可能误导读者该疾病仅见于儿童。新的诊断标准允许即使在成年期发病也可以诊断分离焦虑障碍，虽然仅有约40%患者符合此种情况（Silove et al. 2015）。

当有证据表明个体与重要的依恋对象分离（或面临分离威胁）时出现与其发育阶段不相称和过度的焦虑，应诊断为分离焦虑障碍（表13-2）。在儿童中，这种严重的焦虑通常表现为过度的哭泣、发脾气、躯体不适以及其他形式的恐惧和避免分离的表现。幼儿可能难以表达他们不适的原因，但年龄较大的孩子通常可以解释他们的恐惧：如果与依恋对象（通常是父母）分离，将有非常糟糕的事情会发生在这些依恋对象身上。成年人通常能更好地表达对与依恋对象分离以及他们可能会受到伤害的担忧。尽管这种行为模式可能从童年期就开始出现并长期存在且根深蒂固，患者和依恋对象都可能会把这种行为合理化。对于许多"学校恐怖症"的病例，诊断分离焦虑障碍更为恰当；而另一种常见的解释性诊断是社交焦虑障碍。

诊断与临床评估

在 DSM-5 之前，成人焦虑的鉴别诊断中很少考虑分离焦虑障碍，因此很难确定诊断要点。广场恐怖症可能是鉴别诊断的一种情况，因为分离焦虑和广场恐怖症都可能包括普遍的情境性焦虑和回避行为，两

表 13-2　DSM-5 分离焦虑障碍的基本临床特征

- 焦虑主要与关键依恋对象的分离有关（通常是父母，尽管对于成年人来说，可能是其他重要的对象）
- 患者可能会担心分离时，依恋对象可能会离开患者、受伤或死亡
- 常伴有躯体症状（如头痛、胃肠道不适）

有关完整的诊断标准，请参考 DSM-5（American Psychiatric Association 2013）pp.190-191.

者都可能与过度依赖和担忧在某些情况下无法独自应对有关。它们的区别在于认知内容的差异，分离焦虑障碍强调的是对分离的担忧。惊恐障碍也应纳入鉴别诊断，事实上，分离焦虑的患者在面对与依恋对象非必要的分离时可能会出现惊恐发作，惊恐障碍和分离焦虑障碍的区别在于惊恐发作的不可预测性。GAD 与分离焦虑障碍存在症状重叠，GAD 患者有多种担忧，这些忧虑往往涉及对他重要的人的健康和利益，但在分离焦虑障碍中，患者的担忧则仅限于与依恋对象的分离及分离的后果。

病因

目前对分离焦虑障碍的病因知之甚少（Strawn and Dobson 2017）。通常认为该障碍可能有神经质等特征、与许多其他焦虑障碍有共同的遗传基础。分离焦虑障碍被认为与惊恐障碍的遗传关联尤其密切（Roberson-Nay et al. 2012）。

选择性缄默症

案例

一名 6 岁男孩被母亲带来精神科门诊，他由儿科医生转诊而来，因为他在除了自己家以外的场合都不说话。患者在转诊前进行了全面的言语和听力评估以及心理教育测试，结果显示他没有任何沟通或其他发育障碍。根据父母的描述，患者在理解测试和语言表达测试方面的表现都高于同年级平均水平。他在转诊 3 个月前刚上一年级，但没有和任何老师或助教说过话，甚至没有和班上的其他孩子说过话。根据精神科医生的评估，问候男孩时，男孩会适当微笑，但在大部分评估过程中，他均低头或看着母亲。对于需要回答是或否的问题，偶尔会点头或摇头，可有时却完全没有回应。当被要求（温柔地）以语言回应时，便呜咽、哭泣，医生因此只好结束评估。母亲表示，孩子在家里经常说话，也很流畅，但别人从没见过他与除父母之外的人说话。这个男孩确实会与同龄的孩子一起玩耍，他会下棋、参加一些运动（如游泳），也很喜欢看电视。最近，他开始给老师和其他孩子写简短的笔记，而替代说话。

选择性缄默症在 DSM-Ⅳ（American Psychiatric Association 1994）及此前的版本中，被归于"通常在婴儿、儿童或青春期首次诊断的疾病"一章中。而 DSM-5 将典型发病于儿童期的一些疾病纳入相应的成人疾病的章节中，并最终决定将选择性缄默症归于"焦虑障碍"一章，尽管此前并未将其归类为焦虑障碍。

选择性缄默症的特征是个体（绝大多数都是儿童）在几乎所有的社交场合下都不说话，尽管患者的语言发育和语言表达能力明显是正常的，这点可以从患者与熟人（通常是父母）的交流中得到证明（表13-3）。选择性缄默症发病于儿童期早期，然而目前还没有精确的发病年龄数据，也没有关于选择性缄默症患病率的可靠流行病学数据（尽管该病被认为相对不常见，据估计每 1000 名儿童中约 1 人患病）（Muris and Ollendick 2015）。

诊断与临床评估

患有选择性缄默症的儿童不仅与成年人或其他不熟悉的人不说话，即使和同龄人在一起也不说话。这种行为在不同的社交场合和不同的时间几乎都会发生（表 13-3）。DSM-5 特别提醒临床医生，在孩子刚入学的第一个月不应诊断选择性缄默症，以确保缄默症不是仅与开学初期不适相关的短暂现象。选择性缄默症通常在幼儿园或一年级时被诊断，父母可能对老师向他们反映孩子不和任何人说话表示惊讶，因为他们的孩子在家里经常讲话并且讲得很好。缄默症也要被认为 [通常在家长和（或）老师的视角] 会对学业、在校社交或其他活动产生干扰。

DSM-5 指出，如果是由于对社交场合中所需的口语缺乏了解或感到不适而不说话，则不应诊断为选择性缄默症。在临床实践中应用这一标准需要对标准进行细致的解释：与来自相同文化背景的其他移民相比，不说话是否明显异常？如果是这样，就可以诊断选择性缄默症。类似的经验也适用于双语家庭中。

患有选择性缄默症的儿童在需要他们说话的情况下可能不会完全保持沉默。有时，患有选择性缄默症的孩子会和一个同伴说话，尽管通常是低声耳语或是形式简略的口语交流。传递纸条（或越来越多的使用电子短信）在年龄稍大的会写字或发短信的孩子中很常见。

鉴别诊断的难点之一是缄默症不能被交流障碍或神经发育障碍更好地解释。例如，严重口吃患者不应

表 13–3　DSM-5 选择性缄默症的基本临床特征

- 一名已知会说话的孩子（因为她或他在家里能够说话）在学校或在面对不熟悉的人的其他场合不说话
- 有明确证据显示，孩子能理解并可能可以进行非语言交流（如点头、按照指令行事、写笔记）
- 长大后，大多数孩子都承认他们的回避行为源于对社交的恐惧

有关完整的诊断标准，请参考 DSM-5（American Psychiatric Association 2013）p.195.

被诊断为选择性缄默症，但研究表明，患有选择性缄默症的儿童比没有选择性缄默症的儿童更有可能存在不同形式的语言和言语问题。在这种情况下，可以考虑选择性缄默症的诊断，但在治疗计划中还需关注潜在的可矫正的交流障碍或其他神经发育障碍。

大多数患有选择性缄默症的儿童都有社交焦虑，事实上，他们也符合社交焦虑障碍的诊断标准，这种情况下不应混淆诊断，而应将其作为一种常见的共病。一些专家认为，大多数选择性缄默症的病例可以被认为是一种早发且严重的社交焦虑障碍亚型，但该假说还需要进一步的研究来验证。

病因

目前关于选择性缄默症的病因尚不明确。如前所述，绝大多数患有选择性缄默症的儿童也符合社交焦虑障碍的诊断标准，这表明两者可能有共同的病因。一项尚未被重复验证的研究发现，选择性缄默症与 *CNTNAP2* 基因的变异存在关联（Stein et al. 2011）；然而，这一发现的意义尚不清楚。

特定恐怖症

案例

一名 25 岁女性主要表现为害怕针头。她称因为害怕晕厥，多次回避医生建议的血液检查。她明白自己的恐惧是不应该的，但无法克服。因为害怕针头，她选择逃避医生建议的血液检查，在没有麻醉的情况下接受了牙科手术。她说这种恐惧体验已持续 10 年。15 岁时，她在学校接种疫苗后一站起来就晕倒了。她想组建一个家庭，医生建议她接受一些心理治疗来缓解恐惧。

特定恐怖症的一个关键临床特征是，患者的恐惧或焦虑仅局限于特定的情况或者事物。DSM-5 列出了可能涉及的各种类型的情况或事物：动物型、自然环境型、血液-注射-损伤型、情境型或其他（表 13-4）。

表 13-4　DSM-5 特定恐怖症的基本临床特征
- 个体有一种与某情况或事物有关的恐惧，如高处、特定动物、昆虫或血液
- 当暴露于可怕的情况或事物时，个体可能会有惊恐发作
- 特定恐怖症在儿童中很常见；大多数随着年龄的增长而消失
- 当恐惧是多源性时，在鉴别诊断中应考虑广场恐怖症
- 公开演讲恐惧被认为是社交焦虑障碍（社交恐怖症）的范畴，而不是特定恐怖症

有关完整的诊断标准，请参考 DSM-5（American Psychiatric Association 2013）pp.197-198.

要区分特定恐怖症和普通人群中常见的正常恐惧，特定恐怖症必须是持续存在的（当然，这个特征取决于接触特定情况或事物的机会）、恐惧或焦虑必须是强烈或严重的（有时达到惊恐发作的程度）、患者必须采取措施主动回避使其恐惧的情况或事物，或在其出现时有强烈的痛苦体验。与所有恐怖症一样，特定恐怖症中的恐惧和（或）回避行为与相应情境或事物所构成的实际危险不相称（Craske and Stein 2016）。

诊断与临床评估

特定恐怖症最常见于儿童期，尽管在老年人中也十分普遍。患有特定恐怖症的个体，尤其是儿童，通常会有多种类型的特定恐怖症。情境型、自然环境型和动物型特定恐怖症患者通常会描述，在面对实际或预期恐惧对象时会出现典型的恐惧反应，伴有自主神经功能亢进症状（如心跳加速、震颤、呼吸急促）；而血液-注射-损伤型特定恐怖症患者常出现血管迷走神经性昏厥或近似昏厥的反应；虽然这是一种罕见的情况，但焦虑障碍患者确实会昏倒而不是仅仅担心昏倒。在首次发作时建议进行全面的神经和心脏检查，排除其他可能导致意识丧失的疾病。

特定恐怖症和广场恐怖症的鉴别也有一定难度。当患者存在典型的广场恐怖症状，并担心在此情境下丧失功能时，给予广场恐怖症的诊断是合适的。公开演讲焦虑也可能与特定恐怖症混淆。根据定义，公开演讲焦虑被认为是社交焦虑障碍的一种形式，事实上，它是 DSM-5 中"仅限于表演状态"标注的一个实例。将公开演讲焦虑与社交焦虑障碍联系起来的是认知的内容（否则就会符合特定恐怖症的标准）：患公开演讲焦虑的个体，就像其他社交焦虑障碍患者一样，对受到他人审视的情况感到不舒服，可能会选择回避，同时担心自己会做出一些事或说出一些话让自己难堪、看起来愚蠢或者受到负面评价，这些都是社交焦虑障碍的核心问题。

病因

一些特定恐怖症发生在创伤事件后（如被狗咬伤），但大多数特定恐怖症患者不记得之前有过任何相关的经历（如大多数患有蛇恐怖症的人从未被蛇咬过，大多数患有飞行恐怖症的人从未发生过飞机失事）。气质特征是特定恐怖症的危险因素，如神经质或行为抑制，这与其他焦虑障碍有共同之处（Craske et al. 2017）。尽管人们对与恐惧有关的大脑神经环路和基因有较多的了解（Craske et al. 2017），但我们对这些生物系统在特定恐怖症中的具体功能还知之甚少。

社交焦虑障碍

案例

　　一名 36 岁的男性在接受日最大剂量 100 mg 的舍曲林抗抑郁治疗后未能改善抑郁症状，由初级保健医生转诊至精神科门诊。患者称自青春期以来就有抑郁症状，但之前从未寻求过治疗。目前的情况是由于公司裁员和长期寻找工作而引起。患者罹患重性抑郁障碍，目前暂无自杀意念，还报告既往有酒精依赖史和最近酒精饮用量增加的情况。在医生进行系统精神检查时，他说自己在社交场合总感到不适，害怕自己说一些愚蠢的话或被别人感觉自己愚蠢。他还说，因求职而必须打电话对他来说是巨大的困难，所以他一直避免参加工作面试和其他网络会议。

　　社交焦虑障碍，也称为社交恐怖症，其特征是对社交和表演情况感到明显的恐惧，经常导致回避行为。在这种情况下，担心自己会说出或做出一些让自己尴尬或出丑的事情。社交焦虑障碍的核心恐惧是对负面评价的恐惧，也就是说，他们认为在可能进行评价的情况下，自己不会达到标准，会受到负面评价。

　　社交焦虑障碍的起病中位时间是青少年晚期，但存在两种起病模式：青少年期起病和幼年期起病。社交焦虑障碍常与重性抑郁障碍（MDD）共病，事实上，这似乎是年轻人发病的早期危险因素。社交焦虑障碍的病程通常是持续性和终身性的。无论社交焦虑障碍带来的痛苦和损害程度如何，很少有患者会寻求治疗，通常会忍受几十年的痛苦。

　　DSM-5 使用术语社交焦虑障碍（social anxiety disorder）作为首选的诊断名称［而非社交恐怖症（social phobia）］，以强调对大多数患者来说，这种疾病不仅仅是一种局限的恐怖症。在 DSM-Ⅳ 中，这一障碍最初被命名为社交恐怖症，但强调存在一个明确的亚型，即患者具有普遍性的社交恐惧和回避行为，被称为"广泛性"社交恐怖症。DSM-5 标准的制定者选择删除"广泛性"这一亚群，相应地增加一个新的"仅限于表演状态"的标注（表 13-5）。这种变化含蓄的承认了许多社交焦虑障碍患者在多种社交情境中存在广泛的社交恐惧，而不是仅限于需要公开表演的情境，并定义了一个亚型（"仅限于表演状态"），在这种亚型中恐惧更为局限。

诊断与临床评估

　　在临床实践中，一旦存在怀疑，进行适当的询问后，社交焦虑障碍的诊断并不困难。患者因担心尴尬

表 13-5　DSM-5 社交焦虑障碍（社交恐怖症）的基本临床特征

- 患者对可能涉及他人审视的社交情境有强烈的恐惧或焦虑
- 焦虑和担心可能会提前发生，对社交场合存在预期焦虑，常有回避行为
- 害怕自己会做出或说出让自己难堪或看起来很愚蠢的事情
- 恐惧仅限于公开演讲和其他正式表演情境的患者将符合"仅限于表演状态"的标注

有关完整的诊断标准，请参考 DSM-5（American Psychiatric Association 2013）pp.202-203.

或羞辱而害怕并回避社交场合；因这些担忧而出现功能损害和（或）痛苦感受，这几乎可以肯定符合诊断标准，并可能从治疗中获益。尽管如此，鉴别诊断中仍有一些难点。

　　害羞（即社交沉默）的范围可从正常到极端，但它本身并非精神病理学诊断。许多社交焦虑障碍患者确实认为自己很害羞，许多人称他们是因为童年害羞逐渐发展来的。当害羞导致极度痛苦或功能残疾时，进行适宜的询问很可能得出社交焦虑障碍的诊断。

　　惊恐发作并不是惊恐障碍所特有的症状；当社交焦虑障碍患者感到被审视，甚至在预期这种情况会发生时，就可能出现惊恐发作。直接询问患者在出现焦虑症状期间或预期出现焦虑症状时的认知经历（如"当你感到焦虑和不舒服时，你在想什么？"）对鉴别诊断至关重要。社交焦虑障碍患者将其焦虑症状归因于受评价的情境，而惊恐障碍患者将其焦虑症状视为意外或无法解释的原因。

　　社交焦虑障碍常与 MDD 共病，但如果社交回避仅限于抑郁发作时，则不应单独诊断社交焦虑障碍。社交恐惧和不适通常也是精神分裂症的一部分，有时（特别在前驱期）很难与社交焦虑障碍鉴别，但其他精神病性症状的证据最终会显现出来。进食障碍或强迫障碍可能与社会评价性焦虑有关（如患者担心其他人会观察他们的异常饮食或检查行为并评价他们），但只有当独立的社交焦虑症状出现在与进食或强迫行为无关的情况下时，才应诊断为社交焦虑障碍。

　　躯体变形障碍在 DSM-5 中被归类为"强迫及相关障碍"，它通常也涉及被他人评判的担忧。然而在躯体变形障碍中，患者关注的是他人是否会负性评价他们的外表缺陷，而在社交焦虑障碍中，患者关注的是其他人会负性评价他们的内在特征（如个性、智力等）。社交焦虑障碍常共病躯体变形障碍。

　　许多社交焦虑障碍患者会共病回避型人格障碍，特别是那些诊断中不包括"仅限于表演状态"标注的患者（即 DSM-Ⅳ 中所描述的"广泛性"诊断）。因此，回避型人格障碍不是一种替代诊断，而是一种附

加诊断，这可能是社交焦虑障碍严重程度更高的标志。

病因

社交焦虑障碍的病因尚不明确，但越来越多的证据显示，此障碍受多种生物-心理-社会危险因素的影响。儿童期虐待和家族风险是社交焦虑障碍与其他焦虑障碍的共同危险因素。研究显示，行为抑制的儿童在多种实验性范式中与陌生人互动和接近陌生人时表现出犹豫不决，他们在青春期时患社交焦虑障碍的风险会显著增加（Craske et al. 2017）。观察性的实验室研究表明，社交恐惧和回避在父母和孩子之间的传递可能是对父母行为模仿的结果，尽管也有证据表明这还与先天特质有关。双生子研究比较了同卵双胞胎和异卵双胞胎患社交焦虑障碍的风险，显示该障碍有中度遗传倾向，近期的全基因组关联研究中对社交焦虑这一种特征的遗传性估计也是如此（Stein et al. 2017）。但基因研究仍处于起步阶段，目前还没有发现可被重复验证的基因（Stein et al. 2017）。

社交焦虑障碍似乎涉及焦虑相关神经环路的异常反应（包括杏仁核和岛叶），这与其他焦虑和创伤相关障碍相同。正电子发射断层扫描研究也表明，社交焦虑障碍可能与大脑 5-羟色胺能系统的病理改变有关（Stein and Andrews 2015）。患有社交焦虑障碍的成年人表现出各种注意力、理解力和其他认知功能偏差（Craske et al. 2017），但人们对其病因还知之甚少。

惊恐障碍

案例

一名 35 岁女性被转诊到精神科，以评估焦虑和回避行为。在评估过程中，她描述了 2 年前发生的一次事件，有一天晚上当她醒来时感到胸痛，当时以为自己心脏病发作，伴有呼吸急促、心跳加速、出汗和头晕。她的家人带她去了急诊科，通过全面的医疗检查没有发现任何心脏问题。从那天之后，由于害怕出现胸痛，她不敢再开车，无法参加孩子们的体育比赛，无法乘坐公共汽车，也无法去教堂。虽然患者在发病前无法确定具体的应激源，但在出现胸痛之前，她经历了许多应激性生活事件，这些事件包括她丈夫失业和一名挚友死于癌症。她既往有哮喘病史，但没有情绪问题。患者 12 岁时，父亲死于突发心脏病。

惊恐障碍作为一种独立诊断是在 1980 年 DSM-Ⅲ出版后才出现，但对类似临床综合征的描述出现得更早（如士兵心理症、神经循环衰弱症）（Wheeler et al. 1950）。这些描述都突出了严重疲劳的症状，伴随阵发性自主神经功能亢进和灾难性认知，但这并不属于该疾病诊断标准的一部分（尽管惊恐障碍患者常在发作后报告极度疲劳）。如果军人中发生这些综合征则提示与应激和创伤显著相关，表明它可能与创伤后应激障碍（PTSD；另一种常以惊恐发作为特征的疾病）的病因有重叠。

诊断与临床评估

从 DSM-Ⅲ 到 DSM-5，对惊恐障碍的描述变化不大，该综合征的基本临床要点一直未发生改变。DSM-5 诊断惊恐障碍（表 13-6）要求反复出现的惊恐发作以及①担心可能会再次发作；②出现回避行为，即远离可能会诱发惊恐发作或者让患者感到一旦惊恐发作则不易逃离、无法得到帮助的场所和情境（如在桥上开车或坐在拥挤的电影院），也可以出现由发作导致的其他行为改变（如由于担心未确诊的疾病而频繁就诊）。惊恐发作是突然的，有时是意想不到的严重焦虑发作（随时间的推移，发作可能变得更特定于环境，不再出乎意料），并伴有一系列躯体症状（如心肺系统、感知觉系统、消化系统、自主神经系统）。惊恐发作令人十分恐惧，特别是因为它们是突然发生且没有任何预兆。这些发作让人感觉很糟糕，以至于患者可能会避开之前发作过的地方或情境（如购物中心或超市），或难以逃离的地方（如在高速公路上开车），又或是发作时会令人感到尴尬的地方（如坐在影院）。有时患者可能会担心惊恐发作是一种心脏病发作，并可能反复去急诊科寻求治疗。患者也可能会变得特别关注自己的生理功能，特别警惕心脏或呼吸频率变化，因为根据既往经验，患者认为这些变化可能预示着惊恐发作，并因此避免可能重现这些感觉的活动（如锻炼）。

随着时间的推移（通常从数天到数月到数年不等），在多种情境下反复出现的惊恐发作可能会导致患者主动减少活动，以防止在特定的情境下出现惊恐

表 13-6　DSM-5 惊恐障碍的基本临床特征

- 个体经历反复的、不可预期的惊恐发作
- 面对惊恐发作的威胁，患者表现出行为的变化（通常是回避，如果足够广泛，可能需要对广场恐怖症进行额外的诊断）和（或）过度担忧发作及其后果
- 随着时间的推移，发作可能会变得不再出乎意料，但如果总是可预测地与某些情况或刺激相关，则应考虑其他诊断，如特定恐怖症、社交焦虑障碍或创伤后应激障碍

有关完整的诊断标准，请参考 DSM-5（American Psychiatric Association 2013）pp.208-209.

表 13–7　DSM-5 惊恐发作标注的基本临床特征

- **DSM-5 注**：症状的呈现是为了识别一次惊恐发作；然而，惊恐发作并不是一种精神障碍，也不能被编码。惊恐发作可发生于任一种焦虑障碍和其他精神障碍的背景下。当确定存在惊恐发作时，应将其记录为标注（如"创伤后应激障碍伴惊恐发作"）。对于惊恐障碍而言，惊恐发作被包含于该障碍的诊断标准中，因此惊恐发作不会被作为标注（American Psychiatric Association 2013, p. 214）
- 患者会突然出现极度焦虑和相关的躯体症状（包括但不限于心悸、出汗、头晕）和认知症状（包括但不限于对死亡的恐惧或害怕失去控制或失去理智）
- 症状迅速达到高峰（通常在几分钟内），但在消散前可能会起伏一段时间

有关完整的诊断标准，请参考 DSM-5（American Psychiatric Association 2013）p. 21.

发作。正是这种广泛的恐惧性回避往往会导致惊恐障碍患者的广泛性功能损害（包括广场恐怖症诊断标注在内，在本章稍后会有更详细的讨论）。然而，恐惧回避的程度在个体之间可能存在较大差异，而影响这种差异的因素在很大程度上尚不清楚。

在 DSM-Ⅳ 中，当惊恐障碍和广场恐怖症同时发生，仅会给出唯一的诊断（即伴广场恐怖症的惊恐障碍），而 DSM-5 在诊断上将二者分开（即对惊恐障碍和广场恐怖症进行单独诊断）。尽管可以预见到惊恐障碍和广场恐怖症经常同时发生（约 2/3 的时间），但诊断是独立的，这提醒人们注意广场恐怖症在无惊恐障碍病史的情况下并不罕见。

并非所有的惊恐发作（即使是反复发作）都是惊恐障碍。当特定恐怖症患者面对令人恐惧的事物（常见的例子是高处、蛇和蜘蛛）时，或者当社交焦虑障碍患者在实际面对（或预期面对）被审视的情况时，都可能出现惊恐发作，不同之处在于特定恐怖症患者可以敏锐地意识到恐惧感的来源，而在惊恐障碍中，恐惧的感觉是无缘无故的、无法解释的，而且经常突然发生。惊恐发作也可能发生在 PTSD 患者身上，他们暴露于创伤性事件的线索会引发此类发作，这尤其难以辨别，除非仔细记录之前的创伤经历。

由于惊恐障碍与许多疾病的症状表现类似，患者通常会频繁寻求医疗救助，包括就诊、手术和实验室检查。DSM-5 中疾病焦虑障碍的诊断（保留了其在 DSM-Ⅳ 中的前身"疑病症"的要素）适用于相信自己患有或感染某种严重疾病的患者。惊恐障碍患者通常认为，他们强烈的躯体症状预示着严重的躯体疾病（如心脏病、神经系统疾病）。这种信念可能在疾病早期和在他们无法得到良好医疗护理（包括适当的诊断或是对病情的宣教）的情况下特别强烈。而在疾病焦虑障碍患者中，他们认为存在疾病且没有强烈的躯体症状体验。

二尖瓣脱垂、哮喘、梅尼埃病、偏头痛和睡眠呼吸暂停等共患躯体疾病疾病可加重惊恐症状或被惊恐症状加重，但这些共病疾病很少会被认为是患者惊恐发作的原因（Craske and Stein 2016）。相比之下，惊恐发作（包括反复发作和惊恐障碍）可能是甲状腺功能亢进、咖啡因和其他兴奋剂（如可卡因、甲基苯丙胺）使用 / 滥用等常见疾病的直接结果，其他更罕见的情况可见于嗜铬细胞瘤或复杂的部分癫痫发作。在大多数情况下，全面的病史采集、体格检查、常规心电图、促甲状腺激素血液水平检测以及尿液或血液药物筛查可以用于此类情况的首次"排查"。然而，根据患者病史，可能需要额外的辅助检查［如频繁心悸提示需要动态心电图、超声心动图检查和（或）心内科会诊；发作期间或发作后严重意识错乱表明需要进行脑电图检查和（或）神经科会诊］。重点是，尽管惊恐障碍的诊断可以是明确的，不需要排除可能混淆或共病的每一种罕见疾病，但如果病程发生变化、症状变得不典型或者标准治疗疗效不佳时，医生需要重新进行鉴别诊断。

临床医生应该意识到，惊恐障碍患者的自杀风险可能很高。目前，惊恐发作在某些医疗环境中已经可以被很好地识别，如在急诊室中，常规的处置方式就是正确地识别惊恐发作，安抚患者并送他们回家。在这些环境下，临床医生有责任询问共病抑郁的一般情况，特别是自杀意念和计划。焦虑型抑郁患者的自杀风险特别高，其风险高于伴忧郁特征或精神运动迟滞的抑郁患者，在这方面，惊恐障碍患者的风险不应被忽视。

如果不进行治疗，惊恐障碍往往存在复发、缓解的反复过程。虽然许多患者在经历起伏的病程后症状会有明显的改善，但只有少数患者能够在数年内缓解而没有复发。

病因

惊恐障碍的病因尚不清楚。过去几十年的研究不断加深我们对惊恐障碍发生和发展的生物学和心理学因素的理解。目前已经积累了有关惊恐障碍危险因素的大量流行病学证据。正如大多数精神疾病一样，素质-应激模型（通常被用来解释惊恐障碍的发生和发展）。研究表明，早期生活创伤或虐待是一个重要的危险因素，这并非惊恐障碍所特有的，而是广泛存在于其他焦虑和抑郁障碍（Craske and Stein 2016）以及分离障碍和某些人格障碍。压力性生活事件可能导致疾病的发生和发展。研究还表明，吸烟和尼古丁依赖是晚发惊恐障碍的危险因素（综述见 Craske et al. 2017）。

遗传学。双生子研究表明，惊恐障碍和其他焦虑

障碍存在中等的遗传度，尽管 meta 分析显示一些候选基因［如儿茶酚 -O- 甲基转移酶基因（*COMT*）中的一个常见变异（rs4606）］与惊恐障碍有关，但未来还需要通过更大的样本量和全基因组分析研究，以充分了解可能导致惊恐障碍及其亚型的多个风险基因（Otowa et al. 2016）。

神经生物学。从 1967 年开始，Pitts 观察到高渗乳酸钠可诱发惊恐障碍患者出现惊恐发作，但对照组却无此发作（Pitts and McClure 1967）。研究表明，具有不同作用机制的药物，如咖啡因、异丙肾上腺素、育亨宾、二氧化碳和胆囊收缩素都在惊恐障碍患者中有类似作用，而在对照组中没有。对这些诱导剂的研究最初是为表明惊恐障碍患者存在特定的生化异常。然而，现在许多研究人员认为，可以通过惊恐障碍的学习理论来解释这些物质引起的大部分效应（见本章"心理学"），这强调了惊恐障碍患者会对自己的生理功能紊乱产生误解和恐惧。换句话说，惊恐障碍患者对自己生理状态的信念而非生理状态本身存在错误的认知。

许多焦虑障碍都存在恐惧神经环路功能的改变，杏仁核及其连接的功能障碍被认为在一系列恐惧相关疾病的病理生理学中发挥了重要的作用，这些疾病包括惊恐障碍、社交恐怖症和 PTSD（Etkin and Wager 2007；图 13-1）。功能影像学研究表明，岛叶这个特殊的大脑结构与惊恐障碍及相关障碍患者对躯体感觉的强烈感知有关（Paulus and Stein 2010）。这些数据预示着未来几年关于惊恐障碍的心理学和生物学理论之间将会有更紧密的联系。

心理学。惊恐障碍的精神动力学理论倾向于强调潜在的愤怒和冲突问题，这一理论仍然有一定的影响力，但实证研究却相对较少（Busch and Milrod 2009）。学习理论假说认为，增加躯体感觉显著性的因素对于惊恐障碍的发作和维持至关重要。其中一个因素是焦虑敏感性，即认为与焦虑相关的感觉是有害的。在焦虑敏感性方面得分高的个体，出现惊恐发作和发展为惊恐障碍的风险更高。

焦虑高敏感性可能是多因素的，研究表明，它可能来自反复出现令人厌恶的直接经历（如童年虐待、哮喘等躯体疾病）、间接观察（如家庭成员的重大疾病或死亡）、父母强化或对身体感觉痛苦反应的模仿。这些因素可能导致内感受性注意（对身体内部感觉的关注）的增强，使个体出现惊恐发作及感到强烈的恐惧。"对恐惧的恐惧"是在最初的惊恐发作之后产生的，一般认为这是内感受条件反射（对内部感受的条件恐惧，如心跳加速），以及随后对这些内部感受的错误评价，认为其暗示着威胁或危险的东西（如失去控制、心脏病发作或卒中）。

图 13-2 显示惊恐障碍中认知曲解和行为变化的循环。该理论模型正是认知行为治疗（CBT）应用于这种疾病的基础（Meuret et al. 2012）。

广场恐怖症

案例

一名 34 岁的男子称其 5 年来一直回避去商场和电影院。他描述了自己在餐馆里躯体不适的表现，当时出现了呕吐和头晕的症状，这让他

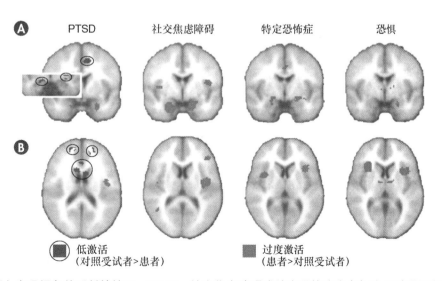

图 13-1 （见书后彩图）在恐惧条件反射情境下，PTSD、社交焦虑障碍或特定恐怖症患者相比于对照组和健康受试者存在显著的过度激活或低激活脑区。结果显示（**A**）杏仁核和（**B**）岛叶皮质。PTSD 在左侧杏仁核中有两个不同的激活区域，一个是腹侧前高激活区，另一个是背侧后低激活区。图像的右侧对应于大脑的右侧。引自 Etkin A，Wager TD："Functional Neuroimaging of Anxiety：A Meta-analysis of Emotional Processing in PTSD，Social Anxiety Disorder，and Specific Phobia." *American Journal of Psychiatry* 164（10）：1476-1488，2007. Copyright 2007，American Psychiatric Association. Used with permission.

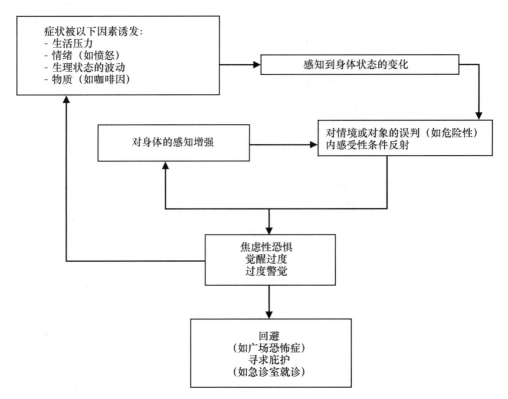

图13-2　惊恐障碍的认知和行为因素。引自 Roy-Byrne PP，Craske MG，Stein MB："Panic Disorder." Lancet 368（9540）：1023-1032，2006. Copyright 2006，Elsevier.

感到很尴尬，从那以后，他在许多情况下都会变得焦虑。他回避人群、公共汽车、电影院和购物中心。他因为焦虑只在有家人陪伴的情况下才外出购物；同时，也无法到现场观看儿子的体育比赛，他的妻子和孩子们对此感到很沮丧。

广场恐怖症（agoraphobia）在希腊语中的字面意思是"对集市的恐惧"。虽然大型购物场所肯定是广场恐怖症患者避免的情境之一，但 DSM-5 广场恐怖症诊断标准（表13-8）中的 A 标准是指对以下 5 种情境中的 2 种或以上有明显恐惧或焦虑：①乘坐公共交通工具；②处于开放的空间；③处于封闭的空间；

表13-8　DSM-5 广场恐怖症的基本临床特征

- 恐惧与一系列典型的情境有关，如开车、乘坐飞机、处于非常大或封闭的空间或离家外出
- 认为会被困于这些情境中或丧失行为能力
- 如果恐惧仅限于这些情境中的一种（如开车或过桥），则应考虑其他诊断（如特定恐怖症）
- 惊恐发作通常（但并不总是）与广场恐怖症中的恐惧回避有关（并且可能在此之前）
- **DSM-5 注**：无论是否存在惊恐障碍都可以诊断为广场恐怖症。如果个体的表现符合惊恐障碍和广场恐怖症的诊断标准，则应给与两种诊断（American Psychiatric Association 2013，p. 218）

有关完整的诊断标准，请参考 DSM-5（American Psychiatric Association 2013）pp.217-218.

---

④排队或处于人群中；⑤独自离家外出。将这些情境与广场恐怖症联系在一起，患者在这些情况下会出现某些症状（如头晕、心跳加速、注意力难以集中），因而害怕丧失行动能力或无法逃避或获得帮助。患者会主动回避令其感到恐惧的场所，在这些场所需要他人陪伴，否则需要忍受强烈的恐惧或焦虑。

正如前面在"惊恐障碍"部分提到的，广场恐怖症是惊恐障碍常见的后果。然而，广场恐怖症也可以在没有惊恐障碍的情况下发生，尽管人们很早就知道这是事实，但在 DSM-5 中才决定将广场恐怖症与惊恐障碍的诊断进行区分，在一定程度上反映了这种情况并不罕见［如在美国共病情况调查研究中，无惊恐障碍的广场恐怖症的 12 个月患病率为 0.8%（Kessler et al. 2012）］。此外，从惊恐障碍到广场恐怖症的因果演变假设尚未得到证实，仅存在于 DSM-Ⅳ 对这两种疾病的概念当中。

广场恐怖症可能是焦虑障碍中最容易导致功能损害的疾病之一。它的严重程度不一，从避免高峰时段在繁忙的高速公路上开车，到外出时需要同伴，再到完全待在家中。其结果常常是患者不得不依赖他人（如接孩子、购物、上下班）。恐惧感对患者的限制程度可能随着时间推移而改变。虽然广场恐怖症可以发病于任何年龄，但它通常比其他恐怖症发病年龄更晚，可能发生于老年人，这一点不同于其他大多数焦虑障碍。在涉及成年晚期发病的病例中，广场恐怖症

通常可以被理解为一种基于焦虑的躯体限制并发症。例如，经历过数次眩晕发作的人可能会对独自驾驶或在外行走产生一种恐惧，即使是在发作消退的时候仍会恐惧。当恐惧情绪和回避行为超过了个人在进行某些活动所造成的实际危险应有的反应程度时，即使这些恐惧具有（或曾有）真正的躯体限制基础，广场恐怖症的诊断也可能适用。

诊断与临床评估

鉴别广场恐怖症和特定恐怖症并不总是那么容易。典型的广场恐怖症的症状群中的每种情况（见表13-8）如果仅限于特定的情况下时，都可以被认为是一种特定恐怖症。将这些情境联系起来归于广场恐怖症诊断的是个体会在这一组情况中产生多种恐惧感，并伴随出现上述典型的恐惧症状，即当症状出现时会感到丧失能力、无法逃脱或无法获得帮助。所谓的驾驶恐怖症，只要进行系统的询问，通常会被证明是其他几种与交通相关的广场恐怖症。另一种难以与广场恐怖症鉴别的疾病是 PTSD，PTSD 患者可能对广场恐怖症中的多个情境感到恐惧，包括离家外出；然而，在 PTSD 中，恐惧情绪和回避行为与特定的创伤经历记忆有关，而广场恐怖症中通常不存在特定的创伤经历。社交焦虑障碍和广场恐怖症都可能对相同类型的情境（如人群）感到恐惧且有回避行为，但认知的本质却不同。社交焦虑障碍患者称他们因为害怕尴尬或羞辱而回避该情境，而广场恐怖症患者则称他们是因为害怕丧失功能、处于难以逃离或无法获助的情境而回避。

病因

广场恐怖症的病因，尤其是与惊恐障碍不同的病因，目前尚不清楚。如前所述，许多广场恐怖症被认为是惊恐障碍的并发症，其中反复出现的惊恐发作（通常是令人非常厌恶的）会导致恐惧情绪以及回避已经发生或可能发生的情况。也有许多广场恐怖症的病例，没有自发的惊恐发作病史。尽管其中一些病例可能源于躯体症状（如眩晕）或其他身体残障（如帕金森病患者姿态不稳），而导致其对自己在某些情况下的功能产生恐惧和担忧，但这种疾病史在许多广场恐怖症患者，尤其是年轻患者中并不多见。

广泛性焦虑障碍

案例

一名 34 岁女性在一家餐厅担任副主厨，由家庭医生转诊至精神科以治疗她的抑郁障碍。

就诊时，她自诉感到长期紧张不安，容易为各种生活压力所困扰。她担心自己会因为无法达到老板的预期标准而失去工作（尽管老板从未向她表达过对其工作的不满），并担心因此会陷入贫困且无家可归。当她描述这些担忧时已泪流满面。在进一步的询问中，她承认除了工作和财务状况外，还有很多担忧，包括对自己以及对她的宠物狗健康状况的担忧，以及其他泛化的担忧（如关于世界经济的状况）。她还称自己长期失眠，描述了她如何躺在床上，回想一天发生的事情和第二天可能遇到的磨难。虽然在过去的 3～4 个月，她的情绪比以前更差，但紧张、担忧和失眠的状态已持续"很多年"。

GAD 以紧张、躯体性焦虑和担忧为特征。这个术语也受到非议，因为一些医生倾向称其为"广泛的焦虑障碍（general anxiety disorder）"，这可能导致人们误认为所有形式的焦虑都可归于广泛性焦虑障碍的诊断条目下（表 13-9）。虽然紧张不安、躯体症状和有针对性的担忧确实见于几乎所有的焦虑障碍，但 GAD 的区别在于担忧的多样性和普遍性。GAD 患者对很多事都担忧，包括经济状况、健康（自己和亲人）、安全和其他许多方面。

初级保健医生和其他内科医生较精神科医生更容易遇到 GAD 患者（Kroenke et al. 2007），可能是因为 GAD 患者通常伴有躯体症状（如头痛、背痛和其他肌肉疼痛、消化道不适），因此患者多在基层医疗机构寻求治疗。失眠是 GAD 中另一种患者可能在基层医疗机构寻求治疗的常见主诉，失眠也是最早能让医生考虑 MDD 诊断的症状之一。虽然入睡困难对 GAD 而言更为典型，早醒则对 MDD 更为典型，但两种类型的失眠都可以发生在任何一种疾病中，事实上，GAD 和 MDD 本身经常同时发生。GAD 的发病年龄晚于其他焦虑障碍，并且因其在老年人中的发病率相对较高而在焦虑障碍中较为特别。

诊断与临床评估

当患者主诉长期紧张不安，伴有躯体症状和过度担忧，且这些症状持续 6 个月以上时，即可诊断GAD。虽然 GAD 不是一种排他性诊断，但排除其他可能有类似 GAD 症状的疾病也很重要。在需鉴别的

表 13-9　DSM-5 广泛性焦虑障碍的基本临床特征

- 长期的担忧是最典型的特征
- 担忧涉及多个维度，如对家庭、在工作或学校的事
- 常伴有躯体症状，如头痛或胃肠道不适等

有关完整的诊断标准，请参考 DSM-5（American Psychiatric Association 2013）p. 222.

疾病当中，最应与 MDD 进行鉴别，该障碍常常会伴有紧张不安、躯体症状和反复的担忧（尽管 MDD 的担忧往往比 GAD 更自责）。GAD 和 MDD 可以同时发生，但这两种诊断通常只在有相当明确的证据表明各自的症状是独立发展时才能同时诊断。例如，具有持续数年典型 GAD 症状的个体可能随后会出现明显的情绪低落、兴趣减退和自杀观念，这种表现支持 GAD 和 MDD 的双重诊断。相比之下，既往健康的个体出现的焦虑、紧张、哭泣和自杀意念通常最好使用 MDD 单一诊断（存在明显的焦虑症状，可以使用"伴焦虑痛苦"的标注）。

GAD 也可能与酒精和其他物质使用障碍同时发生。当症状出现的时间与物质使用之间的先后关系尚不清楚时，可能只有经过长期的戒断才能将 GAD 与物质使用本身的影响区分开来。GAD 的担忧通常与强迫障碍的强迫性穷思竭虑不同，后者属于强迫障碍的一部分，表现为更加自我矛盾且常有异常的担忧。GAD 患者对健康的担忧可能与那些归因于疾病焦虑障碍的担忧完全重叠，但后者只有在担忧仅局限于健康时才能诊断。如果与健康相关的担忧只是多种担忧中的一种，则应诊断 GAD。与惊恐障碍相似，GAD 样症状可由某些躯体疾病（如甲状腺功能亢进）和物质使用（如过量使用咖啡因、兴奋剂）引起，因此在鉴别诊断时应考虑这些可能性。

病因

双生子研究表明，影响 GAD 的遗传因素与影响人格特质神经质的遗传因素有很大的重叠。此外，MDD 和 GAD 之间的高共病率被认为至少部分归因于这两种疾病有相似的遗传和不同的环境危险因素。迄今为止，还没有发现特定的基因与 GAD 相关，但对与神经质的"担忧"维度相关的基因开展进一步的研究（Nagel et al. 2018）可能会有新的发现。

有关 GAD 的功能神经影像学研究相对较少，但有证据表明，在情绪加工的内隐调节过程中，前扣带激活及其与杏仁核的连接障碍可能在 GAD 的病因中有重要作用（综述见 Craske et al. 2017）。

其他焦虑障碍类别

DSM-5 中还有另外 4 种焦虑障碍的诊断类别。

物质/药物所致的焦虑障碍以明显的恐惧或焦虑症状为特征，这些症状被认为受物质（如物质滥用、药物、毒素）的影响（American Psychiatric Association 2013）。

由于其他躯体疾病所致的焦虑障碍以临床上显著的焦虑为特征，基于病史、体格检查和（或）实验室检查结果，可被该疾病的直接病理生理学结果所解释，如甲状腺疾病或颞叶癫痫导致的焦虑障碍（American Psychiatric Association 2013）。

其他特定的焦虑障碍和非特定的焦虑障碍可适用于存在焦虑障碍特征症状并导致临床显著的痛苦或损害，但不符合任何特定焦虑障碍的全部标准的症状。对于"其他特定的焦虑障碍"的诊断，临床医生需解释不满足诊断标准的具体原因；对于"非特定的焦虑障碍"的诊断，临床医生不需要给出诊断理由。

焦虑障碍的治疗

一般方法

焦虑障碍的治疗对临床医生来说是非常有益的，因为焦虑障碍往往对心理和药物治疗反应良好。大多数焦虑障碍患者在基层医疗机构中就可以得到良好的管理（Rollman et al. 2017；Roy-Byrne et al. 2010；Stein and Craske 2017），只有难治性的病例才需要到精神心理专科治疗。图 13-3 说明了治疗和管理焦虑障碍的一般方法。仔细全面评估焦虑症状、功能丧失情况、是否存在任何精神和躯体共病、患者对治疗的偏好以及获得循证心理治疗是非常重要的。详细评估令人困扰的焦虑症状、关键的灾难性认知以及患者是否使用回避策略对于制订全面治疗计划至关重要。通过惊恐发作日记、担忧日记或使用自我报告的标准化量表［如总体焦虑严重程度和损害量表（CampbellSills et al. 2009）、GAD-7（Kroenke et al. 2007）］来记录症状，可以帮助患者和治疗师追踪焦虑问题的进程和严重程度，这些评分量表是治疗中不可或缺的辅助工具。

共病心境障碍、物质使用障碍和人格障碍（如边缘型）等其他精神障碍也会影响焦虑障碍的治疗。如果患者有严重的抑郁，在治疗焦虑症状的同时，优先考虑抑郁障碍的治疗很重要，通常是联合使用药物和心理治疗。如果双相障碍与焦虑障碍共病，可能会影响治疗焦虑障碍所使用的药物类型（如可能需要心境稳定剂）。酒精和物质使用障碍常与焦虑障碍共病，在焦虑障碍患者中，自行使用酒精和违禁药物以缓解紧张和焦虑非常常见。了解自行使用酒精和违禁药物会导致焦虑复发，进而使焦虑症状进入恶性循环，这点对于患者和临床医生都很重要。过去的建议是，临床医生在治疗共病焦虑障碍和物质使用障碍前应坚持要求患者戒断，而当前的观念则倾向于在可行的情况下同时治疗这两种障碍。

大多数患者更青睐采用心理治疗来治疗焦虑

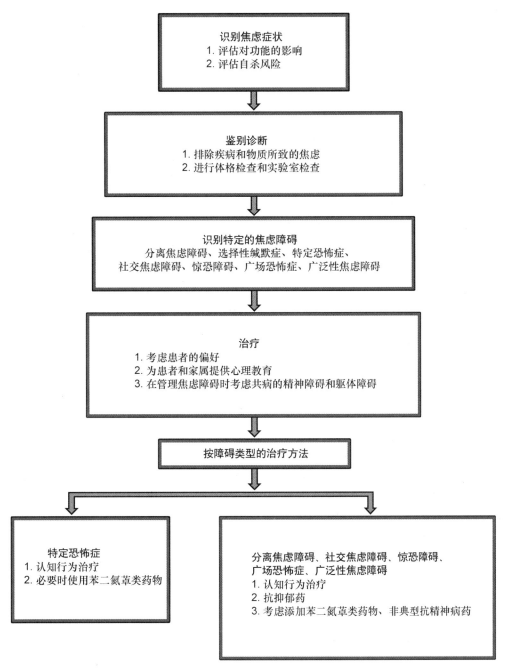

图 13-3　焦虑障碍的治疗和管理流程图

障碍，无论是单独使用心理治疗还是联合药物治疗（Roy-Byrne et al. 2010）。然而，并非全部患者在所有环境下都能轻易获得受过良好培训且经验丰富的治疗师实施的循证心理治疗。因此，药物治疗往往是焦虑障碍的实际治疗方式，它更容易获得且在医疗保险范围内。然而，即使在这种情况下仍然可以通过利用适当的教育性、激励性和行为学的信息与资源来优化接受药物治疗患者的照护（参见本章"药物治疗"）。

认知行为治疗

在焦虑障碍的心理社会干预中，CBT 有最强的疗效证据，并且能以多种形式进行（如个人、团体、阅读治疗、电话、计算机、互联网）。针对不同焦虑障碍的 CBT 在关注点和内容上有所不同，但尽管如此，它们的基本原则和方法上都是相似的（Craske et al. 2011）。所有 CBT 包括以下核心组成部分：心理教育、放松训练、认知重构和暴露治疗。

心理教育包括让患者阅读关于正常焦虑和异常焦虑特征的资料，以提高他们对焦虑来源和意义的理解。焦虑障碍的认知模型认为，患者高估了特定情况下的危险，而低估了他们自己处理特定情况的能力。焦虑障碍患者在某些触发情境下，往往会出现灾难性的自动化思维。患者会被教导如何识别这些在焦虑症状之前或同时出现的想法，学会挑战这些想法并改变它们（即认知重构）。焦虑障碍的行为模型认为，个体会对引起危机紧迫感的外部和内部线索作出反应。这种危机感会触发战斗或逃跑（fight-or-flight）的反应，导致个体回避可能触发的各种情境。焦虑障碍的行为治疗旨在将个体暴露在引发焦虑的情境下，防止回避反应的发生。通过系统脱敏，患者在越来越具有挑战性的情况下逐步地面对使他们感到焦虑的恐怖刺激。CBT 中使用的另一种技术是通过深部肌肉放松和（或）呼吸管理进行放松训练。

以一位使用 CBT 治疗回避商场的惊恐障碍女性患者为例。治疗师首先向患者介绍惊恐模型（图 13-3），并要求其记录惊恐发作情况，包括每次惊恐发作的细节：在哪里发生、发作期间出现了什么症状，以及她如何应对焦虑。在治疗过程中，患者将学习如何识别增加焦虑的"重点"想法。例如，如果她在购物中心的惊恐发作开始于胸痛，她可能会产生"我可能心脏病发作了"这种引发焦虑的想法。患者将通过寻找支持和反对证据的方法来学习如何挑战她对心脏病发作的担心。暴露治疗也将用于该患者；惊恐障碍的暴露治疗通常包括重现惊恐症状的练习（即内在感觉暴露）。最常用于重构此类症状的技术是过度换气，因为这种现象在惊恐发作中很常见。当过度换气作为暴露治疗的一种技术手段时，患者和治疗师一起进行短暂的过度换气，同时患者将被告知生理症状将自行消退。接下来，患者将被要求列出一个不同等级的列表，标明她因焦虑而回避的情况。在治疗过程中，患者会逐渐面对这些引发焦虑的情况，并认识到如果她在这种情况下待得足够久，焦虑就会消失。

CBT 对成人焦虑障碍是有效且被广泛接受的，并且越来越多的证据表明基于互联网提供的 CBT 可能与面对面 CBT 一样有效（Carlbring et al. 2018），特别是当治疗师可以通过网络或电话提供支持时。基于互联网的 CBT 具有很好的成本效益，特别是考虑到患者和治疗师通过相对短期的（如 10 ～ 20 周）时间和精力投入通常会带来长期的（如数月、数年或数十年）治疗效果。团体 CBT 也广泛用于焦虑障碍的治疗，部分原因是为了降低成本，同时也是为了使组内患者能够获得内在暴露的机会。一些证据表明，团体 CBT 在一定程度上削弱了这种模式的疗效，但由于实际原因，团体 CBT 仍然很受欢迎。即使不是最大的获益，但大多数患者会从团体 CBT 中得到一定改善；如果改善不足，可以考虑后续进行更多的个体 CBT。

其他形式的心理治疗

虽然其他多种形式的心理治疗不如 CBT 成熟，但可以考虑应用于焦虑障碍的治疗，或者也可以在将来有更多的研究证实它们的有效性后加以考虑。精神动力学心理治疗尽管很少在随机对照试验中进行研究，但对于惊恐障碍患者可能是一种合理的治疗选择（Busch and Milrod 2009）。所谓第三波心理治疗，如接纳和承诺治疗、基于正念的减压治疗，以及其他各种针对情绪调节的治疗都需要进一步研究，也很可能成为我们未来的选择。尽管旨在纠正焦虑障碍患者特定认知（注意或解释）偏差的干预措施在随机对照试验中显示出了前景，但 meta 分析对这些干预措施的疗效提出质疑（Cristea et al. 2016）。目前尚不能完全将这些新颖的治疗（包括对精神动力学心理治疗的改良）推荐作为焦虑障碍的一线治疗方法，不过这种情况可能在未来几年内会发生改变。尽管 CBT 在焦虑障碍中是有效的，且可接受性很高，但新治疗仍有很大的发展空间，以满足对标准治疗无应答的患者的需求和偏好。

药物治疗

对许多焦虑障碍患者而言，药物治疗是一个很好的选择，既可以与 CBT 相结合，也可以作为一种独立的治疗方法（Stein and Craske 2017）。然而，在后一种情况下，临床医生在开具药物治疗处方时，应要求患者阅读相关的患教信息，其中许多信息可以通过互联网以低价或免费的方式获得。无偏倚的高质量资料可从美国国立卫生研究院（www.nih.gov）、美国焦虑和抑郁协会（www.adaa.org）和 UpToDate（www.uptodate.com；有专门为消费者编写的免费医学材料）等渠道获得。焦虑障碍患者在接受治疗时，往往认为自己独自面对症状和遭受痛苦（尽管随着互联网信息的普及，这种隔离的情况越来越少见）。为患者提供描述其症状的信息材料，以适当的深度和复杂程度讨论疾病的理论基础，并简述可用的治疗方案，这可能是临床医生最重要的治疗干预方式。在某些情况下，这种心理教育带来的理解和安慰足以减少某些令人不安的症状（如自发的惊恐发作）和代价高昂、导致功能丧失的行为（如频繁去急诊室）。虽然心理教育带来的这种改善并非常态，而且大多数患者仍需要特定的治疗干预，但提供宣教信息至少可以确保当患者寻求专业治疗时，他们可以成为更知情、更有自主权的参与者。

为焦虑障碍患者提供药物治疗的另一个关键因素是给予暴露治疗。暴露治疗指导和实践是 CBT 的一个关键组成部分，它们可以很容易地纳入焦虑障碍日常的药物治疗中。应告知患者，虽然抗焦虑药物旨在减少他们的自发和预期焦虑，但开始面对既往让他们感到恐惧的情境也很重要，目的是让他们认识到这些情境是可以应对的。一些患者可以接受这些建议并开展自我暴露实践，而另一些患者可以从更明确的指导和建议中获益。

FDA 和其他国家的监管机构批准了几种用于治疗特定焦虑障碍的药物。尽管遵循 FDA 批准的适应证意味着有一定程度的证据支持该药物用于治疗这些疾病，但任何有执照和处方权的医生都可以选择适应证外的药物。制药公司会在很大程度上基于经济方面的考量，决定对哪些药物进行必要（且成本高昂）的临床试验以获得特定的适应证，这导致一些有效的抗焦虑药物可能未获得 FDA 的批准。因此，了解此种情况的临床医生可以考虑使用任何已上市的药物，但这些药物的疗效和安全性应具有可靠的、经同行评审后发表的证据作为支持。

对于焦虑障碍而言（特定恐怖症除外，见本章"苯二氮䓬类药物"），具有最佳疗效和（当正确使用时）安全性证据的药物类别是抗抑郁药和苯二氮䓬类抗焦虑药。抗抑郁药包括 SSRI、5- 羟色胺-去甲肾上腺素再摄取抑制剂（SNRI）、三环类抗抑郁药（TCA）和单胺氧化酶抑制剂（MAOI）。一些非苯二氮䓬类抗焦虑药（如丁螺环酮、普瑞巴林）和非典型抗精神病药（用于难治性焦虑）也有一定的作用。这些药物治疗在第 29 章"精神药理学"中有更详细的讨论，本章对其疗效进行概述。

SSRI 和 SNRI

目前，在美国有 6 种不同的 SSRI 可用于临床：氟西汀、舍曲林、帕罗西汀（速释和控释剂型）、氟伏沙明、西酞普兰和艾司西酞普兰。虽然个别 SSRI 对特定的焦虑障碍有不同的 FDA 适应证，但临床医生倾向于将所有 SSRI 视为具有同等的疗效，并且没有相反的证据。作为一类药物，SSRI 因其整体疗效、安全性和耐受性被认为是治疗各种焦虑障碍的一线药物。

目前，在美国有 4 种 SNRI 可用于临床：文拉法辛 ER（缓释剂）、去甲文拉法辛、度洛西汀和米那普仑。几乎所有关于 SNRI 治疗焦虑障碍的研究都是关于文拉法辛 ER（缓释剂）或度洛西汀，这两种药物均可以被视为焦虑障碍的一线或二线治疗用药，但一些专家会将其作为二线治疗用药，因为这些药物治疗焦虑障碍的研究比较有限。

专家通常建议焦虑障碍患者从最低有效剂量开始尝试使用 SSRI，特别是对于关注和害怕生理反应的惊恐障碍患者，他们往往对药物的不良反应很敏感。随后剂量可逐渐增加，每周或每两周增量一次，直至达到治疗剂量，药物起效时间与 MDD 治疗相似，即需要 4 ~ 6 周才能看到有临床意义的应答（有可能更早），而达到最佳疗效的时间则长达 12 ~ 16 周。有一种误解，即焦虑障碍患者服用的抗抑郁药剂量低于治疗抑郁障碍所需剂量。但情况并非如此，事实上，用于治疗焦虑障碍的药物平均剂量与治疗抑郁障碍的剂量相同甚至更高。当然，许多出现焦虑症状的患者也患有 MDD，因此必须使用足量的抗抑郁药。然而，对于有共病或其他疾病的焦虑障碍患者，临床医生可能需要多花 1 ~ 2 周的时间来达到目标剂量。

目前还没有证据表明对某种 SSRI 无应答的焦虑障碍患者会对某种 SNRI 有应答。因此，下一步应是尝试另一种不同的 SSRI 或换用一种 SNRI。对于那些对 SSRI 或 SNRI 有部分应答的患者，可考虑使用苯二氮䓬类药物或其他抗焦虑药物进行辅助治疗。对于一些较新的抗抑郁药（如伏硫西汀、维拉唑酮），目前没有足够的证据显示它们可用于治疗焦虑障碍（Schneier et al. 2017；Stein and Sareen 2015）。

TCA 和 MAOI

在 SSRI 出现之前，TCA 被广泛应用于治疗焦虑障碍。由于 TCA 的耐受性不如 SSRI 或 SNRI，因此目前很少用于治疗焦虑障碍。MAOI 的情况也是如此，其不良反应和对特殊饮食的要求限制了它们的使用。然而，一些专家认为，MAOI 可能对其他治疗没有应答的患者有效，而且在治疗社交焦虑障碍方面可能尤为有效。

苯二氮䓬类药物

苯二氮䓬类药物是抗焦虑药中耐受性最好的药物之一，且非常有效。它们对焦虑障碍有广泛的疗效，包括特定恐怖症。苯二氮䓬类药物可作为治疗焦虑障碍的一线药物，但最好作为抗抑郁药疗效无效时的增效或替代治疗（Pollack et al. 2014）。尽管如此，苯二氮䓬类药物也有一些滥用倾向，因此处方时需要谨慎，对于既往有酗酒或任何其他物质滥用史的患者，可能不应处方（或需要非常小心和高度监督）。

苯二氮䓬类药物对于可预测的、仅限于特定情况的焦虑（如特定恐怖症中的飞行恐怖症；社交焦虑障碍中的公开演讲或其他表演焦虑）是最有效的药物治疗方法，对于这些焦虑，可以根据需要处方。不建议为不可预测的焦虑（如惊恐障碍）按需开具苯二氮䓬类药物，因为患者无法预测何时需要使用它们。除根据需要用于偶尔复发、可预测的特定恐怖症外，苯二氮䓬类药物应定期服用，即根据特定药物的药代动力学，每天服用 1 ~ 4 次。

非苯二氮䓬类抗焦虑药

丁螺环酮是一种非苯二氮䓬类抗焦虑药，其疗效仅限于治疗 GAD（Stein and Sareen 2015）。加巴喷丁和普瑞巴林在治疗焦虑障碍方面的疗效证据有限，尽管它们有时被用作苯二氮䓬类药物的替代品，但更多的是作为抗抑郁药的增效治疗药物。

非典型抗精神病药

有一些（目前非常有限的）证据表明，非典型抗精神病药物（如喹硫平、利培酮）单药或作为抗抑郁药的增效治疗，对难治性焦虑障碍可能有效（Craske and Stein 2016）。

认知行为治疗与药物治疗联合

虽然证据有限，但一些研究表明，CBT 和药物联合治疗焦虑障碍优于单独使用，特别是在儿童中（Wang et al. 2017）。然而，无论是药物治疗还是 CBT，其有效性都很高，临床医生可以首先根据患者的偏好选择其中一种。针对那些对适当治疗方案应答较差的患者，可以在随后的治疗中增加另一种治疗方法。

总结

焦虑障碍是一种非常普遍的、经常导致功能丧失的疾病，通常从儿童时期开始，一直持续到成年。焦虑障碍通常对药物和（或）CBT 治疗非常敏感。

临床要点

- 焦虑障碍非常常见。
- 在临床实践中，焦虑障碍常与重性抑郁障碍共病。
- 焦虑障碍与自杀风险增加有关；因此，临床医生不能忽略询问焦虑障碍患者的自杀情况。
- 抗抑郁药是大多数焦虑障碍首选的药物治疗方法。苯二氮䓬类药物应为二线治疗方案，尽管它们通常是安全和有效的，但必须根据具体情况考虑其风险。
- 针对每种焦虑障碍都有有效的认知行为治疗，并且还有一些新的认知行为治疗形式可用于多种焦虑障碍。

参考文献

扫码见参考文献

第 14 章

强迫症及相关障碍

Darin D. Dougherty，Sabine Wilhelm，Michael A. Jenike

赵靖平　沈屹东　译　王育梅　审校

在 DSM-Ⅳ（American Psychiatric Association 1994）和 DSM-Ⅳ-TR（American Psychiatric Association 2000）中，强迫症（OCD）被描述为一种焦虑障碍。DSM-5（American Psychiatric Association 2013）将 OCD 连同之前归类于其他章节的相关疾病（如躯体变形障碍、未分类的冲动-控制障碍）纳入"强迫及相关障碍"的新章节中。此外，"强迫及相关障碍"章节中还增加了新的精神障碍，目前包括 OCD、躯体变形障碍、囤积障碍、拔毛癖（拔毛障碍）、抓痕（皮肤搔抓）障碍、物质/药物所致的强迫及相关障碍和由于其他躯体疾病所致的强迫及相关障碍。本章的目的是回顾 DSM-5 的"强迫及相关障碍"章节以及该分类中所包含的疾病。

强迫症

诊断

OCD 的临床特征是存在强迫思维和（或）强迫行为。强迫思维（obsessions）是不必要的重复想法，通常涉及伤害和危险的主题。OCD 的早期研究表明，常见的强迫思维包括害怕被污染、病理性怀疑、暴力和（或）性侵犯想法、关注是否对称和宗教相关的顾虑（表 14-1）。相比之下，强迫行为（compulsions）被认为是一种重复的行为，是患者对与强迫思维内容相关的痛苦做出的反应。常见的强迫行为包括过度清洁（如洗手）、检查、排序、重新排列、计数、重复动作和心理仪式（表 14-1）。DSM-5 要求诊断 OCD 必需满足个体具有强迫思维或强迫行为的标准（标准 A）。然而，大多数 OCD 患者同时具有强迫思维和强迫行为。为满足 OCD 的诊断标准，强迫思维或强迫行为必须是耗时的（如每天消耗超过 1 h），或造成临床上显著的痛苦，或导致社交、职业或其他重要功能方面的损害（标准 B）。此外，OCD 的症状不能归因于某种物质的生理效应或其他躯体疾病（标准 C），也无法用其他 DSM 分类的疾病症状更好地解释（标准 D）。DSM-5 包括关于自知力（良好或一般、较差或缺乏自知力/妄想信念）及有关 OCD 是否与抽动相关（即个体是否有慢性抽动障碍史）的标注。

鉴别诊断

OCD 的诊断取决于是否存在强迫思维和（或）强迫行为。虽然这似乎很简单，但鉴别诊断包括对抑郁障碍的反刍、精神病性妄想、与其他焦虑障碍相关的焦虑症状和重度强迫型人格障碍（OCPD）的鉴别。OCPD 是指一种僵化的、完美主义的人格类型。一般的经验是，OCPD 的行为模式倾向于表现为自我和

表 14-1　560 例强迫症患者临床样本中常见强迫思维和强迫行为的频率

强迫思维	%	强迫行为	%
污染	50	反复检查	61
病理性怀疑	42	洗涤	50
躯体不适	33	计数	36
要求对称	32	反复询问或坦白	34
攻击性	31	对称性和精确度	28
性行为	24	囤积行为	18
多重强迫思维	72	多重强迫行为	58

引自 Rasmussen SA，Eisen JL："Clinical and Epidemiologic Findings of Significance to Neuropharmacologic Trials of OCD." Psychopharmacology Bulletin 24：466-470，1988.

谐的（ego-syntonic），而 OCD 的强迫思维和强迫行为表现出自我不协调（ego-dystonic）。虽然名称很相似，但 OCPD 显然是一种与 OCD 不同的疾病，用于 OCD 的治疗方法对 OCPD 无效。

OCD 与其他精神障碍共病很常见。流行病学共病（ECA）研究发现，2/3 的 OCD 患者在其一生中至少符合 1 种其他精神疾病的标准（Karno et al. 1988）。最常见的共病精神障碍诊断是重性抑郁障碍。OCD 患者中有 1/3 目前正在经历重性抑郁发作，2/3 在他们的一生中将会经历重性抑郁发作。其他通常与 OCD 共病的精神疾病还有焦虑障碍、进食障碍和物质使用障碍。

临床病程

OCD 的平均发病年龄为 21 岁，存在性别差异（男性 19 岁，女性 22 岁；Rasmussen and Eisen 1992）。然而，早期发病并不罕见，21% 的患者在青春期之前就有症状。虽然也可能在生命的其他时期发病，但晚发性 OCD 相对罕见。因此，对于老年人，首次出现 OCD 样症状需要进行医学检查，以确定可能的神经系统病因。

OCD 的临床病程通常是终生的，且症状存在波动。少数 OCD 患者可能经历阶段性或发作性病程，并有完全或部分缓解期。女性在妊娠期间和分娩后会存在症状加重或新发症状的特殊风险。一项研究发现，57% 患有产后抑郁症的女性出现过强迫性思维（Wisner et al. 1999）。

流行病学

尽管 OCD 一度被认为是一种罕见疾病，但 ECA 研究中来自美国家庭的大样本数据表明，OCD 的终生患病率为 1.9%～3.3%（Goodman 1999）。来自世界其他国家的流行病学研究也普遍发现，OCD 的终生患病率与此大致相当。与 OCD 相关的残疾非常严重，世界卫生组织将 OCD 列为最可能致残的 10 种疾病之一（Murray and Lopez 1996）。

病因学

精神动力学理论

弗洛伊德（1973）假设，强迫思维是对无意识冲动的防御性反应，特别是针对性冲动和攻击冲动。它是患者用来掩饰和（或）控制这些冲动的一种方式。尽管精神动力学治疗可能有助于揭示强迫思维的起源，但几乎没有证据表明此治疗会改变 OCD 症状。

遗传学

一项对双生子研究的综述发现，OCD 与遗传因素密切相关。其中，同卵双生子的同病率为 80%～87%，异卵双生子则为 47%～50%（van Grootheest et al. 2005）。OCD 也倾向于在家族中流行，一项对 1209 名 OCD 先证者的一级亲属进行的研究发现，相较于对照受试者（2.0%），先证者亲属罹患 OCD 的风险明显增加（8.2%）（Hettema et al. 2001）。候选基因研究发现了许多可能与 OCD 相关的基因，其中包括很多与 5- 羟色胺、多巴胺和谷氨酸相关的基因（Pauls et al. 2014），但仍需要更大规模的研究来证实这些初步发现。

神经解剖学

对神经影像学研究中获得的所有信息进行全面的回顾超出了本章范畴，但此处仍对涉及 OCD 病理生理学的神经环路进行概述。大脑中平行的皮质-纹状体-丘脑-皮质（CSTC）环路执行着不同的功能，从眼球运动功能到认知和情感功能。腹侧认知环路是 CSTC 环路之一，包括眶额皮质、尾状核和背内侧丘脑。许多 OCD 的功能神经影像学研究发现，该环路的所有节点都存在功能异常。相较健康对照组，OCD 患者的这些脑区在静息态过度活跃，在 OCD 症状发作期间伴随活动增强，随成功治疗而活动减弱（Dougherty et al. 2010）。

治疗

认知行为治疗

自 20 世纪 60 年代以来，暴露与反应预防治疗（ERP）这一特定类型的行为治疗一直被用于治疗 OCD，并被逐渐改进。患者首先暴露于会触发产生特定 OCD 症状的刺激。对于那些有污染恐惧的患者而言，可能是触摸他们认为被污染的门把手或水龙头。然后让患者克制自己对刺激惯有的反应（如此刻感受被污染的患者在接触到污染的刺激后避免洗手）。最初患者会出现明显的焦虑，并需要很长时间才能缓解这种焦虑。随着患者重复进行 ERP 训练，这种焦虑的幅度和减轻焦虑所需的时间将会逐渐减少，直到患者对刺激习惯为止。

ERP 是 OCD 的高效治疗方法，被认为是治疗该障碍的一线治疗方法。虽然已发表了许多 ERP 治疗 OCD 的临床试验，但 meta 分析提供了 ERP 相关应答率的最佳综合评价。Foa 和 Kozak（1996）将"应答"定义为 OCD 症状改善 30% 及以上，他们发现在 10 余项 ERP 的研究中应答率为 76%～83%。虽然 OCD

的药物治疗将在本章后面进行总结，但值得注意的是，少数将 ERP 与药物治疗进行比较的研究（Foa et al. 2005）已发现 ERP 优于药物治疗。此外，一些研究表明，联合 ERP 和药物治疗可降低 OCD 患者停药后的复发率。

认知治疗（CT）是一种寻求识别和修正适应不良信念的心理治疗（Wilhelm et al. 2009）。OCD 心理治疗的 meta 分析（Öst et al. 2015；Rosa-Alcázar et al. 2008）发现，CT 和 ERP 的效应量估计值相似。在临床实践中，认知和行为治疗往往联合使用，Öst 等（2015）进行的一项 meta 分析发现，认知行为治疗（CBT）在与等候观察（wait-list condition）、安慰剂和抗抑郁药物进行比较时表现良好。

药物治疗

5- 羟色胺再摄取抑制剂（SRI）是 OCD 的一线治疗药物（Bandelow et al. 2008）。SRI 包括所有选择性 5- 羟色胺再摄取抑制剂（SSRI）以及氯米帕明。meta 分析显示，40% ～ 60% 的 OCD 患者在接受 SRI 治疗后对其有应答（定义为 OCD 症状至少减少 25% ～ 35%）（Greist et al. 1995）。但 meta 分析以及少数头对头研究均未能证明任何一种 SRI 的疗效优于其他 SRI。在使用 SRI 治疗 OCD 时，应使用较高的剂量（氯米帕明最高 250 mg/d、氟西汀 80 mg/d、帕罗西汀 60 mg/d、氟伏沙明 300 mg/d、舍曲林 200 mg/d、西酞普兰 40 mg/d、艾司西酞普兰 30 mg/d），因为高剂量治疗的应答率高于低剂量。此外，重要的是，临床医生和患者都必须意识到治疗可能需要在 8 ～ 12 周后才会起效。

治疗 OCD 的其他单药治疗通常包括影响 5- 羟色胺能系统的其他类型的抗抑郁药。虽然有关这些药物的数据非常有限，但有一些证据支持使用 SNRI，可能还可以使用 MAOI（Dell'Osso et al. 2006）。目前尚无支持使用多巴胺能抗抑郁药（如安非他酮）治疗 OCD 的证据，此外，来自临床试验强有力的证据表明，除氯米帕明外，其他 TCA 对 OCD 的治疗无效。

长期以来，数据支持使用多巴胺能拮抗剂增强 SRI 在治疗 OCD 中的作用。尽管最初的研究（不可避免的）仅包括典型抗精神病药，但自非典型抗精神病药问世以来，这些研究也支持其作为 SRI 的增效剂。由于锥体外系不良反应程度较低，目前大多数临床医生使用非典型抗精神病药增效 SRI 来治疗 OCD。然而，非典型抗精神病药的代谢综合征发生率较高，在一定程度上抵消了锥体外系不良反应较少带来的益处，因此临床医生应谨慎使用这些药物，并了解其风险和获益。目前，尽管其他非典型抗精神病药也被普遍使用，但仅利培酮和阿立哌唑具有较强的证据

（Veale et al. 2014b）。增效治疗的剂量通常在中低范围（如利培酮 1 ～ 4 mg/d），治疗带来的应答通常在 1 ～ 4 周出现。

另一种治疗 OCD 的药理学方法包括影响谷氨酸能系统的药物。尽管美金刚、利鲁唑和 N- 乙酰半胱氨酸等药物的研究很有前景，仍需要进一步的探索（Pittenger et al. 2011）。

神经外科学

虽然超出了本章的范畴，但神经外科手术方法可能对难治性 OCD 患者是有效的。这类患者尽管使用了现有常规的治疗方法，但仍未得到改善。神经外科手术方法包括边缘系统消融术，如前扣带回切开术、前囊切开术、近尾状核束切开术和边缘白质切开术，以及在不同脑靶点放置电极的深部脑刺激（DBS）（参见第 30 章"脑刺激治疗"）。2009 年，FDA 批准靶向腹侧内囊 / 腹侧纹状体的 DBS 用于治疗难治性 OCD（Keen et al. 2017）。

预后

在各项研究中，OCD 在不同时期（尽管都是数年而非几个月）的完全缓解率为 6% ～ 43%，而这些研究报告中部分缓解率为 17% ～ 75%（Eisen et al. 2010）。既往开展最长的随访研究（平均随访期为 47 年）发现，48% 的患者报告临床痊愈（定义为至少 5 年无临床相关症状）。但只有 20% 的患者达到完全缓解（即至少 5 年内完全没有症状）（Skoog and Skoog 1999）。

躯体变形障碍

诊断

根据 DSM-5 标准，躯体变形障碍（BDD）的临床特征是患者具有一个或多个感知到的体貌上的缺陷或瑕疵的先占观念，而这些感受到的外貌瑕疵在他人看来是无法察觉或微不足道的（标准 A）。DSM-5 还要求诊断为 BDD 的个体在疾病发展过程中的某个时刻作为对其外貌的反应而出现重复行为（如反复照镜子、过度修饰外貌、搔抓皮肤、反复寻求安慰）或精神活动（如与别人的外貌对比）（标准 B）。虽然没有规定每日最少需要占用多少时间才能达到 BDD 的诊断，但是这种先占观念必须引起具有临床意义的痛苦或导致社交、职业或其他重要功能的损害（标准 C）。此外，外貌先占观念不能用符合进食障碍诊断标准的

个体对身体脂肪或体重的关注来更好地解释（标准D）。DSM-5 中包括了对自知力（良好或一般、较差、缺乏自知力 / 妄想信念）和是否伴肌肉变形（即认为自己的体型太小或肌肉不足）的标注。

诊断 BDD 需要有如上所述的感知到外貌缺陷的先占观念。患者认为他们看起来很丑陋、没有吸引力、不正常或畸形。感知到的缺陷可能涉及身体的任何部位。例如与别人进行比较、反复照镜子等行为是很常见的。很多 BDD 患者（不是绝大多数）试图用衣服、生发剂、化妆品等方式掩饰或伪装他们感知到的缺陷。许多患者会寻求皮肤科医生和（或）整形外科医生进行治疗。与 OCD 患者普遍具有良好的自知力不同的是，大多数 BDD 患者对其疾病的自知力较差。他们往往坚信自己感知到的缺陷是存在的，而非想象的。BDD 患者常有关系妄想，并认为别人因感知到的外貌丑陋而取笑或嘲弄自己。

肌肉变形障碍是一种几乎仅发生在男性中的 BDD 类型，患者具有体格太小或肌肉不足的先占观念（Phillips et al. 2010）。这些人实际上看起来很正常，甚至肌肉发达。他们大多数人会节食、过度锻炼或举重。他们滥用合成代谢类固醇的风险更高。代理性 BDD（BDD by proxy）是指患者专注于感知他人外貌上的缺陷，是 BDD 的一种形式。

鉴别诊断

在 BDD 的鉴别诊断中，最需要考虑的因素是个体对正常外貌的关注程度或实际存在明显可察觉的身体缺陷。关注明显（非轻微）的身体缺陷不应被诊断为 BDD。在进食障碍的情况下出现对体重的关注也应排除 BDD 诊断。此外，与重性抑郁障碍相关的自我价值感降低可能会体现在躯体上，而与精神疾病相关的妄想也可能集中于躯体外貌上。

BDD 共病其他精神障碍的现象很常见；重性抑郁障碍是最常见的共病诊断，终生患病率为 75%。约1/3 的 BDD 患者在一生中共病 OCD，近 40% 的患者在某个时间段会共患社交焦虑障碍。共病物质使用障碍也很常见。

临床病程

BDD 症状通常出现在青春期早期；女性与男性的比例从 1 : 1 至 3 : 2 不等（Phillips 2011）。其病程通常为慢性，并存在症状的波动。尽管报道了一些性别差异，但是男性和女性患者的临床表现通常相似（Perugi et al. 1997；Phillips and Diaz 1997；Phillips et al. 2006a）。

流行病学

流行病学研究中，BDD 的时点患病率为 0.7% 至2% ～ 4%（Phillips 2011）。BDD 在其他精神障碍患者中更为常见，其发生率在 OCD 患者中为 8% ～ 37%，社交焦虑障碍患者中为 11% ～ 13%，拔毛癖患者中为 26%，神经性厌食症患者中为 39%（Phillips 2011）。相较未患 BDD 的个体，BDD 患者更有可能报告存在与外貌相关的自杀意念和自杀企图（Buhlmann et al. 2010；Rief et al. 2006）。55% 的 BDD 患者未婚（Koran et al. 2008；Rief et al. 2006），20% 以上的患者失业（Rief et al. 2006）。

病因学

虽然在 DSM-Ⅳ 和 DSM-Ⅳ-TR 中，BDD 被归类为躯体形式障碍，但长期以来，BDD 被认为是一种 OCD 谱系障碍。OCD 与 BDD 在现象学、发病年龄、性别比和对 SRI 的治疗应答方面有着相似之处。然而，由于在 BDD 患者中开展的神经影像学研究还非常少，因此尚无法对这两种疾病进行比较。功能性磁共振成像研究显示，BDD 患者有与视觉处理相关的脑区异常，他们更关注视觉图像的细节，而非整体的视觉图像，这也许是 BDD 的病理生理学所特有的（Feusner et al. 2010，2011）。

治疗

在回顾 BDD 的 CBT 和药物治疗之前，需要注意的是，尽管许多 BDD 患者因其外貌缺陷而寻求手术和美容治疗，但 BDD 患者很少对这些治疗的效果感到满意。因此，不应鼓励 BDD 患者进行手术和美容治疗。

认知行为治疗

与 OCD 的治疗一样，ERP 是 BDD 的一线治疗方法。可根据个体的 BDD 症状而个性化地制定暴露与反应预防行为治疗。例如，暴露治疗可能需要进入社交环境，同时反应预防需要克制照镜子或过度打扮的行为。CBT 治疗 BDD 也经常涉及认知重构，其中错误的信念会被识别并成为目标。与 OCD 的治疗不同，BDD 的治疗通常包括镜像再训练，以解决 BDD 患者外貌特征上的歪曲感知（Wilhelm et al. 2013）。虽然有关 CBT 治疗 BDD 的研究少于 OCD，但现有研究（如 Veale et al. 2014a；Wilhelm et al. 2014）有力支持 CBT 治疗 BDD 的疗效。

药物治疗

目前尚无经 FDA 批准用于治疗 BDD 的药物。SRI 治疗 BDD 的研究最多，但研究数量仍相对较少。对于 BDD 的 SRI 治疗，目前已有 2 项对照试验（氯米帕明和氟西汀）和 4 项开放标签试验（包括氟伏沙明、西酞普兰和艾司西酞普兰）。对这些数据的意向性治疗分析表明，63% ~ 83% 的 BDD 患者对 SRI 治疗有应答（Phillips 2011）。与 OCD 的情况一样，通常需要使用较高剂量的 SRI，起效时间长达 12 ~ 16 周。此外，尽管在临床实践中通常使用抗精神病药增强 SRI 疗效，但目前仅 1 项对照试验报道了抗精神病药增强 SRI 治疗 BDD 的疗效（Phillips 2005）。该试验发现，匹莫齐特增效治疗并不比安慰剂更有效。

预后

针对 BDD 患者开展的一项大规模（*n* = 161）随访研究发现，尽管 84.2% 的受试者在 1 年期间接受心理治疗，但 1 年的完全缓解率仅为 9%，部分缓解率为 21%（Phillips et al. 2006b）。然而，据报道，在接受药物治疗和（或）心理治疗后，4 年的缓解率高达 60%（Phillips et al. 2005）。此外，在残疾方面，BDD 患者较抑郁障碍、糖尿病或新近心肌梗死患者的残疾程度更高（Phillips 2000）。

囤积障碍

诊断

在将囤积障碍作为一种独立的疾病纳入 DSM-5 之前，囤积障碍被认为是 OCD 的一种亚型。有关囤积障碍症状的病理生理学和治疗应答的证据表明（Mataix-Cols et al. 2010），囤积障碍的诊断分类独立于 OCD 诊断。在 DSM-5 中，囤积行为被定义为持续地难以丢弃或放弃物品，不管它们的实际价值如何（标准 A）。这种困难是由于感到积攒物品的需要和（或）与丢弃物品相关的痛苦（标准 B）。丢弃的困难导致大量物品堆积在生活区域或工作场所，以至这些区域无法继续再使用（标准 C）。DSM-5 允许标准 C 存在例外情况，即这些区域因为其他人的干预而保持整洁。虽然诊断不要求满足特定的时间或物品，但囤积障碍要求必须引起具有临床意义的痛苦或社交、职业及其他重要功能方面的损害（标准 D）。此外，囤积症状不能归因于另一种躯体疾病（标准 E），也不能用其他精神障碍的症状来更好地解释（标准 F）。

DSM-5 包括了对自知力水平（良好或一般、较差、缺乏自知力 / 妄想信念）和伴"过度收集"的标注。囤积障碍的诊断相对简单清晰，因为诊断依据于导致损害和（或）痛苦的囤积症状。

囤积障碍患者经常囤积他们认为有实用价值或情感价值的物品（有时还包括动物）。囤积障碍患者存在对丢失重要信息的担忧。如果面临需要丢弃物品的情况时，囤积障碍患者经常会经历巨大的痛苦。患者囤积的物品数量往往是惊人的，他们可能会把囤积的物品塞满整个家，这有时甚至会危及他们的安全。

鉴别诊断

一些遭遇过颅脑外伤的患者可能会表现出囤积行为（如腹内侧前额叶和前扣带皮质的损伤与囤积症状有关）。在这些情况下，囤积行为在脑损伤后才会出现。一些神经发育障碍如孤独症谱系障碍和 Prader-Willi 综合征，有时也会存在囤积行为。如果囤积症状是直接由 OCD 相关的强迫思维或强迫行为（害怕污染或伤害）导致的，那么就不应考虑囤积障碍诊断。此外，表现出囤积行为的个体通常会对囤积行为感到痛苦。一些患有其他精神障碍的患者也可能会表现出囤积行为，但实际上，他们的失能状态可能会使他们无法恰当地丢弃物品。

约有 75% 的囤积障碍患者共病心境障碍或焦虑障碍（Frost et al. 2011）。此外，20% 的囤积障碍患者共病 OCD（Frost et al. 2011）。

临床病程

虽然囤积障碍的发病年龄不像 OCD 和 BDD 那样明确，但一些研究表明，囤积障碍的症状在 11 ~ 15 岁开始出现，并逐渐恶化，直到影响个体的生活（Tolin et al. 2010）。一项针对囤积者的研究发现，60% 的被调查者在 12 岁前出现症状，而在 18 岁时这一比例达到 80%（Grisham et al. 2006）。与 OCD 不同的是，囤积障碍虽然也是慢性的，但很少会有症状波动，而且随时间推移变化也相对较小（Tolin et al. 2010）。

流行病学

虽然缺少关于美国囤积症状患病率的流行病学数据，但社区调查估计，临床上明显的囤积症状的时点患病率为 2% ~ 6%（Samuels et al. 2008）。两项研究（Iervolino et al. 2009；Samuels et al. 2008）发现男性的患病率高于女性，而另一项研究（Mueller et al.

2009）发现，不同性别之间的患病率没有差异。

病因学

在 DSM-5 之前，囤积障碍一直被认为是 OCD 的一种亚型。然而，当对 OCD 不同的症状因素进行研究后发现，囤积障碍明显不同于 OCD 其他症状（Bloch et al. 2008；Mataix-Cols et al. 2010）。此外，多项神经影像学研究显示，OCD 和囤积障碍的病理生理机制存在差异（Mataix-Cols et al. 2004；Saxena et al. 2001；Tolin et al. 2009）。囤积障碍似乎确实存在遗传因素。约 50% 的囤积障碍患者报告其一级亲属存在囤积行为；双生子研究表明，囤积障碍约 50% 的变异度可归因于遗传因素。

治疗

治疗囤积障碍最困难之处在于说服患者接受治疗。尽管他们的囤积行为经常会给周围人带来巨大的痛苦，但患者本人可能并不认为这些行为令人痛苦。囤积障碍的一线治疗方法是行为治疗，重点是将囤积的物品从环境中清除（增加流出），并提供技能以减少未来的囤积（减少流入）（Frost and Tolin 2008）。一些数据表明，CBT（如增加动机性访谈）可能是治疗囤积行为的一种更有效的方法（Steketee et al. 2010）。由于囤积障碍直到近期才被认为是一种与 OCD 不同的疾病，目前几乎没有关于囤积障碍药物治疗的数据。总的来说，在治疗 OCD 的药理学试验中，囤积对 SRI 的应答似乎弱于其他 OCD 谱系障碍（Bloch et al. 2014；Mataix-Cols et al. 1999）。

预后

大多数研究发现，囤积障碍的症状是长期且稳定的。参加行为治疗的囤积障碍患者对治疗的应答水平比 OCD 患者更低（Abramowitz et al. 2003；Mataix-Cols et al. 2002）。这种较低的应答部分是由于患者参与治疗的动机较差或较多的患者中途退出治疗。一些数据表明，对于囤积症状，CBT 较单独的行为治疗效果更好。由于在 DSM-5 之前囤积一直被认为是 OCD 的一种亚型，而不是一种独立的障碍，所以目前几乎没有关于囤积行为的药物治疗的预后数据。

拔毛癖（拔毛障碍）

诊断

在 DSM-IV 和 DSM-IV-TR 中，拔毛障碍（hair-pulling disorder）被称为拔毛癖（trichotillomania）。虽然在 DSM-5 中保留了"拔毛癖"这一术语，但在该疾病名称后面又加上了"拔毛障碍"一词作为补充说明。此外，DSM-5 删除了在 DSM-IV 和 DSM-IV-TR 中要求患者在拔毛前出现紧张感，拔毛后产生满足感这一诊断条目，因为很明显大多数患者在拔毛前后并没有经历这种情绪状态。在 DSM-5 中，拔毛障碍的核心诊断标准是"反复拔除自己的毛发而导致脱发"（标准 A）。此外，患者必须反复试图减少或停止拔除毛发（标准 B）。对于拔毛发时间或脱发程度没有最低明确规定，但拔毛发必须导致患者产生具有临床意义的痛苦，或引起社交、职业及其他重要功能方面的损害（标准 C）。此外，拔毛发或脱发不能归因于其他躯体疾病（标准 D），也不能由另一种精神障碍的症状来更好地解释（标准 E）。

拔毛障碍患者可能会被吸引去拔除有特殊特征（如"粗糙的"或"扭曲的"）的毛发。他们可能从身体的任何部位拉扯毛发，包括头皮、眉毛、睫毛、手臂、腿部和阴部（表 14-2；Christenson et al. 1991a）。大多数拔毛障碍患者会从多个部位拔毛发（表 14-2）。有些患者报告说在感到痛苦的时候会出现拔毛发行为，有些则在放松的时候出现；而大多数患者在这两种情况下都会出现拔毛发行为。尽管患者不一定会在镜子前拔毛发，但多数患者存在照镜子的行为。有些

表 14-2　60 例慢性拔毛癖患者拔毛行为的现象学研究

	患者百分比（%）
在特定的部位拔毛发	
● 头皮	75
● 睫毛	53
● 眉毛	42
● 阴毛	17
● 胡子和脸	10
● 手臂	10
● 腿部	7
拔毛部位的数量	
● 1 个	38
● 2 个或更多	62
● 3 个或更多	33
● 4 个或更多	10

引自 Christenson et al. 1991a.

患者会使用工具（如镊子）代替手指去拔除毛发。还有一些拔毛障碍患者在拔毛发后会吃掉毛发，导致在胃肠道形成毛石的风险，从而需要手术干预。患者常对他们的脱发和失控行为感到羞愧，以戴帽子、围巾或长衣服等方式来掩盖那些没有毛发的区域。

鉴别诊断

在鉴别诊断中，最重要的是避免将因躯体疾病导致的脱发错误地归因于拔毛障碍。OCD 或 BDD 也可能表现出与拔毛障碍一致的症状。例如，患者可能会因为他们觉得毛发被污染了（OCD）或者因为他们认为毛发是一种身体缺陷（BDD）而拔自己的毛发。如果是这种情况，则不应诊断为拔毛障碍。在这些情况下也很难确定患者是患有拔毛障碍，而不是 OCD 或 BDD，或者共病有 OCD 或 BDD。此外，精神病患者也可能会因为幻觉或妄想症状而出现拔毛行为，此时拔毛障碍的诊断也不适用。

拔毛障碍最常见的精神障碍共病是重性抑郁障碍和皮肤搔抓障碍（Stein et al. 2008；Woods et al. 2006a）。

临床病程

拔毛障碍经常发病于青春期，但也可能在青春期之前或之后开始（Mansueto et al. 1997）。一些研究发现，如果这种拔毛行为开始于童年期，拔毛行为持续时间可能很短，不需要治疗。然而，如果拔毛症状持续时间较长的话，通常病程是慢性的，症状会出现波动（Keuthen et al. 2001）。此外，女性患者有时会在月经前或月经期间出现症状恶化的情况，这一特征可能有助于解释女性高患病率的特点。

流行病学

一项对社区和大学生样本的研究报道，拔毛障碍的 12 个月患病率为 0.6%（Christenson et al. 1991b；Duke et al. 2009）。大多数研究发现，女性比男性更易患拔毛障碍，一些研究估计 93% 的患者是女性（Christenson et al. 1991a）。

病因学

拔毛行为在 OCD 患者及其一级亲属中更为常见（Bienvenu et al. 2000，2012），遗传学研究表明，拔毛障碍具有遗传易感性（Novak et al. 2009；Stein et al. 2010）。与健康对照及 OCD 患者相比，拔毛障碍患者在停止信号任务（stop-signal task）和 Go/No-Go 等任务中抑制运动行为能力受损（Bohne et al. 2008；Chamberlain et al. 2006）。此外，目前针对拔毛障碍的神经影像学研究较少，所以还无法与 OCD 及其他相关疾病进行比较。

治疗

在寻求治疗之前，许多患者会自己尝试停止拔毛行为，通常使用一些屏障阻隔的方法，如遮住毛发所在的部位或者遮住手指，使其无法拔毛发。目前尚不清楚这种方法是否有用，因为如果成功的话，患者就不会来接受治疗了。患者一旦开始接受治疗，拔毛障碍的治疗方法可包括行为治疗、药物治疗或两者联用。治疗拔毛障碍公认的行为治疗是习惯逆转治疗（habit-reversal therapy）（Azrin et al. 1980）。这种治疗有如下几个组成部分，包括自我监督、意识训练、刺激控制和竞争反应训练。3 项随机、平行对照研究表明，习惯逆转治疗的疗效优于安慰剂（Ninan et al. 2000；van Minnen et al. 2003；Woods et al. 2006b），这为该治疗作为拔毛障碍的一线治疗方法提供了强有力的证据。SRI 治疗研究显示其效果不一，meta 分析显示暂无证据表明与安慰剂相比，SRI 治疗有改善（Bloch et al. 2007）。但抗精神病药（包括作为 SRI 增效治疗或单药治疗）的初步研究结果令人鼓舞（Grant 2015）。在成年拔毛障碍患者中进行的对照试验表明，纳曲酮（Christenson et al. 1994）和 N- 乙酰半胱氨酸（Grant et al. 2009）的疗效优于安慰剂，但在儿童和青少年中进行的一项对照试验未能证明 N-乙酰半胱氨酸的有效性（Bloch et al. 2013）。

预后

一项早期的随访研究发现，在 22 个月的随访中，完成习惯逆转治疗的患者拔毛行为与治疗前相比减少了 87%（Azrin et al. 1980）。一项研究发现，在为期 2.5 年的随访期内，尽管患者在自尊方面有显著恶化，但拔毛行为的严重程度并没有显著加重（Keuthen et al. 2001）。

抓痕（皮肤搔抓）障碍

定义

抓痕障碍的诊断特征（Wilhelm et al. 1999）与拔毛障碍相同，只是身体进行的重复行为是搔抓皮肤而不是拔除毛发。在 DSM-5 中，抓痕障碍的核心诊断标准是"反复搔抓皮肤，导致皮肤病变"（标准 A）。此外，患者必须反复尝试减少或停止搔抓皮肤行为（标准 B）。搔抓皮肤引起患者具有临床意义的痛苦，或导致社交、职业及其他重要功能方面的损害（标准 C）。此外，搔抓皮肤不能归因于某种物质的生理效应或其他躯体疾病（标准 D），也不能用另一种精神障碍症状更好地解释（标准 E）。

患者可能会搔抓身体任何部位的皮肤，其中最常见的部位是面部、手臂和双手。有些患者会选择搔抓健康的皮肤；有些患者会选择搔抓破损的或其感知到不完美的皮肤。一旦搔抓导致结痂，结痂的皮肤就会成为一个反复被搔抓的目标。大部分抓痕障碍患者会使用指甲作为搔抓工具，但和拔毛障碍一样，有些患者也会使用镊子或刀作为工具。有些患者可能会摩擦、挤压或者咬他们的皮肤，有些患者则会吞咽抠剥下来的皮肤。大多数抓痕障碍患者会在镜子前搔抓皮肤。正如拔毛障碍一样，搔抓导致皮肤破损以及无法克制自己停止搔抓行为都会让患者感到羞愧。此外，患有抓痕障碍的患者经常试图用衣服或化妆品来掩盖他们搔抓的皮肤部位。

鉴别诊断

许多 BDD 患者会通过搔抓皮肤试图改善他们的外貌。皮肤搔抓行为也可能发生在一些患有原发性精神疾病（如寄生虫病、蚁走感）的个体中，或者由某些物质（如可卡因）导致；此时，抓痕障碍的诊断则不再适用。

临床病程

与拔毛障碍相似，抓痕障碍通常发生在青春期前后。慢性病程，病情起伏不定。

流行病学

关于抓痕障碍患病率的研究较少，现有的研究表明，其终生患病率为 2.0% ～ 5.4%，女性比男性更常见（Grant and Odlaug 2009）。

病因学

皮肤搔抓行为在 OCD 患者及其一级亲属中更为常见（Bienvenu et al. 2000, 2012），有证据表明抓痕障碍存在家族性传播（Bienvenu et al. 2009；Grant and Odlaug 2009）。

治疗

抓痕障碍的行为治疗与拔毛障碍相同（基于习惯逆转治疗）。仅有一项有关皮肤搔抓进行习惯逆转治疗的随机试验发现，其疗效优于对照组（Teng et al. 2006）。迄今为止，已发表四项有关皮肤搔抓药物治疗的双盲安慰剂对照研究。在一项使用氟西汀与安慰剂对照试验中，氟西汀组 80% 的患者被判定为对治疗有应答（以临床总体印象量表—改善量表评估），而安慰剂组仅为 27.3%（Simeon et al. 1997）。另一项试验证明了 N- 乙酰半胱氨酸的疗效（Grant et al. 2016）；但另外 2 项试验未能证实西酞普兰（Arbabi et al. 2008）和拉莫三嗪（Grant et al. 2010）的疗效。

预后

目前尚无已发表的关于抓痕障碍患者的长期随访研究。然而，考虑到抓痕障碍与其他聚焦于躯体的重复性行为障碍（如拔毛障碍）的密切相关，我们可以假定抓痕障碍和拔毛障碍的预后相似。

物质 / 药物所致的强迫及相关障碍

DSM-5 诊断中物质 / 药物所致的强迫及相关障碍（substance/medication-induced obsessive-compulsive and related disorder）被定义为存在强迫及相关障碍的特征性症状（标准 A）。必须有证据表明，这些症状是在接触能够产生这种症状的物质（如某种滥用物质、药物、毒素）期间或不久后出现的（标准 B）。此外，不能用非物质 / 药物所致的强迫及相关障碍来更好地解释这些症状（标准 C）；不能仅发生在谵妄期间（标准 D）；必须引起患者具有临床意义的痛苦，或导致社交、职业及其他重要功能方面的损害（标准 E）。

显然，首先必须确定患者是否接触过某种物质。下一步是将症状的出现与该物质的接触或戒断联系起来。一旦停止接触这种物质，症状通常会随着时间的推移而消失。最常报告的可能引起强迫及相关症状的物质（表 14-3）为安非他明、可卡因和兴奋剂。重金

表 14-3　可能导致强迫症状的物质

- 安非他明
- 可卡因
- 左旋多巴
- 其他兴奋剂 / 多巴胺受体激动剂
- 重金属
- 非典型抗精神病药

属也被报道会导致强迫及相关症状。此外，非典型抗精神病药作为单一药物使用时，可导致 OCD 症状的出现或加重原有 OCD 症状。

由于其他躯体疾病所致的强迫及相关障碍

DSM-5 诊断由其他躯体疾病所致的强迫症及相关障碍被定义为：存在强迫及相关障碍的特征性症状（标准 A），并被判定是另一种躯体疾病的直接病理生理结果（标准 B），如脑血管意外（表 14-4）。这些症状不能用其他精神障碍来更好地解释（标准 C）；不能仅发生在谵妄期间（标准 D）；必须引起患者具有临床意义的痛苦，或导致社交、职业及其他重要功能方面的损害（标准 E）。

做出该诊断的最重要一步是在时间上将强迫及相关症状的发生与疾病的发生联系起来。据报道，强迫及相关症状可能出现在病毒性和细菌性脑炎之后。此外，有大量的关于链球菌感染后出现强迫及相关症状的报告，其中定义了一种综合征称为小儿急性发作神经精神综合征（PANS）。对于 PANS，感染链球菌的儿童可能表现出强迫及相关症状，在链球菌感染治疗后症状可能（但不总是）随之消失。研究发现，PANS 的发生与基底神经节的感染密切相关（Murphy et al. 2014）。此外，脑血管意外、颅脑损伤或肿瘤等都可能导致强迫及相关症状的发生。

其他特定的或非特定的强迫及相关障碍

对于其他特定的或非特定的强迫及相关障碍这一类别，适用于符合强迫及相关障碍的特征性症状，并且造成了临床显著损害，但不符合本诊断类别中任何一种疾病的全部标准。对于"其他特定"的诊断，临床医生应提供不满足全部标准的具体原因；对于"非特定"的诊断，不需要给出理由。

DSM-5 描述了 7 种适合使用"其他特定"诊断的示例：

表 14-4 可能导致强迫症状的躯体疾病

- 脑血管意外
- 中枢神经系统肿瘤
- 头部受伤
- 中枢神经系统感染（常见链球菌）

- 强迫性嫉妒。
- 3 种聚焦于躯体的综合征：伴实际缺陷的躯体变形样障碍、无重复行为的躯体变形样障碍、聚焦于躯体的重复性行为障碍（如咬指甲、咬颊）。
- DSM-5 附录"痛苦的文化概念词汇表"中列出的与综合征相关的 3 种疾病：① shubo-kyofu：taijin kyofusho 的变异型，类似于以过度害怕躯体变形为特征的躯体变形障碍；②缩阴（koro）：与 dhat 综合征相关，害怕生殖器会缩进身体，且可能导致死亡；③ jikoshu-kyofu：taijin kyofusho 的变异型，其特征为害怕有冒犯性的体味，也称为嗅觉参照综合征（olfactory reference syndrome）。

总结

DSM-5 标志着 OCD 与焦虑障碍在诊断上的分离，划分出一个新的章节"强迫及相关障碍"，包括了 OCD 及在 DSM-IV 中被归为其他诊断类别的相关疾病。有强有力的证据支持该革新，包括 OCD 及相关障碍之间具有现象学相似性，并且对相似的治疗方法有效，此外神经生物学证据表明 OCD 及相关障碍与焦虑障碍之间存在病理生理学差异。"强迫及相关障碍"的诊断都涉及不必要的想法和（或）重复性行为。这些障碍的病理学主要不在于与焦虑障碍病理生理有关的恐惧环路。一些行为干预措施，如暴露与反应预防和习惯逆转治疗是专门针对 OCD 及相关障碍的。此外，SRI 通常用于治疗各种精神疾病，其也是 OCD 和一些 OCD 相关障碍的主要一线药物干预方法，抗精神病药增效治疗和新型谷氨酸能药物的疗效似乎也能将 OCD 及相关障碍与焦虑障碍区分开来。未来的研究应进一步加强对 OCD 相关障碍病理生理学的认识，使其达到对 OCD 本身的认识水平，同时继续推进 OCD 病理生理学的知识基础。此外，继续开发新的 OCD 治疗方法，包括改进行为干预方法以及对精神药理学新治疗靶点的评估，这些方向在未来应该会很有前景。

临床要点

- OCD 及其相关障碍在现象学和流行病学上有相似之处（因此 DSM-5 将它们归为一类），但是我们仍要重视它们作为不同疾病之间所存在的差异。
- 对于强迫及相关障碍而言，对 OCD 的病理生理学的认识最为深刻。OCD 相关障碍的现有数据表明，

OCD 及其相关障碍之间既有相似之处，也有不同之处。

- 现有数据显示，OCD 及所有相关障碍均受遗传因素影响。

- 如果存在 OCD 和（或）OCD 相关障碍，临床医生应该筛查其他所有 OCD 相关障碍。

- 多种行为治疗和认知行为治疗（如暴露与反应预防、习惯逆转治疗）似乎对治疗 OCD 及其相关障碍有效。

- 尽管 SRI 对治疗 OCD 和躯体变形障碍有效，但尚不清楚对其他 OCD 相关障碍是否有效。

- 除 OCD 本身，其他所有 OCD 相关障碍的可选择性单药治疗或增效治疗策略的相关数据均有限。

参考文献

扫码见参考文献

第 15 章

创伤及应激相关障碍

Frederick J. Stoddard, Naomi M. Simon, Roger K. Pitman

王育梅 孙亚麒 译 赵靖平 审校

在人类的整个生命周期中，创伤及应激相关障碍对于大多数人而言意味着长期的痛苦体验和功能损害，但也为准确诊断、早期干预和治疗获益提供了机会。目前已在流行病学、临床研究到基因组学、转化医学、神经生物学和神经心理学领域从不同层面对该类障碍及受其影响的个人和家庭进行深入研究。在本章中，我们介绍了在创伤及应激相关障碍研究中所积累的丰富、复杂的知识体系和有关创伤及应激相关障碍的模型（如 Ross et al. 2017；Saxe et al. 2016；Shalev et al. 2017；Smoller 2016；Stoddard et al. 2018；Yehuda et al. 2015）。

1980 年，美国精神病学协会（APA）首次将创伤后应激障碍（PTSD）纳入 DSM-Ⅲ，越南战争和军事精神病学对于心理创伤的理解和治疗具有历史性的推动作用。但更多对于心理创伤的认识来自于创伤发生的相关因素，如种族灭绝、虐待儿童、强奸、伤害或暴力等对普通人群的影响以及灾难的创伤（Stoddard et al. 2011a；Ursano et al. 2017）。

随着几项具有开拓性意义的著作和富有创造性工作的开展，为我们理解儿童、成人 PTSD 和研究其治疗方法奠定了基础。1942 年，美国波士顿椰子林夜总会（Cocoanut Grove）发生火灾，Stanley Cobb、Erich Lindemann 和 Alexandra Adler 对幸存者烧伤后的心理症状、综合征、治疗情况及家属的心理状况进行描述记录，这些现在已纳入 PTSD 的诊断和治疗中，也可理解为对灾难的一种精神反应（Adler 1943；Cobb and Lindemann 1943；Lindemann 1994）。Robert Lifton（1967）在对日本广岛幸存者的研究中，描述了恐怖的核武器及对幸存者持久性的心理创伤。Lenore Terr（1991）对美国乔奇拉校车上被绑架的儿童进行持续观察，探索创伤对儿童发育的影响，为进一步了解儿童 PTSD 提供依据。Judith Herman（1992）的著作

《创伤与复原》（*Trauma and Recovery*）为暴力和创伤受害者，尤其是女性的心理治疗提供了指导。在《荷马史诗》的启发下，Jonathan Shay 创作的《阿喀琉斯在越南》（*Achilles in Vietnam*）和《奥德修斯在美国》（*Odysseus in America*）将美国士兵在越南和回国后所遭受的心理创伤通过古典文学的形式进行描述（Shay 1992，2002）。

概述

创伤和应激反应的新定义

DSM-5（American Psychiatric Association 2013）将 PTSD 从"焦虑障碍"类别中移出，这一分类得到循证证据的支持，这表明创伤及应激相关障碍的基础和临床研究数量剧增，也证实这类障碍在不同年龄和文化中广泛流行。这类障碍主要包括以暴露于创伤或应激性事件为前提条件的障碍（PTSD、急性应激障碍和适应障碍），还包括在病因学上与早期社会忽视相关的障碍（反应性依恋障碍和去抑制性社会参与障碍）。此外，值得注意的是其他创伤及应激相关障碍，这些障碍不符合纳入该类诊断的全部标准，如持续性复杂丧痛障碍（persistent complex bereavement disorder）（参考 DSM-5 第 3 部分），ICD-11 也扩充了类似诊断，即延长哀伤障碍（prolonged grief disorder）。

DSM-5 工作委员会在经过科学审查后增加了"创伤及应激相关障碍"这一章节，以区别创伤及应激相关障碍与焦虑障碍，诊断后者不需要创伤暴露。在 DSM-5 诊断体系中将"创伤及应激相关障碍"独立成章，既保留了与 DSM-5 中该章节之前的两章"焦虑障碍"和"强迫及相关障碍"之间的密切关系，

187

也体现了其与"分离障碍"之间的关系，这将在下一章中讨论。

心理创伤及创伤后应激障碍的心理学研究

创伤和 PTSD 的心理学理论主要来源于对强奸受害者和越南退伍军人基于学习理论的治疗和研究。1947 年，Mowrer 提出经典条件反射和操作性条件反射的双因素理论来解释创伤后症状。第一个因素，经典条件反射，被用于解释创伤幸存者的恐惧、痛苦心理和创伤性事件再暴露后症状加剧。第二个因素，操作性条件反射，被用于解释 PTSD 相关回避症状的发生和持续。如果再次暴露创伤性事件会诱发焦虑或其他负性情绪，体验过该类症状的患者会尽量避免接触该诱发条件。Foa 等（2005）运用 Lang（1977）提出的焦虑发展情绪处理理论，认为患者在经历创伤后，记忆中形成了一个"恐惧网络"，从而诱发负性情绪和认知及逃避、回避行为。

经典条件反射理论为 PTSD 的行为治疗奠定了理论基础。早期的治疗技术，如系统脱敏治疗和应激预防训练，最终被基于针对暴露创伤性事件为核心的技术所取代。Foa 等（2005）基于该理论基础，对强奸幸存者运用认知行为治疗（CBT）进行了经典临床对照试验。暴露治疗主要基于恐惧的消退原理。但消退只能抑制潜在恐惧记忆的表达（expression），这种记忆很可能由于环境改变（更新）、意外应激事件介入（复原）或时间推移（自发恢复）而发生恢复。这些情况在理论上限制了暴露治疗可能达到的效果。

与条件反射模型相反，1986 年 Mardi Horowitz 提出了社会认知理论，从精神动力学转向认知加工角度。他将这些理论应用于治疗，旨在解决整合创伤记忆需求与预防闯入性再体验之间的矛盾。发展心理学应用了其中某些观点，描述了从婴儿期到成年期不同时期创伤在认知、情感、人际关系和行为活动维度的影响。Resick 等（2017b）提出理论认为，重点关注创伤相关障碍的认知功能损害问题，并研发了认知加工治疗，尝试用于改善患者的认知功能（Shalev et al. 2017）。

心理创伤及创伤后应激障碍的生物学研究

近 40 年前，当 PTSD 首次被引入为精神病学术语时，人们几乎完全从心理学角度来理解它。随着生物学研究呈爆炸式增长（Nemeroff and Marmar 2018; Pitman et al. 2012），目前人们对 PTSD 潜在生物学机制的了解较其他任何精神障碍更多。虽然 PTSD 的诊断仍主要基于患者主诉，且常伴有外部诱因，但在 PTSD 患者中发现的生物学指标异常有助于消除人们对 PTSD 是否是一种精神障碍的质疑，便于大众广泛接受这类疾病。

在 DSM-5 中，创伤及应激相关障碍的特点在于其必须由环境事件因素所引起。颅脑损伤侧重于环境因素对脑部的物理性损伤，而创伤及应激相关障碍更侧重事件本身所产生的影响。在 PTSD 和急性应激障碍中，外部事件包括严重的躯体伤害、性暴力、实际或被威胁的死亡等。但环境事件的影响也必须从器官和分子水平上来理解。

在 PTSD 的经典症状表现中，创伤性事件会使患者产生强烈的恐惧、无助或恐惧反应，导致神经系统发生特定的、常见的功能和结构改变，这种改变可能会伴随终身（图 15-1）。其中应激激素和神经调质（包括肾上腺素、去甲肾上腺素、皮质醇和神经活性肽）对记忆巩固有增强作用，所以具有巩固创伤性事件及其相关刺激的记忆的作用。这种过度巩固的脑结构表现包括杏仁核和其他大脑区域突触前和突触后改变。此外，表观遗传学也涉及其中。强烈的创伤记忆是 DSM-5 诊断标准中 B 症状群的基础，代表了该障碍的特征。

患者在经历创伤性事件后通常出现持续的警觉状态、高警觉性及对威胁的显著敏感，这主要体现在 DSM-5 中 PTSD 诊断标准的 E 症状群中。该状态是由于交感神经系统（SNS）过度活跃，包括中枢神经系统紧张性和时相性活动增加、血液和尿液儿茶酚胺及其代谢物水平增加；脑脊液中促肾上腺皮质激素释放激素增加；血压和心率增加；过度惊跳反应。这种持续状态的生理学基础是杏仁核、旁边缘系统前部、背侧前扣带回皮质和岛叶的过度活跃（Hughes and Shin 2011）。杏仁核是调控恐惧反应的行为、内分泌和生理功能的关键结构，并与伏隔核、下丘脑、脑干和其他脑部结构形成功能连接。

PTSD 患者 SNS 活跃的同时，副交感神经系统的活动降低，表现为心率变异性降低，心率变异性的变化可预测患者的死亡率。在中枢神经系统中，某些脑区可部分通过促进消退来抑制条件性恐惧的表达，包括腹内侧前额叶皮质（vmPFC）和前扣带回皮质，它们的反应性较低。杏仁核和 vmPFC 呈反向关系——vmPFC 功能活跃时，杏仁核的活性越低，反之亦然。另一个关键的抑制性脑结构是海马，它对于识别环境变化和限制条件刺激过度泛化很重要。目前的研究结果表明，PTSD 患者中的大多数脑功能改变和结构性异常是在创伤性事件后出现的，但海马似乎例外。同卵双生子研究表明，海马体积较小可增加创伤暴露后患 PTSD 的风险（Gilbertson et al. 2002）。

在 PTSD 的生物学研究中，最令人惊讶的发现是

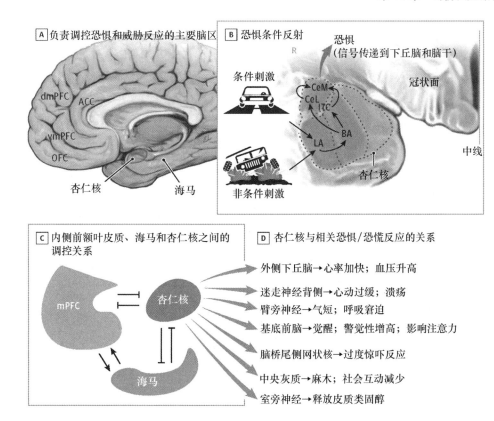

图 15-1（见书后彩图）关于恐惧条件反射和创伤后应激障碍的神经环路示意图。**A.** 参与调控恐惧和威胁反应的主要大脑区域为杏仁核、海马、内侧前额叶皮质［mPFC；分为背内侧前额叶皮质（dmPFC）和腹内侧前额叶皮质（vmPFC）、眶额皮质（OFC）和前扣带回（ACC）。**B.** 参与恐惧条件反射的是杏仁核特异性神经环路。在杏仁核内将代表条件刺激的感觉信息（如初始的中性刺激，如驾驶汽车）与非条件刺激信息（如创伤性事件，如汽车爆炸）整合。杏仁核是参与调控恐惧条件反射神经环路的中心。一般来说，杏仁核外侧核（LA）的输入信号参与恐惧记忆形成，而中央杏仁核［分为外侧中央杏仁核（CeL）和内侧中央杏仁核（CeM）亚区］负责向下丘脑和脑干传递恐惧记忆的输出信号。间细胞群（ITC）被认为可抑制基底核（BA）和中央杏仁核间信号的传递。**C-D.** mPFC 和海马共同调控信号由杏仁核向皮质下区域的传递，从而激活恐惧反射。mPFC（特别是 vmPFC）被认为可抑制杏仁核的活动并减少主观痛苦体验，而海马在恐惧记忆的编码过程及杏仁核的调控过程中也发挥重要作用。海马与 mPFC 也共同参与环境和恐惧调节。引自 Figure 1 in Ross DA，Arbuckle MR，Travis MJ，et al.："An Integrated Neuroscience Perspective on Formulation and Treatment Planning for Posttraumatic Stress Disorder：An Educational Review." JAMA Psychiatry 74（4）：407-415，2017. Copyright 2017，American Medical Association. Used with permission. Panels C and D adapted from Parsons and Ressler 2013.

皮质醇水平并没有像经典应激模型所预期的那样升高，并且皮质醇水平可能下降（Yehuda 2002）。这种皮质醇水平的下降可能是下丘脑-垂体-肾上腺（HPA）轴对负反馈调节的超敏反应。皮质醇通常被认为是一种应激激素，它的作用之一是抑制 SNS 的影响。皮质醇没有能够发挥抑制 SNS 的作用，可能在一定程度上是在 PTSD 患者中 SNS 过度活跃的原因。

人们越来越认识到，PTSD 与多种躯体疾病可能有关，包括心血管病、高血压、2 型糖尿病、肥胖、类风湿性关节炎和痴呆（Koenen et al. 2017）。弗洛伊德（1916-1917/1963，p.320）曾称之为"这是从心理到生理的令人困惑的飞跃"，将大脑与躯体疾病相联系起来的病理生理学机制仍不清楚。近期的研究表明，炎症反应在生物学机制中起关键作用（Wirtz and von Känel 2017）。SNS 活动可增加炎症反应，而皮质醇降低炎症反应。研究发现，PTSD 患者表现出多种

免疫系统改变，包括循环炎症标志物和促炎细胞因子增加、对抗原皮肤试验的反应性增加、自然杀伤细胞活性降低、总 T 淋巴细胞计数降低（Pace and Heim 2011）。近期的一项研究发现，静息态杏仁核活动可独立且高度预测心血管疾病事件的发生（Tawakol et al. 2017）。这种作用部分是通过包括骨髓活性增加在内的途径介导的，这可能反映了白细胞生成增加，释放到血液中的促炎单核细胞迁移到动脉壁并引起动脉炎症，导致动脉粥样硬化（图 15-2）。

研究显示，大多数 PTSD 患者的关键生物学异常指标似乎发生在创伤性事件后，但这并不意味着创伤前的一些因素不会增加 PTSD 的发病风险。上述已提及海马体积小是因素之一。同卵双生子研究发现，患有 PTSD 的退伍军人的未遭受战争创伤的同胞中神经系统软体征发生率较高，这表明创伤前轻微的神经功能障碍也可能导致 PTSD 的发病风险增加（Gurvits et

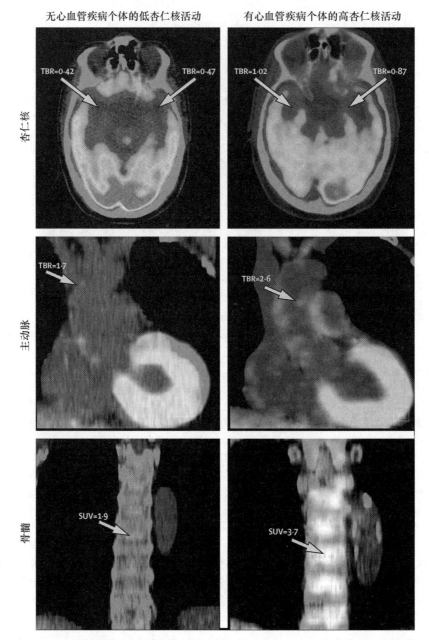

图 15-2 （见书后彩图）应激与心血管疾病风险增加的致病途径：随访时有 / 无心血管疾病事件的患者的杏仁核、动脉和骨髓中 **¹⁸F-FDG 摄取量**。杏仁核的轴位面（顶部、左侧和右侧）、主动脉的冠状面（中间、左侧和右侧），以及骨髓的冠状面（底部、左侧和右侧）。与随访期未发生缺血性卒中的患者（左）相比，发生缺血性卒中的患者的杏仁核、骨髓和动脉壁（主动脉）中 ¹⁸F-FDG 摄取量增加（右）。¹⁸F-FDG，¹⁸F- 氟脱氧葡萄糖；SUV，标准化摄取值；TBR，靶本底比值。引自 Figure 1 in Tawakol A，Ishai A，Takx RA，et al.："Relation Between Resting Amygdalar Activity and Cardiovascular Events：A Longitudinal and Cohort Study." Lancet 389（10071）：834-845，2017. Copyright 2017，Elsevier Inc.

al. 2006）。研究还发现，早年的应激、遗传及其交互作用也可以增加 PTSD 发病风险。其中，*FKBP5* 基因的作用已被证实（Hawn et al. 2019）。

遗传学因素约占 PTSD 易感性的 1/3（Banerjee et al. 2017）。暴露于创伤性事件的风险也与遗传有关，可能是通过人格特征所介导的。增加 PTSD 患病风险的基因通常是非特异性的，因为它们也可增加如焦虑障碍、抑郁障碍的发病风险。与其他精神障碍相似，PTSD 的遗传易感性可能涉及多个等位基因的共同作用。因此，干预其中任何一个等位基因从而获得有效

治疗的可能性较小。PTSD 的遗传学研究可能更有助于明确发病机制，这些机制是各种遗传因素影响的最终共同途径，可能是我们治疗的目标。

PTSD 另一热门前沿研究是表观遗传学，环境通过 DNA 甲基化和组蛋白去乙酰化的大分子机制而非修改 DNA 序列，即通过基因转录（表达）实现对基因开启或关闭的调控。创伤暴露的表观遗传学效应可能在 PTSD 发病机制中扮演关键角色，进一步阐释创伤的持久影响。目前研究的难关仍聚焦于创伤引起的表观遗传学修饰可能存在于人体大脑中，但以当前的

科学技术很大程度上无法解决，而攻克此难关有助于未来新治疗技术的研发。

心理创伤：共病的作用

PTSD 的诊断虽然可以帮助识别特定受损人群，但 PTSD 与超过 50% 的共病患者密切相关，包括心境障碍、焦虑障碍和物质使用障碍（Banerjee et al. 2017）。这些共病与过去创伤的经历密切相关，其影响通常不符合 PTSD 标准，但可能导致残疾或死亡。一项跨诊断调查提供了 PTSD、抑郁障碍（MDD）和广泛性焦虑障碍症状重叠的维度结构，表明各障碍与躯体和心理功能、生活满意度和幸福感的相关性不同，有助于了解创伤幸存者的功能受损状态。越来越多的证据支持童年创伤是导致应激耐受性差、情绪调节受损及多种精神障碍的发病率和严重程度升高的危险因素（Stoddard 2014）。尽管自杀行为与 PTSD 相关，但它与 PTSD 的关联远不如与抑郁障碍的关联显著，并且 PTSD 的自杀行为与战区的战斗或部署无关。Shalev 等（2017）提出，自杀风险可能是由于"长期的 PTSD、应激生活事件、孤独或疏离感"。

反应性依恋障碍和去抑制性社会参与障碍

DSM-Ⅳ（American Psychiatric Association 1994）中儿童反应性依恋障碍（RAD）的特点是由"病理性照料"导致的异常社会行为。它被列入"通常初诊断于婴儿期、儿童期或青春期的障碍"类别中，包含两个亚型：情感退缩的"抑制型"，即儿童对他人几乎没有反应且没有区别性依恋；社交随意的"去抑制型"，即儿童在选择依恋对象时表现出不加选择的社交能力或缺乏选择性，包括对陌生成年人的依恋和违反社会边界的模式。在 DSM-5 中，RAD 被重新归类为创伤及应激相关障碍的 2 种不同障碍：RAD 和去抑制性社会参与障碍（DSED）。目前对这 2 种障碍进行新的研究探索，并在评估方法、有效干预措施的循证证据上达成某些共识（Zeanah et al. 2016）。

循证证据

如同 John Bowlby（1951）和 Rene Spitz（1946）文献中所描述的，以及 James 和 Joyce Robertson（1952）在电影中所记录的那样，RAD 或 DSED 可能是由于患者在幼年时与父母或照料者长期分离导致的。这两种障碍均是由于缺乏预期的照料所致，是社会忽视或其他限制幼儿形成选择性依恋的情况的结果。这两种障碍有影响早期发育的共同应激源，但在症状学上是不同的。RAD（旧称情感退缩／"抑制型"RAD 亚型）表现为极其有限的正性情感，临床症状类似于内化性障碍，如抑郁障碍；而 DSED（旧称社交随意／"去抑制型"RAD 亚型）的临床症状更接近于 ADHD。RAD 和 DSED 与依恋行为的关系不同。RAD 基本上等同于缺乏或不完全形成对成年照料者的偏好依恋，而 DSED 可能发生在缺乏依恋、已建立依恋或有安全依恋的儿童中。这 2 种障碍在相关性、病程和对干预的反应方面有所不同，因此在 DSM-5 中有所区别（Scott et al. 2018）。

反应性依恋障碍

评估和诊断

RAD 的诊断需要在 5 岁之前报告存在明显的社会关系障碍。需要采集多项信息，包括病史、临床评估和随时间的验证性观察。病史通常包括长期分离、严重忽视和（或）虐待，或从小在寄养环境生活。通过与父母或监护人共同观察幼儿，评估幼儿的游戏行为、对抚养的接受程度以及对分离和其他潜在应激源的反应。患儿的视频录像和神经心理学评估可能也有帮助。

DSM-5 中 RAD 的基本特征为儿童与成人照料者之间缺乏依恋或几乎未形成依恋关系（表 15-1）。患有 RAD 的儿童被认为具有形成选择性依恋的能力，但由于他们早期发育的经历，无法表现出这种依恋关系。该障碍与缺乏预期的舒适需求和对舒适行为的反应有关。这些儿童表现为正性情感减少或缺乏。患者自我情绪调节的能力受到损害，表现出不可预测的恐惧、悲伤或易激惹。为避免与正常发育过程相混淆，9 个月内的婴儿不应做此诊断。

通过访谈、直接观察行为及回顾有既往照料缺失情况病史来进行诊断。关系问题问卷（Vervoort et al. 2013）是一种经过验证的工具可用于疾病筛查。由于

表 15–1　DSM-5 反应性依恋障碍的基本临床特征

- 儿童临床表现为抑制性的、情感退缩的行为模式
- 持续的社交和情绪障碍
- 儿童经历了一种极度不充足的照顾模式，这种严重的忽视被认为是患者行为不安的原因
- 不符合孤独症谱系障碍的标准
- 这种障碍在 5 岁前已明显出现
- 儿童的发育年龄至少为 9 个月

有关完整的诊断标准，请参阅 DSM-5（American Psychiatric Association 2013）pp.265-266.

其病因学与社会忽视相关，RAD 经常伴有认知、语言发育迟缓。其他特征包括刻板行为和其他的严重忽视表现（如营养不良、照料缺失）。当儿童表现出此障碍的全部症状，且每一个症状呈现在相对高的水平上，则为重度。该障碍存在超过 12 个月时，即为慢性。

越来越多的 RAD 神经生物学研究表明，纹状体（尾状核和伏隔核）神经奖赏活动减少，杏仁核、前额叶皮质的白质活动减少以及灰质和白质体积减小等。早期对收容所中未进行 RAD 评估的儿童的研究表明，血液中的催产素和血管紧张素水平降低，皮质醇水平升高。

患病率、发展和病程

RAD 的发病率可能被低估，英国城市中心的社会福利机构儿童的患病率估计约 1.4%（Minnis et al. 2013）。该障碍在临床机构中相对罕见。RAD 多发现于被安置在寄养机构抚养之前遭受严重忽视的幼儿中。一项研究针对美国新奥尔良市 94 名受虐待儿童在寄养 3 个月后对其进行评估发现，使用 ICD-10 诊断标准（World Health Organization 1992），RAD 患病率为 35%（18% 为抑制型；17% 为抑制和去抑制混合型）（Zeanah et al. 2004）。但即使在有严重被忽视经历的儿童中，该障碍也并非常见，患病率低于 10%（Gleason et al. 2011）。

社会情感忽视通常发生在婴幼儿发育最初几个月，甚至在诊断为 RAD 之前。对于 9 个月到 5 岁的儿童，该障碍的临床特征以类似的方式表现出来，但不同的认知和运动功能可能会影响其表达方式。如果不通过规范的医疗护理环境进行康复治疗，该障碍可能会持续存在，至少会持续数年。

遭受严重的社会忽视是该障碍的诊断要求，也是唯一已知的危险因素，但大多数遭受严重忽视的儿童并不会罹患 RAD。该障碍的预后似乎取决于后续康复护理的情况。目前尚不清楚 RAD 是否在年龄较大的儿童发生，因此，对 5 岁以上儿童的诊断应谨慎。

在跨文化领域中，幼儿中已描述类似于在 RAD 中观察到的依恋行为紊乱。然而，在尚未研究依恋的跨文化领域中诊断 RAD 时应谨慎。

鉴别诊断

尽管需要将孤独症谱系障碍、智力障碍（智力发育障碍）、抑郁障碍与 RAD 进行鉴别，这非常重要，但越来越多的证据显示 RAD 共病上述精神疾病的概率较高。孤独症谱系障碍不应该被排除，因为 RAD 儿童可能共病智力缺陷；102 名智力缺陷的儿童中 14% 共病 RAD 和孤独症谱系障碍（Giltaij et al. 2015）。与社会情感忽视相关的症状可能伴随 RAD 出现，包括认知延迟、语言发育延迟、刻板行为以及创伤后抑郁症状。RAD/DSED 与 PTSD、抑郁障碍的共病程度尚不清楚。Zeanah 等（2016）指出"抑郁障碍的情绪低落和情绪调节能力受损与 RAD 的症状相似，但抑郁障碍患儿中较罕见有在 RAD 中观察到的依恋行为缺失"（p.993）。某些躯体疾病（如严重的营养不良）可能与疾病发生相关。

干预措施

RAD 治疗的核心要素包括提供持续性情感互动、角色稳定的成人照料者（父母或其他）以促进儿童的发育；鼓励形成选择性依恋关系；并提供积极健康的成长环境（Zeanah et al. 2016）。虽然没有针对 RAD 核心特征的特异的精神药理学治疗，但应对症治疗 ADHD 等共病。对于既往遭受虐待的儿童，需评估其当前安置条件的安全性，可能需法庭参与和安置儿童的寄养。其他干预措施包括确保儿童的安全、适宜的住房条件，以及提供儿科医疗护理并治疗躯体疾病；提供合适的抚养照料者，以扭转忽视和（或）虐待；随着患儿年龄增长，提供有关病情心理健康教育和心理治疗，包括针对不安情绪和关系的不同类型照料者或父母-儿童二元治疗。

结局

迄今为止，仅在布加勒斯特早期干预项目中对 RAD 和 DSED 患儿进行了纵向研究（Nelson et al. 2014）。结果表明，与寄养在托儿机构中的儿童相比，随机从托儿机构中带走并被安置的幼儿的 RAD 症状显著减少。在被安置 30 个月后，儿童的 RAD 症状改善明显，与从未被收容并与家人同住的儿童表现相似。寄养在托儿机构的儿童在 8 岁前持续表现出 RAD 症状，在托儿机构寄养时间最长的儿童显示出最明显的 RAD 症状。尚不清楚儿童时期的 RAD 或 DSED 是否对成人发育有长期影响。

尽管 RAD 具有普遍性和严重性，但很少有关于治疗的研究。早期干预似乎比晚期干预更有可能改善结局。认知功能、语言发育、运动发育和自理能力可能会得到改善，但对社会互动改善研究较少（Zeanah et al. 2016）。

去抑制性社会参与障碍

评估和诊断

虽然 DSED 的研究不及 RAD 广泛，但已将患儿从 1 岁到青少年时期进行了研究。正如在上述依恋障碍的介绍中所讨论的，DSED 是 DSM-IV 中 RAD 的两种亚型之一，但它在 DSM-5 中被列为一种独立的障碍（表 15-2）。关于 DSED 的研究正在不断增加，DSED 的核心症状是广泛的非选择性依恋行为或不加区别的社会互动行为。针对 DSED 患儿对于主要照料者是否有选择性依恋，不同研究的结果未达成一致（Zeanah and Gleason 2015）。

DSED 的表现从儿童期到青春期有所不同。在跨文化研究中，幼儿通常与陌生人互动时多保持沉默，经常对陌生人表现出焦虑反应。而 DSED 患儿则表现出愿意接近、接触甚至与陌生的成年人离开。在患有 DSED 的学龄前儿童中，言语和社交侵入性突出。与他人在语言和肢体上的过度熟悉会贯穿整个童年中期。在青春期，他们非选择性依恋的行为牵涉同龄人，社会互动关系更显"轻薄"。目前尚不清楚 DSED 成人患者的表现。

患病率、鉴别诊断、干预和结局

DSED 的患病率主要通过使用 DSM-Ⅳ 中 RAD 的去抑制亚型进行研究。在寄养或托儿机构的儿童中，DSED 的患病率高达 20%（Gleason et al. 2011），可能超过 RAD，并且似乎与 7 ～ 24 个月时的离家照料和不良照料有关。DSED 症状的严重程度越高，寄养安置中断的次数越多，学习成绩也较差，频繁更换学校（Pears et al. 2010）。DSED 的主要鉴别诊断是 RAD 和 ADHD。与 RAD 相反，DSED 在缺乏依恋和有安全依恋的儿童中都会发生。

如前文在 RAD 中所述，治疗干预旨在提供持续情感互动、角色稳定的成人照料者（父母或其他），以改善儿童的关系和人际功能，目标是在生命早期消除精神病理学危险因素（Zeanah et al. 2016）。在缺乏干预的情况下，DSED 会产生严重的功能损害，包括这些儿童与成人和同龄人的人际关系受到严重影响。由于 RAD 或 DSED 患儿缺乏社会参与，聚焦于创伤的治疗方法可能效果较差（Overbeek et al. 2014）。

表 15–2　DSM-5 去抑制性社会参与障碍的基本临床特征

- 儿童表现出一种行为模式，包括不适当地接近和与陌生人互动，至少表现出以下 2 种情况：对陌生人缺乏含蓄、"自来熟"的行为、很少或缺乏向成人照料者知会、毫不犹豫地愿意与陌生人离开
- 该行为不局限于冲动，还包括社交去抑制行为
- 儿童曾经历过极端的社会情感忽视或剥夺（如在寄养中频繁变换照料者），这种病理性照料被认为是导致患儿行为异常的原因
- 儿童的发育年龄至少为 9 个月

有关完整的诊断标准，请参阅 DSM-5（American Psychiatric Association 2013）pp.268-269.

创伤后应激障碍

诊断

成人、青少年和 6 岁以上儿童的创伤后应激障碍

表 15-3 列出了 DSM-5 中关于成人、青少年和 6 岁以上儿童 PTSD 诊断标准的主要临床特征。DSM-5 诊断标准的 A 症状群强调创伤性事件暴露为诊断 PTSD 的必要条件。创伤性事件所致的情绪反应（如恐惧、无助、恐怖）不再属于标准 A（尽管如此，大多数 PTSD 患者报告此类反应）。A 症状之后的标准分为 2 类：①与创伤性事件密切相关的标准（标准 B、C 及标准 D1、D3）；②与创伤性事件无关的标准（标准 D2、D4、D5、D6、D7 及标准 E）。创伤性事件的特定标准需要严格遵循。当患者经历多次创伤性事件时，如何确定何种事件是致病事件？重点在于该事件是否符合创伤性事件的标准。此外，大多数并非特定于创伤性事件的标准是一种或多种其他精神障碍所共有的，尤其是心境障碍和焦虑障碍。在 DSM-5 中，与既往的版本相同，PTSD 以二分法类别划分（即 PTSD 存在或不存在）；然而，研究表明，创伤后精神病理学具有维度多样性。

6 岁及以下儿童的创伤后应激障碍

由于证据不支持在学龄前儿童中使用成人 PTSD 的诊断标准，因此在 DSM-5 中引入新的诊断亚型（6 岁及以下儿童的 PTSD）（表 15-4）（DeYoung and Scheeringa 2018）。这一变化是从 DSM-Ⅳ-TR（American Psychiatric Association 2000）中针对学龄前儿童 PTSD 特殊诊断标准的修订。对遭受创伤性事件学龄前儿童的研究表明，与年龄较大的个体相比，他们需要更少的基于 PTSD 症状功能障碍的标准，该年龄患儿对应激的反应亦有差异。6 岁以下儿童 PTSD 的标准更突出该年龄组的症状差异，如通过游戏演示创伤再现以及经历与创伤性事件无明确关联的噩梦。

与成人和年龄较大的儿童相比，6 岁及以下儿童的 PTSD 诊断所需症状较少。诊断时仅需 1 条侵入性症状，1 条回避症状或认知、情绪的负性改变及 2 条警觉和反应性改变症状或行为。学龄前儿童遭受严重创伤性事件（如性虐待和包括烧伤在内的严重创伤）并伴有显著痛苦体验或功能损害的案例不断增加。据估计，每年至少 3000 万 6 岁及以下儿童因受伤、医疗程序、目击暴力和战争而遭受心理创伤（DeYoung and Scheeringa 2018）。在世界范围内，该群体增长非常

表 15-3　成人、青少年和 6 岁以上儿童的 DSM-5 创伤后应激障碍的基本临床特征

遭受以下实际或被威胁的死亡、严重的创伤或性暴力：

- 直接经历创伤事件；亲眼目睹发生在他人身上的创伤性事件；获悉亲密的家庭成员或亲密的朋友身上发生了创伤性事件；反复经历或近距离接触于创伤性事件的令人厌恶的细节（如目睹一个人严重烧伤；警察反复接触虐待儿童的细节），该条目不适用于通过电子媒体等的接触，除非此接触与工作相关

存在以下症状类型：

- 侵入性症状［5 种不同类型中的 1 种或以上，包括反复出现的记忆、梦境、分离性反应（如闪回）、接触象征或类似创伤性事件某方面的内在或外在线索触发的心理痛苦、对创伤线索或触发物的显著生理反应］
- 回避症状（2 种不同类型中的 1 种或 2 种，包括努力避免痛苦的记忆、思想或感觉；或努力回避外部提示信息）
- 认知和情绪的负性改变（7 种不同类型中的 2 种或以上，包括无法回忆创伤的重要部分；对自己、他人或世界的负性信念和预期；导致责备自己或他人的歪曲认知；负性情绪状态；对活动的兴趣减少；与他人脱离或疏远的感觉；持续地无法体验到正性情绪）
- 警觉和反应性改变（6 种不同类型中的 2 种或以上，包括易激惹和愤怒、自我毁灭行为、过度警觉、过度的惊跳反应、注意力障碍、睡眠障碍）
- 持续时间超过 1 个月；引起临床上显著的痛苦或功能损害；无法归因于物质或躯体疾病所致精神障碍

注：是否伴有分离症状或延迟性表达

有关完整的诊断标准，请参阅 DSM-5（American Psychiatric Association 2013）pp.271-272.

表 15-4　6 岁及以下儿童 DSM-5 创伤后应激障碍的基本临床特征

以下列方式之一接触于实际的或被威胁的死亡、严重的创伤或性暴力：

- 直接经历创伤性事件；亲眼目睹发生在他人身上的创伤性事件，而非通过媒体、电视、电影或图片；创伤性事件发生在父母或照料者身上

存在以下症状类型：

- 侵入性症状（以下 1 种或多种）：反复出现的痛苦记忆；痛苦梦境；分离性反应（如闪回），可能在游戏中重演；接触象征或类似创伤性事件某方面的内在或外在线索触发的心理痛苦或生理反应
- 回避症状与认知、情绪的负性改变（以下 1 种或多种）：尽量回避能够唤起创伤性事件记忆的活动、地点、人或提示物；负性情绪增加，对活动的兴趣降低，包括减少玩耍、社交退缩或正性情绪减少
- 警觉和反应性改变（以下 2 种或以上）：易激惹和愤怒、过度警觉、过度的惊跳反应、注意力障碍或睡眠障碍
- 持续时间超过 1 个月；引起临床上显著的痛苦或功能损害；无法归因于物质或躯体疾病所致精神障碍

注：是否伴有分离症状或延迟性表达

有关完整的诊断标准，请参阅 DSM-5（American Psychiatric Association 2013）pp.280-281.

迅速。值得注意的是，这些儿童中的大多数不符合成人标准，使用成人标准无法识别许多症状严重的幼儿。

循证证据

　　关于 PTSD 诊断的循证证据来自医学和心理学文献。运用 PubMed 搜索医学主题词 "stress disorders" "posttraumatic"，检索出 30 000 多篇文献。操作严格的 DSM-Ⅳ 现场试验是证实 PTSD 诊断信度和效度的最佳证据（Kilpatrick et al. 1998）。支持 PTSD 诊断的有效性的发现是，除非经历过 1 种或多种极端应激的生活事件，否则很少有人患上 PTSD。大多数 PTSD 患者对创伤性事件经历了大量的主观情绪和生理反应，通常表现为恐慌反应。仅 11% 的患者遭受创伤性事件后 6 个月以上出现诊断标准所列症状（Kilpatrick et al. 1998）。

　　在 PTSD 的 DSM-5 现场试验信度检验中，尽管测查范围不广泛，但确保了诊断医生的可靠性，这是非常令人满意的，重测 kappa 值约为 0.66，优于多数 DSM-5 其他障碍的结果（Narrow et al. 2012；Regier et al. 2013）。DSM-5 中 PTSD 的患病率与 DSM-Ⅳ 中 PTSD 的患病率相当。与 DSM-Ⅳ 提到的三因素症状模型（创伤后再体验、回避和麻木、警觉性增高）相比，四因素症状聚类模型（侵入性症状、回避症状、认知和情绪的负性改变、警觉和反应性改变）对数据的拟合度更好。这并不奇怪，因为大多数临床医生已将创伤性事件特有的回避与麻木（"认知和情绪的负性改变"之前的术语）进行了区分。每个症状群中的症状都能很好地结合在一起（Friedman 2013）。

　　生物学研究证据（见"心理创伤及创伤后应激障碍的生物学研究"）也支持 PTSD 诊断的有效性，许多生物学标志物可显著区分 PTSD 与非 PTSD 个体。例如，心理生理学研究表明，与非 PTSD 个体相比，PTSD 患者在接触与创伤有关的视、听线索和个人创

伤心理想象时，出现"对象征或类似创伤性事件某方面的内在或外在线索触发的显著生理反应"（DSM-5 中 B5 标准）。

流行病学

有许多针对特殊人群 PTSD 的横断面研究，包括遭受战斗、灾难、强奸或烧伤等的个体，但在普通人群中进行的大型流行病学研究很少。在普通人群基于预期的疾病基线发生率的研究最具代表性。在此引用美国关于 PTSD 的流行病学数据，调研所采用的 DSM 版本因研究而异。美国流行病学责任区调查是一项采用 DSM-Ⅲ 诊断标准的早期研究，发现 PTSD 的终生患病率较低：美国密苏里州圣路易斯市 2493 名个体的患病率为 1.0%，美国北卡罗来纳州 2985 名个体的患病率为 1.3%（Davidson et al. 1991；Helzer et al. 1987）。然而，该项研究使用的是一种相对不敏感的诊断工具。美国全国女性研究 PTSD 模块对 4008 名女性（17.9% 曾遭受创伤性事件）进行电话调查，结果显示受访者 PTSD 的终生患病率为 12.3%（Resnick et al. 1993）。美国国家共病调查研究采用 DSM-Ⅲ-R 标准（American Psychiatric Association 1987），发现男性的 PTSD 终生患病率为 5%，女性为 10.4%（Kessler et al. 1995）。随后美国国家共病复测研究采用 DSM-Ⅳ 标准，发现 12 个月的患病率为 3.5%（Kessler et al. 2005）。社区研究中确定的较为一致的 PTSD 危险因素包括女性、社会经济地位低、教育水平低及遭受人身攻击或强奸。Kessler 等（2018）使用了来自 34 676 名受访者的样本数据，这些受访者在 WHO 的世界精神健康调查中报告了终生遭受 1 次或多次创伤的情况。Kessler 等评估了 DSM-Ⅳ 中 14 种精神障碍病史（如心境障碍、焦虑障碍、破坏性行为和物质使用障碍等）对患者遭受创伤性事件后发生 PTSD 的预测作用。研究发现，在评估的 14 种疾病中，仅焦虑障碍病史在多变量模型中可显著预测 PTSD。焦虑障碍与 3 种早期创伤有显著的相互作用：目睹暴行、成年遭受躯体虐待（≥ 18 岁）和成年遭受强奸（Kessler et al. 2018）。

创伤及应激相关障碍的发病率和患病率随不同版本的诊断标准而异。本文涉及的 PTSD 诊断标准包括早期的 DSM 版本、DSM-5 和其他标准，如 ICD-11（World Health Organization 2018）。

DSM-5 诊断标准的变化具有临床意义，现场研究结果表明，采用 DSM-5 诊断为 PTSD 与采用 DSM-Ⅳ 诊断为 PTSD 的一致率仅 55%（Hoge et al. 2014）。在一项验证 ICD 和 DSM 系统 PTSD 模型整合分析儿童在青春期前遭受创伤性事件的症状，ICD-11 在因子分析中显示出最佳拟合，其次为 DSM-Ⅳ 和 DSM-5（La Greca et al. 2017）；DSM-5 和 ICD-11 之间的重叠程度较差，这表明仅使用一种诊断标准可能无法准确识别出超过 1/2 的有严重创伤后应激的儿童。DSM-5、ICD-11 和 DSM-Ⅳ 均可识别出有明显创伤后应激症状的儿童，而 DSM-5 可识别更多需要给予临床干预的共病患者。

心理创伤和慢性应激包括遭受仅有精神心理影响的负性事件（如目睹虐待）、心身双重影响的事件（如火灾）及精神心理影响延迟的躯体创伤（如颅脑外伤）。创伤和应激可能来自单一的严重事件（如强奸、机动车事故），也可能是随着时间推移而发生的持续性或复杂性事件（如避难者、长期治疗的重度烧伤患者、长期遭受虐待的儿童或老人）。

美国创伤暴露的终生患病率估计 39% ～ 90%（Breslau et al. 1991，1998）。这些差异可能是由于不同地区和文化之间创伤性事件暴露的真实性差异造成的，但它们也可归因于研究人群的人口统计学差异（尤其是性别、经济收入和创伤类型）及评估或定义创伤性事件的方法差异。此外，创伤相关应激障碍的表现可能存在文化差异，尽管在跨文化研究中发现 PTSD 的症状表现是类似的（Hinton and Lewis-Fernández 2011）。某些特殊人群在发生创伤性事件后尤其处于危险之中，接下来我们会继续讨论。此外，研究表明，心理、社会和神经生物学因素会影响创伤患者的易感性和复原力（Southwick et al. 2015）。

儿童和青少年

儿童和青少年在遭受创伤性事件后面临着重大风险。学龄前儿童完全需要依赖父母或监护人照料，因此极具易感性。儿童和青少年的常见创伤包括情感和躯体虐待、意外事故以及战争和灾难。在 DSM-5 中，该人群发育的易感性反映在适用于儿童的 6 种创伤及应激相关障碍：RAD、DSED、急性应激障碍、适应障碍、PTSD（6 岁及以下儿童）和持续性复杂丧痛障碍。

与成年人一样，儿童和青少年心理创伤和应激的普遍性可能被低估。灾难儿童幸存者中 PTSD 的发病率为 30% ～ 60%（Kaminer et al. 2005）。美国的社区研究表明，约 40% 的高中生曾目睹或遭受创伤或暴力，其中 3% ～ 6% 符合 PTSD 诊断标准（Kaminer et al. 2005）。儿童遭受虐待导致的复杂型 PTSD 仍是一个值得关注的研究领域，虽然这个诊断不在 DSM-5 的诊断条目中（Resick et al. 2012）。

女性

女性患 PTSD 的总体风险是男性的 2 倍；2004 ～ 2009 年女性 PTSD 的终生患病率为 8% ～ 10%，男性为 4% ～ 5%（Kessler et al. 1995；Pietrzak et al. 2011）。这种显著的性别差异与创伤性事件暴露发生率和创伤类型相关，如女性遭受更多性暴力。创伤性事件也可能削弱女性照顾、抚养子女的能力，从而加剧 PTSD 对母亲的影响。一些研究表明，性别差异在创伤性事件暴露水平较高的职业中的作用较小，如战争。参加战争的美国女兵的自杀率是美国军队中未参战女兵的 3 倍多，而参战男性士兵的自杀率与未参战男性士兵的自杀率相似（Street et al. 2015）。参战美国女兵的自杀率较高的潜在影响因素包括社会支持水平较低、近期（过去 12 个月内）遭受性侵犯以及既往精神疾病史。目前正在探索性别差异所致的潜在生物学因素（如雌激素）的影响（Glover et al. 2012；Maeng and Milad 2018；Ressler et al. 2011）。

伤病者

DSM-5 中 PTSD 标准 A 强调接触过实际的或被威胁的死亡、严重的创伤或性暴力。尽管危及生命的疾病可能并不总满足该要求，但许多急性疾病经历可符合要求，如涉及突发或灾难性事件的经历。尽管如此，越来越多的研究表明，许多内外科患者均会表现 PTSD 症状，包括癌症、脑卒中患者（Letamendia et al. 2012），受伤、烧伤或罹患其他危及生命的疾病的儿童和成人（Davydow et al. 2008；Stoddard and Saxe 2001；Stoddard et al. 2017）。据报道，重伤士兵 PTSD 的患病率为 12%（Grieger et al. 2006），穿透性创伤（13%）、钝性创伤（29%）或复合伤（33%）士兵 PTSD 发生率更高（McLay et al. 2012）。研究表明，战争中的幸存者在医院进行手术后，如果给予行为和心理健康阶梯治疗可减少创伤后遗留的症状（Zatzick et al. 2013）。

老年人

老年人作为一个相对弱势、易被忽视和不断增加的群体，其创伤和应激相关障碍的风险也较高。老年人创伤相关障碍的流行病学研究仍处于初级阶段，但随着灾后护理救助中，老年人死亡和受伤报告增加，相关研究的数量也在增加。由于身体虚弱、认知障碍和对照料者的依赖，老年人更易受到心理和身体上的忽视和虐待。在贫困、灾难或战争的情况下，这种情况会变得更加严重甚至危及生命。另一方面，也有研究探索了老年人的复原力，如始于 1938 年的哈佛成人发展研究，该研究追踪随访了 200 多名哈佛大学本科男性的情绪和身体健康状况，其中包括一些活到 90 多岁的人（Vaillant 2012）。报告显示，老年人群对童年和成年期逆境的反应是不同的，他们的性格、应对技能和复原力也是在持续发展的。

军人

美国军人是研究创伤性应激源最系统的人群，包括战斗伤害和性创伤。这些军人的流行病学研究详细记录了遗传因素、童年创伤、近期生活事件和参战经历等对产生 PTSD 的影响。美国军方对 PTSD 的研究包括神经生物学、流行病学和临床治疗。根据在军队人群 PTSD 和其他疾病的国际流行病学研究，设立专属武装部队人员、退伍军人及其家人的医疗设施是必要的。

一项针对部署在伊拉克的 2530 名美国士兵和阿富汗的 3671 名美国士兵的调查显示，PTSD 的患病率为 6.2% ～ 12.2%（Hoge et al. 2004）。现役军人和退伍军人 PTSD 的患病率不完全相同，可能受到许多因素的影响，包括采用的评估方法［如第 5 版创伤后应激障碍量表（PCL-5）或者临床用创伤后应激障碍诊断量表（CAPS）］、军人服役年代、服役时长、研究时间以及 DSM 版本等差异。例如，美国国家健康和复原力研究采用 PCL-5 量表在平民样本中进行调查，发现 PTSD 的患病率为 10.1%（亲密家庭成员或朋友突然死亡）～ 28.0%（儿童期性虐待）（Wisco et al. 2016）。Hoge 等（2014）采用 PCL-5 量表在现役样本中调查，发现 18% 被筛查出患有 PTSD。越南战争 40 年后，在全国越南退伍军人纵向研究中，采用 CAPS 量表进行评估，发现男性退伍军人当前 PTSD 诊断患病率约为 4.5%；而采用 PCL-5 量表，当前战区 PTSD 的患病率为 11.2%（Marmar et al. 2015）。在对美国军方 17 481 名女兵进行的千禧队列研究中，在伊拉克或阿富汗参战的女性罹患 PTSD 或其他精神障碍的风险增加（OR = 1.91；95% CI 1.65 ～ 2.20）；而陆军预备队或国民警卫队的女性风险降低（Seelig et al. 2012）。越来越多的研究强调军队中发生性侵犯事件在 PTSD 中的影响，其在军队服役人员和退伍军人中常被低估或未得到充分治疗。

灾难幸存者

灾害（自然的或人为的，包括战争、恐怖主义事件和恶劣气候侵袭）的幸存者无论年龄大小，均面临较高的创伤性应激的风险，具体取决于创伤性事件的持续时间、与事件发生接触距离及事件对社区的影响（Dodgen et al. 2016）。尽管有成千上万的群众遭受龙卷风、地震及战争等灾害的侵袭，但对这些幸存者的研究仍较少。然而，现有数据表明，易感性增加的因素包括：灾前物力资源匮乏、与亲人分离而产生持久的不良心理影响；目睹他人死亡或受伤；被虐待、受伤或致残；流落为受灾难民（Stoddard et al. 2011a）。

种族灭绝幸存者

种族灭绝对欧洲大屠杀幸存者及其家人的影响促使联合国于 1948 年通过了《世界人权宣言》。尽管联合国此后未能成功在柬埔寨、南非、卢旺达、波斯尼亚、达尔富尔和其他地方防止种族灭绝，但国际社会仍在继续努力。为防止种族灭绝并减少种族灭绝带来的毁灭性的心理冲击，学者正在努力地从心理学和神经生物学（包括表观遗传学）层面对幸存者及其后代进行有关种族灭绝对健康状况的长期影响和对复原力影响的研究（Yehuda et al. 2014）。

精神障碍共病者

精神障碍患者共病 PTSD 的识别和治疗更需关注。不同种族和民族患有重性精神障碍人群创伤性事件暴露率高达 89%，其中 41% 的个体符合 PTSD 的诊断标准，导致患者功能更差（Subica et al. 2012）。智力或发育障碍、精神分裂症、心境障碍或其他精神障碍的患者更易受到一系列应激源的影响，如果无法及时给予他们药物或心理干预，在遭遇灾难后情况更差。创伤性应激不仅是 PTSD 发病的重要诱发因素，也是边缘型人格障碍等其他精神疾病发病的重要因素。物质滥用的个体罹患 PTSD 的风险也较高，研究显示，严重躯体创伤患者中 34% ～ 54%（Soderstrom et al. 1997；Zatzick et al. 2017）可能存在物质使用或滥用，特别是酒精。

考虑发育因素

创伤应激的症状和后遗症在整个生命周期中会有所不同，发病年龄越小，影响时间越长。当个体处于心理和神经生物学发展的不同阶段时，当面对应激时，在情绪、认知处理、记忆、运动和感觉功能、神经和突触生长以及基因表达等方面会产生不同的影响。我们试图阐释其中的复杂因素，DSM-5 仅是研究者不断探索创伤和应激对人体复杂性影响的一步。

评估

众所周知，PTSD 患者表现为尽量回避有关创伤性事件的痛苦记忆，因此表浅的提问可能无法引出典型的症状。相反的，过早、直接地提问与 PTSD 诊断标准有关的问题，可能会对某些患者（患者可能出于某些原因而想要获得 PTSD 诊断）产生诱导作用，诱导性的提问很容易获取阳性症状。访谈人员首先应要求患者描述他们所遇到的问题，仅提供必要的引导以保持信息畅通并防止离题。当患者在谈论他的问题时

很少或未提及与 PTSD 相一致的症状，但在随后对访谈人员直接问到的所有 PTSD 症状均给予了肯定回答时，访谈人员应仔细审视患者的主诉内容。对于报告噩梦或侵入性回忆的患者，访谈人员应要求患者详细描述其内容，因为详细描绘的个人体验症状比教科书上循规蹈矩的诊断条目更能支持 PTSD 的诊断。

在病史采集过程中，访谈人员应密切关注患者的行为表现，作为精神状态检查的重要部分。某些 PTSD 症状（如易激惹、注意力不集中和过度惊跳反应）可直接观察到。特别是，患者在描述创伤性事件及其影响时情感反应协调统一。

在进行开放性访谈后，访谈人员应进行结构式访谈。由于患者可能伴有回避症状，仅仅询问患者是否经历过心理创伤性事件可能不够。相反，访谈人员要多次询问患者是否经历过可能导致 PTSD 的各种创伤性事件。可以采用量表和问卷，如创伤史问卷来弥补访谈时的疏漏。全面评估要求访谈人员在采集患者一个或多个创伤性事件后，尽可能澄清每个事件后的符合 PTSD 诊断标准的症状，全面评估同时还包括考虑其他精神障碍的鉴别诊断。为了实现全面评估这个目标，临床医生使用的结构式访谈工具（最初设计用于研究用途）可专门用于 PTSD 的诊断和评估，如基于 DSM-5 的 CAPS 量表（CAPS-5），以及用于筛查大多数精神障碍的 DSM-5 结构化临床访谈（First et al. 2016）。

除 PTSD 的分类诊断量表外，还研发了包括 CAPS-5 在内的多个量表，可以通过量化的形式呈现 PTSD 症状的严重程度，以及每个 PTSD 症状群的子分数，这与 PTSD 的维度化方法一致。重要的是，由临床医生（非技术人员）操作的工具并非仅依靠被试者给予肯定的回答就给该条目加分，而需详细评估患者病史并澄清症状。

有许多针对 PTSD 的自评心理问卷和心理测查，其中最重要的是 PCL-5 量表。与通过临床医生判断患者答案的临床医生所用的工具不同，普通测查问卷可根据患者的选择为每个条目生成一个分数，并提出诊断的阈值，但可能因夸大或隐瞒出现偏倚。一些著名的人格测试（如明尼苏达多相人格问卷 -2、人格评定量表）包括 PTSD 量表都会有效度量表来检测夸大或隐瞒。尽管自评量表可能有助于筛查疾病、提供信息，但它们不应作为 PTSD 诊断的独立测试工具，但可作为结构式访谈的辅助工具。

问卷调查和心理测查的优点是可以远程管理。远程医疗行业正在加速发展，特别是美国退伍军人事务部可为偏远地区的人员提供医疗服务（如精神障碍的诊断和治疗）。初步研究表明，结构式访谈工具（如 CAPS-5 量表）可以通过视频电话会议进行（Litwack et al. 2014）。

治疗

心理治疗干预

临床实践指南均强调心理治疗干预（下文中总结）在预防和治疗 PTSD 中的重要作用（U.S. Department of Veterans Affairs and U.S. Department of Defense 2017）。PTSD 的心理社会干预是主要的干预措施，重点是基于证据的、程序化的、创伤聚焦的治疗，其中包括暴露治疗或认知重构，前提条件是患者自愿参与。在无法提供创伤聚焦的心理治疗时，美国退伍军人事务部和美国国防部（VA/DoD）创伤后应激障碍管理临床实践指南（2017）指出，尚无足够的证据来确定以非创伤聚焦的治疗或药物治疗是否更有效；然而，该指南建议，将药物治疗作为 PTSD 的一线干预措施，特别是针对有共病和特定症状群的患者或基于患者偏好。对于儿童人群，心理治疗包括治疗师参与针对诊断和治疗为目标的游戏，包括创伤聚焦的心理治疗（采用数字游戏和媒体），如今儿童经常接触这类游戏和媒体（Meersand and Gilmore 2018）。

早期干预和预防策略。 对创伤幸存者进行预防性干预的证据仍然有限，需要进行更多的研究。尽管 PTSD 最有效的一级预防显然是减少暴力、事故和伤害等创伤性事件的暴露，但在创伤性事件暴露之前增强复原力也可降低 PTSD 的发生，但在建议任何具体干预措施前尚需要进行更多的研究。二级预防包括创伤后的早期干预。研究最多的干预措施是创伤后心理疏泄和 CBT。尽管既往被认为是有效的，但心理疏泄（特别是单次关键事件应激疏泄的形式）已证明不会降低 PTSD 的发病率或减轻症状的严重程度；对某些患者而言，它甚至具有危害性，因为可能会破坏患者自身的应对机制（Rose et al. 2002；van Emmerik et al. 2002）。因此，对于没有主动求助的创伤暴露个体不应该被要求以小组或个人形式接受心理疏泄，针对经典创伤反应的心理教育可能对遭遇创伤的患者有帮助。

目前尚无高质量的研究探索 CBT 对无症状创伤幸存者的预防效果，但建议对有急性应激障碍症状相一致的创伤幸存者进行多阶段 CBT，有证据表明它可能对阈下症状的患者具有治疗益处。一项关于急性应激障碍的 meta 分析和系统评价发现，聚焦创伤的短期支持性治疗是减轻 PTSD 症状严重程度最有效的治疗（Roberts et al. 2009，2010）。一项随机对照试验也发现，在创伤后（无论症状如何）到急诊科就诊后数小时内开始了 3 次改良的延长暴露治疗可显著减轻创伤后 4 周和 12 周的创伤后应激反应，这表明基于 CBT 的个体化靶向干预可能有助于预防 PTSD 的发展（Rothbaum et al. 2012）。然而，值得注意的是，在紧急情况下实施这种干预需要由经过严格训练、经验丰富的心理治疗师进行，更需要患者的自主自愿。

尽管早期药物治疗干预 PTSD 的研究越来越多，包括 SSRI（艾司西酞普兰）和 β 受体阻滞剂（普萘洛尔）等药物试验，但目前尚未找到特异性治疗 PTSD 的高质量随机对照药物试验证据。因此，VA/DoD（2017）和其他机构的临床实践指南并未将此类方案纳入治疗建议。特别是针对苯二氮䓬类药物潜在风险的担忧，因为这些药物造成的药物成瘾可能影响创伤恢复和消退学习。初步研究表明，受伤后疼痛患者的早期治疗中，使用吗啡可能对遭受躯体创伤者的创伤后症状有保护作用，氢化可的松也可能很有帮助（Holbrook et al. 2010；Saxe et al. 2001；Stoddard et al. 2011b）。

心理治疗。成人： 目前的循证证据建议将包括 CBT（如暴露治疗或认知重构）在内的程序性、聚焦创伤的心理治疗作为 PTSD 的一线治疗。CBT 通常针对创伤的情绪处理以增强消退，聚焦于减少回避行为和降低负性情绪反应。CBT 还包括认知功能改善，纠正因创伤而产生的关于自我和安全的歪曲信念。这些治疗建立在 PTSD 是一种阻碍患者从急性应激反应中恢复的疾病这一概念之上，经典精神病理学对 PTSD 的阐释侧重于恐惧反应的消退失败、适应不良认知和回避症状的迁延。此外，随着对 PTSD、记忆和 HPA 轴的神经环路异常的了解愈发深入，研究表明，创伤聚焦的 CBT 在恢复这些系统的正常功能方面具有潜在作用（Ross et al. 2017）。关于 PTSD 的心理健康教育是所有 CBT 的另一重要组成部分，有些还包括应激管理技术，如呼吸和放松技巧（U.S. Department of Veterans Affairs and U.S. Department of Defense 2017）。

CBT 方法如延长暴露治疗和认知加工治疗的疗效有最多的证据支持；每种方法在不同 PTSD 患者中都显示出了令人满意的治疗效果，包括性侵犯或战斗创伤后的 PTSD。延长暴露治疗最突出的特点：①在每周 90 min 的治疗过程中，重复进行原发性创伤记忆的延长想象暴露以强化消退；②通过想象暴露减少线索性反应和回避症状。虽然暴露治疗中并非包含创伤经历的每个方面或者多次经历中的每次创伤经历，但对降低线索性反应和减少 PTSD 症状的积极影响通常是普遍的。然而，在某些情况下，临床医生可能会选择不止一种创伤作为治疗的暴露目标，从最令患者恐惧不安的创伤性事件开始。这种治疗包括较短的 60 min 疗程。此外，虚拟现实强化暴露，如伊拉克战斗场景的暴露也显示出效果（Rothbaum et al. 2014）。尽管目前的研究不支持虚拟现实暴露较单独延长暴露治疗更有效，但其可帮助难以处理创伤记忆的患者，并可以在治疗师办公室外实现消退。随着患者开始将自身暴露于恐惧和回避的记忆中，延长暴露治疗可能伴随早期强烈的焦虑症状。随着治疗的推进，患者对创伤线索的反应会逐渐消失，因为他们逐步认识到不需要害怕记忆或害怕对记忆的情绪反应。

与延长暴露治疗相比，最初的认知加工治疗采用对创伤经历的书面记录，并专注重塑影响功能状态的歪曲认知信念。研究表明，单独使用认知部分可能是有效的（Resick et al. 2008），且操作手册已更新（Resick et al. 2017a），去除了创伤经历的书面记录暴露部分。认知加工治疗针对的典型适应性不良观念包括自责和内疚，以及对安全、自我价值和控制的夸大信念。

尽管延长暴露治疗和认知加工治疗是循证治疗并有最充分的证据支持用于治疗 PTSD，从统计学的角度来看具有显著的效果，但它们的实际益处仅是部分的，并且随着时间的推移往往会减少。meta 分析（Bisson et al. 2013；Tran and Gregor 2016）一致发现上述治疗对于 PTSD 症状的改善率不足 50%，长期益处甚至更低。需要更多的研究来确定这些既定治疗的益处或寻找有效的替代方法。

2017 版 VA/DoD 指南建议，其他针对 PTSD 的特定 CBT，包括简短的折衷心理治疗、叙事暴露治疗、书面叙事暴露和眼动脱敏再加工（EMDR）均可作为 PTSD 的有效治疗方式，而 EMDR 的疗效与延长暴露治疗相似。EMDR 涉及创伤回忆、情绪处理和认知重评策略，并伴有眼球运动追踪或其他形式的双边刺激。然而，进一步研究表明，EMDR 的治疗益处既不需要眼球运动也不需要双边感觉刺激。EMDR 旨在为患者提供额外的应对策略来处理创伤性记忆，同时保持对当前状态安全性的认可。针对 PTSD 的其他特定 CBT 都将某种形式的暴露和（或）认知重构与额外的情绪处理或叙事整合技术相结合（U.S. Department of Veterans Affairs and U.S. Department of Defense 2017）。

由于这些创伤聚焦的治疗方法并不总是可行的，并不是所有患者都能接受，因此研究已经确定了非创伤聚焦的治疗方法，在治疗 PTSD 方面可弥补其不足之处。包括应激预防训练、以当下为中心的治疗和人际关系心理治疗。应激预防训练旨在改变患者导致日常生活应激的思维模式，以当下为中心的治疗侧重于患者生活中与 PTSD 相关的问题，而人际关系心理治疗探索创伤如何影响患者的人际关系。这些治疗的治疗效果不如创伤聚焦的治疗方法显著，但它们比不治疗的效果更好，并与较低的脱落率相关。其他治疗，如情感和人际调节技能培训、接受和承诺治疗、辩证行为治疗、寻求安全（针对 PTSD 和物质使用障碍共病）和支持性咨询，也可能对一些 PTSD 患者发挥作用，并可能解决相关问题，但需要更多的证据来确定

其最佳作用。

其他心理治疗干预包括如团体 CBT、家庭治疗、夫妻治疗、人际关系或精神动力学治疗。尽管团体治疗比无治疗更好，但发现团体治疗在减轻 PTSD 症状方面不如个体治疗有效，虽然在减少抑郁和自杀意念方面效果相当（Resick et al. 2017b）。认知加工治疗的一个版本要求在夫妻共同参与下进行，治疗解决患者的 PTSD 症状及相关的人际关系问题。虽然目前尚无足够的证据被推荐为一线治疗，但认知-行为联合治疗 PTSD 可能有助于那些不愿单独寻求治疗或以关系问题为中心的患者，或那些伴侣对 PTSD 症状的适应（如支持回避行为）干扰患者康复的情况。鉴于 PTSD 对人际关系功能的显著影响，需要更多的研究来验证创伤聚焦中夫妻干预的效果，该干预措施整合了情绪调节等方法。

此外，当存在酒精滥用等共病时，需在治疗时处理共病。2017 版 VA/DoD 指南及其他治疗指南（如美国心理学会的指南）总结了支持 PTSD 不同的心理治疗方法及其他治疗方法（Courtois et al. 2017）。2014年，美国医学研究所建议，应遵循其操作手册使用循证治疗。虽然临床医生在为患者选择治疗策略时会综合考虑循证证据、临床思维和患者偏好，但仍需要更多的研究来支持基于证据的个体化医疗方法，以帮助指导基于患者个体生物学特性和临床症状的 PTSD 治疗选择。

儿童：与成人相似，临床评估和心理治疗是儿童和青少年 PTSD 和创伤相关应激障碍的首选干预措施。一线循证心理治疗包括创伤聚焦的 CBT、延长暴露治疗、创伤系统治疗、EMDR 和类似治疗（Cohen et al. 2017）。然而，能够熟练掌握其中一些操作技术的临床医生并不多见。

药物治疗和物理治疗

成人：药物治疗是 PTSD 的二线治疗选择。常见的问题：①作用有限；②不良反应；③治疗依从性差；④需长期给药方可持续获益。然而，临床上通常首先选择药物治疗，因为方便实施和（或）缺乏合格的心理治疗师。药物治疗基于反复试验，为特定患者找到最佳药物。一旦开始使用某种药物，应尽可能维持 2 ~ 3 个月，若效果差则尝试换药。剂量应在患者耐受的情况下逐渐滴定，直至出现副作用或获益最大。建议在尝试停药前至少进行 1 年的维持期治疗。如果患者复发，可能需要再次给药。

治疗 PTSD 最有效的药物是抗抑郁药，尽管药物的名字如此，但患者使用这些药物并不需要共病抑郁症的诊断。抗抑郁药包括 SSRI、SNRI、TCA、单胺氧化酶抑制剂和其他药物。SSRI 被推荐为 PTSD 的

精神药理学治疗方法，由于其安全性和（相对）有效性，在许多治疗指南中作为标准治疗方案。SSRI 中仅舍曲林和帕罗西汀被 FDA 批准用于治疗 PTSD，但尚无确切证据支持其效果优于其他 SSRI。选择抗抑郁药物治疗 PTSD 的指南和注意事项，包括可能增加自杀风险的警告，与治疗抑郁障碍的指南和注意事项相同，在此不再赘述。

另一种治疗 PTSD 的药物是 α_1 肾上腺素能受体拮抗剂哌唑嗪，常用于治疗高血压。考虑到 PTSD 患者交感神经活动过度兴奋（如上"心理创伤及创伤后应激障碍的生物学研究"所述），这种治疗似乎是合乎逻辑的。哌唑嗪可能对治疗创伤相关的梦魇具有独特益处，被临床医师逐渐认可。但由于证据混杂，2017 版 VA/DoD 指南并未将哌唑嗪单药治疗纳入药物治疗建议。α_2 受体激动剂和 β 受体阻滞剂尚未显示对 PTSD 有效。另一种降低交感神经活动过度兴奋的非药物方法是星状神经节阻滞（译者注：星状神经节阻滞是一种疼痛门诊常用的微创治疗方法，将局部麻醉药注射在含有星状神经节的疏松结缔组织内，以达到颈交感干、颈交感神经节与节前、节后神经及其支配范围的可逆性阻滞）（Peterson et al. 2017）。

其他传统的非抗抑郁的 PTSD 药物（包括抗精神病药和抗惊厥药 / 心境稳定剂）的循证证据薄弱。然而，针对 PTSD 继发性临床症状表现（如激动、暴力和情绪不稳定等），有时可能需要这些药物。此外，虽然统计学的组间比较不支持其疗效，但有的 PTSD 患者仍可能会从这类药物中获益。尽管许多临床医生在治疗 PTSD 患者时会自动选择苯二氮䓬类药物，但已发现这类药物既无效又存在依赖和滥用风险，尤其是与酒精同时使用时。除极少数情况外，苯二氮䓬类药物通常被禁用于 PTSD。

正在试验的新型药物中，值得注意的是 N- 甲基 -D- 天冬氨酸受体拮抗剂氯胺酮，经肠外、亚麻醉剂量给药时，已发现其快速的抗抑郁作用。其治疗 PTSD 的前期结果令人期待（Kim and Mierzwinski-Urban 2017）。街头毒品 3,4- 亚甲基二氧基甲基苯丙胺（MDMA），也称为"摇头丸"，也正在联合心理治疗进行试验。据称它可以帮助患者耐受创伤性记忆，但仍需要更多的研究（Schenk and Newcombe 2018）。

基于这种疾病的神经生物学机制，已经研发了 2 种新的药物治疗方法。恐惧消退被认为是暴露治疗的一种作用机制。PTSD 的特点是在保持恐惧消退方面存在缺陷。该理论支持使用消退记忆增效剂 D- 环丝氨酸作为心理治疗的增效剂。尽管该方案使人期待，但事实证明对 PTSD 的益处很小或根本不存在（Mataix-Cols et al. 2017）。另一种基于神经生物学机制的治疗方法源于以下发现：当一个巩固的或稳定的

记忆通过唤起被重新激活时，在某些情况下，它可能回到不稳定状态，如果要保持记忆，需要进行"再巩固"。普萘洛尔是可阻断该记忆再巩固过程的遗忘药物之一。在开放标签研究（Brunet et al. 2011）和随机对照试验（Brunet et al. 2018）中发现，创伤性记忆唤起的同时给予普萘洛尔与可减轻 PTSD 症状。

经颅磁刺激（TMS）是一种通过在头皮上施加聚焦磁场，在底层脑组织中产生电流来改变局部大脑活动的方法。它被 FDA 批准用于治疗难治性 MDD。正如本章其他部分所述（参见"心理创伤及创伤后应激障碍的生物学研究"），PTSD 的特征是某些大脑区域活动过度而其他区域活动不足。这表明 PTSD 患者可能会从 TMS 中获益。但大多数与创伤后病理相关的脑区太深，TMS 无法透过。然而，目前 TMS 被用于治疗 PTSD，以背外侧前额叶皮质作为靶标，希望通过激活该区域间接作用于其他 PTSD 的关键脑区，类似于在口袋桌球的组合击球（译者注：组合击球通过击打目标球引起连锁反应而进球）。meta 分析结果支持 TMS 在 PTSD 中的疗效，但效果比 CBT 弱（Trevizol et al. 2016）。然而，许多患者可能仅在心理治疗失败后才接受 TMS，这可能会造成在难治性人群中无法获得 TMS（或任何其他第二种治疗）阳性的偏倚结果。

儿童和青少年：精神类药物是治疗 PTSD 和创伤及应激相关障碍的二线治疗，在儿科、儿童心理健康诊所、医院、法律诊所、拘留中心、监狱和门诊中常用于伴有共病、具有中重度症状和功能损害的患者。然而，尽管儿科医生、护士和儿童精神科医生多年来广泛使用药物治疗幼儿和年龄较大儿童的 PTSD 和创伤及应激相关障碍，但缺乏来自随机对照试验的高质量研究证据（Jani et al. 2018）。临床研究的重点是补充循证证据。与成人精神药理学研究相似，大多数儿童研究仅评估了短期结局。因此，儿童用药的长期益处或风险在很大程度上是未知的。

美国儿童和青少年精神病学学会（AACAP）实践指南指出，根据公开临床试验的结果，α 受体和 β 受体阻滞剂、非典型抗精神病药、非 SSRI 类抗抑郁药、TCA 和心境稳定剂可能对儿童患者有效（Cohen et al. 2010）。然而，AACAP 指南或 FDA 暂未更新治疗 PTSD 或创伤及应激相关障碍的药物，尽管 FDA 仅获批氟西汀和艾司西酞普兰等 SSRI 类抗抑郁药用于治疗抑郁障碍和强迫障碍。SSRI 没有与 TCA 相关的心律失常的风险，但它们和所有抗抑郁药均有一个黑框警告（自杀和躁狂）。一项关于丙咪嗪和水合氯醛的研究发现，丙咪嗪可减轻儿童的 PTSD 症状（Robert et al. 1999）。然而，心律失常、情绪变化和过量服用的风险限制了 TCA 的使用。

AACAP（Cohen et al. 2010）指出，由于可能出现易激惹、睡眠差或注意力不集中等高度觉醒症状，在没有心理治疗的情况下单独使用 SSRI 可能不是治疗儿童 PTSD 的最佳方法（Robb et al. 2010）。因此，AACAP 建议从创伤聚焦的 CBT 开始，如果症状的严重程度表明需要更多干预措施，则联合使用 SSRI（Cohen et al. 2010）。舍曲林可能对 PTSD 的治疗益处不大，但根据家长的报告，在儿童遭受烧伤后不久给予舍曲林治疗，对于预防 PTSD 有潜在益处（Stoddard et al. 2011c）。

除 SSRI 外，尚无其他药物可供考虑。尽管这些药物在临床上有广泛的使用，但没有循证证据证明苯二氮䓬类药物、普萘洛尔或可乐定对 PTSD 的益处。没有研究支持抗精神病药治疗儿童 PTSD 的疗效。儿童使用非典型抗精神病药会增加伴有体重增加的代谢综合征和 2 型糖尿病的风险。尽管可乐定可能有助于减少唤醒和焦虑，但它会显著增加心血管疾病的风险。

大多数经历过创伤的儿童，包括许多未诊断创伤及应激相关障碍的儿童，都需要与心理治疗师、精神药理学家、学校和家庭进行协作，采用多模式康复护理。用药方面应保证父母或监护人的知情同意，考虑青少年的个人意愿，以及告知治疗不足与提供治疗对儿童的健康和发育可能带来的短期和长期利益或风险（如症状恶化与症状减轻）、潜在的不良反应（如代谢综合征）和药物相互作用。新的分析方法已经确定了多个适用于儿童的针对性干预措施，如生理反应、麻木和过度惊吓，以及青少年的睡眠困难、噩梦、回避想法/感觉和愤怒/易激惹（Russell et al. 2017；Saxe et al. 2016）。

补充和替代治疗

尽管研究人员对 PTSD 的补充和替代治疗愈发关注，但对此类方法的研究仍有限，目前大多数研究均存在方法学上的缺陷。一些研究结果表明，冥想可能会改善 PTSD 症状的严重程度和生活质量。冥想可能是临床医生和患者的次要或补充选择，部分原因是风险性低，对患者生活质量改善具有潜在的优势（Benedek and Wynn 2016）。

结局

PTSD 的纵向研究结果尚不明确。根据 DSM-5，约 50% 的患者 3 个月内 PTSD 症状完全康复，尽管许多人的症状持续超过 1 年。1996 年美国底特律地区创伤调查研究发现，PTSD 症状缓解时间的中位数是发病后 24.9 个月（Breslau et al. 1998）。一项针对美国普通人群的研究发现，超过 1/3 个体的 PTSD 症状持续时间超过 60 个月（Kessler et al. 1995）。

急性应激障碍

诊断

DSM-Ⅳ 中增加了急性应激障碍（ASD），急性应激障碍是创伤性事件发生后 1 个月内出现的具有临床意义的创伤后症状。由于观察到某些症状似乎可预测 PTSD 的发生，因此在 1994 年引入了该诊断。在 DSM-Ⅳ-TR 中，ASD 的诊断标准要求存在至少 5 种分离症状中的 3 种。此外，其诊断标准与 PTSD 的诊断相似，还需要 6 种再体验症状中的 1 种、显著的回避症状、焦虑症状或唤起增加。在 DSM-5（表 15-5）中，ASD 诊断要求至少存在 14 种症状中的 9 种，这些症状属于 5 种类别（侵入性症状、负性心境、分离症状、回避症状和唤起症状）。在创伤性事件发生后开始或恶化，持续 3 天（而不是 DSM-Ⅳ 中要求的 2 天）至 1 个月。"14 种症状至少存在 9 种"是基于对以色列、英国和澳大利亚临床数据的分析（Bryant et al. 2011）。DSM-5 的 ASD 诊断标准仍包括"分离症状"，但不是必需。

循证证据

为鉴别暴露于战斗或灾难后 48 h 内对急性应激的正常适应性反应与 ASD，使用术语急性应激反应（acute stress reaction）或战斗应激反应（combat stress reaction）用于描述早期应激症状（Friedman et al. 2011）。在创伤性事件后 2 天至 1 个月诊断 ASD 基本是合理的。首先，显著的急性应激症状的常见临床表现在 1 个月内消退；其次，急性分离症状可能与 PTSD 的发展和慢性化有关。然而，分离症状尚未被证明是 PTSD 诊断的必要独立预测因子，大多数 PTSD 患者并

表 15-5　DSM-5 急性应激障碍的基本临床特征

接触于实际的或被威胁的死亡、严重的创伤或性暴力：

- 直接经历创伤；亲眼目睹发生在他人身上的创伤性事件；获悉亲密的家庭成员或亲密的朋友身上发生了创伤性事件；反复经历或近距离接触于创伤性事件的令人厌恶的细节中。该条目不适用于通过电子媒体、电视、电影或图片的接触，除非此接触与工作相关
- 在属于侵入性、负性心境、分离、回避和唤起这 5 个类别症状中的任意类别中，出现 9 种（或更多）症状
- 持续时间为创伤后 3 天至 1 个月，于创伤后立即出现；引起临床上显著的痛苦体验或功能损害；不能归因于物质或躯体疾病所致精神障碍，且不能用"短暂精神病性障碍"解释

有关完整的诊断标准，请参阅 DSM-5（American Psychiatric Association 2013）pp. 280-281.

不符合需要分离症状的 ASD 的诊断标准。既往强调分离症状是 ASD 诊断的必要条件，但并未被后续研究支持，证据中甚至没有单独诊断 ASD 的案例，而不仅是允许在创伤后的任何时间诊断 PTSD，无论多早。

流行病学

严重创伤性事件后 ASD 的患病率因研究、创伤暴露类型和人群而异。

评估和鉴别诊断

对 ASD 患者的临床评估通常需要日常行为观察、详细的病史采集和澄清症状。耐心倾听的临床医生进行详细的评估可能有助于患者产生被理解和关心的感觉，并能更好地解释他们所经历的症状。在发生急性创伤性事件后，患者可能由于心理或躯体原因无法报告其症状，因此通常需要反复评估。

除耗时的全面诊断筛查外，还有一些简短的工具可用于儿童或成人的 ASD 筛查。用于筛查儿童 ASD 的工具是儿童应激障碍检查表，用于评估成人侵入性症状的两个量表是事件影响量表修订版和急性应激障碍量表。

鉴别诊断应包括可能导致创伤后症状的可治疗因素，如既往疾病（包括 PTSD）、感染、代谢紊乱、药物不良反应（如吗啡）、颅外伤后的神经损伤以及精神活性物质（如酒精）使用障碍或戒断。

适应障碍

诊断

在 DSM-5 和 ICD-11 中，适应障碍首次与 PTSD 和 ASD 一起被归类为"创伤及应激相关障碍"。根据 DSM-5 诊断标准（表 15-6），适应障碍需要对可确定的应激源产生临床上显著的情绪或行为症状。症状必须在应激源出现后的 3 个月内出现（标准 A），并且必须在应激源消除后的 6 个月内消退（标准 E）。适应障碍有 6 种亚型：①伴抑郁心境；②伴焦虑；③伴混合性焦虑和抑郁心境；④伴行为紊乱；⑤伴混合性情绪和行为紊乱；⑥非特定的。

DSM-5 对于 DSM-Ⅳ-TR 的适应障碍诊断标准的 3 个主要变化：①增加 ASD/PTSD 亚型；②增加与丧亲相关的亚型；③删减"丧亲之痛排除条款"（标准 D）。这些变化需要调整症状持续时间要求，以鉴别急性应激和 PTSD 亚型，并适应丧亲相关亚型症

表 15-6　DSM-5 适应障碍的基本临床特征

- 对可确定的应激源出现情绪的反应或行为的变化
- 这些情绪的反应或行为的变化具有显著的临床意义，显著的痛苦与应激源的严重程度不成比例和（或）重要功能方面的显著损害
- 这种与应激相关的症状不符合其他精神障碍的诊断标准；且不仅是先前存在的某种精神障碍的加重；此症状并不包括正常的丧痛
- 在应激源终止后，症状不会持续超过 6 个月
- 亚型：①伴抑郁心境；②伴焦虑；③伴混合性焦虑和抑郁心境；④伴行为紊乱；⑤伴混合性情绪和行为紊乱；⑥非特定的

有关完整的诊断标准，请参阅 DSM-5（American Psychiatric Association 2013）pp.286-287.

状持续时间的延长（≥ 12 个月），以识别延长或复杂性哀伤综合征，这些诊断变化的循证证据不断增加（Shear et al. 2016）。ASD/PTSD 和丧亲相关的亚型最终未被纳入官方诊断标准中（Strain and Friedman 2011）。"持续性复杂丧痛障碍"被纳入 DSM-5 第 3 部分"需要进一步研究的情况"下，或其他特定或非特定的创伤及应激相关障碍（other specified or unspecified trauma- and stressor-related disorder）亚型（见相关部分）。标准 D（"此症状并不包括正常的丧痛"）也被澄清为排除项，正常的哀伤反应被解释为基于文化、宗教、年龄等因素，且具有适当的强度、质量、持续性。根据症状持续时间，亚综合征但慢性 PTSD 样表现也可能被诊断为非特定的适应障碍，或者可以记录在其他特定的创伤及应激相关障碍（other specified trauma- and stressor-related disorder）类别下的"适应样障碍，伴超过 6 个月的过长病程，且无过长时间的应激源"。

循证证据

尽管适应障碍诊断在临床实践中广泛应用，但该诊断从最初被纳入 DSM-Ⅲ-R 以来一直备受争议。争议的内容主要包括缺乏特定的症状特征；适应障碍与对应激源的正常反应的鉴别；症状与其他精神障碍的症状重叠；在症状尚未澄清时，难以标准化评估或干预；且随着时间的推移，诊断缺乏稳定性。这些问题导致目前缺乏支持适应障碍诊断的高质量循证证据。

作为像 PTSD 和 ASD 一样的适应障碍，其诊断的必要条件是存在导致临床显著症状、痛苦或功能损害的应激性事件，DSM-5 将适应障碍与其他创伤及应激相关障碍分为一类，这些障碍与自杀等负性结局有关，可能需要紧急干预。尽管循证证据仍然有限并且

潜在应激源和症状特征的范围很广，但这种分类在临床上是有用的。此外，许多适应障碍患者的临床症状特征与 DSM 诊断系统中情绪和焦虑障碍的诊断重叠，属于亚综合征。应激源本身也可能变异很大。尽管在 DSM-Ⅳ 中丧失亲人相关的抑郁被编码为"适应障碍"，但在 DSM-5 中，MDD 诊断标准删除"丧亲之痛排除条款"，部分原因是研究显示丧亲相关的 MDD 与由其他生活应激源相关的 MDD 无显著差异。尚未有研究在适应障碍中基于应激源类型探索症状和相关损害的潜在差异。

流行病学

尽管缺乏高质量的流行病学研究，可用数据存在局限性，但据估计，普通人群中适应障碍的患病率为 0.9%～2.3%，而患有躯体疾病人群的患病率要高得多（Casey 2014）。例如，对 27 项涉及接受癌症治疗患者研究进行 meta 分析发现，该人群适应障碍的患病率为 19%（Mitchell et al. 2011）。在精神科就诊和初级保健人群中常诊断适应障碍，但需要更多的研究来明确患病率。

评估

由于适应障碍缺乏特异的临床症状要求（表 15-6），诊断需从临床角度判断。适应障碍为临床医生提供了一个有用的临床诊断分类，使临床医生可以治疗有临床痛苦主诉但不符合其他诊断标准的患者。尽管有时会使用抑郁量表进行评估，但这种规范的有限性使得难以制定标准化的症状严重程度评估。结构化临床访谈中包含适应障碍，如简明国际神经精神障碍访谈检查和 DSM-5 的结构化临床访谈。

目前已开发了一种名为"适应障碍——新模块测试"的适应障碍自评工具，该工具并非基于 DSM 诊断系统，而是使用 ICD-11 中适应障碍的诊断概念（Bachem et al. 2017）。该工具针对 ICD-11 中 2 个拟议的适应障碍核心症状：①紧张不安；②适应困难，以及有关焦虑、抑郁、回避和冲动障碍的问题。这种评估已被证明是可靠和有效的，但需要更多关于适应障碍最佳评估的临床和研究数据。

治疗

鉴于适应障碍与自杀风险升高有关，适应障碍患者均应接受详细的安全性评估和制订治疗计划。然而，适应障碍治疗的经验支持是有限的。简短的心理干预已被建议作为一线治疗，并且正在积极研究

中。西药、草药和替代治疗益处的证据有限（Casey 2014）。在 MDD 和 PTSD 等亚综合征亚型符合 DSM-5 中适应障碍诊断标准的条件下，把用于这些疾病的治疗用于治疗适应障碍似乎是有效的。未来针对适应障碍亚型中特定症状群的研究可能为临床医生治疗适应障碍提供建议。

心理治疗

除持续性应激源的支持性治疗外，短程心理治疗被认为是适应障碍最合适的心理干预措施（Casey 2014）。一些与工作压力相关的研究数据表明，认知治疗可能是有效的（van der Klink et al. 2003）。然而，对 9 项研究进行 meta 分析发现，在患有适应障碍的员工中，与不接受治疗相比，认知治疗并未减少重返工作岗位前的休息天数。另一方面，问题解决治疗可能有助于减少重返工作岗位的时间（Arends et al. 2012）。由于缺乏足够的循证证据来指导治疗建议，临床医生在实践中使用了一系列个人或团体方法，包括心理动力学、认知、行为、人际关系、夫妻和家庭及基于正念的干预措施；体育锻炼；问题解决治疗。某些治疗可能更好地针对特定类型的应激源；例如，有 3 项随机对照试验（K. Shear et al. 2005；MK Shear et al. 2014，2016）结果支持复杂性哀伤治疗（一种靶向心理治疗）对适应障碍个体有疗效（参见本章末"其他特定或非特定的创伤及应激相关障碍"部分的"持续性复杂丧痛障碍"）。需要进一步探索适应障碍各种亚型的最佳心理干预方式。

药物治疗

尽管研究（如抗抑郁药治疗亚综合征抑郁和焦虑）表明药物治疗可能有用，但关于适应障碍的药物使用数据非常有限。苯二氮草类药物对症治疗失眠和焦虑很常见；然而，如前所述，一些证据表明，苯二氮草类药物除具有滥用风险外，还可能使遭受创伤的个体的预后恶化，因此不建议将其用于治疗 ASD 和 PTSD 患者（Guina et al. 2015）。

一些研究集中在适应障碍的焦虑亚型上。如一项随机对照试验表明，非苯二氮草类抗焦虑药依替福辛的疗效与 SSRI 和阿普唑仑相当（Stein 2015）。草药和瑜伽等替代干预措施的随机对照研究表明，这些方法具有潜在的益处；然而，尚无数据支持使用何种方式最佳。

结局

自发缓解

根据 DSM-5，应激源终止后 6 个月内症状缓解，

预后良好。如果症状持续超过 6 个月，可记录为 DSM-5 中其他特定或非特定的创伤及应激相关障碍类别下的"持续时间延长的适应样障碍"亚型。

并发症和共病

在青春期诊断出的适应障碍最终可能会发展为严重的精神障碍，因为适应障碍的症状可能达到其他情绪或焦虑障碍的诊断标准。适应障碍会增高自杀意念和行为的风险。酒精和其他精神活性物质使用障碍在适应障碍患者中可能更常见，应仔细评估。若同时出现物质使用和对应激源的不适应情绪反应，可能会使个体面临更大的自杀或其他冲动行为风险，因此需要详细的临床评估和监测。

其他特定或非特定的创伤及应激相关障碍

其他特定的创伤及应激相关障碍和非特定的创伤及应激相关障碍类别可适用于存在创伤及应激相关障碍的特征性症状并导致患者临床上显著的痛苦或损害，但不符合此诊断类别中任何疾病的完整诊断标准。对于"其他特定的"类型，临床医生提供未满足全部标准的具体原因。对于"非特定"类型，无需给出任何理由，允许首次在急诊科就诊等情况下使用此类别。

DSM-5 列出了 5 个可能适用于"其他特定"类别的示例：①适应样障碍，伴症状延迟发作，其症状出现于应激源后 3 个月以上；②适应样障碍，伴超过 6 个月的过长病程，但无过长时间的应激源；③ *Ataque de nervios*；④其他文化类症状，参见 DSM-5 附录中"痛苦的文化概念词汇表"（参见第 44 章）；⑤持续性复杂丧痛障碍（列在 DSM-5 第 3 部分"需要进一步研究的情况"。译者注：ICD-11 称其为"延长哀伤障碍"）。随着循证证据增加，这些诊断的分类可能会发生变化。例如，大量研究支持对持续性伤害性哀伤进行诊断和针对性治疗。

持续性复杂丧痛障碍

亲人去世后的哀伤具有一定的强烈程度和持续的症状并发症，这与正常丧痛不符，表明急性哀伤的自然恢复过程已经停滞。尽管丧亲之痛会引发其他疾病，如 MDD 或 PTSD（当死亡是暴力或意外时），但越来越多的文献已经认识到这是一种持续的哀伤相关症状综合征，与显著的痛苦、功能障碍和高风险自杀相关。这种情况被称为复杂性哀伤（complicated grief），有时被称为创伤性哀伤（traumatic grief）或持续性哀伤（prolonged grief）。

对儿童（Kaplow et al. 2012）和成人（M.K. Shear et al. 2011）的持续性和损害性的哀伤进行了研究，其定义重叠但不相同。尽管需要进行更多的流行病学研究，但在现有研究中，持续性哀伤的患病率估计在普通成人中为 2% ~ 4%，因自然原因丧亲者为 9.8%（Lundorff et al. 2017）。此外，3 项随机对照试验证明了复杂性哀伤治疗的有效性，这是一种针对患有复杂性哀伤的成年人（包括老年人）的靶向心理治疗；与抗抑郁药治疗相比，这种治疗已被证明对哀伤和自杀意念具有更显著的疗效（K. Shear et al. 2005；M.K.Shear et al. 2014，2016）。其他以哀伤为中心的认知行为治疗似乎也很有效，这表明罹患这种疾病的患者可能会受益于特定的有针对性的心理治疗。

持续性复杂丧痛障碍除了被列为"其他特定的创伤及应激相关障碍"的示例外，还被列在 DSM-5 的第 3 部分"需要进一步研究的情况"，表明在其被接受为正式 DSM 诊断之前需要进行更多的研究。由于既往研究提出的标准相互矛盾，DSM-5 工作组在完全认可此障碍之前，使用先前研究的要素研发了一套新标准。然而，该领域越来越多的研究支持这种诊断，在 DSM 未来的版本中，该诊断有可能被正式纳入创伤及应激相关障碍。一些细节仍在讨论中，如使用 6 个月还是 1 年作为诊断的最短时间是最佳的。近期，ICD-11 以延长哀伤障碍为名称发布了其临床标准，最短时限为 6 个月（Killikelly and Maercker 2018）；该诊断标准较 DSM-5 的持续性复杂丧痛障碍的诊断标准更具兼容性（Boelen et al. 2019），并且类似于复杂性哀伤提案的诊断标准，差异主要体现在所需症状的数量（Cozza et al. 2019）。目前，ICD-11 的诊断标准可以帮助临床医生识别存在持续性哀伤相关痛苦和损害的患者，这些患者应该被仔细评估、监测自杀风险并提供有针对性的治疗。

总结

PTSD 直到 1980 年才被列入官方诊断条目，但创伤和应激可能会影响个体的应对能力，也可能影响复原力。PTSD 的生物学研究已被明确定义，包括遗传相关决定因素。在 DSM-5 创伤及应激相关障碍中大多数疾病诊断非常普遍，尤其影响儿童、女性、老人、伤者和（或）患者、武装部队成员、难民和灾难幸存者。在 DSM-5 中，创伤及应激相关障碍的类别现在不同于焦虑障碍、强迫障碍和分离障碍。它是唯一与心理创伤或应激事件直接相关的疾病类别（即使此类事件可能导致替代性或共病性障碍，如抑郁障碍）。此类疾病包括 ASD、PTSD、RAD、DSED、适应障碍和（正在进一步研究中的）持续性复杂丧痛障碍。

心理干预在每种与创伤及应激相关障碍的治疗中均占有重要地位。对于 PTSD，药物干预也有一席之地（尽管作用较小），SSRI 作为首选的药物治疗选择。

对 PTSD 和相关疾病的结局研究表明，该疾病通常会持续存在，需要长期护理，如果不进行干预治疗，预后会较差，躯体疾病甚至死亡的风险更高。目前正在进行更具弹性的个体与伴有更多创伤后症状高风险的个体的随访（Tsai and Pietrzak 2017），研究结果有助于鉴别创伤后生长［通过创伤后生长量表（Tedeschi and Calhoun 1996）］和预后更好的个体与严重功能障碍的患者。这些研究将为未来的预防和治疗方法提供信息。在国际上可能对儿童和成人诊断和治疗具有广泛应用前景的新干预措施包括使用远程医疗的干预方法（Augusterfer et al. 2015）。

临床要点

- 在世界范围内普遍存在创伤及应激相关障碍，特别是急性应激障碍、PTSD 和适应障碍，受个体脆弱性和复原力的影响，如果未治疗可能会导致不良后果。

- 循证证据：心理治疗（一线）和必要时的药物治疗（二线）对 PTSD 部分有效。
- DSM-5 包括一个新的亚型，即 6 岁及以下儿童的 PTSD，根据发育证据，该亚型突出了该年龄组的症状差异。
- 两个类别取代了婴儿期或儿童早期反应性依恋障碍的诊断：RAD 和 DSED。
- 与丧亲相关的适应障碍亚型被考虑纳入 DSM-5 第 2 部分。然而，持续性复杂丧痛障碍被列为"其他特定的创伤及应激相关障碍"的表现形式，并且提出的标准被纳入 DSM-5 第 3 部分以进一步研究。

参考文献

扫码见参考文献

第 16 章

分离障碍

José R. Maldonado，David Spiegel

王育梅　孙亚麒　译　赵靖平　审校

分离障碍（dissociative disorders）表现为意识、记忆、自我（身份）、情感、感知觉、躯体表现、运动控制和行为等方面在整合过程中出现失调。个体所经历的事件通常是连续而统一的，（整合失调）会使得这些事件和通常与之联系在一起的其他心理过程相分离。这种不连续性主要受认知过程的影响，并将导致各种类型的分离障碍。当记忆无法进行整合时会出现分离性遗忘（dissociative amnesia）。如果遗忘且伴有无目的漫游，即分离性遗忘症伴游离性漫游。个体身份的碎片化导致分离性身份障碍（DID）。知觉功能障碍导致了人格解体 / 现实解体障碍（depersonalization/derealization disorder），伴创伤后应激障碍（PTSD）时即构成 PTSD 分离亚型（dissociative subtype）。急性应激障碍也可能出现意识方面的分离。

分离障碍更多表现为心理内容的组织或结构上的紊乱，而非心理内容本身的紊乱。分离性遗忘的记忆和（或）漫游状态（部分分离性遗忘）中的身份并非是歪曲或怪诞的，而是相互分离，从而阻碍了记忆提取。在 DID 中被分割的个体身份是整体人格结构的降维部分。其问题在于信息整合的失败或信息的去情境化，而不是遗忘的碎片化内容。总之，所有类型的分离障碍均有一个共同点，即无法以某种形式完全了解整体人格结构或全部心理内容。分离障碍与负性事件关系密切。研究表明，相较心境障碍和其他精神障碍，分离障碍患者更容易出现自杀、自伤、紧急咨询及精神活性物质使用（Gonzalez Vazquez et al. 2017）。

分离障碍在经典精神病理学中有着悠久的历史，但到现在已被极大地忽视了。尽管如此，这种病理现象的持久性和趣味性，还是能引起专业人士和公众的关注。分离障碍仍然是精神病理学的一个重要领域，最佳的治疗方法是心理治疗（Maldonado et al. 2002）。分离障碍作为一类精神障碍，可以从疾病的角度教给我们很多有关如何适应创伤应激和大脑中的信息处理过程。

概念的演化

法国著名神经病学家 Jean-Martin Charcot（1890）注意到一些有异常神经症状的患者伴有分离症状。他发现催眠治疗可以重现并逆转患者表现出的异常行为。Charcot 认为，即使一个正常过程（如催眠）可用于获取分离的精神内容，也可被看作精神病理学证据——"一种人为的或实验性的精神状态"。他认为如果癔症患者被治愈，他们将无法被再次催眠。现在我们知道事实并非如此，许多"正常"个体均有被催眠的潜质（H. Spiegel and D. Spiegel 2004）。

然而，法国医师和心理学家 Pierre Janet（1920）首次将分离障碍描述为一种障碍，即"désagrégation mentale"。法文中的"désagrégation"与英文中"dissociation"的含义略有不同，前者更侧重将某些心理内容与其通常的聚集或一起处理的趋势相分离。Janet 将癔症描述为"某种人的综合疾病"（Janet 1920，p. 332）。Janet 可能是第一个将心理创伤作为分离障碍病因的研究者。

如果 Janet 和 Charcot 的成就没有被西格蒙德·弗洛伊德开创的精神分析治疗所掩盖，分离障碍可能在 20 世纪会得到更深入的探索。弗洛伊德通过借鉴 Charcot 的催眠技术，将其应用于早期的病例。在他与 Breuer 的早期著作中，研究了 Janet 之前描述过的分离症状。在《癔症研究》（*Studies on Hysteria*）（Breuer and Freud 1957）中提到的案例，如 Anna

O. 案例即存在明显的分离现象。Anna O. 有许多症状表明可能罹患 DID。然而，Breuer 和弗洛伊德通过围绕催眠状态的概念重新阐述了分离的作用，而非针对分离的病理机制。事实上，他们认为因催眠状态才会出现分离症状，而非分离症状出现才进入催眠（Breuer and Freud 1957）。在逐渐发展为一种可能被普遍认可的精神病理学理论时，弗洛伊德继续研究其他类型的患者，如"强迫性神经症"（即强迫障碍）和精神分裂症。研究患者群体的变化可能是弗洛伊德对分离防御模型兴趣减弱的主要原因，转而对压抑防御模型（在无意识过程中产生动机性遗忘）产生浓烈兴趣。Janet 之后有关分离和心理创伤关系的研究讨论几乎消失了。然而，在第二次世界大战和战后时期，一些精神科医生开始关注两种新出现的现象：①在战斗人员中"创伤性神经症"的发病率增加；②在前集中营囚犯中观察到的如漫游症和遗忘症等分离症状。

压抑作为将信息排除在意识之外的一般模型，其与分离模型在几个重要方面有所不同（表 16-1）。有关分离是否是压抑的一个亚型或是相反，尚存争议。这样的争论可能无法解决，但有一点已经很清楚，考虑到人类信息处理的复杂性，获得心理统一即为成功，而不是通过他人给予的（Spiegel 1986）。值得注意的不是分离障碍的发生，而是它们发生的频率并不高，因为信息处理包括各种合理、自主的子系统（感知觉、记忆存储和检索、意图和行动）。

分离的模型和机制

分离和信息处理

Williams 等（2006）运用功能磁共振成像（fMRI）进行的一项研究发现，在有意识地注意恐惧信号以及没有意识到这些信号时，人的大脑的许多相同区域被激活。通过 fMRI 对健康受试者进行功能连接分析发现，对恐惧信号的意识程度取决于杏仁核通路的功能连接模式，而非这些通路的离散激活模式。对恐惧的意识依赖于与杏仁核的大脑皮质和皮质下通路的负性连接，这表明重新进入的反馈可能是产生这种意识的必要条件。相反，在无意识的情况下，对恐惧的反应依赖于直接通向杏仁核的皮质下通路的正性连接，此通路的兴奋性前馈连接可能足以使人们对"看不见的"恐惧产生自发反应。这些发现可能解释了"分离的或未知的"记忆内容如何通过引起恐惧或恐慌，或通过触发创伤受害者的改变/分离状态来发挥作用。

从更具临床意义的角度分析，分离可用以下 3 种模型中的 1 种或多种组合来解释：①神经病学模型：一些潜在的神经过程（如大脑半球连接中断或癫痫）在分离症状中起促进作用；②角色扮演模型或社会角色需求理论：认为该症状是一种人为社会建构（译者注："社会构建理论"认为心理活动现象是社会建构的产物，主张知识是建构的，是处于特定文化历史中的人们互动和协商的结果），而非真正的精神障碍；③自我催眠模型：一种认识和整合创伤性事件、分离性体验和催眠之间联系的理论。这些模型已在其他地

表 16-1 分离和压抑的区别

	分离	压抑
组织结构 [a]	水平的	垂直的
障碍 [b]	遗忘	动态冲突
病因学 [c]	创伤	不可接受愿望的发展冲突
内容 [d]	未转换的：创伤记忆	伪装的、主要过程：梦境、口误
触及途径 [e]	催眠治疗	解释
心理治疗 [f]	接触、控制及处理创伤记忆	解释、移情

[a] 在分离状态下，心理内容的组织架构被认为是水平性的，各种信息相互分离，但同样可供意识使用（Hilgard 1977）。另外，被压抑的信息被认为是以一种古老的方式储存在不同的深度，因此不同的部分不能同时获取（Freud 1923/1961）

[b] 在分离状态下，信息的亚单位被认为是被遗忘所分割，而压抑的潜在机制是动态冲突或动机性遗忘

[c] 在分离状态下，被排除在意识之外的信息通常涉及一段分散且界限分明的时期，通常是创伤性经历，而被压抑的信息可能涉及这段时间的各种经历、恐惧或愿望。分离通常作为一种防御机制，特别是在躯体创伤发作后，而压抑是对被禁止的恐惧和愿望的反应，或对其他动态冲突的反应

[d] 分离的信息以分散和未转换的方式存储，而被压抑的信息通常是伪装和碎片化的。即使被压抑的信息对意识而言是可用的，它的意义也被隐藏（如在梦境中、口误）

[e] 分离信息的检索通常可以以直接的方式进行。催眠等技术可用来获取被屏蔽的记忆。相比之下，发现被压抑的信息通常需要通过强烈的提问、心理治疗或精神分析的一系列解释（如梦的解析）来进行反复的回忆试验

[f] 分离的心理治疗重点是通过控制分离状态的访问和处理创伤记忆进行整合。对压抑的经典心理治疗包括解释、移情

方进行了详细描述（Maldonado and Fink 2007），此处不再赘述。fMRI 研究已确定分离型 PTSD 明显不同于常见的高觉醒模式（Lanius et al. 2010；Nicholson et al. 2017）。分离状态的 fMRI 表现为额叶功能过度活跃、边缘系统活动下降，与情绪反应的认知抑制相一致，而过度警觉具有相反的模式，即边缘系统活动增加及额叶活动低下（Brand et al. 2012）。这种分离模式可以通过伴随的人格解体和（或）现实解体识别（American Psychiatric Association 2013），可见于约14% 的 PTSD 患者，这些患者中童年创伤更早且更严重、PTSD 发病更早、社会功能受损和自杀倾向更高（Stein et al. 2013）。这些发现与 fMRI 显示的被催眠个体的执行控制网络（背外侧前额叶皮质）和默认模式网络（后扣带回）之间的反向功能连接分离模式相一致，表明参与任务完成和自我反思的大脑区域之间相对孤立（Jiang et al. 2017）。

目前有关记忆功能的研究表明，记忆至少有两大类，分别为外显记忆和内隐记忆，或情景记忆和语义记忆。这两种记忆系统有不同的功能：外显记忆（或情景记忆）涉及自我认同的个人经历的回忆（如"上周我参加了球赛"）；内隐记忆（或语义记忆）涉及日常操作的执行，如骑自行车或打字。这种操作可以在熟练程度很高的情况下进行，而对当前的操作或技能所基于的学习过程几乎没有意识。事实上，这两种类型的记忆具有不同的神经解剖定位：边缘系统（尤其是海马结构、乳头体）与情景记忆有关，基底神经节和皮质与语义记忆有关（Mishkin and Appenzeller 1987）。

事实上，这两类记忆的区别可以解释某些分离现象。在某些分离障碍中观察到的自动性可能是某种外显记忆中自我认同与内隐记忆或语义记忆中日常活动分离的表现。因此，心理过程以一种缺乏明确自我认同的自动方式进行并不陌生。如果个体总是检索关于我们如何以及何时学习到所需要执行活动的外显记忆，那可能严重影响执行活动效率。许多运动员苛求矫正身体的运动细节，但实际上他们表现得非常好。部分研究者提出，分离是一种调节策略，通过高度抑制边缘系统激活以减少 PTSD 过度觉醒（van Huijstee and Vermetten 2018）。因此，在记忆功能研究中有关身份与表现之间的分离有一个基本模型，其病理表现很可能在分离性遗忘、游离性漫游和 DID 等障碍中得到佐证。

分离和创伤

1930 年，意大利精神病学家 Giovanni Enrico Morselli

描述了患者 Elena 的病史、诊断和治疗过程，这是较早发表的一例典型 DID 病例，突出了该障碍与早年童年创伤的关系（Schimmenti 2017）。关于分离障碍的现代理解的重要进展之一是探索创伤和分离的关系。创伤可以被理解为个体被制造成一个客体或物体的经历，是他人的愤怒和大自然的冷漠的受害者。这是一种无助感和对自己身体失去控制的终极体验。Spitzer 等（2006）假设创伤的过程涉及构成人格心理生物学系统的某种程度的分割和分离。根据此理论，分离的部分人格在日常生活中避免了创伤性记忆，而另一部分或其他多个部分会专注于创伤性经历和防御行为。不幸的是，分离记忆可能以消极和（或）积极的分离症状的形式表现出来，必须将其与正常的意识改变进行区分。

事实上，越来越多的临床和经验证据表明，在创伤期间可能会发生分离，尤其是作为一种防御方式，即在失去对躯体控制的时刻仍然试图保持精神控制（Dalenberg et al. 2012；Kluft 1984；Putnam & Kluft 1985；Spiegel 1984；van der Hart et al. 2005）。一名 DID 患者谈到：当她被醉酒的父亲性侵时，感觉好像"到了一片长满野花的山间草地"。她会将注意力集中在想象愉快和美丽的情景，使自己从眼前的恐惧、痛苦和无助中解脱出来。这类人群经常报告，他们会从想象中的玩伴或想象中的保护者中寻求安慰，或让自己沉浸在某些使自己注意力分散的事物中，如墙纸的图案。据报道，许多强奸受害者感觉漂浮在自己的身体上方，对被侵犯的身体感到难过。遭受过多次创伤的儿童较无创伤史的儿童更可能使用分离防御机制，包括自发的出神发作和遗忘。

越来越多的研究表明，童年期遭受躯体或性虐待与分离症状的发展之间存在联系（Coons and Milstein 1986；Dalenberg et al. 2012；Freud 1946；Kluft 1984a；Şar et al. 1996；Spiegel 1984）。一项由 Collin-Vézina 和 Hébert（2005）开展的研究表明，性虐待会导致分离症状和 PTSD 症状的临床发生率分别显著增加 8 倍和 4 倍。

越来越多的证据显示，在既往有童年期虐待经历的边缘型人格障碍患者中，分离症状的发生率更高（Spitzer et al. 2006）。在一项纳入 62 名边缘型人格障碍女性患者的研究中，Shearer（1994）使用单变量分析发现，同时患有边缘型人格障碍和分离症状的患者有较多的创伤性经历、创伤后症状、行为失控、自伤行为及酒精滥用的情况。研究还显示，分离体验量表（DES）（Bernstein and Putnam 1986）的得分可通过以下因素来预测，包括成年期性侵犯经历、行为失控和童年期躯体和性虐待。Watson 等（2006）对 139 名边缘型人格障碍患者进行测试，发现患者的分离程度随着童年期创伤水平的升高而增加，这也支持了童年期创伤经历会导致远期分离症状发生的假说。更重要的是，这些研究提示，在分离症状的发展过程中，情感虐待和忽视至少与躯体和性虐待造成的影响同样重要。

2016 年的一项研究探索了童年期性虐待、躯体或情感虐待及躯体或情感忽视对分离障碍、慢性 PTSD 和混合性精神障碍患者的影响，研究患者都有童年期虐待和忽视经历（Dorahy et al. 2016）。结果提示，各种类型的虐待经历均可区分分离障碍患者和混合性精神障碍患者，而性虐待经历可区分分离障碍患者和慢性 PTSD 患者。童年期性虐待经历是病理性分离症状的唯一预测因子。情感虐待会导致耻感、内疚、关系焦虑及恐惧。情感忽视可预测关系焦虑和关系抑郁，但是躯体忽视则几乎与关系焦虑无关。

一项研究纳入 87 名住院的女性患者，她们都曾有童年期虐待和被忽视的经历，将其分为两组，一组无自伤行为，而另一组存在非自杀性自伤（NSSI）（Franzke et al. 2015）。与无自伤行为组相比，NSSI 组的童年期虐待经历的报告率显著更高，同时，NSSI 组当前的分离症状、创伤后症状及抑郁症状的水平显著更高。通径分析结果显示，当 3 种精神病理学变量全部被纳入模型时，仅分离介导了童年期虐待和 NSSI 的关系。同样，另一项对精神科住院患者的研究中，使用条件性随机森林回归建立预测模型证实，童年期不良经历的总体严重程度是 PTSD 症状的最佳预测指标（Schalinski et al. 2016）。另外，不良经历的种类和持续时间则具有重要的预后意义：5 岁时的躯体忽视和 4 ～ 5 岁时的情感忽视会增加远期分离症状的发生，而 8 ～ 9 岁的情感忽视会增加抑郁症状的发生。

在从城市公立医院招募的成人平民样本中，使用临床用 PTSD 诊断量表评估 PTSD 的严重程度，使用情绪调节困难量表评估情绪调节障碍，使用多维分离问卷评估分离症状。线性回归分析结果显示，PTSD 和情绪失调可作为分离的预测因子，即使在控制创伤暴露因素后，结果仍然成立。述情障碍和无法使用情绪调节策略对于分离的预测性高于其他预测变量，这表明情绪失调可能对理解 PTSD 和分离症状之间的关系非常重要。

Johnson 等（2001）的研究表明，在因童年期性虐待而寻求治疗的患者中，出现创伤性分离与 PTSD、分离障碍、抑郁障碍的后期发展密切相关。数据分析显示，经历过性侵、坚信有人或其他东西会被杀害或在因虐待而受伤的女性，其创伤性分离的严重程度更高。回归分析结果提示，在不同类型的症状和疾病中，创伤性分离是唯一能够显著预测症状或疾病严重程度的变量。同样，Hetzel 和 McCanne（2005）发现，不同类型的童年期虐待经历会导致不同的成年期问题。例如，相较单纯躯体虐待组和无虐待组，躯体及性混合虐待组和单纯性虐待组的患者出现 PTSD 症状的比例显著增高。躯体及性混合虐待组和单纯躯体虐待组的患者在成年期再次遭受性或躯体侵害的比例也显著高于单纯性虐待组及对照组。上述结果表明，在所有四个组中，创伤后分离的严重程度越高，PTSD 和成年期遭受性或躯体侵害的风险也就越高。研究者认为，创伤后分离对成年期 PTSD 的发展和二次侵害的发生有广泛的影响。研究结果表明，在经历过创伤性事件的成年人中，考虑了总体症状严重程度和目前分离倾向性后，发现创伤性分离能够显著预测自我消极观念（$P < 0.001$）（Thompson-Hollands et al. 2017）。

一项针对美国纽约世界贸易中心惨案（"9·11"事件）受害者的随访研究显示，基线创伤性分离症状是随访时出现分离症状的最强预测因子，而基线创伤后应激症状是随访时 PTSD 的最强预测因子（Simeon et al. 2005）。在最初调查的 4 个创伤性痛苦因子中，失控和内疚 / 羞愧感因子与随访中出现分离症状和创伤后应激症状存在显著的相关性，而无助 / 愤怒因子则仅与随访时的创伤后应激症状相关。这些研究再次证实 O'Toole 等（1999）的结论，即受过创伤本身与终生或当前 PTSD 的发生不存在关联，与 PTSD 所有诊断成分直接相关的是创伤性分离症状。类似地，Olde 等（2005）分析 140 名分娩后女性的数据发现，约 2.1% 出现 PTSD，围产期消极情绪反应和分离反应是产后 3 个月出现 PTSD 症状的预测因子。

在创伤性应激事件受害者中应考虑共病分离障碍的可能性。慢性暴露创伤性事件可能不仅会导致急性应激障碍和 PTSD，还可能会导致分离障碍（Spiegel and Cardeña 1991）。事实上，几乎很少有分离障碍患者之前未经受过重大创伤性事件，常见的是躯体虐待或性虐待，这符合 PTSD 诊断的 A 组症状标准（American Psychiatric Association 2013）。一项针对战后退伍军人的研究证实，分离症状和 PTSD 的严重程度之间存在直接关联，分离症状也是创伤后精神病理学中非常突出的表现（Wolf et al. 2012）。

创伤后分离症状（即创伤性事件发生时或发生后立即出现的分离性反应）可能预测创伤及应激相关障碍的发生（Brewin et al.2010）。目前有关创伤相关应激障碍的理论认为，创伤后分离症状通过阻止创伤记忆的充分编码过程以及导致记忆存储改变，从而损害创伤记忆的加工过程；此外，持续分离阻止了记忆的细化，致使患者（如急性应激障碍、PTSD 和分离障碍）出现部分遗忘、侵入性回忆和记忆碎片化（Bedard-Gilligan and Zoellner 2012；Feeny et al. 2000a，2000b）。

对美国国家退伍军人健康和恢复研究的全国代

表性样本（$n = 1484$）进行多变量分析发现，用以 DSM-5 为诊断标准的 PTSD 筛查中，美国退伍军人终生患病率为 12%，过去 1 个月 PTSD 的患病率为 5.2%（American Psychiatric Association 2013），上述两组中分别有 19.2% 和 16.1% 符合 PTSD 分离亚型的诊断（Tsai et al. 2015）。罹患 PTSD 的退伍军人中，与没有分离亚型相比，PTSD 分离亚型患者 PTSD 症状严重程度更高，共病抑郁和焦虑症状、酒精使用问题和敌对更为严重。

　　尽管分离性防御机制在创伤发生时可能发挥良好的作用，但如果这种防御机制持续时间过长，可能会影响个体正常工作［使用 Lindemann（1994）提出的术语，"grief work"（哀痛工作）］，而此过程是患者理性对待创伤经历并减少远期 PTSD 或其他症状发病风险所必需的。事实上，一项探究创伤和分离在精神病理学中的作用的研究显示，罹患分离障碍的青少年发生自伤行为和自杀企图的比例高于对照组。分离是自伤行为最重要的影响因素，女性是自杀企图最重要的影响因素。分离障碍组的创伤总分显著高于非分离障碍组和对照组（Kılıç et al. 2017）。同样，近期的一项 meta 分析研究比较了患有或未患有分离障碍的精神病患者的自杀企图和 NSSI 情况，结果也显示，共病分离障碍或 DES 得分较高与精神障碍患者中的自杀企图和 NSSI 行为均有关（Calati et al. 2017）。这些结果表明，这些患者中的一部分可能存在分离亚型，作为跨诊断因素，应仔细评估分离亚型。因此，在创伤后短期内进行帮助个体认识、承受创伤体验并理性对待创伤经历的心理治疗，有助于降低远期 PTSD 的发生。

　　DSM-5 也将分离亚型纳入 PTSD。一项关于 PTSD 潜在分类和特征分析的系统综述也支持 PTSD 分离亚型（PTSD + DS），其主要特征为人格解体和现实解体，这凸显了 PTSD 的分离症状可能影响治疗过程或结局（Hansen et al. 2017）。这些结果均提示分离型 PTSD 的症状严重程度更高、人格及现实解体症状更突出、早年创伤事件更严重，以及更高的精神疾病共患率（van Huijstee and Vermetten 2018）。值得注意的是，一项针对 697 名曾遭受过创伤的退伍军人的线上调查横断面数据的潜在剖面分析发现，8.3% 具有严重分离症状，最主要的症状群是人格解体和现实解体症状（Wolf et al. 2017）。

　　如前所述，fMRI 研究也提示，分离型 PTSD 患者与一般 PTSD 的高觉醒模式存在明显不同（Lanius et al. 2010；Nicholson et al. 2017）。这种模式在创伤相关的脚本驱动想象过程中，额叶活动增加且边缘系统活动降低，这与情绪反应的认知抑制相一致；而常见的高觉醒模式与之相反，主要表现为边缘系统活动

增加且额叶活动降低（Lanius et al. 2012）。研究显示，在 PTSD 患者中，与非分离型 PTSD 相比，PTSD + DS 组患者的杏仁核与负责情绪调控的前额叶之间的功能连接更强［两条功能连接通路分别为：双侧基底外侧杏仁核（BLA）和左侧中央杏仁核（CMA）至额中回；双侧 CMA 至额内侧回］（Nicholson et al. 2015）。此外，PTSD + DS 组患者的杏仁核与参与人格解体和现实解体的意识、知觉及本体感觉相关区域的连接更强（两条功能连接通路分别为：左侧 BLA 至上顶叶和小脑顶部；左侧 CMA 至后扣带回背侧和楔前叶）。

　　与对照组相比，非分离型 PTSD 患者静息态 fMRI 数据显示，脑岛（双侧前部、双侧中部及左侧后部）与双侧的基底外侧杏仁核之间的功能连接增强，同时脑岛（双侧前部、左侧中部及后部）还与左侧基底外侧杏仁核复合体之间的功能连接增强（Nicholson et al. 2016）。同样，PTSD 患者人格解体 / 现实解体症状与 PTSD 症状的严重程度也与脑岛亚区和基底外侧杏仁核的功能连接存在相关性。此外，伴分离症状的 PTSD 患者表现为心理生理及神经功能紊乱，即心率下降、前额叶激活程度增加，以及对创伤提示物进行功能反应的杏仁核区域活性下降（这与不伴分离的创伤幸存者的激活模式几乎完全相反）（van Huijstee and Vermetten 2018）。一项静息态 fMRI 研究显示，与 PTSD + DS 患者相比，PTSD 患者和对照组的前庭核与顶叶-岛叶前庭皮质及背外侧前额叶皮质（DLPFC）之间的功能连接增强；与 PTSD 相比，对照组的前庭核与脑岛后叶的功能连接更明显。有趣的是，PTSD 症状的严重程度与 DLPFC 的功能连接呈负相关，人格解体 / 现实解体症状的临床测量与右侧缘上回功能连接呈负相关，这表明前庭多感觉整合失调可能导致了各组独特的症状谱（Harricharan et al. 2017）。研究人员利用静息态随机动态因果模型对腹内侧前额叶皮质（vmPFC）、双侧 BLA 和 CMA 复合体以及中脑导水管周围灰质（PAG）之间的耦合进行配对分析，发现 PTSD 的特征是自下而上的连接模式（两条功能连接通路分别为：杏仁核至 vmPFC；PAG 至 vmPFC 和杏仁核）（Nicholson et al. 2017）。与之相反，PTSD + DS 患者所有功能连接节点的模式则为自上而下（两条功能连接通路分别为：vmPFG 至杏仁核和 PAG；杏仁核至 PAG）。PTSD + DS 患者存在明显的 vmPFC 内部抑制性功能连接，这或许能够解释在这类患者中观察到的情绪低落表现。另外，通过静息态脑磁图描记术发现，遭受多次创伤经历的 PTSD 女性患者中，分离症状与 δ 波增加及 β 功率降低具有相关性（Schalinski et al. 2017）。在该人群中，逆境相关因子（特别是童年期性虐待）与 θ 波和 α 波振荡功率相关，并且在患者和对照组之间存在差异。

DSM-5：分离障碍

1952 年，随着第 1 版 DSM 的问世，其一直被作为精神障碍诊断分类的标准。2013 年，美国精神医学会发布了 DSM-5。DSM-5 对分离障碍这一章节进行了较大改动，我们将其总结在表 16-2 中。在此我们将会对 DSM-5 中分离障碍的流行病学、诊断标准及治疗进行总结归纳。

分离性身份障碍

诊断

如 DSM-5 诊断标准中所述，DID 的特点是"存在 2 个或更多以截然不同人格状态为特征的身份瓦解，这可能在某些文化中被描述为一种附体体验"（American Psychiatric Association 2013，p.292）。身份瓦解期间会出现"明显的自我感和自我控制感的中断，伴有与情感、行为、意识、记忆、感知、认知和（或）感觉运动功能相关的改变"，并可能导致日常记忆存在空隙，出现社会功能和工作能力受损。定义中还提到，DID 患者会在回忆日常事件、重要个人信息（通常是创伤事件）时出现反复的记忆空隙，这与普通的遗忘表现不同（标准 B）。这些症状会引起有显著临床意义的痛苦和其他重要功能的损害（标准 C），且不属于一个广义的可以被接受的文化或宗教实践的一部分（标准 D），也不能归因于某种物质的作用或神经系统疾病（标准 E）。

在分离状态中暂时丢失对身份的识别或在 DID 中被碎片化的自我意识是整体人格结构的两个维度。从这个意义上说，DID 患者并不是拥有一个以上的人格，而是不具备完整的人格。DSM-Ⅳ（American Psychiatric

表 16-2　DSM 分离障碍：DSM-Ⅳ 与 DSM-5 的对比

DSM-Ⅳ	DSM-5	变化
分离性身份识别障碍	分离性身份障碍	• 纳入了与文化相关的病理性附体症状 • 标准 A 的临床描述更为详尽化有助于疾病的诊断 • 澄清人格转换症状不仅可以被他人观察，也可由患者自己报告 • 澄清遗忘症状的标准（标准 B）不仅包括对创伤信息的遗忘，还包括日常事件的遗忘 • 额外纳入新的诊断标准，这些症状必须与临床上显著的痛苦及功能损害相关（标准 C），且并非广义、可接受的文化及宗教实践的一部分（标准 D）
分离性遗忘	分离性遗忘症	• 澄清标准 A，具体说明两种公认的遗忘症类型：对特定事件的选择性遗忘和对身份和生活事件的普遍性遗忘 • 增加"伴游离性漫游"的标注说明
游离性漫游	—	• DSM-5 不再将游离性漫游作为独立诊断分类，而将其作为亚类别纳入分离性遗忘症的诊断
人格解体障碍	人格解体 / 现实解体障碍	• 增加"现实解体"的概念。在标准 A 中，DSM-5 允许出现人格解体、现实解体或两者共存；其他的标准除轻微的措辞变化外几乎与之前完全一致
未注明的分离障碍	其他特定或非特定的分离障碍	• DSM-Ⅳ 中未注明的分离障碍条目纳入了其他无法归类于他处的分离现象。在 DSM-5 中，这一组障碍被分为"其他特定"和"非特定"两组，用以区分病因明确的分离障碍和病因不明或需要更多诊断信息的症状。此外还对部分言语措辞进行校正。在应激性事件暴露时间小于 1 个月的患者中引入身份紊乱（分离）的概念，并对分离性恍惚症进行修正
其他相关障碍	其他相关障碍	
急性应激障碍 [a]	急性应激障碍 [b]	• 部分措辞进行校正；将侵入性、分离、回避及唤起症状均归类到一条标准中（标准 B）；对持续时间进行澄清（标准 C）
创伤后应激障碍（PTSD）[a]	PTSD [b]	• 部分措辞进行校正 • 对标准 A 进行校正：调整 PTSD 的诱发因素，包括获悉家庭成员或亲密朋友身上发生的创伤性经历，或暴露于创伤性事件的令人作呕的细节中，而不仅限于亲眼目睹 • 增加一组新的症状，即与创伤性事件有关的认知或心境方面的负性改变（标准 D） • 在 PTSD 中增加"伴分离症状"的亚型

[a] 归于 DSM-Ⅳ "焦虑障碍"
[b] 归于 DSM-5 "创伤及应激相关障碍"

Association 1994）和 DSM-5 中 DID 诊断标准的变化在表 16-2 中有所描述。

患病率

一项对社区成年人的调研显示，DID 的患病率为 1.5%（Johnson et al. 2006）。1994 年，Loewenstein 报道北美地区 DID 的患病率约 1%，而分离障碍的总体患病率约为 10%。Rifkin 等（1998）重复了 Loewenstein 的结果，他们随机挑选 100 名既往有急性精神科住院经历的女性（16～50 岁），也发现其中 1% 符合 DID 诊断。在精神科住院患者中，DID 的估计患病率约为 3%（Ross 1991）。Foote 等（2006）对在市内精神科诊所连续收治的 231 名患者进行仔细评估，并对 82 名愿意配合研究的患者进行了访谈。在该样本中，29% 的患者符合 DSM-Ⅳ 中分离障碍的诊断标准（8 人诊断为分离性遗忘，7 人诊断为未注明的分离障碍，5 人诊断为 DID，另有 4 人诊断为人格解体障碍）。然而仅 5% 的患者在此前被诊断过分离障碍，表明分离障碍的漏诊率较高。此外，这项研究还为躯体 / 性虐待与分离症状之间的联系提供了额外证据，躯体虐待的比值比为 5.86，性虐待的比值比为 7.87。

近年来，报告的 DID 病例数量明显增加，原因包括：①精神卫生专业人员对诊断有更普遍的人事；②从 DSM-Ⅲ（American Psychiatric Association 1980）开始，制定详细的诊断标准；③ DID 被误诊为精神分裂症或边缘型人格障碍的比例有所下降（Kluft 1987）。其他研究者将报告病例增加归因于催眠暗示及误诊（Dallam 2000；Merckelbach et al. 2002；Ross 2000）。这一观点的支持者认为，DID 患者本身具有催眠易感性，因此较容易受到暗示影响，通常绝大多数诊断只由少数临床医师做出。然而，专家诊断出的 DID 患者和其他精神科医师、心理学家及普通内科医师（每年可能只诊断 1～2 例此类患者）所诊断出的 DID 患者之间，其症状表现没有明显的差异。此外，Dalenberg 等（2012）对文献进行系统综述得出结论，创伤与分离症状存在联系的暗示性模型实际上缺乏证据支持。这些研究者发现，根据创伤模型，创伤和分离症状之间的关系是一致的、中等强度的，并且在使用客观工具而非主观评估创伤时仍然显著（Dalenberg et al. 2012）。此外，分离症状还与创伤及创伤相关治疗存在时间关联，即使在控制幻想性因素后，仍能预测既往创伤史。分离症状与易受暗示性之间的关系并不确定，也没有证据表明恢复的记忆与持久性记忆相比更不准确。越来越多的证据显示，分离症状作为创伤经历期间和之后对恐惧或其他极端情绪的调节反应，具有可测量的生物相关性（Dalenberg et al. 2014；Vissia et al. 2016）。

各国的流行病学数据也提供了额外证据，表明分离症状不受跨文化差异限制，也非诊断预期的结果。Akyüz 等（1999）调查了土耳其其乡村地区普通人群中的 DID 患病率。在接受评估的受试者中，1.7% 在接受结构式访谈后被确诊为分离障碍，其中 1/2 患者符合 DID 的诊断标准，表明 DID 的最低患病率至少为 0.4%。Akyüz 等（1999）的调查数据来源于一个对 DID 缺乏认识的群体，且未接受过系统心理治疗（排除了可能的"医源性污染因素"），这表明 DID 不能仅被看作医源性产物、文化相关性综合征或媒体影响引起的社会现象。

如果这些患者具有极高的受暗示性，且易受到诊断医师的主观影响，但他们的症状在确诊前已经平均持续存在 6.5 年（Putnam et al. 1986）。相反的，这些患者可能会受到患有其他疾病的暗示，如精神分裂症、恶劣心境、物质使用障碍或边缘型人格障碍，因为患者可能会遇到许多对 DID 不熟悉或不了解的医生。

对 DID 诊断的存疑很多来自犯罪案件，可能涉及诈病。实际上，不论既往是否存在分离障碍史，犯罪者经常会在司法实践中报告创伤性分离症状，因为这是暴力行为的危险因素，尤其是在极端暴力犯罪中更为常见（Bourget et al. 2017）。Lewis 等（1997）回顾了 12 名符合 DSM-Ⅳ 中 DID 诊断标准（American Psychiatric Association 1994）的杀人犯的临床记录，数据来源于医院、精神科、社会服务机构、学校、军队、监狱及受试者家庭成员的访谈记录。Lewis 等（1997）从多角度独立分析证实所有 12 名患者在童年期及成年期存在 DID 的体征和症状。此外，11 名都有明确的客观证据证实曾遭受过严重虐待。多数无法回忆大部分受虐经历，也并未对此进行报告。10 名患者的书写风格和（或）签名有明显改变。

一项研究对 DID 患者、PTSD 患者、健康对照组、DID 模仿者进行回避及记忆过度概括化测试，使用自传体记忆测试比较个体不同身份状态的表现（Huntjens et al. 2014）（译者注：自传体记忆测试：在计算机屏幕上逐个呈现一系列线索词并由实验者大声朗读。要求被试在 30 s 内针对每个线索词报告一项亲身经历的特殊事件，该事件应该有具体时间、地点并且历时少于 1 天。实验者记录被试的报告，同时也进行录音）。研究者发现，DID 患者在不同身份之间的记忆特异性无显著差异。在不考虑身份转换的情况下，DID 患者的记忆特征性缺失，这与 PTSD 患者常见的记忆缺损几乎无差别。DID 和 PTSD 患者的一致性结果为记忆过度概括化在维持创伤后精神病理学中的作用提供了经验证据。

一项使用正电子发射断层显像技术的研究中，DID 患者和匹配的模仿 DID 的健康对照受试者在低觉醒和高觉醒的身份状态下分别接受自传体脚本驱动的想象范式（Reinders et al. 2014）。与之前两项关于分离型 PTSD 的研究一样，Reinders 等发现 DID 组的前扣带回喙侧及背侧、前额叶皮质、杏仁核、脑岛被激活。此外，他们还发现 DID 组在低警觉身份状态时，前额叶皮质、扣带回、后联合区及海马旁回处于激活状态，从而过度调控情绪；在高觉醒人格状态时，杏仁核、脑岛及背侧纹状体处于激活状态，从而情绪调控不良。这些研究结果也为 DID 和 PTSD 的关系提供了进一步证据，因为 DID 患者的低警觉及高警觉状态的表现和 PTSD 患者几乎一致。

研究者使用动脉自旋标记灌注 MRI 成像（译者注：灌注成像可以用来评价组织的生理活动，基于 MRI 的灌注成像质量好、安全性高。利用 MR 可以使用外源性示踪剂进行 MR 灌注成像，也可以应用内源性示踪剂进行动脉自旋标记灌注成像）对 DID 患者和模仿 DID 健康对照的两种典型分离性人格亚型进行研究，即"情绪化部分（EP）"和"明显正常部分（ANP）"（Schlumpf et al. 2014）。研究结果发现，DID 的分离症状部分依赖于静息态的差异。相较于 ANP，EP 激活的脑区更多与自我参照及感觉运动行为有关。DID 模仿者的灌注模式明显不同于 DID 患者的 ANP 和 EP。比较 DID 和 DID 模仿者的神经活动，结果显示 DID 组中 ANP 和 EP 静息态下的特征并非源于想象力。这一结果支持了人格结构性分离理论，同时也否定了 DID 的病因是暗示、幻想倾向及角色扮演的观点。

基于现有证据，DID 作为独立的诊断条目，并非是受到医源性、暗示性、诈病、社会角色影响的衍生品（Şar et al. 2017）。相反，DID 是一种基于神经生物学、认知学和人际关系失整合，难以承受心理创伤的慢性精神障碍。一项有关脑结构 MRI 研究（包括 DID 患者、非分离型 PTSD 患者以及健康对照组，年龄、性别和教育程度均匹配）发现，所有患者（DID 和 PTSD）的海马体积均小于健康对照组（Chalavi et al. 2015），这与既往研究结果一致。值得注意的是，海马整体和亚区的体积缩小与严重的童年期创伤及分离症状存在显著相关性。有童年期创伤经历的 PTSD-DID 和单纯 PTSD 患者的海马体积明显小于健康对照组，并且 PTSD-DID 组的 CA2-3、CA4-DG 和（前）下托的形状存在异常，且体积明显小于健康对照组［译者注：海马区分为 4 个部分：齿状回（DG）、CA1、CA2、CA3 区］。

病程

虽然 DID 在儿童中的诊断率逐年增加，但是作为临床诊断主体，其诊断高峰期仍是在青少年期和成年早期（30 岁）之间（Kluft 1984b）。DID 症状出现的时间通常早于 40 岁，尽管从最初症状出现到确诊之间通常有较长延迟（Putnam et al. 1986）。DID 在不同性别之间的发生率也存在差异，在儿童与青少年中女性与男性的比例为 5∶4，成人中该比例为 9∶1（Sno and Schalken 1999）。

如果未经治疗，DID 通常是慢性迁延、有高复发风险。该疾病极少自愈，但症状可能在一段时间内并不明显（Kluft 1985）。DID 也被称为"被隐藏的疾病"（Gutheil，被 Kluft 1988a 所引用，p.575）。分离症状本身就会影响患者对症状的自我监测及准确报告。许多 DID 患者甚至并未完全认识到自己的分离症状的程度。有些患者可能因为曾频繁受到临床医生的问询，不愿表述自己的症状。此外，许多 DID 患者都曾有遭受性或躯体虐待的经历，出于对这种经历的耻辱感以及害怕遭到报复，或许会对症状进行隐瞒（Coons et al. 1988；Kluft 1988a；Putnam et al. 1986；Spiegel 1984）。

治疗

Brand 等（2009a，2009b）在一项系统综述中总结了 8 项针对同一患者群体的非随机化治疗研究，初步证实了治疗确实能够有效减少一系列分离障碍相关症状，包括抑郁、焦虑和分离症状。虽然结果是阳性的，但仍存在缺乏随机化、选择性偏倚、脱落率高、样本量小等局限性（Brand et al. 2009b）。随后，在一项包括来自世界各地近 300 名治疗师和患者的前瞻性研究中，随访数据证实，患者的分离症状、PTSD、总体痛苦感、抑郁症状、自杀企图、自伤行为、危险行为、药物滥用、躯体疼痛及住院比例均有所降低，同时患者也表现出功能改善和功能总体评定量表得分改善（Brand et al. 2009a）。此外，更多患者是从初级治疗阶段进入高级治疗阶段，而不是从高级治疗阶段向初级治疗阶段退化。

心理治疗

治疗指南　心理治疗能够帮助 DID 患者学会控制其症状背后的分离过程。心理治疗的主要方式是通过随访使病人逐步认识其碎片化的自我体验，DID 的根本问题是冲突性记忆和自我整合失败。因此，治疗的目标是推动不同元素的整合。这种整合可通过多种途径实现。

保护 DID 患者隐私不言而喻，DID 患者会试图利用治疗师来强化分离策略，以便从某些人格状态隐瞒相关信息。这类患者通常倾向告知治疗师计划和故事，包括创伤性回忆及自伤行为计划，这些信息并不为其他人格所知晓。治疗师需要设置明确的界限，并致力于帮助患者的全部人格状态了解某些隐藏信息，这一点很重要。治疗师声明自己不会参与到任何秘密计划中。此外，如果和患者达成了某种重要协议，如患者承诺在自伤或伤害他人之前寻求医疗帮助，治疗师应对患者强调这是一份"全方位通告"，即其他人格状态也应知晓此信息。即便患者企图借口说部分人格状态"无法知晓"这一通告，治疗师也不应妥协。

举例来说，曾有一名已接受多年治疗的 DID 患者突然出现了一个新生人格，并威胁治疗师说自己要实施一个明显的意外死亡计划。治疗师向此新生人格强调，自己必然会将这一信息共享给其他人格。"你不能这样做"，新生人格说，"这违背了医患保密协议。"治疗师强忍微笑解释说保密协议对不同身份之间不适用。

Maldonado 等（2002）描述了 DID 治疗中需要考虑的一系列问题（表 16-3）。这些指导旨在通过建立清晰的沟通方式、明确治疗界限、消除分歧以及加强对分离体验的控制，促进治疗师与患者形成治疗联盟。

催眠　催眠不仅有助于诊断，也有助于治疗。催眠诱导的单纯境界可能引发分离现象。例如，一名曾经历过癔症性假性癫痫发作的女性接受催眠诱导（H.Spiegel and D.Spiegel 2004）。在常规催眠诱导过程中，她的头突然转向一边，她带着相当大的情绪再次体验了被绑架和性侵犯，就好像这发生在现在一样。这使她和临床医生可以重新剖析她自发的分离症状，类似于她在催眠状态中的表现。根据催眠指令引发此类症状的情况，提供了控制这些症状的第一个主要线索。这些患者中多数都有无法停止分离症状的经历，但常常对开始出现分离症状感兴趣，因为这会带来改变或终止分离症状的可能性。

催眠有助于帮助人们了解分离的人格。这些人格可能只在催眠诱导期间自发产生。另一种方法是对患者进行催眠，并使用年龄退行法诱导患者重新定位到一个明显不同个性状态的时间点。之后用一个指令回到现在的时间点，通常会导致返回到另一个人格状态。然后，这一过程成为一种替代方法，可以教会患者控制分离症状。

另一方面，进入催眠状态可以简单地"唤醒"患者不同的身份或人格状态。可以教患者进行简单的自我催眠练习。例如，可以教患者进行以下的操作：

> 安静地从 1 数到 3。数到 1 时做一件事：向上看。数到 2 时做两件事：慢慢闭上眼睛，深吸气。数到 3 时做三件事：呼气，让眼睛放松但保持闭眼，让身体放松。然后让一只手像气球一样飘浮在空中；获得一种全身飘浮的愉悦感。（H.Spiegel and D.Spiegel 2004，p.448）

在进行了如上规范的练习之后，治疗师通常可以轻松地要求与限定人格交谈，而不需进行正式的催眠。经过一系列培训后，治疗师可轻松调取患者的某个"身份状态"（如"你感到受伤的那部分"），而不是一个特定的"人"（如当患者的名字是张三时，一个自称为"李四"的替代者）。使用特定的身份状态而不是特定的名字来描述人格改变的原因是，培养与每个人格状态（患者将其识别为独特的"人"或实体）的关系有助于促进这些分离或分裂的人格状态重新整合。

记忆提取　由于 DID 患者中的记忆丧失是慢性、复杂的，记忆提取同样是心理治疗过程中必要和不可分割的一部分。这种治疗成为一种在不同人格之间进行记忆信息共享的整合方式。在将 DID 定义为慢性 PTSD 时，心理治疗师除了可以控制分离症状外，还可以重点处理创伤记忆。

控制记忆提取可极大促进心理治疗。在治疗分离性遗忘（参见本章"分离性遗忘症"）时，可以使用多种方法帮助 DID 患者治疗遗忘障碍。使用催眠让患者去到想象中的某个地方，让自己的一个或多个人格进行互动可能会有所帮助。

一旦这些早期创伤经历的记忆被提取并进入患者意识，这时治疗师应帮助患者控制痛苦情绪、过分自责和对这些记忆的其他反应，这一点至关重要。进入悲伤的状态对治疗很有帮助，可以使患者承认并承受这些记忆的重要性（Lindemann 1994）。让患者将记忆具象化，而不是让他们再次体验，这可能是一种更容易控制记忆强度的方法。催眠分离的方法可以通过让患者想象自己身在安全舒适的地方，如浴缸、湖泊、热水浴缸或飘浮在太空，并在想象创伤经历的同时保持这种身体舒适感，从而将躯体痛苦与心理痛苦分开。交感神经兴奋和副交感神经抑制之间的平衡

表 16-3　治疗分离性身份障碍的注意事项

1. 尽量获取全部相关资料
2. 尽量回顾全部有用的相关信息
3. 与以前的治疗师讨论所有过去和当前的相关信息
4. 完善器质性和神经系统检查
5. 签订安全协议
6. 增加与转换人格之间的沟通与协作
7. "没有秘密"原则
8. 建立沟通的层次化模式
9. 建立责任的分级模式
10. 有限的探索后是记忆的压缩治疗
11. "不需要所有细节"原则
12. 住院期间和出院后继续治疗的联系原则
13. 录像
14. 最终目标："全面整合"
15. "总有一天你会被我舍弃"的原则

引自 Maldonado et al. 2002.

与情绪激活密切相关，因此使用催眠分离的方法将躯体体验和心理体验分开，是一种有用的应激调节技术（Porges 1997）。将情绪与生理体验分离的能力可帮助患者通过调节其生理指标来重塑痛苦体验（Porges 2009）。通过让患者将记忆分开并将其放置在想象屏幕的两侧，可以促进认知和情感重构。例如，一边描绘施虐者对他们所做的事情，另一边描绘如何试图保护自己免受虐待。

> 一位患有 DID 的年轻女性在接受催眠过程中回忆起了一段特别痛苦的经历。在她 12 岁时，她的继父吸食了大量大麻，然后强迫她对其进行口交。她回忆起被他强迫做的事情，这让她感到厌恶，然后想起她吐了他一身。"我破坏了他的乐趣。他把我扔到墙上，但我一点也不恐惧，因为我知道我破坏了他的乐子。"她被要求在屏幕的一边描绘继父对她的所作所为，另一边描绘她对继父的所作所为。

这样的技术将创伤记忆放在更宏大的视角看待，从而有助于使创伤记忆更容易被接受，在这个视角中，创伤的受害者还可以确定他们对创伤反应的适应性。

这项技术和类似的方法可以帮助这些人处理创伤记忆，使他们能够在意识中承受这些创伤记忆，从而减少将分离作为一种手段的需要，即通过分离将这些记忆排除在意识之外。尽管这些技术可能会有所帮助，并且会减少碎片化并进行整合，但患者在接受心理治疗时，可能会出现强烈的情绪困扰和其他并发症（Kluft 1992；Maldonado et al. 1998；Spiegel 1984，1986）。考虑到这些患者通常有创伤经历，而且这些创伤通常是由照料者造成的，因此与患者讨论治疗环境非常重要。有时治疗师可能会诱导恐惧产生，而不能帮助患者缓解痛苦。

通过这些方式提取的记忆信息应该被重点评估，创伤记忆应该被正确看待，对情感表达予以鼓励并加以处理，目的是在患者人格结构的各个部分之间尽可能广泛地分享信息。当一个特定的人格说话时，指导其他人格"倾听"，并回顾之前未发现的分离的信息，可能会有所帮助。治疗师表达传播信息的愿望，而不承担跨越所有人格界限传播信息的责任。

"三阶段准则"　对 DID 患者进行心理治疗可能是一个费时费力的过程。"三阶段准则"是一个有效的指导策略（Kluft 1988a）。治疗师应在心理治疗的前 1/3 时间内评估患者当前的心理状态和生活问题，并确定一个问题范畴，该范畴可以从记忆提取到意识中并进行处理中受益。在治疗的第 2 个 1/3 时间内访问并处理这些记忆。最后 1/3 的时间帮助患者接纳这些信息，控制调节情绪和生理反应，与治疗师讨论任

何反应和近期计划。

在最后 1/3 时间中倾听患者的感悟，帮助患者调整方向，尝试整合新的信息，跨人格传递信息，并准备终止治疗，这些都是有益的做法。治疗师可能会不想这样做，因为强烈的情绪发泄信息有很强的吸引力而且很有趣。此外，患者可能会拒绝跨人格共享信息。

考虑到涉及性虐待和躯体虐待记忆内容的强度，以及伴随遗忘会出现的精神状态突然变化，治疗师被要求在进行心理治疗时扮演一个明确而有条理的角色。在治疗中，必须适当的限制自杀自伤或威胁行为，同时要就身体安全和治疗依从性达成协议。其他的事情必须通过这样的方式呈现给患者，即分离性遗忘不能作为未遵守协议的可接受的解释。

创伤性移情　移情对遭受过躯体和性虐待的患者具有重要意义。这些患者将"照料者"假定为其行为有剥削性甚至是虐待。因此，这些患者对他们的治疗师也抱有同样的期望。尽管他们的现实检验能力基本正常，可以感受真正的关怀与照料，但这些患者要么希望治疗师虐待他们（患者将创伤记忆的处理视为创伤性再体验，认为治疗师能从其痛苦中获得施虐的快感），要么觉得治疗师会冷眼旁观（患者将治疗师视为某个冷漠的家庭成员，他们知道虐待正在发生，但却很少或根本不去阻止）。在治疗过程中，记住这些问题并经常讨论这些话题是很重要的。对这些问题的关注可以缓解，但不能消除这种创伤性移情对治疗关系的扭曲（Maldonado et al. 1998）。

整　合　DID 患者进行心理治疗的最终目标是整合不同的状态，这个过程可能会出现很大的阻力。在治疗早期，患者将这种分离视为对自己一种很大的保护："我知道我父亲可以得到我的一部分，但他不能得到我的全部。"事实上，患者可能会体验到治疗师试图"杀死"其他人格来进行整合。治疗师必须克服患者的这些恐惧，并向患者展示如何控制整合程度，让患者感觉到，在处理创伤记忆的过程中，逐渐能够控制自己的分离过程。在强调能够控制的心理治疗过程中，注重改变而不是强化，其中包括再体验无助感，这是一种创伤的象征性再现。

如前所述，DID 患者通常害怕整合，认为这是一种试图"杀死"人格的行为，从而通过剥夺他们的分离性防御使患者更容易受到虐待。同时，这种防御代表了患者记忆中对施暴者的一种内化，是对施暴者的一种认同。撤掉防御也意味着承认并承受无助感带来的不适，并解决患者的非理性自责，这种自责让患者幻想可以控制事实上自己无法控制的事件。对患者进行催眠，将自己当成无助的孩子来拥抱，而不是责备自己是一个被虐待的对象，这样的催眠可以促进自尊的恢复。

一位60多岁经验丰富的心理治疗师回忆，在其8岁时对她父亲的虐待毫无反抗。她最初形容自己是为了避免家庭问题而"同意"虐待的。只有当人们质疑她的体型和反抗能力时，她才逐渐清楚地意识到自己无力阻止袭击。

心理治疗的最终目标是掌握分离过程，控制进入分离状态，整合被回避的痛苦记忆和事物，以及更完整的身份、记忆和意识的连续统一体，但实现这些目标非常困难（Maldonado et al. 1998）。虽然还缺乏有关DID患者心理治疗的随机对照试验的结果，但对病例报告的系统回顾表明，在阳性结果中存在中等到较大的效应量，表明在大多数病例中整合能够更好地缓解症状（Brand et al. 2009b，2012；Kluft 1991）。

法律考虑 美国医学会科学事务委员会组建了专家小组，主要研究催眠技术对记忆和回忆影响的有关研究证据。该专家小组提出，现有证据表明，催眠可能会提高目击者的效率，产生新的记忆，其中一些是真实的，一些是虚假的（Council on Scientific Affairs 1985）。此外，一些研究表明，尽管被催眠个体的准确回答比例并没有提高，但他们对记忆的信心有所提高。专家小组指出，因为在科研和司法实践中发生极端躯体或身体虐待的情况明显不同，因此在对研究实验与发生在司法实践的情况之间进行类比时，必须非常谨慎。专家组建议，当催眠技术被用于司法鉴定时，应遵循类似于美国加利福尼亚州法律中列出的安全指南（Kluft 1986）。同样，《联邦调查局催眠使用指南》（*FBI Guidelines for Use of Hypnosis*）（Ault 1979）详细介绍了所遵循的规范和法则，以最大限度地提高催眠回忆的效果，同时保持过程的完整性。

催眠技术显然不是真相，法院必须权衡任何催眠诱导对目击者的影响。同时，在某些情况下，催眠技术可能有助于受到心理创伤和失忆的目击者回忆起传统审讯方法无法提供的细节。尽管将催眠技术作为"改善"目击目击者记忆的一种方式曾经很受欢迎，但许多法院仍一致认为使用这种证词是不可接受的，而其他法院只有在严格遵循标准程序的情况下才允许使用这种证词。虽然美国最高法院承认被告有宪法权利承认他们催眠诱导的证词，但大多数情况下，其他法院根据宪法不予采纳催眠诱导的证词（Newman and Thompson 1999）。

Maldonado 等（Maldonado and Fink 2007；Maldonado and Spiegel 2008）总结并改编了美国医学协会（Orne et al. 1985）和美国临床催眠学会（Hammond 1995）提供的有关催眠技术作为记忆增强方法的指南。该指南建议，当催眠技术或任何其他增强记忆的方法用于司法实践时，或为了解决创伤记忆，尤其是与儿童躯体和（或）性虐待有关的创伤记忆时，应采取表16-4所示的步骤。

一些研究者提出，DID可以被模仿，或它是由高暗示性、幻想倾向和社会文化的影响所介导的（Spanos 1994）。然而，一项针对DID患者、PTSD患者和模仿DID的健康对照者的研究发现，DID患者不易产生幻想或受暗示，也不会产生更多错误记忆；这些发现支持了DID的创伤模型，对幻想模型的核心假说提出质疑（Reinders et al. 2016；Vissia et al. 2016）。同样，研究表明，模仿者无法充分表现DID的某些细节、隐秘的症状及相关疾病特征（Brand and Chasson 2015；Brand et al. 2016；Dalenberg et al. 2012；Huntjens et al. 2012；Reinders et al. 2012；Schlumpf et al. 2014）。

认知行为治疗 Fine（1999）总结了治疗分离障碍的策略-整合模型。该模型包括基于认知-行为的结构化治疗，以促进症状缓解，然后将人格和（或）自我状态整合到一种主要意识中。这种方法具有协作性

表16-4 催眠应用于记忆工作的使用指南

1. 在使用催眠技术之前，对患者进行全面评估
2. 了解患者对治疗的总体期望，尤其是使用催眠治疗
3. 获得患者的许可，与其律师进行协商
4. 在开始任何评估和（或）治疗之前，明确你的角色（即治疗师或法医）。确保患者清楚地理解你在该案例中的角色
5. 获得关于催眠恢复记忆（向被催眠个体及其律师解释催眠恢复记忆的性质）以及催眠应用于记忆工作可能产生的不良反应的书面知情同意书
6. 明确患者对催眠增强或恢复记忆的期望
7. 在与患者的每次沟通中保持中立
8. 对整个访谈和催眠过程进行录像
9. 详细记录所有的催眠前记忆
10. 客观地评估可催眠性
11. 仔细记录对催眠和记忆的讨论、记忆准确性、知情同意以及保持中立和无引导性态度的声明
12. 请专家担任催眠顾问
13. 以中立的语气进行访谈；避免提出引导性或暗示性的问题
14. 在帮助患者批判性地评估催眠引导出的记忆时，在支持和共情之间保持平衡
15. 不要仅根据催眠下获取的信息鼓励患者起诉或与犯罪嫌疑人对质
16. 在每次访谈结束时，仔细地向被催眠人汇报情况
17. 仔细记录并完成一份包含以下内容的报告：
    - 详细的催眠前记忆
    - 可催眠性评分
    - 催眠技术的应用
    - 任何重大行为
    - 任何得到证实的或新的记忆和细节

Maldonado JR："Diagnosis and Treatment of Dissociative Disorders," in Manual for the Course "Advanced Hypnosis: The Use of Hypnosis in Medicine and Psychiatry." Presented at 153rd annual meeting of the American Psychiatric Association, Chicago, IL, May 13-18, 2000.

和探索性，提高了对创伤后和分离症状的控制能力，并向患者传达了一致的信息。

此外，认知分析治疗（CAT）（Kellett 2005；Ryle and Fawkes 2007）和辩证行为治疗（DBT）（Braakmann et al. 2007）均可作为 DID 患者的辅助或主要治疗。在 CAT 中，多样性被理解为一系列源自童年的自我-他人模式（即交互角色关系）。这些模式根据不同情况（即情境多样性）轮流决定经历和行动情节。他们可能会受到不良的童年经历的限制（即多样性减少），而严重的剥削或虐待可能会导致自我的结构性分离（即病理多样性）。在 CAT 实践中，治疗师和患者在治疗开始时会对功能失调的关系模式和它们之间的转换进行描述，并在整个治疗过程中使用（Ryle and Fawkes 2007）。

一项使用 DBT 的研究发现，在治疗前分离程度越高的患者，症状减轻程度越大（Braakmann et al. 2007）。这些结果可以通过 DBT 治疗来解释，其中包括针对分离行为的特定的心理教育和治疗。

尽管这些患者的治疗有一定难度，但一项随访 6 年的分离障碍患者的治疗研究表明，分离障碍患者受益于专业治疗，更小的应激源（$P < 0.01$）、更少的再次性侵犯经历（$P < 0.001$）、更少的精神病院住院治疗（$P < 0.05$），以及更好的总体功能（$P < 0.001$）（Myrick et al. 2017b）。同样，研究通过横向和纵向研究比较显示，接受专业治疗的患者住院和门诊的费用均降低，正如患者和治疗师所报告的（Myrick et al. 2017a，2017b）。此外，这些变化与较低的住院和门诊治疗费用有关（Myrick et al. 2017a）。

药物治疗　迄今为止，没有充分的证据表明任何类型的药物对 DID 患者的分离症状有直接的治疗效果。事实上，大多数分离症状似乎对药物干预具有抵抗性（Loewenstein 2006）。因此，药物治疗仅限于缓解 DID 或共病患者的体征和症状，而不是治疗分离本身。一篇综述回顾了 21 个病例研究和 80 个实证研究，提供了 1171 例 DID 病例的数据，但没有阐明有效的治疗方法（Boysen and Van Bergen 2013）。已发表的"指南"对 DID 的药物治疗几乎没有任何补充（Brand et al. 2012）。

在过去，短效巴比妥类药物（如异戊巴比妥钠）被用于静脉注射以逆转功能性遗忘，但这项治疗已不再使用，主要是因为治疗效果不佳。苯二氮䓬类药物有时被用于通过改善与创伤记忆提取相关的继发性焦虑来促进记忆恢复，但这些作用是非特异性的。此外，这些药物的镇静和遗忘作用，以及它们可能导致精神状态突然发生变化的作用，可能会增加而非减少遗忘障碍和失控感，使治疗师更难采用催眠等技术进行有效治疗。因此，从理论上讲，通过药物诱导状态的改变，可能会增加记忆提取和行为失控的难度。Loewenstein 和 Putnam（1988）对 DID 患者使用苯二氮䓬类药物进行了唯一的系统研究，他们使用氯硝西泮成功缓解了小样本 DID 患者（$n = 5$）的 PTSD 样症状，改善了睡眠连续性，降低了闪回和梦魇的频率。

抗抑郁药是对 DID 患者最有效的一类精神药物。DID 患者通常共病恶劣心境或抑郁障碍，尤其是伴有躯体症状和自杀意念时，抗抑郁药物可能会一定疗效。至少有 2 项研究报告了抗抑郁药物的成功应用（Barkin and Kluft 1986；Kluft 1984c）。抗抑郁药的使用应限于治疗出现抑郁症状的 DID 患者（Barkin and Kluft 1986）。选择性 5- 羟色胺再摄取抑制剂可有效减少 DID 患者的共病抑郁症状，并且在过量服用时的致死率远低于三环类抗抑郁药和单胺氧化酶抑制剂。服药依从性是此类患者的一个问题，因为分离的人格状态可能会藏药、囤药或过量服药而干扰用药。

抗精神病药在控制分离症状方面很少有效，偶尔被用于抑制冲动行为，且效果各异。更常见的情况是，当 DID 患者被误诊为精神分裂症时，使用此类药物几乎无益处（Kluft 1987）。除迟发性运动障碍等不良反应的风险之外，抗精神病药可能会抑制情绪波动，从而使 DID 患者看起来更像精神分裂症。事实上，大多数 DID 的研究人员都报告了使用抗精神病药的不良反应发生率极高（Barkin and Kluft 1986；Kluft 1988b；Putnam 1989）。

抗惊厥药已被用于治疗癫痫，而癫痫与 DID、心境障碍、人格障碍相关的冲动问题共病率极高。这些药物被用于减少冲动行为，但很少有确切的疗效。同时还应注意严重不良反应发生率高、存在药物滥用或过量服用的可能性。有 1 项研究报告低剂量纳曲酮（0.06 mg/kg）在治疗严重创伤相关和分离障碍的患者方面的有效性（73%）（Pape and Wöller 2015）。对有疗效患者的调查报告称，患者对周围环境和内心体验有了更清晰的感知能力，自我调节能力也相对改善。

分离性遗忘症

诊断

根据 DSM-5 诊断标准，分离性遗忘症的特点是无法回忆重要的个人信息，这些信息通常具有创伤或应激性质，在没有明显的脑器质性疾病或物质使用障碍的情况下，不能用普通的遗忘来解释。DSM-5 与 DSM-Ⅳ 诊断标准之间的主要区别在于对标准 A 的澄清，即允许：①特定事件的部分遗忘或选择性遗忘；②身份和生活事件的普遍性遗忘。此外，DSM-5 将以前对游离性漫游的诊断定义为分离性遗忘症的亚型，由指示语"伴游离性漫游"（即有目的地移动或无目的地漫游）标注。"心因性遗忘症"患者或分离性遗忘症患者与神经健忘症患者的典型区别在于，他们对个人生活经历的记忆所受影响比他们学习和保留新信息的能力受到的影响更严重；也就是说，他们有孤立的逆行性遗忘（Brandt and Van Gorp 2006）。

分离性遗忘症被认为是最常见的分离障碍。遗忘是一种常见于其他几种分离障碍和焦虑性障碍的症状，包括急性应激障碍、PTSD、躯体化障碍和 DID。在战争、自然灾害和其他灾害的背景下，分离性遗忘症的发病率较高（Maldonado et al. 2002）。遭受创伤的严重程度与遗忘的发生率之间似乎有直接关系。分离性遗忘症是一种典型的记忆的功能性障碍，涉及自传体-情景记忆的记忆碎片提取的困难性（Kritchevsky et al. 2004；Spiegel et al. 2011）。然而，它并不像Wernicke-Korsakoff 综合征那样涉及记忆存储障碍。由于遗忘主要涉及提取障碍，而非编码或存储障碍，记忆缺陷通常是可逆的。一旦遗忘消失，正常的记忆功能就会恢复。分离性遗忘有 3 个主要特征：

1. 记忆丧失是片段性的。以第一人称对某些事件的记忆消失了，而一些获得的知识不会消失。
2. 丧失的记忆是一段不连续的时间，从数分钟到数年不等。这不是模糊的记忆或记忆提取的效率低下，而是很明确的大量记忆缺失。与手术损伤颅脑颞叶内侧或 Wernicke-Korsakoff 综合征等遗忘性疾病不同，分离性遗忘症患者学习新的情节信息通常没有困难。因此，遗忘通常是逆行性的，而不是顺行性的，一段或多段离散的过去记忆变得不可回忆。然而，持续的难以整合新信息的分离综合征可能与器质性遗忘综合征非常类似。
3. 记忆丧失通常是创伤性或应激性事件。在一项研究中，60% 的案例涉及儿童虐待，但一些不负责任的行为如婚姻问题、性行为、自杀企图、犯罪行为和亲属死亡，也可能是诱因（Coons and Milstein 1986）。

分离性遗忘症最常见于 30 ~ 40 岁（Coons and Milstein 1986）。它通常是一个片段的遗忘，但多个片段的遗忘也不罕见。分离性遗忘症与转换障碍、暴食障碍、酒精滥用和抑郁障碍共病的情况很常见，其中有相当一小部分患者被诊断为表演型、依赖型和边缘型人格障碍（Coons and Milstein 1986）。一些情况可能还有法律上的界定困难，如酒后驾驶，在少数情况下也伴随分离性遗忘。此类患者也可能有颅脑外伤史，但通常创伤较轻，不会产生神经生理学影响。分离性遗忘症的患病率为 1.8%（Johnson et al. 2006）。

任何重大事件都可能引发分离性遗忘症，因此颅脑损伤（尤其是轻度创伤性颅脑损伤）或躯体损伤也可能引发分离性遗忘症（Staniloiu et al. 2018）。尽管有证据表明，心理应激似乎是分离性遗忘症的主要诱发因素（Bremner 2010；Dalenberg et al. 2012），但大量数据证实，躯体症状实际上是分离性遗忘症表现的主要诱发因素或维持因素（Staniloiu et al. 2018）。

分离性遗忘症所涉及遗忘的时间段通常意识无法提取。该类患者丧失了回忆特定时间内发生的事情的能力。他们不是出现了模糊的或不稳定的记忆，而是在限定的时间内丧失了所有情节记忆。此类患者最初可能没有意识到自己出现了记忆丧失；也就是说，他们可能不记得他们不记得某些事情了。然而，他们可能会在家中找到新的购买物，但却没有获得这些物品的记忆。他们报告说，有人告知他们做过或说过一些他们记不得的事情。有些人确实会经历选择性失忆，通常是针对特定的创伤事件，而这会和真实完整的记忆互相交织。在这种情况下，遗忘的通常是记忆中的某种类型的信息，而不是一段离散的时间。

尽管在分离性遗忘症中一些信息被排除在意识之外，但这些信息可能会对意识产生影响。例如，一个被强奸的受害者对强奸一事没有意识记忆，但仍然会像一个遭受过性侵犯的人表现相应的行为。这些人往往表现出淡漠和情绪低落，无法享受亲密关系，对创伤的提示物表现出高度警觉性。这种现象类似于记忆相关研究中所述的启动过程。在阅读单词表数分钟或数小时后，个体完成单词表中某个单词的词干（如单词 "prepare" 的前缀 "pre-"）的速度将会快于此前没有见过的单词。即使他们无法有意识地回忆起最近读过构成词干的单词，这种现象也会发生。类似地，在催眠中被要求忘记看过一系列单词的个体，其仍然会表现出催眠抑制列表中单词的启动效应。分离性遗忘症的本质是，被排除在意识之外的信息仍然是活跃的，并可能间接地影响意识：看不见并不意味着脑子里不知道。

患有分离性遗忘症的个体通常不会出现身份障碍，除非他们的身份受到被隐蔽记忆的影响。这类患者也会出现抑郁症状，尤其是在创伤后出现遗忘时。然而，患有分离性遗忘的漫游亚型患者，可能对个人身份的遗忘更普遍，有时还伴有漫无目的地漫游或有目的地旅行。

分离性遗忘症的确切机制尚不清楚。目前有多种理论，有研究者将其解释为阻断情景记忆的自我保护机制，也解释了自传体记忆语义成分的延伸（Reinhold and Markowitsch 2009）；有研究认为其机制为执行功能障碍和额叶脑区活动降低（Glisky et al. 2004）；还有执行功能和注意力的下降（Fujiwara et al. 2008）；也有研究发现与抑制想遗忘的记忆相关的前额叶激活（Anderson et al. 2004）。一些研究者从理论上出发，分离性遗忘症通过阻止记忆提取可以维持个体和外界之间的沟通能力，这具有身份保护功能（Fujiwara and Markowitsch 2003；Reinhold and Markowitsch 2009）。Markowitsch 创造了"记忆阻断综合征"（mnestic block syndrome）一词，以解释无法恢复的自传体记忆被阻断提取而不是丢失的现象，并解释了让人想起原始创伤事件的感觉刺激再体验如何使患者重新提取以前被阻断的记忆（Markowitsch et al. 1999）。在所有情况下，遗忘都被认为具有保护功能，为患者提供了一种保护机制，让他们能够摆脱一种似乎无法控制或不利的生活状况（Staniloiu et al. 2018）。

治疗

到目前为止，还没有关于分离性遗忘症治疗的对照研究。除使用苯二氮䓬类药物或巴比妥类药物进行药物辅助治疗外，目前尚无确定的药物治疗方法（Maldonado et al. 2002）。大多数分离性遗忘症会自愈，特别是当患者脱离了应激或威胁情境，当他们感到身心安全时，或当他们暴露于过去的线索（如家庭成员）时（Loewenstein 1991；Maldonado et al. 2002）。当一个安全的环境不足以恢复正常的记忆功能时，有时可以通过药物辅助的心理访谈（即使用巴比妥类药物和苯二氮䓬类药物）等改善遗忘，尽管这些技术现在很少使用。

另一方面，大多数分离障碍患者在正式试验中具有高度的易催眠性，因此很容易使用催眠技术，如年龄退行法。患者被催眠时，被指定回到遗忘发作前经历的一段时间，好像遗忘的事情是存在的一样。然后，患者在催眠中重新定向，以经历遗忘时期的事件。催眠可以使这些患者在时间上重新定向，从而实现对分离记忆的访问。如果被回避的记忆具有创伤性内容，患者可能会在这些记忆被重新引出时出现情感爆发（即表达强烈的情绪），他们需要心理治疗帮助将这些记忆和相关的影响整合到意识中。

分屏技术是一种可以帮助将这些记忆带入意识，同时调节对这些记忆的情感反应的方法（H.Spiegel and D.Spiegel 2004）。在这种方法中，患者通过催眠技术再体验创伤事件，在想象中的电影或电视屏幕上进行观看。这项技术通常对无法在当前情况下再次体验该事件的患者很有帮助，原因包括该过程会让患者过于情绪化，或他们不易受暗示而无法进行催眠的年龄退行法。在记忆提取中，分屏技术也可以用来分离心理和躯体的反应。个体可以进入自我催眠状态，并被指示让他们的身体进入舒适和安全的状态。提醒患者，无论在屏幕上看到什么，他们的身体都是安全舒适的。

一名强奸未遂的受害者对当时身体反抗的大部分事件出现了选择性失忆。她发生了颅底骨折，但并未出现意识丧失。袭击发生后不久，她还出现全身癫痫发作。她最初寻求催眠帮助，试图回忆起对袭击者面部的记忆。

该女子接受了分屏技术的治疗，并用它再次体验了袭击过程。她想起了两件她以前没有回忆过的事情：①袭击者对她如此激烈地反抗感到惊讶；②她发现他不仅想强奸她，而且还想杀死她。她相信，如果她被拖进公寓，她可能就不会活下来了。当她回忆之前无法意识到的内容时，她泪流满面，惊恐万分。

然后，她被要求将想象中的屏幕一分为二，在左侧想象袭击的凶残和强度的图像，并在另一侧发现她为保护自己所做的事情。她被要求专注于袭击的这两个方面，然后，当她准备好的时候，让自己摆脱自我催眠的状态。她被告知，如果她愿意的话，她可以把它作为一种自我催眠练习，每天几次，以此使她对强奸的记忆更加清晰。这种对创伤记忆的认知和情感重构使它们在意识中更容易接受。

在接受这种心理治疗之前，她曾责怪自己奋力反抗，结果受了重伤。在心理治疗后，她意识到，她可能通过如此强力的反抗击退了袭击者，从而挽救了自己的生命。尽管她无法回忆起关于袭击者外貌的新细节，但对她产生了这种积极的治疗结果。

分离性遗忘症的心理治疗包括访问分离的记忆，处理这些记忆的情感负担，通过将这些记忆整合到意识中来支持患者。

人格解体 / 现实解体障碍

诊断

根据 DSM-5 诊断标准，人格解体 / 现实解体障碍的基本特征是存在人格解体（depersonalization）（即持续的非真实感、分离感或与自己或身体的疏远感，通常感觉自己是自己心理过程的外部观察者）、现实解体（derealization）（即对周围环境的不真实或分离的体验），或两者兼而有之。值得注意的是，标准 A 允许出现其中任 1 种或 2 种情况。临床上，人格解体的特征是自我意识的严重破坏，主要包括分离的感觉和主观情感麻木（Sierra and David 2011；Spiegel et al. 2011）。当人格解体和现实解体同时发生时，个体对周围环境的感知会发生改变，世界似乎不真实或像梦一样。受累个体通常会反复思考这种变化，并专注于自己的躯体和心理功能。

因此，人格解体 / 现实解体障碍主要是一种感知整合障碍。1/3 ～ 1/2 的分离障碍患者会经历被称为"内在幻听"的"听到声音"，因此与通常似乎来源自外部的精神病性幻听不同（Coons 1998）。患有该障碍的人通常会为此感到苦恼。分离障碍患者往往会将这些症状视为"无法解释且令人恐惧"的症状，以及这是他们正在"发疯"的迹象（Spiegel et al. 2011）。与妄想障碍和其他精神疾病的患者不同，人格解体 / 现实解体障碍患者有完整的现实检验能力。患者能意识到他们的感知体验存在一些扭曲，因此不是妄想。这些症状通常是短暂的，可能与多种其他症状同时出现，特别是焦虑、惊恐或恐惧症状。事实上，焦虑的内容可能包括对"发疯"的恐惧。除了诊断要点增加了现实解体之外（标准 A），DSM-5 和以前的诊断标准没有显著差异。

患病率

Hunter 等（2004）利用电子数据库和引文检索进行了一项研究，以评估临床和非临床环境中人格解体和现实解体症状的患病率。他们发现，在普通人群中出现一过性的人格解体和现实解体症状是非常常见的，终生患病率为 26% ～ 74%，在创伤性事件发生时的现患病率为 31% ～ 66%。采用标准化诊断访谈的社区调查显示，在英国，人格解体或现实解体症状的月患病率为 1.2% ～ 1.7%；在加拿大，现患病率为 2.4%。在连续住院患者中，现患病率为 1% ～ 16%，而且认为这些患病率被低估了。在特定精神疾病临床患者中，人格解体或现实解体症状的患病率介于 30%（患有 PTSD 的退伍军人）和 60%（患有单相抑郁障碍的退伍军人）之间。在惊恐障碍患者中，人格解体和现实解体症状的患病率较高，为 7.8% ～ 82.6%。

现状和研究

人格解体作为一种症状，可见于多种精神和神经疾病中。患有其他类型的分离障碍即可排除精神分裂症和物质滥用等其他精神障碍，与此不同，人格解体障碍通常与此类精神障碍同时发生。它通常是焦虑障碍和 PTSD 的症状。事实上，约 69% 的惊恐障碍患者在惊恐发作期间经历了人格解体或现实解体。人格解体也可能是酒精和药物滥用的症状表现、药物不良反应，以及发生于应激和感觉缺失期间。当人格解体是一种持续的主要症状时，它被认为是一种精神障碍。这种疾病的表现既包括最初的症状本身，也包括由它们引起的反应性焦虑。在一项针对社区成年人的研究中，人格解体障碍的患病率为 0.8%（Johnson et

al. 2006）。

在一项对武装部队人员（$n = 184$）的研究中，包括暴露于战斗并被诊断为 PTSD 的受试者、暴露于战斗但未被诊断为 PTSD 的受试者和未暴露于战斗的健康受试者，发现 PTSD 组的 DES 得分高于其他组，且得分与战斗暴露呈正相关（Özdemir et al. 2015）。此外，与没有战斗经历的健康受试者相比，战斗暴露但未患 PTSD 受试者的分离水平更高。相比之下，尽管 PTSD 患者的人格解体 / 现实解体的高因子分与躯体损伤相关，但躯体损伤的存在与 DES 总分之间没有关系。

治疗

人格解体和现实解体症状通常呈一过性，可能会在没有正式治疗的情况下缓解。反复或持续的人格解体和现实解体本身应被视为一种症状，或其他可能需要治疗的综合征（如焦虑障碍或精神分裂症）中存在的症状。

其治疗模式（Maldonado et al. 2002）包括行为治疗，如矛盾意向、记录保存、积极奖赏、满灌治疗、心理治疗（尤其是心理动力学）、CBT 和心理教育。Hunter 等（2005）报道了一项开放性研究，其中 21 名人格解体障碍患者接受了个体化的 CBT 治疗。研究者报告，在治疗结束和 6 个月的随访中，患者主观体验的人格解体 / 现实解体严重程度指标以及分离、抑郁、焦虑和总体功能的标准化指标均有显著改善。

人格解体 / 现实解体障碍症状可能对自我催眠有一定反应。通常，催眠诱导会在易感个体中诱发一过性的人格解体 / 现实解体症状。这项练习很有用，因为通过建立诱导出上述症状的框架，可以为患者提供理解和控制症状的情景。这些症状表现为一种自然的催眠分离的形式，可以被修改。对于使用这种方法有效的个体来说，可以教他们诱导一种令人愉快的漂浮轻松感或沉重感，以代替焦虑相关的躯体分离。通常，使用假想屏幕来描绘有问题的部分，可以将其与典型的躯体反应分离，也是有帮助的（H.Spiegel and D.Spiegel 2004）。

目前尚无药物可用于治疗人格解体 / 现实解体障碍。几乎所有类型的精神药物，包括精神兴奋类药物、抗抑郁药、抗精神病药、抗惊厥药和苯二氮䓬类药物，都在具有人格解体或现实解体症状的个体中进行了尝试，取得了一定疗效。对共病进行恰当处理是治疗的重要组成部分，包括使用抗焦虑药物治疗广泛性焦虑障碍、恐怖障碍或惊恐障碍，使用抗抑郁药治疗共患的抑郁障碍或焦虑障碍，使用抗精神病药治疗精神疾病。在针对纳曲酮（100 ～ 250 mg/d）的开放试验中，研究者报告，通过采用 3 种经验证的分离量表测量，患者的人格解体症状平均减少 30%（Simeon et al. 2005）。不同的研究者报道了采用重复经颅磁刺激（rTMS）治疗人格解体障碍的临床试验（Mantovani et al. 2011）。他们发现，在右侧颞顶交界区（TPJ）进行 rTMS 治疗 3 周后，12 名患者中有 6 名出现疗效。5 名应答者接受了 3 周的右侧 TPJ rTMS 治疗，显示症状改善 68%。其他研究者报道了采用 rTMS 刺激左侧 DLPFC（Jiménez Genchi 2004）或右侧 TPJ（Christopeit et al. 2014；Rachid 2017）在治疗人格解体障碍中的成功应用。这些初步的报告表明，对右侧 TPJ 进行 rTMS 可能是治疗去人格解体 / 现实解体障碍的一种安全有效的选择。

其他特定的分离障碍

如 DSM-5 所述，划分的"其他特定"类别适用于那些临床表现，其具备分离障碍的典型症状，且导致有临床意义的显著痛苦和功能障碍，但不符合分离障碍诊断类别中任何一种疾病的诊断标准。DSM-5 建议，为了促进临床医生之间的沟通，恰当使用这一类别时要在诊断后（即"其他特定的分离障碍"），还应记载所表现的特定综合征（如"因长期政治监禁所致的身份紊乱"）。可使用这一诊断类别的具体例子和详细情况包括与酷刑、洗脑和邪教思想灌输有关的身份障碍。值得注意的是，对于短暂（持续数小时至 30 天）但不符合 DSM-5 急性应激障碍诊断标准的对应激事件的急性分离症状也包括在此。此外，分离性恍惚状态（即急性的缩窄或完全丧失对直接环境的感知，表现为对外界环境刺激极度地反应迟钝，伴或不伴非自愿的刻板行为、暂时性麻痹或意识丧失）也包括在该分类中，但恍惚状态并非是正常被广泛接受的集体文化或宗教活动的一部分。

非特定的分离障碍

如 DSM-5 所述，"非特定"类别适用于表现为分离障碍的症状特征，导致临床上显著的痛苦或功能损害，但不符合分离障碍诊断类别中任何一种疾病的完整诊断标准。然而，与"其他特定"类别不同，当临床医生选择不符合特定疾病的诊断标准且不给出特定原因，或在没有足够信息进行更具体诊断的情况下（如急诊处置），则使用"非特定"类别。特别是，几种药物滥用（即 3,4- 亚甲二氧基甲基苯丙胺和大麻）也可能会产生分离症状，这些症状在很大程度上超过精神分裂症患者中观察到的症状，这与接受生存训练的特种部队士兵中地观察结果相当，但没有氯胺酮诱导的分离症状明显（van Heugten van der Kloet et al. 2015）。相比之下，可卡因产生的分离症状与精神分裂症患者的症状相当，但明显低于特种部队士兵和氯胺酮使用者的表现。

总结

分离障碍在精神疾病中很有挑战性。在意识、记忆、身份、情感、感知觉、躯体表现、运动控制和行为的整合失败的情况下，观察到的症状结局说明了心理活动过程中的基本问题。分离现象通常发生在躯体创伤期间和事后，但也可能预示会出现短期的或慢性的适应不良。分离障碍通常是可以治疗的，虽然一些针对抑郁障碍等共病的药物治疗可能有效，但心理治疗是主要的治疗方式。分离障碍形式多种多样，在世界各地普遍存在。这种疾病表现了身份、记忆、感知觉、意识的组织和加工过程，展现了人体有趣的一面，也提出了各种诊断、治疗和研究等方面的挑战。

临床要点

- 分离障碍的漏诊率较高
- 分离是创伤急性反应的常见成分，分离性身份障碍、分离性遗忘症和人格解体 / 现实解体障碍通常伴有创伤诱因
- 分离表示对身份、记忆、感知觉和意识的整合失败状态
- 分离障碍的主要治疗包括各种心理治疗，如催眠、创伤相关心理治疗和认知治疗
- 常见的需要治疗的共病包括抑郁障碍、物质使用障碍和边缘型人格障碍
- 分离症状在世界各地普遍存在，但分离症状的内容各不相同，其涉及与文化习语一致的表达，如被外部事物"附体"或个体身份碎片化

参考文献

扫码见参考文献

第17章

躯体症状及相关障碍

Lorin M. Scher, Erik Shwarts

王小平 孙巧玲 译 唐向东 审校

躯体症状及相关障碍是指患者长期遭受医学上可以解释和无法解释的不适后，出现显著的躯体和精神残疾。治疗这一群体时医生和卫生系统都面临着重大挑战，因为躯体症状往往持续时间长、治疗难度大，并且增加医疗保健资源消耗。心身之间的相互关系日益被医学界所接受。然而，这种相互关联的复杂性给医生带来了艰巨的任务，他们需要对躯体症状进行诊断并找到有效的治疗方法。既往的 DSM 版本试图用躯体化障碍、转换障碍和疑病症等熟知的诊断，来捕捉心身联系的病理学表现。

DSM-5 躯体症状障碍工作组对 DSM-5（American Psychiatric Association 2013）的组织框架进行了几项重要的更新，重新聚焦疾病的分类。认识到仅仅存在无法解释的症状并不是诊断为精神障碍的充分依据，因此，在新系统中，对症状缺乏医学解释的强调已经减少。而且，存在有据可查的医学症状并不能排除功能失调性心理反应的可能，这可能是合理治疗的重点。之前的诊断标准可能过于强调心身二元论的概念，淡化医学上无法解释的症状有助于弱化这一概念。为了与这一目标保持一致，已经删除了关于症状确切起源的假设。对概念重新定义的目的是减少病耻感，防止患者因其躯体症状感到羞耻，并提高各医学学科间诊断的准确性。为了使诊断更容易理解并对非精神医生有用，在 DSM-5 中躯体症状及相关障碍的总数有所减少，并努力澄清各个诊断之间的界限。DSM-5 已删除了躯体化障碍、疼痛障碍和疑病症，并引入了躯体症状障碍和疾病焦虑障碍。做作性

障碍既往作为 DSM 中单独的一章，现在被归类为躯体症状及相关障碍。影响其他躯体疾病的心理因素在 DSM-Ⅳ（American Psychiatric Association 1994） 和 DSM-Ⅳ-TR（American Psychiatric Association 2000）中被归于"可能成为临床关注焦点的其他状况"一章，现归在 DSM-5 的"躯体症状和相关障碍"章节中。躯体变形障碍以前被列入 DSM-Ⅳ"躯体形式障碍"章节中，现在被移至 DSM-5 的"强迫及相关障碍"章节中。

表 17-1 总结了 DSM-5 躯体症状及相关障碍的主要特征。

躯体症状障碍

定义和临床表现

躯体症状障碍的核心特征是存在一个或多个令人痛苦或导致日常生活功能显著受损的躯体症状。

诊断

DSM-5 中躯体症状障碍的诊断取代了之前 DSM-Ⅳ-TR 中躯体化障碍和未分化的躯体形式障碍的诊断。与旧分类一样，躯体症状障碍是由躯体症状的存在来界定的。然而，DSM-5 躯体症状障碍的标准（表17-1）并不要求症状在医学上无法解释，也没有规定

在第 7 版修订版中，本章将以前包含在 3 个不同章节中的诊断结合起来，以符合 DSM-5 的最新组织结构。作者要感谢本教科书前几版本中本章节的作者，他们为本章的更新提供了框架。Sean H. Yutzy 博士和 Brooke S. Parish 博士提供了以前的躯体形式障碍资料。Martin Leamon 博士和他的同事们为"做作性障碍"部分提供了基础。"影响其他躯体疾病的心理因素"中包含的大部分资料来自于 James Levenson 博士的第 5 版教科书中的章节，读者可参考第 5 版以获得比本版更全面的讨论。

表 17-1　躯体症状及相关障碍：DSM-5 的主要诊断标准

	躯体症状障碍	疾病焦虑障碍	转换障碍	影响其他躯体疾病的心理因素	做作性障碍（包括针对自身及针对他人的）
核心症状	存在一个或多个躯体症状，使个体感到痛苦或导致日常功能显著破坏	患有或获得某种严重疾病的先占观念（不需要存在躯体症状）	存在一个或多个自主运动或感觉功能改变的症状	存在一种躯体症状或疾病	假装躯体或心理上的体征或症状（或诱导损伤或疾病），与可识别的欺骗行为有关
基本特征	与躯体症状或健康问题相关的过度想法、感觉或行为	对健康问题的高度焦虑。个体有与健康问题相关的过度行为或适应不良的回避	临床检查表明症状与公认的神经疾病或躯体疾病不一致	心理或行为因素负性地影响躯体疾病	个体使自身（或他人）表现出有病。即使没有额外的奖励，欺骗行为也显而易见
症状持续时间	症状状态（与任一症状不同）持续存在（通常超过 6 个月）	先占观念至少存在 6 个月	无具体规定	无具体规定	无具体规定

完整的诊断标准请参考 DSM-5（American Psychiatric Association 2013）pp.309-327.

特定症状的数量或类型。相反，诊断的另一个核心特征是存在与躯体症状相关的异常想法、感觉和行为。这些变化是为了更好地捕捉躯体症状和精神病理学之间关系的可变性，并将焦点从症状的医学合理性转移到症状相关的痛苦、不良的想法、感觉和行为上。

疑病症已从 DSM-5 中去除，但许多以前符合该诊断的患者现在可能符合躯体症状障碍的标准。其他先前符合疑病症诊断的患者，如果没有明显的躯体症状，则可能更适合被诊断为疾病焦虑障碍。疼痛障碍已从 DSM-5 中删除，但"主要表现为疼痛"的标注可以用于躯体症状障碍的诊断，描述以疼痛为主要躯体症状的个体的特征。躯体症状障碍是指有明显躯体症状的患者。患者通常会出现多种躯体症状，但单一的严重症状（如疼痛）就足以确定诊断。该诊断可适用于某些患有躯体疾病的个体。

早期 DSM 版本中描述的许多文化束缚综合征具有显著的躯体成分。基于文化的躯体症状甚至被描述为"痛苦的习俗"，因为症状可能有特殊的含义，并可能被归因于特定的文化或民族群体的特定原因（参见第 44 章）。文化和躯体症状表现之间复杂而动态的相互作用仍然是一个不断发展的知识领域，但可以放心地认定：文化将对躯体症状障碍的表现和病程产生重大影响。2007 年，Kirmayer 和 Sartorius 详细回顾了文化模式对躯体症状多方面的影响，包括症状报告、症状解释、应对方式和求助行为（Kirmayer and Sartorius 2007）。

鉴别诊断

DSM-Ⅳ-TR 中躯体化障碍的鉴别诊断包括许多躯体疾病的"伟大的模仿者"，这些"模仿者"因为广泛多样且无法预测的症状而臭名昭著。然而，由于 DSM-5 的躯体症状障碍标准强调与症状相关的不良想法、感觉和行为，现在的鉴别诊断集中在一些具有类似适应不良的精神障碍上。

在躯体症状障碍的鉴别诊断中，应考虑其他躯体症状及相关障碍。疾病焦虑障碍的特征可能是类似的不良想法和行为，但不包括明显的躯体症状。转换障碍（功能性神经症状障碍）的基本特征是功能丧失，而不是出现与症状相关的不良想法、感觉和行为。

抑郁障碍可能表现出类似于躯体症状障碍的特征。在躯体疾病的背景下，伴随抑郁的认知扭曲可能与躯体症状障碍的特征——"对自身病情严重性的不相称且持续的想法"（标准 B1）相似。躯体症状和先占观念通常与抑郁有关；然而，存在心境低落（烦躁）或快感缺乏的核心抑郁症状，才能诊断为抑郁症。

焦虑障碍和强迫障碍必须与躯体症状障碍区分开来。惊恐障碍患者通常会经历对躯体感觉的高度敏感以及对疾病的灾难化思考，因心脏不适、呼吸困难和近乎晕厥，频繁地到门诊或急诊进行检查。虽然惊恐障碍包括对躯体问题的强烈关注，但这种关注往往会以急性发作的形式出现。广泛性焦虑障碍通常包括对多个领域的担忧，而不仅仅是关注躯体症状。强迫障碍可能表现为在健康问题或躯体症状上花费过多的时间和精力；然而，会伴随减轻焦虑的强迫行为。

自然病程

目前关于躯体症状障碍的自然史并没有大量可查的文献。然而，几十年来已经对 DSM-Ⅳ 中躯体化障碍诊断进行了深入研究，可以假设对其观察到的一些自然史可沿用于躯体症状障碍患者。

躯体化障碍是一种慢性疾病，症状的频率和多样性都有波动性，既往认为该疾病只有在极少数情况下才会缓解。最活跃的症状期通常是成年早期，但年龄的增长不会使疾病完全缓解。然而，近期的研究显示出较高的缓解率：多达 50% 的患者在 1 年内病情有所缓解（Kurlansik and Maffei 2016）。

根据 Goodwin 和 Guze（1996）的研究，躯体化障碍最常见、最重要的并发症是反复手术、药物依赖、自杀未遂、分居或离婚。Goodwin 和 Guze 认为，如果患者的症状得到适当处理，前两种并发症是可以预防的。一般来说，由于意识到躯体化障碍是各种疼痛和其他症状的一种替代性解释，当客观适应证缺失或模棱两可时，侵入性技术（有可能导致医源性疾病）可以被搁置或推迟。没有证据表明躯体化障碍增加患者的死亡率。

主治医生要切记：避免给以持续或反复疼痛为主诉的患者开具成瘾性药物。自杀企图很常见，但自杀身亡却不常见。目前尚不清楚是否可以通过心理治疗改善其婚姻或职业功能。

流行病学

躯体症状障碍的终生风险、患病率和发病率都尚不清楚，有待进一步研究。然而，关于 DSM-Ⅳ 躯体化障碍的研究表明，普通人群中躯体症状障碍的患病率为 5% ～ 7%；在出现急性躯体症状的患者中，估计有 20% ～ 25% 会发展为慢性躯体疾病（Kurlansik and Maffei 2016）。诊断为躯体化障碍的患者多为女性，很少为男性，男女比例约为 1∶10（Kurlansik and Maffei 2016）。一些人认为，这种性别差异可能是诊断标准的偏倚所致，因为妊娠和月经不适应排除在外。与躯体化障碍相比，DSM-Ⅳ 诊断中未分化躯体形式障碍的总体患病率较高。使用躯体化障碍简化标准的研究发现，性别与诊断的关联不太一致，14 项研究中有 8 项报告了显著的关联（Creed and Barsky 2004）。

病因学

躯体症状障碍的病因尚不清楚。关于早期 DSM 诊断标准中躯体化障碍和未分化躯体形式障碍的研究提出了几种相关因素。气质特征、共病焦虑和抑郁、受教育年限低、童年期心理虐待以及近期应激事件被认为是重要的风险和预后因素。

也有人提出与人格障碍有关，其中最常见的是回避型、偏执型和强迫型人格障碍（Croicu et al. 2014）。高度神经质和逃避伤害与较高的躯体症状患病率有关

（Croicu et al. 2014）。Quill（1985）提出了一个社会沟通模型，该模型基于这样一种理论：躯体化障碍患者学习将躯体化作为一种在家庭群体中表达情感（即痛苦）的方式，从而唤起重要个体的支持和关怀。尽管需要进一步的研究来更全面地描绘这些症状，但考虑到症状的早发性、不自行缓解和泛化，这些理论支持这样一种解释，即与其他精神障碍相比，躯体化障碍的生命历程与人格障碍的生命历程更相似。

躯体症状障碍在广义上可以被认为是一种疾病行为模式，躯体的痛苦是社会调节、抗议或争论的象征性表达。然而，迄今为止，这种理论只有非常少的（如果有的话）经验证据。

治疗

躯体症状障碍很难治疗，而且似乎没有单一的较优的治疗方法。简言之，患者需要移情性、支持性和功能性的方法来解决他们的痛苦，医生应谨慎安排可能会导致医源性疾病的重复的、不必要的和侵入性的内科 / 外科检查。

初级保健医生基本能充分地管理躯体症状障碍患者，但是咨询专业的精神科医生也是有用的。Cloninger（1994）为这些患者的治疗管理提出了 3 个重要的基本原则：①与患者建立牢固的治疗联盟；②对于躯体症状障碍的表现进行患者教育；③提供一致性的保证。这些建议的实施可以极大地推动躯体症状障碍的临床管理，并预防潜在的严重并发症，包括不必要的诊断和治疗过程带来的影响（医源性疾病）（Kurlansik and Maffei 2016）。

在 20 世纪 90 年代末和 21 世纪初，体现上述一些原则的认知行为方法被应用于"躯体化"患者，并取得了初步的积极结果。2001 年，针对初级保健机构的躯体化障碍患者，美国国家精神卫生研究院资助了一项关于认知行为治疗（CBT）的单盲、阳性对照、平行设计的干预研究。在这项研究中，Allen 等（2006）发现，与单独接受精神科咨询相比，同时接受精神科咨询和 CBT 在改善症状和功能方面更有效。其他研究发现，"健康焦虑"患者在 2 年内经历了持续的症状获益，并且对总花费没有显著影响（Kurlansik and Maffei 2016）。临床医生应与患者家属建立关系，以便更好地了解患者的社会结构，这对于理解和管理患者混乱的个人生活方式至关重要。在适当的时候，临床医生必须严格限制患者的过度需求、操纵和注意力寻求。

有关精神科药物干预，系统综述表明，抗抑郁药可以提供实质性的帮助。与 SSRI 相比，TCA 可能更有效。研究最多的 TCA 药物阿米替林和 SSRI 的氟西

汀在疼痛、功能状态、整体幸福感、睡眠、晨僵和压痛点方面均有效（Kurlansik and Maffei 2016）。

疾病焦虑障碍

定义和临床表现

疾病焦虑障碍是 DSM-5 中的一种新诊断，其特征是存在患有或获得某种严重疾病的先占观念（表17-1）。这种疾病的一个关键特征是没有明显的躯体症状；患者的痛苦不是来自任何具体的躯体主诉，而是对可能患上可怕疾病的焦虑。DSM-5 中确认了两种类型的疾病焦虑障碍：寻求服务型（常使用医疗服务）和回避服务型（很少使用医疗服务）。DSM-5 不再包含疑病症的诊断，而疾病焦虑障碍预计会包含少数先前诊断为疑病症的患者。

诊断

疾病焦虑障碍患者在普通医疗机构中最为常见，患者可能会为了治疗焦虑而就诊精神科。医学保证或阴性诊断结果不能缓解患者对未确诊疾病的过度担忧；接触其他人或医学新闻中的疾病会加重某些患者的焦虑。作为对各种应激源的典型反应，这些症状可能会周期性地反复出现。

鉴别诊断

多种其他疾病均可能表现出疾病焦虑障碍的特点，尤其是心境和焦虑障碍。躯体症状障碍的特点是至少存在一种明显的躯体症状。如果患者的症状不符合持续时间或严重程度的标准，并且明显是对特定事件的反应，则应考虑适应障碍。当导致适应障碍的事件与健康有关时，这种考虑可能特别重要。广泛性焦虑障碍通常包括持续担心健康问题之外的其他问题。强迫障碍患者主要将注意力集中在对可能感染疾病的恐惧上，而不是集中在当前的症状上，通常还会伴随强迫思想或行为。由于抑郁症患者经常存在焦虑和躯体先占观念，抑郁障碍与疾病焦虑障碍的症状可能存在重叠；但是，前者通常包括与常见心境障碍一致的其他情绪、自主神经和认知症状。

自然病程

疾病焦虑障碍的发展和病程尚不清楚。先前对疑病症的研究表明，约 1/4 的确诊患者预后不佳，2/3 的患者表现出慢性波动性的病程，1/10 的患者康复。然而，这些预测可能并不能反映精神药理学的进展。还必须谨记的是，这些发现涉及整个综合征。一些有疑病性担忧的患者会表现出更加多变的病程。25%～50% 的患者会出现更短暂、程度更轻的疑病（American Psychiatric Association 2013）。

流行病学

由于疾病焦虑障碍是 DSM-5 中新定义的，目前尚无法获得关于该诊断的详细流行病学研究。然而，疾病焦虑症状和以前 DSM 诊断系统中的疑病症都曾被研究过。2005 年美国的一项调查中，7.0% 的受访者报告了与疾病担忧相关的重大痛苦或损害，6.9% 的普通人群报告了持续 6 个月或更长时间的疾病焦虑症状（Noyes et al. 2005）。

病因学

疾病焦虑障碍的病因尚不清楚。然而，多种环境因素似乎与过度的疾病担忧或疑病的发展有关。这些因素包括早期患病、父母过度保护和童年创伤。有人认为，将疑病视为抑郁障碍或焦虑障碍的一个方面时，这些情况会造成对躯体损害的过度敏感状态，包括对躯体问题的过度感知（Barsky and Klerman 1983）。

治疗

疾病焦虑障碍的治疗尚未得到全面研究，但与疑病症的研究和临床经验相关。早期转诊接受精神科评估和治疗的疑病症患者似乎比仅接受医学评估和治疗的患者预后更好。与其他躯体症状及相关障碍一样，应及时转诊精神科，并应注意与精神障碍相关的病耻感。也许最好的指导方针是让转诊医生强调患者的痛苦是严重的，且精神科评估将是对持续医疗服务的补充，而不是替代。患者可能会因为自己的症状被认定为"不严重"而不满，并可能因为被告知症状"都在他们的脑子里"而愤怒，从而避免精神科转诊。

由于疾病焦虑障碍与其他焦虑障碍有许多共同特点，因此可以预计 SSRI 类药物可能具有一定的疗效。对于疑病症患者，研究表明 SSRI 在急性期治疗和长期治疗中均有效，有很大比例的患者获得缓解（Schweitzer et al. 2011）。

研究者们尝试了许多心理治疗来治疗疑病症。Stoudemire（1988）提出了一种以持续治疗为特点的方法，通常是由同一位主治医生定期进行支持性的门诊随访，而不是集中于症状评估。如有可能，应避免住院治疗、医学检查和可能成瘾的药物治疗。有效的药物治疗可能会大大增强心理治疗的效果。CBT 被认为是最有效的心理治疗，一项研究显示，57% 接受 CBT 治疗的患者在 12 个月的随访中表现出疑病信念的降低（Barsky and Ahern 2004）。药物联合心理治疗具有协同效应。临床医生在治疗有疾病焦虑症状的患者时，应将预防疾病角色和慢性残疾作为指导原则（Harding et al. 2008）。

转换障碍（功能性神经症状障碍）

定义和临床表现

转换障碍的基本特征是存在运动或感觉功能的改变，（临床证据表明）这些症状与任何公认的神经或躯体疾病都不一致，并且不能用另一种躯体或精神障碍来更好地解释（表 17-1）。DSM-5 中提到的具体症状包括运动症状，如虚弱或瘫痪、异常运动（如震颤、肌张力异常）、步态异常以及怪异姿势，和感觉症状，包括皮肤感觉、视觉或听觉的改变、减弱或缺失。也可能出现类似癫痫发作的广泛性肢体抽搐，伴有明显的意识损害或丧失（又称心因性或非癫痫发作）；类似晕厥或昏迷的无应答发作；以及其他症状，包括音量减少或无声（发音困难 / 失声）、发音改变（构音障碍）、咽部异物感（癔球症）和复视。单次发作通常涉及一种症状，但纵向来看，其他转换症状也会很明显。这种疾病常与心理因素有关，因为疾病通常在冲突背景下出现，这种冲突可能会随着疾病的发展在某种程度上得到解决。

诊断

在转换障碍中，症状或缺陷不能完全用已知的躯体障碍来解释。这可能是最重要的诊断要点。DSM-5 转换障碍的标准明确要求神经系统检查结果与任何已知的神经系统疾病不一致。文献中引用了此类检查发现的许多实例，包括：

- 癫痫发作存在持续时间长、病程波动、不协调运动、骨盆推挤、头或身体的左右移动、发作时闭眼、发作性哭闹和事后回忆，这些特征更符合非癫痫样病因
- 胡佛征，当对侧髋关节对抗阻力屈曲时，同侧髋关节的伸展无力恢复到正常强度
- 患肢虚脱无力

- 感觉模式的中线分离（轻触觉和温度觉）
- 额头振动觉的改变
- 坐在床边检查有明显的踝-跖屈曲无力，但却能用脚趾行走
- 随着对肢体注意力变化而发生变化的震颤，包括敲击或分散注意的技术
- 在报告为非自主肌阵挛的运动中，脑电图 / 肌电图背景活动平均运动前电位升高
- 对于视觉症状，出现管状的视野（即管状视野）

DSM-5 转换障碍的诊断标准不需要判断症状是不是故意产生的，因为很难确定患者是否伪装。尽管转换障碍的症状通常与可识别的应激源相关，但 DSM-Ⅳ-TR 标准中识别相关心理因素的要求在本版中已被删除。

心因性非癫痫发作（PNES）已得到广泛的研究，并有许多术语被用来描述此类事件。转换障碍的诊断可能适用于某些经历过此类发作且符合全部标准的患者。目前最可靠的 PNES 诊断方法是视频脑电图监测来排除癫痫——典型的癫痫发作事件期间的视频脑电图并未发现相应的脑电发作模式。尽管以这种方式识别 PNES 的成本和难度很大，但目前的研究表明，及时识别 PNES 可以节约总体成本，减少卫生服务使用（Ahmedani et al. 2013）。

如果特定的文化行为或仪式能充分解释症状，且未导致具有临床意义的损害，则不符合转换障碍诊断。相关的例子包括与某些宗教仪式同时发生的癫痫样发作以及符合文化预期的反应。

鉴别诊断

转换症状最初提示躯体疾病，因此患者通常首先去咨询初级保健和急诊科医生。也经常前往咨询神经内科医生，因为大多数转换症状提示神经系统疾病（因此被称为“功能性神经症状障碍”）。转换症状的主要问题是，存在将真正的疾病诊断为转换障碍的风险。早期研究表明，多达 1/2 的初始诊断为转换症状的患者，最终会被诊断为神经系统疾病；而近期的研究却显示，误诊率要低得多，约为 4%（Stone et al. 2005）。同样值得注意的是，最初的误诊可能会在随访中得到纠正，患者最终会被诊断为转换障碍。误诊率降低的趋势可能反映了神经系统疾病诊断的日益成熟。然而，当诊断为转换障碍时，医生仍应该考虑误诊的风险。

与已知的神经生理学或神经病理学似乎不一致的各种神经系统症状可能提示转换障碍。需要考虑的疾病包括多发性硬化症（视神经炎继发失明，但眼底早

期正常）、重症肌无力、周期性瘫痪、肌红蛋白性肌病、多发性肌炎、其他后天性肌病（所有这些疾病都可能在深腱反射正常情况下表现出明显的乏力）以及吉兰-巴雷综合征（早期上下肢乏力可能不一致）。许多神经系统患者在被解释为神经系统疾病之前都被诊断为"功能性"的。某些神经系统疾病的初始证据能预测之后的神经系统解释。

躯体疾病和转换障碍（或其他存在明显叠加的精神科问题）并非相互排斥，这导致诊断更加复杂。患有致残性和可怕的躯体疾病时，患者可能会夸大他们的症状。确诊为神经系统疾病的患者可能存在"假性症状"；例如，癫痫患者也可能存在既往被称为"假性癫痫"的 PNES（Dickinson and Looper 2012）。

纵向研究表明，具有明显转换症状的患者日后不会被诊断为躯体疾病的最可靠预测指标是有转换障碍病史或其他无法解释的症状。中年以后首次出现转换症状，应更加怀疑隐匿性的躯体疾病。

某些其他的精神障碍可能与转换障碍有相同的特征。此外，在存在其他 DSM-5 诊断的情况下，如躯体症状及相关障碍、分离障碍或心境障碍，也可同时诊断为转换障碍。惊恐障碍可能出现神经系统症状，但在大多数情况下不会出现遗忘或强直性阵挛。抑郁障碍可能以四肢疲劳或沉重为主诉，但同时应包括明显的抑郁情绪或快感缺乏。尽管 DSM-5 转换障碍标准不要求症状是非故意的，但若存在明确的证据表明症状是故意的，则会导致临床医生诊断为做作性障碍或诈病。

自然病程

转换障碍一般起病于儿童晚期至成年早期。如前所述，中年或晚年出现的症状更可能与神经系统或其他躯体疾病有关。

转换障碍通常急性起病，但可能存在症状逐渐加重的特点。转换症状的典型病程一般较短；1/2 至几乎全部的患者在出院时症状已消失。急性起病、起病时存在明显的应激因素、起病与接受治疗间的间歇期短以及良好的智力，与良好的预后有关。

一般来说，转换症状是自限性症状，不会导致躯体变化或残疾。偶尔也会出现萎缩等躯体后遗症，但这种后遗症很少见。

流行病学

由于研究间的诊断界限和确诊流程各不相同，导致关于转换障碍的流行病学研究结论受到质疑。已报道的估计值间相差甚远。出现转换症状的患者中女性明显多于男性。

转换障碍与较低的社会经济地位、较低的教育程度、缺乏心理成熟度及农村环境有关。女性比男性更容易被诊断为该疾病。在某种程度上，这种差异可能与转诊模式有关，而且男性对其中某些症状的报告可能严重不足；然而，近期的报告证实，出现转换症状的女性多于男性（Bodde et al. 2009）。

病因学

"转换"一词隐含着病因学假设。事实上，这个术语源自心理冲突转换为躯体症状的假设。一些心理因素与转换障碍的发病机制或病理生理学有关。然而，正如下面的讨论所示，这种病因关系很难建立。

历史上有几个术语被用来描述转换障碍的各个方面。在主要获益中，将无意识的愿望通过转换症状象征性地表达出来，避免意识到内心冲突或需求，理论上会使焦虑减少。然而，有活跃转换症状的个体常常仍继续表现出明显的焦虑，特别是在心理测验中。象征主义很难发现，其评估涉及高度推理和不可靠的判断。人们注意到，对隐匿性疾病患者的象征意义的解读会导致误诊。继发性获益，即转换症状使患者避免有害活动或获得其他难以得到的支持；这种情况在躯体疾病患者中可能也存在，他们常从患病中获益。"美丽的冷漠"（La belle indifférence）指的是有时对观察到的症状缺乏关注，但这种表现在协助诊断转换障碍方面已不再具有足够的特异性（American Psychiatric Association 2013）。

许多因素，即使不是直接原因，也会促使个体更易患转换障碍。在许多情况下，已有的人格障碍是可以被诊断的，并且可能使个体易患转换障碍。关于该病与人格障碍的关联，有人假设，防御机制不健全、应对能力较差的个体出现转换症状的风险更大。除了被虐待史之外，还可能涉及某些其他的心理社会因素。功能成像的初步研究表明，转换障碍、抑郁和创伤后应激障碍之间存在关联（Ballmaier and Schmidt 2005）。患有神经系统疾病的个体似乎也易患转换障碍。神经系统疾病患者可能会在自己和他人身上观察到各种神经系统症状，他们有时会将这些症状模拟为转换症状。

治疗

一般来说，转换障碍治疗的初始目的是消除症状。该目标的紧迫性取决于症状相关的痛苦和功能损害。如果患者没有特别不适，恢复功能的需求也不是很大，那么就没必要直接关注了。在任何情况下，都不建议直接对抗。这种交流可能会让患者感到更加孤立。保守的安抚和放松方法是有效的。安抚可以由内科医生有效实施，而不是精神科医生。排除躯体疾病后，转换症状预后良好。

如果症状不能用保守的方法解决，并且立即需要得到解决，既往也曾尝试过其他技术，包括麻醉分析（如异戊巴比妥访谈）、催眠和行为治疗。及时解决转换症状似乎很重要，因为转换症状的持续时间与更高的复发风险和慢性残疾相关。

据说，吩噻嗪类、锂盐，甚至电休克治疗等躯体治疗也能产生积极疗效。当然，在某些情况下，这种疗效也可能归因于暗示。在某些病例中，症状消除可能是因为解决了另一种精神障碍，尤其是心境障碍。然而，关于转换障碍随机对照研究的系统综述表明，目前尚无任何有循证依据的治疗方法（Kroenke 2007）。

至此，关于转换障碍的治疗主要集中在急性期治疗上，治疗目标是消除症状。其长期的治疗应注重实用、适当保守，需要对患者各个领域的冲突，尤其是人际关系，提供支持并进行分析探索。Ford（1995）提出了基于"3P"的治疗策略，包括识别和解决易感因素、诱发应激源和持续因素。至少在理解各种冲突和应激源的发生或存在与症状发展之间的关系方面，需要一定程度的洞察力。某些长期、密集型、以自知力为导向的心理治疗，特别是心理动力学流派的方法，采用了更加远大的目标。关于这种方法的报道可以追溯到Freud 和 Anna O 的合作（Breuer and Freud 1955）。

影响其他躯体疾病的心理因素

定义和临床表现

心理因素和躯体疾病之间的关系为许多临床医生、甚至患者所熟悉。这种关系已经得到了广泛的研究，一些特定的关联也已广为人知。初级保健医生和医院内的医生面临的许多治疗挑战都会因患者因素进一步复杂化，如对治疗计划的依从性差、适应不良的应对方式和持续的高危行为。尽管许多患者都有这些因素，但 DSM-5 中的影响其他躯体疾病的心理因素（PFAOMC）诊断仅适用于患者的心理因素对躯体疾病有显著影响的情况（表 17-1）。

该诊断存在许多常见的共病。其中一些共病在既往已得到认可，如哮喘和焦虑之间的关系，或者应激和消化性溃疡之间的关系。其他的，如冠状动脉疾病和抑郁之间的联系，直到近期才成为临床广泛关注的焦点。心身联系的其他领域在外行中引起广泛的共鸣和兴趣，如心理因素在癌症治疗中的作用。糖尿病等慢性疾病的管理都需要应对强烈的心理因素。此外，生活方式，如吸烟、酗酒、肥胖或高危性行为等，在许多躯体疾病的发展中起着重要的作用。

诊断

PFAOMC 诊断的核心特征是存在一种心理或行为因素，通过增加患病、残疾或死亡的风险对躯体疾病产生不良的影响。在 DSM-IV 中，最常见的心理因素类型（精神障碍、心理症状、个性特征、应对方式和适应不良的健康行为）作为具体说明被纳入标准。有时，某个特定的心理因素对疾病的影响可以从该因素与疾病发生、发展的时间关联性上推断出来。这些因素也可能直接妨碍治疗，最常见的是对治疗计划的依从性差。在其他情况下，心理因素构成了个体患病的公认危险因素。在应用这种诊断时，必须排除特定的文化行为，如实行"信仰治疗"的人。因为许多保健做法在某些文化中是可以被接受的，其目的是治疗而不是加重疾病。

鉴别诊断

PFAOMC 必须与其他几种躯体症状及相关障碍相鉴别。躯体症状障碍可能表现出满足 PFAOMC 诊断标准的心理困扰或适应不良的行为。然而，后者的诊断核心是存在一种躯体疾病，该疾病的病程会因心理因素而发生了不良的改变。相比之下，躯体症状障碍中不需要存在可诊断的躯体疾病；相反，其侧重点是与症状相关的不良想法、行为和感觉。在疾病焦虑障碍和 PFAOMC 中，心理症状和健康问题间都存在关联；但是疾病焦虑障碍中无严重的躯体疾病。DSM-5 包括由其他躯体疾病所致的其他特定的精神障碍这一诊断（参加"其他精神障碍"），在该诊断中躯体疾病被判断是通过直接的生理机制引起了精神障碍症状。作为对躯体疾病的应激反应而发生的异常心理或行为症状，更适合诊断为适应障碍。

做作性障碍

定义和临床表现

做作性障碍的基本特征是伪装躯体或心理体征或症状，或自我诱导损伤或疾病，并与明确的欺骗有关（表 17-1）。历史上（Gavin 1843）和世界各地（Bappal et al. 2001）的医学著作都描述了这种疾病。1951 年，这一概念在现代医学思想中被牢固确立，当时 Asher

（1951）描述了后来被称为 Munchausen 综合征的做作性障碍亚型（现在 DSM-5 中被归类为"对自身的做作性障碍"）。做作性障碍即使被识别出来，也可能不会被诊断，往往也得不到治疗。然而，做作性障碍会明显增加发病率和死亡率（Peops 1995），消耗大量的医疗资源，并对患者自身、护理者和他们的亲密关系者产生显著的情绪困扰（Feldman and Smith 1996）。

DSM-5 的做作性障碍标准与之前的标准相比有些微小的变化。DSM-Ⅳ 标准要求行为的动机是"承担患者角色"的愿望，该标准已被删除。然而，DSM-5 中保留了无可识别的外部犒赏这一要求。此外，DSM-5 标准明确要求，症状的伪装与确定的欺骗有关。

诊断

标准 A（假装躯体或心理体征或症状）可将做作性障碍与躯体症状障碍区分开来。在躯体症状障碍中，躯体症状被视为是无意识产生的。标准 B 是以模拟疾病的方式来表现症状，这暗示已取消了 DSM-Ⅳ 的标准 B，后者要求行为的动机是承担患者角色的愿望。可以准确确定这种动机的假设是有问题的（Turner 2006），因此，DSM-5 标准 B 不要求确定动机或意图的归属，从而消除了这一障碍。标准 C 有助于区分做作性障碍和诈病，因为排除了有明显继发性获益的患者。DSM-5 中删除了 DSM-Ⅳ 的编码，该编码用于将表现分为主要涉及心理、主要涉及躯体、同时涉及心理和躯体体征和症状这 3 种类型。然而，DSM-5 诊断标准包括对自身的做作性障碍和对他人的做作性障碍（以前称为代理做作性障碍）。

伪装疾病的方法多种多样，患者可能会夸大症状，如偶尔出现的紧张性头痛称是持续的致残性的偏头痛。他们可能会干扰诊断仪器以给出错误的结果参数，如通过操纵心电图导联或通过摩擦温度计来模拟发热。患者还可能篡改实验室标本（如向尿液中添加血液）以显示假性异常。他们可能会有目的地通过激进的方法来伤害自己，如自我导尿、自我诱导伤口或皮肤感染细菌、注射不必要或过量的胰岛素，或摄入甲状腺激素或抗凝剂。此外，伪装者可能会暂时避免必要的治疗，以加剧现有的疾病。

鉴别诊断

鉴于做作性障碍的表现中固有的欺骗性，明确诊断并将其与其他疾病相鉴别可能很困难。通过症状导致的个人获益，可以将诈病与做作性障碍区分开来。在边缘型人格障碍中很常见的自伤行为（如割腕）看起来和做作性障碍中自我诱导损伤很类似，但这种自伤行为与已识别的欺骗行为并不具有必要的关联。类似地，躯体症状障碍缺乏伪装的证据，而是由与症状相关的不良想法、行为和感觉来定义。转换障碍也不是欺骗性的，而是与神经功能性缺陷有关。此外，存在真正的躯体疾病并不排除同时存在做作性障碍的可能性。

自然病程

做作性障碍的病程通常是贯穿终生的间歇性发作模式。一般在成年早期发病，通常发生在住院治疗某种躯体疾病或精神障碍之后。由于该疾病固有的欺骗性，很难对患者进行纵向随访，但因伪装症状寻求医疗服务的模式通常会持续终生（American Psychiatric Association 2013）。

流行病学

关于做作性障碍的发病率和患病率的数据很难收集、差异很大，而且必须以批判的眼光看待。该疾病的隐蔽性可能导致漏诊和低估发病率，或者相反，同一病例被计两次，从而增加表观发病率（Ifudu and Friedman 1993）。据报告，在精神科咨询服务转诊病例中，做作性障碍占 0.6% ～ 3%，在专科诊所审查的病例中，做作性障碍占 0.02% ～ 0.9%（Yates and Feldman 2016）。虽然大多数报告的病例在 20 多岁至 40 多岁发病，但做作性障碍可发生于儿童、青少年和老年人群中（Yates and Feldman 2016）。

病因学

一些作者已经为这些自相矛盾的疾病提供了心理动力学的解释。许多人注意到，此类患者普遍存在儿童早期的躯体或性虐待，伴随父母关系异常及情感剥夺。还可能有早期患病或长期住院史。Nadelson（1979）将做作性障碍解释为边缘人格特质的病态表现，而不是一种孤立的临床综合征。患者获得医生和其他医护人员的医疗关注，同时又蔑视和贬低他们，从而同时成为了"受害者"和"加害者"。当患者既被需要又被拒绝时，他们就会把敌意和无价值感投射到照顾者身上。Plassmann（1994a，1994b）将这些疾病视为"心理问题综合症状"。早期创伤通过自恋式的分离、否认和投射来得到处理。患者的身体或身体的一部分被视为外部物体或自我与外部物体的共生结合，然后表现出负性情感（仇恨、恐惧和疼痛）、相关的负性物体信念和负性自我信念。面对早期的剥夺和攻击，"身体自我"被分离出来以保护"精神自我"

（Hirsch 1994）。当随后的生活事件激活这些情感或信念时，其结果是极度焦虑以及越来越严重的现实解体。最终，患者以一种反移情识别的方式表现出来或介入到医疗系统中，从而导致患者身体被操纵。这种操纵会大多以重复的妥协方式带来情绪上的缓解，尽管这种缓解是短暂的和不完全的。其他内在心理、认知、社会学习和行为理论也得到了发展（Feldman et al. 2001；Ford 1996）。

基于 SPECT、CT、MRI 和神经心理学测试的异常结果发现，提出了做作性障碍的神经病理学基础。目前还没有一致的发现报道。然而，令人感兴趣的是，病理性说谎可能是一种与做作性障碍相关但又不同的综合征，并有与其自身相关的病理特征。

许多做作性障碍病例都是慢性的，但文献多次报道，反复失去物体的应激或对失去的恐惧常是做作性发作的先兆。例如，Carney（1980）发现，74% 的做作性障碍患者在出现症状或体征之前经历了严重的性或婚姻压力。

治疗

做作性障碍的治疗可分为急性期治疗和长期治疗。首先，必须明确诊断。错误诊断为做作性障碍本身可能导致创伤，并可能永久保存在医疗记录中。以前确定诊断的方法，如在患者的随身物品中寻找用于产生症状的工具，对临床医生来说可能仍是很吸引人的方法。但是这种方法违反伦理，甚至可能逾越了法律的界限。由于这个原因，以及某些患者可能产生强烈的反移情反应，一些作者认为在怀疑做作性障碍时，应尽早让医院管理部门介入（Wise and Rundell 2005）。建议召开治疗小组会议，以帮助协调治疗提供者之间的工作，并允许对患者的负性情绪进行管理。反移情会导致一些不良后果。治疗系统的"治疗虚无主义"可能导致未经审查的假设，即患者不能或不应该接受治疗，随后未进行诊断或转诊。愤怒和厌恶可能会破坏治疗联盟和治疗团队的团结，或导致对患者的惩罚行为。真实的共病或伴发疾病可能会被忽视。在搜寻诊断或所谓的尝试"告诫"同事的过程中，可能会出现非紧急违反保密规定的情况。对患者的过度认同或激活救援幻想可能会破坏治疗效果，并可能适得其反地强化持续的做作性行为（Krahn et al. 2003）。

一旦排除了普通躯体疾病的影响，必须将治疗计划的变更告知患者，并设法让患者参与治疗计划。文献通常将这一过程（可能暗指它的反移情方面）称为控制"对抗"元素。现在人们普遍认为治疗应从这时开始，最好是间接地进行，不要期望患者"坦白"或承认欺骗。这类治疗是一个微妙的过程，患者经常违

背医学建议离开医院或中断治疗。Eisendrath（1989）描述了减少对抗的技巧，如使用不精确的解释、治疗性双重绑定，以及其他策略性和保全面子的技巧，以允许患者偷偷地放弃做作性的体征和症状。

尽管做作性障碍患者被认为不太可能接受治疗（Eisendrath 1989），而患有一般做作性障碍患者被认为更容易接受干预，但也有病例报告显示做作性障碍患者对治疗的反应良好（Feldman 2006；Rothchild 1994）。

尽管已经描述了几种不同的技术，但目前还没有关于治疗方法的对照研究。无论采用何种治疗方式，治疗都必须是协作式的，并在患者的所有治疗提供者之间进行一定程度的沟通。心理动力学治疗方法通常不关注做作行为本身，而是关注潜在的动力学问题，治疗师应对行为的做作性持中立态度。如前所述，策略行为方法也有被使用（Stratell and Shapiro 1994），实施标准的行为技术和治疗的双重绑定，这样患者唯一的出路是放弃目标做作行为。使用药物治疗时应针对特定症状，如抑郁、短暂性精神病或共病的精神障碍。一些患者会因意外的生活变化（如婚姻或参与提供必要关注和支持的教会团体）而自行停止做作行为。还有人意识到这些患者的做作行为具有"成瘾性"，于是创造性地发展了个体化的"12 步"计划，以帮助患者结束欺骗。

尽管目前还没有足够的研究来确定做作性障碍的预后因素，但儿童、伴有抑郁症的患者和无人格障碍的患者预后可能更好（Yates and Feldman 2016）。已有综述综合考虑了许多治疗问题，并呼吁治疗这种疾病的临床医生之间进行更多的协调，以改进对该诊断的研究（Eastwood and Bisson 2008）。关于做作性障碍文献不少，并提示，尽管该病的治疗需要强大的治疗技巧，但面对这类患者可保有谨慎乐观的态度。

其他特定或非特定的躯体症状及相关障碍

DSM-5 中提供了另外两个躯体症状及相关障碍的诊断类别。其他特定的躯体症状及相关障碍和非特定的躯体症状及相关障碍可适用于具有躯体症状及相关障碍特征并导致临床显著损害，但不符合该类别中任何诊断标准的症状表现。对于"其他特定"诊断，临床医生应记录不符合完整标准的具体原因；对于"非特定"诊断，无需给出理由。后一类应在信息不足而无法做出更具体诊断的异常罕见情况下使用。

DSM-5 提供了其他特定的躯体症状及相关障碍可能适用的 4 个示例：

1. 短暂躯体症状障碍：症状持续时间少于 6 个月。
2. 短暂疾病焦虑障碍：症状持续时间少于 6 个月。
3. 疾病焦虑障碍，无与健康相关的过度行为：不符合疾病焦虑障碍的诊断标准 D。
4. 假孕：与怀孕的客观体征和报告症状有关的错误信念。

总结

躯体症状病理患者的治疗在各个医学专业中仍十分具有挑战性。这些患者往往会因为自己的躯体症状而感到受到指责，而侵入性医疗检查往往会让患者面临更高的医源性疾病风险。最新的 DSM-5 标准旨在帮助医生准确诊断这些疾病，并保护患者不会因为这些疾病受到不当的干预或污名。对更新后的标准仔细应用（表 17-1）将有助于提供符合医疗行业基本准则之一的同情关怀，即不伤害原则（primum non nocere）。

临床要点

● 在治疗有躯体症状或做作性表现的患者时，临床医生在考虑侵入性检查时应谨慎，因为多次检查会导致医疗诱发（医源性）疾病的风险增加。

● 对世界各文化背景下的个体来说，面临心理应激时往往会出现躯体症状。

● 当接触有躯体症状的患者时，临床医生应专注于理解和治疗与症状相关的不良想法、感觉和行为。

● 确诊的躯体疾病存在与否一般都不影响躯体症状障碍的准确诊断。

● 躯体症状可能会对各种治疗方式产生应答，精神科咨询和（或）治疗通常是有益的。

● 临床医生应注意到，心理因素会导致、维持或影响其他躯体状况的恢复，这种方式多种多样，但意义重大。

参考文献

扫码见参考文献

第 18 章

进食及喂食障碍

James Lock, W. Stewart Agras

王小平 孙巧玲 译 唐向东 审校

DSM-5 "喂食及进食障碍" 一章包括以下诊断类别：神经性厌食、神经性贪食、暴食障碍（BED）、回避性 / 限制性摄食障碍（ARFID）、异食癖、反刍障碍和其他特定的喂食或进食障碍（American Psychiatric Association 2013）。当临床医生不希望指定诊断时，可以使用非特定的喂食和进食障碍诊断。在本章中，我们概述了与这些诊断相关的患病率、临床表现和特定的精神病理学，以及关于这些疾病的经验性治疗方法。我们首先讨论经典的进食障碍（神经性厌食和神经性贪食），然后讨论较新的障碍，即 BED 和 ARFID，并讨论较罕见的障碍，即异食癖和反刍障碍。最后，我们做一个简短的讨论，思考未来可能的发展方向，以加深我们对进食障碍病理学和治疗的理解。

神经性厌食

精神病理学与临床特征

神经性厌食是一种严重的精神障碍（表 18-1），在女性青少年和年轻人中的点患病率约为 0.5%，是最不常见的经典进食障碍（Smink et al. 2014）。神经

表 18-1 DSM-5 神经性厌食的基本特征

能量摄入与消耗不平衡，导致相应年龄、身高和性别背景下的显著低体重

患者对体重增加感到严重焦虑或恐惧和（或）有持续干扰体重增加的行为，如过度运动、饮食限制或清除

尽管体重显著减轻，但患者认为体重并不低，或缺乏对低体重严重性的认知

患者的自我价值感高度依赖于体重或体型

完整的诊断标准请参考 DSM-5（American Psychiatric Association 2013）pp.338-339.

性厌食通常出现在青春期，发病高峰在 14 岁左右。然而，如果在青少年时期治疗不成功，神经性厌食则会持续存在，并因自杀或持续饥饿引起器官衰竭而导致死亡率较高（Arcelus et al. 2011）。与神经性厌食共病的精神障碍包括抑郁症（MDD）、强迫症和焦虑障碍。虽然神经性厌食的主要表现是基于害怕体重增加而限制饮食，但约 1/2 的病例都会出现暴食和清除。与营养不良和清除相关的临床并发症包括：心包积液；电解质紊乱，尤其是暴食 / 清除型中；胃排空延迟；贫血；骨质减少和疏松；大脑灰质和白质萎缩；以及心脏骤停导致的猝死（Mehler et al. 2010）。因此，无论患者多大年纪，医学监护在神经性厌食的治疗中都很重要。

神经性厌食具有家族性，双生子研究表明其具有高度遗传性（Clarke et al. 2012）。高度遗传性的观察结果导致了深入的遗传学研究，包括全基因组关联研究。这些研究发现一些重要基因位点，如近期的一项研究（Yilmaz et al. 2014）发现的基因位点提示，瘦素是神经性厌食的遗传危险因素。进一步的全基因组关联研究（Duncan et al. 2017）涉及影响胰岛素、葡萄糖和脂质表型代谢途径的基因。这些研究最终可能会阐明神经性厌食的病因，特别是与自我节食有关的代谢途径。家庭和文化影响都是重要的危险因素，神经性厌食症病例就说明了这一点，这种疾病发生在以前并不存在该疾病的文化中，随着个体通过电视、杂志和相关媒体受到西方文化中与体重和外表有关的影响而开始出现（Kuboki et al. 1996）。

成人神经性厌食的临床表现

Jane 是一名 31 岁的女性，前来诊所，其体型消瘦，体重指数（body mass index，BMI）为

14 kg/m²。她 14 岁时开始减重，减重约 6 个月后，她的父母考虑让其住院治疗来恢复体重。尽管出院后她接受了个体心理治疗并接受了医学监督，但体重又逐渐减轻，并再次住院。这种模式一直持续着，频繁住院，体重部分恢复，以及住院间期进行各种形式的心理治疗。多年来，体重恢复越来越困难，在较好时期，她的体重指数徘徊在 16 kg/m² 左右。在她 20 多岁的时候，其中一段时间的特征性症状是暴饮暴食然后催吐。入院体检显示心动过缓、低血压、脱发和严重骨质疏松症。本次住院的 3 年前，她曾因跌倒导致股骨骨折。她从未结婚，只是偶尔工作，由家人接济并与家人一起生活。从心理学的角度来看，Jane 说她持续限制自己的饮食，是因为她担心自己会失去控制，体重增加太多。尽管呈恶病质体质，她仍坚持认为自己的下腹部和大腿上部太胖。她符合抑郁症的标准，尽管尚不清楚这是由于严重营养不良，还是生活受限所致。

有证据表明，儿童和青少年期的神经性厌食症状与成年期可能有所不同。儿童和青少年往往无法用语言表达抽象思想；因此，导致营养不良的拒食等行为可能表现为情感体验的非言语性表征。因此，家长提供孩子行为的报告至关重要，鉴于儿童或青少年缺乏自知力、最小化和否认症状，他们的自我报告往往不可靠。与成年患者相比，患有神经性厌食的儿童和青少年更少出现暴食和清除行为。这些年轻患者有时会否认存在减肥意愿，常声称是为了健康而试图少吃、避免发胖性食物和多运动。其他年轻患者在评估时否认关注体型或体重，并坚称他们只是不饿或存在腹部不适。虽然自我饥饿持续存在，但通常会继续坚持学业和体育锻炼，有时会变得更加强迫性和驱动性。患者通常会出现孤僻、抑郁和焦虑的表现。在出现更严重的营养不良之前，他们的认知功能通常保持完整。在某些情况下，会出现清除之类的代偿行为，但对于年轻患者来说，这种行为通常发生在疾病的后期。

青少年神经性厌食的临床表现

Anna 今年 13 岁，既往没有精神障碍史，但她的父母报告说，她总是有点焦虑，社交时对他人不够热情。约 6 个月前，Anna 决定通过更好的饮食和更多的锻炼来促进健康。她的体重从未出现过任何问题。在最开始的几个月里，确实没有出现问题，但在最近的几个月里，Anna 对自己的饮食变得越来越挑别，不仅停止所有脂肪的摄入，还减少了大量的蛋白质。她将日常的跑步时间从 1 h 增加到了 2 h。结果，Anna 瘦了 20 磅（1 磅 ≈ 0.45 kg），约是她身高预期体重的 20%。尽管 Anna 在学校里仍表现出色，但她的情绪已经变得抑郁和易怒，与朋友相处时间减少。

治疗

神经性厌食的循证治疗方法总结见表 18-7。

住院及其他强化治疗环境

尽管神经性厌食经常住院治疗，但几乎没有证据表明精神科的住院治疗比门诊治疗的效果更好（Gowers et al. 2007）。近期的一项非对照研究（Twohig et al. 2016）表明，住院治疗和日间治疗可能有用，但并没有比较住院或日间治疗与门诊治疗的随机对照研究。然而，这些方案有潜在的负性影响，尤其是对年轻患者。这些负性影响包括将发育中的孩子与家人、朋友和社区分离，以及病耻感。尽管如此，当治疗反应不佳或缺乏合适的门诊治疗方案时，住院和强化治疗方案仍是必要的。在这些情况下，可以通过缩短住院时间、使用最宽松的照料、让家庭参与治疗方案制定以及雇佣高度专业和经验丰富的工作人员来减轻负性影响。

与严重营养不良和清除有关的并发症有时需住院治疗。目前尚无关于持续性神经性厌食成年患者的统一适应证，但是美国儿科学会和青少年健康与医学学会（Golden et al. 2003）公布了儿童和青少年患者的住院治疗适应证。这些适应证包括心率严重异常（心动过缓和直立性心率变化）、血压异常（直立性低血压）和（或）体温异常（低体温）；电解质异常；严重营养不良。为了提高体重增加的效率，有时会采用鼻胃管喂食，尤其是夜间喂食，但这种方法的长期益处尚不清楚，而且这种方法的临床需求尚不明确。

循证心理治疗

尽管进行了多年的研究，但针对持续性神经性厌食的成年患者，目前并没有经验支持的心理社会治疗（Watson and Bulik 2013）。心理治疗的临床试验脱落率很高，通常达 40% ～ 50%。临床试验包括认知行为治疗（CBT）和人际心理治疗（IPT）等心理治疗，这些治疗对神经性贪食和 BED 都有疗效。尽管不同的心理治疗有不同的治疗目标，但心理治疗的治疗等效性表明，产生治疗效果的机制是相同的。高脱落率这一附加问题在任何研究中都没有得到解决。

与成人神经性厌食相比，针对短期青少年神经性厌食的心理社会干预研究更有前景（Lock 2015）。这些随机对照试验的结果表明，家庭方法——尤其是基于家庭的治疗（FBT）是有效的，并且优于个体治疗。FBT 是一种门诊、人工干预方法，在 6～12 个月的疗程中，进行 10～20 次家庭会议（Lock and Le Grange 2013）。FBT 帮助父母学习如何中断孩子的饥饿和过度运动，并负责恢复体重。一旦孩子能够在没有父母监督的情况下独立进食，并达到正常体重，就要将治疗重点放在青春期的发育问题上。虽然在这些试验中，个体治疗不如 FBT 有效，但个体治疗方法仍然是有益的，在 FBT 不可接受或不可行的情况下，可以向患者提供这种治疗。特别地，一种专注于个性化和自我效能的个体治疗——以青少年为中心的治疗（AFT）被证明是有用的，尤其是对于症状不那么严重的青少年（如对食物和体重相关的强迫想法和行为较少，与进食相关的精神病理症状较少，无清除行为）（Fitzpatrick et al. 2010）。AFT 鼓励青少年通过与治疗师的支持关系来控制自己的饮食和体重增加。此外，AFT 的主要重点是鼓励提高对情绪的识别和耐受，特别是消极情绪。到目前为止，只有少数小型研究评价了在门诊环境下针对青少年神经性厌食的 CBT（Dalle Grave et al. 2013）。虽然只有初步性的结果，但针对青少年神经性厌食的 CBT 似乎是可以被患者接受的，并能改善临床状况。

循证药物治疗

尽管对照研究测试了多种药物，包括抗抑郁药、抗精神病药、食欲刺激药、促动力药和激素治疗等，但尚未出现用于治疗神经性厌食的循证药物（Attia et al. 2011）。这一研究领域有几个显而易见的问题。许多研究都是与住院治疗或某种形式的心理治疗联合进行的，这可能会妨碍药物效果的显现（Vocks et al. 2010）。大多数研究的样本量太小，无法提供足够的效应来区分药物和安慰剂的效果。此外，脱落率很高，再次危及检验效能。

目前尚未对青少年神经性厌食患者进行 SSRI 的系统研究。因为害怕体重增加，药物的可行性和可接受性是主要问题。近期一项针对青少年神经性厌食的随机对照试验（Hagman et al. 2011）发现，在标准治疗（包括心理治疗和行为管理）中添加利培酮几乎没有益处，尽管该药物的耐受性似乎良好。另一项小型试验（Attia et al. 2011）在 10 周内将安慰剂或奥氮平与常规治疗相结合，未发现添加奥氮平有获益。一项比较喹硫平与常规治疗的小型随机研究（Powers et al. 2012）发现，喹硫平组的体重和饮食相关思维有了更大的改善，但各组之间没有显著统计学差异。

神经性贪食

精神病理学与临床特征

神经性贪食在女性人群中的患病率约为 2%，在男性人群中为 0.5%，尽管寻求治疗的样本中男女比例为 1 : 10（Smink et al. 2012）。因此，它是一种相对常见的疾病，但往往被临床医生忽视，患者报告不足。该疾病通常出现在青春期或成年早期，通常出现在过度节食导致体重减轻之后。这些行为最终导致暴食，然后进行代偿性清除。该疾病可能有着波动性的病程，会因压力而加剧，并且通常持续多年；一项为期 20 年的随访研究显示，约 1/3 的神经性贪食患者尽管获得了充足的治疗，但仍未能康复（Keel et al. 2010）。神经性贪食患者的总死亡率，尽管不如神经性厌食那么高，但高于未患进食障碍的女性，标准死亡率为 1.93（Crow et al. 2009）。

神经性贪食的主要症状是暴食和代偿行为，如清除、禁食、利尿剂的使用、过度运动，以及更罕见的咀嚼后吐出食物。暴食的定义有两个特征：对进食失去控制以及一次进食大量食物（1500～5000 千卡或更多）。暴食在临床上分为客观暴食和主观暴食。客观暴食指进食大量食物，主观暴食指对进食失控但仅摄入少量食物。这两种类型的暴食都可能导致清除。直接源于暴食和清除行为的继发症状涉及范围从昏厥到心律失常不等，可能包括低钾血症、代谢综合征、泻药依赖、蛀牙（有时与骨坏死有关）、食管撕裂伴出血及受伤和骨折。DSM-5 诊断标准（表 18-2）规定每周发生 1 次或多次暴食和代偿行为。常见的共病包括抑郁症、焦虑障碍和强迫症（K.S. Mitchell et al. 2012）。约 25% 的患者被诊断为现患抑郁症。

神经性贪食是家族性的，遗传和非共享环境（即个体特有的环境因素）都会影响该疾病的发展。与肥胖等其他复杂疾病一样，许多基因（每个基因的作用都很小）可能与神经性贪食有关。此外，环境因素似乎在发育早期更具影响力，而基因的影响随着年龄的增长而增加。目前，基因研究尚未揭示对治疗或预防

表 18-2　DSM-5 神经性贪食的基本特征

反复发作的暴食，患者感觉无法控制

患者通过呕吐、使用利尿剂 / 泻药或其他药物进行清除；或通过锻炼来代偿暴食发作

暴食持续的、有规律的发作（如 3 个月内每周 1 次）

患者的自我评价高度依赖于体重或体型

患者没有神经性厌食

完整的诊断标准请参考 DSM-5（American Psychiatric Association 2013）pp.345.

该疾病有用的信息。在符合严格标准的神经性贪食研究中，反复被发现的危险因素包括节食、共病精神障碍（尤其是负性情感）以及体重和体型问题。关于食欲调节的研究表明，神经性贪食患者可能存在中枢性和外周性的食欲失调，大脑的味觉和奖赏处理区域的功能障碍可能是其精神病理学机制。西方文化的影响，特别是借助电视和其他媒体的传播，促使了这种疾病的出现，通常出现在青春期女性中。在此之前，非西方文化中对神经性贪食基本上是未知的。传播的关键因素似乎是在西方环境中流行的、但与许多其他文化格格不入的理想体重和体型的关注。因此，文化因素（主要是西方文化）、家庭环境、遗传和食欲失调都会导致该疾病。

成人神经性贪食的临床表现

Jennifer 是一位 28 岁的软件工程师，她有 14 年的暴食和呕吐史，在大学时这些症状影响了学习，因此她开始接受治疗。她还报告了抑郁、精力不足、偶尔头晕以及近期的一次晕厥。在青春期早期，她开始在社交场合过量进食，但这种行为并未引起她的担心，因为她的朋友们也在以同样的方式进食。高中早期，她就开始与其他同学比较，并开始限制热量摄入。这种模式导致体重减轻了 10 磅，她也从此开始暴食。几个月后，她在杂志上的一篇文章中发现了自我催吐，并开始将它作为另一种减肥方法使用。这种清除行为的频率逐渐增加，直到她每周暴食 3～4 次，之后总是自我催吐。典型的暴食包括一小盘中式鸡肉沙拉、半盘荸荠鸡、10 只虾、1/3 盘炒面、1 盘鸡肉和蔬菜、1 盘米饭、2 杯可乐、1 杯茶和 1 杯水。在几年的时间里，这些行为开始占用她越来越多的时间，留给她的社交时间和机会越来越少。因此，她变得越来越孤立、孤独和沮丧。此外，她发现自己整天都在想着食物、体重和体型，这些都妨碍了她的工作，以至于她开始担心自己的工作表现。患者体重正常，但血钾较低，为 3.0 mmol/L。

与神经性厌食一样，由于成人和较年轻患者的发育差异，儿童和青少年时期的神经性贪食诊断也面临着额外的挑战。一些研究发现，对于年轻患者来说，在评估一次进食事件是否属于暴食时，进食的失控感觉是一种比进食量更好的指标。父母和其他成年人通常对孩子的食物获取有更大的控制权，因此较年轻患者的暴食次数可能受到限制，可能会导致暴食的发作次数少于未控制时。与年轻的神经性厌食患者一样，

青少年神经性贪食患者普遍存在抽象思维和情绪状态的口头表达困难及最小化病情的情况。因此，通过与家长进行访谈以获得全面的临床表现通常是有帮助的。

青少年神经性贪食的临床表现

Sarah 今年 16 岁，她擅长社交、讨人喜欢，有很多朋友，而且是个好学生。在和水球队的一个说她"太胖"的男孩分手后，她开始越来越担心自己的体重和外表。Sarah 开始不吃早餐和午餐。她发现用这种方法她瘦了几磅，所以她坚持使用这种方案。然而，几周后，当她下午放学回家时，她感到非常饥饿，以至于她发现自己在吃零食的时候，有时会不停地吃，很快就会吃掉整袋薯片和 1 盒冰淇淋。在这些事件之后，Sarah 感觉很糟糕，感觉自己像个失败者。同时她也觉得很饱，很容易呕吐。起初，Sarah 每周只会暴食和呕吐 1 次左右，但随着时间的推移，她发现自己这样做的次数越来越多。她充满了自我厌恶和羞耻感，没有将自己的行为告诉过任何人。

治疗

神经性贪食的循证治疗方法总结见表 18-7。

循证心理治疗

在众多心理治疗中，CBT 是目前拥有最多证据的治疗成人神经性贪食的方法。CBT 基于这样一个假设，即对体重、体型的担忧和饮食限制是维持神经性贪食的两个过程（Fairburn et al. 2008）。治疗将直接针对这些过程，包括关于神经性贪食及其维持因素的心理教育，对进食和清除行为进行详细的自我监测，以及利用自我监测逐步减少饮食限制，努力实现每天吃 3 顿营养充足的饭菜和 2 顿点心以减少饥饿感，进而减少对进食的控制。通常，自我催吐不需要特别注意，因为它与暴食密切相关。随着饮食变得规范，恐惧和回避的食物会逐渐增加。这一阶段的治疗通常伴随着暴食和清除的显著减少。然后，在继续修正饮食限制的同时，对体重和体型的认知和行为方面的担忧也得到了解决。在这一治疗阶段，会解决引起饮食限制或体重和体型担忧的事件，并讨论其他应对行为。需要特别注意利尿剂和泻药的使用。利尿剂通常可以很快停止，尽管其使用的潜在原因仍有待解决，尤其是对体重和体型的担忧。泻药往往更难停止，因为它会导致成瘾。患者必须在突然戒断和逐渐戒断之间做出选择。突然停药会导致便秘及数天的胃肠不适，同时应

增加水果和蔬菜的摄入量。逐渐戒断通常是更困难的过程，因为它会延长不适的时间。

一系列对照试验（Svaldi et al. 2018）表明，CBT 比心理动力学治疗、IPT、减肥治疗和药物治疗等更有效。因此，CBT 被认为是神经性贪食的主要治疗方法。然而，病情缓解率仅为 30%～40%，因此仍有很多地方需要改进。目前已开发了 CBT 的增强版 CBT-E，有望更有效地治疗患有更严重精神病理症状的患者（Fair-burn et al. 2008）。CBT-E 有几个基于患者具体问题的附加模块，包括以人际问题、情绪不耐受、完美主义和低自尊为目标的模块。治疗师辅助 CBT 是一种简短疗程的自助式治疗，患者根据治疗手册或书籍进行。对照研究（Svaldi et al. 2018）表明，这种治疗方法可能与 CBT 一样有效，由于成本较低，因此使用范围更广。CBT 治疗与贪食症状的早期快速减少有关，因此，第 4 次治疗时，清除行为减少 50%～60% 是良好预后强有力的预测指标。根据清除行为的减少情况可以快速识别出那些不太可能改善的患者，并提供了增加药物等辅助治疗或转向另一种心理治疗的机会。

根据抑郁症治疗改编的二线治疗 IPT 也被证实在治疗神经性贪食方面有效，尽管它在短期内比 CBT 或 CBT-E 起效慢，而且至少一项对照研究表明，它的短期和长期疗效都不如 CBT（Fairburn 1997）。该治疗模型假定，由非恰当处理的特定人际互动导致的情绪唤醒，可通过暴食来进行调节。因此，治疗的重点是将人际触发事件与情绪唤醒、暴食联系起来，并帮助患者更好地适应这些事件。治疗通常集中在暴食相关人际问题的四个方面中的一个：悲伤、角色冲突、角色转换和人际关系缺陷。IPT 的一个主要优点是它是一种跨诊断治疗，有证据表明，它在治疗抑郁症和焦虑障碍方面有效，而且不需要对治疗程序进行太多改变。

尽管一些随机对照试验研究了成人神经性贪食的治疗，但只有 3 项研究了青少年神经性贪食的治疗。Schmidt 等（2007）在 85 名符合 DSM-IV 神经性贪食全部或部分标准（American Psychiatric Association 1994）的青少年（13～20 岁）患者中比较了 FBT 和 CBT 自助治疗，结果没有发现差异。Le Grange 等（2007）在符合完全或部分 DSM-IV 神经性贪食标准的青少年（12～19 岁）中比较了 FBT 和个体支持性心理治疗。这项研究的结果表明，在治疗结束时和 6 个月的随访中，FBT 比支持性心理治疗更有效。此外，与支持性心理治疗相比，FBT 在更短的时间内减少了暴食和清除频率。近期也是最大的一项治疗研究是对 130 名神经性贪食青少年患者进行的随机对照研究，他们接受 FBT 或 CBT 治疗（Le Grange et al. 2015）。

在治疗结束时，接受 FBT 的患者其戒断率明显高于接受 CBT 的患者。尽管两组患者的病情都在持续得到改善，但是在治疗后 12 个月时这些差异不再显著。

循证药物治疗

如前所述，关于神经性贪食的药物治疗研究与心理治疗研究是同时开始的（Aigner et al. 2011）。最早的对照研究涉及三环类抗抑郁药和单胺氧化酶抑制剂，发现两者在减少暴食和清除方面都优于安慰剂。在这之后的研究表明，氟西汀（60 mg/d）在治疗神经性贪食方面优于安慰剂，且大多数 5-羟色胺再摄取抑制剂也是如此。氟西汀是目前唯一被 FDA 批准用于治疗神经性贪食的药物。一项使用抗抑郁药物（包括 SSRI）治疗青少年神经性贪食的小型研究（Kotler et al. 2003）发现，这些药物在该年龄组是可行的、可以接受的，而且不良反应很少。抗抑郁药应用的适应证是患者的偏好、严重的抑郁症以及对心理治疗没有应答。对成人神经性贪食患者的临床研究表明，在 CBT 中添加抗抑郁药比单独使用 CBT 更有效；因此，如果使用 CBT 早期未见改善，应考虑使用联合方法。总的来说，抗抑郁药物被认为不如 CBT 有效，CBT 仍然是神经性贪食的主要治疗选择。药物治疗的脱落率也明显高于 CBT。抗癫痫药（如托吡酯）是另一类显示出一定前景的药物，尽管由于其不良反应，在对照研究中的脱落率高于抗抑郁药。

暴食障碍

精神病理学和临床特点

虽然 BED 通常始于青春期，但也可能较晚发病。因此，在临床上见到的或参加临床试验的 BED 患者比神经性厌食或贪食患者年龄大。DSM-5 对 BED 的诊断标准（表 18-3）包括：每周至少 1 次暴食（吃大量的食物并无法控制进食），持续 3 个月。DSM-5 标准还规定，暴食与下列 5 种行为中的至少 3 种有关：进食比正常情况快得多；无饥饿感时进食大量的食物；进食直到不舒服的饱腹感出现；因进食过量感到尴尬而单独进食；以及暴食后感到内疚、厌恶或抑郁。与神经性贪食不同的是，BED 不涉及代偿性行为，如自我催吐、过度运动或滥用泻药和利尿剂。

BED 的终生患病率为 1%～3%，患病率在中年时有增加的趋势，使 BED 成为最常见的进食障碍（Swanson et al. 2011）。与其他进食障碍一样，BED 与抑郁症的终生共病率约为 60%，而抑郁症现患率约为 25%（Grilo et al. 2009）。对体重和体型高估的患

表 18-3　DSM-5 暴食障碍的基本特征

反复发作的过量进食（暴食），患者感到无法控制，伴有快速进食、饱食、无饥饿感进食和（或）羞愧、抑郁或其他明显的情绪困扰的迹象

暴食发作是持续和有规律的（如每周 1 次，持续 3 个月）

患者的自我评价高度依赖于体重或体型

无神经性厌食或贪食

完整的诊断标准请参考 DSM-5（American Psychiatric Association 2013）pp.350.

者往往有更多的相关精神病理学症状。由于这些精神心理和躯体的共病，相比于无 BED 者，BED 患者的生活质量通常较低。除了精神心理共病外，BED 还与肥胖有关，从而增加了患糖尿病、高胆固醇血症和心血管疾病的风险。尽管各研究存在差异，但是约 30% 接受减肥手术的患者在手术前患有 BED，其中约 1/3 的患者在手术后被诊断为 BED（Kalarchian et al. 1998）。然而，报告有饮食失控的患者比例要更高。此外，研究表明，术后失控预示着减肥效果不佳（Ivezaj et al. 2017）。

由于长期的观察性研究较少，所以人们对 BED 病程的了解不多。虽然与神经性贪食存在一些交叉，但其很少与神经性厌食有交叉；但是，大多数 BED 病例要么无好转，要么缓解（Pope et al. 2006）。长期随访研究（Hilbert et al. 2012）表明，该病可能会在较长时间内波动。

与其他进食障碍相似，BED 是家族性的，可能反映了遗传和特定家庭的影响。其他发现涉及大脑奖赏系统和阿片类物质的分泌（Avena and Bocarsly 2012）。环境对暴食的影响包括负性情绪，实验性和自然性研究显示，负性情绪经常出现在暴食之前，并可能引发暴食（Dingemans et al. 2017）。

成人暴食障碍的临床表现

Susan 是一名 48 岁的女性，她来接受治疗时说，她已经无法控制进食，这影响了她的体重，并使她对自己的身体和肥胖感到羞耻和不满。在青春晚期，她通过节食减肥屡次失败后开始暴食——每次尝试都会减掉 5 ~ 6 磅（1 磅 ≈ 0.45 千克），但当她停止节食时，体重又会迅速增加。暴食加上偶尔的节食导致体重和脂肪逐渐增加，此时她的 BMI 为 35 kg/m^2。她还发现了与暴食、能量缺乏和性欲下降有关的抑郁期，对抗抑郁治疗反应良好。她报告称，她每天暴食 2 ~ 4 次，有时在周末独自一人时更频繁。典型的暴食包括 15 块巧克力饼干、半打奶酪泡芙、2 个水果卷、

1 盘爆米花和两杯冰淇淋。她指出，当开始暴食时，她会想"我需要这样做，这会让我感觉很好"；然而，随着暴食的进行，她的想法会转变为"我的胃很疼，我感觉很糟糕"。

由于较年轻患者和成人之间的发育差异，在儿童和青春期诊断 BED 也面临着与神经性贪食类似的挑战。在年轻患者中，饮食失控的感觉可能比客观上大量进食更重要，因为年轻患者往往无法像成年人那样容易获得食物。由于这些原因，临床医生治疗儿童和青少年时应该考虑对暴食事件频率和持续时间使用较低阈值。儿童和青少年进食障碍专家共识小组提出了在过去 3 个月内每月 1 次（而不是每周 1 次）的建议频率（Bravender et al. 2007）。此外，与神经性厌食和神经性贪食一样，儿童和青少年的抽象思维能力和自我表达能力有限。他们还可能最小化他们暴食时的不适或羞耻感。因此，在确诊儿童或青少年 BED 时，家长访谈和其他附加报告通常是必需的。神经性贪食通常发生在体重正常或轻度超重的患者中；BED 通常发生在超重和肥胖的人中。在神经性贪食中，暴食被认为是对摄食限制的一种反应，而在 BED 中，暴食发生在整体混乱和不受控制的饮食模式背景下。

治疗

暴食障碍的循证治疗总结见表 18-7。

循证心理治疗

在讨论治疗效果之前，了解 BED 患者的安慰剂效应高于神经性贪食很重要；因此，与神经性贪食相比，BED 的疗效被夸大了。设计合理的对照研究表明，CBT 和 IPT 均能有效减少暴食，50% ~ 60% 的患者在治疗结束时病情缓解（Wilson et al. 2010）。与神经性贪食的研究结果不同的是，无论治疗结束时还是在随访期间，CBT 和 IPT 对 BED 的疗效似乎相似。第 3 种被用于治疗 BED 的方法是行为减重治疗，其依据是发现暴食随着体重减轻而减少。CBT 与减重治疗的对照研究发现，CBT 在减少暴食频率方面具有优势；然而，CBT 并不能减轻体重。目前，CBT 和 IPT 是 BED 的推荐一线治疗方法，可减少暴食，但都不会导致体重减轻。IPT 的优势在于，用于治疗 BED 的 IPT 可同样治疗抑郁和焦虑（IPT 对此有证据基础），而 CBT 在进食障碍、抑郁和焦虑障碍中的具体应用则截然不同。对于患有 BED 的青少年，初步研究支持使用 IPT，但在其他方面，年轻患者的 BED 研究较少。

与神经性贪食一样，治疗师引导的自助治疗是一

种 CBT 的简易版，它在减少 BED 的暴食频率方面与完整的 CBT 一样有效。正如在神经性贪食部分指出的那样，这种 CBT 变体可以让更多需要治疗的患者获得成本更低的治疗。

循证药物治疗

抗抑郁药，尤其是 SSRI，能有效治疗 BED，应答率约为 40%，使用的剂量与治疗抑郁的剂量相似（Stefano et al. 2008）。抗抑郁药的不良反应导致的脱落率往往高于 CBT 或 IPT。对照研究表明，在治疗 BED 方面，CBT 比抗抑郁药更有效（Ricca et al. 2001）。近期，多项研究（McElroy 2017）检测了甲磺酸赖氨酸安非他明（LDX）的疗效，甲磺酸赖氨酸安非他明是一种用于治疗注意缺陷 / 多动障碍的药物，2015 年 FDA 批准 LDX 用于治疗 BED。在 LDX 的安慰剂对照试验中（LDX 剂量为 50 ～ 70 mg/d），约 50% 接受 LDX 治疗的患者实现了对暴食的戒断，而接受安慰剂的患者中这一比例为 21%（McElroy et al. 2015）。此外，与接受 CBT 或 IPT 等心理治疗的患者不同，服用 LDX 的患者平均体重减轻了 5.0 kg，而安慰剂组的体重几乎没有减轻（McElroy et al. 2015）。在另一项为期 6 个月的维持治疗临床试验（Hudson et al. 2017）中，使用 LDX 的患者中只有 3.7% 暴食复发，而改用安慰剂的患者中有 32.1% 复发。因此，LDX 似乎是一种很有前景的治疗 BED 的药物。

回避性 / 限制性摄食障碍

精神病理学与临床特点

DSM-5 的 ARFID 诊断标准（表 18-4）包括：在不考虑体型或体重或有意减肥的情况下限制或避免进食，导致体重显著减轻和营养不足，并与精神心理的发育和功能紊乱有关（Bryant Waugh and Kreipe 2012）。一些患者表现为高度选择性进食，食物类型

表 18-4　DSM-5 回避性 / 限制性摄食障碍的基本特征

进食问题会导致体重减轻、营养不良、依赖肠内喂养或口服营养补充剂，或严重的心理社会问题

这些进食问题不是由于缺乏食物或文化认可的实践造成的

进食问题与体重或体型无关，也与神经性厌食或神经性贪食无关

这些进食问题不能归因于并发的躯体疾病或其他精神障碍

完整的诊断标准请参考 DSM-5（American Psychiatric Association 2013）pp.334.

恐惧（对新事物的恐惧），或者对食物的质地、外观和味道极度敏感。一些患者因害怕吞咽或窒息而导致回避性进食；某个特定的事件有时可能是引发这种恐惧的原因。ARFID 也适用于对进食缺乏兴趣或胃口不好的人。目前还没有关于这一新诊断的流行病学研究。ARFID 的特定危险因素尚不清楚。孤独症谱系障碍（ASD）患者经常表现出选择性进食模式。焦虑障碍、焦虑特征及抑郁症状往往在 ARFID 形成前就已经存在。忽视、虐待和发育迟缓可能会增加与 ARFID 相关的咀嚼和吐食风险。

ARFID 可能与神经性厌食相混淆，鉴别点包括 ARFID 患者对体重增加没有恐惧，不担心体型和体重，不特别关注减重。从父母那里获得额外的病史非常重要，他们通常会表示 ARFID 患者不会避免高热量食物。患者意识到自己体重较轻，可能会表示希望多吃点东西并增加体重，但他们的焦虑和恐惧阻止他们摄入足够的食物。ARFID 有时会与 ASD 和其他神经发育障碍相混淆。

ARFID 的临床表现

Tom 是一个 8 岁的男孩，他只吃白面包、普通意大利面、糖果和香蕉。Tom 的父母说，2 岁左右开始在他的饮食中加入固体食物以来，他一直很挑食。在过去的两年里，他目前的食物选择已成为他唯一的菜单。他的父母叙述了早期与 Tom 的多次争斗，试图让他尝试蔬菜或肉类，但他总是抱怨并吐出来，说味道很糟糕。

Alice 是一个 9 岁的女孩，在 4 个月前，她吃大多数食物都没有困难，尽管她是一个有点紧张的孩子，但在其他方面没有重大问题，直到有一天，她参加了一个密友的生日聚会，在那里，她在比赛中跑步时被厚厚的比萨皮噎住了。Alice 很害怕，当她的父母抱起她时，她还在哭。在接下来的几天里，Alice 拒绝吃任何固体食物，但愿意喝牛奶或汤，只要里面没有固体食物。

治疗

对于患有 ARFID 的儿童和青少年，目前尚无可指导治疗的经验性研究。大部分情况下，ARFID 需要个体化的行为方案来应对特定的进食问题，但使用 CBT 和家庭干预可能会有所帮助，这些方法目前正在研究中。例如，渐进脱敏程序以及针对特定进食问题的行为强化，通常是有帮助的。当进食问题严重到足以导致病情不稳定或严重营养不良时，可能需要住院治疗。

异食癖

DSM-5 异食癖的标准如下：持续进食非营养、非食用性物质至少 1 个月，与个体发育水平不相称，不属于文化支持或正常社会实践的一部分，且严重到需要额外的临床关注（表 18-5）。异食癖的患病率尚不确定。异食癖可以发生在任何年龄；然而，儿童期发病是最常见的。异食癖的潜在的环境危险因素包括被忽视、缺乏监护和发育迟缓。与异食癖相关的常见共病是 ASD、智力残疾和神经系统综合征或症状。异食癖的临床病程尚不明确，但该疾病可导致紧急医疗情况，包括肠梗阻，并可能致命。目前对于异食癖还没有已知的经验性治疗方法。通常会提供行为、心理教育和支持性干预。

反刍障碍

DSM-5 反刍障碍的标准如下：反复出现不费力（无干呕）的食物反流（每周至少几次）至少 1 个月，这种情况不能归因于相关的胃肠道或其他疾病（如胃食管反流），严重到足以引起临床注意（表 18-6）。反刍行为可能包括再咀嚼、再吞咽或吐出食物。患者经常报告无法控制这种行为，并将其描述为习惯性行为，而非故意行为。虽然其患病率尚不清楚，但反刍障碍似乎更常发生在智力残疾患者中。反刍障碍可以从任何年龄开始，但无论发病年龄如何，其病程都可能是间歇性的或持续的（Chial et al. 2003）。由于食物摄入减少，反刍障碍会导致营养不良。在年轻人

中，生长和其他发育因素可能会受到不利影响，在极少数情况下，反刍障碍会导致死亡。尽管缺乏系统的研究，但缺乏刺激、被忽视、应激性生活事件以及亲子关系问题可能是反刍障碍的危险因素。反刍有时似乎具有自我安慰或自我刺激的功能，尤其是在患有神经发育障碍的个体中。目前还没有经验支持的治疗方法。渐进行为脱敏、缓慢的鼻饲和低剂量的 5- 羟色胺再摄取抑制剂有时被用来打乱持续的反刍。

未来发展方向

在过去的 25 年里，对进食障碍病因和治疗的研究进展迅速，但仍落后于焦虑障碍和抑郁障碍等其他领域的发展。从长远来看，遗传学、神经生物学和神经化学的研究以及治疗研究可能会揭示进食障碍的病因和维持因素，并改善治疗。然而，提供心理健康服务所面临的一个主要问题是，美国有很大一部分人很少或没有机会获得有效的治疗。有希望解决这一问题的方法是应用技术，通过互联网或使用移动应用程序来提供治疗（Darcy and Lock 2017）。多项对照研究表明，在神经性贪食的治疗方面，通过远程医疗提供的 CBT 虽然没有完整的 CBT 有效，但比不治疗更有效（J.E.Mitchell et al. 2008）。人们还开发了应用程序来帮助患者自我监测食物摄入、暴食和清除，尽管尚无对照研究报告其在治疗领域的应用情况。在抑郁等疾病中使用应用程序的一个问题是不使用以及脱落的比例很高。因此，应用程序的最佳用途似乎是在治疗过程中促进治疗活动，如自我监测症状，并在治疗间期维持治疗活动。尽管如此，进一步开发更复杂版本的互联网 CBT 可能最终会克服这些问题。通过互联网或仅通过应用程序进行治疗会引发伦理和实践问题。例如，仅通过互联网进行评估可能无法发现严重抑郁或自杀意念。而且，可能无法检测到治疗过程中出现的严重问题。此外，美国许多州不允许在其他州获得执照的临床医生跨州进行治疗。

研究表明，许多社区从业者没有对进食障碍患者使用循证治疗方法（表 18-7）。缺乏使用的原因很复杂，包括使用新的心理治疗模式的挑战，以及在社区环境中实施现有循证治疗的困难；例如，许多社区诊所无法提供大多数循证治疗所需的 18 个治疗疗程。此外，临床医生对循证心理治疗特定方案的依从性往往会随着时间的推移而下降，从而导致有效性降低。这些困难可以帮助人们更好地理解妨碍使用新方法的因素，并研究对治疗师进行这些新干预措施培训的方法，包括在线培训。此外，循证心理治疗需要适应不同的临床情况。

表 18-5　DSM-5 异食癖的基本特征

非营养、非食用性物质（如粉笔、黏土、纸张）的持续摄入模式已经存在至少 1 个月

这种行为不是味觉发展探索的一部分

这种行为并非文化支持的

如果该行为出现在其他疾病的背景下，则其严重程度需要引起额外临床关注

完整的诊断标准请参考 DSM-5（American Psychiatric Association 2013）pp.329-330.

表 18-6　DSM-5 反刍障碍的基本特征

持续的食物反流模式存在至少 1 个月

这种行为不能归因于持续的胃肠道或其他躯体疾病

这种行为不是神经性厌食或神经性贪食临床表现的一部分

如果该行为出现在其他疾病的背景下，则其严重程度需要引起额外临床关注

完整的诊断标准请参考 DSM-5（American Psychiatric Association 2013）pp.332.

表 18-7　经典进食障碍的循证治疗

	循证治疗	证据强度
神经性厌食	家庭治疗（儿童和青少年）	高
	专科护理（顽固性厌食）	低
神经性贪食	家庭治疗（儿童和青少年）	中
	认知行为治疗（儿童和青少年）	中
	认知行为治疗（成人）	高
	人际心理治疗（成人）	中
	氟西汀（成人）	高，FDA 批准
	其他抗抑郁药（成人）	中
暴食障碍	认知行为治疗（成人）	高
	人际心理治疗（成人）	中
	甲磺酸赖氨酸安非他明（成人）	中，FDA 批准
	抗抑郁药（成人）	中

FDA，美国食品药品监督管理局

临床要点

- 家庭治疗对青少年的神经性厌食和神经性厌食有效
- 认知行为治疗对成年人的神经性贪食和暴食障碍有效
- 目前尚无药物显示出对神经性厌食的系统有效性
- SSRI 对成人神经性贪食有效，特别是与认知行为治疗联合使用时
- 甲磺酸赖氨酸安非他明（Lisdexamfetamine）被 FDA 批准用于治疗暴食障碍
- 暴食障碍和回避性 / 限制性摄食障碍是 DSM-5 的新诊断
- 进食障碍的经验性治疗的可获得性有限，而使用包括远程精神病学和移动应用程序等技术，有助于克服这一问题

参考文献

扫码见参考文献

第 19 章

排泄障碍

Edwin J. Mikkelsen

唐向东　陈璋玥　译　王小平　审校

排泄障碍是指发生于儿童期的相对常见的遗尿症和相对少见的遗粪症。这两种障碍都具有自限性，基本上会自行缓解。然而，在缓解之前的数年里，会对孩子及其家人造成严重的情绪方面的困扰。因此，考虑采取已被证明可有效减少这些疾病的持续时间和严重程度的治疗方法是必要的。

遗尿症

有历史记载以来，一直有关于遗尿症的描述。Glicklich（1951）对遗尿症进行深入总结发现，对其的描述可以追溯到公元前 1550 年的埃伯斯纸草卷。针对遗尿症已经采用的各种治疗方法在历史上也有许多记载，但其中许多方法现在看起来是不合适的，甚至有一定伤害性。

定义及临床描述

"Enuresis"遗尿一词源自希腊语 enourein，意思是"排出尿液"。这个词在起初派生出来时并没有病理性的含义，如今这个词已经用来指夜间遗尿事件，而不是其最早派生出来时所具有的含义。

从现象学角度，遗尿简单来说就是通常发生于睡眠期间的尿液的排泄。然而，它也可发生在白天个体清醒的时候。日间（diurnal）一词就用于描述发生于白天的事件。日间和夜间遗尿症指的是白天和夜间都发作的个体。遗尿排尿量的多少没有具体规定，严格来说个体之间可能会有很大差异，但均应被视为遗尿。这样使得其数据收集相对简单，可以通过比较治疗前和治疗后的每周平均排尿量的变化来量化治疗效果。

诊断

根据疾病的自然史，遗尿症分为原发性和继发遗尿症两种临床亚型。从来未对排尿有自制力者，称为原发性遗尿症，既往对自身排尿有控制能力但之后重新开始遗尿者，为继发性遗尿症。但在诊断继发性遗尿症之前必须保证患儿曾有 6 个月至 1 年的时间段里对自身的排尿是具有自制力的。绝大多数患儿出现遗尿是非出于本意的。

由于遗尿症的客观性，从 DSM-Ⅲ（American Psychiatric Association 1980）到现在的 DSM-5（American Psychiatric Association 2013），遗尿症的诊断标准具有显著的一致性，但与 ICD-11（World Health Organization 2018）中的诊断标准之间有一些细微的差异。关于遗尿症的基本特征可见表 19-1。

流行病学

在过去几十年的大型横断面研究中，遗尿症的流行病学特点被证明是相对一致的，尽管这些研究在遗尿事件的发生频率和横断面样本的年龄方面有所不同，但它们非常相似，足以进行比较。Rutter（1989）关于怀特岛的研究是遗尿症的第一次全面的流行病学调查，明确表明遗尿症的患病率随着年龄的增长而下降；只有 1.1% 的 14 岁男性和 0.5% 的 14 岁女性每

The author wishes to thank Patsy Kuropatkin for her invaluable assistance with preparation of this manuscript.

表 19–1　遗尿症的基本特征

原发性夜间遗尿症

　　从未有过 6 个月以上的自主排尿控制功能

　　遗尿发生的频率每周一到两次

　　孩子已达到可以自主控制排尿的实足年龄（4 ～ 5 岁）

　　其他可引起遗尿的躯体疾病已被排除

继发性遗尿症

　　满足原发性遗尿症标准，但在再次出现遗尿症状之前有

　　　6 个月至 1 年的时间里可以自主控制排尿

昼夜性（非单症状）遗尿症

　　日间也会出现尿湿的类型

注：遗尿症完整的诊断标准请参阅 DSM-5（American Psychiatric Association 2013）pp.355.

周遗尿 1 次。近期的一项欧洲研究涉及由 8000 多名儿童组成的队列，该队列对 14 000 名儿童的原始出生队列进行了大规模前瞻性纵向随访，研究表明，7 岁儿童夜间遗尿的患病率为 15.5%，但是样本中只有 2.6% 的儿童每周发作 2 次及以上遗尿（von Gontard et al. 2011）。Shreeram 等（2009）在美国的一项流行病学研究中发现，1136 名 8 ～ 11 岁儿童的 12 个月患病率为 4.5%，男性和女性患病率分别为 6.21% 和 2.51%（Shreeram et al. 2009）。所有研究都发现了遗尿症患病率随着年龄的增长而降低，患病率在性别方面不成比例，男性多见（Kessel et al. 2017）。

躯体及心理共病

　　表 19-2 列出了导致遗尿的各种躯体疾病。在躯体共病方面，尿路感染是主要问题，会导致遗尿，尤其在女性中多见。还有许多研究将尿道畸形作为遗尿的主要原因进行广泛调查，其中一些研究发现小部分的儿童遗尿可能就是由尿道畸形引起的，但普遍认为，没有足够的证据支持需要常规地对儿童进行这些

表 19–2　导致遗尿症的躯体疾病

尿路感染

尿崩症

糖尿病

尿道炎

癫痫

镰形细胞性状

睡眠呼吸暂停

神经源性膀胱

睡眠障碍

泌尿生殖系统畸形或梗阻

药物的不良反应或对药物的特质性反应（如关于 SSRI 的病
　例报告强调了需要观察服药与症状发生的时间相关性）

SSRI，选择性 5- 羟色胺再摄取抑制剂

侵入性研究。专家共识和指南指出，首先应进行常规体格检查排除明显的器质性因素，如包茎或阴唇粘连以及神经系统病变，尽量避免侵入性检查，除非有足够的证据支持需要进一步侵入性检查（Vande Walle et al. 2012）。

　　遗尿症也被报道为选择性 5- 羟色胺再摄取抑制剂（Hergüner et al. 2007）和第二代抗精神病药治疗的不良反应（Barneset al. 2012）。

　　继发性遗尿症儿童比原发性遗尿症儿童更容易共病精神障碍（Mikkelsen 2009）。孤独症谱系障碍的儿童中遗尿症发生率很高（von Gontard et al. 2015），其中遗尿症共病 ADHD 的证据最多（von Gontard and Equit 2015）。在上文"流行病学"中提及的来自美国的研究中，Shreram 等（2009）还发现 ADHD 与遗尿症密切相关。这些研究支持遗尿症与 ADHD 共病且并非继发于 ADHD 的假设。除了与 ADHD 的关联外，有研究发现遗尿症患儿的行为障碍是非特异性的（von Gontard et al. 2011）。

病因、机制和危险因素

　　原发性夜间遗尿（PNE）的病因学理论发展在很大程度上与该疾病的治疗进展同步。随着有效的生物治疗的发展和越来越多的遗传因素证据，心理动力学理论在很大程度上被抛弃了。

　　遗尿事件常在睡眠中出现，并随着多导睡眠图可以在夜间连续监测睡眠，提出了遗尿症是一种觉醒障碍的概念，发生遗尿是由于儿童在深度睡眠时无法对膀胱充盈产生的刺激做出反应。然而，更大规模、更系统的研究表明，夜间遗尿症的发作分布在所有睡眠周期中，并与每个睡眠阶段所占据的时间成正比（Mikkelsen 2001）。

　　第一个对遗尿症有显著疗效的药物是丙咪嗪，早在 MacLean（1960）关于丙咪嗪对 PNE 儿童疗效的研究中得到证实。最初认为丙咪嗪疗效与其对尿道括约肌的抗胆碱能作用有关。然而，在一项大型双盲研究中将丙咪嗪和甲基东莨菪碱进行比较，发现丙咪嗪明显比甲基东莨菪碱更有效，后者具有与丙咪嗪相当的抗胆碱能作用，但不能穿过血脑屏障，因此，丙咪嗪可能具有中枢效应（Mikkelsen et al. 1980）。

　　去氨加压素是一种合成的精氨酸升压素（抗利尿激素）类似物，具有抗利尿作用，而病因学理论演变的最新进展源于醋酸去氨加压素的疗效。然而，一些对照研究表明，关于去氨加压素疗效的解释并不像最初看起来那么简单。例如，一项将夜间遗尿症患儿（n = 15）与匹配的对照组（n = 11）进行比较的研究发现，夜间遗尿症儿童确实在睡眠初期钠和钾的

排泄增加以及多尿，但两组之间的心房钠尿肽水平没有差异，提示遗尿与心房钠尿肽水平无关，表明病理变化局限于肾小管中（Mikkelsen 2009；Natochin and Kuznetsova 1999）。

有假设提出，遗尿与血浆中精氨酸升压素（AVP）的合成和昼夜节律变化异常有关。早期研究表明，在 AVP 的合成和昼夜节律变化方面，PNE 儿童与对照组之间存在显著差异（Medel et al. 1998）。然而，这些研究没有考虑到 AVP 通常以脉冲的方式分泌。于是之后的研究进行了更复杂的研究设计，对 AVP 的每小时分泌量和其他相关变量进行研究，如夜间的尿量和尿液的渗透压。Aikawa 等（1999）提出可能存在生理特点不同的亚型，具体来说，有一个独特的亚型，表现为尿量较少，尿液渗透压下降，并且 AVP 水平也显著较低，此亚型在使用去氨加压素治疗后，AVP 水平升高。随后的其他研究中也证实了部分个体夜间 AVP 水平较低（Rittig et al. 2008）。

在数十年里，观察到 PNE 的发生与遗传显著相关，具有 PNE 家族史是患此病的最重要的危险因素之一。von Gontard 等（2011）在由数千名儿童及其父母组成的前瞻性纵向研究中对家族史进行了调查，发现 7 岁儿童 PNE 的患病率为 15.5%，其中 12.8% 出现极少的遗尿发作次数，2.6% 符合每周 2 次或以上发作的标准。这些孩子的父母中，8.8% 的母亲及 9.6% 的父亲有类似的 PNE 病史。然而，遗传连锁研究表明，由于已经在不同的谱系中发现了包括染色体 12q、13q、13-14q 和 22q11 上在内的多个基因位点，因此遗尿症的遗传方式难以简单解释（Loeys et al. 2002）。

病程和预后

根据 PNE 的自然病程，它是一种最终会自发缓解的自限性疾病。总的来说，之前所引用的流行病学研究（参见"流行病学"）支持这一观察，因为它们都描述了 PNE 的发病率随着年龄的增加有所下降。据报道，遗尿症每年的缓解率为 14% ～ 16%（Fritz et al. 2004）。对于大多数儿童来说，一旦出现缓解就不会复发，然而，小部分儿童在疾病最终痊愈之前也会经历短暂的缓解期。

临床评估

对儿童生长发育史中的发育关键期及排便训练进行全面回顾显然是非常重要的。排便训练史应收集包括第一次尝试、训练持续时间及父母所使用的方法等在内的相关信息。由于遗传是遗尿症发生的重要因素，因此对可能患有 PNE 的个体进行全面多代家族史调查是有所帮助的。此外，弄清在童年具有 PNE 病史的家庭成员的遗尿事件的自然史可能也会有所帮助，因为这些信息有助于了解患儿的遗尿何时会发生自发缓解。

遗尿症的诊断标准主要与遗尿的发生频率、儿童的实足年龄或心理年龄以及疾病的自然史有关。患儿的遗尿频率通常在一定范围内保持一致，但每周遗尿的频率也可出现波动，如一些儿童的遗尿症发作频率相对较低（1 ～ 3 晚 / 每周），而有些儿童几乎每晚都发生遗尿（5 ～ 7 晚 / 每周）。还有一类患儿的遗尿发作具有间歇性（即每月只有几次），这并不符合诊断标准。

遗尿症的客观性质简化了评估过程，可以用客观的方式解释遗尿事件的发生不是患儿有意为之。可以用设置日程表这一简单的方法记录遗尿发生的频率，此方法不仅可以帮助诊断，又可作为检验治疗效果的基线数据。对于那些白天也会出现遗尿的儿童，除了要记录日期外还应记录遗尿发生的时间。

临床上，还有一个重要的因素需要考虑，那就是该儿童是否有超过 6 个月的时间里能保持自主控制排尿功能，这通常被认为是区分原发性和继发性遗尿症的重要标准。然而，这一临床上的重要区别并未包含在 DSM-5 诊断标准中，只在其随后的叙述材料中进行了讨论。目前的诊断标准还特别指出，在确定诊断时，有意识的和不自主的遗尿是没有差别的，尽管这两者在病因和治疗方面明显不同。

主要的医疗检查包括进行体格检查和尿液分析，前者用以排除任何明显的罕见解剖异常，后者用以排除膀胱感染，因为膀胱感染可导致患者近期突然出现遗尿，尤其在女性患者中。如果遗尿患者最近出现剧烈的烦渴，还需要进行尿糖的检测，因为这可能与新发糖尿病有关。除非有充分的理由怀疑患者存在解剖异常，否则没有必要进行更具侵入性和有潜在痛苦的检查方法。评估膀胱壁厚度和动力学的超声技术已应用于研究调查中，但在临床实践中还未常规使用此方法。

儿童和家庭对遗尿的看法，以及遗尿对儿童自尊心和家庭人际关系的影响也是评估的重要部分。除了之前提到的遗尿与 ADHD 的高共病外，PNE 与其他特定精神障碍没有显著相关性。进行初步评估时还要注意明确情绪和环境对遗尿发作的影响，如孩子是否因为害怕黑暗，从而不想晚上起床使用卫生间。

治疗

药物治疗

MacLean（1960）的无对照组的系列病例观察描

述了丙咪嗪治疗儿童 PNE 的疗效，随后几年进行了一系列双盲研究也证实其结果。在发现去氨加压素之前的几十年里，丙咪嗪一直是治疗遗尿症的主要药物。如今丙咪嗪的使用已大大减少，但仍用于当患者对其他治疗方法都没有反应时。丙咪嗪除了产生抗胆碱能不良反应外，还有潜在的心脏不良反应。因此，使用丙咪嗪治疗前需对患者进行基线心电图检查，丙咪嗪常规初始剂量为 25 mg/d，然后每周以 25 mg/d 缓慢加量，直至患者能自主控制排尿，但最大使用剂量为 5 mg/（kg·d）。如果使用 75 ～ 125 mg/d 的剂量时症状仍未出现明显改善，那么该患儿对丙咪嗪有应答的可能性较小。由于该疾病的自发缓解率高，标准的临床治疗方案需包括每 3 个月尝试停药 1 次，以确定遗尿是否已自发缓解。

最初去氨加压素是以鼻用制剂的方式使用，据研究报道，去氨加压素比丙咪嗪更安全。此外，正如前面"病因、机制和危险因素"部分所述，去氨加压素的作用机制似乎在生理上更容易解释。1993 年，一篇综述对 18 项随机对照研究进行整理分析，其中包括 689 名受试者，发现去氨加压素的疗效范围为 10% ～ 91%（Moffatt et al. 1993）。然而，在去氨加压素停药后症状总是会再次出现，只有 5.7% 的受试者在停药后能保持不再复发。在随后的几年里，发布了许多关于患者出现低钠血症、癫痫发作和死亡的病例报告，最终，发现过量液体摄入为上述症状的促发因素，因此建议儿童在服用去氨加压素时，夜晚摄入的液体量不应超过 8 盎司。此外，似乎越年幼的儿童越容易出现这些不良反应，这些严重的不良反应更容易发生在治疗的初始阶段。2007 年，Robson 等报道称，根据去氨加压素上市后数据发现 151 例与去氨加压素相关的低钠血症，其中 145 例使用鼻用制剂，仅 6 例使用口服制剂。随后，FDA 发布安全警告，禁止使用去氨加压素鼻喷雾剂治疗儿童 PNE。该警告还建议在疾病急性期间应暂停口服制剂的治疗，以避免体液失衡。多项对照研究表明，去氨加压素口服制剂疗效与鼻喷雾剂一样，但更安全（De Guchtenaere et al. 2011）。

在加拿大的一项大型研究中发现，长期口服使用去氨加压素是安全的（Wolfish et al. 2003）。口服制剂更安全是由片剂本身的药代动力学决定，可以让体液中的药物浓度增加更加平缓（Vande Walle et al. 2010）。

去氨加压素的最新使用方式是舌下含服冻干制剂（MELT），患者对其耐受性好，为许多儿童治疗的首选制剂。据报道，此制剂使用相对较小的剂量（120 ～ 240 μg）也会有效（Juul et al. 2013）。

去氨加压素药物反应性的预处理因素包括遗尿事件基线频率低、年龄偏大和膀胱容量大。

心理治疗

心理干预有助于改善儿童与遗尿相关的尴尬和自尊心受损。这种方法也帮助家庭以客观的、支持的方式去接受治疗。需要让父母知道 PNE 是不受意志控制的，对患儿进行惩罚性的措施将适得其反。

继发性遗尿症的儿童更容易产生心理压力，因此可能更易从心理治疗中获益（Fritz et al. 2004）。心理治疗方法对于合并其他精神障碍的患者来说也是有益的。

行为治疗

1904 年首次报道了用遗尿报警器进行治疗，并在随后的几十年中对其进行了广泛的研究（Rappaport 1997）。在这种治疗中，孩子睡在一个连接着警报器的垫子上，当患儿出现遗尿时，尿液使电路连通，然后警报响起，唤醒孩子。一篇综述报道，遗尿报警器法的初始应答率约为 2/3（Glazener et al. 2005），采用这种治疗方式后，相应的持续缓解率为 50%。近期的一项大型回顾性研究指出遗尿报警器法的成功率为 76%（Apos et al. 2018）。接受遗尿报警器治疗后症状得到缓解的患儿可分为两个不同的亚组，一组是学会起床排尿，另一组儿童是整夜睡觉不排尿，这两个亚组遗尿症状得到缓解的原理仍得不到解释。Butler 等（2007）进行了一项治疗前后对照研究，以探讨此方法的生理学机制，发现经治疗后 75% 的受试者达到治疗成功的标准，其中 89% 的患者主要表现为彻夜睡眠不起床排尿。研究还发现，治疗成功的儿童在治疗后浓缩尿液的能力有所提高，其中约 1/2 被治愈的受试者可能是由于抗利尿激素的增加。

将遗尿报警器法与丙咪嗪、去氨加压素进行比较的研究表明，遗尿报警器法的疗效与药物干预相当，并且几乎没有不良反应。遗尿报警器法的另一个优点是治疗效果通常在停止治疗后依然保持，而使用丙咪嗪或去氨加压素治疗时，症状缓解总是发生在终止治疗后（Kwak et al. 2010）。

许多其他的行为治疗也在临床上经常被应用，包括膀胱功能训练、夜间限制液体摄入、奖励系统以及父母在夜间唤醒孩子让孩子上厕所。对关于这些干预措施的文献进行全面回顾（Glazener and Evans 2004）发现，这些研究由于样本量小妨碍了得出关于其疗效的结论。在临床中，父母经常在寻求专业干预之前已尝试过一种或多种此类治疗方法。

治疗的一般注意事项

在制定 PNE 患儿的治疗方案时，切记 PNE 可以自发缓解，PNE 是一种自限性疾病。治疗方案的选择主要与遗尿的严重程度和频率、儿童的年龄以及疾病给儿童和家庭带来的社会、人际关系困扰的程度有关。区分原发性和继发性遗尿症也很重要，因为继发性遗尿症儿童更容易有心理社会压力，更可能需要心理治疗干预，并对心理治疗有很好的反应。

在一项大型纵向随访研究中，Monda 和 Husmann（1995）比较了仅用丙咪嗪、去氨加压素或遗尿警报器治疗的效果，这项研究的结果清楚地表明，在停止治疗后的复发方面，遗尿警报器治疗具有明显的优势。随后对涉及遗尿警报器、丙咪嗪和去氨加压素治疗效果的文献进行的系统评价中也证实了这一发现（Glazener et al. 2005）。

根据现有的研究数据，遗尿报警器是治疗时首先考虑的最合理的方法，因为它与药物治疗一样有效，并且更安全，治疗后一旦症状缓解持续一段时间，那么它的治疗作用将会持续。

遗粪症

纵观医学历史，发表的关于遗粪症的文献比遗尿症少得多。这种差异很可能是因为遗粪症比遗尿症更少见。

定义及临床描述

遗粪症的定义与遗尿症相似。简单来说，它仅仅与"粪便的排出"有关。

相应地，与遗尿症一样，在 DSM 诊断系统的 DSM-Ⅲ 到 DSM-5 的版本中遗粪症的诊断标准保持相对一致，并且与 ICD 诊断标准一致。遗粪症的基本特征总结在表 19-3 中。

流行病学

遗粪症的患病率与遗尿症相似，患病率随着年龄的增长而减少，且大多数受影响的儿童是男性（即男女比例为 3 : 1）。然而，总体而言，遗粪症的发病率远低于遗尿。一项涉及数千名 7 ～ 8 岁儿童的早期大型研究报告了遗粪症的发病率为 1.5%（Bellman 1966）。许多研究也报告了类似的患病率（Heron et al. 2008）。

躯体和心理共病

据记录，与遗尿症一样，遗粪症患者与普通人相比更容易发生行为问题。但是，遗尿症与 ADHD 之间的密切关系尚未在遗粪症中被证实。因此，尽管遗粪症患病儿童与没有遗粪症的对照组相比，其表现出行为问题的频率更高，但尚未报道遗粪症患者有任何特定的行为问题模式（Mellon et al. 2006）。

慢性便秘是导致滞留性遗粪症的一个重要因素。虽然这种便秘可能与一些儿童的心理因素有关，也有一些儿童可能具有生理易患性。通常一个简单的放射学检查，即腹部平片，就可以发现明显的便秘。儿科医生对患儿进行普通的直肠指诊也可发现嵌塞。慢性生理性疾病，如先天性巨结肠，通常在患儿出生后早期就表现出来。表 19-4 列出了导致遗粪的各种躯体疾病。

病因、机制和危险因素

将遗粪症按照临床表现分为两种亚型，即滞留性遗粪症和非滞留性遗粪症。

滞留性遗粪症

临床上，滞留性遗粪症比非滞留性遗粪症更常见，但目前还没有两者发病率的精确数据。滞留性遗粪症的生理机制始于慢性便秘，慢性便秘使粪便在结

表 19-3　遗粪症的基本特征

粪便的排泄发生在不适当的地方，最常见的情况是将粪便拉到内衣里

遗粪事件不需要像遗尿事件那样频繁发生。被广泛接受的标准为每月至少 1 次，持续 3 个月或更长时间

个体已达到预期出现大小便自控能力的年龄（4 ～ 5 岁）

已排除潜在的器质性因素

注有关遗粪症的完整 DSM-5 诊断标准，请参阅 DSM-5（American Psychiatric Association 2013）pp.357-358.

表 19-4　导致遗粪症的躯体疾病

便秘

先天性巨结肠

导致腹泻的器质性因素

药物的不良反应或对药物的特殊反应（注意时间相关性）

疼痛性病变

痔疮（导致便秘）

甲状腺疾病

高钙血症

乳糖酶缺乏

假性肠梗阻

脊柱裂

脑瘫伴肌张力减退

直肠狭窄

肛裂

肛门直肠外伤，包括性虐待

肠处形成粪团，此时遗粪实际上是因为松散的稀便从紧实的团状粪便周围溢出来。Loening-Baucke（2004）进行了一系列令人印象深刻的生理学研究，这些精心设计的研究主要基于孩子排出直肠球囊的能力，研究结果表明，患有慢性便秘的儿童的结肠和肛门括约肌可能存在细微的生理异常。然而，尚无法确定这些异常是否为本来具有的生理缺陷还是慢性便秘所致。

非滞留性遗粪症

非滞留性遗粪症是指在不适当的地点（如衣服、地板）自主或不自主地排出粪便。有意识的非滞留性遗粪症有时与粪便的贮积有关。显然，这种遗粪类型表示其中有潜在的精神病理学机制，应将其找出并解决。这种类型的行为可在经历过性虐待的儿童身上见到；然而，存在这种行为不应被视为性虐待的明确迹象（Mellon et al. 2006）。

表现为不自主非滞留性遗粪的儿童可能存在认知缺陷，影响其对排便需求的认识，这与在一些遗尿症儿童身上所观察到的情况相似。尽管遗粪症与 ADHD 的关联还未被证实，但在一些患儿中发现与 ADHD 相关的注意力缺乏。害怕在家以外的地方使用厕所的儿童，其注意力延迟也可能与强迫特质有关，孩子一天会在学校花上几个小时，当恐惧延伸到学校的厕所时，这将很容易引起造成问题并造成遗粪。因此，应对孩子及其家人进行临床访谈来探讨这些重要的社会环境问题。

病程与预后

遗粪症的病程发展与遗尿症相似；这两种疾病通常会随着时间的推移而自行缓解，而且它们在青春期的发病率极低。或许，对这一发展轨迹的最佳例证来自于 Loening-Baucke（2004）的研究，过去几年他进行了基于生物反馈治疗滞留性遗粪症的研究，但最终无法证明这种治疗方式比传统的医学方法加上自发缓解更有效。

治疗

治疗的第一步包括确定遗粪症是滞留性还是非滞留性亚型（参见上文"病因、机制和危险因素"），因为这种区别对治疗具有重要意义。

非滞留性遗粪症

显然，需要对有意识地在不适当的地方排便和（或）囤积粪便的儿童进行心理评估，这些儿童可从心理治疗干预中受益。非滞留性遗粪症的儿童可能同

时患有需要解决的精神障碍（Koppen et al. 2016）。据报道，之前无症状的儿童突然出现这些症状可能为遭受性虐待的后遗症（参见上文"病因、机制和危险因素"），但也可能是其他应激源的结果，不应被认为其一定与儿童期性虐待有关（Mellon et al. 2006）。

病史应包括对遗粪事件的背景和频率的详细描述，以便临床医生探索病因，继而提供解决这些问题所需的心理或环境干预的信息。

滞留性遗粪症

长期以来，对滞留性遗粪症的常规干预包括生理、行为、心理和教育上的干预（Levine and Bakow 1976）。生理干预包括通便以及不间断地使用泻药，持续一段时间后足以使患儿形成规律的排便模式。行为干预包括制定固定的每日如厕时间表，以培养规律的排便习惯。行为干预还涉及探索任何可能导致潜在便秘的行为或心理因素。针对父母和孩子，教育干预旨在让他们了解肠道的基本生理学和便秘在其中的作用。据报道，这种综合治疗方法的成功率高达 78%（Levine and Bakow 1976）。

对绝大多数患滞留性遗粪症的儿童来说，肠道功能训练结合心理教育是有效的。与遗尿症一样，大多数儿童都会经历自发缓解。然而，遗粪症自发缓解的发生率并不像 PNE 那样有充分的数据。此外，由于粪便的污染性质，几乎所有情况下家庭都会选择积极治疗，而不考虑自发缓解的可能性。除此之外，慢性便秘的负面生理影响也需要早期干预。

其他特定的或非特定的排泄障碍

DSM-5 新增了两个排泄障碍类别。规定"非特定"类别的目的是提供一种方法，用于说明存在符合排泄障碍的事件，但不完全符合诊断标准，或者临床医生在没有足够时间探索是否存在完整诊断标准的情况下进行的评估。"其他特定"类别中，临床医生具体描述为什么没有满足全部诊断标准。

总结

尽管本章所回顾的文献表明，几乎所有儿童的遗尿症和遗粪症在未经治疗的情况下最终都将缓解，但在心理上，这些疾病的症状令人十分痛苦，因此积极治疗限制其持续时间是合理的。但是，每种疾病的自然史都应在治疗方案的构建中占据重要位置，应始终基于风险与收益来考虑治疗方案。没有单一的治疗方

式适用于所有排泄障碍患儿。希望此处提供的信息能为临床医生提供必要的工具，帮助临床医生与儿童及其家庭合作，制定出针对每个儿童具体情况的个体化治疗方案。

临床要点

- 遗尿症是一种自限性疾病，其自发缓解率相对较高，每年缓解率为 12% ～ 14%。
- FDA 就去氨加压素发布的警告引起了人们对其导致低钠血症、癫痫发作和死亡（在极少数情况下）的风险的注意。通告指出，鼻用制剂不应再用于遗尿症，并且在患有会破坏体液平衡的疾病时应停止口服制剂的使用。
- 使用遗尿报警器法对遗尿症患者进行行为治疗，与药物治疗一样有效，在停止积极治疗后复发的可能性明显降低。
- 继发性遗尿症儿童比原发性遗尿病儿童更有可能出现心理或压力性的潜在疾病。
- 原发性夜间遗尿症的治疗方案决定于遗尿症的严重程度、儿童和家庭对遗尿事件的反应、自发缓解的可能性、已报道的治疗效果、停止积极治疗后的复发率，以及与治疗相关的不良反应风险。综合考虑以上因素后通常表明，遗尿报警器法是最合适的首选治疗方法。

- 遗粪症有两种临床亚型：滞留型：包括便秘及与之相关的溢出性大便失禁；非滞留型：无便秘及溢出性大便失禁。
- 在生理学和治疗方面，与非滞留性遗粪症相比，对滞留性遗粪症进行了更深入地研究。最被接受的治疗方式是包含教育、心理、行为和生理的治疗方案。
- 显然需要对有意发生遗粪的儿童进行全面的心理评估，并且其可能会对心理干预、潜在和（或）伴随的精神病理学的治疗产生应答。
- 遗粪症的自然病程是最终实现对大便排泄产生控制。但是，人们对遗粪症自然史和自发缓解率的了解不如遗尿症。

参考文献

扫码见参考文献

第 20 章

睡眠 - 觉醒障碍

Martin Reite，Michael Weissberg，Clete A. Kushida

唐向东　陈璋玥　译　王小平　审校

睡眠-觉醒障碍和睡眠中断对个人及人群健康的影响尚未得到充分认识。精神科医生，包括具有睡眠医学亚专业知识的精神科医生，在推进整个医学领域了解睡眠-觉醒障碍和睡眠中断对健康的影响中发挥着重要的作用。在学习过程中，精神科专业人员应掌握睡眠-觉醒障碍的诊断和治疗，以及在许多其他精神和躯体疾病中睡眠中断的发生情况。此外，精神科医生还应该意识到睡眠对脑功能的积极作用，睡眠剥夺对神经认知、情绪等方面的影响及其公共卫生后果（Lowe et al. 2017）。

本章的目的是为临床医生提供在识别和治疗睡眠障碍过程中所需的基本信息。对于之前没有接受过睡眠医学培训的精神科医生来说，可进一步参考睡眠障碍国际分类第 3 版（ICSD-3；American Academy of Sleep Medicine 2014），此分类将睡眠障碍分为 8 个类别包括 80 多种特定诊断，目前被认为是睡眠障碍的权威分类。

为深入探讨睡眠-觉醒障碍这一主题，在此章节中将对睡眠与觉醒的基础理论知识进行总结，介绍 DSM-5（American Psychiatric Association 2013）中所包含的各种睡眠-觉醒障碍以及与上一版 DSM 的不同之处，在最后我们提出了一个关于睡眠障碍的四步评估法，此方法可使临床医生能够更全方面地获取患者睡眠问题的相关信息。

觉醒、睡眠和昼夜节律控制系统：功能和调节机制

Borbély 和 Achermann（1999）提出了一个关于睡眠和睡眠调节的双过程假设模型：S 过程即睡眠稳态驱动，随着清醒时间的增加而不断增强。与其相反的 C 过程是昼夜节律驱动，其在白天不断增强，使机体保持清醒状态并阻止 S 过程的发生，直到正常的就寝时间临近，C 过程维持觉醒的驱动开始减弱，S 过程增强，睡眠也随之而来，并逆转清醒状态中的神经代谢效应。大多数睡眠障碍可被概括为 C 过程障碍、S 过程障碍或两者兼而有之。

既往认为，通常情况下大脑只能处于以下 3 种状态之一：①清醒期；②非快速眼动（NREM；慢波）睡眠；③快速眼动（REM）睡眠；且存在控制系统（神经生理开关）调节从一种状态到另一种状态的转换。然而，越来越多的文献表明，存在一种称为"局部睡眠"的现象，这种情况下局部大脑区域可能会发生不同状态和阶段的睡眠并受到调节（Huber et al. 2004；Sclari and Tononi 2017）。这种现象对睡眠障碍有所影响，包括失眠（与对照组相比，睡眠期间感觉运动区域的觉醒样活动增加）、发作性睡病（与清醒期、NREM 睡眠和 REM 睡眠的分离发作相关的异常表现）以及异态睡眠，如睡行症（状态分离或清醒的感觉运动与 NREM 睡眠混合）。处于何种睡眠状态由昼夜节律系统（C 过程）的中断而控制，这与几种常见的睡眠障碍有关。

了解昼夜节律系统对于我们理解睡眠问题至关重要，对觉醒-睡眠控制系统的讨论首先从昼夜节律系统开始，然后我们依次讨论觉醒和睡眠控制系统。

昼夜节律系统

昼夜节律生理学

睡眠起始时间在很大程度上受个体的昼夜节律驱动（C 过程）控制，并且与机体核心体温密切相关，核心体温在白天和傍晚时分升高，使机体在觉醒时间增加及稳态睡眠驱动（S 过程）增强的情况下仍然保

持清醒，并在正常睡眠开始时降低，从而使得睡眠发生。昼夜节律由下丘脑前部的视交叉上核（SCN）控制，生物钟控制着许多机体内生理节律，其中包括睡眠－觉醒周期，使其与外部环境的昼夜模式保持一致。此外，生物钟还维持体内生理过程的时间秩序，并确保它们的变化相互协调。目前认为昼夜节律是由基因决定的，即在没有外部时间提示（如昼夜循环）的情况下也会持续存在。许多"时钟"基因被确定为构成大脑计时系统的核心机制，该系统对代谢过程、昼夜节律和睡眠调节的协调至关重要（Wulff et al. 2009）。研究人员仅在松果体中就发现了 600 多个基因，这些基因的活动受 24 h 睡眠－觉醒节律的调节，并且其功能影响多种机体过程，包括炎症、免疫、转录和细胞信号传导（Bailey et al. 2009）。

　　SCN 是控制昼夜节律的"主时钟"，其基本周期略长于 24 h（平均 24.2 h；在不同个体中变化范围为 23.8 ～ 27.1 h），主要通过光与人类的一天 24 h 同步。

光刺激激活非视觉视网膜光感受器，这些光感受器通过视网膜下丘脑束传递信息，对 SCN 产生主要影响；然而，食物、温度和社会因素也会影响 SCN 的计时。SCN 将计时信息传输到松果体，松果体产生褪黑素。褪黑素在夜间随着光线的减少而增加，在夜间保持较高水平，然后在早晨下降。褪黑激素开始增加的时间［即暗光褪黑素初始释放时间（DLMO）］可以作为判断昼夜节律的生物标志物。当体温达到最低水平（最低点），褪黑素的产生达到最高，此时睡意最大。褪黑素只是众多具有昼夜节律释放模式的激素之一。皮质醇（应激激素）和催乳素（一种具有多种翻译后形式的复杂多肽，有 300 多种生物活动）也表现为昼夜节律释放模式（Freeman et al. 2000）。生长激素在夜间深度睡眠期间达到峰值，但这是与睡眠相关的节律，而不是昼夜节律。图 20-1 展示了这些激素的释放模式以及与体温之间的关系。

　　在出生时基本的 24 h 节律并不存在，而是在生命

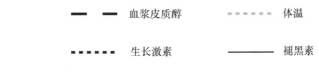

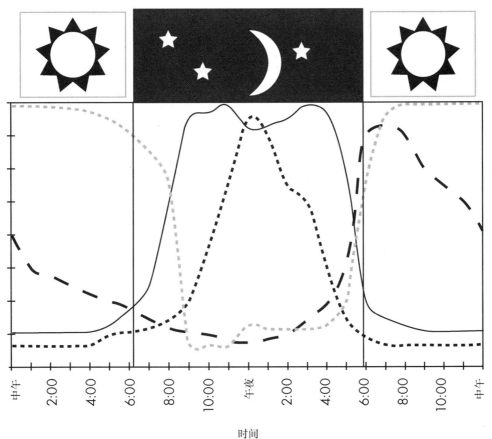

图 20-1　各种激素与睡眠－觉醒周期的关系。 X 轴的时间刻度为一天中午至第二天中午的 24 h 时段，睡眠时段由中间的黑暗部分（夜晚）表示。血浆皮质醇分泌在早上醒来前开始增加，并在清晨达到高峰。生长激素分泌［发生在 Ⅲ ～ Ⅳ（N3）睡眠阶段］在深夜达到高峰。褪黑素在天黑后分泌，在有光时分泌被抑制。体温在午后到傍晚达到峰值，并在入睡前开始下降。引自 Reite M，Weissberg M，Ruddy J：Clinical Manual for the Evaluation and Treatment of Sleep Disorders. Washington，DC，American Psychiatric Publishing，2009，p. 39. Used with permission. Copyright © 2009 American Psychiatric Publishing.

的最初几个月缓慢发展而来，首先表现为超过 24 h 的自由运行节律（就像新生儿父母所了解的那样），最后在约 16 周时调整为 24 h 节律，此时大多数婴儿可以开始整夜睡觉。

约 50% 的盲人对光不敏感，无法控制他们的昼夜节律系统；因此，他们的自由运行周期约为 24.2 h，这导致他们的睡眠-觉醒周期不停地移动，因此每隔几周他们可能会在白天而不是晚上睡觉。

随着人们年龄的增长，光对昼夜节律控制的影响减弱，时钟基因的周期可能会缩短，褪黑素的产生也会减少。这些变化可能在临床上表现为一些老年人以入睡困难的失眠为主诉以及睡眠时相前移的趋势（Singletary and Naidoo 2011）。并非所有重要的身体节律都是昼夜节律。短于 24 h 的节律称为超日节律（ultradian），包括 REM 睡眠周期（90 ~ 120 min）。超过 24 h 的节律称为亚日节律（infradian），包括月经周期（约 28 天）。

表 20-1 列出了各种昼夜节律障碍。这些昼夜节律障碍最常表现为失眠，有些可能表现为过度嗜睡。与时差或轮班工作相关的睡眠周期紊乱并不是原发性的昼夜节律障碍，而是由行为引起的昼夜节律失调导致的综合征。

昼夜节律的治疗调节

由于目前还没有有效的药理学手段，昼夜节律障碍的治疗选择较为有限。催眠药雷美替胺是一种褪黑素受体激动剂，但其在昼夜节律障碍中的具体用途尚不清楚。2014 年，FDA 批准了一种褪黑素受体激动剂（他司美琼）用于治疗盲人的非 24 h 睡眠-觉醒节律障碍；这些个体的睡眠-觉醒时间表可以通过适当时机给予的外源性褪黑素重新调整（Skene and Arendt 2007）。

目前，适当的光照时间和适当使用褪黑素是治疗昼夜调节障碍的两种主要方法。在体温达到最低点之前暴露光照会使昼夜节律系统相位延迟；在体温最低点之后暴露光照会使昼夜节律系统相位提前。短波长（蓝色）光对昼夜节律影响最大（Lockley et al. 2006）。尤其是对于患有睡眠-觉醒时相延迟障碍的个体避免在睡前使用发射出这种波长光的设备是很重要的，以避免进一步延迟他们的睡眠起始时间。褪黑素也被用作调整昼夜节律紊乱的辅助药物，包括与轮班工作或时差有关的节律紊乱（Cardinali et al. 2006）。

觉醒-睡眠控制系统

有几个不同的神经系统控制着觉醒、NREM 睡眠和 REM 睡眠。对这些过程和控制系统进行基本了解，将有助于临床医生理解各种睡眠主诉，这些睡眠主诉可能看起来代表着类似问题，但实际上是由不同的机制引起的。作为临床医生，经常通过上调或下调觉醒和（或）睡眠控制系统的功能来治疗睡眠和觉醒障碍。例如，失眠主诉通常可以通过上调睡眠控制系统（催眠药最常见的作用）或下调促觉醒系统来治疗。牢记每种治疗在此方面是做什么的将是有帮助的。药物和行为治疗都可用于这些目的，这些治疗方法将在下面几节讨论。

表 20-1　昼夜节律睡眠-觉醒障碍概述

类型	睡眠起始	治疗	觉醒／警觉	临床人群
睡眠-觉醒时相延迟障碍	晚于预期	最低核心体温后进行光照治疗，傍晚使用褪黑激素，治疗开始时在睡前根据需要进行催眠	晚于预期	最常见于青少年和年轻人，但也可见于儿童和老年人
睡眠-觉醒时相提前障碍	早于预期	在核心体温最低之前进行晚间光照治疗	早于预期	通常是老年人和未经治疗的抑郁症患者
非 24 h 睡眠-觉醒节律障碍	随昼夜节律漂移	在所需的就寝时间服用褪黑 5 ~ 10 mg	随昼夜节律漂移	通常由于视网膜下丘脑同路中断而缺乏光照的失明者
不规则型	不固定	不确定——光照和褪黑素治疗的效果不清楚	不固定	患有脑部疾病、头部外伤或智力障碍的人
轮班工作型	由于工作时间不规律	莫达非尼 100 ~ 200 mg 或咖啡因提高警觉性；睡前 1 h 褪黑激素 1 ~ 3 mg；睡前催眠药（如唑吡坦）	由于工作时间不规律	上夜班或轮班的人
时差型（由于昼夜节律失调和睡眠不足）	与起点的时间有关	绘制目的地和起点的最低核心体温；相应的时间给予光照和褪黑素治疗；飞行中使用短效催眠药	与起点的时间有关	跨越多个时区快速旅行的人

促觉醒的神经系统

维持觉醒的脑区包括上行网状激活系统（ARAS）和靠近中脑脑桥交界处、以脑桥和髓质网状结构为中心的细胞群，其上行投射至前脑及新皮质，下行投射至脑干区域，以调节睡眠和觉醒。影响睡眠-觉醒控制系统的主要神经递质包括儿茶酚胺（多巴胺、去甲肾上腺素和肾上腺素）和色胺（5-羟色胺和褪黑素）、组胺（也参与炎症反应）和食欲肽 / 下丘脑分泌素（也参与食物摄入和能量消耗）。调节这些神经递质系统的药物通常参与睡眠-觉醒系统的治疗调节，这些将在后面的章节进一步讨论。

觉醒与新陈代谢导致的腺苷积累有关；腺苷的增加会促进睡意产生，同时也是腹外侧视前区（VLPO）促睡眠系统的激动剂。世界上使用最广泛的兴奋剂咖啡因即是一种腺苷拮抗剂。

促觉醒系统是广泛且冗余的，因此一个系统的损伤通常不会消除其他系统的促觉醒活动。在觉醒期间，这些促醒系统直接抑制 VLPO 中促进睡眠的神经元的活动。应激、焦虑和一些物质的滥用（如苯丙胺、可卡因）会导致促觉醒系统的激活或上调，过度觉醒状态导致出现失眠症状。

促觉醒系统的治疗调节

许多药物用于上调促觉醒系统以及促进觉醒。单胺活性物，如苯丙胺及其衍生物，包括哌甲酯在内，在治疗上用于增加觉醒以及治疗日间过度嗜睡（EDS）障碍，如发作性睡病、原发性嗜睡症以及一些躯体和精神障碍（ADHD）。莫达非尼和阿莫达非尼通过多种机制促进觉醒，包括增加两种儿茶酚胺的释放（去甲肾上腺素和多巴胺）、提高下丘脑组胺水平，或许还可促进食欲素的活性。

ARAS 的下调可见于全身麻醉，一些抗抑郁药和非典型抗精神病药有时超适应证用于治疗失眠可能会以该方式起作用。多塞平是一种组胺 H_1 和组胺 H_2 受体拮抗剂，低剂量多塞平已被 FDA 批准用于治疗失眠，并可能以这种方式发挥作用。以下章节中所讨论的大多数传统的促睡眠药物（如 GABA 能催眠药）也可以通过激活促睡眠系统，继发地下调 ARAS，进而降低 ARAS 活性。

许多认知行为技术可以用来下调 ARAS 系统，减少觉醒，从而促进睡眠。这些包括渐进式放松、几种类型的冥想、生物反馈和失眠认知行为治疗（表 20-8）。这些失眠的非药物治疗方法已被证明是安全且有效的（Morin et al. 2006），美国睡眠医学学会推荐用于治疗慢性原发性和共病（继发性）失眠（Schutte Rodin et al. 2008）。

促进非快速眼动睡眠的神经系统

NREM N3（慢波）睡眠是与觉醒的神经代谢效应逆转最密切相关的状态。NREM N3 睡眠是 Borbely 提出的 S 过程（睡眠稳态驱动）的主要组成部分；REM 睡眠在其中的作用仍不清楚。负责促进和维持 NREM 睡眠的神经生理系统主要包括 VLPO 和正中视前（MnPO）核的 GABA 能、甘丙肽能输出，其神经元主要在睡眠期间活跃，并向参与觉醒的下丘脑和脑干的所有主要细胞群发送抑制性信息（Saper et al. 2005）。

GABA 能系统的激活有助于促进和维持 NREM 睡眠。这些促睡眠系统通常受到 ARAS 促觉醒活动的抑制，但在积累了足够的睡眠负债及昼夜觉醒驱动减少之后，这些 VLPO 系统被双稳态"觉醒 -NREM 睡眠"转换机制激活（"开启"）（参见本章"双稳态睡眠转换"）。然后它们开始主动抑制 ARAS 系统，使机体进入并维持 NREM 睡眠状态。在觉醒状态下与代谢相关的腺苷的累积对于激活 VLPO-MnPO-NREM 睡眠系统至关重要。腺苷是一种重要的稳态睡眠因子，通过腺苷 A_1 和腺苷 A_2 受体发挥作用，长时间的觉醒可使基底前脑区中诱导型硝酸合成，继而触发腺苷的释放（Stenberg 2007）。

VLPO 是一个性二态脑区，在男性中 VLPO 较大且具有更多细胞。45 ～ 60 岁的男性在 60 岁之前细胞数量每年减少约 3%，但 60 岁之后未发现进一步下降。在女性中，细胞数量青少年时期之前会减少，然后保持稳定，直到 50 岁之后开始逐渐减少；在 75 岁之后，下降速度急剧加快。在 75 ～ 85 岁，女性的 VLPO 细胞数量以每年 4% ～ 8% 的速度减少，导致细胞数量仅为 2 ～ 4 岁时峰值的 10% ～ 15%（Hofman and Swaab 1989）。正如这些研究结果所示，从 50 岁左右开始，男性和女性在启动和维持睡眠方面的难度越来越大，但到 60 岁时，这种困难在男性中趋于稳定，而在女性中随着年龄的增长继续加重。Gaus 等（2002）提出，随着年龄的增长，VLPO 的萎缩可能有助于解释老年人的睡眠紊乱。

NREM 和 REM 睡眠阶段及其脑电图和生理特征如表 20-2 所示。健康成人在进入 REM 睡眠之前通常会经历 3 个 NREM 睡眠阶段（N1 ～ N3）。然而，婴儿通常直接进入 REM 睡眠，发作性睡病患者也是如此。

虽然人们在睡眠期间没有意识，但他们能够对外部刺激做出反应。例如，听觉皮质中的神经元在睡眠期间对听觉输入做出反应（Issa and Wang 2008），并且在睡眠期间可能发生包括驾驶在内的复杂异态睡眠行为，这表明大脑可以对感觉输入做出适当反应，并在没有意识到的情况下调节运动的输出。一些复杂的

表 20-2　睡眠各阶段的脑电图（EEG）及生理变化

睡眠阶段	EEG 特点	生理变化	占成人总睡眠时间的百分比
N1	清醒期的 α 波消失 $5 \sim 7\,Hz$ 的 θ 波增加 偶有中央区高振幅尖波	偶有缓慢眼球运动 心率和呼吸更稳定	$5\% \sim 7\%$
N2	睡眠纺锤波（$12 \sim 14\,Hz$） K 复合波（负向偏转随后为正向偏转，持续 $0.5\,s$） 有高振幅混合 θ 波 δ 波（$< 4\,Hz$）$< 20\%$	心率和呼吸较慢，相对稳定 核心体温下降 EMG 降低	约 50% 最常见的睡眠阶段
N3	高振幅（$> 75\,\mu V$）低频 δ 波（$> 20\%$） 少数纺锤波，K 复合波较罕见	心率和呼吸缓慢、稳定 EMG 降低	$20\% \sim 25\%$ 在青春期早期增加 在老年人减少
REM	低波幅混合频率活动	EMG 振幅非常低，偶有时相性抽搐 快速眼球运动 心率和呼吸不规律 对体温失去控制	约 20% 新生儿中占 50% 早产儿中占 80% 约在 6 岁时达到成人水平

EMG，肌电图；REM，快速眼动睡眠

异态睡眠被认为反映了在睡眠期间通常被抑制的大脑深部中枢模式发生器的释放，其允许在没有皮质意识的情况下进行复杂的感觉运动行为（Tassinari et al. 2005，2009），这是觉醒–睡眠状态控制受损的一个例子。

促 NREM 睡眠系统的治疗调节

促睡眠系统主要是 GABA 能神经元，FDA 批准用于失眠治疗的大多数镇静催眠药是 GABA 能药物，即苯二氮䓬类药物或新型 ω-1 活性非苯二氮䓬类激动剂（表 20-3）。传统的苯二氮䓬类催眠药通常非选择性地激活多种苯二氮䓬类受体，因此除了催眠作用外，可能还具有显著的肌肉松弛、抗惊厥和抗焦虑特性。此类药物在使用时也存在共同的问题，如耐受性、成瘾性和记忆巩固受损的问题。新型的非苯二氮䓬类催眠药更具选择性，但并非没有其他作用。新催眠药是苏沃雷生，这是一种食欲素 / 下丘脑分泌素拮抗剂，可阻断促醒的食欲素 / 下丘脑分泌素 A 和食欲素 / 下丘脑分泌素 B 与受体的结合。表 20-3 列出了最常用的 FDA 批准的催眠药。

另一种促睡眠的 GABA 能药物是羟丁酸钠（γ-羟基丁酸钠），这是一种在 FDA 孤儿药计划下开发的用于治疗发作性睡病的药物。

促 REM 睡眠的神经系统

NREM 睡眠后通常会过渡到 REM 睡眠。REM 睡眠与梦境相关，如果梦境发生在清醒期间，则会被认为是精神病性症状。REM 睡眠状态控制的异常（如发作性睡病）有时可能与将梦境心理（如幻视）的某些方面保留为清醒状态有关，如果不加以识别，可能会被误诊为精神病性障碍。由于这个原因，一些发作性睡病患者被误诊为精神分裂症。在大多数健康成人中，从夜间 NREM 睡眠开始到第一个 REM 期开始的时间（称为 REM 潜伏期）为 $60 \sim 90\,min$；然而，发作性睡病或抑郁症患者的 REM 潜伏期较短。REM 睡

表 20-3　常用的催眠药

药物 [a]	作用机制	常用剂量	半衰期（h）
替马西泮	Bz GABA 受体激动剂	$7.5 \sim 30.0\,mg$	$8 \sim 12$
扎来普隆	非 Bz GABA 受体激动剂	$5 \sim 20\,mg$	$1 \sim 1.5$
唑吡坦	非 Bz GABA 受体激动剂	$2.5 \sim 10\,mg$	$1.5 \sim 2.6$
右佐匹克隆	非 Bz GABA 受体激动剂	$1 \sim 3\,mg$	6
雷美替胺	褪黑素受体激动剂	$8\,mg$	$1 \sim 2$
苏沃雷生	食欲素 / 下丘脑分泌素受体拮抗剂	$10\,mg$	12
多塞平	抗组胺药	$3 \sim 6\,mg$（可为液体制剂）	15

Bz，苯二氮䓬类药物；GABA，γ - 氨基丁酸
[a] 可酌情使用镇静抗抑郁药和抗精神病药来治疗合并症

眠约占成人总睡眠的 20%，并且以周期性方式出现，并且其长度和深度在夜间逐渐增加。REM 睡眠伴随着低电压混合频率脑电图（EEG）活动、眼球运动、骨骼肌张力丧失（协调眼球运动的肌肉、中耳肌肉和维持生命所必需的肌肉除外）、EEG 脑桥－膝状体－枕叶波，以及自主神经和体温失调。人们从这种状态中醒来时通常会报告正在做梦。

促 REM 睡眠系统的治疗调节

由 NREM 睡眠过渡到 REM 睡眠与脑桥上部的占优势的胆碱能神经元系统的激活有关，并与单胺能激活的减少有关。早期的关键研究（Jouvet 1962）已经证明，脑桥对于 REM 睡眠的产生是必要且充分的，并且在脑桥特定区域，如脚桥被盖区、外侧被盖区和中缝中核，与 REM 睡眠的产生尤其有关。当这些区域被激活时，会产生 REM 睡眠伴随的生理改变。胆碱能药物的使用会增加 REM 睡眠，而促单胺能激活的药物会减少 REM 睡眠。现已经提出了替代的 REM 控制机制的假说，包括 GABA 能系统的激活（Fort et al. 2009）。

REM 睡眠通常只出现在 NREM 睡眠的背景下，但 REM 睡眠现象实际上可能以一种不明确的方式持续一天 24 h，其特征为警觉水平不同（Kripke 1972）。大多数儿茶酚胺类药物以及多种抗抑郁药均会减少 REM 睡眠，而较少有药物会增加 REM 睡眠，其中一种可增加 REM 睡眠的药物为利血平。目前尚不清楚尝试治疗调节 REM 睡眠在临床上是否有用，因为睡眠记录中与"正常"值偏离的重要性并不确定。

双稳态睡眠转换

从觉醒到 NREM 睡眠的转换以及从 NREM 睡眠到觉醒的转换，均由神经生理系统控制，其作用方式类似于电气工程中的双稳态触发器开关（Saper et al. 2010）。这些系统允许相对快速地切换到新状态，然后在切换后保持状态稳定性，以防止不稳定地来回转换。"觉醒-NREM 睡眠"转换主要受 VLPO 活性的影响，当达到临界水平时（由睡眠稳态相关的腺苷积累和昼夜觉醒驱动的减少促进这一过程）VLPO 开始积极地抑制觉醒系统并触发向 NREM 睡眠的过渡。随着 VLPO 神经元的丢失，如正常衰老中发生的那样，双稳态开关机制受损，使开关"骑行"更接近其转换点，通常在老年人中观察到状态控制不佳，从觉醒到睡眠转换更快速，反之亦然。食欲素/下丘脑分泌素神经元对"觉醒-NREM 睡眠"开关的稳定性影响极大，偏向开关"觉醒"侧，而食欲素神经元的缺失，如发作性睡病中所见，导致状态不稳定，在各状态之间快速切换。

类似的双稳态转换机制控制从 NREM 到 REM 睡眠的转换，反之亦然；这种机制主要由中缝背核的脑桥神经元组成。脑桥内 GABA 能神经元构成"REM 睡眠关闭"神经元，邻近脑桥的背侧下核中的神经元是"REM 睡眠开启"神经元。胆碱能活性促进"REM 睡眠开启"，而单胺类和食欲素神经元再次促成"REM 睡眠关闭"状态，这些构成双稳态转换机制。食欲素神经元的缺失（如发作性睡病中所见）导致状态不稳定和快速进入和退出 REM 睡眠，包括"REM 睡眠－觉醒状态"不稳定，从清醒状态快速进入 REM 睡眠（如猝倒），而有时将 REM 睡眠（如做梦）保持至清醒状态。

睡眠的其他重要方面

δ 活动、睡眠稳态及"局部睡眠"

δ（＜ 4 Hz）睡眠被认为是驱动稳态睡眠（S 过程）的一个指标。在健康个体中，睡眠剥夺后 δ 睡眠显著增加。抑郁症和一些疾病，包括慢性疲劳综合征和纤维肌痛，均与 δ 活动减少有关，被解释为体内睡眠稳态驱动不足，这些可能导致患者产生失眠相关的睡眠主诉。

局部 δ 活动可能提示与前一天学习相关的突触"修饰和调整"；研究发现，在入睡前清醒期间行实验性刺激后，这些活动在大脑皮质有区域性增加（Huber et al. 2004）。这一发现引出了一个有趣但尚未被充分了解的"局部睡眠"概念，其中（在这种情况下）δ 活动范围比在之前清醒期间更积极地参与信息处理的皮质区域更大（Huber et al. 2004）。

连续睡眠周期的特征

从夜间开始入睡到第一个 REM 期睡眠结束的时间通常被称为睡眠周期。正常的夜间睡眠包括 3 ～ 6 个连续的睡眠周期。夜间的第一个睡眠周期的特点是大量的 δ 睡眠和相对较短的 REM 睡眠，而清晨时的睡眠周期 δ 睡眠较少，REM 期较长，且通常有更加强烈的梦境活动。较早的睡眠周期具有更多的 δ 睡眠，更常伴有与 NREM 相关的异态睡眠，如夜惊和梦游。具有更长和更强烈 REM 期的晚期睡眠周期通常以噩梦和与 REM 相关的异态睡眠为特征。由于与 REM 期相关的骨骼肌肌张力减退，阻塞型呼吸暂停事件在 REM 期间往往更加突出。

随着稳态睡眠驱动力的降低，睡眠期间的慢波活动在整夜过程中趋于减少，而 REM 睡眠趋于增加，这可能是因为它不再受到 NREM 稳态睡眠的抑制。REM 睡眠也受到稳态调节，抑制 REM 睡眠后会出现 REM 睡眠反弹。

整个生命周期中的睡眠

在整个生命周期中睡眠会发生巨大变化。新生儿的 EEG 反应不那么有序，约 50% 的睡眠时间处于 REM 睡眠中（早产儿在 REM 睡眠中花费的时间更多，在 30 周胎龄时高达 80%）。基于新生儿和婴儿在 REM 睡眠中花费的时间长度，新生儿和婴儿中枢神经系统（CNS）发育被认为是 REM 睡眠的一个功能。在儿童早期，REM 期时间的百分比接近成人水平（约占总睡眠时间的 20%）。新生儿通常在睡眠期开始时就是 REM 睡眠，到约 4 个月大时转化为成人以 NREM 睡眠开始的睡眠周期。新生儿的睡眠通常大致均分为活跃（REM）睡眠和安静睡眠，后者是后来发展为 N2 和 N3 睡眠的前身。具有睡眠纺锤波的 N2 睡眠以及 N3（δ）睡眠通常在约 3 个月大时可被识别。

总睡眠时间随着年龄的增长而减少，出生时为 16 h/24 h，6 岁时约 9 h，12 岁时约 8 h，通常在成人时约 7.5 h。δ 活动在青春期早期的睡眠中非常显著，梦游通常出现在这个时候。

在青春期后期，δ 睡眠出现急剧下降，这被认为与由年龄控制的突触修饰有关。这种下降可能是大脑发育或成熟的一个指标，而 Feinberg 在 1982 年（引用于 Feinberg et al. 2006）提出，在这种大脑成熟过程中存在的缺陷可能是一些在青春期发病的精神分裂症患病的基础。这一有趣的假设仍在被积极研究中（Boksa 2012）。青少年似乎也有生理上的昼夜节律延迟，这使他们更难早睡和早起。这一延迟导致一些学校体系改变了他们的课程时间表，推迟了青少年的上课时间。

通常，随着年龄的增长，δ 睡眠再次开始减少，部分原因可能是 VLPO 神经元的缺失、有氧适能的下降以及其他尚不确定的机制。不幸的是，在老年人中，睡眠不佳通常是常态，睡眠潜伏期增加（从关灯到入睡的时间）、NREM 和 REM 睡眠减少、睡眠时相提前，以及由于躯体、精神障碍和睡眠障碍导致的睡眠更加片段化，并导致显著的日间嗜睡。

睡眠与躯体和精神健康

精神科医生早就意识到睡眠与精神障碍之间的密切联系。抑郁症常伴有睡眠障碍，未经治疗的失眠也会导致抑郁症。睡眠障碍可能是新出现的精神障碍的预兆。睡眠不足可能会引发或成为躁狂发作的早期症状。近期的研究表明，这种双向关系适用于许多其他躯体疾病领域以及整体健康。示例如下：

- 入睡困难、睡眠不解乏和特别响亮的打鼾预示着成人代谢综合征的发生（Troxel et al. 2010）。
- 长期的睡眠限制或睡眠剥夺一直以来被认为是导致健康状况不佳和功能受损的主要原因

（Luyster et al. 2012）。

- 充足的睡眠和适当的睡眠节律对于免疫系统的功能至关重要（Besedovsky et al. 2012）。
- 有证据表明，阻塞性睡眠呼吸暂停（OSA）患者有冠状动脉内皮功能障碍，这可能是这些患者冠状动脉疾病发病率较高的主要机制之一（Kadohira et al. 2011）。
- 睡眠和觉醒障碍发生在许多严重的进行性神经系统疾病中，如帕金森病和不宁腿综合征（RLS），以及也发生在人们知之甚少的综合征中，如慢性疲劳综合征和莱姆病。
- 长时间的清醒会对内质网造成压力，其与未折叠蛋白质反应上调有关，而这是一种旨在防止错误折叠蛋白质聚集的机制。正常衰老可能会损害未折叠蛋白反应对睡眠剥夺的适应性，从而导致促凋亡蛋白的表达增加（Naidoo et al. 2008）。
- 睡眠限制会对神经认知的执行功能、持续注意力和长期记忆产生显著的负面影响（Lowe et al. 2017）。
- 与 OSA 有关的反复缺氧和复氧会增加活性氧的产生，引发炎症并导致血管内皮功能受损以及临床动脉粥样硬化的早期迹象（Lurie 2011）。
- 睡眠限制合并昼夜节律紊乱（可见于轮班工作）从代谢失调方面来看是尤其有害的（Buxton et al. 2012）。
- 在健康受试者中，仅一个晚上的部分睡眠剥夺会从多个代谢途径诱导胰岛素抵抗（Donga et al. 2010）。
- 睡眠的恢复功能可能是加强清除清醒时积聚在 CNS 中的潜在神经毒性废物（如 β 淀粉样蛋白）的结果（Xie et al. 2013）。

因此，尽管我们早就知道睡眠对生命至关重要，而且睡眠不足与心理和精神功能受损有关，但现在我们看到了充足睡眠与多个特定身体系统正常功能之间的密切关系的整个复杂图景，这对公共卫生有巨大的影响。我们在睡眠上花费约 1/3 的时间，这也许并不奇怪，睡眠对于整个机体的有效运作至关重要。

DSM-5 睡眠-觉醒障碍概述

关于睡眠障碍，有三大分类系统，其中一个是 DSM-5（American Psychiatric Association 2013），另外两个分别是 ICSD-3（American Academy of Sleep Medicine 2014）及 ICD-10-CM（National Center for Health Statistics 2014），ICSD-3 非常详细且睡眠医学

专家经常使用，而 ICD-10 被许多机构用作计费代码。总体而言，尽管细节有所不同，但这三个系统的一般分类是一致的。

与 DSM-Ⅳ /DSM-Ⅳ-TR（American Psychiatric Association 1994，2000）相比，DSM-5 中睡眠 - 觉醒障碍的概念和结构发生了很大变化。以前版本中，睡眠障碍按假定的病因分为 3 个不重合的组：①原发性睡眠障碍（包括睡眠失调和异态睡眠亚类）；②与另一种精神障碍相关的睡眠障碍；③其他睡眠障碍（包括与一般躯体疾病和物质所致睡眠障碍）。在 DSM-5 中，各种睡眠障碍不是基于任何因果关系的假设而是根据合并症和共存疾病来区分的。

DSM-5 中睡眠 - 觉醒障碍由 10 个不同的障碍或障碍组构成：失眠障碍；嗜睡障碍；发作性睡病；与呼吸相关的睡眠障碍；昼夜节律睡眠 - 觉醒障碍；异态睡眠（包括 NREM 睡眠唤醒障碍、梦魇障碍、REM 睡眠行为障碍、RLS）；物质 / 药物所致的睡眠障碍。在失眠领域方面，失眠诊断标准发生了改变（原发性失眠被失眠障碍取代）。昼夜节律障碍中的亚型有扩增，以及时差综合征被移除。在嗜睡症方面，发作性睡病从嗜睡症组中分离出来，因为已确定其与下丘脑分泌素的缺乏有关。呼吸障碍组的定义更加明确，包括 OSA 低通气、中枢性睡眠呼吸暂停和睡眠相关通气不足。中枢性睡眠呼吸暂停和低通气组需要解释其几个亚型。

DSM-5 增加了两个新的诊断，即 REM 睡眠行为障碍和 RLS，以限制"未指定"分类的使用（包括 DSM-Ⅳ 中的"非特定的"诊断）。

除了诊断标准之外，DSM-5 还提供了有关鉴别诊断的详细信息以及有关患病率、发展和病程、风险和预后因素、功能后果、合并症、诊断标志物以及其与了解疾病相关其他信息的可用数据。提供了 ICD-9-CM 和 ICD-10-CM 的相关代码，并讨论了与 ICSD 诊断类别的关系。

治疗方案和资源

一旦做出诊断，临床医生去哪里寻找治疗方案？DSM-5 及本章没有讨论各种睡眠障碍的治疗细节。在专业的睡眠教科书中可以找到关于治疗方案的大量讨论，如《睡眠医学：理论与实践》第 6 版（Kryger et al. 2016），以及专门的治疗教科书（Barkoukis et al. 2012）。诸如《睡眠障碍评估和治疗临床手册》（Reite et al. 2009）等资源中可以找到对治疗方案的简要概述。美国睡眠医学学会（www.aasm-net.org）的出版物也是很好的治疗学资源，其中的实践参数、临床指南和最佳实践指南涵盖了失眠、嗜睡、昼夜节律紊乱、异态睡眠、睡眠相关呼吸障碍、睡眠相关运动障碍和儿童睡眠障碍等领域，并正在努力的不断进行更新。

睡眠的四步评估法

在本节中，我们提出了一种方法，我们认为该方法将有助于非睡眠专业临床医生在其临床实践中遇到常见的睡眠障碍时能识别和治疗或有适当参考。睡眠障碍会损害健康并缩短寿命。其非常普遍，仅在美国就影响了 5000 万～ 7000 万人。在普通人群中，多达 33% 的个体出现失眠症状，约 5% 出现 OSA（尽管 26% ～ 32% 的人存在提示 OSA 风险的症状），5% ～ 15% 的个体出现 RLS（Senthilvel et al. 2011）。

虽然睡眠障碍普遍存在，但如果临床医生不询问或患者不提出，睡眠障碍往往难以被发现（Roth et al. 2010）。症状可以由患者直接表达（"我睡不着"）或由其他人提出（"她的鼾声 / 他的扭动让我无法入睡"）；有时，存在睡眠问题的可能性可以从已知与睡眠障碍共患的其他诊断中推断出来，如抑郁症、高血压、卒中或其他心脏病。然而，即使已知存在睡眠障碍，许多临床医生仍缺乏进行睡眠全面评估的框架。

睡眠障碍的主要症状（失眠、过度日间嗜睡以及让人不安的睡眠行为）通常不是某个特定诊断的特异性症状，必须进一步分析和探索。例如，一些声称困乏的人实际上可能是疲劳的（即晚上无法入睡或白天无法小睡）。其他有些人则为"夜猫子"（即为睡眠时相延迟的昼夜节律障碍），其睡眠与他们的昼夜节律唤醒系统不协调；这些人可能会发展为 EDS、失眠或两者兼而有之（Ebben and Spielman 2009）。

睡眠障碍和精神障碍之间的双向关系，再加上睡眠障碍经常与其他躯体、精神和睡眠问题共存的事实，造成了许多诊断陷阱。例如，当临床医生假设一种疾病（如共病抑郁症）"导致"另一种疾病（如失眠）时，就会出现问题。虽然抑郁症确实会导致困倦和失眠，但抑郁症和失眠可能独立共存，并相互影响；因此，失眠和抑郁症都需要单独评估。失眠障碍可能有多个根源；例如，它可能是由 OSA 或睡眠时相延迟的昼夜节律失调引起的。事实上，患者同时患有这 3 种疾病 [OSA、失眠障碍和昼夜节律障碍（睡眠时相延迟型）] 并不罕见。

当临床医生在确定患者失眠的"原因"后，认为不需要进一步的诊断评估时，也会出现问题。这种假设是错误的，因为经常出现不止一种疾病（Ebben and Spielman 2009）。正如 John B. Hickam 所说（在医学界对奥卡姆剃刀定律的反驳，已被称为 Hickam 格言）

"患者乐意得多少种病就能得多少种病。"

目前已经确定了约 80 种睡眠–觉醒障碍（American Academy of Sleep Medicine 2014）。DSM-5 睡眠–觉醒分类中包含的疾病要少得多，我们从中选择了 7 种来展示我们的临床评估方法（睡眠四步评估法）：

1. 睡眠时相延迟（"夜猫子"综合征），一种昼夜节律睡眠–觉醒障碍，是失眠和 EDS 的常见原因

2. 阻塞性睡眠呼吸暂停，一种与呼吸相关的睡眠障碍，在临床中经常被忽视，因为很少在系统回顾时询问打鼾；导致体重增加的药物与这种疾病的发生有关

3. 失眠障碍，最普遍的睡眠–觉醒障碍

4. 不宁腿综合征，一种会干扰睡眠的感觉运动疾病，可因常用处方药（尤其是抗抑郁药）而诱发或加重

5. 睡行症，一种具有潜在危险的 NREM 睡眠唤醒障碍，同样可医源性的由常用处方药引起

6. REM 睡眠行为障碍，另一种具有潜在危险的疾病，可能是因为抗抑郁药的广泛使用，其发病率正在增加

7. 发作性睡病，一种因发作性睡眠和幻觉被误认为精神病的疾病

无论存在何种其他躯体或精神障碍的诊断，我们强烈建议在所有出现睡眠主诉的患者中考虑列出的前 4 种疾病——睡眠时相延迟昼夜节律障碍（"夜猫子"综合征）、OSA、失眠障碍和 RLS，因为它们是普通人群中最普遍的睡眠障碍。当有相关症状提示时，还应探讨列出的后 3 种疾病。具有高度临床意义的是，这 7 种疾病中的 4 种（OSA、RLS、睡行症和 REM 睡眠行为障碍）可被常用的处方药诱发或加重。

睡眠的四步评估法

1. 确认主诉
2. 区分主诉——患者是疲劳还是困倦？
3. 评估睡眠习惯和睡眠环境——患者不良的睡眠卫生是否会导致其睡眠问题？
4a. 筛查常见睡眠障碍：
　—睡眠时相延迟（"夜猫子"综合征）
　—阻塞性睡眠呼吸暂停
　—失眠障碍
　—不宁腿综合征
4b. 考虑可能存在的其他睡眠障碍
　—NREM 睡眠唤醒障碍（如睡行症）
　—REM 睡眠行为障碍（如梦境"演绎"）
　—发作性睡病

第一步：确认主诉

所有患者都应进行睡眠障碍筛查，但如果存在已知与睡眠障碍共存的躯体或精神障碍，则此类筛查尤为重要。此类疾病包括 ADHD、心血管疾病、高血压、糖尿病和抑郁症。可以询问以下筛查问题来确定进一步探索的必要性：

- 你对自己的睡眠满意吗？
- 你白天是否十分疲劳？
- 关于你的睡眠，有没有人抱怨过？［回答"是"可能提示 OSA、昼夜节律睡眠–觉醒障碍、NREM 睡眠唤醒障碍（如睡行症或睡惊症）、REM 睡眠行为障碍或发作性睡病。］

通过询问熟悉患者的人来补充病史通常会提供有价值的见解。否认打鼾的患者出现响亮的、中断性的打鼾或鼻吸、喘息告应促使临床医生认真考虑睡眠相关呼吸障碍，而异常运动行为的报告则增加了 NREM 睡眠唤醒障碍（如睡行症）、REM 睡眠行为障碍、OSA 或夜间癫痫发作的可能性。

第二步：区分主诉

"嗜睡"是无法保持清醒的患者的常见主诉，也是那些在有机会却无法入睡的患者的常见主诉。前者是真正的嗜睡（EDS）；后者是由于生理过度觉醒引起的疲劳 / 疲倦，通常伴随着精力、动力和精神清晰度的缺乏。真正嗜睡的鉴别诊断与疲劳的鉴别诊断不同（表 20-4）。

人们对嗜睡的感知是不可靠；有些人可能会忍受高度的嗜睡，但实际上并不"知道"他们困倦。在这种情况下，行为症状可以帮助识别嗜睡（表 20-5）。目前正在迅速开发和引入新的数字健康工具，仔细跟踪睡眠和觉醒状态有助于评估患者的睡眠。基于睡眠实验室的电生理记录非常敏感，可以可靠地检测嗜睡。

另一个有用的工具是 Epworth 嗜睡量表（Johns 1991；表 20-6），这是一份自评问卷，要求被调查者用四分制（0 ～ 3 分）评估他们在 8 种不同的现实生活情况下打瞌睡的可能性。总分提供了受损的衡量标准，有助于鉴别疲劳和真正的嗜睡。一些临床医生使用 Epworth 评分 8 分作为"正常"的上限；也有人认为得分大于 10 表示病理性嗜睡。Epworth 分数高可能表明 EDS，可能是由睡眠相关呼吸障碍（Rosenthal and Dolan 2008）、睡眠机会不足或昼夜节律睡眠–觉醒障碍引起的。然而，"正常范围"（如 2 ～ 6 分）的

表 20-4 日间过度嗜睡（EDS）和疲劳的原因

嗜睡（行为症状 [a]，Epworth 嗜睡量表得分高 [b]）

阻塞性或中枢性睡眠呼吸暂停：70% 的阻塞性睡眠呼吸暂停患者嗜睡，而 30% 没有；使用阿片类药物可能会诱发中枢性睡眠呼吸暂停

昼夜节律障碍（如睡眠时相延迟、轮班工作、时差）

睡眠机会少

发作性睡病

特发性过度睡眠

头部外伤

抑郁症：特别是季节性、非典型和双相障碍（但应考虑其他原因）

药物使用或戒断

不宁腿综合征（特别是考虑到估计有 70%～80% 患有这种疾病的人有周期性肢体运动障碍，即重复的腿抽搐会干扰睡眠）

躯体疾病（如肾衰竭或肝衰竭、脑肿瘤、神经退行性疾病）

疲劳（Epworth 嗜睡量表得分低 [b]）

焦虑和抑郁

条件性 / 习得性失眠

[a] 嗜睡的行为症状，请参见表 20-5

[b] 有关 Epworth 嗜睡量表问题，请参见表 20-6。

表 20-5 嗜睡的行为症状

患者不会精神焕发地自发地醒来

患者依靠周末"补觉"

患者通常不是一整天都保持警觉

患者开车时打瞌睡

患者试图用咖啡因或活动来掩盖其嗜睡

如果有机会午后小憩的话，患者会打瞌睡

表 20-6 Epworth 嗜睡量表

与仅仅感到疲劳相比，在以下情况下，您打瞌睡或睡着的可能性有多大？这是指您最近的日常生活情况。即使您最近没有做过这些事情，试着想一想它们会如何影响你。使用以下计分方式为每种情况选择最合适的数字：

　0 ＝从不打瞌睡

　1 ＝很少打瞌睡

　2 ＝有时打瞌睡

　3 ＝经常打瞌睡

坐着看书＿＿＿＿

看电视＿＿＿＿

在公共场所（如剧院或会议）坐着、不活动＿＿＿＿

作为乘客在汽车中坐 1 h，中间不休息＿＿＿＿

在环境允许时，下午躺下休息＿＿＿＿

坐着和某人交谈＿＿＿＿

在未饮酒的情况下，午饭后安静地坐着＿＿＿＿

在交通拥堵中停车几分钟＿＿＿＿

总分＿＿＿＿

评定＿＿＿＿

可用性和使用条件：Epworth 嗜睡量表的开发者和版权所有者 Murray Johns 博士允许个人（包括临床医生和研究人员）免费使用该量表。Epworth 嗜睡量表可从下面显示的网络源下载，还可以从中获得完整的使用 / 评分说明和方法数据。

引自 Johns MW："A New Method for Measuring Daytime Sleepiness：The Epworth Sleepiness Scale." Sleep 14：540-545，1991. Copyright 1990，1997，M.W. Johns.

网络资源：Murray Johns 博士的 Epworth 嗜睡量表官方网站（http://www.epworthsleepssscale.com/about-the-ess/）

视为临床指导而非诊断工具。

分数可能会产生误导，因为许多患者（如 OSA）不会感到特别困倦。Epworth 评分只是诊断的一部分。

极低的 Epworth 评分（通常为 0～2 分）可能表明患者白天或晚上都无法放松，可能是由于焦虑、抑郁引起的过度觉醒或"睡眠担忧"［后者是习得性或条件性心理生理性失眠的基础（即失眠障碍）］。过度觉醒的个体具有更高的核心体温、更快的 EEG 反应和皮质醇水平升高。当他们试图入睡时，他们很难脱离这个世界，催眠药物通常对这类患者不起作用。

Epworth 嗜睡量表可能会产生假阴性，但很少出现假阳性分数。约 30% 的 OSA（EDS 的常见原因）患者的 Epworth 评分正常。该组中的一些患者可能已经发展为条件性失眠，并因继发于 OSA 的睡眠中断而出现过度觉醒。真正的 EDS 也可能出现在患有冬季抑郁症、非典型抑郁症或双相障碍抑郁发作的患者中。要点是如果 Epworth 评分升高，临床医生必须确定其原因。Epworth 评分应根据患者的临床情况进行仔细评估，包括嗜睡或疲劳的行为表现，并且应将其

第三步：评估睡眠习惯和睡眠环境

虽然建立健康的睡眠习惯并不能治愈睡眠障碍，但其通常是睡眠障碍治疗的一部分（Schutte-Rodin et al. 2008）。应尽可能识别和纠正可能导致或造成 EDS 或失眠的因素。例如，患者是否存在以下因素：

有利因素：

- 睡在安全、黑暗和安静的卧室里？
- 保护他们生理所需的睡眠机会？
- 保持规律的睡眠和起床时间（即使在周末）？
- 与他们的生物钟保持一致？
- 获得足够的运动和阳光照射？

不利因素：

- 睡前进食许多食物？
- 睡觉时，宠物（狗或猫）一起在房间里或床上？
- 睡前几个小时喝酒或抽烟？
- 在床上阅读、看电视或工作？
- 白天饮用含咖啡因的饮料？（咖啡因的平均半

衰期为 4 ～ 7 h，但半衰期随着年龄的增长而变长）

- 有一个打鼾的床伴（"配偶唤醒"）或者床伴是一个夜猫子，在患者睡着后上床睡觉？
- 饿着肚子睡觉？

一个普遍存在的误解是，"睡眠卫生"是治疗睡眠主诉的方法，而不仅仅是综合性方法的重要组成部分。一个全面的评价需要判定实际上存在哪些疾病。

第四步，A 部分：筛查常见睡眠障碍

睡眠时相延迟（昼夜节律性睡眠-觉醒障碍）

核心体温与控制睡眠-觉醒周期（内源性节律约 24.2 h）的昼夜节律系统密切相关，并且是其代表，它的变化与我们是睡着还是醒着无关。如果长时间保持清醒，由于这些变化，我们或多或少会感到警觉。当体温下降时（这里指午夜左右），我们睡得最好，并在最低核心体温开始上升约 2 h 后醒来。如果不符合这些节律，我们就会睡得不好。"夜猫子"（即熬夜的人）的睡眠节律被延迟（即睡眠-觉醒时相延迟），并在 24 h 昼夜周期中发生较晚。在这些人中，核心体温可能在凌晨 2 点或 3 点开始下降，并在上午晚些时候或下午升高。如果夜猫子的睡眠与他们的节律同步，那么他们就与社交需求不同步。如果他们不与节律同步，就会出现失眠和（或）EDS。轮班工人和有时差的人试图在其内部昼夜节律的错误时间睡觉或保持清醒时也会出现睡眠问题。

昼夜节律按照其自己的时间表起起伏伏，基本上不受我们努力入睡或保持清醒的影响。当人们不遵循这些节律时，失眠和（或）EDS 的症状就会出现，并且可能会持续数年，直到确定其睡眠时间表与昼夜节律系统的不协调是其原因（Schaefer et al. 2012）。

当在晚上开始"安静"的昼夜节律觉醒系统与我们的睡眠债务（在我们清醒时以渐进式、假设线性的方式增加）相交时，睡眠就会有效地产生。当我们的核心体温下降（并且我们的唤醒系统安静下来）时，我们睡得最好，然后我们在体温开始升高约 2 h 后自发醒来。如果我们试图在核心体温开始下降之前入睡，而我们的唤醒系统仍然设置为"活跃"，则会出现失眠；当我们的睡眠时间因被要求在特定时间醒来而被截断，并且该时间是在我们获得足够睡眠之前时，就会发生 EDS。

表现

在轮班工作或有时差的人中，很容易发现昼夜节律与社会需求不一致；但在早起的人（即"云雀"）或熬夜的人（即"夜猫子"）中却很难发现。大约有 1% 的人（云雀）睡眠-觉醒节律提前到较早的时间，通常在中年起病；高达 15% 的青少年和较少的成人有节律延迟。当具有睡眠-觉醒节律提前的人能够按照他们的昼夜节律系统入睡时，他们会早早入睡，早起，有正常睡眠。然而，如果他们在晚上为了满足社会需求而保持清醒，但白天他们仍然会早起，就可能因睡眠不足而出现 EDS，他们的"早醒"可能被误认为是抑郁症。

相比之下，夜猫子在与其内部延迟的节律同步时有正常睡眠，但如果他们试图在更早的、社交恰当时间入睡就会出现"失眠"，如果他们在昼夜节律开始上升和获得充足的睡眠之前醒来就会出现 EDS。昼夜节律睡眠-觉醒障碍，睡眠时相延迟型，是儿童"入睡困难"的原因之一；然而，这样的孩子并不是真的"困难"，他们只是无法入睡。这些孩子在生理上准备睡觉之前上床睡觉时，可能能在床上躺数小时，这时他们的思想活跃，对黑暗产生恐惧，并且当这个问题是由父母的行为引起时，可能会被诊断为焦虑症。

尽管患有重度抑郁症、双相障碍或季节性抑郁症等情绪障碍的患者睡眠时相延迟的发生率似乎更高，但夜猫子并不总是存在情绪问题。当然，"假"睡眠阶段延迟也可能由纯粹的行为问题造成；当社会需求出现时，由行为诱发的睡眠时相延迟的个体几乎可以轻松地将他们的睡眠时间表调整到更合适的时间。

病理生理学

昼夜节律受时钟基因和光照的控制（Roenneberg et al. 2007）。对于在持续黑暗中的个体，这些节律通常以 24.2 h 为周期上下起伏，但在最低核心体温后（发生在自发醒来时间前约 2 h）通过暴露于晨光重置为 24 h 周期。个体在他们的睡眠债务很高并且警觉信号减弱时入睡可获得最好的睡眠。大约在他们最低核心体温后 2 h，当睡眠债务（在睡眠期间降低）与上升的觉醒系统相交时，人们会自发醒来。在体温升高时难以入睡，这是夜班工人在白天试图入睡所遇到的问题。在核心体温开始下降之前的数小时内（此时觉醒系统处于"最活跃"的状态）启动睡眠几乎是不可能的。夜猫子试图在更常规的就寝时间入睡时也会遇到相同的问题，因为他们的核心体温要在数小时后才会开始下降。

评估

清晨型-夜晚型问卷可用于上述昼夜节律障碍

（Morgenthaler et al. 2007），但此问卷在临床中使用起来很麻烦。由于尚未在临床上使用昼夜节律标志物测量（即暗光褪黑激素的释放和减少），因此对昼夜节律的倾向提出质疑是有必要的。通常询问下列问题即可：

- 小时候，你是最后一个在通宵派对或睡衣派对上睡着的人吗？
- 在高中时，你是否难以入睡并难以在社交恰当的时间醒来？
- 在高中时，你在起床后一天中的什么时候变得完全清醒？你现在什么时候变得完全清醒？（这个时间很可能接近内部昼夜节律觉醒时间。）
- 你假期的作息时间表是怎样的？
- 你是在早上还是晚上最警觉？
- 你用多少个闹钟？
- 你家里有人是夜猫子吗？

此外，患者完成 2 周或更长时间的睡眠日记／日志有助于发现异常的睡眠－觉醒模式，以及使用活动记录仪（即检测身体运动和环境光照的腕戴式设备，用于评估睡眠－觉醒模式）。可供消费者穿戴设备（如 Fitbit、Jawbone UP）也可用于协助检测异常的睡眠－觉醒模式，但目前此类设备与医用级活动记录仪之间的验证研究较为有限。

有时确定昼夜觉醒时间（患者在一天中完全警觉的时间）会更容易，并回溯 7 ～ 9 h 以了解可能的昼夜睡眠开始时间。较高的睡眠债务偶尔也会引起"正常"睡眠开始时间，这时会出现混淆。一些患者报告称，其入睡时间逐渐推迟，最终完全无法入睡。后一种情况可能由躁狂发作或下丘脑功能障碍引起，但很可能是由于在最低核心体温之前暴露于光照，使生物钟延迟导致的。其他因素可能是相位反应曲线的相位延迟部分的敏感性更高或缺乏"晨光"暴露，这将使节律提前。有些患者无法得到日光暴露，他们的时钟永远不会重置为 24 h 制，并且按照 24.2 h 制"自由运行"。真正的自由运行的睡眠障碍可能存在，但很罕见。

治疗

成功治疗昼夜节律失调取决于适当的光照和"生理"剂量的褪黑激素。除睡眠专家外的临床医生也可以提供昼夜节律障碍的有效治疗（Morgenthaler et al. 2007）。在最低核心体温之前服用褪黑激素以及在最低核心体温之后进行光照，将觉醒系统重置到更早的时间；在最低核心体温之前进行光照及在最低核心体温之后使用褪黑激素会将觉醒系统推迟到较晚的时间。如果视网膜下丘脑束（参与哺乳动物昼夜节律的光通路）完好无损，则盲人也可以接受光照治疗。这条通道被阻断和"自由运行"（即由 24.2 h 内源性节律控制）的患者可以在睡前使用褪黑激素进行重新训练。

昼夜节律睡眠－觉醒障碍睡眠时相延迟型的推荐治疗方案如下：

1. 让患者减少夜间光线的暴露（如昏暗的电脑显示器）。
2. 一旦估算出昼夜节律和最低核心体温的时间，让患者按照其觉醒系统睡 1 ～ 2 晚（即入睡和醒来自发的延迟）。
3. 建议患者在预计的昼夜睡眠开始时间前 7 h 服用小剂量的速释褪黑素（0.3 ～ 1.0 mg），然后每晚提前 30 ～ 45 min 服用褪黑素。
4. 让患者选择有利于他们作息的褪黑素治疗方案，这样他们就不会忘记服药；在这方面智能手机闹钟很有用。如果患者"感觉到"剂量（如服用后感到寒冷或困倦），他们应该服用较小的剂量（已证明 0.25 mg 可以改变生物钟，但有些患者可能需要更大剂量）。
5. 建议患者在自发（非闹钟）醒来后（应在最低核心体温约 2 h 后）外出，即使天空多云，也要外出 45 h，或使用 10 000 lux 的灯。在此期间，患者应避免剧烈运动或使用太阳镜。
6. 建议患者将闹钟每天设置提前 30 ～ 45 min，在醒来后进行光照，然后重复直到达到预期的作息时间表。
7. 如果患者必须在达到最低核心体温之前醒来上学或工作，请指导其戴太阳镜（或防蓝光镜片）直到估计的最低核心体温后 2 h。例如，如果估计的自发觉醒时间是中午，则最低体温将在上午 10 点左右；因此，患者应在第 1 天中午摘下太阳镜，第 2 天提前 30 ～ 45 min 摘下，以此类推。
8. 一旦患者达到所预期的作息时间表，建议保持相同的起床时间（范围在 45 min 以内）。但对于青少年和年轻人来说，这种日程安排的稳定性几乎是不可能的；然而，他们应该从他们转换过一次的事实中得到信心，这样他们就可以再次做到。
9. 指导患者恢复的策略。例如，如果在深夜外出，患者应尽量保持昼夜觉醒时间（范围在 45 min 以内），如果白天困了，则在当天晚些时候可以小睡片刻。如果患者周末起床时间较晚，则在下午 6 点服用少量褪黑激素将有助于缓解"周日晚上"失眠。

此外，建议患者记录睡眠日记／日志，详细说明睡眠时间、光照和服用褪黑激素的情况。如果在达到最低核心体温之前，在"闹钟"起床时间醒来时暴露光照会使节律延迟，并且是治疗"失败"的原因之一。当我们的睡眠与我们的昼夜节律保持一致时，我们睡眠会发展到最佳状态。偏离"同步"作息时间是睡眠不佳或不足以及我们需要清醒时嗜睡的常见原因。

阻塞性睡眠呼吸暂停（睡眠相关呼吸障碍）

OSA 始终是失眠和 EDS 鉴别诊断的一部分，当存在已知与 OSA 相关的疾病时应加以考虑。OSA 存在于 2% 的儿童中，常见于唐氏综合征等遗传疾病，并且存在于高达 15% 的中年人和 20% 以上的老年人中。OSA 还与除失眠和 EDS 外的其他问题有关，包括抑郁症和难治性抑郁症；儿童注意力问题（有时被诊断为 ADHD）；认知障碍；工作和学习成绩下降；心血管疾病、高血压和卒中的风险增加；胃食管反流和胃灼热感；晨起头痛；夜尿；勃起功能障碍；性欲下降，且经常出现在睡行症和糖尿病患者中。

表现

以打鼾和日间嗜睡为主要症状者往往不多，因为许多 OSA 患者主观上不嗜睡，有些几乎不打鼾。例如，女性可能表现为失眠和疲劳，而不是鼾声大或嗜睡。儿童的症状可能很轻微，有时表现为行为、注意力（ADHD）或睡眠问题。其他应该引起怀疑儿童 OSA 的症状包括张口呼吸、盗汗、早晨头痛、口齿不清和吞咽不佳、生长不良、发育迟缓以及遗尿复发。

肥胖是 OSA 的最大危险因素。OSA 的患病率在心脏或代谢疾病患者中要高得多。精神药物引起的体重增加也可能导致 OSA 的发生。甲状腺功能减退、库欣综合征、肢端肥大症、脑瘫、唐氏综合征、普拉德–威利综合征、神经肌肉疾病、帕金森病、哮喘和镰状细胞病也会增加患病风险。

OSA 的发病率和死亡率随着年龄的增长而增加，在 55 岁左右达到峰值。尽管该疾病与肥胖有关，但并非所有 OSA 患者都超重，30% 的患者瘦且细长。颅面结构（窄下巴、心形脸和覆牙合）、遗传和家族史都有作用（综合征患者一级亲属的发病率是其他人的两倍）。

肥胖、男性性别以及颈围大［女性 > 16 英寸（1 英寸 = 2.54 厘米）和男性 > 17 英寸］会增加患病风险，但各种体型的成人和儿童可能出现多年症状但仍未被诊断，直到出现睡眠呼吸暂停下游影响之一（如心脏病、高血压、行为问题）或由于疲劳或失眠、体重增加或"配偶觉醒"（即打断同床伴侣的睡眠）而引起临床关注（Erichsen et al, 2012）。

病理生理学

OSA 的特征是在睡眠期间反复出现上气道部分至完全阻塞。该疾病的命名有误，因为完全气道阻塞不是发生病理变化所必需的。轻微的塌陷会增加呼吸做功并导致脑电波向更快的节律转变，称为呼吸努力相关性觉醒；稍重的塌陷会导致低通气，这与氧合下降或觉醒有关；此外，完全塌陷则引起呼吸暂停。易患 OSA 的人气道更容易塌陷，这可能是由生理特征（如气道狭窄、颈部粗大、舌头大、下颌小或后缩、颈部脂肪块较大、扁桃体和腺样体大）或因为中枢呼吸控制问题。

从原发性打鼾（没有塌陷的证据）到完全塌陷，呼吸做功增加。缺氧应激会促进促炎反应，伴随氧化应激和血管内皮功能障碍，可导致心血管疾病、卒中、心源性猝死、高血压和肺动脉高压。原发性打鼾不一定是良性的。一些被诊断为原发性打鼾的儿童被发现夜间血压异常（Li et al. 2009）。有证据表明，在怀孕期间打鼾的母亲其婴儿 Apgar 评分低和出生体重低的风险更大（Ibrahim and Foldvary-Schaefer 2012）。

评估

询问打鼾、目击呼吸暂停、睡眠期间喘气 / 作呕 / 窒息 / 鼻吸和日间嗜睡，以及考虑颅面结构（如心形脸、下颌后缩、气道狭窄、覆牙合）应该是所有躯体和精神病学评估的一部分。如果怀疑 OSA，实验室内多导睡眠图（睡眠检查）或中心外睡眠测试（家庭睡眠检查）是目前评估的唯一确定方法；夜间血氧饱和度测量和问卷调查可能导致假阴性。如果诊断不确定，临床医生应将患者转诊至睡眠实验室，对呼吸努力相关性觉醒进行评分，以提高诊断敏感性。

治疗

如果怀疑睡眠相关呼吸障碍，最好由睡眠专家（即受过睡眠医学培训的医生）开始和负责检查和治疗。在儿童中，通常需要切除扁桃体、腺样体和（或）阻塞气道的组织（Marcus et al. 2012），并可与快速扩张上颌相结合（即用正畸装置扩张上颌）；在成人中，气道正压通气（PAP），即持续气道正压通气（CPAP）、双水平气道正压通气（BPAP）通常是首选的治疗方法（Fleetham et al. 2011）。PAP 治疗的前数周的成功对于治疗的长期依从性至关重要。患者需要常与睡眠技术专家或呼吸治疗师（在面罩佩戴、压力调节和 PAP 设备下载方面的专家）联系，以追踪依从性和临床反应。在 PAP 治疗的前数周使用催眠药有时会有所帮助。一些患有轻度至中度呼吸暂停的患者可以使用定制的口腔矫治器进行治疗，这些矫治器通过向前移动舌头或下颌骨来帮助保持上气道畅通。这些设备的安装属于睡眠牙科领域，需要在佩戴该设备时进行后续睡眠检查，以评估治疗的成功与否。上呼吸道手术也是一种选择，特别是对于年轻患者和（或）不依从或拒绝 PAP 治疗的患者。手术类型包括软组织手术（如悬雍垂腭咽成形术）、植入电刺激舌肌设备（如舌下刺激）及更高级的手术（如双颌前移术）。对于所有这些治疗来说，治疗呼吸障碍并不一定意味着睡眠问题会得到解决，患者可能患有其他需要独立评估和管理的疾病，如失眠。

失眠障碍

失眠是非睡眠专业临床医生会遇到的最复杂的睡眠障碍，是最常见的睡眠问题；当患者出现日间症状时，它就会变成失眠障碍，从而变成一天 24 h 的问题。失眠的时间可能会随着时间的推移而改变，同一患者在不同的时间点会出现睡眠的启动、连续性和在清晨醒来的问题。真正日间嗜睡的患者（如 Epworth 嗜睡量表评分升高）可能与那些疲劳且昼夜无法入睡的患者不同（有时不在家时除外）。将此类患者视为患有一种关于睡眠的"焦虑障碍"是有用的。超过 1 年的失眠会增加患有重度抑郁症的风险；失眠和噩梦会增加自杀风险。

表现

失眠通常与其他疾病共存：精神、睡眠和躯体障碍。合并症之间可能是相互影响的（表 20-7），即使认为是其中一种导致另一种，也需要对每个疾病单独诊断（Morin and Benca 2012；Schutte-Rodin et al. 2008）。患者可能会报告出现疲劳、嗜睡、认知或情绪障碍，以及社交、学习和工作效率降低。

最常见的失眠形式是短暂的，持续一两天到数周不等，并有已知原因包括各种压力、兴奋、到高海拔和昼夜节律失调（如由于时差或轮班工作）。此类问题在早期很少引起临床医生的注意，并且可能对短暂的催眠药物治疗有应答（表 20-3，"常用催眠药"）。暂时性失眠在月经黄体晚期、月经早期的女性以及围绝经期和绝经后的女性中也很常见。

令人担忧的是持续数周、数月或数年的慢性失眠障碍，这可能与躯体疾病（如心血管疾病、高血压、2 型糖尿病）和精神障碍（焦虑、抑郁、自杀风险升高、物质使用）发病率有关（Pigeon et al. 2012）。所有失眠患者，无论最初的病因是什么，都有发生条件性（心理生理性）失眠的风险，包括负性条件反射和对睡眠不足的强烈担忧导致的生理性过度觉醒。

病理生理学

患有慢性失眠的患者可能会比他们想象的更快入睡、睡得更好、睡得更久，甚至可能在他们感觉自己是清醒的时候是睡着的，这种情况称为失眠状态错觉。Perlis 等对这种现象的首次观察发现，这些患者在入睡时的 EEG 活动比普通人快，使得睡眠和清醒之间的区别变得模糊（Perlis et al. 1997）。失眠患者的应激激素水平更高，睡眠时大脑代谢异常高，心率和交感神经系统活动也异常活跃。长期的昼夜过度觉醒可能会增加患者患抑郁症、高血压或心脏病等疾病的风险（Bonnet and Arand 2010）。过度觉醒的患者通常会经历药物治疗的多次失败，但对基于正念的干预和失眠的认知行为治疗（包括睡眠限制和刺激控制治疗）确实有应答。

评估

图 20-2 展示了指导失眠评估和治疗的"路线图"。确定 Spielmann 的"3P"模型［失眠的素质因素（predisposing）、诱发因素（precipitating）和维持因素（perpetuating）］为寻找潜在病因、识别共存疾病和制定（或转诊患者）治疗提供了框架。临床需要关注一个或所有"P"（Ebben and Spielman 2009），具体如下：

- 素质因素：女性；有失眠、焦虑或抑郁家族史或既往史；在那些有"思维活跃"和有焦虑倾向的人，或者是"浅睡者"。素质因素（即焦虑）可能需要与失眠分开处理。然而，单独解决失眠有时会缓解先前存在的焦虑和抑郁。

表 20-7　可能与失眠共存的疾病

睡眠障碍
昼夜节律失调
阻塞性 / 中枢性睡眠呼吸暂停
发作性睡病
不宁腿综合征
内科疾病
胃食管反流病、夜尿症、疼痛
泌尿道、膀胱问题
运动障碍
纤维肌痛、慢性疲劳综合征：扰乱睡眠 / 昼夜节律系统
痴呆：对睡眠 – 觉醒的控制下降
精神障碍
焦虑：过度觉醒增加
创伤后应激障碍：引起失眠和异态睡眠
抑郁症
　非典型抑郁症：可引起嗜睡
　双相障碍：可引起昼夜节律控制受损
物质滥用：可引起失眠、睡眠中断

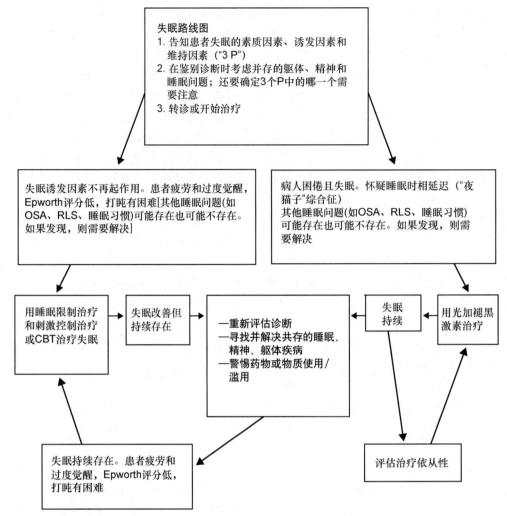

图 20-2　失眠路线图：评估和治疗指南。不止一种问题可能会影响睡眠；例如，患者可能是患有阻塞性睡眠呼吸暂停的夜猫子，患有过度觉醒 / 心理生理性失眠并共患双相抑郁症。一旦确定，所有疾病都需要治疗。CBT，认知行为治疗；OSA，阻塞性睡眠呼吸暂停；RLS，不宁腿综合征

- 诱发因素：任何导致一两个不眠之夜的因素都可能诱发失眠（表 20-7）。如果诱发因素仍然活跃，它和失眠可能需要分别注意。通常当诱发因素早已消失时，尽管患者主诉嗜睡，但 Epworth 分数往往很低。
- 维持因素：在某个时刻，失眠障碍会发展出自己的特点。对睡眠不足的关注、担忧和灾难化给患者带来了困难，他们开始将床视为失败的地方；他们的睡眠能力因表现焦虑而受损。他们可能在沙发上或离家时睡得更好，包括在睡眠实验室。他们经常寻找完美的安眠药，就像他们的医生一样，他们可能会不断增加用药剂量。患者的行为可能会进一步对他们的睡眠产生不利影响：他们可能很早上床，长时间躺在床上试图入睡，或者使用酒精或大麻来启动睡眠。尽管感到困倦，但这些患者可能会过度觉醒，即使有机会小睡也无法入睡。当他们最终入睡时，他们的睡眠是不稳定的。

治疗

在共病已经解决或正在解决中，失眠患者的一般治疗方法如下：

1. 急性治疗考虑简短的催眠药物治疗，旨在上调抑制系统、下调激活系统，或两者兼而有之。请记住，如果不纠正异常的昼夜节律，则潜在的昼夜节律紊乱对催眠药的反应很差。同时讨论行为治疗。
2. 确定失眠发作前的昼夜节律中睡眠和起床时间，并建议患者按该时间表睡觉，避免过早上床或早上躺在床上以争取最后一点睡眠。
3. 患者可能会发现这违反直觉，但仍要建议他们减少卧床的时间（即观察稍微晚一点的就寝时间，但保持他们失眠前的自发醒来时间）。已发现这种策略对处于失眠早期阶段的患者有帮助（Bootzin and Epstein 2011；Schutte-Rodin et al. 2008）。

4. 教育患者养成健康的睡眠习惯。

5. 帮助患者识别关于睡眠不足的扭曲及灾难化认知。

6. 患有慢性失眠的患者通常会确信他们的大脑或身体出现了生理问题。询问所有的自我诊断，以便解决这些问题。同意某些事情在生理上存在问题并描述生理性过度觉醒会对许多患者都有帮助。

7. 询问患者在失眠发作之前是否担心或有"思维活跃"。例如，问"如果你的部落在 30 000 年前睡在非洲的一个山洞里，你会是那个晚上醒着看狮子的人吗？"既往存在的焦虑或抑郁可能需要单独关注。

8. 患者在失眠发作之前是否经历过因生活压力而导致的失眠发作？找出当前的诱因。通常，工作或社交变化、分娩、疾病或住院、丧亲之痛或抑郁发作等都可能导致失眠。

9. 推荐放松技巧，如腹式呼吸或渐进式肌肉放松。如果患者对这些措施有应答，他们可能愿意慢慢戒掉睡眠药物。

10. 对于所有患有睡眠障碍的患者，建议患者每周进行 3 ~ 5 次户外运动（包括步行 30 ~ 45 min），这可以减少焦虑和抑郁，改善睡眠、血压和记忆力。

11. 推荐患者在失眠复发时使用的策略（如晚睡，而不是早睡；利用基于正念的干预或放松技巧；识别灾难化；使用智能手机应用程序进行冥想和放松）。

12. 如果失眠在短时间内没有应答，并且临床医生不擅长行为干预，请将患者转诊至能够提供这些治疗的医生。研究发现，睡眠限制治疗、刺激控制治疗（表 20-8）以及失眠认知行为治疗的其他组成部分与镇静催眠药物一样有效，即使在患有躯体疾病的老年患者和既往存在明显焦虑或抑郁的患者中也是如此。这些干预措施利用患者内在的睡眠驱动力来克服负性条件化和维持因素；疲劳转化为真正的困倦，患者开始重新将他们的床与睡眠联系起来（Schutte-Rodin et al. 2008）。

不宁腿综合征

RLS 很少被患者提及，但其患病率为 3% ~ 15%，并且似乎正在增加，这可能是因为多巴胺激动剂的广告提高了公众对该症状的认识，使患者能够确定其夜间不适的原因。根据强度和频率，RLS 可能会对睡眠产生不利影响并产生严重的健康后果。由于包括药物

表 20-8 睡眠限制治疗和刺激控制治疗

确定失眠发作前的自发入睡和醒来时间

确定关于睡眠的灾难化认知

让患者记录一周的睡眠日记。估计平均总睡眠时间（TST）

将就寝时间和起床时间设置为仅包含患者的 TST。如果患者认为自己每晚只睡 5 h，则将卧床时间设置为仅 5 h（不要尝试 < 5 h，老年患者不要少于 5.5 h）。例如，如果患者在床上躺了 8 h，睡 6 h，自发醒来时间是早上 7 点，请让患者在凌晨 1 点上床睡觉。并在早上 7 点起床

协商可能是有必要的。如果患者觉得不能熬夜到那么晚，可以让患者早点睡觉

告诉患者，如果在约 10 min 内无法入睡（并开始担心），患者应该下床，进入另一个房间，在昏暗的光线下做一些无聊的事情，只有在困倦时才回到床上。如果患者还没有入睡，则应重复该过程

建议患者白天不要午睡

每天早上，让患者回忆并估计前一晚的 TST

计算睡眠效率（TST 与总卧床时间的比率）。当 TST 达到卧床时间的 85% 时，让患者卧床时间增加 15 min。继续下去直到睡眠效率保持在 85% 或更高。当患者醒来感觉睡得很好时，此时的 TST 是令人满意的

刺激控制治疗帮助患者重新将床与睡眠联系起来，并要求将时钟从患者的视线中移开；如果没有睡着约 10 min 后起床，只有在困倦时才回到床上；并学会将床视为仅用于睡眠（和性）

如果这些措施没有带来改善，请重新考虑诊断，可能需要进行多导睡眠图检查以明确轻微的睡眠呼吸障碍，将患者转诊进行失眠的认知行为治疗，或将患者转诊至睡眠医师

在内的多种其他因素，RLS 可能是原发性和家族性或继发性的。它是几种潜在的医源性睡眠障碍之一，包括 NREM 睡眠唤醒障碍（如睡行症）、REM 睡眠行为障碍和 OSA，这些都可能因精神药物而诱发或加重。

表现

RLS 发生于清醒时，需要与神经性足部抖动（除非这可以缓解腿部不适）和睡眠中的周期性肢体运动（PLMS）区分开来（尽管大多数 RLS 患者可见 PLMS）。RLS 是一种神经系统疾病，其特征是想要活动身体的某些部位［通常是腿和（或）手臂］，以缓解不舒服或不寻常的感觉。患者很难描述他们的症状，这些症状的严重程度从轻微到重度，并且发生于患者安静的情况下（如阅读、学习、试图睡觉）清醒时，并且通常在晚上。RLS 患者在描述症状时可能会使用诸如"蠕动感""蚁走感"或"虫爬感"之类的短语；20% 的患者诉疼痛。儿童中的 RLS 可能被误诊为"生长痛"，临床医生可能会忽略 RLS 在引发注意力问题中的作用。70% ~ 80% 的 RLS 患者表现出 PLMS，而 30% 的存在 PLMS 的患者报告有 RLS 症状。PLMS 在夜间睡眠检查中观察到或被床伴注意到，

并且被认为与睡眠紊乱或日间症状相关性较差。RLS 还需要与抗精神病药或多巴胺拮抗剂引起的静坐不能、夜间腿痉挛和周围神经病变相鉴别。RLS 会增加睡眠压力和睡眠中断，这在遗传易感人群中的 NREM 睡眠唤醒障碍（睡惊症、睡行症和意识模糊性觉醒）中起作用。

病理生理学

约 60% 的 RLS 病例被认为是家族性的，为常染色体显性遗传，外显率可变。多巴胺异常可能与其有关，一些患者中血清铁蛋白的低水平与 RLS 有关；铁是酪氨酸羟化酶的必要辅助因子，酪氨酸羟化酶是多巴胺合成的限速酶。继发性 RLS 的风险随着年龄的增长而增加，并且在妊娠期间（妊娠晚期）更高。以下人群的患病风险更高：女性；缺铁性贫血患者；素食者；患有肾病、神经病变、ADHD 或帕金森病的患者；酗酒、使用过量咖啡因或吸烟的人（Ibrahim and Foldvary-Schaefer 2012）。导致或加重 RLS 的药物包括大多数精神药物（SSRI、TCA、抗精神病药、锂）和抗组胺药。安非他酮不会导致或恶化 RLS 或 PLMS，可能是因为它会增加多巴胺。

评估

若表现为有活动腿的冲动，且在休息时、睡前更明显，但可因腿部活动而暂时缓解，则通常患有 RLS。RLS 诊断可以仅根据病史确定。需检测铁蛋白水平，如果存在可能类似 RLS 的情况并需要排除时，则应进行进一步检查（即肌电图/神经传导速度检查以评估周围神经病变）。如果患者报告有明显的日间嗜睡和（或）睡眠碎片化，或者床伴抱怨患者整晚有腿踢/抽搐，那么建议使用多导睡眠图来评估患者是否存在周期性肢体运动障碍〔如 ICSD-3（American Academy of Sleep Medicine 2014）中所定义〕，因为该障碍与 RLS 高度相关。值得注意的是，尽管其名字为不宁腿综合征，但据报道也见于手臂和躯干中。

治疗

如果症状几乎不影响睡眠，则 RLS 不需要治疗。如果症状需要治疗，临床医生应识别并尝试去除诱导物质，如尼古丁、酒精或精神药物。

对于所有 RLS 患者，临床医生应检测其血清铁蛋白水平，以衡量体内铁储存量。如果其水平为 50 ng/ml 或更低，则需要更新需铁量（尽管实验室将 50 ng/ml 的水平报告为"正常"）。即使水平远高于 50 ng/ml，一些专家也会建议进行补铁，因为脑脊液铁蛋白水平可能低于外周血值。需要确定低水平的原因（如饮食）。通常情况下，如果可以耐受，可每天服用两次 325 mg

硫酸亚铁和 100 mg 维生素 C（促进吸收），不宜随餐服用。铁蛋白水平应每 3～4 个月重新检测 1 次，以避免过度治疗和血色素沉着病的发生。

RLS 的非药物治疗包括按摩、温水浴、放松、锻炼以及减少咖啡因和酒精的摄入。基于正念的冥想对一些患者也有所帮助。

已发现可用于治疗 RLS 的药物类别包括多巴胺激动剂（如罗匹尼罗、普拉克索），它们可以缓解90%～100% 的 RLS 症状（Earley 2003）；阿片类药物（如美沙酮）；抗惊厥药（如加巴喷丁、加巴喷丁酯）；苯二氮䓬类药物（如氯硝西泮）。尽管多巴胺激动剂是广泛使用的处方药，但可引起症状反弹和加重；基于此，一些临床睡眠医生不愿意开具这类药物。

第四步，B 部分：考虑可能存在其他睡眠障碍

在此步骤中筛查三种疾病类别，其中两类为异态睡眠（与睡眠相关的异常运动和行为），即 NERM 睡眠唤醒障碍及 REM 睡眠行为障碍。这些疾病具有潜在危险，可能由精神药物引起，并且可能相互混淆。

NREM 睡眠唤醒障碍（睡行症、睡惊症）

NREM 睡眠唤醒障碍发生于约 17% 的儿童中，通常在青春期早期缓解；约 4% 的成人中也存在这种疾病。在 DSM-5 中，NREM 睡眠唤醒事件分为两种类型，它们可能相互融合：睡行症和睡惊症（一些人仍然认为意识模糊性觉醒属于该范围的一部分）。发作通常出现在睡眠期前 1/3 的慢波睡眠，此时 NREM 睡眠占主导地位。患者虽然睁着眼睛，却难以醒来；在早上，他们很少或根本不记得他们的活动。

与睡眠相关的进食和与睡眠相关的性行为（睡眠性交症）可能是睡行症的亚型。这些疾病可能会被镇静催眠药激活，并对减少剂量作出反应。与睡眠有关的进食不应与夜间进食综合征相混淆，夜间进食综合征是一种不明确的疾病，是清醒的患者在深夜暴饮暴食。人们认为这种行为可能部分归因于昼夜节律延迟，其治疗可包括舍曲林以及提高夜间褪黑激素分泌。

表现

NREM 睡眠唤醒障碍的症状是连续存在的：意识模糊性觉醒（坐起、睁眼、说话）、睡惊症（通常以令人毛骨悚然的尖叫开始）和睡行症都可能发生在同一患者身上。在发作期间，额叶是"离线"的；患者看起来是醒着的，睁着眼睛，可能能够交谈，但没有

意识。睡行症患者会从窗户爬出（或掉下）、从屋顶跳下、驾驶汽车、攻击挡路或试图唤醒他们的人。早上，睡行症患者对夜间事件会部分或完全遗忘。

病理生理学

人们对 NREM 唤醒障碍的病理生理学知之甚少。碎片化的慢波睡眠、睡眠状态分离和遗传因素是其中一部分原因（Zadra et al. 2013）。约 80% 的患者有家族史。唤醒事件发生在睡眠的前 1/3，此时慢波睡眠（N3，可能是异常碎片化的）占主导地位。也可能发生于 N2 睡眠，尤其是在患者极度睡眠不足的情况下。此外，"局部睡眠" 的概念（如在海豚身上看到的一种现象，即睡眠和觉醒不是相互排斥的，而是可以共存的）越来越被接受（Huber et al. 2004）。

评估

Pressman（2007）的易感因素、启动因素和诱发因素可以作为评估 NREM 睡眠唤醒发作的有用工具。由于睡眠压力增加（睡眠剥夺、作息时间改变或睡眠卫生不良）或酒精、药物（如普萘洛尔、抗心律失常药、镇静剂、催眠药、抗抑郁药、锂、左旋多巴、抗精神病药、抗组胺药）等物质，遗传易感者容易发生睡行症，诱发因素触发发作。睡行症患者可能有轻微的 OSA 或 RLS，这会增加睡眠压力（启动）和睡眠碎片化（诱发）。其他诱因包括压力、焦虑、偏头痛、发热、胃食管反流病、过量咖啡因摄入、膀胱充盈以及噪音、光线或与另一个熟睡的人接触等刺激。如果怀疑并存 OSA，或事件频繁、刻板且怀疑癫痫发作，或者如果患者对治疗没有反应或受伤，则需要进行多导睡眠图检查。

有夜间动作行为时也需要考虑癫痫发作，尤其是当行为与典型的 REM 和 NREM 异态睡眠不完全吻合时。癫痫发作行为通常是刻板的和重复的，患者通常有日间癫痫病史。当癫痫发作是鉴别诊断的一部分时，患者需要进行有癫痫导联的夜间多导睡眠监测。

治疗

确保睡行症患者的安全是治疗的第一步。表 20-9 中描述了预防措施。大多数患者可以被轻轻地重新引导回床上，但触摸或试图唤醒处于事件挣扎中的人可能会引发攻击性反应。需要筛查患者是否存在增加睡眠压力或干扰睡眠的睡眠障碍（如 OSA 或 RLS）。他们应该停止服用可能有问题的药物。应鼓励患者通过保持规律的睡眠作息和充足的睡眠机会来改善他们的睡眠卫生。可以通过延长睡眠时间（即使每晚增加 20 ～ 30 min）减少睡眠剥夺来减少睡眠压力。睡前减少压力可能会减少事件发生。诸如腹式呼吸、渐进

表 20-9　睡行症患者的安全预防措施

在门窗上加锁，防止睡行症患者离开安全的室内

使用便宜的超声波防盗警报器来提醒其他人睡行症患者正在移动

将危险物品从卧室移走，以免对睡行症患者或其他人造成伤害

用厚重窗帘盖住窗户，以防止意外坠落

安排睡行症患者在一楼睡觉，以避免危险坠落的风险

通过让睡行症患者睡在放在地板床垫上的睡袋中，使睡行症患者在活动时难以下床

不要试图唤醒睡行症患者。相反，尝试将患者轻轻地重新引导回床上

式放松和自我催眠之类的放松技术已经取得了一些成功。在某些情况下，在孩子通常醒来之前由父母按时唤醒可能会有所帮助。已发现，对行为治疗无应答的患者，使用低剂量氯硝西泮、TCA、SSRI 和褪黑素是有用的，尽管支持这些治疗的研究较少。

REM 睡眠行为障碍

在做梦时我们是 "瘫痪" 的，除了一些骨骼肌（如眼睛、横膈膜）。REM 期肌肉抑制失败会导致梦境演绎，有时会出现暴力行为，如拳打脚踢和铲球等，这些行为可能会伤害患者或其床伴，REM 睡眠行为障碍可能预示着神经退行性疾病或由常用药物诱发。

表现

睡行症患者的眼睛是睁开的，觉醒事件通常发生在睡眠期的前半段，与此相反的是，REM 睡眠行为障碍患者在睡眠期的后半段闭眼做梦，此时 REM 睡眠的长度和强度增加。试图唤醒睡行症患者很危险，但叫醒做梦者可以防止受伤，因为 REM 睡眠行为障碍患者醒来时是完全觉醒的并能够讲述他们的梦（不像睡行症患者，如果有的话他们可能会回忆起梦中一个片段）。

病理生理学

以前认为 REM 睡眠期间肌张力失弛缓是罕见的，主要发生在 50 岁以上的男性中。患有神经退行性疾病，如帕金森病、路易体痴呆或多系统萎缩经常合并存在于 REM 睡眠行为障碍老年男性患者中，而 REM 睡眠行为障碍可能先于神经退行性疾病发生，有时甚至是发生在其多年前。然而，专家们现在怀疑 REM 睡眠行为障碍在男性和女性中的分布更加平均，并且在年轻人身上发生的频率比之前报道的高，这可能是因为精神药物的广泛使用。在所有年龄段的人群中，抗抑郁药（TCA、SSRI 和 MAOI）以及饮酒或过量使用咖啡因都会诱发 REM 睡眠行为障碍。此外，在

多达 1/3 的该疾病患者中，REM 睡眠行为障碍与发作性睡病并存。当年轻人或女性出现 REM 睡眠行为障碍时，最可能的原因是发作性睡病、药物、饮酒或过量使用咖啡因。

评估

需要进行实验室内夜间多导睡眠监测来确认 REM 睡眠行为障碍的诊断。该检查将显示在 REM 睡眠期间肌肉活动增加。有时很难通过病史区分 REM 睡眠行为障碍和 NREM 异态睡眠，因为一些睡行症患者在发作期间报告一些梦境或图像。还需要进一步评估可能的诱发原因或触发条件（如 OSA、周期性肢体运动障碍）。

治疗

为了保护做梦者和其床伴，临床医生应建议他们在不同的房间睡觉，直到得到有效治疗。每晚服用低剂量氯硝西泮（0.25 mg）可减少梦境，但不会恢复失张力，已发现褪黑激素会增加 REM 睡眠失张力。

发作性睡病

发作性睡病是 EDS 的一种相对少见的原因，尽管其病理生理学（睡眠状态控制的丧失）相当明确。该疾病与精神科临床医生的相关性在于它与多种疾病共存，包括抑郁症和焦虑症。它还可能出现失眠和睡眠中断的症状。一些报告警告称，发作性睡病的清醒时的梦境会误诊为精神分裂症（Walterfang et al. 2005）。

表现

发作性睡病通常发生在青春期，在童年或青春期后很少见。发作性睡病可表现为失眠和睡眠中断，但 EDS 通常是首发症状，随后（有时长达数年）约 70% 的患者会出现猝倒发作。猝倒是一种突然的、短暂的（从数秒钟到 2 min），由情绪（通常是笑声）引发的肌肉张力丧失，有时几乎无法察觉，包括轻微的面部无力、鬼脸、头部摆动或下巴下垂、膝盖无力、视力模糊、口齿不清或完全倒地。伴有猝倒的发作性睡病与低水平脑脊液下丘脑分泌素有关，通常低于健康对照组水平的 1/3（≤ 110 pg/ml）。不伴猝倒的发作性睡病患者（其中一些可能出现"猝倒样"症状）的脑脊液中下丘脑分泌素水平正常。两组患者（即伴有和不伴有猝倒的发作性睡病）中约 50% 的患者以及一些无发作性睡病但出现睡眠中断的患者报告称在入睡（入睡前幻觉）或醒来时（醒后幻觉）经历了梦境般的意象，并因 REM 睡眠侵入而在入睡或醒来时出现睡眠瘫痪。

病理生理学

人们认为至少有两种形式的发作性睡病，分别称为特发性发作性睡病和症状性发作性睡病（Nishino and Kanbayashi 2005）。长期以来，人们认为特发性发作性睡病与人类白细胞抗原（HLA）基因 *HLA-DR2* 有遗传关联，进一步定义为主要是 *HLA-DQB1*0602*。这种关联表明至少一些发作性睡病患者可能存在自身免疫性病因，这些患者由于免疫学原因而出现含有食欲素 / 下丘脑分泌素的下丘脑神经元缺失以及失去对睡眠转换机制的控制。一些发作性睡病病例在感染后患病（如链球菌、H1N1 猪流感），这些疾病可能会刺激免疫系统。发作性睡病的家族发病率很高，并且与 HLA 系统有关，其支持遗传和免疫是人类发作性睡病的一部分。据报道，静脉注射免疫球蛋白可在少数患者中引起暂时改善。症状性发作性睡病虽然罕见，但可能由其他脑或神经功能障碍引起，包括脑损伤（Burgess and Scammell 2012）。

评估

如果存在明显猝倒，则症状为发作性睡病提供了高度的诊断确定性；然而，有必要进行多导睡眠检查排除 EDS 和睡眠过度的其他潜在原因。夜间多导睡眠监测可能显示睡眠潜伏期少于 10 min，REM 睡眠潜伏期少于 20 min。多次睡眠潜伏期测试（夜间多导睡眠监测后进行 4 次或 5 次小睡）通常显示发作性睡病患者的睡眠潜伏期为 8 min 或更短，并且至少有 2 次出现睡眠起始 REM 睡眠发作。患者在测试前至少 14 天内不应服用影响 REM 睡眠或嗜睡的药物。有昼夜节律紊乱、药物戒断或 OSA 的患者可能会出现假阳性。尿液药物筛查应在行多导睡眠监测之前进行；临床医生应该记住，有些人可能会假装发作性睡病的症状来获取兴奋剂。若脑脊液下丘脑分泌素水平低也可诊断发作性睡病，通常低于健康对照组水平的 1/3（≤ 110 pg/ml）。

治疗

通常，发作性睡病的诊断和治疗由睡眠专业医生或神经内科医生进行。治疗是对症治疗，因为目前无法逆转下丘脑分泌素 / 食欲素神经元的丧失。在大多数情况下，教育、生活方式的改变和药物治疗可以帮助缓解症状并允许相对正常的生活。治疗包括以下组成部分：

1. 对患者、家人和工作场所进行有关发作性睡病症状的教育。

2. 建议患者在中午定时小睡 30 ～ 45 min，以帮助降低睡眠压力。

3. 给予促醒药物。既往治疗的主要药物是安非他明衍生物和哌甲酯，目前的一线治疗用药是莫达非尼和阿莫非尼。

4. 给予羟丁酸钠（Xyrem），它对日间嗜睡、睡眠中断和猝倒有益。TCA 也有助于治疗猝倒。

总结

一旦怀疑或确诊了睡眠障碍，临床医生可以选择将患者转诊至睡眠专家或诊所，以进一步评估或开始治疗。应获得详细的病史。多导睡眠监测不是必须的，除非属于以下情况：①怀疑睡眠相关呼吸障碍、发作性睡病或 REM 睡眠行为障碍；②需要确定患者夜间活动的原因；③失眠治疗无效。多导睡眠图不应取代临床评估，尽管行多导睡眠监测经常会有其他发现。患者会患有不止一种睡眠障碍（如在 OSA 睡眠检查时检测到周期性肢体运动障碍）。睡眠专家的一个格言是，我们活得越久，可能干扰我们睡眠的事情清单就越长。

睡眠障碍会给患者带来沉重的负担，尤其是对已经因疾病或压力而感沉重的患者；通过识别和治疗睡眠障碍的病因来消除这种负担，会对患者的生活产生巨大的影响。未能识别潜在的睡眠–觉醒障碍可能会导致个人健康状况不佳，并且对睡眠在幸福和疾病中的作用的关注不足对人群的健康具有重要的负面影响。

临床要点

● 睡眠障碍很常见，会影响健康的各个方面——新陈代谢、情绪、认知和死亡率。因此，所有患者，无论其年龄或背景如何，都可以从询问睡眠问题中受益。

● 由于睡眠障碍常常与其他躯体、精神和睡眠问题共存，因此诊断过程充满了陷阱。例如，临床医生可能会认为患者的失眠是由共病抑郁症引起的，并且在确定"病因"后，认为不需要进一步评估。这种假设是错误的，因为通常出现不止一种疾病。

● 临床医生的偏见也会阻碍临床评估。例如，如果临床医生认为只有肥胖者患有阻塞性睡眠呼吸暂停，那么对于身材苗条、健康的患者来说可能会漏诊。

● 本章介绍的四步评估和失眠路线图旨在帮助临床医生规避此类陷阱，从而准确识别并成功治疗睡眠障碍。

● 建议非睡眠专业临床医生在他们所在地区找一位睡眠专家，当他们对患者的睡眠有疑虑时可以咨询该专家。

参考文献

扫码见参考文献

第 21 章

性功能失调

Richard Balon

王高华　郭鑫　译　时杰　审校

与进食和睡眠一样，性/生殖是人类三大基本内驱力之一。对于大多数人来说，性和性行为比生殖更重要。性还包括性爱体验和对性爱反应的能力。性作为社交行为的一部分，在人际关系中发挥重要作用，能给人带来愉悦。性健康被认为是个体健康的重要组成部分。性涉及生活的许多方面，包括人际关系、身心健康和生殖，以及道德、法律、哲学、宗教和生活的其他方面。

性健康问题相当普遍。Laumann 等（1999）开展的一项经典的性功能失调流行病学研究显示，约43% 的女性和31% 的男性报告经历过至少一种形式的性功能障碍。随后在 29 个国家中开展的类似研究中（Laumann et al. 2005）估计的患病率与先前研究结果类似。例如，性欲减退和性高潮障碍是世界范围内最常见的性功能问题，患病率分别为 26% ～ 43% 和18% ～ 41%。然而，对该流行病学研究结果应该谨慎解读，因为当时对于性功能失调尚缺乏公认的、具有可操作性的定义。在使用新的、更严格的 DSM-5 性功能失调诊断标准（American Psychiatric Association 2013）以后，对性功能失调患病率的估计值可能会低于早期研究。目前尚无使用最新标准的新研究（领域或其他）。然而，Laumann 等（1999，2005）的研究指出，性功能失调在普通人群中很常见，其患病率随着年龄的增长而增加，并与其他因素有关，如血管疾病和婚姻。

除了年龄增长和某些血管疾病，性功能失调还可能与其他躯体疾病（如糖尿病、前列腺疾病）和多种外科手术有关。此外，精神障碍［如抑郁症（性欲下降）、焦虑障碍］、多种物质滥用和精神活性及非精神活性药物的使用也可能导致性功能失调（McCabe et al. 2016）。性功能失调比其他功能失调更复杂，因为它通常不止影响个体，往往还影响个体的人际关系，

该领域在当代精神病学中尚未得到完备的研究和阐释。性功能失调是一个多学科交叉的研究领域，涉及多个系统［中枢神经系统（CNS）、内分泌系统、心血管系统、外周神经］和学科（精神病学、心理学、内分泌学、妇科学、泌尿学以及新兴的性医学）。实际上，性健康尚不能完全地归属于某一医学学科的范畴，并因此而经常被临床医生所忽视。精神科医生精通（或应该精通）于人类性的生理和心理两个方面的问题。他们对生物-心理-社会模型有深刻理解，而该模型非常适合研究人类性功能失调。此外，他们还接受了用于治疗性功能失调的各种药理学和心理治疗的培训，这使他们完全有资格治疗该障碍。由于人际关系的复杂性、影响因素的不确定性和跨学科特征，强调了对性功能失调患者进行全面和深入临床评估的必要性和重要性。

全面深入的临床访谈是临床评估的基础。此外，体检以及必要的心理测量评估和实验室检查也有助于临床评估。有时，对患者性伴侣的访谈可能有助于提高评估的效率。良好的临床评估，尤其是访谈，可能有助于区分性功能失调和性交困难。体格检查和实验室检查将有助于发现可能的器质性原因（如性腺功能减退、生殖器畸形）。心理测量评估（Derogatis 2008；Derogatis and Balon 2009）可能有助于对性功能失调进行量化，并且更容易地、更"客观"地评估治疗的进展情况；然而，这种心理测量评估对于性健康问题的诊断并没有帮助，因为该领域目前尚无有效的、可靠的和广泛验证或使用的诊断工具。

本章重点介绍人类性行为及功能障碍的基本的临床诊治、影响因素及健康相关的方面。从这一章的观点来看，性功能失调在哪种关系类型中出现并不在本章的讨论范围之内。我们仅讨论 DSM-5 诊断，而不涉及人类性的其他方面。

性功能的生物学与心理学

与其他多种精神障碍一样，性和性功能失调往往被认为遵循精神-躯体或心理-生理等二分类模式。加之性功能失调的病因尚不明确，导致目前其分类方式基本是理论性（存在一些例外）和描述性的。

性功能的调节机制相当复杂，目前尚未被完全阐释。它涉及 CNS、外周神经系统、血管系统和内分泌腺，且这些系统之间存在相互作用。此外，心理因素被证实与性功能失调有关，如情绪变化、焦虑、应激和性创伤等。例如，视觉感官刺激（如裸体或者与性有关的图片）、性幻想或对生殖器的物理刺激等刺激因素，可以导致男性控制阴茎血管直径和瓣膜的副交感神经激活，进而出现生殖器的勃起。近年来，随着用于治疗勃起障碍的药物作用机制的阐明，对这一过程的了解有所增加。上述刺激可在海绵体中释放一氧化氮。一氧化氮激活鸟苷酸环化酶，导致环鸟苷酸（cGMP）合成增加。cGMP 使海绵体平滑肌松弛，促进血液流入海绵体。流入海绵体的血液增多使其膨胀，最终导致生殖器勃起。持续的性刺激可使精液从精囊中排出和射精，这些都是通过交感神经和阴部神经等外周神经控制的。CNS 中的多巴胺能系统（尤其是愉悦相关的伏隔核及其他脑区）促进勃起和射精，而 5-羟色胺能系统则抑制这些功能。（多巴胺能和 5-羟色胺能系统在女性中扮演着类似的角色）。此外，雄性激素可以提高和调节性欲，并在某种程度上促进勃起和射精。这些描述清楚地展示了性和性功能在心理学和生物学层面之间微妙的相互作用：性刺激导致生物学的级联反应，进而引起勃起和射精，而这些生物学反应通常伴随着心理层面的欢愉和满足。

对女性个体来说，性的生物学级联反应与男性相似，不同的是，躯体刺激对女性的性唤起更为重要，而与性相关的视觉刺激或性幻想对于男性的性唤起更为重要。性刺激导致女性生殖器血液循环增加，促进阴道润滑和阴蒂充血。雌激素和孕酮在这一过程中发挥了调节作用，需要注意的是，雄激素在女性性唤起和性欲维持中也发挥了重要作用（女性的卵巢和肾上腺可分泌睾酮）。其他激素，如催产素可能在女性的性唤起、性高潮以及对配偶的依恋关系中扮演着重要的角色。

Laumann 等（2005）的研究进一步证明了性功能调节的复杂性以及多种相关因素的交互作用。该研究指出，年龄因素和抑郁在性功能问题中的作用已在全球范围得到证实，印证了性功能问题病因学中生理学（即生物学）和心理学的论点。Laumann 等（2005）还报道了多种原因所致的血管疾病对男性勃起功能的影响。此外，他们提到心理健康和精神应激也会影响性功能。在他们的研究中，抑郁与男性勃起功能障碍以及女性阴道干涩的关系已在某些国家和地区的研究中得到证实，而经济压力大小与女性性高潮障碍和男性勃起困难的发生呈正相关。另外，研究还指出：

> 两性关系也可影响性功能。配偶间日常的相互关心，以及对彼此性需求的有效沟通，可以降低性功能问题的发生。而较差的两性关系对性功能则可能产生负面影响。该研究分析发现，对未来两性关系的期望值增加了女性无法达到性高潮的可能性，而两性关系的不确定性则增加男性勃起障碍的可能性。此外，性生活间隔过久也会增加男性勃起障碍和女性阴道干涩的可能性（Laumann et al. 2005，p. 55）。

性功能失调通常不能归咎于单一原因；临床所谓的"病因"通常是生物学、心理学、两性关系和其他因素的交互作用。当然也有例外和单一因素致病的情况（如重度抑郁、生殖器支配神经损伤），但即便是这种情况，也伴随着其他变化（如抑郁的生物学症状、生殖器支配神经损伤伴随的心理反应）。因此，在所有性功能失调的病例中，应始终考虑和评估其所有可能的影响因素（生物学、心理学和两性关系因素）及这些因素的相互作用。此外，年龄因素的影响是对相应年龄段性功能问题诊断的一个挑战，尤其是对于共病精神和（或）躯体疾病的个体。

DSM-5 性功能失调诊断标准的主要变化

本节的主要目的是简要指出相较于 DSM-Ⅳ（American Psychiatric Association 1994）和 DSM-Ⅳ-TR（American Psychiatric Association 2000），DSM-5 中性功能失调诊断标准的主要变化。这些变化一方面是为了回应过去对 DSM-Ⅳ 中性功能失调诊断标准以及使用该标准进行临床诊断的情况的批评，另一方面也是对性功能研究数据的更新。DSM-Ⅳ 中的诊断标准被批评其缺乏精确度，无法准确区分性功能的生理性波动和可能需要医疗干预的性功能障碍。流行病学数据表明，持续 6 个月以上并在大部分时间持续存在症状的性功能障碍的患病率，显著低于持续时间小于 6 个月且仅在部分时间出现症状的性功能障碍（如 Mercer et al. 2003）。因此，在 DSM-5 中，大多数诊断标准包括症状至少持续 6 个月且至少在 75% 的时间出现症状。增加持续时间的诊断标准使性功能失调的诊断与 DSM 分类系统的其他精神障碍诊断标准更加一致。而物质 / 药物所致的性功能失调的诊断标准是一个例外；对于这一诊断，DSM-5 决定省略持续时间的标准，以增加对医源性性功能失调的认识。

相关研究还为 DSM-5 中其他性功能失调诊断标准的调整提供了数据。例如，射精潜伏期的常模数据为引入更精准的早泄诊断标准提供了参照。此外，多项研究提示，女性性欲和性唤起问题常伴随出现，由此增加了一种新的合并诊断标准，即女性性兴趣 / 唤起障碍。然而，这种合并诊断标准的创建也受到了一些学者的批评（如 Balon and Clayton 2014），认为其缺乏效度、结构不合理、缺乏专家支持以及临床实用性存疑。

由于多种原因，还存在其他重要改变。在 DSM-5 中，性厌恶障碍的诊断不再作为单独诊断，原因包括：缺乏患病率数据、临床使用少以及该诊断标准的不确定性。男性性高潮障碍更名为延迟射精，因为前者在文献中很少被使用（Segraves 2010）。早泄更名为提早射精，主要考虑到后者更具有描述性且贬义程度更低。DSM-Ⅳ 中的性功能失调的诊断标准设定是基于 Masters 和 Johnson 提出的并随后由 Lief 和 Kaplan 修改的人类性反应周期理论模型（Segraves and Woodard 2006）。这一模型假定男性和女性的性反应障碍之间存在平行相关关系。这一假设虽然有吸引力但缺乏实证。在 DSM-5 中，基于该模型的诊断标准已修改。例如，女性的性欲和性唤起障碍合并为一个诊断，而男性只要缺乏性欲就可以被诊断为性欲低下障碍，且需要与性唤起障碍（即勃起障碍）区分。性交疼痛在过去是一种男女皆可诊断的疾病，尽管大多数研究仅涉及女性患者。此外，现有数据表明，DSM-Ⅳ 对阴道痉挛和性交疼痛的诊断标准缺乏可靠性，无法对二者进行鉴别诊断。DSM-5 中对生殖器-盆腔痛 / 插入障碍（GPPPD）的诊断标准是描述性的，旨在反映这种情况，并提供一个框架以促进诊断和评估，并允许在 DSM-5 中纳入有疼痛和插入困难的女性。

不符合 DSM-5 特定诊断标准的性功能失调患者可能被诊断为其他特定的性功能失调或非特定的性功能失调。亚型和特定标注的使用是 DSM-5 的重要变化之一。DSM-Ⅳ 基于病因因素定义亚型：大致可分为心理因素或综合因素（如心理因素加上躯体疾病或物质使用的影响）。随着对病因研究的更新，某些亚型没有必要保留，遂在 DSM-5 中被删除。DSM-5 中的其他变化还包括了具有病因学意义的共病因素的标注以及严重程度标注。

此外，DSM-5 不仅将症状持续时间纳入主要诊断标准（与 DSM 其他精神障碍标准保持一致），还对部分特定性功能失调的症状严重程度和频率提供详细的评级标准。引入病程、严重程度和频率评级的目的是增加 DSM 系统诊断的同质性，避免过度诊断和误诊。

需要注意到现有性功能失调诊断标准主要基于异性恋个体的研究数据。因此，尽管也纳入了部分非异性恋个体性功能失调的数据，但基于性别谱系的性功能失调诊断可能是另一个挑战。

特定的性功能失调：临床描述和治疗

延迟射精

延迟射精的主要特征是射精时间延后或无法射精，即使在有足够的性刺激和足够的射精冲动。诊断通常根据患者的自我报告，且通常出现在性伴侣之间的性行为时。部分男性会反映性交时间过长伴有生殖器不适，且无法射精。

鉴别诊断

延迟射精的鉴别诊断主要在于排除由于某些躯体疾病或使用药物 / 物质引起的延迟射精。此外，需要排除由于特殊的或性欲倒错的性唤起模式导致的延迟射精。鉴别诊断的主要依据包括：详细的主诉、完整的病史记录以及详尽的药物和物质使用史。特定的环境因素也暗示该障碍的心理因素的影响，如个体独自自慰时可以完成射精，而与性伴侣性交却无法完成射精。延迟射精也需要与其他射精相关主诉相鉴别，如射精快感缺失和逆行射精。

病因学

关于终身性延迟射精的病因，现有的证据较少。精神分析学家认为，对女性的焦虑或敌意以及对配偶怀孕的恐惧具有一定的病因学意义。其他临床医生提出，延迟射精的男性可能有特定模式自慰史，这种模式自慰会产生比阴道性交更强烈的性刺激（Waldinger 2009）。一项针对双生子的大型流行病学研究并未发现早发延迟射精与遗传因素显著相关（Jern et al. 2010）。

关于迟发性延迟射精的病因研究显示，通过详尽的病史询问发现，多数患者在射精困难或与延迟射精症状相关的问题出现前不久有药物使用史。部分患者在症状出现前有人际关系紧张。

治疗

早期终身性延迟射精的治疗采用自我导向性的心理治疗。目前的治疗方法大多以认知行为治疗

（CBT）为主。治疗中可能包括要求患者避免性交以外的所有可能导致性高潮的性行为，并减少性交中性高潮的频率。也可以建议伴侣使用振动器来增加性刺激。如果通过自慰方式可达到性高潮，临床医生可建议其伴侣在前戏中加入类似自慰的性刺激。此外，促进性高潮的药物治疗也有一些个案报道，包括金刚烷胺、卡麦角林、伪麻黄碱、安非他酮、丁螺环酮、赛庚啶和催产素鼻喷剂的使用（Abdel-Hamid et al. 2016）。然而，支持心理治疗或药物干预对终身性延迟射精的临床疗效则有待进一步证实。

迟发性或获得性延迟射精在治疗前须进行仔细的鉴别诊断。物质/药物使用引起的延迟射精需要识别致病药物，并停用或者换用该药物。也可考虑使用具有"解毒作用"的药物。许多精神活性药物都与性功能方面的不良反应有关，特别是延迟射精。这种不良反应在 5- 羟色胺能抗抑郁药中尤其常见，通常通过换用安非他酮或添加"解毒剂"来处理。有证据表明，与 SSRI 相比，米氮平、奈法唑酮（仅在美国的通用配方中可用）、度洛西汀以及沃替西汀在性功能失调方面的不良反应发生率相对较低。SSRI 所致的性功能失调的"解毒剂"包括安非他酮和丁螺环酮等。抗精神病药，特别是传统的抗精神病药和利培酮，与延迟射精有关。这种不良反应通常可以通过减量或换药来控制。喹硫平、齐拉西酮和阿立哌唑等药物所致延迟射精的发生率较低。部分研究还表明，苯二氮䓬类药物可能会导致延迟射精。

某些躯体疾病也可能导致延迟射精。腰部交感神经节或其与生殖器的连接受损可能导致射精反射的中断，典型的例子包括外科手术（如会阴部手术）和导致自主神经功能受损的疾病（如糖尿病、多发性硬化症等）。

在考虑男性性高潮功能受损或延迟时，应排除其他类型性高潮困难，如逆行射精（丙咪嗪或膀胱颈闭合手术治疗）、射精麻痹（治疗方法不明）和射精疼痛（通常与药物有关，因此治疗方法主要是停用相关药物）。

勃起障碍

DSM-5 中勃起障碍的主要临床特点是存在以下症状中的至少一项：性生活时存在明显的勃起困难，或勃起时间过短无法完成性生活，以及勃起时的硬度显著降低。

鉴别诊断

勃起障碍仅在一般躯体疾病无法解释时才会作为一种精神障碍去诊断。因此，鉴别诊断的关键是其是否属于精神障碍的范畴。一些经典的例子表明，勃起障碍可以完全由"器质性"因素（如骨盆神经手术创伤）引起，也可由心理因素（如焦虑不安的、身体健康的 17 岁青少年在第一次性行为时勃起障碍）造成。然而，多数病例的病因是混合性的。详尽的医学评估可能会发现导致勃起问题的其他疾病。尽管尚不明确这些疾病与勃起障碍之间的因果关系（Riley and Riley 2009）。

临床医生在考虑勃起障碍病因时应充分考虑患者的年龄、整体的健康状况和相关危险因素，以及勃起问题的具体表现。一般来说，临床表现能提供关于病因的线索。勃起功能的波动、心理应激后的急性发作以及特定情境模式发作（如与伴侣性生活失败，但晨勃或自慰时勃起正常），这些都强烈提示存在心理病因。如果怀疑周围神经病变，可以进行神经传导测试，如体感诱发电位。如果考虑血管的原因，可以使用多普勒超声和血管内注射血管活性药物，或者更具侵入性的方法，如动态阴茎海绵体灌注测压。关于血脂的研究提示，40 岁及以上男性勃起问题对未来的冠状动脉疾病有明显的预测作用（Osondu et al. 2018）。如果伴有性欲减退，应给予生物有效性睾酮或游离睾酮水平检测，以排除性腺功能减退。一些临床医生还会常规地检查血糖和促甲状腺激素水平。在睡眠实验室或 RigiScan（一种测量夜间勃起硬度的便携式设备）中对夜间勃起的测量有助于鉴别诊断，如果快速眼动睡眠期间的勃起正常，则表明诊断为心因性勃起障碍的可能性大。自从引入口服血管活性药物以来，睡眠勃起研究和侵入性血管研究的频率逐渐减少。在鉴别诊断中还要考虑是否存在重度抑郁和焦虑，二者都可能与勃起障碍有关。

正如上面"延迟射精"部分所讨论的，药物使用和物质滥用可能会导致勃起障碍问题。

病因学

相比早发性勃起障碍，对迟发性勃起功能失调的病因研究更多。人群研究表明，大约 8% 的男性在初次性行为时经历勃起失败。初次性体验中的勃起失败多与环境因素有关，如醉酒、对伴侣不了解、由于群体压力而发生性行为以及非主动性交（Santtila et al. 2009）。Jern 等（2012）报告了初次性交失败与随后的勃起功能失调之间存在微弱但显著的相关。这项研究表明，许多早发性勃起问题的病例都是自限性的。

某些人格特征可能与勃起问题有关。研究显示，在英国学生中，神经质（焦虑倾向）的个性特征与勃起问题显著相关。在美国马萨诸塞州的男性老龄化研究中（Feldman et al. 1994），顺从性人格特征与勃起功能失调的发生有关。

人群调查发现，40 岁及以上男性勃起功能失调与衰老、血管疾病、吸烟和缺乏运动等因素存在相关。这些研究表明，这个年龄段的勃起障碍可能有躯体病因，特别是血管疾病。然而，后续研究发现，一些老年男性勃起功能失调的病例在无任何干预的情况下自行缓解。许多人群研究发现，抑郁与勃起功能失调显著相关。患有抑郁症的男性勃起功能失调发病率升高，这种情况通常会随着抑郁症的缓解而好转。老年男性的勃起功能可能受到心理–生物因素及其复杂的相互作用影响。如果勃起功能的生理因素主要与年龄相关，那么对年轻男性的勃起功能影响最小的心理因素可能对老年男性具有负性影响。

治疗

勃起障碍的治疗应该从对病情的全面讨论开始，并解决与勃起功能失调有关的心理问题。应考虑进行婚姻治疗、个体治疗、重新评估现有药物治疗方案和心理教育。如果心理因素明显，临床医生可能会安排患者尝试睡眠实验室检查（如使用 RigiScan）来检测其勃起能力。

治疗勃起障碍还应考虑改变生活方式，如戒烟（即使在健康的男性中，尼古丁也会降低性欲，并收缩血管）、戒酒和戒毒、健康饮食（低脂饮食结合运动可通过一氧化氮合成酶来保护血管内皮）以及运动（包括会阴部和盆底肌肉锻炼）。以上生活方式的改变可能有助于勃起功能的恢复和维持。

随着有效的口服血管活性药物的推出，勃起障碍的治疗已经发生了革命性的变化，5 型磷酸二酯酶（PDE-5）抑制剂，如阿伐那非、西地那非、他达拉非和伐地那非（美国以外的其他药物包括洛地那非和乌地那非）。此类药物通过抑制 cGMP 的降解，延长 cGMP 对阴茎动脉海绵体平滑肌的肌松作用。值得注意的是，到目前尚无关于这四种药物的直接比较研究。它们唯一的区别是药效持续时间：他达拉非的起效药效持续时间更长（FDA 已批准常规小剂量他达拉非治疗勃起功能失调和良性前列腺肥大症状）。PDE-5 抑制剂被证明对心因性勃起问题以及由于躯体疾病或物质使用所致的勃起问题有效。该类药物还被证明对抗抑郁药和其他精神病药物所致的勃起功能失调有效。然而，也有证据显示仅使用 PDE-5 抑制剂是不够的。大量的 PDE-5 抑制剂处方未继续复诊取药，具体原因不详。此外，PDE-5 抑制剂的使用并非没有风险。如果 PDE-5 抑制剂与硝酸盐（如硝酸甘油、硝酸戊酯）联合使用，可能会导致严重低血压，联合其他降压药使用也存在风险。目前尚无 PDE-5 抑制剂对心因性勃起问题心理层面影响的研究。然而，一项研究发现，勃起功能信心缺乏与非治疗性使

用勃起功能失调药物相关（Santtila et al. 2007）。多数临床医生会建议使用 PDE-5 抑制剂治疗时联合短程心理治疗，以治疗勃起障碍的心理问题。对于何时应该单独使用心理治疗而不是心理治疗联合 PDE-5 治疗，目前尚缺乏专家共识。明显与心理应激相关的性功能问题可考虑主要使用心理治疗。

如果 PDE-5 抑制剂治疗失败，可考虑使用真空泵结合收缩装置或阴茎环两种可逆性干预手段。其他二线治疗方案包括海绵体内注射或尿道内放置血管活性药物颗粒，如前列地尔、罂粟碱或血管活性肠多肽（VIP）/酚妥拉明。如果前述治疗方案无效，可考虑手术植入阴茎假体。应该告知患者，市面上用于治疗勃起障碍和其他男性性功能失调的非处方药都是未经测试和无效的。

心理治疗也是勃起障碍综合治疗的一部分。它们可以解决某些诱发因素（如创伤、应激、关系问题、表现焦虑）和维持因素（如持续的婚姻不和、文化问题）。

女性性高潮障碍

女性性高潮障碍的主要诊断应至少包括以下一种或两种情况：性高潮延迟、性高潮次数减少甚至没有性高潮，或性高潮强度显著降低。

鉴别诊断

早发性女性性高潮障碍（FOD）的鉴别诊断与迟发性性高潮障碍的鉴别诊断截然不同。许多女性在早期性体验中很难达到性高潮，但随着性经验的积累后可达到性高潮。此外，对于性享乐有严格的宗教或文化禁忌的女性可能难以达到性高潮。

而迟发性 FOD 的女性则在早期无明显性高潮困难的症状，但随后由于某些原因出现性高潮困难。临床上应详细询问相关的原因，包括两性关系恶化，或某些急性应激因素，包括家庭的或者职业相关的应激。此外，还需要排除躯体疾病（多为处于潜伏期的躯体疾病）和药物使用或物质滥用的影响（可能与药物治疗和剂量调整存在时效关系）。

病因学

双生子研究表明，遗传因素能解释约 30% 的性交过程中出现的性高潮频率变化（Dawood et al. 2005）。

获得性 FOD 可能与某些躯体疾病有关，如脊髓损伤、多发性硬化症或生殖器支配神经受损（如骨盆部位的放疗）。许多药物，如 MAOI、TCA、SSRI、SNRI 和许多抗精神病药，可能与迟发性性高潮障碍有关。药物的影响详见本章下文"物质／药物所致的

性功能失调"。

也有证据表明，女性焦虑障碍和抑郁障碍可能影响性高潮功能。

治疗

终身性 FOD 的治疗通常采用 CBT，包括医师指导下的自慰训练。大多数之前无性高潮的女性能够通过自慰达到性高潮，部分女性患者随后能够将这一技能应用到与伴侣的性生活中。对于通过自慰可达到性高潮但在与伴侣的性生活中却无法达到的女性，可考虑认知行为夫妇治疗。临床医生需要认识到，由于研究发现性高潮频率具有遗传差异，临床干预手段可能只能部分改变达到性高潮的能力。

迟发性 FOD 的治疗须根据其可能的病因制订治疗方案，包括停用相关药物、转诊治疗药物滥用、个体心理治疗或夫妻婚姻心理治疗。

有限证据表明，PDE-5 抑制剂治疗可能有助于性欲正常、相对缺乏性经验的女性达到性高潮。也有证据提示安非他酮可能对终身性性高潮障碍有效。

女性性兴趣 / 唤起障碍

女性性兴趣 / 唤起障碍（FSIAD）主要以女性个体的性兴趣、性唤起和性幻想、性活动、性兴奋或愉悦感的减少甚至缺乏，以及性活动时生殖器和非生殖器的感觉迟钝为临床表现。

因此，DSM-5 中 FSIAD 诊断基本上结合了两种DSM-Ⅳ 中相关诊断标准，即女性性欲减退障碍和女性性唤起障碍。正如 DSM-5 关于该性功能失调诊断标准的讨论中所述，这一新诊断标准的引入体现了实证研究的结果，即性欲和性唤起（至少是主观的性唤起）的概念存在重叠。许多女性无法准确区分性欲和主观的性唤起（如 Graham 2010）。此外，在一些女性中，性欲先于性唤起出现，而在另一些女性中，性唤起则先于性欲出现（Graham 2010）。对于性欲的定义，特别是在女性身上，存在着不一致的情况，一些定义将性行为作为性欲的指征，另一些定义则侧重于自发的性想法和幻想，还有一些定义强调女性性欲的反应性特质（即在性生活之前可能没有性欲，但当受到相应的性刺激后可能产生性欲）。DSM-Ⅳ 中对性欲定义（即性幻想和对性行为的渴望）是不够严谨的，因为不同女性其性反应模式不尽相同（即不同于 Masters 和 Johnson 模型）。因此，对性行为渴望的缺乏仅符合部分患者的临床表现。而且许多女性也只报告了极少有性幻想。总之，DSM-Ⅳ 中这一概念受到诟病（Balon and Clayton 2014），并无法被广泛认可。

鉴别诊断

FSIAD 的鉴别诊断应包括物质 / 药物所致的性功能失调、相关躯体疾病（如糖尿病和其他内分泌疾病、更年期综合征、阴道炎），以及由另一种精神障碍所导致的（如重性抑郁障碍、创伤后应激障碍）和偶尔出现的与性兴趣 / 唤起相关的问题（通常由于两性关系问题所引起）。

治疗

由于 FSIAD 是一种新的诊断标准，所有治疗建议基本上都是根据经验所得，也并未经过检验。所有治疗应基于完善的病因学检查（包括性激素水平检测）。目前已有研究将相同的性心理治疗和认知治疗用于女性的性欲和性唤起问题（Laan and Both 2011），所以可以较为保守地认为，性心理治疗（包括性教育、暂停性生活以及感官聚焦练习）和 CBT（包括认知重建和关于性的交流）应该应用于起始治疗和维持治疗中。

根据可能的病因学检查（如通过促甲状腺激素和雌激素等检测确定的激素分泌水平不足）和症状（如阴道干涩伴性欲缺乏），以及在性心理治疗和 CBT 治疗疗效欠佳的前提下，可以考虑药物治疗。包括睾酮贴片（特别是对双侧卵巢切除的女性）、激素（局部和系统性使用雌激素）、安非他酮、L- 精氨酸和PDE-5 抑制剂（Segraves and Balon 2003）。目前这些药物均未被 FDA 批准用于治疗 FSIAD（因为 FSIAD 是一个新的诊断标准）或其他性功能失调。然而，2015 年，FDA 批准氟班色林（一种 5- 羟色胺 1A 受体激动剂和 5- 羟色胺 2A 受体拮抗剂）用于治疗绝经前女性的轻度性欲减退（其性欲减退必须是获得性的并持续存在）。尽管这种药物只批准用于 DSM-Ⅳ 中性欲减退障碍，但它也可能适用于获得性的、持续存在的 FSIAD 绝经前女性。由于与酒精相互作用可增加低血压和晕厥的风险，氟班色林只能通过 FDA 授权的风险评估和应对策略（REMS）计划——Addyi REMS 计划来获得。市面上众多的润滑剂和保湿剂也是值得推荐的。此外，应该对 FDA 唯一批准用于DSM-Ⅳ 女性性唤起障碍的设备——EROS 阴蒂治疗仪（简言之是一个电池供电的真空泵，旨在增加阴蒂的血液循环）进行研究，以确定它是否也适用于FSIAD 的治疗。

生殖器-盆腔痛 / 插入障碍

DSM-5 中 GPPPD 的诊断标准基本上是合并了DSM-Ⅳ 中两种性交痛障碍诊断——性交困难和阴道

痉挛。主要症状包括以下一种或多种：持续或反复出现的在尝试性交时阴道插入困难，阴道性交或尝试插入时出现显著的外阴阴道或盆腔疼痛，此外还伴随有对这种疼痛严重的预期性害怕或焦虑，以及尝试阴道插入时明显的紧张或盆底肌肉紧缩。

目前对 GPPPD 的诊断是描述性的，旨在反映在性交过程中出现的这一情况，并提供一个框架以促进其临床诊断和评估，并允许将经历上述症状的女性患者纳入 DSM-5 诊断体系。

鉴别诊断

许多躯体疾病都与性交疼痛有关，包括先天畸形、妇科癌症、子宫内膜异位症、瘘管、痔疮、盆腔脱垂、性传播疾病、阴道萎缩、阴道感染和神经系统病变等。性交疼痛也可以归因于严重的两性关系恶化、性虐待、非性相关精神障碍及其他心理因素。一些女性可能患有盆底肌肉张力障碍（如肌张力增高）。正如 Boyer 等（2011）指出，性交痛的女性所经历的症状不是单纯的心理或生理问题，而是"生理-心理-社会因素之间复杂的相互作用"。

性交疼痛可能的原因较为复杂且相互影响，因此，系统全面评估显得格外重要，其中应包括躯体检查，包括妇科和（或）泌尿科相关检查。除了躯体检查，真正全面的检查还应该包括系统的精神评估，因为"器质性"病理因素的存在并不能完全排除心理因素的影响。因此，还应该进行全面的精神检查，特别是对性功能的关注、患者对性的害怕和焦虑，以及其对于性的态度。

病因学

如上文所述，性交疼痛多为多因素致病。该诊断标准是 DSM-5 中最新的诊断标准，目前病因尚不明确。

Boyer 等（2011）指出了性交疼痛的发生发展过程中的一个重要问题：即它可能是"通常在认知框架内被概念化为周期性的，即患者生理、心理和人际变量会导致症状随着时间的推移而加剧"。有趣的是，Boyer 等认为"（以前分类的）性交痛疾病之间呈现一种周期性的关系，如性交困难可能导致阴道痉挛，反之亦然"，这也是 GPPPD 作为一个新的诊断标准被提出的原因。对于影响该"周期性"特征持续出现的因素，最常被提及的是心理事件、盆底肌肉功能失调、性功能失调和拒绝阴道插入。性交疼痛的周期性可能是 GPPPD 治疗计划中的一个重要因素。

治疗

目前对 GPPPD 治疗的讨论在一定程度上是推测性的，毕竟目前还没有相应的临床研究。我们的建议是基于对性交疼痛障碍（性交困难、阴道炎）的治疗建议。未来一种更全面的、结合各种治疗的方法，可能会随着时间的推移而逐渐形成。值得注意的是，大多数可靠的、大型的、随机的和（或）对照试验都是治疗激发性阴道前庭疼痛障碍的（有关综述请参阅 Landry et al. 2008）。大多数临床医生可能会选择多种经临床测试过的治疗方式。

可惜目前为止，许多性交疼痛的女性尚未得到诊断和治疗（Boyer et al. 2011），可能是因为她们未能求医，或在临床中未得到足够的评估或治疗。治疗性交疼痛的基础是全面的多学科评估，包括精神病学、妇科学和泌尿学检查，以及关于性交过程中疼痛的详细自我报告。临床医生可以通过用棉签触碰阴道前庭区域来评估疼痛（Boyer et al. 2011）。

各种医学和心理治疗方式已被用于性交疼痛的治疗（有关综述请参阅 Boyer et al. 2011）。起始的治疗包括保持外阴卫生（如使用温和的肥皂和棉质内衣）。医学治疗范式包括系统性脱敏（如在阴道痉挛的情况下，首先使用阴道扩张器，然后在伴侣仰卧、患者控制插入和随后的动作的情况下进行引导插入）、盆底康复（通常由专门的物理治疗师进行）、盆底锻炼、按摩技术（包括可以促进相关部位血液循环和肌肉运动的按摩）、局部用药［肉毒素、利多卡因等麻醉剂（疗效尚不清楚）］、全身用药［如 TCA、包括加巴喷丁在内的抗惊厥药（这些药物本身可能与各种性功失调碍有关）］、坐浴治疗、生物反馈、电疗（阴道内电刺激）和手术（切除引起性交疼痛的过敏性组织实际上是目前治疗前庭疼痛成功率最高的治疗方法）。心理治疗包括使用各种认知行为治疗（包括团体 CBT）和性心理治疗。其他治疗方法包括催眠和针灸等。

性交痛的治疗应尽可能根据患者的主要症状（疼痛、痉挛）选择医学和心理治疗范式。治疗应高度个体化。建议进行持续治疗，以防止症状的周期性发作（这种做法具有一定的临床意义，但仍未得到证实）。在治疗过程中，强烈建议专业临床医师（如物理治疗师、性心理治疗师）的参与。

男性性欲低下障碍

男性性欲低下障碍（HSDD）的核心症状包括持续地或反复出现地对性的渴望减少或缺失，或性幻想减少或缺失（应由专业的临床医生作出判断，并考虑到多种相关因素，包括年龄和社会文化背景等）。

关于 DSM-5 中 HSDD 的诊断标准，有几点需要注意。在缺乏关于普通人群性活动欲望的频率和强度的常模数据的情况下，不可能对这种综合征作出可操作的定义。临床医生通常依赖于患者的自我报告，即患者很少或从来没有对性活动的欲望，这种欲望的缺乏给患者带来心理压力和负担，或者性欲显著和持续的下降。与年龄相关的性欲下降是很常见的，特别是在 50 岁以后。大多数研究表明，男性比女性有更高的性活动欲望，而且女性的性欲往往随着两性关系的持续时间延长而下降，且下降程度较男性更明显。还值得注意的是，HSDD 仅适用于男性，女性尚无类似的诊断分类（Brotto 2010）。在女性中，性欲障碍和性唤起障碍是一个复合的诊断标准。

鉴别诊断

男性 HSDD 的鉴别诊断应首先排除可能的躯体疾病（包括性腺功能减退症，通过测量睾酮水平进行评估）和可能的物质／药物引起的 HSDD。在排除了潜在的"器质性"原因后才能考虑 HSDD 的诊断，早发性 HSDD 患者和迟发性 HSDD 患者的鉴别诊断有所不同。对于患有早发性 HSDD 的男性，临床医生首先需要通过其自慰的频率以及性幻想的类型来排除异常唤起模式。如果该男性频繁地自慰，但其自慰的对象并非其配偶，那么问题显然不是 HSDD。部分临床医师怀疑强烈的宗教信仰可抑制男性性欲，但目前的研究结果尚未发现宗教信仰在 HSDD 中起着病因作用。在多数情况下，HSDD 并无明确的病因，患者可能反映其一直存在性欲低下的情况，且对性活动的重要性存在质疑。

相比之下，男性迟发性 HSDD 的鉴别诊断重点是排除其他可治疗的因素。包括抑郁障碍或内分泌疾病（特别是性腺功能减退和高催乳素血症）所致的性欲减退。可能会涉及两性关系问题。有时，临床医生会遇到年迈的男性，他们会受到生理性性欲减退的困扰。

治疗

将男性 HSDD 放在终身性与获得性、广泛性与条件性的概念框架内进行分类可能有助于其治疗方案的制定（Maurice 2005）。其中，条件性和获得性（或迟发性）类型治疗疗效可能较其他类型的治疗疗效更好。

一般来说，早发性男性 HSDD 需首先仔细询问可能干扰其性欲的态度或信念。临床医生还可以了解性伴侣是否有给予能提高其性欲的性刺激。如果伴侣之间性欲水平差异较大，对方持续要求性活动的情况下，患者的性欲可能因为对方的不满而受到抑制。对于这种情况，临床医师可以尝试性伴侣间就性活动频率上达成一致。如果上述方法无效，临床医师应试图使之了解并接受性欲的个体差异。

迟发性 HSDD 的治疗应根据其病因来制定。如果性欲减退是抑郁障碍表现的一部分，临床医生应首先治疗抑郁障碍，以确定其性欲是否随着情绪的改善而恢复。对于抑郁的治疗可以选择心理治疗和（或）性功能不良反应较小的抗抑郁药。

类似的，如果存在内分泌系统疾病，则应首先治疗内分泌问题，恢复正常的内分泌功能也可恢复性欲。只有在性腺功能明显减退的情况下，才应考虑使用睾酮替代治疗。如果睾酮水平一直低于正常水平，可以考虑服用睾丸素。且需进行相关的血液指标监测，如前列腺特异性抗原的水平一般应低于 3 ng/ml。睾酮的给药途径也应谨慎选择，睾酮肌内注射会引起睾酮水平的波动，出现睾酮水平高于（这并不意味着疗效更好）或低于正常水平。口服雄激素可能有肝毒性。因此，经皮给药（贴剂、凝胶）或者经口腔给药可能是首选给药方式。目标是恢复睾酮的生理水平。在规律服用睾酮期间，建议常规监测血脂、红细胞压积和前列腺特异性抗原水平。

如果在一定程度上是由于年龄增长所致的性欲减退，可建议其首先采取其他提高性欲的性活动方式。

早泄

早泄诊断的定义症状是在与伴侣的性活动中，在插入阴道约 1 min 内，在个体的意愿之前出现的一种持续的或反复的射精模式。值得注意的是，早泄的诊断可能适用于非阴道性交的情况；目前尚未针对这些性活动设定具体的持续时间标准。

与大多数性功能失调一样，终身性（早发性）和获得性（迟发性）亚型是有区别的。

鉴别诊断

在早泄的鉴别诊断中要考虑的一个重要因素是该症状是否是一过性的和自限性的，如果是，则不符合早泄的诊断标准。另一个要考虑的因素是可能男性射精潜伏期正常，但其伴侣希望获得更长的性交时间。过高的期望可能需要临床干预，但该男性并不符合早泄的诊断标准。

病因学

大多数关于早泄病因的证据与终身性早泄有关，而关于获得性早泄的证据较少。双生子研究表明，早发性早泄具有中度遗传影响和诊断稳定性（Jern et al. 2007）。早发性早泄常起病于早期性体验中，并持续终生。许多前期关于早泄的遗传学研究都涉及 5- 羟色胺转运体基因多态性（Waldinger 2011）。在中国汉族受试者中，5- 羟色胺 2C 受体基因的多态性与射精潜伏期少于 1 min 相关（Luo et al. 2010）。也有证据表明，终身性早泄与社交恐怖症（Corretti et al. 2006）和单一症状的遗尿症（Gökçe and Ekmekcioglu 2010）有关。

目前对获得性早泄的了解较少。病例报告和病例系列表明，其通常在 30 多岁或之后发病，甲状腺功能亢进和前列腺炎等躯体疾病的治疗可能使射精潜伏期恢复到病前水平（Rowland et al. 2010）。这些研究表明，早发性早泄和迟发性早泄可能具有不同的病因。

治疗

训练男性延迟射精的常用行为训练是"动－停"技术，可联合龟头系带挤压法。在这种射精训练中，伴侣持续给予性刺激，直到男性即将射精，此时停止给予性刺激，待其性唤起水平降低，再次给予性刺激，如此反复。随着训练时间延长，男性对射精的控制能力逐渐增强。尽管 Masters 和 Johnson 报告称使用该方法治疗早泄成功率较高，但目前尚无该方法的对照研究证据证实任一行为方法的有效性（Waldinger 2009）。

目前唯一被证实有效的是药物治疗。局部麻醉剂乳膏［如局部麻醉剂的共熔混合物（EMLA）］虽然有效，但不像口服药物那样常用，因为前者会减低性伴侣的反应（因此应使用避孕套）。

在美国以外，达泊西汀是一种超短效的 5- 羟色胺能药物，被用作按需使用的延迟射精的治疗。所有 SSRI 都在一定程度上延迟射精，并在达泊西汀不可用的国家（如美国）使用。这些药物中的大多数需要长期给药；然而，按需给药也是可能的。帕罗西汀是 SSRI 中延迟射精最强的一种 SSRI，也是常用的 SSRI。帕罗西汀的通常剂量是 20 mg/d。其他在临床研究中被证明对延迟射精有效的 SSRI 包括氟西汀和舍曲林。根据研究，西酞普兰和氟伏沙明似乎对这一适应证没有用处。在美国，唯一经过测试并似乎按需起作用的 5- 羟色胺能药物是氯丙咪嗪，一种 TCA。氯丙咪嗪需要在性交前约 4 h 服用。尽管 PDE-5 抑制剂，如西地那非，已被报道有助于治疗早泄，但支持其有效性的证据较弱。有趣的是，也有证据表明曲马多可能有助于延迟射精（McMahon and Porst 2011）。在获得性早泄的病例中，临床医生应该在使用 5- 羟色胺能药物之前寻找可逆性病因，如前列腺炎和甲状腺功能亢进。

物质 / 药物所致的性功能失调

物质 / 药物所致的性功能失调是一种由某些可能导致性功能失调的物质或药物所致的性功能失调，症状可以出现在使用（立即出现或延迟出现）或停药该物质 / 药物后，物质 / 药物使用史可通过病史询问、体格检查或实验室检查发现。

鉴别诊断

物质 / 药物所致的性功能失调诊断通常是基于开始服用物质 / 药物或增加剂量与性功能失调的时间关系。如果在停药时症状改善或消失，重新用药时再次出现，则可以确诊。大多数药物引起的性功能不良反应在开始服药后不久就会出现，并在停药后很快消失。例如，继发于 SSRI 的性功能失调可能出现在开始用药后 8 天内。有少量未经证实的病例报告称，SSRI 引起的性功能失调在停药后仍存在。由于许多精神障碍本身与性功能失调相关，因此了解开始药物治疗前的性功能基线水平尤为重要。

慢性物质滥用后发生的性功能失调可能更难诊断。例如，酒精和尼古丁对性功能的不利影响（勃起困难）可能要在多年后才会出现。

病因学

现有药物所致性功能失调的研究证据多与抗抑郁药有关。MAOI、TCA、SSRI 和双机制 5- 羟色胺能肾上腺素能抗抑郁药都被报道会导致性功能失调（Segraves and Balon 2003）。有报道称，不同的 5- 羟色胺能抗抑郁药的性功能失调发生率存在差异（Serretti and Chiesa 2009）。目前尚不清楚这些差异是否具有临床意义，尽管这些差异在大量患者中具有统计学意义。安非他酮是一种没有 5- 羟色胺能活性的抗抑郁药，似乎性功能失调的发生率非常低，甚至可能在某些人中增强性反应（Segraves 2007）。同样，奈法唑酮、米氮平、维拉唑酮和沃替西汀似乎对性功能影响较少。

据报道，抗精神病药也会引起性功能问题。这些不良反应似乎在引起催乳素升高的抗精神病药中更为常见（Rettenbacher et al. 2010）。目前尚不清楚心境稳定剂是否对性功能存在不利影响。高剂量的苯二氮䓬类药物可能会出现性高潮问题。据报道，某些非精神药物也可能存在性功能不良反应，包括细胞毒性药物、心血管药物和激素类药物。

性功能问题在物质滥用中很常见，滥用海洛因和美沙酮似乎比丁丙诺啡更常见。某些物质滥用（如可卡因）可能会在急性使用阶段增加性欲，但长期滥用可能会导致性功能严重受损。

治疗

对于药物所致的性功能失调，最直观的治疗方法是通过确定可能致病药物，并在可能的情况下换用无性功能不良反应的药物。或使用已知能对抗 5- 羟色胺能抗抑郁药所致性功能不良反应的药物。例如，使用安非他酮替代 5- 羟色胺能抗抑郁药可能会减少性功能不良反应。如果无法换用，可考虑在 5- 羟色胺能抗抑郁药基础上加用安非他酮 150 ～ 300 mg 或丁螺环酮 60 mg。西地那非已被证明可用于治疗 5- 羟色胺能抗抑郁药所致勃起功能失调。一项研究发现，西地那非在治疗 SSRI 所致女性性功能失调的疗效方面具有统计学差异（Nurnberg et al. 2008）；然而，该药物治疗的临床实用性尚不清楚。目前亦有使用其他药物（如金刚烷胺、乙氧胆碱、安非他酮、丁螺环酮、赛庚定、西地那非、中枢兴奋剂、曲唑酮、育亨宾）的个案报道，根据与导致性功能失调药物的药理学特性和所致性功能失调的临床特点，这些药物可能对抗抑郁药引起的性功能失调有效（Segraves and Balon 2003）。对于抗精神病药引起的性功能失调，多数临床医师可能会首先尝试减少剂量或换用对催乳素影响较小的抗精神病药。此外，有使用各种"解毒剂"（如西地那非）治疗抗精神病药引起的性功能失调的个案报道，不过这些药物目前尚未经过临床对照试验研究。

除了停止使用导致症状的药物外，与物质滥用有关的性功能失调的治疗还应包括心理教育，讨论导致 HIV 感染和其他性传播疾病的药物和高危性行为，以及治疗物质滥用本身。

其他特定或非特定的性功能失调

在 DSM-5 中，不符合特定性功能失调标准的症状表现可能被定义为其他特定的性功能失调或非特定的性功能失调。其他特定或非特定的类别适用于以下情况：临床医生已得出结论认为存在性功能失调，但①症状不典型、混合或低于性功能失调的阈值；②病因不确定；③没有足够的信息可用于诊断特定的性功能失调。这些功能失调在临床上给患者带来了明显的痛苦，但不完全符合目前任何性功能失调的诊断标准。大多数从症状学上可被诊断为"其他特定的"或"非特定的"性功能失调的患者可能不会寻求治疗。然而，如果这类患者寻求治疗，而进一步的检查未能确定潜在的病因，治疗可以以症状学为依据。性心理治疗和其他心理治疗可作为治疗选择。DSM-Ⅳ 诊断的性厌恶障碍可被归类为其他特定的性功能失调。

总结

性功能障碍是一个复杂的临床问题，需要仔细的鉴别诊断、多模式治疗和跨学科诊疗。人们希望，

DSM-5 中性功能失调的诊断标准向更可靠、更精准和更为同质化的诊断发展。在某些性功能失调的治疗上已取得了进展，尤其是男性性功能失调。PDE-5 抑制剂的出现帮助了数百万患有勃起障碍的男性。利用 SSRI 的不良反应，即延迟射精的作用，在治疗早泄方面取得了一些进展。然而，对于延迟性高潮，无论男性或是女性都缺乏有效的治疗方法。HSDD 的治疗通常也是一个挑战，除非是性腺功能减退的后遗症。新的 FSIAD 和 GPPPD 诊断分类是否会为临床治疗提供更好的框架还有待观察。

在治疗性功能失调时，临床医师需要时刻注意性功能失调的多因素致病模式和性功能调节的复杂性。在仔细诊断之后，治疗应在生物-心理-社会模式的框架内进行。我们不认为生物-心理-社会模式中的任何某一部分比另外两个部分更重要。然而，精神病学正变得越来越医学化，生物因素和治疗经常被过分强调。人类性活动的心理因素和两性关系影响仍未得到重视。精神病学家需要更多地关注两性关系对性功能失调的影响，因为许多所谓的性功能困难（不是全面的功能失调或障碍）可能源于两性关系的受损。

临床要点

- 关于性的担忧在普通人群中普遍存在。
- 性功能问题在某些精神疾病人群中患病率较高，如抑郁障碍或焦虑障碍患者。
- 许多精神活性药物会导致性功能失调。
- 许多非精神活性药物（如用于治疗心血管疾病的药物）可能导致性功能失调。
- 药物引起的性功能失调可能暗示着不合理用药。
- 性功能失调的评估和治疗是一项复杂的任务，只能在生物-心理-社会模式的框架内进行。

参考文献

扫码见参考文献

第 22 章

性别烦躁

Eric Yarbrough

王高华　郭鑫　译　时杰　审校

性别烦躁是 DSM 中最常被误解和最不常治疗的诊断分类之一。与大多数 DSM 诊断不同，性别烦躁诊断背后一直存在明显的"文化战争"。许多非临床医生对跨性别人群和性别不一致人群（TGNC）的心理健康有不同的看法。从历史的角度来看，TGNC 被人们视为一种精神障碍，并努力改变或纠正他们的多样性，但是收效甚微。尽管跨性别人群近年来才受到媒体的关注，但性别烦躁在精神病学创立之初就存在。今天，已有专科门诊为跨性别人群提供医疗服务，也称为性别肯定治疗（见本章末术语表）。

目前保险公司也开始将 TGNC 人群的治疗纳入保险服务范畴，为该类人群的激素治疗和性别肯定手术等治疗支付费用，这也导致性别肯定治疗的需求增加。尽管如此，临床医生很难坦然地和充满自信地去为 TGNC 人群提供安全有效的治疗选择。美国精神病学协会亦倡导医疗人员根据最佳的临床指南，以患者为中心，提供具有科学依据的性别肯定治疗（Drescher and Haller 2018）。

如今，越来越多的 TGNC 个体能更舒适地去面对自己认同的性别身份，并以最适合他们性别身份的方式去生活。由于性别烦躁属于 DSM 的一种诊断分类，所以某种程度上精神科医生被赋予了性别肯定治疗的决定权。而这种冲突会造成精神科医生与患者关系紧张，使精神科医生更难与跨性别人群建立和谐的医患关系。由于缺乏相关的教育和培训，医院、急诊科和门诊部的医护人员有时可能会对前来求医的跨性别人群怀有敌意（James et al. 2016；Wise 2016）。相比之下，个体医疗的从业者则更容易接受和倡导性别肯定治疗。

病例 1：性别肯定治疗的必要性

Tia 是一名 24 岁的患者，她目前因抑郁和创伤后应激障碍（PTSD）症状正在寻求精神科治疗。当她打电话给精神科医生办公室进行初步预约时，她自称是女性，当她赴约时，她有着传统的男性外表，却化了妆，涂了指甲。在她的精神科检查中，她报告了抑郁的症状，包括睡眠障碍、食欲问题、快感缺乏、情绪低落和偶尔有自杀念头。她经历了创伤后应激的慢性症状，包括特定场景的回避（广场恐怖）和闪回症状（人们在街上欺凌和攻击她），她的生理和心理应激一直在不断加重，且影响到她生活的各个方面。她雌雄间性的外表，引起当地人不必要的关注，如她出现在公共场合时，有人就会叫她的名字，甚至对她进行人身攻击，并向她吐口水。

Tia 反映她的出生性别是男性，但从童年早期开始，她在整个童年期间都觉得自己的性别与传统认知不同。她更倾向于雌雄间性的特征或穿女性化的衣服，但她的家人不允许她用这种方式表达自己。因此，他们强迫她穿典型的男孩衣服，参加体育运动，只玩传统的"男孩"玩具，如枪或动作人偶。Tia 描述了一个持续存在的主题，即在她童年的大部分时间里，她都被误解并不得不隐藏自己真正认同的性别身份。当她进入青春期时，她和父母之间的关系的紧张程度升级，因为她对自己身体发育方式感到不满。她对自己脸上和身体上长出的毛发感到不安，在父母不注意的前提下，她会剃掉尽可能多的毛发。她的身体变得越来越强壮，脸型变得越来越男性化，这让她更加痛苦。她想长出乳房，留长发，花时间和其他同龄的女孩在一起。总之，她觉得一切都不对劲。

几个月前，Tia 来到新的城市上大学，她已能离开父母独立生活。她希望确认自己的性别身份，了解了有关激素治疗的信息，并与医生讨论手术治疗方案，并寻求抑郁和 PTSD 的慢性症状的治疗。她曾向多名精神病医生求助，但都遭到回绝，称他们不知如何去帮助她，也无法完成她希望的治疗。一位精神科医生甚至提出为她提供"根治"——即让她彻底认同男性身份。

病例 1　讨论

尽管该案例只是某一个体对性别多样性的主观体验，但在跨性别群体里，类似情况非常普遍。精神科医生和其他专业的临床医生通常没有接受过治疗跨性别人群的培训，且跨性别人群接受治疗的途径也有限。Tia 需要多个领域的帮助。首先，也是最关键的，她患有抑郁症和 PTSD。这些症状可能是继发于她对自己身体的感受和陌生人对待她的态度所造成的烦躁。然而，现在还无法确定她问题的根源，需要足够的时间才能将其不同层面的症状剥离开来。

此外，Tia 希望接受性别肯定治疗，她要求其精神科医生指导治疗，但大多数精神科医生认为无法提供类似的治疗或帮助。许多临床医生因此回绝了她的请求，但实际上他们至少可以针对她的抑郁症状进行心理治疗和（或）药物治疗。接受过精神病学艺术和临床培训的临床医生实际上能够很好地帮助她解决这些问题，即使他们缺乏关于性别肯定治疗的具体知识。接受过心理治疗培训的精神科医生可以帮助患者处理心理矛盾和现有的心理危机，并可以在患者面对未知领域时提供支持性干预。这些都是精神科医生擅长的治疗。只要就诊的精神科医生对性别持开放态度并渴望学习，就可以与患者一起探索了解性别肯定治疗的基础知识。当然，如果精神科医生仍然觉得无法提供适当的治疗，出于职业道德也应将患者转介至其他能为患者提供帮助的医生。

性别谱系

临床医生在接诊跨性别患者时，最难理解和接受的观念是性别分类不是非此即彼的二分类，而是一个连续统一体。性别是性的生物学表现。男性或女性的性别分配是根据出生时的外生殖器来确定的，但之后个体对性别身份的选择在很大程度上取决于出生的时间和地点。性别是精神层面的概念，而非仅限于外生殖器的差别。而我们理解的男性化和女性化则是社会学概念（Levitt and Ippolito 2014）。

为了更好地理解性别多样化人群，我们需要不再认为个体是纯粹的男性或女性，而是存在于男性和女性气质的谱系上。在性别谱系内，人们既可以是男性，也可以是女性（即雌雄间性）（Stone 2013）。性别谱系不只适用于跨性别人群；它适用于我们所有人。认识到性别从出生起既不是指定的，也不是恒定的，这将使我们与跨性别人群的相处的过程变得容易。归根结底，我们都是人，我们都在努力弄清楚如何表达自己，以及我们在广袤世界中的位置。性别多样化个体不属于典型的文化分类，即我们所谓的男性化和女性化，其性别特征也异于传统的男性和女性性别特征。

性别烦躁

用于理解和描述性别烦躁的诊断概念和术语仍然存争议。在理解方式和概念化上，DSM 的诊断标准也在不断更新（Drescher 2010b）。在 DSM-Ⅳ（American Psychiatric Association 1994）中，性别认同障碍的诊断被定义为"一种强烈而持久的跨性别认同，伴随着对分配性别的持续不适"，而性别烦躁应用于异装性恋物症的特征标注，这是一种性欲倒错，人们装扮成异性主要是为了性快感，而不是因为他们觉得自己是异性。逐渐地，我们对性别身份和性别角色之间开始有了区别认识——即性别身份是指个体心目中自我认同的性别，而性别角色是个体向外部世界展现自我性别的方式。随着对性别差异认知的加深，以及人类看待和呈现自己性别的方式的多样化，使对性别谱系有了更为深层的理解。

DSM-Ⅳ 对性别认同障碍的诊断定义了个体希望成为异性的愿望，其标准主要集中在行为上，即个体的着装和向外界展示自己的方式。且 DSM-Ⅳ 沿用了性别的二分类性——男性和女性。

而在 DSM-5（American Psychiatric Association 2013）中，性别认同障碍更名为性别烦躁，以努力消除性别多样性作为疾病的存在，并尝试为寻求帮助的个体提供治疗（Drescher 2010a）。DSM-5 为性别烦躁设立了独立章节，与性功能失调和性欲倒错分开。新的诊断意在区分烦躁和异装性恋物症，尽管这两者仍然被许多人混为一谈。标准还纳入了新的术语，扩大了对性别和许多其他术语的定义。性别烦躁的诊断侧重于个体个人的、内心认同的性别身份以及他们如何看待自己。要符合诊断标准，个体必须满足"在至少 6 个月的时间内，其自我体验到的 / 表现出来的性别与其性别分配之间有明显的不一致"（DSM-5，p.452）。这一措辞仍然将我们对性别多样性的理解限制在性别二分类上。如果性别烦躁仍然是 DSM 诊断分类的一部分，那么未来的版本中可能会使用"另一种性别"这样的描述。

由于性别烦躁属于 DSM 的诊断分类之一，许多人理所当然地认为跨性别即精神障碍，这种误解的存在也不无道理。个体呈现自我性别的方式可以多样化，但并非精神障碍，但如果个体对其第一性征 / 第二性征以及对性别不一致感到烦躁，则有可能导致精神症状（Berlin 2016）。对自己的身体或社会性别分配感到不适或痛苦，可能被诊断为性别烦躁。同样，要理解性别烦躁的症状可能因为跨性别个体的社会标签和社会反应所致。如果社会对性别谱系的态度更加开放，这些症状可能就不会出现（Belluardo-Crosby and Lillis 2012）。

性别烦躁的诊断将继续演化。在许多方面，这一诊断反映了"同性恋"诊断分类的演化过程，从后者开始被纳入 DSM 诊断系统和各种诊断变体，到最终从 DSM 诊断中完全移除（Drescher 2010a）。性别烦躁最终也可能会从 DSM 中完全移除，只作为一种内分泌障碍存在。尽管这样的结果将对世界如何看待跨性别人群产生积极影响，但这并不利于寻求医疗帮助的跨性别个体。保险公司认为，性别烦躁是一种精神障碍，应该提供治疗来缓解症状。随着社会的不断进步，只有时间才能告诉我们最终的诊断如何演化。然而，在可预见的未来，精神科医生将需要为跨性别个体提供可能的医疗服务，并帮助其在一个敌视性别多样化的世界中生存（Griffin 2011）。

历史和流行病学

总有人会走出传统、刻板的性别框架（Stern 2009）。早在 20 世纪中叶之前，人们就首次使用激素治疗和手术来改变外表，以匹配他们认同的性别身份（Jorgensen 1967）。随着时间的推移，这些医疗方法的可获得性也逐渐增加。20 世纪 70 年代，性别肯定治疗的专科门诊更为普遍。Harry Benjamin 是首批专科医生之一（Yarbrough 2018）。他和许多同行的工作为世界跨性别健康专业协会的成立奠定了基础，该协会被视为制定性别肯定治疗标准的权威机构（World Professional Association for Transgender Health 2018）。

直到近十年，跨性别医学才开始被更广泛地接受。如图 22-1 所示，自 2010 年以来，寻求性别肯定治疗的人数激增，主要是因为社会对该治疗的接受程度有所提高。性别多元化个体也更愿意公开表明自己的身份。

并不是所有跨性别个体都会寻求医疗或外科干预。跨性别个体可以在某种程度上认同为性别多样性，并非所有人都会经历 DSM 所定义的性别烦躁症状，这一事实使性别烦躁的概念研究变得更加复杂。部分研究着眼于性别多样性个体，而另一些研究着眼

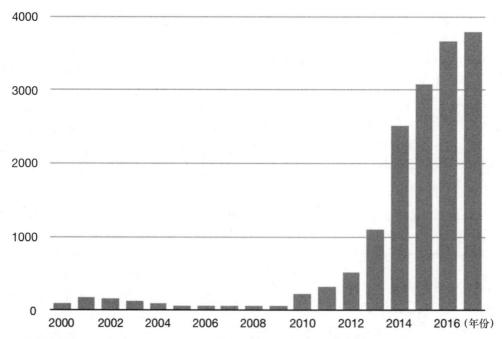

图 22-1　2000—2016 年美国纽约市 Callen-Lorde 社区卫生中心服务的性别多样性患者的数量。在过去的 10 年里，寻求治疗的性别多样化人群数量显著增加。引自 Figure 4-1（p. 44）in Yarbrough E：Transgender Mental Health. Washington，DC，American Psychiatric Publishing，2018. Copyright 2018，American Psychiatric Publishing. Used with permission.

于符合性别烦躁标准的个体。如果个体认为自我认同的性别与出生时的性别分配不相符，该个体可能被描述为具有性别多样性特征。当以这种方式定义时，每150人中就有1人被认为符合具有性别多样性（Flores et al. 2016）。

性别多样性的机制尚不清楚。许多人认为，性别多样性是人类正常的变体，就像同性恋也是如此（Erickson-Schroth and Jacobs 2017）。基于大脑形态学、产前激素暴露和胎儿发育的生物学研究均未发现性别多样性的生物学证据（Erickson-Schroth 2013）。寻找性别多样性表现的原因也引发了伦理问题——如果我们找到了这样的信息，我们该怎么做？考虑到性别多样性群体性别表达的多元化，导致性别多样性的原因可能不止一个。也有部分学者认为，性别多样性是人性进步过程中的结果，随着我们的进化，性别的概念和性别的呈现方式将变得不那么重要。

病例2：性别烦躁的误诊

Bret是一名有跨性别经历的30岁男性。在他13岁的时候，他向家人公开了自己的跨性别身份，之后他被赶出了家门。从那时起，他一直流落街头，住在流浪汉收容所里。他有明显的双相障碍家族史，经历了躁狂发作和住院治疗，病情稳定后，他第一次到社区诊所就诊。由于过去6个月情绪不稳定，他丢掉了工作，再次无家可归。

经过药物治疗，Bret目前症状轻微，病情总体稳定。在社区诊所接受药物维持治疗和性别肯定治疗。他从来没有遇到过了解跨性别心理健康的临床医生，他想找到这样一位临床医生，并与其讨论性别烦躁的治疗方案。在过去的10年里，他一直在服用睾酮，但在住院期间停药，因为担心躁狂症状加重。到目前为止他还没有做过手术，但对涉及乳房/胸部和生殖器的手术感兴趣。他对生殖器的手术持矛盾态度，因为他听说结果通常是好坏参半。他希望得到相关的建议。

病例2 讨论

Bret的情况很复杂，应该从生物-心理-社会的角度来看待。首先，他无家可归并且需要基本的社会救助以帮助他社会功能的恢复和病情康复。必要时需要联系流浪人员收容所，并确保他被安置在有男性标识的房间。对于这些选择，Bret有判断能力。此外，有必要调查他停用睾酮的原因。住院的临床医生可能会简单地将精神症状归咎于激素，尽管Bret近十年来

的激素水平一直很稳定。关于激素的担忧是没有根据的，且睾酮治疗的禁忌证很少（Ettner et al. 2007）。

临床医生也可能会认为双相障碍是导致Bret性别多样性的"原因"。他们可能会声称，躁狂"使他成为跨性别者"。跨性别者可能会伴随慢性和持续性的精神疾病症状。但精神疾病很少引起性别烦躁的症状。

Bret还对手术治疗方案感兴趣。他对手术的矛盾心理是一种常见且正常的反应。任何考虑手术治疗的人都应该权衡结果的利弊。Bret的双相障碍的诊断并不影响他考虑外科手术。患者在情绪稳定、充分了解治疗的风险和益处的前提下，有能力做出关于治疗的决定。

共病

性别烦躁共病其他精神障碍的情况很常见。人们普遍认为，跨性别人群的精神障碍共病率较高，这在很大程度上是由于跨性别者成长中遭受的敌对和不被接受等环境因素所致。"微小应激模型"可以很好地解释这种额外的日常应激源对患者造成的影响（Brewster et al. 2012）。这些应激源可能会导致患者症状的发展和（或）恶化，而未暴露于该类应激源的个体则不会出现。

与普通人群相比，跨性别者出现心理应激、创伤、抑郁、焦虑、物质使用、自杀意念和自杀尝试的可能性更高。歧视是跨性别人群生活中常见的社会应激源，包括其家庭、工作环境、医疗环境和社区中的歧视（Kattari and Hasche 2016）。跨性别者没有"安全区"；他们仅出现在任何公共场所或有人群聚集的地方就可能被歧视或施暴。这种对周围潜在威胁的持续的警惕常会对跨性别者造成创伤后效应。

了解跨性别人群的精神健康是必要的，以避免将正常的体验当作精神障碍而过度诊断。由于创伤反应和自杀意念的频繁出现，许多跨性别者被诊断为边缘型人格障碍，特别是当他们在最脆弱时进入急诊科。情绪不稳定、冲动和自杀意念是人格障碍的常见症状，但这些症状也可能影响女同性恋者、男同性恋者、双性恋者、跨性别者和非异性恋者（LGBTQ）等面临日常威胁的任何个体（Budge et al. 2013）。通常，刚公布自己性别身份或经历变性的人更容易出现这些症状；然而，一旦处于更稳定的情况，症状往往就会消失（Bariola et al. 2015）。所以，任何LGBTQ个体都需要进行长期严密的观察后，才能做出人格障碍等诊断。

性别肯定的治疗

治疗

性别肯定治疗从概念上很容易理解。包括认为性别多样性不是病态的，以及性别谱系有很多种表现形式。该治疗的目的并非为患者确定其性别，而是为患者创造空间去确认其自我认同的性别（Reisner et al. 2015）。

然而，外界的干扰可能让性别肯定治疗变得更加复杂。例如，家人、朋友和同事可能会质疑治疗计划，产生矛盾心理，并引起人们对他们可能做出"错误"选择的担忧。专业的性别肯定治疗师会厘清所有这些外部关系，为患者腾出足够的空间。这一过程需要探索和验证。应该用患者希望被称呼的名字来称呼他们，并使用相应的人称代词。精神科医生微小的努力都非常有助于患者建立治疗信心，特别是对于某些患者，他们可能从未遇到过愿意给予他们这种尊重的临床医生（Torres et al. 2015）。

在性别肯定治疗中，性别的社会结构被分解为几个部分，其中包括生物学影响和文化规范。精神科医生和患者一起趟过"浑浊的水"，帮助他们发现真实的自我和性别。正如 LGBTQ 群体中的个体所注意到的，许多人为了不被发现自己是非异性恋者，为了得到外界的"认可"，花费了一生的时间去培养一个虚假的自我（Drescher 2001）。因此，在治疗前厘清外部干扰、消除矛盾心理和反复确认其认同的性别身份可能难度大且耗时长。

性别肯定的治疗不是单向的。个体没有必要从一种性别开始，以另一种性别结束。性别是一个谱系概念。性别肯定需要患者去寻找和确认最适合自己的性征，如男性、女性、雌雄间性或其他性征。理解这一真相，并为患者创造空间去探索自己的性征才是性别肯定治疗的精髓。

许多患者也对性取向转换治疗存在恐惧，这种治疗旨在"修复"跨性别者的性取向。性取向转换治疗被认为是违背伦理的，可能导致症状恶化，甚至自杀（Isay 2001）。患者应了解，性别肯定治疗的目标不是改变他们的性别认同，而是帮助他们展现真我。

性激素治疗

性激素是使身体女性化或男性化的治疗之一。雌激素可使身体女性化；而睾酮则使之男性化。睾酮阻滞剂（如螺内酯）可以与雌激素联用使身体女性化。从传统角度来看，使用性激素已经超出了精神科医生

的执业范围，但性别烦躁和性别肯定治疗对性激素处方的需求正在慢慢改变精神科医生的执业范围。当跨性别者无法从其他临床医生那里获得性激素时，精神科有可能是一个独特的选择，不过前提是控制好剂量并监控性激素水平（Thomas and Safer 2015）。

提供性激素治疗需要基于知情同意的临床模式。临床医生应确保患者了解治疗的风险和益处，包括短期的和长期的。只有在充分了解这些信息的前提下，患者才可以做出对他们和他们身体最有利的决定。作为精神科医生，我们的工作是确保患者理解和消化相关的信息（Deutsch 2012）。

性激素引起的身体变化可出现在治疗开始后的数月到数年。这些缓慢的变化可能会让患者感到沮丧。常规的实验室检查应该在治疗开始前完成，治疗开始后每季度进行一次复查。激素治疗的禁忌证包括凝血障碍、某些恶性肿瘤和肝功能障碍等，但通常很罕见（Ettner et al. 2007）。此外，患者和医生都必须权衡治疗的风险和益处。潜在的不良反应可通过定期随访以及定期复查进行排查；不过目前来看，大多数接受性激素治疗的患者对结果相当满意（White Hughto and Reisner 2016）。性激素可引起患者身体外貌的改变，陌生人也可能因此以患者认同的性别身份来称呼患者。对于性多样性个体来说，这样的经历是非常具有说服力的。关于激素的许多担忧都是没有根据的，普遍缺乏了解导致患者无法获得正规的治疗。性激素治疗最危险的部分是无法获得正规的治疗，因为患者可能会通过非正规渠道获得的非医用的性激素。性激素的治疗最好是在临床医生的指导和监督下完成（Mepham et al. 2014）。图 22-2 和图 22-3 分别显示了雌激素和雄性激素治疗后跨性别者身体变化的时效关系（Hembree et al. 2009）。

性别肯定手术

由于公营和私营保险公司开始对性别肯定手术承保，人们也开始逐渐了解该手术。性别烦躁的外科治疗也纳入报销范围内。随着性别多样化逐渐被接受，保险公司也开始接受患者对于性别肯定手术治疗的申请（Safer 2013）。

如前所述，手术只是性别肯定治疗的一种方案。并不是每个跨性别者都会想要手术。尽管一些性别肯定手术已存在了 70 多年，但它们仍然处于早期发展阶段，还需要时间和临床研究来使其变得更为完善（Scheck Hter 2016）。是否接受性别肯定手术将取决于患者性别烦躁的症状，患者对手术方式的舒适程度、外科医生的手术水平和手术治疗的成本。有证据表明，性别肯定的外科手术治疗有利于个体远期的心

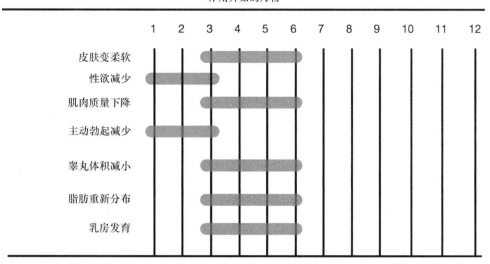

图 22-2　跨女性激素作用的开始时间。雌激素的效果通常需要几个月的时间才能显现出来，并且会持续数年。引自 Hembree et al. 2009；figure reprinted from Figure 15-1（p. 217）in Yarbrough E：Transgender Mental Health. Washington，DC，American Psychiatric Association Publishing，2018. Copyright 2018，American Psychiatric Association Publishing. Used with permission.

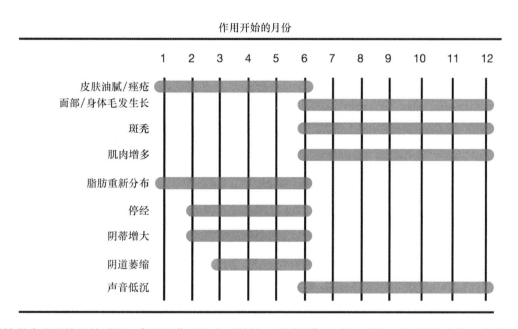

图 22-3　跨男性激素作用的开始时间。睾酮的作用具有时效性，不同的作用时间可能出现不同的疗效，常需要时间和耐心去观察实际的疗效。引自 Hembree et al. 2009；figure reprinted from Figure 14-1（p. 200）in Yarbrough E：Transgender Mental Health. Washington，DC，American Psychiatric Association Publishing，2018. Copyright 2018，American Psychiatric Association Publishing. Used with permission.

理健康（Ruppin and Pfäfflin 2015）。某些对手术过程的不满可能不是因为后悔手术，而是因为手术未能达到其满意的效果。虽然有些人可能会后悔并要求回到手术之前的性别身份，这种情况在对手术结果满意的个体中相对较少（Olsson and Möller 2006）。

性别肯定手术大致分为两大类——上部外科手术和下部外科手术。上部外科手术涉及胸部和（或）乳房，下部外科手术涉及生殖器。表 22-1 对这些术式和其他相关术式进行了总结（Ettner et al. 2007）。

总结

跨性别人群在许多领域面临歧视和差异化的医疗服务。性别肯定治疗是他们需要的，也是他们应得的。而寻找能提供该医疗服务的临床医生，也是他们必须持续的斗争之一。

在与跨性别者相处的过程中，精神科医生不仅要与当前的政治生态作斗争，还要与整个群体被病态化

表 22-1　性别肯定手术

术式	手术对象	描述	术后恢复和并发症	住院患者或门诊患者
跨性别男性的上部手术	跨性别男性	去除乳房组织	快速恢复；瘢痕的程度取决于切除的组织数量和手术方法	通常是门诊患者
跨性别女性的上部手术	跨性别女性	植入物隆胸	减少瘢痕	通常是门诊患者
阴蒂阴茎化手术	跨性别男性	随着时间的推移，阴蒂组织随着睾酮的增加而增大；这种手术将阴蒂组织从韧带中解放出来，以便它可以勃起	并发症很少，能够体验性快感	住院患者
阴茎成形术	跨性别男性	新阴茎的产生，通常来自前臂组织	可能产生严重瘢痕的侵入性手术；是所有性别再肯定手术中最复杂的	住院患者
阴道成形术	跨性别女性	创建新阴道，通常来自阴茎组织	侵入性手术；需要经常扩张新阴道，使其保持通畅	住院患者
面部女性化	跨性别女性	一个多步骤的术式，包括重塑面部以获得更女性化的外观；前额、鼻子、嘴唇、眼睛、脸颊和下巴轮廓可能会改变	最小	通常是门诊患者
面部男性化	跨性别男性	涉及重塑面部，以使外观更男性化；前额、脸颊和下巴轮廓最常改变	最小	通常是门诊患者
去除喉结	跨性别女性	涉及去除喉结及相关组织	最小	门诊患者
声音训练	跨性别男性和跨性别女性	帮助跨性别男性和女性改变他们的声音	无	非手术

的历史作斗争。完善跨性别者的医疗服务既具有挑战性，又能带来回报。精神科医生在帮助有需要的患者时其身份也较为独特，既是治愈者，也是倡导者。

　　展望未来，我们都需要继续了解性别再肯定治疗的方案，鼓励相关的临床研究去进一步理解和完善其临床实践，并尝试改变过去精神科医生给跨性别者留下的不好的印象。

临床要点

- 不同于性（生物属性），性别（社会属性）应该被认为是一个连续体，有无数种可能的表现形式。
- 多样性别群体面临的最大问题之一是无法获得相应的性别肯定治疗。
- 性别专家认为，跨性别人群的自杀风险增加主要是因为其作为少数群体面临的压力所致。
- 变性不是一个全或无的过程；人们可以选择最适合他们的改变（如果有的话）。
- 性激素治疗带来的变化常缓慢发生，持续数月至数年。

参考文献

扫码见参考文献

附录：术语表

雌雄间性　兼具男性和女性特质的；介于两者之间。

双性人　在心理上认为自己是两性兼具，并且可能在两性之间来回游走的个体。

顺性别者　对自己性别认同与出生时所分配的性别一致的个体。

FtM　出生时被分配为女性但自认为是男性的个体。又称跨性别男性。

性别二元论　只有两种性别的观点：男性和女性。

多样性别　典型的性别二元论之外的性别范围。

性别表达　一个人如何向外部世界展现自己性别。

性别流体　在性别谱系中移动的能力。

性别认同　一个人如何在脑海中识别自己的性别。

性别不一致　一个总称，通常指个体不属于典型的性别二元论。

雌雄不明者　与跨性别者不同；是指出生时第一性征不明确的个体。

MtF　出生时被分配为男性但自认为是女性的个体。又称跨性别女性。

通过（passing）　一个关于多样性别人群的术语，指他们被接受或被认为是顺性别者的能力（可以有正面和负面的含义）。

性少数群体　这是女同性恋、男同性恋、双性恋和跨性别者群体可能用来描述自己的术语。

出生性别/分配性别　依据外生殖器被分配为男性或女性。

跨性别者　一个总称，通常用来指那些不再认同自己出生时的社会性别/生物性别的人。

跨性别男性　出生时被分配为女性但自认为是男性的人。又称 FtM。

变性　一个有点过时的术语，是指做过某种性别肯定手术的人。

易装癖者　不同于跨性别者；通常指为了性快感而打扮成异性的人。

跨性别女性　出生时被分配为男性但自认为是女性的人。又称 MtF。

第 23 章

破坏性、冲动控制和品行障碍

Bonnie P. Taylor，Danya Schlussel，Eric Hollander
时杰　孟适秋　孙艳　译　王高华　审校

DSM-5（American Psychiatric Association 2013）中破坏性、冲动控制和品行障碍的诊断分类将具有冲动行为、攻击性和病态性违规等表现的相关障碍归为一类。利用谱系方法来描述具有重叠症状表现的相关障碍可以很容易地将许多由冲动、攻击和违规行为定义的障碍和情况概念化（表 23-1）。这些障碍可见于DSM-5 的正式类别和"其他特定的"和"非特定的"情况中，包括 ADHD、反社会型人格障碍和边缘型人格障碍、物质和酒精使用障碍、暴食和神经性贪食、双相障碍及相关障碍、性欲倒错障碍、抓痕（皮肤搔抓）障碍、网络游戏成瘾，以及以去抑制行为为特征的神经认知障碍。临床医生应意识到，具有冲动 / 攻击行为的个体可能确实存在一种或多种相关情况或共病障碍，导致其产生冲动 / 攻击行为模式。

对立违抗性障碍

定义和诊断标准

对立违抗性障碍（ODD）的显著特征是持续至少 6 个月的敌对、愤怒、争辩和对抗行为的模式。虽然这些行为在所有儿童中都会时不时地出现，但与同龄和相同发育水平的儿童相比，在患有 ODD 的儿童中这些行为表现得更加持久和频繁，而且重要的是，这些行为会对患者的社会功能和（或）教育或职业活动造成相当严重的损害。

从本质上讲，患有 ODD 的儿童经常会与权威者发生冲突，抗拒指导、质疑规则、固执且不愿妥协。他们可能会不断地挑战底线，并故意忽视和（或）惹恼他人。此外，他们可能表现得易激惹，将自己的错误或不当行为归咎于他人，并在心烦意乱时变得充满

恶意、试图报复和（或）在言语上有攻击性。患有 ODD 的儿童认为，他们的行为是对非理性要求或不公平环境的合理反应，因此他们认为自己的行为比周围的其他人（如家人、老师和同龄人）更不易令人烦忧和苦恼。

DSM-5 根据 ODD 的症状是否有情绪成分（如愤怒、易激惹、怀恨行为）、行为元素（如争辩、对抗行为）或恶意 / 报复模式对其进行分类。这种分类结构是基于表明这三类均有独特的预测结果的经验性发现。具体来说，ODD 的情绪症状（愤怒和易激惹）与将来心境障碍和焦虑障碍的发展有关，顽固性症状（如争辩和对抗）预示患者后续被诊断为 ADHD 的可能性增大，而恶意或报复行为（如攻击性）与诊断品行障碍和其他不良行为的风险增加有关（Rowe et al. 2010；Stringaris and Goodman 2009）。为了符合 DSM-5 的 ODD 标准，儿童必须在与至少一个人（非亲兄弟姐妹）的互动中表现出至少 4 种症状（情绪、行为、报复或组合模式），并且这些症状的持续时间和频率超出该个体同年龄或发育水平的正常范围。例如，对于 5 岁以下的儿童，其情绪和行为类别的症状应出现在至少 6 个月内的大多数时间里。相比之下，对于 5 岁以上的儿童，这种行为的发生频率可能较低，即每周至少 1 次且持续至少 6 个月。无论年龄多大，如果存在恶意 / 报复行为，必须在 6 个月内至少发生 2 次。

须注意，ODD 患者的行为特征会首先在家里表现出来，并随着时间推移逐渐发展到多种场合。由于这些行为的普遍性，其不仅会影响与家庭成员间的关系，而且对与老师、同龄人及社区其他人的关系也会产生负面影响。事实上，当多人（如家人和老师）报告相关症状时，患儿的疾病严重程度会更高（American Psychiatric Association 2012）。DSM-5 以这

表 23-1 破坏性、冲动控制和品行障碍及相关的情绪障碍和（或）行为障碍

DSM-5 中的障碍
神经发育障碍
　　注意缺陷多动障碍
双相障碍及相关障碍
破坏性、冲动控制和品行障碍
　　对立违抗性障碍
　　间歇性暴发性障碍
　　品行障碍
　　反社会型人格障碍
　　病理性纵火
　　偷窃癖
　　其他特定的和非特定的破坏性、冲动控制及品行障碍
强迫症及相关障碍
　　囤积障碍
　　拔毛症（拔毛障碍）
　　抓痕（皮肤搔抓）障碍
喂食及进食障碍
　　暴食
　　神经性贪食
物质相关使用障碍及成瘾
　　病理性赌博
人格障碍
　　边缘型人格障碍
性欲倒错障碍
　　窥阴癖
　　露阴癖
　　摩擦癖
　　性受虐癖
　　性施虐癖
　　恋童癖
　　恋物癖
　　异装癖
　　其他非特定的性欲倒错障碍
需进一步研究的状况
　　网络游戏障碍
　　非自杀性自伤
其他冲动障碍
冲动-强迫性性障碍
冲动-强迫性购物障碍
神经认知障碍伴行为障碍

些症状的跨情境性为指导，根据对立行为发生的场合数量，提出了 ODD 严重程度指数。若儿童仅在 1 种场合表现出至少 4 种症状，则为"轻度"，而被判定为"重度"的儿童同样可能只表现出 4 种症状，但这些症状出现在 3 种或 3 种以上场合。

流行病学

ODD 的终生患病率为 3.3% ～ 11%（Canino et

al. 2010）。美国国家共病调查复核对使用 DSM-Ⅳ中 ODD 诊断标准的成年人进行了回顾性研究（American Psychiatric Association 1994），与先前调查结果一致，ODD 终生患病率为 10.2%，其中男性患病率（11.2%）高于女性（9.2%）（Nock et al. 2007）。近期的一项 meta 分析发现，在童年中期，男孩 ODD 的患病率高于女孩（Demmer et al. 2017），但这种性别差异在青春期后似乎趋于平衡（Loeber et al. 2000）。

共病

ODD 最常见的共病障碍为 ADHD，其共病率高达 39%（Speltz et al. 1999）。研究发现，与仅患有 ODD 的儿童相比，ODD 共病 ADHD 的儿童表现出更多的情绪冲动和更严重的执行功能缺陷（Ezpeleta and Granero 2015）。其他常见的 ODD 共病包括焦虑和抑郁障碍（Angold et al. 1999）。学习障碍和沟通障碍也与 ODD 有关。

由于 ODD 和品行障碍的特征相似，ODD 是否可与品行障碍同时出现一直饱受争议。例如，这两种障碍都表现出极其负面的行为，包括不服从、愤怒、违抗、叛逆和怨恨的行为。然而，ODD 与品行障碍也存在不同之处，患有品行障碍的儿童会违反社会规范并侵犯他人权利，导致攻击行为，可能对人或动物造成躯体伤害和（或）故意破坏财产。表 23-2 列举了 ODD 和品行障碍在行为特征、发病年龄和特异性指标方面的异同点。可以看出，ODD 比品行障碍的发病年龄更小，事实上，ODD 通常是患者在年龄较大时被诊断为品行障碍的先兆。DSM-5 中允许一个患者同时被诊断为 ODD 和品行障碍，并强调在被诊断为 ODD 与品行障碍共病的患者中，ODD 症状在预测未来临床结果（如抑郁症、焦虑、物质使用、ADHD）的预后价值（American Psychiatric Association 2013）。

发病机制

ODD 被认为是由危险因素、保护性因素、生物因素、环境因素和社会因素共同引起的。在环境因素方面，ODD 与社会经济地位低、双亲婚姻不合、界限设定不一致、家庭凝聚力低以及双亲精神障碍和（或）物质使用障碍相关（Burke et al. 2002）。生物学研究的重点是 ODD 共病其他障碍，如 ADHD 和（或）品行障碍（见品行障碍部分的"发病机制"），而 ODD 的特异性生物学发病机制在很大程度上仍然不得而知。如果要明确无共病的 ODD 的生物学机制，就需要对仅患有 ODD 的儿童进行研究。

表 23-2　DSM-5 中对立违抗性障碍与品行障碍的诊断特点的比较

	对立违抗性障碍	品行障碍
发病年龄（岁）	6 ～ 8	9 ～ 17
行为特征	言语争论和性情暴躁的表现如下： 　愤怒 / 易激惹的心境（发脾气、易怒） 　争辩 / 违抗行为（争论、故意惹恼他人、违反规则 / 要求） 　恶意 / 报复	违反社会规范、侵犯他人权利，表现如下： 　攻击人或动物 　破坏财产 　欺诈或盗窃 　严重违反规则
标注	**当前严重程度** 轻度：症状仅限于 1 种场合 中度：部分症状出现在至少 2 种场合 重度：部分症状出现在至少 3 种场合	**当前严重程度** 轻度：症状仅限于 1 种场合 中度：一些症状出现在至少 2 种场合 重度：一些症状出现在至少 3 种场合 **发病类型** 儿童期发生型：10 岁之前 青少年期发生型：10 岁或 10 岁之后 **亲社会情感有限——** 持续表现出至少 2 项下列特征： 缺乏悔意或内疚 冷酷——缺乏共情 对表现缺乏关注 情感表浅或缺失

有关对立违抗性障碍和品行障碍的完整诊断标准请分别参阅 DSM-5 的 p.462-463 和 p.469-471（American Psychiatric Association 2013）

病程

　　ODD 的发病年龄通常为 6 ～ 8 岁，发生在典型的正常对立行为减少后。ODD 的症状发作呈渐进性，在数月甚至数年的过程中逐渐发展。一般来说，症状首先出现在家庭环境中，然后可能在其他场合和环境中出现。当症状出现在多种场合时，可能会对社会、教育和其他重要功能方面产生严重的负面影响。

　　ODD 症状随时间的稳定性与严重程度相关；此外，ODD 症状的数量越多，后续发展为品行障碍的风险越高。早发型 ODD 同样可被视为品行障碍的前兆，并且是后续被诊断为 ADHD 的危险因素。如果 ODD 患儿的社会经济地位较低，且父母存在物质使用障碍，则其更有可能发展为品行障碍。值得注意的是，虽然 ODD 通常是品行障碍的前身，但绝大多数患有 ODD 的儿童在成年后不会继续发展为品行障碍或出现反社会行为（Loeber et al. 2000）。

治疗

　　应对表现出 ODD 症状的儿童进行全面的评估。由于对立行为在某些发育阶段是正常的，特别是学龄前和青春期，在这些时期考虑诊断 ODD 时应谨慎。同样需要注意的是，由于对立行为通常发生在与熟悉的成年人和同龄人的互动中，在与儿童的临床访谈中可能不会出现 ODD 症状。因此，访谈者可能需要根据家长、老师等的报告做出准确的诊断。

　　在临床评估中，必须通过评估其他障碍才能确定对立行为源于 ODD 而不是其他障碍。例如，患有 ODD 的儿童可能伴有 ADHD，也可能仅患有 ADHD，但由于注意力不集中、冲动和（或）健忘而表现出对立和不合作。同样，发脾气和敌对行为在患有抑郁症和（或）焦虑的幼儿及患有语言障碍的儿童中也很常见，他们可能会因为有效沟通能力受损而感到挫败。如果确定 ODD 共病另一种障碍，则治疗共病障碍将提高 ODD 治疗的效果。

　　通常采用心理干预治疗患有 ODD 的儿童，并针对儿童及其家庭的独特需求进行有效的治疗。循证个体化方法是以认知为基础，旨在培养有效的愤怒管理技能、提高患者解决问题的能力、开发延迟冲动反应的技巧，并改善其社会交往。家庭管理训练用于帮助父母更有效地教育孩子的行为、学习成功的教育技巧，并促进孩子期望行为的发展。

　　在治疗学龄前儿童时，通常建议进行家庭管理训练。有证据表明，诸如美国 "Head Start" 计划和对高危家庭的家访等项目可能会预防学龄前儿童在未来发生对立行为和犯罪行为。当达到学龄时，家庭管理训练和个体认知策略是最常使用的手段。将二者相结合已被证明比单独使用任何一种方法更有效（Kazdin et al. 1992）。基于学校的项目（如旨在抵制同伴的负面影响、减少欺凌和反社会行为的项目）也可能对这一年龄段的患者有效。对于青少年，建议使用基于认知的方法、职业和技能培训以及家庭管理训练。针对青少年的团体治疗可能会产生负面结果，尤其是团体参与者讨论对立行为时（Barlow and Stewart-Brown 2000）。

目前尚未批准任何药物专用于治疗 ODD 症状。尽管如此，药物仍被用于治疗 ODD 患儿的共病障碍（如 ADHD、抑郁症、焦虑），并可能具有改善对立行为的疗效。在这方面有帮助的药物包括兴奋剂（如哌甲酯、右旋安非他明）（Pappadopulos et al. 2006）、托莫西汀、胍法辛、非典型抗精神病药［如阿立哌唑、利培酮（McKinney and Renk 2011）］、丁螺环酮、锂、抗惊厥药（如丙戊酸）和抗抑郁药［如选择性5-羟色胺再摄取抑制剂（SSRI）用于治疗抑郁症和（或）焦虑和（或）冲动］。

间歇性暴发性障碍

定义和诊断标准

间歇性暴发性障碍（IED）的特征为反复的病理性攻击和冲动行为，包括言语攻击（如发脾气、长篇批评性言辞）和（或）对他人、动物或财产的躯体性攻击。DSM-5 将 IED 的诊断标准分为高频率低强度攻击行为（标准 A1）和低频率高强度攻击行为（标准 A2）。标准 A1 是指不会造成躯体伤害或损害（低强度）但经常发生（即每周至少 2 次，持续至少 3 个月）的言语和（或）躯体攻击（高频率）。标准 A2 是指会造成躯体伤害或财产损失的躯体性攻击行为（高强度），但可能较少发生（即在 1 年内至少 3 次）（低频率）。根据 DSM-5，IED 患者倾向于在较长的 A1 发作周期和较短的 A2 发作周期之间循环。无论行为暴发是言语性还是非言语性，或者是否造成躯体性伤害或损伤，IED 患者的所有攻击性发作的潜在触发因素都是缺乏对应激源的冲动控制。值得注意的是，这些冲动性暴发的程度通常与应激源所诱发的预期反应极不相称，这种暴发是非预谋的，并会在职业或人际功能方面造成显著的痛苦和（或）损害。未满 6 岁（或相当的发育水平）的儿童不应考虑诊断 IED；当 6 ～ 18 岁儿童的攻击性暴发作为适应障碍的一部分出现时，不应考虑诊断 IED；如果现有的精神障碍或物质使用可以更好地解释其攻击性行为（任何年龄），不应考虑诊断 IED（American Psychiatric Association 2013）。

流行病学

IED 的终生患病率为 1.0% ～ 7.3%，1 月龄和 12 月龄的患病率较低，分别为 1.6% 和 3.9%（Coccaro et al. 2004；Scott et al. 2016）。终身 IED 被广泛定义为 3 次或 3 次以上的终身攻击，但在 1 年中不超过 3 次攻击。IED 在青少年中很普遍，7.8% 的受访青少年报告终身患有 IED，63.3% 的青少年报告有终身愤怒攻击行为，涉及财产破坏、威胁或暴力行为（McLaughlin et al. 2012）。

与终身 IED 相关的社会人口学因素包括男性、年轻、失业、离婚或分居，以及受教育程度低（Scott et al. 2016）。IED 的中位发病年龄为 17 岁（Scott et al. 2016）。男性的发病年龄通常小于女性，但总体而言，女性患 IED 的可能性与男性相同（Coccaro et al. 2005）。

共病

约 64% 的 IED 患者符合至少 1 种共病精神障碍的诊断标准（McLaughlin et al. 2012），而抑郁障碍和焦虑障碍是最常发生的共病障碍（Scott et al. 2016）。IED 与社交恐惧症、其他冲动-控制性障碍（ICD）和暴食也有很强的相关性（Jennings et al. 2017；Kessler et al. 2006；McLaughlin et al. 2012）。近期对美国国家共病调查复核的一项分析发现，在物质使用障碍（SUD）患者中，患有 IED 的成年人比未患有 IED 的成人更多（Coccaro et al. 2017）。此外，研究发现 IED 通常发生在 SUD 之前，表明 IED 患者罹患 SUD 的风险增加。

发病机制

家庭与双胞胎研究

IED 先证者的亲属患 IED 的风险会增加。此外，有频繁低强度攻击性暴发的儿童的一级亲属更有可能发生 IED（Coccaro et al. 2010）。研究发现，与其他精神障碍患者相比，IED 患者在童年时期有创伤经历（包括躯体和情感）的情况更为常见，而且这种经历可能导致 IED 的发展（Coccaro et al. 2012）。

生物相关性

5-羟色胺和多巴胺系统。研究支持 IED 患者存在 5-羟色胺功能改变。例如，与健康受试者相比，IED 患者血小板 5-羟色胺转运体的数量减少，且 5-羟色胺转运体和 5-羟色胺 2A 受体的可用性存在差异（Coccaro et al. 2010a，2010b；Frankle et al. 2005；Rosell et al. 2010）。

精神兴奋剂（如哌甲酯和安非他明）是治疗ADHD的常用药物。然而，关于多巴胺和精神兴奋剂对冲动性和攻击行为共病的影响，还需要更多的研究。

成像和脑定位。 研究表明，额叶纹状体环路参与调节情感性攻击。具体来说，与IED合并边缘型人格障碍的女性患者及健康对照者相比，IED合并边缘型人格障碍的男性患者纹状体的相对葡萄糖代谢降低（Perez-Rodriguez et al. 2012）。研究男性和女性纹状体葡萄糖代谢的差异可能为进一步理解行为攻击提供有前景的途径。

越来越多的数据表明，IED患者的面部情绪识别与杏仁核-眶额叶皮质功能障碍有关。具体来说，IED患者在面对愤怒的面孔时，其杏仁核的激活增强，而眶额叶皮质的激活减弱（Coccaro et al. 2007）。一项使用高分辨率3.0 T结构MRI的研究发现，IED与杏仁核和海马的结构异常及神经元大量损失有关（Coccaro et al. 2015）。研究者指出，这些变化可能与既往磁共振研究中观察到的功能异常和冲动性攻击行为的病理生理学有关（Coccaro et al. 2015, p.80）。

病程

IED起病急，无前驱期。IED在青春期前儿童期出现，在青春期达到高峰，平均发病年龄为12～21岁。其症状发作具有持续性，可以持续多年，也可以在ICD患者一生中以慢性病程存在。与IED相关的严重攻击性暴发可能对患者的生活质量产生恶劣影响（导致对教育、社会和家庭功能、财产的损害和非法活动），进而可能促进其他疾病的发生。

治疗

药物治疗

IED的药物治疗疗效尚不确定，因为IED与其他障碍存在共病。IED与其他以冲动为特征的疾病高度共病，如双相障碍和SUD。如果根据主要症状（即DSM-5标准A1或标准A2）对IED进行分类，未来药物治疗研究中的药物组与安慰剂组可能存在显著的统计学差异（Coccaro et al. 2014）。IED症状的药物治疗概述见表23-3。

SSRI、抗惊厥药、抗精神病药、苯妥英钠、β受体阻滞剂和α₂受体激动剂可能改善IED症状（Dell'Osso et al. 2006）。SSRI具有短期疗效（Dell'Osso et al. 2006），但通常不能对攻击性症状产生长期缓解的效果。神经质和伤害回避等特定性情因素可能是SSRI治疗反应的预测因素（Phan et al. 2011）。

双丙戊酸治疗攻击性具有一定前景，因为它在治疗边缘型人格障碍患者的冲动性攻击方面优于安慰剂（Hollander et al. 2005）。然而，双丙戊酸对没有B类人格障碍或创伤后应激障碍的IED患者没有显著的抗攻击性作用。因此，双丙戊酸可能对具有高度攻击性的人格障碍患者更有效（Hollander et al. 2003, 2005）。

心理治疗

大部分IED患者会寻求情绪治疗（37.7%），其中17.1%的患者是为了管理愤怒（McLaughlin et al. 2012）。关于IED的有效心理治疗的数据很少。缺乏数据部分是由于IED患者的暴力性暴发具备反复无常和不可预测的性质。群体和个体多元认知行为治疗（CBT）项目在易怒特质、敌对思想、愤怒表达、愤怒控制和攻击方面可产生显著的治疗后效果。具体来说，McCloskey等（2008）研究了IED患者的个体与群体CBT，发现两种形式的CBT均能减少攻击性和敌对思想。与候补对照组相比，CBT组在控制愤怒情绪方面也有改善。

品行障碍

定义和诊断标准

无论是住院患者还是门诊患者，品行障碍都是儿童精神科最常见的诊断之一（American Psychiatric Association 2000），关于这种诊断是否被过度使用和

表23-3　IED的药物治疗

治疗	结果
选择性5-羟色胺再摄取抑制剂	
氟西汀（Coccaro et al. 2009）	冲动-攻击行为显著减少；无法可靠地缓解核心症状
抗惊厥药	
丙戊酸（Hollander et al. 2005）	在治疗具有B类人格障碍特征的患者的冲动性攻击方面比安慰剂更有效
苯妥英、卡马西平、丙戊酸（Stanford et al. 2005）	3种药物均能减少冲动性攻击；卡马西平具有延迟效应
抗精神病药	
利培酮（Buitelaar et al. 2001）	改善临床严重程度；利培酮治疗期间的不良反应相对较少

（或）滥用的问题一直存在争议。尽管如此，人们普遍认为对大多数确诊患者的治疗是不合适的。品行障碍是一种持续和反复侵犯他人基本权利或违反与年龄匹配的社会规范的行为模式。DSM-5 将 15 种品行障碍的行为表现分为以下四类：①造成或威胁他人或动物躯体伤害的攻击行为［如欺负他人、发起肢体冲突、使用可能引起躯体伤害的武器、残忍地伤害人或动物、当着受害人的面夺取（抢劫）、强迫他人发生性行为］；②破坏财产（如故意纵火以造成严重损失、蓄意破坏他人财产）；③欺诈或盗窃［如破门闯入他人房屋或汽车、说谎或哄骗他人以获得物品或好处、在不与受害者正面接触的情况下盗窃（如入店行窃和伪造）］；④严重违反规则（如无视父母的规定夜不归宿、长时间不回家、逃学）。个体必须在过去 12 个月内表现出 DSM-5 标准 A 列出的 15 种行为中的至少 3 种（任意类别），且在过去 6 个月内存在至少 1 种行为，才可诊断品行障碍。与其他障碍相同，这些特征性行为一定会导致学业、社会和（或）职业环境中的功能损害。

在 DSM-5 标准中，根据发病年龄定义了两种品行障碍亚型（即儿童期发生型和青少年期发生型；也可以使用"非特定的"亚型）。值得注意的是，这些亚型可以预测未来的预后。例如，儿童期发生型（10 岁以前发病）更有可能维持症状和损害，在成年期仍患有品行障碍。根据 DSM-5，这些儿童通常是男性，可能在儿童早期患有 ODD，并可能共病 ADHD。相比之下，青少年期发生型（10 岁或之后发病）患者有更典型和适当的社会关系，对他人表现出攻击性的倾向更小，且在成年后不太可能患有品行障碍。

品行障碍标注"亲社会情感有限"

在 DSM-5 中，品行障碍的"亲社会情感有限"（WLPE；又称"冷酷无情"）标注是基于患者的以下特征：具有与情感、认知、人格和社会特征相关的特点；相对稳定；与更严重的攻击性、品行问题、不良行为相关；行为治疗的效果较差（Frick and Moffitt 2010）。此外，与没有上述特征的品行障碍患者相比，有这些特征的品行障碍患者接受精神治疗和心理治疗的预后较差（Butler et al. 2011；Vanwoerden et al. 2016）。

在 DSM-5 诊断标准中（American Psychiatric Association 2013，p.470-471），品行障碍患者必须在多种关系和场合中表现出至少 2 项下列特征，且持续至少 1 年，才可诊断 WLPE：

- 缺乏悔意或内疚：做错事时没有不好或内疚的感觉［不包括被逮捕和（或）面临惩罚时］。对自己行为的负性结果缺乏关注或重视。

- 冷酷——缺乏共情：不顾及且不考虑他人的感受。患者被描述为冷血的和（或）冷漠的。
- 不关心表现：不关心自己在学校、工作或其他重要活动中的不良或有问题的表现。个体不付出必要的努力以表现得更好（即使有明确的期待），且通常把自己的不良表现归咎于他人。
- 情感表浅或缺失：不向他人表达或显露情感，除了那些看起来表浅的、不真诚的或表面的方式（如能够快速地"打开"或"关闭"情感，用于表现情感以操纵或恐吓他人）。

在评估个体是否符合 WLPE 的标准时，为了判断这些特征的持久性，需要衡量多个信息来源［如自我报告以及家庭成员、老师和（或）同伴的报告］。

流行病学

基于所研究的人群类型和使用的诊断标准，普通人群中品行障碍的患病率范围很广（< 1% ～ > 10%）（Maughan et al. 2004）。患病率似乎在不同国家和文化中是一致的（Canino et al. 2010）。

虽然品行障碍多见于男性（男女性比例为 2∶1 ～ 4∶1）（Moffitt et al. 2001），但女性的低患病率存有争议，因为它可能反映了在诊断标准中对女性的性别偏见。尽管如此，儿童期发生型品行障碍患者仍以男性为主，它预示着更为糟糕的预后，且症状更多、更严重、更持续。从儿童期到青少年期，男性和女性品行障碍的患病率均有所升高，但男性随年龄呈线性升高，而女性则从青少年期开始迅速升高（Maughan et al. 2004）。

鉴别诊断

品行诊断的鉴别诊断包括 ODD、ADHD、心境障碍和适应障碍（伴行为紊乱或伴有混合性情绪和行为紊乱）（American Psychiatric Association 2013）。

共病

由于品行障碍通常与其他精神障碍共病，因此进一步导致品行障碍流行病学数据的模糊性。男性共病率高于女性（Maughan et al. 2004），常与 ODD 或 ADHD 共病，且预后较差。品行障碍也常与情绪症状和焦虑症状、认知障碍和 SUD 共病。

发病机制

生物学、心理学和社会学因素的相互作用被认为是品行障碍发展的原因。儿童期发生型品行障碍持续且普遍，其遗传性更强，病程更严重且持久，在成年期更可能发展为反社会型人格障碍（Moffitt 2005）。寄养子和双胞胎研究表明，环境和遗传因素都会影响品行障碍。如果养父母或亲生父母有反社会型人格障碍或精神病、有不正常的母亲看护或有亲兄弟姐妹被诊断为品行障碍，则患品行障碍的风险增加。品行障碍可能在亲生父母被诊断为心境障碍、精神分裂症、酒精依赖、ADHD 或品行障碍的儿童中更为常见（American Psychiatric Association 1994；Moffitt 2005）。环境因素、社会经济地位低、父母精神病性症状程度高、父母冲突程度高、父亲不在身边、家庭规模大、民族或文化利益少，都会增加出现品行问题的风险。

研究确定了与品行障碍相关表型有关的候选基因 [如 γ - 氨基丁酸 A 受体 α2（GABRA2）、单胺氧化酶 A（MAOA）、精氨酸血管升压素受体 1A（AVPR1A）]，但并非所有发现都可重复（Salvatore and Dick 2018）。研究表明，品行障碍、ODD 和 ADHD 的高频共病是由于有共同的遗传因素，但这一观点仍然存在争议，因为每种疾病都存在其特异性的遗传因素。遗传学研究表明，品行障碍中约 1/2 的遗传因素为特异性，另 1/2 则在其他障碍中也很常见（Lahey et al. 2011）。可能导致品行障碍且与反社会型人格因素相关的特征（因此很可能有基因关联）包括注意力不集中、攻击性、冲动和猎奇。童年品行问题同样与 5- 羟色胺 1B 型受体、5- 羟色胺转运体以及肾上腺素能相关的特定基因有关。此外，5- 羟色胺功能成分异常常见于难以控制冲动和攻击行为的个体。

激素水平和攻击性之间的关系尚不清楚，因为该领域的研究相对较少。尽管较高水平的睾酮与男孩在越轨同伴群体中攻击性增加有关，但在非越轨同伴群体中，睾酮水平升高与男孩的领导力水平更高有关（Rowe et al. 2004）。

在现有的少量神经影像学文献中，颞叶和额叶异常可能与品行障碍相关。事件相关电位研究表明，当患有品行障碍的儿童在进行执行功能任务时，前部脑区的 P300 振幅会降低（Bauer and Hesselbrock 2003）。fMRI 结果显示，患有品行障碍的儿童的前扣带回对情绪刺激的反应较低，这一发现反映了品行障碍患儿缺乏情绪控制。此外，在面对焦虑诱导的情绪刺激时，品行障碍患儿的杏仁核反应性降低（Sterzer et al. 2005）。

一项对品行障碍青少年患者脑结构影像学研究的 meta 分析发现，与发育正常的青少年相比，品行障碍青少年患者的脑岛、杏仁核、额叶皮质、颞叶区域的灰质显著减少（Rogers and De Brito 2016）。此外，

品行障碍青少年患者的额叶白质高信号（Kruesi et al. 2004）。Smaragdi（2017）等发现，与对照组受试者相比（要求性别、年龄、青春期状态均匹配），患有品行障碍的男性与女性缘上回皮质厚度存在差异，男性皮质厚度较低，女性皮质厚度较高。神经心理学研究结果表明，品行障碍患儿的情感处理能力和执行功能较差，这与大脑颞叶和额叶区域的结构和功能变化相关。这些结果的可靠性以及预测效力亟待进一步研究证实。

病程

尽管品行障碍患者多数在童年中期和青少年中期首次出现明显的症状发作，但在学龄前阶段也可能首次出现症状发作，而 17 岁之后首次症状发作很少见。

品行障碍的病程无法预测。尽管品行障碍的行为症状通常会在成年期减轻，但发病年龄较小、攻击的频率较高及症状发作较频繁均与患者转为慢性发作独立相关，且均能增加发展为反社会型人格障碍和 SUD 的风险。ODD 主要在 10 岁前发病，通常是儿童期发生型品行障碍的前兆（Pardini et al. 2010）。

约 40% 被诊断为品行障碍的儿童在成年后发展为反社会型人格障碍，且在 15 岁前出现 SUD 的风险更高，也更有可能生活在极度贫困中和被寄养（Robins end Ratcliff 1978）。此外，品行障碍患者在一生中出现情绪障碍、焦虑及躯体症状障碍的风险更高（American Psychiatric Association 2013）。那些被归类为具有心理"复原力"的品行障碍患儿（即高智商、头胎、原生家庭和谐且成员少）在治疗后可能有更好的反应，青少年期发生型品行障碍患儿同样如此。

在临床环境中，常通过对品行障碍患儿家族史的评估来提高对其预后的判断效力。通过对家族史的评估可以更好地预测品行障碍的严重程度、患儿发展为其他疾病（如 ADHD）的风险，以及患儿（和家庭）对治疗的反应。家族史能反映遗传学因素和父母环境因素，其在儿童的行为发展中发挥着重要的作用。例如，与青少年期发生型患者相比，儿童期发生型品行障碍患者亲属中有违法犯罪史者的比例更高（Taylor et al. 2000）。此外，研究表明既往被诊断为品行障碍的父母通常表现出教养不足和家庭环境混乱。

治疗

可能是由于诊断的非特异性，品行障碍的治疗方法多种多样，包括心理治疗和（或）药物治疗。品行障碍干预措施的多样性也反映了其诊断的模糊性。对品行障碍相关心理社会因素的理解与认识，以及对社

区现有资源的了解将有助于指导临床医生选择合适的治疗方法。

识别和治疗品行障碍共病的精神障碍十分重要。父母的参与才能使品行障碍的干预达到最好效果。但是，如果品行障碍患儿的父母具有反社会的特征，则很有可能选择终止治疗。目前证据支持的 3 种主要治疗形式包括：父母管理训练、问题解决技能训练和多系统综合治疗（Farmer et al. 2002）。父母管理训练旨在指导个体采取正确的人际交往方法，鼓励积极的人际行为，阻止消极的或反社会的人际行为。这种训练教会患儿平衡消极后果和正性强化两方面的作用。问题解决技能训练的核心在于基于认知的方法，通过使用角色扮演和角色塑造来帮助患儿提高发现和处理潜在困难的能力。在合并执行功能缺陷和 ADHD 的患者中处理这些症状可能具有一定困难，这种情况下更强调正确评估、管理和治疗共病的必要性。年龄较大的儿童治疗成功的概率更大。多系统综合治疗通过尽可能利用个体环境中的资源（包括家庭、学校、同伴和其他社区资源），从而使积极的相互作用最大化。多系统综合治疗可根据个人的需求制定个性化治疗。多系统综合治疗对品行障碍患者的疗效十分显著，但由于涉及多个系统，导致该治疗价格昂贵且难以重复。一项评估非药物治疗对品行障碍疗效的综述和 meta 分析发现，在患有品行障碍的儿童中，非药物治疗对降低父母、教师和观察者所评定的品行障碍的疗效甚微（Bakker et al. 2017）。

药理学干预主要针对具有破坏性的行为和症状。然而，由于品行障碍的症状缺乏特异性，因此尚无明确的可重复性结果。在品行障碍的症状中，药理学干预最适用的症状是冲动、多动、攻击性和情绪症状。抗抑郁药、心境稳定剂、兴奋剂、抗精神病药、抗惊厥药和肾上腺素能药等对品行障碍均有一定的疗效，但仍需要更进一步的研究。然而，药物治疗的益处是由于品行障碍本身症状的改善还是由于共病精神疾病症状的改善仍很难区分。

反社会型人格障碍

由于反社会型人格障碍与品行障碍密切相关，在 DSM-5 中，"人格障碍"和"破坏性、冲动控制及品行障碍"章节中均有反社会型人格障碍。DSM-5 中反社会型人格障碍的诊断标准及关于该障碍的更多细节，请参见 DSM-5 "人格障碍"（American Psychiatric Association 2013；或参见本书第 26 章）。

病理性纵火（纵火狂）

定义和诊断标准

病理性纵火的主要特征是在多个场合实施多次蓄意地、有目的地纵火。除了这种标志性行为外，DSM-5 诊断标准中还要求个体在纵火前必须感到紧张或情感唤起；对火感到着迷；在纵火、目睹放火或参与火灾善后工作时，感到愉悦、满足或解脱。同时，其纵火的目的不能是获取金钱收益，不能作为表达社会政治意识形态或愤怒的一种方式，或为了隐瞒犯罪活动，也不能是为了改善自己的生活环境。此外，纵火不能是对妄想或幻觉的反应，不能是由判断力受损所导致，也不能归因于躁狂发作或其他障碍。病理性纵火患者通常是"观火者"，可能会报假火警，并能从周围与火有关的人和物品（如消防员和消防设备）中获得乐趣。在诊断病理性纵火时，须鉴别排除品行障碍、躁狂发作、反社会型人格障碍和（或）神经认知障碍或智力残疾。

由于病理性纵火是一种十分罕见的疾病，目前仍缺乏对其特异性临床特征的研究（Grant and Won Kim 2007）。有研究指出，仅有 3% ~ 6% 的精神科住院患者符合病理性纵火的诊断标准（Palermo 2015）。对该领域的研究主要集中于放火行为和纵火罪（即由放火引起的犯罪），而不是对病理性纵火的精神科诊断。因此，许多研究由于抽样范围太广（即对普通人群进行调查询问放火史）或太窄（即只关注因纵火罪而被监禁或收容的人群）而存在偏差。

青少年放火者的数量远超过成年放火者。他们对于火的好奇心和尝试通常从 6 岁开始，随着年龄的增长，在某些危险因素和动机的作用下，发生放火行为的频率逐渐增高。在青少年放火者中，男性放火者多于女性，男性放火者的数量约是女性放火者的 3 倍（Lambie et al. 2013）。放火与躯体虐待史、性虐待史、SUD、家庭功能障碍及敌对型人格或冲动型人格特质有关（MacKay et al. 2009）。

在美国、英国和澳大利亚，青少年在纵火罪犯中占据很高的比例（分别为 45%、40% 和 55.6%），纵火罪再犯率也很高（Lambie and Randell 2011；MacKay et al. 2009）。童年期放火行为是成年纵火罪最强的危险因素之一，且与精神病理学显著相关。在男孩和女孩中，反社会行为和物质滥用与放火的相关性最强，男性放火者还表现出多动、寻求刺激和虐待动物等外化行为问题，而女性放火者则表现出焦虑和抑郁等内化行为问题。此外，吸烟被证明与儿童和青少年的放火行为高度相关，这可能是因为接触点火工具或对其感兴趣会增加不正当的放火行为（MacKay et al. 2009）。

成年人放火行为和纵火罪之间的相关性与青少年类似。一项对美国全国酒精和相关疾病流行病学调查的分析结果发现，放火的终生患病率在男性中为 1.7%，在女性中为 0.4%，且放火行为与各种暴力和非暴力反社会行为有关（Lambie et al. 2013）。研究表明，男性和女性放火者中反社会型人格障碍、酒精和药物使用障碍、重度抑郁症、病理性赌博、烟草使用障碍、双相障碍和强迫症的发病率均较高（Hoertel et al. 2011）。出于此原因，一些研究者建议，从广泛的反社会行为的角度能更好地理解放火行为，而不是将其作为一个孤立的疾病（Lambie et al. 2013）。

纵火犯与放火者的很多行为特征相似。有限的调查信息显示，绝大多数纵火犯通常成长于破碎的家庭，受教育程度较低，且有精神疾病史或心理治疗史。与非纵火犯相比，纵火犯难以控制冲动情绪，具有较严重的酗酒问题，且被诊断重性精神病性障碍的可能性较小。纵火的动机范围包括从妄想到报复或财产损失再到放火引起的兴奋。单次纵火行为的背后可能有多种动机。一项针对 25 例纵火犯的研究表明，52% 的动机来自妄想，36% 来自报复的欲望，12% 来自性兴奋（Labree et al. 2010）。据推测，由性兴奋导致的纵火犯罪的比例可能会更高，因为纵火犯可能以妄想为借口而不承认这种动机（Labree et al. 2010）。

流行病学

一项针对有纵火惯犯前科的芬兰男性罪犯的研究发现，在 90 例纵火惯犯中，有 12 例符合 DSM-Ⅳ-TR（American Psychiatric Association 2000）的病理性纵火诊断标准（Lindberg et al. 2005）。这 12 例中有 9 例在纵火期间出现急性酒精中毒，根据 DSM 的标准，他们不能被诊断为病理性纵火，这表明"真正"病理性纵火的比例应为 3.3%。3 例符合"真正"病理性纵火标准的男性报告，他们在放火前经历了紧张或情感唤起，随后经历了愉悦和释放，同时对火充满向往和兴趣。此外，他们也都是志愿消防员。饮酒与放火具有很强的关联性，具体来说，酒精中毒与病理性纵火之间存在显著相关性，提示 DSM-5 诊断标准中要求纵火不是物质中毒造成判断力受损的结果这一前提可能需要重新考虑。

病理性纵火罕见的一个可能的解释是流行病学抽样中的误差，因为对病理性纵火的研究通常集中在犯罪人群中的病理性纵火患者，这样会把未犯罪的放火者排除在样本之外。对广泛的人群样本进行抽样的大型流行病学研究常由于提出的问题不够具体（没有提出针对动机或频率的问题，如"你是否曾经在你生活的任意时间故意放火？"）而无法确切判断病理性纵火的发病率。对非犯罪临床样本的研究发现，其病理性纵火的发病率高于犯罪人群。例如，一项针对 107 例抑郁症患者的研究发现，其中 3 例（2.8%）符合病理性纵火的标准（Lejoyeux 2002）。同样，对患有偷窃癖（McElroy et al. 1991）和强迫性购物（McElroy et al. 1994）的个体研究发现，病理性纵火的终生患病率分别为 15% 和 10%。据推测，在 ICD 患者的一生中，一种冲动障碍可能会转变为另一种冲动障碍（Grant and Won Kim 2007）。

Grant 和 Won Kim（2007）在 21 例患有病理性纵火的成人和青少年的研究样本中发现，21.4% 的成年人和 100% 的青少年是女性，这与其他发现女性放火和纵火发生率较低的研究相反。在这项研究中，病理性纵火的平均发病年龄为 18.1（±5.8）岁，诊断为病理性纵火的平均持续时间为 5.6（±4.5）年。另一项对 102 例因各种疾病相继入院接受精神病住院治疗的青少年进行 ICD 筛查的研究也发现，青少年女性（12.5%）的病理性纵火患病率高于青少年男性（0%）（Grant et al. 2007）。一项针对监狱罪犯群体中女性和男性放火者差异的研究发现，女性放火者比男性放火者更容易抑郁，并更有可能具有内部控制点（Alleyne et al. 2016）。

共病

病理性纵火与重度抑郁症、SUD（包括酗酒）、其他 ICD 高度共病［共病率分别为 47.6%（Lejoyeux et al. 2002）、33.3%（Schreiber et al. 2011）和 66.7%（Schreiber et al. 2011）］。此外，放火常与双相障碍及其他破坏性障碍、冲动控制障碍和品行障碍同时出现（Grant and Won Kim 2007）。

发病机制

与其他领域一样，病理性纵火的病因学尚未进行大量的研究；然而，病理性纵火与偷窃癖和 DSM-Ⅳ 诊断的病理性赌博的高共病率支持病理性纵火和其他 ICD 相关的假设，这可能提示它们的病因学存在相似性。研究发现，ICD 患者（包括病理性纵火及酒精使用障碍患者）中脑脊液单胺代谢产物水平较低（Williams and Potenza 2008）。酗酒的男性放火者脑脊液中 5- 羟基吲哚乙酸（5-hydroxyindoleacetic acid, 5-HIAA）和高香草酸（homovanillic acid, HVA）浓度较低、有父系暴力和酒精滥用的家族史，且在酗酒的男性放火惯犯中也发现脑脊液 5-HIAA 和 3- 甲氧基 -4-

羟基苯乙二醇（3-methoxy-4-hydroxy-phenylglycol, MHPG）浓度较低，并有父爱缺乏的家族史（Virkkunen et al. 1996）。影像学研究显示，放火者和病理性纵火患者左侧额叶下部血流灌注不足且存在额叶功能障碍（Grant 2006a；Tyler and Gannon 2012），其中还包括1 例突发放火行为伴有腔隙性脑卒中的病例（Bosshart and Capek 2011）。

儿童期受虐史与各种精神病理学和不良预后密切相关。与没有受虐史的儿童相比，受虐儿童放火的次数更多，对火有更强烈的好奇心，并有更多的情绪和行为问题（Root et al. 2008）。对火正常的好奇心和过度的好奇心之间的区别并不明显，而对火过度感兴趣可能会逐步发展为纯粹的病理性纵火。患有病理性纵火的女性通常有自伤和社会心理创伤史，而放火可能是取代攻击行为和发泄愤怒并提高自尊的一种行为方式。

病程

病理性纵火通常起病于青春期后期或成年早期。值得注意的是，很少有研究将儿童期放火和冲动行为与青春期和成年期诊断为病理性纵火联系起来。尽管目前尚不清楚病理性纵火的纵向病程，但如果不进行治疗，病理性纵火的病程似乎呈慢性。研究发现，青少年的放火行为对精神分裂症有预测作用（Thomson et al. 2017）。许多病理性纵火患者并没有将纵火付诸行动，而是在家中或院子里进行可控的放火行为；然而，报道表明，随着时间的推移，他们放火的冲动会增加，放火行为的间隔时间会减少（Grant and Won Kim 2007）。这些尚且可以控制的放火行为可能会导致纵火，但需要进一步研究（Grant and Won Kim 2007）。

治疗

与其他 ICD 一样，目前尚无针对病理性纵火患者的对照治疗研究，FDA 尚未批准任何用于治疗ICD 的药物。研究表明，与病理性纵火现象相关的ICD（如偷窃癖）患者使用阿片类拮抗剂（包括纳曲酮）可获益。托吡酯、艾司西酞普兰、舍曲林、氟西汀和锂已被证明在个别病理性纵火病例中具有一定疗效（Grant and Won Kim 2007）。在一项针对有 8 个月病理性纵火病史的 18 岁男性的病例研究中（Grant 2006a），该患者对纵火的欲望和强烈程度不断增加，对其同时进行托吡酯药物治疗和 CBT，3 周后观察到患者的放火冲动减少，且这种减少在 12 个月后仍可观察到。另一项针对儿童放火者的研究中，对 CBT 和消防安全教育两种干预措施进行比较，结果发现，

两组儿童火柴游戏、纵火事件和对火灾的总体兴趣均有所减少（Kolko 2001）。在 2006 年进行的一项随访研究验证了这一结果，由此表明消防安全教育和 CBT 对儿童放火者的治疗具有十分重要的作用（Kolko et al. 2006）。2015 年，一项使用 CBT 放火干预措施治疗英国监狱中的放火者的研究报告显示，CBT 成功地减少了患者与放火相关的关键心理因素（Gannon et al. 2015）。更多的研究关注了对放火者进行消防安全干预，其理论基础是教授火灾知识和消防安全技能可促使患者对放火的兴趣降低，并增加其他消防安全行为（Lambie and Randell 2011）。加拿大多伦多儿童纵火预防计划是一个通过广泛采用精神健康方法预防儿童纵火的例子，尽管这项计划仍需要进一步评估。总之，无论是对病理性纵火成年患者进行 CBT 和药物治疗，还是对具有高风险的儿童放火者进行 CBT 和消防安全干预，联合治疗用于这种 ICD 的管理似乎都具有强有力的证据基础。

偷窃癖

定义和诊断标准

偷窃癖相关的实证研究较少，因而人们对其知之甚少。偷窃癖的决定性特征是无法抵抗反复偷窃特定物品的冲动，且所窃取的是自身不需要或不具有金钱价值的物品（American Psychiatric Association 2013）。与病理性纵火一样，满足 DSM-5 偷窃癖诊断标准的个体需要在行窃前紧张感增加，并在偷窃时感到愉悦、满足或解脱。此外，偷窃不是为了表达愤怒或进行复仇，也不是对妄想或幻觉的反应，也不能用品行障碍、躁狂发作或反社会型人格障碍来解释。

在临床中，偷窃癖可能会受到严厉的社会惩罚，如果不及时发现和治疗，可能会导致终生的慢性和衰弱性疾病。偷窃癖患者几乎总是支付得起被盗物品，这些物品通常会被送走、囤积、藏匿、丢弃或秘密归还。正是由于被盗物品无意义，以及盗窃的目的是缓解症状而不是个人利益这一事实，使得偷窃癖可以与普通的入店行窃区分开来（Goldman 1991）。通常，偷窃癖患者会对这种情况保密，直到他们因为需要承担法律后果而无法保密时，才会去寻求帮助。

流行病学

偷窃癖在普通人群中的终生患病率为 0.38%～0.6%（Goldman 1991；Odlag and Grant 2010）。然而，许多专家认为该数值可能被低估，因为许多人可能因为对

入店行窃感到尴尬而不报告自己偷窃的症状。虽然尚未对偷窃癖进行全国性的流行病学统计分析，但来源于多个临床样本的报告表明，偷窃癖的患病率较高。如表 23-4 所示，偷窃癖在患有精神病性障碍、焦虑障碍、情绪障碍或物质使用障碍等精神疾病患者中似乎并不少见。

偷窃癖在女性中似乎比在男性中更为普遍，估计女性偷窃癖患者与男性偷窃癖患者的比例为 3∶1（American Psychiatric Association 2013）。据报道，女性在偷窃癖中占主导地位的结果可能存在偏倚，因为法院更有可能要求女性入店行窃者出庭接受精神病学评估，同时女性也更有可能独立地寻求精神病学评估。偷窃癖的严重程度和临床表现在男性和女性之间似乎没有差异（Grant and Kim 2002b；McElroy et al. 1991）。

共病

相较于其他精神障碍，偷窃癖更多与情感障碍共病。一些研究表明，偷窃癖共病双相障碍的情况最为常见，而另一些研究表明，单相抑郁与偷窃癖的共病率最高。在偷窃癖患者中，共病双相障碍与企图自杀率高密切相关（Odlauget et al. 2012）。研究表明，偷窃癖患者在一生中共病 ICD（20%～46%）、焦虑障碍（60%～80%）、进食障碍（60%）和物质使用障碍（23%～50%）的比例很高。偷窃癖患者共病人格障碍的比例很高，以偏执型（17.9%）、分裂型（10.7%）、边缘型（10.7%）和表演型（18%）人格障碍最常见（Grant 2004；Grant and Kim 2002b；Kim et al. 2017；McElroy et al. 1991）。

发病机制

生物学理论

5- 羟色胺和抑制功能。与正常对照组相比，被诊断为偷窃癖的患者表现出非常高的冒险行为和冲动性。这种差异的基础可能是偷窃癖患者抑制性机制的水平较低。5- 羟色胺和前额叶皮质是被研究最多的抑制性通路。成人的冒险行为（包括病理性赌博、酗酒和纵火）均与 5- 羟色胺浓度低有关。与健康对照组相比，偷窃癖患者的血小板 5- 羟色胺转运体数量减少（Marazziti et al. 2000）。针对药理学疗效的病例研究结果表明，5- 羟色胺再摄取抑制剂（包括 SSRI 和氯丙咪嗪）可减少与偷窃癖相关的冲动行为（Durst et al. 2001）。

多巴胺和奖赏系统缺陷。多巴胺能系统可能通过影响强化和奖赏而影响偷窃症的发病。多巴胺能通路的变化被认为是奖赏寻求行为（如入店行窃）增加的根本原因，其可能触发多巴胺释放并产生愉悦的感觉。中脑皮质边缘系统内多巴胺能神经元通过调整功能和结构适应对奖赏的体验，这通常与内源性 GABA 能和谷氨酸能传入活动同时发生，从而影响伏隔核。因此，先前的奖赏体验可能通过伏隔核内的神经可塑性改变而影响后续的行为。这些变化可能解释了为什么许多偷窃癖患者将入店行窃描述为"一种习惯"，而事先没有感觉到明显的冲动或渴望（Hollander et al. 2008）。

阿片系统：渴求和快感。在许多情况下，与已建立的快感和奖赏体验相关的冲动是偷窃癖的一个内在方面。冲动调节被认为是由大脑 μ 阿片系统所控制，这种调控至少部分是通过中脑边缘通路的多巴胺能神经元和 GABA 中间神经元来实现的（Potenza and Hollander 2002）。此外，研究表明，阿片类拮抗剂纳曲酮可减少偷窃癖和其他 ICD 患者的冲动（Grant et al. 2009）。

因此，反复的偷窃行为可能是由于病理性抑制功能降低和病理性冲动增强之间的失衡；确切地说，反复入店行窃可能是阿片系统间接增强中脑皮质边缘多巴胺通路活性及主要通过 5- 羟色胺影响皮质抑制性过程的结果。

表 23-4　临床样本中偷窃癖的患病率

样本特征	偷窃癖患病率	总样本数
患有各种精神疾病的青少年住院患者（Grant et al. 2007）	8.8%	9/102
患有多种疾病的成年精神病患者（Grant et al. 2005）	7.8%	16/204
患有酒精依赖的住院患者（Lejoyeux et al. 1999）	3.8%	3/79
患有抑郁症的住院患者（Lejoyeux et al. 2002）	3.7%	4/107
厌食症和（或）贪食症患者（Hudson et al. 1983）	28%	25/90
病理性赌博患者（Specker et al. 1995）	5%	2/40
病理性赌博患者（Grant and Kim 2003）	2.1%	2/96

神经影像学。在神经影像学研究中，弥散张量成像结果显示，与健康对照组相比，偷窃癖患者下额叶脑区白质微观结构连接性降低，这可能反映了连接边缘区域的神经束与前额叶和丘脑区域的连接异常（Grant et al. 2006）。

心理学理论

有些人推测偷窃癖患者可能是试图通过盗窃这一冒险行为来减轻抑郁情绪。多项报告指出，抗抑郁药不仅可以改善抑郁症状，还可以改善偷窃癖的症状。行为模型可能有助于深入了解该病的发病机制。根据操作性模型，偷窃癖的偷窃行为可通过免费获得物品而得到正性增强，并且由于商店有保安人员，偷窃癖患者周期性地无法入店行窃，导致偷窃行为被间歇性地增强，这些原因使得偷窃癖很难根治。入店行窃也可能引起生理唤醒，生理唤醒又可能反过来进一步强化和维持偷窃行为。

偷窃癖的特征

强迫症（OCD）模型。关于偷窃癖可能属于OCD谱系的论点是基于偷窃癖患者的偷窃行为具有反复性且伴有抑制功能障碍的特征。然而，偷窃癖的其他特征（如寻求刺激）通常与OCD模型相反，因为OCD患者大多会回避危险（Hollander 1993）。此外，关于偷窃癖患者与强迫症的共病率的研究也得出了不一致的结果，偷窃癖患者合并OCD的概率较低。

成瘾模型。越来越多的文献支持将偷窃癖归类为一种"行为成瘾"，而不是一种"冲动障碍"。成瘾和偷窃癖有几个明显的共同特征，包括共病模式、病因和生命轨迹，且成瘾和偷窃癖通常在一生中同时出现（Chamberlain et al. 2016；Kim et al. 2017；Starcevic 2016）。许多偷窃癖患者有被诊断为物质使用障碍的一级亲属（Grant and Potenza 2004）。在行为上，偷窃癖患者会提高对偷窃行为的容忍度，被盗物品的价值会随着时间的推移而增加。在药理学上，使用纳曲酮（一种用于治疗成瘾的药物）治疗偷窃癖患者的研究已经显示出积极的疗效（Grant and Potenza 2004）。

情感谱系模型。支持将偷窃癖纳入情感谱系的研究结果显示，偷窃癖与心境障碍有高共病率（McElroy et al. 1991；Presta et al. 2002）。此外，偷窃症状在共病抑郁症时会被加重，偷窃可能是一种对抗抑郁的行为形式。此外，由于在多项研究中，偷窃癖与双相障碍的共病率较高，因此，有些学者认为偷窃癖是躁狂或亚临床轻躁狂的一种症状表现。

注意缺陷/多动（ADHD）模型。偷窃癖的ADHD模型目前正处于研究的起步阶段。一项研究发现ADHD与偷窃癖有高共病率（Presta et al. 2002）。然而，支持这一发现的验证研究尚未发表。有几个病例报告指出，使用ADHD药物已成功治疗了部分似乎具有注意力不集中和冲动特征的偷窃癖患者。这可能表明有一类偷窃癖在功能上与ADHD有关（Grant 2006b）。

病程

尽管偷窃癖患者可能在儿童早期或成年后期首次发病，但一般来说，偷窃癖的首次症状发作时间通常在青春期（16～20岁）（Grant and Kim 2002b）。然而，女性偷窃癖患者首次接受治疗的平均年龄约为35岁，男性约为50岁（Goldman 1991）。由于青少年和成人偷窃癖的患病率相似，因此未经治疗的偷窃癖可能是以慢性病程为主要特征。目前，描述偷窃癖病程的数据较少，且尚未进行流行病学纵向研究。因此，偷窃癖的预后尚不清楚。已报道的3种特征病程包括：①症状偶尔发作，发作时间短，缓解时间长；②症状偶尔发作，但偷窃期和症状缓解期均延长；③症状有一定程度波动的慢性病程（American Psychiatric Association 2013）。近期的一项研究对有入店行窃相关被捕记录的偷窃癖患者（以DSM-Ⅳ诊断标准作为确诊偷窃癖的依据）和没有被捕记录的偷窃癖患者进行了比较（Blum et al. 2018）。有趣的是，在冲动性量表中，有被捕记录的患者自评的冲动程度更高。在偷窃时间、偷窃频率或整体功能方面，两组之间没有差异。研究者得出结论，偷窃癖患者是否面临法律问题与其症状的严重程度无关，可能与抑制控制能力缺陷有关（Blum et al. 2018）。

治疗

药物治疗

FDA尚未批准任何用于治疗偷窃癖的药物；因此，必须告知患者各种关于治疗偷窃癖药物的超说明书用药以及用药治疗的证据。研究偷窃癖药物治疗的文献仍然有限。

目前，已经进行了两项治疗偷窃癖的药物对照试验。在纳曲酮的双盲、安慰剂对照试验中，与服用安慰剂的人相比，服用纳曲酮的人表现出偷窃癖症状的减少（Grant et al. 2009）。这些发现与纳曲酮开放性试验的结果一致，该试验显示，经纳曲酮治疗后，偷窃癖患者强烈的偷窃欲望及与偷窃相关的想法和行为显著减少（Grant and Kim 2002a）。在艾司西酞普兰的开放性试验随后的双盲停药阶段，最初在开放阶段发现的反应在停药期间没有保持，这表明艾司西酞普兰并未产生真正的药物反应（Koran et al. 2007）。在美金刚（一种 NMDA 受体拮抗剂）的开放性试验中，91% 的偷窃癖患者在接受美金刚治疗后入店行窃的欲望降低，入店行窃的行为减少（Grant et al. 2013）。病例报告和系列病例研究显示去甲替林、SSRI（氟西汀、帕罗西汀、氟伏沙明）、曲唑酮、氯硝西泮、锂、丙戊酸钠和托吡酯对偷窃癖均有积极的治疗效果。

如果偷窃癖既是冲动控制能力缺陷的结果，也是行为抑制功能受损的结果，那么阿片类拮抗剂和抗抑郁药（SSRI）能够在缓解偷窃癖症状和调节行为方面发挥重要作用。因此，纳曲酮可通过减小与偷窃相关的刺激来帮助减少偷窃的欲望和冲动以及实际偷窃行为，从而避免与偷窃行为相关的正性强化。SSRI 还可通过影响与冲动调节不足有关的 5- 羟色胺能系统，有效地减少偷窃癖症状。

对偷窃癖的推荐治疗方法是使用 SSRI 或 5- 羟色胺 – 去甲肾上腺素再摄取抑制剂作为起始治疗，并在合适的持续时间内滴定至适当的剂量。对上述药物治疗无应答或不完全应答时，可以试用纳曲酮或托吡酯。

心理治疗

各种类型的心理治疗方法已被尝试用于治疗偷窃癖。然而，心理治疗偷窃癖的对照试验尚未发表。病例研究报告了心理分析和行为治疗对偷窃癖具有一定疗效，包括暴露与反应预防法、条件化和内隐致敏法、想象脱敏和 CBT。

由于实证研究很少，日后需要通过进一步研究以确定哪种心理治疗或心理治疗与药物联合治疗对偷窃癖最为有效。

其他特定的破坏性、冲动控制及品行障碍

若个体表现出明显的破坏性、冲动控制或品行障碍的症状，且引起社交、职业或其他功能方面具有临床意义的损害，但不符合 DSM-5 对破坏性、冲动控制及品行障碍这一类别中任意一种疾病的诊断标准，则 DSM-5 将其归为 "其他特定的破坏性、冲动控制及品行障碍"。当做出此诊断时，临床医生应说明为什么症状表现未能完全符合特定诊断标准的具体原因（如 "低频率的复发性行为爆发"）。

非特定的破坏性、冲动控制及品行障碍

DSM-5 中非特定的破坏性、冲动控制及品行障碍类别与 "其他特定" 类别相似，因为它涉及的个体具有显著破坏性行为症状和临床损害，但未能完全符合破坏性、冲动控制及品行障碍诊断标准。然而，"非特定" 类别适用于临床医生不愿就个体未达到特定的破坏性、冲动控制及品行障碍这一类别做出具体说明。因此，当没有足够的信息进行更具体的诊断时，可以归为非特定的类别（如在急诊室环境中）。

总结

本章重点讨论了在 DSM-5 中被归入破坏性、冲动控制和品行障碍这一类别的疾病。病理性冲动、违规行为和攻击性行为可能是理解各种精神疾病的关键概念，包括常见的精神障碍（如双相障碍）、人格障碍（如反社会型人格障碍）和 ADHD。制定可靠的诊断标准可以有效地促进对这些疾病的研究，并为揭示这些疾病的患病率、高共病率和发病率及其高额社会成本的流行病学调查提供基础。同时，针对冲动性和攻击性行为的基础研究进展，以及临床研究中的新方法，使人们对这些疾病可能涉及的共同神经环路和神经化学机制有了更多的了解，这反过来也会促进对疾病分类的修订。心理测量学和精神生物学的发展为研究人员对治疗破坏性、冲动控制和品行障碍的各种药物和心理治疗进行随机临床试验提供了很好的支持。然而，这一领域的临床试验仍然相对局限，基于这个原因，FDA 目前尚未批准任何用于治疗这一诊断类别疾病的药物，也尚未建立美国精神病学协会一线或二线治疗的实践指南。临床医生在面对这些疾病时，需要采取灵活的方法，包括采用多模式干预。尽管许多患者可以通过这种方法得到帮助，但还需要进行更多的工作来更充分地揭示这些疾病的精神生物学基础并开发有效的治疗方法。

临床要点

- 了解病理性冲动、攻击性行为和违规行为的概念有助于理解各种精神病性症状和精神障碍。

- 破坏性、冲动控制和品行障碍的患病率很高，并且可能导致严重的残疾和高额医疗费用，但这些障碍很少受到临床医生和研究人员的关注。

- 针对调节冲动性和攻击性的神经环路，以及参与这些环路的基因和蛋白质的研究已取得重大进展。
- 更好地理解冲动、攻击性行为和违规行为以及其他相关概念的精神生物学基础，可能最终会促使我们对这些疾病的分类产生改变。
- 尽管 FDA 没有批准任何药物用于治疗破坏性、冲动控制和品行障碍，但一些随机对照试验已经证明了药物治疗的潜在价值。
- 目前的临床实践强调需要采取综合治疗方法，包括心理治疗和家庭干预。提高这些治疗的有效性仍需要更多的工作。

参考文献

扫码见参考文献

第 24 章

物质相关障碍和成瘾障碍

Jonathan Avery，Tarek Adam，Petros Levounis
时杰 吴萍 王贵彬 译 王高华 审校

物质相关障碍及成瘾障碍很常见，常可致残，并且常与其他精神疾病和躯体疾病同时发生。本章中，我们概述了使用 10 类药物中的部分物质所导致的疾病，以及病理性赌博。病理性赌博已被纳入 DSM-5（American Psychiatric Association 2013）。

诊断

DSM-5 针对表 24-1 中列出的 10 类药物（咖啡因除外）导致的物质使用障碍的诊断提供了详细标准。临床实践中常用的其他术语包括物质依赖、物质滥用（来自旧版 DSM）和物质成瘾。

DSM-5 中对所有物质使用障碍和病理性赌博都有相似的标准，包括要求具备有临床意义的损害或痛苦，以及存在至少 2 种由物质使用导致的躯体、心理或社会后果。该诊断标准强调个体对物质使用的量和持续时间失去控制，并且对获取、使用物质或从其效应中恢复所需的时间失去控制。尽管使用者在社会、职业、娱乐、财务、躯体或心理健康等方面受到损害，但仍然继续使用该物质。对物质效应的耐受使其需要使用更大的量，甚至达到中毒水平。在停止使用或减少用量后，使用者会出现戒断症状（American Psychiatric Association 2013）。

DSM-5 中包括几个标注，用于进一步表征物质使用障碍；这些标注主要与病程（如早期缓解、持续缓解）和严重程度（基于符合的标准数量）有关。对于阿片类药物使用障碍，还有 1 个标注用于指示个体是否正在接受维持治疗。DSM-5 还提供了与物质使用直接相关的临床表现的诊断标准（如中毒和戒断），以及描述性标注。个体还可能发生与 DSM-5 或本章未明确列出的其他物质有关的障碍，这些疾病被归类为其他（或未知）物质相关障碍。此外，虽然 DSM-5 的"物质相关障碍和成瘾障碍"中仅列出了 1 种行为成瘾（即病理性赌博），但也提出了其他行为成瘾，包括在"需要进一步研究的状况"中列出的网络游戏障碍。物质使用也可能引起多种物质 / 药物所致的精神障碍（American Psychiatric Association 2013）。

成瘾的神经生物学和神经环路

成瘾的神经生物学和神经环路很复杂，但对于每种成瘾性物质或行为而言并没有显著差异（表 24-1 和图 24-1）。在最简单的层面上，物质会增加大脑特定区域（如伏隔核）的多巴胺，从而导致个体奖赏环路的改变（Levounis 2016）。然而，我们逐渐认识到许多其他神经递质和大脑区域在物质使用障碍中发挥作用。例如，动物和人类模型已经揭示了不同成瘾阶段的独特环路（Koob and Volkow 2010）。根据 Koob 的模型，成瘾主要针对 3 个大脑系统：

1. 腹侧被盖区和腹侧纹状体，在放纵性大量使用 / 中毒阶段至关重要。
2. 泛杏仁核，负责戒断 / 负性情绪阶段。
3. 最后阶段，专注 / 期待或心理渴求，可能涉及大脑的许多区域，包括眶额皮质-背侧纹状体、前额叶皮质、基底外侧杏仁核、海马、岛叶、扣带回、背外侧前额叶和额下皮质。

病理性赌博被纳入 DSM-5 "物质相关障碍和成瘾障碍"一章中的原因之一是病理性赌博患者的大脑异常与物质使用障碍患者相似。

表 24-1　常用的物质及其作用机制

物质	靶点	主要作用机制
酒精	未确定	通过直接作用或可能通过 GABA 能受体去抑制而增加 DA
咖啡因	腺苷 A_{2A} 受体拮抗剂	通过激活 A_{2A} 受体间接增加谷氨酸释放
大麻	大麻素 CB_1 受体激动剂	通过 GABA 能神经元上的 CB_1 受体，使 VTA 的 DA 神经元去抑制而增加 DA
致幻剂	5-HT$_{2A}$ 受体激动剂（许多其他靶点）	通过刺激 5-HT$_{2A}$ 受体介导致幻作用；直接结合所有 DA 受体亚型，是 DA_1 和 DA_2 受体的部分激动剂
吸入剂	未确定	通过直接刺激 VTA 的 DA 神经元或通过 GABA 和 NMDA 受体增加 DA
阿片类物质（吗啡、海洛因）	μ 受体激动剂	通过 μ 受体使抑制性 GABA 能神经元去抑制而增加 DA 释放
兴奋剂		
甲基苯丙胺 / 苯丙胺	NET/DAT、VMAT2 和 MAO	诱导 NE 和 DA 的突触前释放，逆转转运蛋白
可卡因	DAT/NET/SERT	与突触前单胺转运蛋白结合并阻断其再摄取，从而增加单胺的突触水平
烟草 / 尼古丁	nAChR 激动剂	通过烟碱 β$_2$ 受体增加 VTA 的 DA 神经元放电；通过 VTA 中 GABA 能神经元上的 α$_4$β$_2$ 受体使 DA 神经元去抑制

DA，多巴胺；DAT，多巴胺转运蛋白；GABA，γ- 氨基丁酸；MAO，单胺氧化酶；nAChR，烟碱型乙酰胆碱受体；NE，去甲肾上腺素；NET，去甲肾上腺素转运蛋白；NMDA，N- 甲基 -D- 天冬氨酸；SERT，5- 羟色胺转运蛋白；VMAT2，囊泡单胺转运蛋白 2；VTA，腹侧被盖区
引自 Table 23-4（p. 740）in Kosten TR，Newton TF，De La Garza R，Haile CN："Substance-Related and Addictive Disorders," in The American Psychiatric Publishing Textbook of Psychiatry，Sixth Edition. Edited by Hales RE，Yudofsky SC，Roberts LW. Arlington，VA，American Psychiatric Association，2014，pp.735-814. Copyright 2014，American Psychiatric Association.

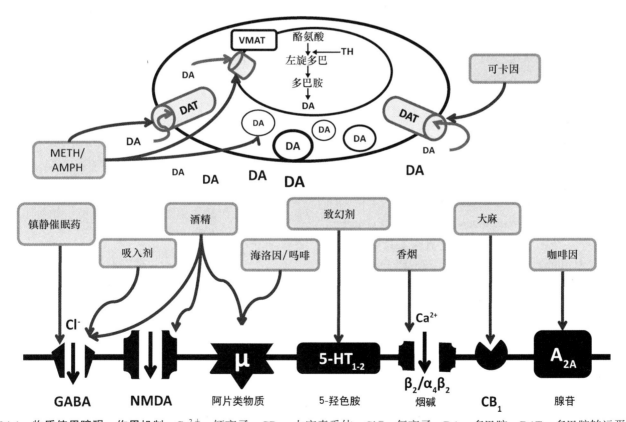

图 24-1　物质使用障碍：作用机制。Ca^{2+}，钙离子；CB_1，大麻素受体；Cl^-，氯离子；DA，多巴胺；DAT，多巴胺转运蛋白；GABA，γ- 氨基丁酸；METH/AMPH，甲基苯丙胺 / 苯丙胺；NMDA，N- 甲基 -D- 天冬氨酸；TH，酪氨酸羟化酶；VMAT，囊泡单胺转运蛋白。引自 Figure 23-1（p. 741）in Kosten TR，Newton TF，De La Garza R，Haile CN："Substance-Related and Addictive Disorders," in The American Psychiatric Publishing Textbook of Psychiatry，Sixth Edition. Edited by Hales RE，Yudofsky SC，Roberts LW. Arlington，VA，American Psychiatric Association，2014，pp.735-814. Copyright 2014，American Psychiatric Association.

流行病学

虽然不同国家和人群的物质使用障碍发生率各有不同，但世界上很少有地区对物质使用障碍免疫，烟草使用是全球可预防死亡的首要原因，而全球疾病负担和伤害的近 5% 是由酒精引起的（World Health Organization 2011）。除烟草外，2015 年美国估计有 2100 万人（占总人口的 7%）在过去 1 年中符合物质使用障碍的标准，其中包括 1600 万酒精使用障碍患者和 800 万非法药物使用障碍患者（Center for Behavioral Health Statistics and Quality 2016）。在过去 20 年中，过量死亡（尤其是由处方药和非法阿片类药物导致的死亡）人数急剧增加；仅在美国，2001—2015 年有超过 50 万人死于药物过量（Humphreys 2017）。病理性赌博的统计数据各不相同，但多项调查显示，在亚洲国家的年轻人中，网络游戏障碍的患病率高达 10% ～ 15%，而在西方国家的年轻人中，患病率为 1% ～ 10%（Saunders et al. 2017）。

评估

方法

当临床医生对可能患有物质相关障碍或成瘾障碍的患者进行访谈时，实事求是且不加评判的方法通常是最有效的（Levounis and Avery 2018）。许多患者因其疾病而受到家人甚至其他医师的污名、歧视和排斥（Avery et al. 2017）。建立信任和安全的关系是治疗的关键部分，应特别注意在与患者的初次接触中建立这种联系。

此外，正如 Prochaska 和 DiClemente（1982）在《行为转变阶段模式》（*Transtheoretical Model of Change*）中所讨论的，患者在不同程度上具有改变其物质使用的动机，但可能并不总是能做好与临床医生交流的准备。表 24-2 列出了 5 个变化阶段。尽管患者可能会依次经历从"预想"到"维持"的变化阶段，但患者通常不遵循这种模式。临床医生治疗的个体经常会

表 24-2 变化阶段

1. 无打算——"我不需要改变。"
2. 打算——"也许将来我会戒掉。"
3. 准备——"我正在考虑尽快改变。"
4. 行动——"我已停止物质使用并计划继续停用。"
5. 维持——"我已经停止物质使用几个月了，我想继续停用。"

引自 Prochaska and DiClemente 1982.

跳过某些阶段或有时恢复到早期阶段。大多数（如果不是全部）患者都对变化持矛盾态度，探索这种矛盾心理是增强其积极性和取得积极成果的关键因素（Levounis and Avery 2018）。

Miller 和 Rollnick（2013）多年来在动机性访谈方面的工作为临床医生帮助患者完成这一过程提供了一种循证医学的方法，当然还存在许多其他策略和方法（参见本章"心理社会治疗"部分）。动机性访谈法的特点是具有同理心和支持性的访谈风格，通过增加个体改变的内在动机，帮助个体探索并解决对改变的矛盾心理。每一次互动（包括评估阶段）的目标是让患者更积极地参与治疗（Levounis and Avery 2018）。

首选家庭参与评估，但通常无法实现。由于物质使用或其他家庭内部人际关系等问题，患者通常与亲人关系紧张。然而，家庭可以成为执行患者治疗计划的重要盟友，在后勤和情感上为患者提供帮助（Olsen and Levounis 2008）。

物质使用史

在记录患者的物质使用史时，临床医生应同时询问合法和非法物质的使用。具体询问每类药物、赌博和其他行为成瘾及可能的来源，如贩毒者、朋友和家人、处方、互联网、草药店和非处方药，可能会得到令人惊讶且有价值的结果。对于每种物质，临床医生应收集以下信息：①使用频率；②使用量；③给药途径；④物质作用的急性反应；⑤使用情况随时间的变化（Levounis and Avery 2018）。

通常还会检视患者物质使用的 5 种后果（Levounis and Avery 2018）：

1. **医学后果**可能包括胃炎、脑病、丙型肝炎、HIV 感染和其他感染（如心内膜炎、脓肿），以及中毒继发性损害。
2. **精神病学后果**可能包括抑郁、焦虑和精神病。区分由物质诱发的精神疾病和原发性精神疾病具有挑战性。
3. **人际关系和家庭后果**可能包括分居或离婚，以及与父母、兄弟姐妹和子女疏远。
4. **财务和职业后果**可能包括破产、失业和失去专业执照。
5. **法律后果**可能包括因毒驾［DUI（driving under the influence）；指违禁药物］或酒驾［DWI（driving while intoxicated）；指酒精］而被捕、监禁、假释或缓刑，以及失去对子女的监护权。

用于评估酒精使用障碍的酒精使用障碍识别测试

（AUDIT）、用于评估其他滥用物质的药物滥用筛查测试（DAST）或类似的筛查工具可能有助于整合评估和正在进行的治疗（Allen et al. 1997；Yudko et al. 2007）。表 24-3 列出了两种常用的酒精使用障碍筛查工具，图 24-2 展示了 AUDIT。

这些筛查工具通常作为 SBIRT［筛查（screening）、短暂干预（brief intervention）和转诊治疗（referral to treatment）］方法的一部分，且临床医生已在许多不同的治疗环境中使用了该方法（Pringle et al. 2017）。SBIRT 提供了一种全面的循证医学方法来识别物质使用模式异常的患者，目的是及早干预并避免不良后果。

既往治疗

一些患者会参加互助小组，如匿名戒酒会（AA）、匿名戒毒会（NA）或 SMART Recovery（参见本章"心理社会治疗"部分）。查找个体参加互助会的时长和频率可以让临床医生了解患者参与康复的情况。如果患者一直参加互助会、正式加入团体并有保证人，那么患者更有可能投入康复过程（Levounis and Avery 2018）。

在检视患者既往接受的医学治疗时，通常会涉及以下 4 个方面（Levounis and Avery 2018）：

1. **戒断管理**，包括住院患者入院和门诊社区项目。
2. **康复治疗**，28 天康复治疗或其他住院治疗设施。
3. **门诊咨询**或心理治疗。
4. **长期药物治疗**，通常适用于阿片类物质使用障碍，包括美沙酮（一种 μ 阿片受体激动剂）维持治疗、丁丙诺啡（一种 μ 阿片受体部分激动剂）维持治疗、纳曲酮（一种 μ 阿片受体拮抗剂）口服或缓释剂注射治疗。

临床医生也可能会询问患者既往的戒断停药期、达到戒断以及保持操守的方法。询问患者的心理渴求和复吸的触发因素（包括情绪、人、地点和事物）有助于患者记住保持操守的主要挑战。对触发因素的回顾是在向患者发出信号，即需要努力识别、避免和应对这些导致复吸的罪魁祸首。

并发疾病

病史包括物质使用的直接医学后果、急性和慢性疾病、手术、过敏和当前药物治疗。精神科病史包括对精神科住院、门诊治疗和使用精神科药物的回顾。

物质使用障碍和其他精神疾病（如抑郁症、精神分裂症和双相障碍）有时具有相同的重要遗传因素。详细的家族史通常有助于临床医生了解患者的易感性，并帮助医生区分原发性精神疾病和滥用物质诱发的精神疾病（Levounis and Avery 2018）。

社会史

心理社会史（有时也被称为个人史）的回顾构成了患者评估的综合病史部分。包括收集有关患者童年发育、教育、就业、兵役、身体或性虐待、违法犯罪、配偶或伴侣、子女、住房和居住情况、宗教和精神追求的信息。对于物质使用障碍患者，其上述领域的功能都可能受到影响。

表 24-3　CAGE 和 TWEAK 简短问卷筛查

CAGE	TWEAK
您是否觉得应该减少（Cut down）饮酒？	耐受性（Tolerance）：您是否能喝酒超过 5 杯且不会睡着或昏迷？
是否有人因为批评您饮酒而惹恼（Annoyed）了您？	在过去的 1 年里，是否有亲密的朋友或亲属为您饮酒而担心（Worried）或抱怨？
您是否因为饮酒而感到难过或内疚（Guilty）？	醒眼酒（Eye opener）：您是否有时在早上起床时先喝 1 杯？
您是否在早上第一件事就是喝一杯来稳定神经或摆脱宿醉［即作为醒眼酒（Eye opener）］？	失忆症（Amnesia）：是否有朋友或家人告诉您在喝酒时说过或做过某些事情但您记不得？
	您是否有时觉得有必要减少［C（K）ut down］饮酒？
备注：如果上述问题中有 2 个问题的回答为"是"，则认为测试结果阳性，表明有必要进行进一步的评估	备注：TWEAK 测试的评分依据是 7 分量表，第一个问题如果回答为"是"，则得 2 分。第二个问题的回答为"是"，则各得 2 分，后 3 个问题的回答为"是"则各得 1 分。总分 2 分或以上表示可能存在酒精使用问题

CAGE 来源：Ewing 1984。TWEAK 来源：Russell et al. 1994

引自 Table 23-7（p. 749）in Kosten TR，Newton TF，De La Garza R，Haile CN："Substance-Related and Addictive Disorders," in The American Psychiatric Publishing Textbook of Psychiatry, Sixth Edition. Edited by Hales RE，Yudofsky SC，Roberts LW. Arlington, VA, American Psychiatric Association, 2014, pp.735-814. Copyright 2014，American Psychiatric Association.

圈出最接近患者答案的数字

1. 您多久会饮用一次含酒精饮品？				
(0)从未有过	(1)每月1次或更少	(2)每月2～4次	(3)每周2～3次	(4)每周4次或更多
2. 您一次会饮用多少杯含酒精饮品？（用标准杯[1]计数）				
(0)1～2杯	(1)3～4杯	(2)5～6杯	(3)7～9杯	(4)10杯或更多
3. 您多久会一次性饮用6个标准杯及以上的含酒精饮品？				
(0)从未有过	(1)每月不足1次	(2)每月1次	(3)每周1次	(4)每天或几乎每天
4. 最近1年内，您多久会一旦开始饮酒就难以停止？				
(0)从未有过	(1)每月不足1次	(2)每月1次	(3)每周1次	(4)每天或几乎每天
5. 最近1年内，您多久会因为饮酒而耽误正常生活及学业工作？				
(0)从未有过	(1)每月不足1次	(2)每月1次	(3)每周1次	(4)每天或几乎每天
6. 最近1年内，您多久会在宿醉后第二天早晨醒来时仍继续饮酒？				
(0)从未有过	(1)每月不足1次	(2)每月1次	(3)每周1次	(4)每天或几乎每天
7. 最近1年内，您多久会在饮酒后感到内疚或懊悔？				
(0)从未有过	(1)每月不足1次	(2)每月1次	(3)每周1次	(4)每天或几乎每天
8. 最近1年内，您多久会因为醉酒而忘记前一晚发生过的事情？				
(0)从未有过	(1)每月不足1次	(2)每月1次	(3)每周1次	(4)每天或几乎每天
9. 您或其他人是否因为您醉酒而受到伤害？				
(0)没有	(1) 是，在1年之前有过		(2) 是，近1年内有过	
10. 您身边的亲戚、朋友或医生是否建议过您减少饮酒？				
(0)没有	(1) 是，在1年之前有过		(2) 是，近1年内有过	

总分[2]：_____

[1] 在判断回答类别时，假设1杯"饮品"含有10 g酒精。在标准杯的酒精含量超过10 g酒精的25%的国家，回答类别应进行相应修改。

[2] AUDIT不是诊断工具。总分8～15分提示可能存在对简短干预有反应的中度饮酒问题。16～19分提示可能存在酒精滥用或酒精依赖。19分以上提示存在酒精依赖。

图 24-2　酒精使用障碍识别测试（AUDIT）。 引自 Babor TF，Higgins-Biddle JC，Saunders J，et al.：AUDIT，the Alcohol Use Disorders Identification Test，2nd Edition. Geneva，Switzerland，World Health Organization，2001. Available at：http://www.who.int/iris/handle/10665/67205. Accessed September 30，2018. May be reproduced without permission for noncommercial purposes.

体格检查和实验室检查

有时需要进行体格检查以确定患者是否存在中毒和戒断及其严重程度。体格检查还有助于识别静脉吸毒并提供适当护理。上肢因长期吸毒而出现的针迹和静脉硬化痕迹很容易被衣服掩盖，但在体格检查时可以明显观察到。

部分实验室检查结果可提高临床医生对物质使用障碍的怀疑程度。肝功能检查结果异常（尤其是谷草转氨酶与谷丙转氨酶比值升高和 γ - 谷氨酰转移酶水平升高）、平均红细胞体积（MCV）升高和糖缺失性转铁蛋白与酒精使用障碍有关。HIV、乙型肝炎病毒和丙型肝炎病毒感染的证据可能表明静脉注射毒品。

尿液毒理学检查有助于评估（通常是治疗）物质滥用患者，大多数常见的滥用物质都可在尿液中被检测到。血液水平主要用于检测酒精，但已越来越多地通过尿液检测酒精代谢物。作为尿液毒理学检测的替代方法，头发、唾液和汗液样本中的药物检测得到了越来越多的关注。然而，这些方法的临床实用性目前仍有限（Levounis and Avery 2018）。表 24-4 列出了尿液中可检测到的常见物质的维持时间（Moeller et al. 2008）。

中毒状态

大多数物质可导致具有临床意义的中毒状态，其特征是问题行为和心理变化，这些变化在摄入某种物质后不久就会出现。物质的类型、给药途径、使用量和使用者特征（如体重）决定了物质使用是否会导致

表 24-4　尿液中可检测物质的持续时间

物质	持续时间
苯丙胺	2 天
巴比妥类药物	1 天（即短效戊巴比妥）至 3 周（即长效苯巴比妥）
苯二氮䓬类药物	3 天（即短效劳拉西泮）至 30 天（即长效地西泮）
可卡因代谢产物	2～4 天
大麻	3 天至 1 个月（取决于用量和使用时间）
阿片类药物	2 天（即短效海洛因）至 4 天（即长效美沙酮）
苯环己哌啶	8 天

具有临床意义的中毒。例如，仅有 7% 的咖啡因使用者会使用足量咖啡因来体验临床上显著的中毒症状，其特征是肌肉抽搐和精神运动性激越。另一方面，即使少量海洛因也会导致大多数人产生临床显著的中毒，至少是在第一次使用时。表 24-5 总结了各种药物类别的中毒特征。

轻中度中毒综合征通常只需要支持性护理和安慰，而更严重的行为障碍和心理障碍通常需要使用苯二氮䓬类药物或抗精神病药进行治疗。药物过量状态（尤其是阿片类药物和混合物质过量）通常需要使用逆转过量的药物（如使用纳洛酮治疗阿片类药物过量，使用氟马西尼治疗苯二氮䓬类药物过量）进行治疗，并根据需要提供额外的医学支持（如插管、遥测）。

戒断状态

大多数药物还可以产生具有临床意义的戒断，从而导致社会、职业或其他重要领域的功能损害。这些戒断状态通常发生在停止大量和长时间使用某种物质之后。表 24-6 总结了不同药物类别的戒断状态特征。

严重的酒精戒断、阿片类药物戒断，以及镇静剂、催眠药和抗焦虑药的戒断通常需要医疗干预。急性酒精戒断可能导致癫痫发作和幻觉（尤其是在停药后的前 48 h 内）和更严重的状态，如震颤性谵妄（以定向障碍、激越、精神病、自主神经功能亢进和 5% 的死亡率为特征）。除了解决同时发生的疾病和提供维生素补充剂（如维生素 B_1 预防 Wernicke 脑病和 Korsakoff 精神病）外，酒精戒断的主要治疗方法是口服或静脉注射苯二氮䓬类药物。苯二氮䓬类药物最好根据评定量表给药，如临床研究所酒精戒断评估修订版（CIWA-Ar），该量表描述了酒精戒断症状的严重程度（Sullivan et al. 1989）。苯二氮䓬类药物与酒精激活相同的受体［γ - 氨基丁酸（GABA）受体］，在稳定 GABA 系统后，可缓慢递减给药剂量。

镇静剂、催眠药和抗焦虑药（如阿普唑仑或苯巴比妥）的戒断综合征与酒精戒断综合征相似，并且也可使用长效苯二氮䓬类药物或巴比妥类药物进行治疗，这些药物也会激活 GABA 系统。不同镇静剂、催眠药和抗焦虑药的戒断症状时程因药物的半衰期而异。

阿片类物质的戒断通常可通过诱导阿片类物质维持治疗进行治疗。如下文所述（参见本章"药物治疗"部分），阿片类物质使用障碍患者接受丁丙诺啡

表 24-5　各类物质使用相关的中毒症状

物质	中毒体征/症状
酒精	口齿不清、协调运动障碍、步态不稳、眼球震颤、注意力或记忆力损害、木僵、昏迷
咖啡因	烦躁不安、神经质、兴奋、失眠、面红、多尿、胃肠功能紊乱、肌肉抽搐、思维和言语散漫、心动过速或心律失常、一段时间不知疲倦、精神运动性激越
大麻	眼结膜充血、食欲增加、口干、心动过速
苯环己哌啶	垂直或水平性眼球震颤、听觉过敏、高血压或心动过速、麻木或对疼痛的反应减弱、共济失调、构音障碍、肌强直、癫痫、昏迷
致幻剂	瞳孔扩大、心动过速、出汗、心悸、视物模糊、震颤、协调运动障碍
吸入剂	眩晕、眼球震颤、协调运动障碍、口齿不清、步态不稳、昏睡、反射抑制、精神运动性抑制、震颤、全身肌肉无力、视物模糊、木僵、昏迷
阿片类物质	瞳孔缩小、嗜睡、昏迷、口齿不清、注意力或记忆力损害
镇静剂、催眠药或抗焦虑药	口齿不清、协调运动障碍、步态不稳、眼球震颤、认知损害、木僵、昏迷
兴奋剂	心动过速或心动过缓、瞳孔扩大、血压升高或降低、出汗或寒战、恶心或呕吐、体重减轻、精神运动性激越或抑制、肌无力、呼吸抑制、胸痛、心律失常、意识模糊、癫痫、运动障碍、肌张力障碍、昏迷

表 24-6　各类物质相关的戒断症状

物质	戒断体征/症状
酒精	自主神经功能亢进；手部震颤；失眠；恶心或呕吐；短暂的幻视、幻触、幻听或错觉；精神运动性激越；焦虑；全面强直-阵挛性发作癫痫
咖啡因	头痛、明显的疲劳或困倦、焦虑情绪、抑郁情绪、易激惹、注意力难以集中、流感样症状
大麻	易激惹、愤怒、攻击性、紧张、焦虑、睡眠困难、食欲减退、体重减轻、烦躁不安、抑郁情绪、腹痛、震颤、出汗、发热、寒战、头痛
阿片类物质	焦虑情绪、恶心或呕吐、肌肉酸痛、流泪或流鼻涕、瞳孔扩张、竖毛、出汗
镇静剂、催眠药或抗焦虑药	自主神经功能亢进、手部震颤、失眠、恶心或呕吐、短暂的幻觉或错觉、精神运动性激越、焦虑、全面强直-阵挛性发作癫痫
兴奋剂	疲劳；生动、不愉快的梦境；失眠或嗜睡；食欲增加；精神运动性抑制或激越
烟草	易激惹、挫折感、愤怒、焦虑、注意力难以集中、食欲增加、烦躁不安、抑郁情绪、失眠

（一种阿片受体部分激动剂）或美沙酮（一种长效阿片受体完全激动剂）进行维持治疗的效果似乎最好。丁丙诺啡维持治疗和美沙酮维持治疗的诱导都不需要药物戒断（既往被称为脱毒）。

然而，对于那些拒绝接受维持治疗的患者，丁丙诺啡或美沙酮通常用于替代目前正在使用的阿片类物质，然后在几天内逐渐降低剂量。部分非阿片类物质可用于阿片类物质戒断的管理，如 α_2 肾上腺素受体激动剂可乐定。阿片类物质的戒断时程取决于正在使用的阿片类物质的半衰期。

物质使用障碍

大多数物质使用者不会继续发展成物质使用障碍。事实上，即使个体经历了中毒和戒断症状，也不意味其患有物质使用障碍。正如酒精使用障碍标准中所述，当个体不顾物质使用所产生的相关严重问题而持续使用物质时，即物质使用障碍。下文我们将讨论 DSM-5 中所述的物质使用障碍，并综述每一种障碍的危险因素与特征。

酒精使用障碍

酒精使用障碍影响甚众。青少年中 12 个月患病率约为 5%，成人中可达 9%。大多数患有酒精相关障碍的患者在 40 岁前患病。男性患病率比女性高 2～3 倍，但性别差异正逐渐缩小（American Psychiatric Association 2013）。

不同于我们所了解的其他滥用物质，适度饮酒（女性每天 1 个标准饮酒单位，男性每天 2 个标准饮酒单位）可能使个体免于某些疾病。对于女性，任意 1 天内饮酒超过 3 个标准饮酒单位和每周饮酒 7 个标准饮酒单位上被定义为高风险饮酒。对于男性，1 天内饮酒超过 4 个标准饮酒单位和每周饮酒超过 14 个标准饮酒单位被定义为高风险饮酒（National Institute of Alcohol Abuse and Alcoholism 2017）。

虽然通常认为酒精使用障碍难以治疗且会导致严重后果，但大多数患者预后良好。严重酒精使用障碍才会发生酒精戒断症状或震颤性谵妄等问题。

酒精使用障碍的危险因素很多，包括家庭和文化对酒精的态度、酒精的可获得性、躯体和精神合并症和应对技能差。酒精使用障碍呈现明显的家族聚集性，遗传因素对发病风险的影响高达 60%。特定族群（如美洲原住民和阿拉斯加原住民）发生酒精使用障碍的风险尤其高（American Psychiatric Association 2013）。

咖啡因

咖啡因是一种特殊的物质，虽然它能导致中毒和戒断状态（表 24-5 和表 24-6），但尚缺乏足够证据表明其可导致咖啡因使用障碍。因此，尽管常喝咖啡的儿童和成人比例可达 85%，但 DSM-5 物质使用相关障碍中未包括咖啡因使用障碍。成年咖啡因饮用者平均每日摄入咖啡因 280 mg。咖啡因消耗率在 30～40 岁之前随年龄增大而增加，然后趋于稳定。使用含有高浓度咖啡因的能量饮料与咖啡药片通常更有可能产生问题，包括中毒和戒断（American Psychiatric Association 2013）。

大麻使用障碍

大麻使用障碍是指由来源于大麻类植物的物质引起的使用障碍，也包括用于医疗用途的合成口服制剂和用于非医疗用途的其他合成大麻素类化合物引起的障碍。植物原料有多个英文名称，包括"weed""pot""dope"，并且形式多样，包括浓缩提取物，如大麻树脂（hashish）和大麻油（hash oil）。大麻［如 Δ9- 四氢大麻酚（Δ9-THC）浓缩物］的效能为 1%～ 25% 或更高，且在过去数十年稳定增加。在许多国家，Δ9-THC 的合成口服剂型可通过处方开具。非医疗用途合成大麻素有多个名称（如 K2、spice），通常以喷洒大麻素化合物的植物原料形式进行非法售卖。尽管大部分通常是通过烟斗、水烟、香烟等吸食，大麻也可以口服或蒸发的形式吸食，即加热植物原料以释放大麻素（American Psychiatric Association 2013）。

流行病学资料一致显示大麻类物质是美国以及全球最常用的非法物质。大麻使用障碍的 12 个月患病率近年来持续增长，青少年中约为 3.5%，成人中约为 1.5%，男性是女性的 2～ 3 倍。大麻使用障碍通常开始于青少年时期或成年早期（American Psychiatric Association 2013）。

遗传危险因素对发生大麻使用障碍的影响占 30%～ 80%。与其他物质使用障碍的情况一样，精神疾病（如青少年时期的品行障碍）史是其危险因素。此外，还存在大量的环境危险因素，包括家庭和文化对大麻的态度、大麻的合法性与可获得性及社会经济地位低。大麻在越来越多的国家可以合法获得，这引发了未来几年中合法化对使用模式的影响的激烈讨论（Volkow et al. 2014）。

对于大麻使用障碍者的功能性影响也有大量争议。尽管有证据表明大麻使用可能导致动机缺失综合征，且可能具有"入门"效应，但证据结论不一致。然而，重度使用大麻将损伤认知功能，影响正常的工作学习，且常合并使用其他物质（Volkow et al. 2014）。

苯环己哌啶使用障碍

从 20 世纪 60 年代开始，苯环己哌啶（PCP 或"天使粉"）与具有相似作用的物质（如氯胺酮）一直被滥用。确切的使用人数尚不清楚，但 2%～ 3% 的人在一生中曾使用过这些物质，在年轻人中更为常见。使用这些物质通常与暴力、交通事故、坠落，以及中毒和戒断症状有关。危险因素包括使用其他物质、居住地区物质使用较多且更易获取，如美国的西部和东北部（American Psychiatric Association 2013）。

其他致幻剂使用障碍

许多会产生与 PCP 相似的知觉、情绪和认知

改变的物质也被纳入 DSM-5 中。所谓"其他致幻剂"包括苯烷胺生物碱类，如麦司卡林；3,4- 亚甲基二氧甲基苯丙胺（MDMA）；吲哚胺类，如裸盖菇素；麦角生物碱，如麦角酸二乙基酰胺（LSD）。其他物质还包括鼠尾草和曼陀罗。这些物质大多数通过口服摄入，但部分剂型可以吸入或注射（American Psychiatric Association 2013）。

在 DSM-5 中列出的物质使用障碍中，其他致幻剂使用障碍最为少见，12 个月患病率不足 0.5%。年轻人中最常使用。对于最终确诊为其他致幻剂使用障碍的患者，治愈率很高（American Psychiatric Association 2013）。

致幻剂滥用的危险因素包括其他物质滥用史、精神疾病和年龄小。值得注意的是，这些物质一直被作为宗教习俗的一部分而使用，如美洲原住民教会使用 Peyote。MDMA 和其他致幻剂也被用来治疗或辅助治疗物质使用障碍及其他精神疾病。

除上文列出的中毒症状外，致幻剂持续性知觉障碍是由致幻剂引起的一种状况，在 DSM-5 中作为单独诊断列出，是指停用致幻剂后，再次体验一种或多种中毒时所体验过的知觉症状。这种再体验并非由躯体或精神状况所致，且会产生痛苦或功能受损。致幻剂持续性知觉障碍似乎主要在使用 LSD 之后发生，但不绝对。

吸入剂使用障碍

吸入剂使用障碍是指以碳氢化合物为基础的吸入性物质的问题性使用模式。这些挥发性碳氢化合物包括来自胶、燃料、染料的有毒气体及其他挥发性化合物。值得注意的是，涉及吸入一氧化二氮或其他物质的障碍被归为其他（或未知）物质使用障碍（American Psychiatric Association 2013；DSM-5）。

吸入剂使用障碍在青少年中最为常见，尽管使用者人数仍很少，过去 1 年美国符合此障碍的青少年约占 0.4%。吸入性气体随处可买到，并且合法，这使得青少年极易接触。吸入剂使用障碍在女性中很少见。危险因素包括其他物质使用、精神疾病（特别是品行障碍）、创伤及行为脱抑制（American Psychiatric Association 2013）。

需要注意的是，使用丁烷或丙烷可能会危及生命，并造成多种严重问题，包括心律失常和神经损伤，甚至只吸入 1 次就可能发生。

阿片类物质使用障碍

阿片类物质使用障碍是物质使用障碍中比较特殊

的一种，因其可能始于医生开具的镇痛处方，过量的比例很高，并且常需要给阿片类物质使用障碍者开具 1 种长效阿片类药物进行治疗。从历史上看，阿片类物质使用障碍者滥用海洛因。然而，目前我们正处于"阿片类物质流行"中，部分原因是过去 30 年医生给疼痛患者开的阿片类药物处方数量过大（Wakeman 2017）。

青少年阿片类物质使用障碍的 12 个月患病率约为 1%，成人约为 0.5%。男性患病率显著高于女性，处方阿片类药物使用障碍的男女比例约为 15∶1，海洛因使用障碍的男女比例约为 3∶1。阿片类物质使用障碍的危险因素包括其他物质使用障碍、精神疾病、疼痛、冲动、家族史及家庭对阿片类物质使用持放任态度（American Psychiatric Association 2013）。

目前正在开展多项公共健康计划以解决阿片类物质流行问题和日益增加的过量致死问题。这些计划针对阿片类物质提供者和使用障碍者。应使提供者尽可能多地了解关于开具阿片类药物的风险及药物治疗阿片类物质使用障碍的重要性（参见本章"药物治疗"部分）。越来越多的阿片类物质使用障碍者可获取治疗药物、受监管的注射处、纳洛酮急救包及其他资源。

镇静剂、催眠药或抗焦虑药使用障碍

DSM-5 中收录了很多镇静剂、催眠药或抗焦虑药，包括苯二氮䓬类、氨基甲酸酯类、巴比妥类及巴比妥样催眠药（表 24-7）。由于这些物质都是大脑的抑制剂，并且具有相似的作用机制，因此能够产生类似酒精中毒、戒断症状及物质使用障碍等临床现象。

青少年中镇静剂、催眠药或抗焦虑药使用障碍的 12 个月患病率约为 0.3%，成人约为 0.2%。虽然本章所讨论的大多数其他物质的男性滥用率高于女性，但镇静剂、催眠药或抗焦虑药的男女性滥用率几乎持平。部分原因在于这些药物通常是由医生无差别地开具用以治疗焦虑、失眠和许多其他症状（American Psychiatric Association 2013）。

产生镇静剂、催眠药或抗焦虑药使用障碍的危险因素涉及性格、环境、遗传和生理学因素，包括冲动、使用这些药物的家族史以及家庭对其持放纵态度、精神疾病史及其他物质使用障碍。

兴奋剂使用障碍

兴奋剂使用障碍是一种使用苯丙胺类物质、可卡因或其他兴奋剂导致显著的临床损害或痛苦的物质使用模式。苯丙胺类物质包括苯丙胺、右旋苯丙胺和甲基苯丙胺，通过口服、静脉注射或鼻腔用药。可卡因

表 24-7 美国批准使用的镇静催眠药

药品通用名	商品名	治疗用途
苯二氮䓬类		
阿普唑仑	Xanax、Niravam	焦虑、惊恐障碍
氯氮䓬	无	焦虑、酒精戒断
氯硝西泮	Klonopin	焦虑、癫痫障碍、惊恐障碍
氯拉卓酸	Tranxene T-Tab	焦虑、急性酒精戒断、癫痫障碍
地西泮	Valium	焦虑、镇静、酒精戒断、肌肉痉挛、癫痫障碍
艾司唑仑	无	失眠
氟西泮	无	失眠
劳拉西泮	Ativan	焦虑、失眠、癫痫障碍、镇静
咪达唑仑	无	镇静、全身麻醉
奥沙西泮	无	焦虑、酒精戒断
替马西泮	Restoril	失眠
三唑仑	Halcion	失眠
巴比妥类		
仲丁比妥	Butisol	镇静、失眠
布他比妥 [a]	Fiorinal[a]	紧张性头痛
苯巴比妥	无	癫痫障碍、镇静
戊巴比妥	Nembutal	镇静
司可巴比妥	Seconal	失眠、镇静
其他镇静催眠药		
右佐匹克隆	Lunesta	失眠
扎莱普隆	Sonata	失眠
唑吡坦	Ambien、Edluar、Intermezzo、Zolpimist	失眠

[a] 布他比妥与非阿片类镇痛药组成复方制剂 Fiorinal，与阿片类镇痛药组成复方（Fiorinal 与可待因）

数据来源：www.fda.gov/Drugs.

引自 Table 23-15（p. 785）in Kosten TR，Newton TF，De La Garza R，Haile CN："Substance-Related and Addictive Disorders," in The American Psychiatric Publishing Textbook of Psychiatry，Sixth Edition. Edited by Hales RE，Yudofsky SC，Roberts LW. Arlington，VA，American Psychiatric Association，2014，pp.735-814. Copyright 2014，American Psychiatric Association.

有多种制剂，包括古柯叶、古柯膏、盐酸可卡因和可卡因生物碱［如古柯碱释出物（freebase）和速食古柯碱（Crack）］。兴奋剂也包括植物来源的兴奋剂，如阿拉伯茶（khat），其源于一种产于非洲和中东地区的开花植物。值得注意的是，苯丙胺和其他兴奋剂会被作为处方药用于治疗多种情况，而这些处方药常

发生流弊。

青少年和成人苯丙胺类兴奋剂使用障碍和可卡因使用障碍的 12 个月患病率均约为 0.2%。成年早期人群和男性中使用更为普遍,特别是静脉途径滥用。非注射兴奋剂使用障碍在男性和女性中的比例相似(American Psychiatric Association 2013)。

发生兴奋剂使用障碍的危险因素包括冲动、使用这些药物的家族史及家庭对其持宽容态度、精神疾病史和其他物质使用障碍。值得注意的是,使用兴奋剂治疗注意缺陷多动障碍(ADHD)的患者发展为物质使用障碍的可能性不大,且总体来说比没有使用兴奋剂的 ADHD 患者结局更好。

烟草使用障碍

烟草使用障碍很常见,并与多种不良健康结果有关。香烟一直是最常用的烟草制品,但电子烟(e-cigarettes)、无烟烟草和其他烟草制品的使用也在日益增长,特别是在青少年和成年早期人群中。刚睡醒时使用烟草制品、每天使用及半夜醒来吸烟与烟草使用障碍尤为相关(American Psychiatric Association 2013)。

在美国,尼古丁使用障碍的 12 个月患病率约为 13%。大多数青少年在 18 岁前使用过烟草,近 20% 至少每月吸 1 次。戒烟很难,在想戒烟的人中,约 60% 在 1 周内复吸,只有 5% 保持终生戒烟。烟草使用障碍常见的内科合并症包括心血管疾病、肺病和癌症(American Psychiatric Association 2013)。

发展为烟草使用障碍的风险中有 50% 被认为是遗传因素。与其他物质使用障碍一样,其他危险因素包括家庭和文化上对烟草持宽容态度、合并精神和躯体疾病、社会经济地位低及应对技能差。现已开展大量旨在预防吸烟和戒烟的公共卫生方案,包括电视广告、学校教育、烟草制品税,以减少烟草相关疾病的负担和死亡。

其他(或未知的)物质使用障碍

除了本章与 DSM-5 中所列的物质外,尚有多种其他物质可导致问题性使用,造成物质使用障碍。DSM-5 中提及多种重要的物质,包括同化类固醇、非甾体抗炎药、皮质醇、抗震颤麻痹药、一氧化二氮、戊基亚硝酸盐、丁基亚硝酸盐或异丁基亚硝酸盐、槟榔果和卡瓦胡椒。很多人(特别是冲动控制障碍和其他物质使用障碍者)习惯性寻找新的体验或新的途径以达到亢奋,因此其他物质的列表正在不断扩展(American Psychiatric Association 2013)。

病理性赌博

病理性赌博是一种持续的、反复的赌博行为,可导致临床显著的损害和痛苦。其形式多样,包括纸牌游戏、老虎机及体育赛事押注。病理性赌博的特征是赌资越来越多、回味赌博体验、计划后续的赌博事件和想方设法获取金钱去赌博。患者花费在赌博上的时间和金钱越来越多,导致社会、工作、休闲、经济和心理方面受损,尽管如此仍继续。说谎以掩盖赌博程度及依赖他人以缓解赌博造成的经济危机的行为模式会进一步损害这些方面。与物质使用障碍类似,病理性赌博也有耐受和戒断症状。对赌博效应的耐受会造成投入更多的赌资以达到兴奋。患者在不赌博或赌博减少时会出现烦躁不安或易怒。此外,赌博行为并非由躁狂发作所致。

病理性赌博的 12 个月患病率约为 0.2%。男性发生病理性赌博的可能性是女性的 3 倍。女性发生病理性赌博的时间晚于男性、共患精神疾病更多,且更可能因老虎机和宾果赌博而发生病理性赌博。发生病理性赌博的危险因素包括开始赌博时的年龄小、合并物质使用障碍和精神疾病、赌博家族史、社会经济地位低、冲动及应对技能差(American Psychiatric Association 2013)。

物质相关障碍和成瘾障碍的治疗

目前有多种针对物质相关障碍和成瘾障碍的有效治疗方法。对于特定患者所采取的恰当治疗方法应视个体的动机、物质使用的严重程度和滥用的具体物质而定。尽管大多数患者是在门诊接受心理社会干预,但部分患者需要住院治疗,包括药物戒断治疗或每日心理和药物干预。可参照美国成瘾医学协会患者安置标准(The American Society of Addiction Medicine Patient Placement Criteria)的等级和维度(表 24-8)对患者进行相应的护理(Mee-Lee et al. 2013)。

心理社会治疗

目前有很多心理社会治疗方法可供选择,虽然大多数似乎疗效相似,其挑战在于选择最适用于患者且患者最可能持续应用的治疗方案,但这通常很难决定(Project MATCH Research Group 1997)。

匿名戒酒者协会(AA)是一个免费的、由同伴领导的联谊会,成立于 1935 年,由 Bill Wilson 和 Bob Smith 医生发起,目前有超过 200 万会员,共 115 000

表 24-8　美国成瘾医学协会患者安置标准的等级和维度

患者评估维度

1. 中毒 / 戒断的可能性
2. 生物医学状况和并发症
3. 情绪、行为或认知状况和并发症
4. 准备改变
5. 复发、持续使用物质或存在持续使用问题的可能性
6. 康复环境

照护等级 [a]

0.5 级　早期干预
Ⅰ级　　门诊治疗
Ⅱ级　　重症门诊 / 部分住院
Ⅲ级　　住院治疗
Ⅳ级　　医疗管理的重症住院治疗

[a] 在每一个总的照护等级下包含多个细分的亚等级

数据来源：Mee-Lee et al. 2013

引自 Table 23-3（p. 739）in Kosten TR，Newton TF，De La Garza R，Haile CN："Substance-Related and Addictive Disorders," in The American Psychiatric Publishing Textbook of Psychiatry, Sixth Edition. Edited by Hales RE，Yudofsky SC，Roberts LW. Arlington，VA，American Psychiatric Association，2014，pp.735-814. Copyright 2014，American Psychiatric Association.

个 注 册 小 组（Alcoholics Anonymous 2017）。AA 是在精神和性格发展的 12 步戒酒法的基础上，遵循 12 准则，帮助成员稳定团结，免受外界影响。AA 获得成功后，12 步戒酒法不断扩展，其他联谊会包括匿名毒瘾者互诚会（NA）、大麻互诚会（MA）、可卡因互诚会（CA）、冰毒互诚会（CMA）、暴食者互诚会（OA）、性与爱成瘾者互诚会（SLAA）、赌博者互诚会（GA）。这些联谊会皆采用 AA 的 12 步骤法，做了微小改动。尽管 12 步法一直以来都是寻求免费的、同伴主导的心理社会治疗的物质成瘾者的唯一选择，但已有其他治疗方法也可能使精神疾病共病患者获益。其中包括自我管理与康复训练（SMART Recovery）和节制管理（Moderation Management）（Ascher et al. 2013）。

多年来，Miller 和 Rollnicke 对于动机访谈的工作为临床医生提供了基于循证的方法。动机访谈包括共情性和支持性访谈方式，通过努力增加改变的内在动机以帮助患者解决矛盾心理，做出改变，通常与其他心理社会和心理药理学干预相结合。

其他循证心理社会治疗包括预防复吸、认知行为治疗（CBT）、辩证行为治疗和权变管理（表 24-9）。在这些选择中，预防复吸策略通常被纳入每日的临床实践，其将复吸视为一个过程，在此期间提高患者识别预警信号的能力。CBT 可使多重物质使用障碍患者受益，也可解决共病的精神疾病，同时也是病理性赌博最有效的治疗手段之一。

表 24-9　物质相关障碍与成瘾障碍的心理社会治疗

预防复吸	将复发视为一个过程，提高识别预警信号的能力
认知行为治疗（CBT）	利用认知和行为学技术帮助来访者确认应对可能导致复发的想法、感觉、行为和高风险状况
辩证行为治疗	将 CBT 技术与痛苦耐受、接受与正念结合，以防复发
权变管理	基于权变的强化以改变行为

药物治疗

药物对成功治疗烟草使用障碍和阿片类物质使用障碍至关重要，对于治疗酒精使用障碍也有帮助。遗憾的是，到目前为止，尚无足够证据表明药物有助于治疗其他物质使用障碍和病理性赌博。然而，纳曲酮有时会被用于治疗病理性赌博，可能比其他药物更有效（Rosenberg et al. 2013）。表 24-10 总结了 FDA 批准的用于治疗物质成瘾障碍的药物（请注意，除了 FDA 批准的药物，基于对现有科学证据的综述，我们在表中收录了用于治疗酒精使用障碍的托吡酯和加巴喷丁）。

烟草使用障碍

烟草使用障碍的一线药物治疗包括尼古丁替代治疗（有多种剂型可供选择，如口香糖、贴片）、伐尼克兰（尼古丁受体的部分激动剂）和安非他酮（一种抑制多巴胺和去甲肾上腺素再摄取的抗抑郁药）。这些药物能使戒烟率提高超过两倍，特别是与心理社会治疗结合时（Cahill et al. 2013）。

酒精使用障碍

多种药物可用于治疗酒精使用障碍。双硫仑是一种乙醛脱氢酶抑制剂，可以阻断乙醇的代谢。如果患者在服用双硫仑时饮酒，会出现双硫仑反应，这是一种严重不适的综合征，表现为心率加快、脸红、头痛、恶心、呕吐。双硫仑被用于治疗物质使用障碍已经很多年了，当患者保持戒酒的动机强烈，并且在服用时受到监管以确保其依从性时，双硫仑的疗效最好。口服阿片受体拮抗剂纳曲酮和长效注射剂纳曲酮有助于减少渴求，增加保持戒酒或适度饮酒的能力。阿坎酸是 NMDA 受体调节剂，其优势是经肾代谢，但有证据表明其作用弱于纳曲酮（Gueorguieva et al. 2010）。加巴喷丁和托吡酯在治疗有合并症的酒精使用障碍时格外有前景，因为有证据支持这些药物能够治疗精神疾病。二者被认为可能有助于情绪稳定和缓

表 24-10　用于治疗物质使用障碍的药物及其常规靶剂量

烟草使用障碍	酒精使用障碍	阿片类物质使用障碍
伐尼克兰（Chantix） 1 mg PO bid	纳曲酮（ReVia） 50 mg PO qd	丁丙诺啡 [a]（Suboxone） 8 ～ 16 mg SL qd
安非他酮（Wellbutrin、Zyban） 150 mg PO bid	纳曲酮（Vivitrol） 380 mg IM 1 次 / 月	美沙酮 60 ～ 120 mg PO qd
尼古丁替代治疗	阿坎酸（Campral） 666 mg PO tid	纳曲酮（ReVia） 50 mg PO qd
口香糖（Nicorette）	双硫仑（Antabuse） 125 ～ 500 mg PO qd	纳曲酮（Vivitrol） 380 mg IM 1 次 / 月
吸入剂（Nicotrol Inhaler）	托吡酯（Topamax）[b] 75 ～ 150 mg PO bid	
戒烟糖（Commit）	加巴喷丁（Neurontin）[b] 300 ～ 600 mg PO tid	
贴片（Nicotine CQ）		
喷剂（Nicotrol NS）		

bid，2 次 / 日；CQ，戒烟；IM，肌内注射；NS，鼻喷；PO，口服片剂或胶囊；qd，1 次 / 日；SL，舌下含服；tid，3 次 / 日
[a] 通常与纳洛酮联用，有多种剂型和配方（膜剂、片剂，皮下注射、植入体）
[b] FDA 未批准，收入此表是基于目前的科学证据

解焦虑，但没有与抗抑郁药或更经典的心境稳定剂同等水平的证据支持。托吡酯可能有助于治疗具有边缘型人格或可卡因使用障碍的患者（Johnson et al.2013；Stoffers et al. 2010）。

阿片类物质使用障碍

对于阿片类物质使用障碍，丁丙诺啡、美沙酮及纳曲酮是标准治疗，丁丙诺啡和美沙酮的证据等级最高。在美国，美沙酮用于治疗阿片类物质使用障碍时只能在联邦政府认可的阿片类药物治疗计划（OTP，既往被称为美沙酮门诊）中给予，作为综合性治疗计划的一部分（Baxter et al. 2013）。与其他任何一种阿片受体完全激动剂一样，美沙酮有呼吸抑制和过量的风险，特别是与其他中枢神经系统抑制剂（如苯二氮䓬类药物或酒精）合用时。美沙酮由细胞色素酶P450（CYP）系统的酶（特别是CYP3A4）进行代谢，可与多种药物发生相互作用。高剂量美沙酮可延长QT 间期，增加尖端扭转型室性心动过速的风险。理想情况下，临床医生治疗使用美沙酮的患者时，应与其OTP 治疗团队密切沟通，以优化患者的医护配合。

丁丙诺啡是阿片受体部分激动剂，所有获得美国缉毒局（DEA）许可的临床医生都可以在门诊开具丁丙诺啡（Kraus et al. 2011）。丁丙诺啡经 CYP3A4 系统代谢，但似乎不会延长 QT 间期。丁丙诺啡可以单独使用，或与阿片受体拮抗剂纳洛酮联用，如果阿片类物质通过静脉途径使用，纳洛酮即可发挥作用，诱

发严重的戒断症状，从而防止滥用。与美沙酮的药物相互作用不同，丁丙诺啡 / 纳洛酮组合之间的药物相互作用的临床意义较小，呼吸抑制的风险很低。表24-11 列举了有助于在美沙酮和丁丙诺啡之间做出选择的考虑因素（Levounis and Avery 2018）。

物质 / 药物诱导的精神障碍与共病障碍

滥用物质与情绪、行为、记忆及所有人类特有的可变因素之间有着复杂的关系。很难确定患者的表现（如抑郁、躁狂、意识错乱）是由于原发性精神疾病还是物质中毒、戒断或慢性使用。此外，共病障碍的患者通常面对更为复杂的心理社会环境，经历复杂，

表 24-11　选择的考虑因素：丁丙诺啡 vs. 美沙酮

	基于医生办公室的丁丙诺啡治疗	阿片类药物治疗计划中的美沙酮治疗
标准	当前诊断为阿片类物质使用障碍	当前诊断为阿片类物质使用障碍，且成瘾史 1 年
年龄	16 岁以上	18 岁以上
可靠性	高	低
动机	高	低
社会需求	低	高
功能水平	高	低

会表现出治疗失败的特征（Avery and Barnhill 2017）。

在精神病学领域内，共病障碍更多是常规而非例外。物质使用障碍患者通常有一种或多种共患精神疾病和躯体疾病，而原发性精神障碍患者通常也有一种或多种共患的物质使用障碍。

治疗的一般原则是解决所有疾病，但这通常做不到。例如，针对美国退伍军人医疗保障系统的一项研究中，只有 7%～11% 的患者接受了针对酒精使用障碍的药物治疗，而 69%～82% 的患者接受了对共病精神疾病的药物治疗（Rubinsky et al. 2015）。不愿解决物质使用障碍这一现象背后的原因包括：对物质使用障碍的治疗缺乏了解；拒绝接受成瘾的疾病模式；社会对物质使用障碍者的污名化。

健康状况常与物质使用障碍相关，既可作为成瘾的前因（如阿片类物质成瘾继发于慢性背痛的不恰当治疗），又是成瘾的后果（如肝硬化继发于酗酒）。除了韦尼克脑病和 Korsakoff 综合征，饮酒会影响几乎所有系统（心肌病、胃炎、脑卒中、神经认知障碍）。烟草使用是全球可预防性死亡的主要原因，与肺病、心血管疾病和多种癌症有关。大麻使用引起的躯体和神经系统并发症也比通常认为的多（Volkow et al. 2014）。静脉药物使用可带来许多风险，包括丙型肝炎病毒、HIV 和其他感染。物质使用障碍也是交通事故和家庭暴力导致创伤的重大危险因素。

妊娠期物质使用可能对孕妇和胎儿产生一系列并发症和不良后果。其中一个后果——产前酒精暴露相关性神经行为障碍被 DSM-5 收入"需要进一步研究的状况"。这一障碍的特征是儿童期起病的神经认知功能受损；情绪、注意力或者冲动的自我调节受损；适应性功能受损；临床显著的痛苦及其他重要功能领域受损，这些都与孕期酒精暴露相关（American Psychiatric Association 2013）。

总结

临床医生将会经常接诊物质相关障碍和成瘾障碍患者。虽然这些患者的情况可能很复杂，有时充满挑战，但安全有效的心理社会治疗和药物治疗在 21 世纪彻底改变了成瘾患者的照护。

临床要点

- 诊断物质使用障碍时，DSM-5 要求患者出现临床显著的受损或痛苦，并且出现至少 2 种物质使用导致的生理、心理和社会后果。
- 当临床医生对物质相关障碍或成瘾障碍患者进行问诊时，实事求是、不加评判且尊重的方式通常效果最好。
- 针对酒精使用障碍的酒精使用障碍识别测试（AUDIT）和针对其他物质滥用的药物滥用筛查测试（DAST）常有助于评估和持续治疗物质使用障碍患者。
- 严重的酒精戒断、阿片类物质戒断，以及镇静剂、催眠药、抗焦虑药戒断通常需要医疗干预。
- 可以依据美国成瘾医学协会患者安置标准的等级和维度给予患者最适当的照护水平。
- 现有许多可选的心理社会治疗，包括 12 步骤小组、认知行为治疗和辩证行为治疗。尽管大多数选择的疗效相似，难点在于给予患者最匹配其需求的治疗。
- 烟草使用障碍的一线药物治疗是伐尼克兰（一种尼古丁受体的部分激动剂）。尼古丁替代治疗和安非他酮（一种抑制多巴胺和去甲肾上腺素再摄取的抗抑郁药）也是安全有效的。
- 酒精使用障碍有多种有效的治疗药物，包括双硫仑、纳曲酮和阿坎酸。
- 对于阿片类物质使用障碍，丁丙诺啡、美沙酮和纳曲酮是标准治疗，其中丁丙诺啡和美沙酮的证据最强。
- 物质使用障碍患者通常有至少 1 种共病的精神或躯体疾病，而原发性精神障碍患者通常有至少 1 种共病的物质使用障碍。

参考文献

扫码见参考文献

第 25 章

神经认知障碍

Allyson C. Rosen，Thomas A. Hammeke，Steven Z. Chao

王华丽　郑垚楠　谢雨涵　李汇子　王露莼　译　于欣　审校

神经认知障碍这一类别包括定义为可能具有潜在大脑病理基础的诊断，或在过去认为是"器质性"精神障碍的诊断。将这些疾病归在一起，可以利用脑成像和生物标志物方面的进展，随着证据的增多，这些进展将被整合到临床诊断和治疗中。DSM-5（American Psychiatric Association 2013）中的"神经认知障碍"诊断类别取代并扩展了 DSM-Ⅳ（American Psychiatric Association 1994）中的"痴呆、谵妄、遗忘和其他认知障碍"类别，后者在传统上侧重于年龄相关障碍。提出神经认知障碍（NCD）概念代表了一种尝试，即简化基于神经病理学的诊断类别，并允许更精确地将神经行为症状与特定的神经病理学状况联系起来。例如，痴呆的诊断通常与神经退行性疾病有关，并且仍然可用在某些合适的场合（如阿尔茨海默病）。同样，NCD 也可以代表存在严重创伤性脑损伤残留症状患者的神经行为特征，而并不涉及年龄相关性退化。提出 NCD 这一概念还认识到，与许多神经退行性疾病的自然病程相关的神经行为表现存在不同的严重程度，因此进一步将 NCD 细分为轻度和重度 NCD。早期 DSM 版本同样区分了器质性精神障碍和功能性精神障碍，器质性精神障碍从概念上认为是大脑组织结构或生理变化的结果，而功能性精神障碍被认为是在大脑功能正常的情况下发生的精神失常。例如，虽然非特异性注意力问题和记忆丧失的主观体验常见于心境障碍和焦虑状态，但这些认知功能受损是次要的，主要还是与这些疾病相关的情绪困扰以及内省过程，而并非脑功能障碍本身。随着脑成像和其他用于识别脑病理生物标志物的技术的出现，人们广泛认识到，许多"器质性"和"功能性"障碍之间的界限变得不那么清晰，两者之间的界线无疑将是未来研究和概念化的重点。例如，许多以前被定义为"功能性"的障碍（如精神分裂症）后来也被发现涉及大脑完整性的异常，且精神病性症状有时是早期痴呆的最初迹象。因此，DSM-5（American Psychiatric Association 2013）中采用的 NCD 诊断类别代表了诊断和治疗演变的最新阶段，并与脑科学的发现同步发展。

神经认知障碍诊断类别概述

NCD 诊断类别主要包括谵妄、轻度和重度 NCD。表 25-1 列出了这些 NCD 类别中最常见的 DSM-5 亚型。谵妄（delirium）是指引起精神功能障碍的一种原因，通常是急性和可逆的。在明确重度或轻度 NCD 诊断之前，排除谵妄的存在至关重要，前者通常认为是更稳定的神经认知疾病。重度和轻度 NCD 的严重程度不同。在 DSM-5 之前，精神病学诊断的疾病需要导致"有临床意义的痛苦或导致社交、职业或其他重要功能方面的损害"（American Psychiatric Association 2000 p. 8）。这种程度的障碍现在被归为重度 NCD。相比之下，轻度 NCD 描述的是仅造成最低限度的残疾或功能紊乱的症状。将轻度 NCD 类别纳入诊断分类的一个显著的好处是，现在有了可以对退行性痴呆的早期阶段做出正式诊断的方法，这一阶段只有轻微的大脑和认知功能损害，随着时间

本章作者向 Myron F. Weiner 谨致谢忱，Weiner 博士是第 6 版该章的作者。本章是在上一版的基础上更新修订而成（Weiner MF："Neurocognitive Disorders，" in The American Psychiatric Publishing Textbook of Psychiatry，Sixth Edition. Edited by Hales RE，Yudofsky SC，Roberts LW. Arlington，VA，American Psychiatric Association，2014，pp.815-850）

表 25-1　DSM-5 神经认知障碍的类别和亚型

谵妄
　　物质中毒或戒断性谵妄
　　药物相关谵妄
　　其他躯体疾病或多种病因所致谵妄
重度神经认知障碍［标注由于（某种推测的病因 *）］
轻度神经认知障碍［标注由于（某种推测的病因 *）］

* 由于阿尔茨海默病、额颞叶变性、路易体病、血管性疾病、创伤性
脑损伤、物质 / 药物使用、其他神经退行性疾病或躯体疾病，或多
种病因；有 / 没有行为异常

的推移，这些轻微损害会逐渐进展，最终达到社交或职业残疾的阈值［如 DSM-Ⅳ-TR 痴呆（American Psychiatric Association 2000）］。依据不同诊断，可以标注是否存在行为异常（如妄想、幻觉、躁狂、激越、徘徊），也可以标注由于 NCD 而导致的严重程度或功能障碍程度。轻度表示在日常生活中工具性活动（如管钱）存在困难，中度表示基本日常生活活动（如穿衣）有困难，重度则表示完全依赖他人。

由于认知症状潜在的脑病理学改变常常有不同程度的不确定性，DSM-5 允许将诊断标注为"很可能的（probable）"或"可能的（possible）"。例如，存在致病性遗传因素（如与 tau 神经病理学相关的突变）或显著的神经影像学异常（如额叶脑萎缩或代谢减低）将增加诊断的确定性，从而将额颞叶变性（FTLD）的诊断从可能的变为很可能的。相比之下，鉴于其目前进展存在不确定性，由阿尔茨海默病所致的轻度 NCD，如果缺乏致病基因证据（如基因检测、常染色体显性遗传模式），则只能被描述为"可能的"。仔细检查每种亚型的"诊断特征"部分在做这种区分时极为重要。

诊断相关问题

识别 NCD，特别是轻度 NCD 的一项关键任务是检测与健康的病前状态相比的变化。这项任务通常包括确定个体的神经认知特征相对于其病前状态是否发生了变化，以及（或）确定心理测试或日常生活活动是否发生了改变。诊断任务也可能因以下因素变得更加困难：

1. 在神经系统健康的成年人中，认知功能存在显著的异质性，这使得仅靠一个简单的测试界限分来识别 NCD 变得复杂。
2. 许多神经认知能力随着年龄的增长而显著下降，而这些变化仅代表正常衰老。
3. 许多常见精神状态（如抑郁、焦虑、慢性疼痛、

睡眠障碍）常与记忆丧失的主观感受有关，而这种感受是次要的，主要还是精神疾病中固有的非特异性注意力受损。

这些非特异性的注意受损虽然是真实的，但不是由于潜在的脑神经病理，因此不被认为是 NCD。在下面的小节中，我们将讨论几个与 NCD 诊断非常相关的其他问题。

认知功能

NCD 指的是获得性脑功能障碍；然而，临床医生通常没有机会对每个患者进行重复评估来跟踪患者的认知能力下降；因此，功能障碍通常是通过偏离标准组来推断的。由于 NCD 患者与健康对照个体的差别程度不同，这种比较是有问题的。例如，由关节炎、骨损伤、帕金森病或卒中引起的运动问题可能会对不同能力测试的解读产生混淆；因此，神经心理学评估通常采用多种指标来捕捉这些差异。常模群体的文化和教育差异对语言测试指标有很大的影响，特别是对非英语母语者。这些影响可能是普遍的，特别是对测试材料非常不熟悉时。

由于许多 NCD 发生在老年人中，临床医生熟悉已知的典型年龄相关性认知功能障碍模式很重要。尽管与年龄相关的衰退存在较大的个体差异，但也有一些典型的模式（Institute of Medicine 2015）。随着年龄的增长，词汇和一般知识往往保持稳定，尽管找词困难很常见。信息处理速度和精神运动表现随着年龄的增长而下降。老年人通常需要更长的时间来对信息作出反应并进行加工处理；因此，临床医生必须对评估作出调整以适应患者，并确保患者理解期望他们作出怎样的应答。老年患者常存在感知或运动受限而干扰临床中的互动；因此，应该在评估早期检查是否存在视力和听力困难。

日常功能和独立性

在诊断前仔细记录患者的职业史、当前的环境需求和对功能变化的描述是很重要的，特别是在轻度 NCD 中。若患者的工作复杂且要求较高，那么患者可能会与轻微的认知困难作斗争；例如，一名头部受伤后新出现注意力不集中的大学生可能会出现学业困难。相比之下，责任和交往较少的患者，如独居的患有阿尔茨海默病的退休老年人，可能会被发现处于谵妄状态，因为他们对食物不感兴趣，忘记了服药。对于有明显认知困难和进行性退行性 NCD 的患者，必须对其日常生活活动表现进行正式评估，并确定任何

导致功能损害的因素，如徘徊行为。与认知评估一样，显著的运动或感觉功能受限往往使其难以识别与认知相关的功能衰退，但区分因认知问题引起的功能衰退和因运动或感觉症状引起的功能衰退是很重要的。例如，帕金森病患者可能因为僵直和运动迟缓而无法穿衣服，而不是因为运动性失用症，后者是一种神经系统的复杂运动规划困难。

损害的主诉

确定主诉和知情者是评估的关键方面。有认知问题但没有客观神经心理功能障碍的老年人在轻度 NCD 的研究中受到越来越多的关注，因为有证据表明，这种被称为主观认知下降（SCD）（Jessen et al. 2014）的现象可能是疾病的早期迹象。事实上，研究发现，当 SCD 伴随着特定的危险因素时，其发展为轻度 NCD 的可能性确实会增加，因此，轻度 NCD 的诊断分类可能会随着对 SCD 的进一步研究而发展。标准化认知测试对轻微认知功能障碍的不敏感可能是客观测量指标未检测到个体主观报告的认知功能障碍的另一个潜在原因，而目前正在进行提高认知评估敏感性的研究。从知情者那里收集信息可能会提供更多的见解，因为出于多种原因，患者可能不知道或忘记他们在日常生活中经历的问题。对于那些独居的患者来说，找到一个知情者可能会很困难。认知能力下降的顾虑可能会由患者、家属或可能是雇主来表达。在职的 NCD 患者可能会因为表现不佳而被解雇，但他们可能到后来才意识到自己的认知功能障碍——对于持续的保险和残疾赔偿来说太迟了。不幸的是，相当大比例的阿尔茨海默病患者没有意识到自己的认知障碍，患有 FTLD 行为变异型的个体总是未能意识到这类损害。有些文化可能对年龄相关的痴呆更歧视或不接受；因此，患者和家属可能会延迟寻求帮助。与认知障碍相关的困难常被家人或医生忽视，而当作一种正常衰老的表现。记忆下降主诉很常见，但通过细致的访谈来确认功能障碍的例子则至关重要，因为许多不同类型的认知功能障碍可能会被错误地标记为记忆丧失，如患者可能会把找词困难（一种语言问题）称为"记忆"单词的问题。对于报告出现意识错乱、记忆丧失或判断不佳的病例，需要进行积极的检查，检查的范围取决于病史、身体／神经系统检查结果和精神状态检查。

共病

NCD 患者中通常同时或连续出现几种疾病。患有重度或轻度神经认知障碍的个体经常会出现谵妄。

血管性 NCD 和阿尔茨海默病通常在同一个体中共病。此外，精神障碍和神经认知障碍可能共存。重性抑郁障碍可能与 NCD 共存。而且，诸如阿尔茨海默病等 NCD 可能会使精神分裂症、双相障碍或复发性抑郁症复杂化。在老年人的 NCD 评估中最常见的诊断问题是鉴别正常衰老和疾病。

基础率和患病率

临床医生应普遍熟悉患病率统计数据，以便在决定可能的诊断时，他们能够根据可能性分配适当的权重。阿尔茨海默病协会的 *Alzheimer's & Dementia* 杂志每年都会对退行性疾病的最新统计数据进行汇总（见"阿尔茨海默病事实和数据"年度报告），疾病控制和预防中心（2017）报道了脑损伤统计数据。本章我们将重点关注难以鉴别的较为常见的 NCD 类型，鉴于其他地方已有广泛报道，流行病学相关信息仅作简要讨论。

认知领域

DSM-5 神经认知障碍章节（American Psychiatric Association 2013，pp.593-595）中的表 1（"神经认知领域"）明确定义了认知功能障碍多个领域的症状／观察以及与之相关的基于心理测量学的测试，表格中还提供了严重程度为重度和轻度的例子。我们在此简要回顾这些领域，但每个领域都可以是独立的章节。Blumenfeld（2010）和 Purves 等（2017）已经编写了一些可借鉴的教科书，将神经机制与神经行为缺陷联系起来。

复杂注意力和执行功能

尽管 DSM-5 拆分了复杂注意力和执行功能领域，但它们又有重叠，因此在这里一起讨论。传统上，注意力包括在受到干扰时选择、分配和保持精神注意力的能力。注意力心理测量的一个例子是持续注意测验。该任务需要查看一系列项目（如字母或符号），每次 1 个，并通过按下按钮来对特定项目响应。另一种注意测验包括在一系列复杂的项目中搜索并计算特定项目的数量。执行功能包括对优势／冲动反应的控制、计划、决策制定和精神弹性。评估执行功能的心理测验的例子包括在规则之间转换的任务（如按顺序依次寻找数字和字母）、穿越迷宫、从错误中学习和找出新的规则。在复杂注意力和执行功能领域中的困难可以改变其他认知领域的表现。例如，在嘈杂的房间里接受评估的患者可能会因为难以筛选令人分心的噪音而无法集中注意力学习词语列表，因此可能看起来有记忆障碍；但是，如果测试是在一个安静的房间里进行的，患者的表现也许反而是正常的。

学习与记忆

记忆有很多种形式，询问患者的记忆问题往往会引起与其他精神能力相关的多种认知主诉。对近期事件的记忆下降（即情景或"近期记忆"）是老年人最常见的困难，特别是由于阿尔茨海默病所致 NCD 早期阶段的患者。临床检查中最敏感和最常用的情景记忆测试是向患者提供要学习的词语列表，并要求患者在长时间延迟后回忆这些词语。在评估中，回忆和识别所给出的信息通常会有区别。DSM-Ⅳ 将存在选择性且显著情景记忆障碍者描述为遗忘型障碍而不是 NCD。DSM-5 将情景记忆与其他形式的"极长程记忆"进行了对比，如语义记忆（如对词语意义或事实的知识）和内隐记忆［如学习一种技能（弹钢琴）］。DSM-5 指出，涉及即刻回忆一系列数字的测试是对即时记忆或工作记忆广度的测试，这种测试也经常被归类为注意力的测量方法，因为它们需要大量的注意力集中。

语言

语言能力包括语言表达和理解（常指"接受"）。丧失理解或使用语言的能力被称为失语症（aphasia）。流利性失语症（fluent aphasia）和非流利性失语症（nonfluent aphasia）的区别是，流利性失语症患者很容易生成词语，非流利性失语症患者很难生成词语。患者可能有词语生成困难，因此使用近似词（错语）。语音上的音位错误包括用发音相似的词语代替，如英文"meek"说成"meat"。语义错误包括用意思相似的单词代替，如英文"writer"（写字用的）代替"pencil"（铅笔）。老年人和脑损伤患者最常见的主诉之一是找词问题，当这些患者看到需要命名的物品（冲突命名测试）时，他们很难回忆起物品的名称。失语症通常表现为各种语言领域相关症状的综合征，并伴有非语言相关的神经功能缺陷。例如，对于一个非流利性失语症患者，言语很费劲，常不符合语法结构，省略了冠词、介词和连词等虚词。一位患者想去某个特定的地方（如餐馆），可能会很费劲地说"想要……去……你知道……吃……"，在表达了自己的观点后，他会如释重负。这些患者通常理解别人对他们所说的话，能够服从简单的指令（尽管他们在执行复杂的顺序运动任务时可能会因为与理解无关

的原因而出错），但他们在复述、大声朗读和写作方面有困难。失语症会影响言语（音系／声音／发音系统）、语法和句法、词汇获取（词语检索）和语义表征（意义）。不同模式的失语症通常与语言功能障碍无关的特定神经功能缺陷相关。例如，非流利性失语症患者经常有运动性失用症（即难以执行复杂的象征性动作，如假装梳头）或右侧肢体无力／僵硬。在流利性失语症患者中，自发性言语表达清晰，听起来应该是可理解的，但语句毫无意义。功能障碍随时间推移的改变模式对鉴别诊断也很重要。一般来说，症状随时间推移而恶化提示神经退行性疾病；急性发作但症状随时间推移而改善的通常由急性脑损伤引起。传统上，认为一般知识和词汇测试在大多数退行性疾病（语义性痴呆除外）中相对容易复原；然而，词语检索困难会降低这些测试的表现。例如，在呈现物品图片的测试中，患者也许记不起"扫帚"这个词，但仍然可以使用手势来表明他们理解这一物品是什么含义。

知觉运动能力

在知觉运动领域，感知和构建／产生之间的区别类似于语言领域中理解和表达的区别。例如，一位患者可能能够识别（感知），但不能绘制（视觉构造）一个时钟。这可能存在高阶知觉障碍，如面孔失认症，即选择性地无法识别面孔。运用能力指的是执行已习得动作的能力。一个有运用缺陷的患者，如果被要求假装吹灭蜡烛，他可能会说"吹灭"这个词，而不是作出恰当的呼吸动作。知觉运动缺陷反映了在涉及运动知觉整合任务中遇到的困难，例如，刷牙或使用以前熟悉的工具。

社交认知

虽然 NCD 被描述为主要涉及认知，但不当的行为是社交认知功能障碍的早期迹象。患者可能会失去识别面部表情或理解某种情境中社交情绪方面的能力，如讽刺、幽默或洞察另一个人。

评估

NCD 诊断和鉴别诊断的综合评估包括病史记录、精神状态检查、体格和神经系统检查，包括相关的实验室筛查、脑成像和神经心理学测试。评估通常需要精神科医生／神经科医生和神经心理师的专业技能和合作。在考虑轻度或重度 NCD 之前，仔细询问病史和进行精神状态检查对于排除谵妄很重要，因为谵妄

可能涉及某种紧急治疗的疾病。此外，对于谵妄患者，常规的神经心理学测试结果并不可靠。

采集病史

评估应从采集病史开始，包括询问患者本人、知情照护者、朋友或亲属以及查阅所有相关的医疗信息等。直接查阅病历信息非常重要，因为患者和知情者往往无法准确回忆起医疗事件或各种实验室检测的结果。

除了获取有关患者认知能力的信息外，还要了解影响认知主诉的情绪或人际因素、认知主诉伴随的问题及其对情绪或人际造成的影响。评估患者对心理问题的情绪反应，并尝试确定家庭的优势和不足。患者的性格也要被考虑进去。所有这些信息都有助于制订管理计划。

临床医生必须了解患者正在服用哪些药物，包括任何非处方（OTC）药物，对于老年人，要求患者将所有服用的处方和 OTC 药物带给医生查对。经患者允许的情况下，与患者的访谈可在家人在场的情况下进行，以确保获得的信息准确性，并与其日常表现进行比较。如果患者无人陪伴，或反对检查室有其他人在场，医生则会单独与患者面谈。临床医生应尽可能留出足够的时间单独询问陪同人员，因为如果只是问询患者本人，患者可能会隐瞒一些令其感到羞辱或愤怒的事实信息。而隐瞒的信息通常与偏执思维、幻觉或失禁有关。

对大多数有认知障碍的人来说，有朋友或亲属在场陪伴更利于安抚患者。在这种情况下，病史的询问可以是三方共同参与，而不是常规一对一模式。但是在大多数情况下，医生应集中精力与患者直接沟通。在谈话的过程中也许会出现许多线索，涉及患者与重要他人之间的关系、患者对其家庭的影响以及其他人对患者的影响等多方面。丈夫们经常对妻子照顾家庭能力的下降感到不满。既往占支配地位的一方生病后，另外一方可能也会对照护对方产生不满情绪。而在许多情况下，夫妻的一方可能不相信另一方确实无法学习、记忆或理解事情，导致夫妻关系更为紧张。因此在夫妻另一方在场的情况下检查患者，也有助于及时疏导照护方配偶的不理解，并引导其如何应对生活中另一方无法记忆、计划和合作的问题。

在数分钟或数小时内出现的认知症状提示谵妄，患者可能存在感染性、毒性/代谢性、药物所致、血管性、创伤性、精神疾病或多种合并因素的情况。持续数天或数周的发病则提示感染性、毒性/代谢性或肿瘤性因素的情况。数月至数年的逐渐衰退是退行性疾病的典型特征，而不是血管性/多发性梗死性痴呆，后者往往呈阶梯式衰退，突然发作则与卒中有关。确定认知或行为问题的具体发病日期往往很困难。当提供照护的配偶生病或离世，患者慢性认知障碍可能会被认为是急性衰退。

症状改善的报道通常见于脑外伤、急性血管性疾病、急性毒性和代谢障碍。与其他 NCD（如阿尔茨海默病所致 NCD）相比，路易体病患者在数小时或数天内认知功能障碍更容易发生显著波动。在大多数 NCD 中，认知障碍会随环境/情绪需求、疲劳程度、一般躯体情况和昼夜时间的复杂性而波动。

NCD 首发症状往往是失去主动性，包括对家庭、环境和以前感兴趣的活动丧失兴趣。额颞叶功能受损的个体可能会变得淡漠或脱抑制。可能在早期表现出猜疑、易怒和抑郁。成形的视幻觉常见于路易体病。视幻觉、触幻觉和错觉常见于谵妄和路易体病。NCD 患者的幻听往往是熟悉的人说话或演奏音乐的声音，而指责或威胁的声音在精神分裂症和精神病性抑郁中更为典型。REM 睡眠行为障碍可能先于帕金森病或路易体病的起病。全身性癫痫发作可导致间歇性的眼神茫然，伴有刻板运动和发作后意识模糊。糖尿病、高血压、卒中和心脏病是血管性认知障碍的危险因素，可能会加速阿尔茨海默病的临床进展。急性肾或肝功能失代偿也可能导致谵妄。HIV 血清阳性增加了病毒性脑病或机会性脑部感染的可能性。

某些基因突变会在不同程度上增加 NCD 的可能性。例如，在亨廷顿病等常染色体显性家族性疾病中，从父母任一方获得一个受累基因拷贝会导致该疾病的遗传。早老蛋白 1 和早老蛋白 2 基因突变或淀粉样前体蛋白基因的额外拷贝（如见于唐氏综合征）也会导致早发性阿尔茨海默病。

许多药物可能会损害认知，包括抗胆碱能药物（如肠和膀胱松弛剂等）、抗组胺药苯海拉明（一种非处方安眠药中的常见成分）、苯二氮䓬类催眠药和镇静剂、巴比妥类药物、抗惊厥药、普萘洛尔和强心苷等。卟啉症患者出现意识错乱可能由各种药物引起，包括巴比妥类药物和苯二氮䓬类药物等。视幻觉患者有对抗精神病药出现严重反应的病史也会增加其路易体病所致 NCD 的可能性。

酒精滥用伴严重营养不良或震颤性谵妄的可能后续会发生 NCD。通过娱乐性药物使用或来自环境的有毒化学物质（如砷、汞、铅、有机溶剂和有机磷杀虫剂等）暴露可引起神经认知综合征，但有时严重的全身系统性症状会掩盖认知行为障碍。

可能导致 NCD 的疾病和物质很多。NCD 可逆性病因可概括成 DEMENTIAS 便于记忆（表 25-2）。

精神状态检查和认知筛查

认知障碍往往被忽视，尤其是当患者穿着打扮

表 25-2　神经认知障碍和谵妄常见"可逆 / 可治疗"病因的 "DEMENTIAS" 记忆法

D 药物（引起痴呆 / 谵妄的药物，如镇痛药、镇静剂、抗精神病药）

E 情绪症状（如抑郁 / 焦虑）

M 代谢疾病（如高氨血症、尿毒症、高 / 低血糖、威尔逊病）

E 内分泌疾病（如甲状腺功能低下 / 亢进、甲状旁腺病、垂体功能不全、库欣病、艾迪生病）

N 营养问题（维生素缺乏症：维生素 B_1、维生素 B_6、维生素 B_{12} 和叶酸）；也包括正常压力脑积水

T 创伤（如硬膜下血肿、低氧 / 缺氧脑损伤）、毒素（如乙醇、重金属）或肿瘤（如颅内肿瘤）

I 感染性疾病（如中枢神经系统或全身性感染、莱姆病、神经梅毒、惠普尔病、HIV、疱疹、真菌感染、结核病）

A 自身免疫性疾病（如副肿瘤综合征-边缘 / 桥本脑病、中枢神经系统血管炎、结节病、多发性硬化症、系统性红斑狼疮）

S 感觉缺陷（视力 / 听力障碍）；也包括癫痫发作（如亚临床癫痫发作）和卒中（血管疾病）

得体并做出恰当的社交反应时，这种情况在阿尔茨海默病中很常见。患有缓慢进展性认知障碍的人通常会保持社交礼仪，直到疾病进展到一定程度。与患者及其家人建立积极的关系对于全面认真的评估至关重要。精神状态检查可能会给患者带来压力；因此，临床互动尽可能不要从医生进行认知筛查开始。检查时应考虑患者的挫折承受能力，并根据患者的认知水平进行调整。例如，当患者明显分不清年月，除非怀疑装病，否则询问日子和日期几乎没有意义。当患者易怒或容易受挫时，应简化询问。所有回答无论正确与否，都应被视为同等真实，患者的努力应受到表扬。

现在已有几种标准化的认知筛查方法，其测评深度和敏感性各不相同。标准化认知评估方法的使用［如蒙特利尔认知评估（MoCA），公共空间免费获得］可以促进专业人员之间的沟通，并为纵向随访建立了灵敏的和稳定的基线。在讨论筛查方法之前（见下文"认知障碍的心理测量筛查"），我们将首先简要回顾这些测量方法评估的一些认知过程。

注意 / 工作记忆通过正序和倒序数字广度进行测试。大多数受过 12 年教育、感官功能清晰的英语使用者都能正序复述 7 位数，倒序复述 5 位数。通过分散患者注意力 5 min 后再次回忆 3 ～ 5 个词语来筛查记忆功能。这项测试可以用口头念出物品名称的形式，如果是失语症患者，则可以把物品展示给患者但不需要命名。患者对线索提示的反应也很重要，因为它们有助于区分患者是提取缺陷、编码失败还是遗忘。远期记忆比工作记忆更难检测。对于没有受过正规教育的患者，可以问及他们感兴趣的事件；如果检查者在询问患者之前，首先将照护者叫到一边并询问

有关患者生活中最近发生的事件（如生日、其他家庭事件），则这种询问过程最为有效。

语言的常规检查包括对发音、流利性、理解力、复述、命名、阅读和句子书写能力的评估。语言流利性障碍包括找词延迟、错语和语词新作。词语流畅性（说出给定类别的一系列词语的能力）是认知障碍的一个非常敏感的指标，可以让患者说出他们能在 1 min 内想到的所有（如）动物的名称来测试。

理解测试从分级任务开始，如让患者指出房间里的一个、两个和三个物品。接下来是一些简单的逻辑问题，如"我堂兄的母亲是男的还是女的？"或者"穿衣服的时候，你先穿哪一件，衬衫还是外套？"

为了增加难度 / 敏感性，命名测试可以包括说出物品某个部分的名称，如衬衫的一部分（袖子、衣领、口袋、纽扣孔等）。阅读和命名能力应根据患者的教育水平和文化程度来考虑。写作能力可以通过要求患者听写一个句子，然后自己写一个句子来评估。

运用能力的评估方法是让患者模仿检查者的动作，根据检查者的要求进行简单的动作，并临摹一组简单的几何图形（如相交的五边形）。对于受过良好教育的轻度受损者，让患者绘制三维立方体可以用于检测结构性失用。

信息处理相关问题是通过使用一组标准问题从易到难进行评估，并根据患者的教育水平和工作成就评估回答。

评估抽象思维能力需要考虑患者的教育、文化背景和母语。抽象推理能力损害可以从具体思维的证据中推断出来，如在时钟图纸上把数字 10 放在数字 11 之后，表示"11 点 10 分"的时间。可以通过询问患者如何处理某些生活状况来评估其判断能力，如"如果电力公司打电话告诉您，您的最后一张支票因资金不足而被退回，您会怎么做？"但是最好还是从知情者的叙述中来评估判断能力。

设计用于检测执行功能障碍的精神状态检查要素包括抽象推理和判断。执行功能也可通过部分神经科检查进行评估，包括 go/no-go 任务和交互运动任务（如指示患者"当我轻敲桌子一次时你轻敲两次，当我轻敲两次时你轻敲一次"）。画钟测验是另一种可用于检测执行功能的测试。执行功能障碍也反映在患者的病史中，如社会判断错误（如不适当的性行为），以及在精神状态检查过程中，如通过不适当的物品处理（使用行为）、不适当的笑声、调情或无法与检查者保持适当的社交和身体距离。

认知障碍的心理测量筛查

筛查对于退行性疾病尤其重要，因为早期症状

常常被忽略。对测查方法的详细讨论可参见 Ashford（2008）。MoCA（Nasreddine et al. 2005）是检测轻度认知障碍（如轻度 NCD）最常用的筛查工具之一，约需 15 min 完成测试，评估执行功能以及其他认知领域，评分范围为 0～30 分（筛查轻度 NCD 的推荐临界值＜27 分）。该工具基于人群的常模表明，在美国更合适的临界分数为 23 分（Rossetti et al. 2011）。MoCA 可以免费从作者的网站（www.mocatest.org）上获得。

简易精神状态检查（MMSE；Folstein et al. 1975）是传统上使用最广泛的认知障碍简短筛查工具，需要 10～15 min 的测试时间。MMSE 受病前智力和教育水平影响，评估执行功能的作用有限。满分 30 分。MMSE 界限分从 18 分到 27 分不等，区分重度 NCD 的敏感性和特异性不同。选定的临界值通常取决于哪个最适合所研究的患者队列和 NCD 种类。MMSE 受版权保护，必须从 Psychological Assessment Resources 公司订购（www.parinc.com）。

对患有潜在 NCD 的老年患者进行精神症状筛查可能存在问题，因为 NCD 患者出现的症状可能与其他无关疾病的症状类似（如 NCD 的淡漠 / 快感缺乏和抑郁）。最常用于评估重度 NCD 患者精神症状的工具是神经精神问卷（Cummings 1997；Cummings et al. 1994），该问卷是识别痴呆相关行为症状的简短工具。该问卷主要通过询问了解患者情况的人员完成。处理 NCD 患者可治疗的精神疾病可以提高其生活质量。可采用老年抑郁量表（Yesavage 1988）或老年焦虑问卷（Pachana et al. 2007）筛查 NCD 患者共患抑郁或焦虑情况。

躯体和神经系统检查

体格检查可能提示某种特定的疾病或状况。严重营养不良的证据提示存在维生素缺乏，如硫胺素缺乏症。阿罗瞳孔（Argyll-Robertson pupils）则提示神经梅毒。心房颤动增加脑梗死的可能性。步态失调和尿失禁与正常压力脑积水相关。眼球垂直运动障碍提示进行性核上性麻痹。单侧肢体失用提示皮质基底节变性。运动迟缓和强直可能提示帕金森病或路易体病，有这些症状的患者通常表现出抑郁。早期自主神经功能障碍常见于多系统萎缩。舞蹈样动作经常与亨廷顿病有关。肌阵挛抽搐可能提示克-雅病或威尔逊病。局灶性神经系统体征和症状提示可能的血管源性疾病。皮质释放征（如掌颏反射、抓握反射、吸吮和噘嘴反射）是严重皮质功能障碍的非特异性指征，程序化运动任务异常表现（如 Luria 三步测试）也有同样提示作用。

实验室检查

表 25-3 列出了可能有助于诊断 NCD 的实验室检查列表。尽管临床医生可能倾向于使用固定的组合，但决定进行哪些实验室检查应基于个体的临床情况。如果怀疑药物使用或滥用就需要进行毒理学成套检测。尤其重要的是要检测酒精、巴比妥酸盐或苯二氮䓬类药物的使用情况，以预防严重的戒断性谵妄。电解质浓度检测主要在认知能力急性变化的患者中很有用。梅毒血清学检测过去通常是作为常规检查进行的，但现在除非病史和临床表现提示接触梅毒或存在神经梅毒，否则没有检测指征。低血铜蓝蛋白和高尿铜有助于威尔逊病的诊断。也有建议将维生素 B_{12} 水平作为痴呆诊断检查的筛查内容（Warren and Weiner 2012）。脑脊液（CSF）研究可以为多发性硬化、神经梅毒或其他机会性中枢神经系统感染的临床诊断提供重要信息。如果有性接触史或输血史，可能需要进行 HIV 检测。美国神经病学学会指南（Muayqil et al. 2012）建议临床医生在临床不明病例中进行 CSF 14-3-3 蛋白检测，以减少诊断克-雅病的不确定性。

目前，退行性 NCD 临床诊断中应用最广泛的脑功能成像检查是氟代脱氧葡萄糖正电子发射断层扫描（FDG-PET）。示踪剂 FDG 能够检测大脑葡萄糖摄取的模式，并已获 FDA 批准。这项技术还得到美国医疗保险和医疗补助服务中心（2004）批准，用于鉴别阿尔茨海默病和 FTLD。单光子发射计算机断层扫描（SPECT）具有成本低的优点；然而，PET 具有更高的分辨率，因此很少使用 SPECT。FDA 已批准 3 种 PET 成像放射性示踪剂用于评估脑内淀粉样蛋白沉积，目前正用于排除非阿尔茨海默病性 NCD（图 25-1）。美

表 25-3　实验室检查辅助诊断神经认知障碍

常规筛选	额外的检测和操作
全血计数	腰椎穿刺
肝功能检查 / 血氨	14-3-3 蛋白用于诊断克-雅病
血尿素氮 / 肌酐	寡克隆条带用于诊断多发性硬化
血糖	HIV 检测
钙	氟代脱氧葡萄糖 -PET
甲状腺功能检测	脑内淀粉样蛋白成像
梅毒血清学检查	基因检测
叶酸	早老蛋白 1 和早老蛋白 2 用于诊断显性遗传性 AD
维生素 B_{12}	三核苷酸重复序列用于诊断亨廷顿病
头颅 CT 或 MRI	威尔逊病

AD，阿尔茨海默病；CT，计算机断层扫描；MRI，磁共振成像；PET，正电子发射断层扫描

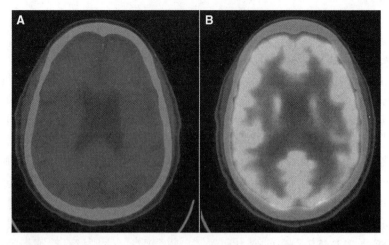

图 25-1 （见书后彩图）两例诊断为痴呆患者的 ¹⁸F-AV-45 正电子发射断层扫描 β 淀粉样蛋白成像。阴性（**A**）提示存在阿尔茨海默病之外的潜在病理机制，而阳性（**B**）提示阿尔茨海默病病理改变是认知能力下降的原因。引自 Steven Z. Chao, M.D., Ph.D.

国国家老龄化研究所和阿尔茨海默病协会提出了新的研究指南 NIA-AA 研究框架，用于对阿尔茨海默病影像学生物标志物进行分类（Jack et al. 2016，2018）。这种被称为 AT（N）系统的生物标记物分类方案，侧重于阿尔茨海默病中生物标志物可测量的 3 种病理过程：（A）PET 上的 β 淀粉样蛋白沉积、（T）tau-PET 上的 tau 聚集，以及（N）结构 MRI 上的神经变性 / 神经元萎缩。每个生物标志物类别都被评定为阳性或阴性，由此产生的生物标志物特征可以整合到诊断过程中。需要注意的是，该框架仅用于研究，而非常规临床诊疗，目前尚不属于 DSM-5 的一部分。

基因检测有助于确认是否罹患显性遗传的家族性阿尔茨海默病（早老蛋白 1 和早老蛋白 2 基因突变）、亨廷顿病（DNA 中超过 40 个胞嘧啶-腺嘌呤-鸟嘌呤重复片段）和威尔逊病，并可用于确定无症状患者的风险。尽管 19 号染色体上的载脂蛋白 E（*APOE*）基因，特别是该基因的 ε4 等位基因（*APOE 4*）与散发性阿尔茨海默病的风险增加有关，但 DSM-5 并未将该等位基因携带状态作为阿尔茨海默病致病基因突变的证据，因为 *APOE 4* 状态并不具高度预测性。例如，ε4/ε4 基因型患阿尔茨海默病的风险［比值比（OR）= 14.9］大于 ε2/ε2 基因型（OR = 0.6）（Farrer et al. 1997），但并未达到唐氏综合征相关突变（21- 三体）的风险水平，后者个体一定会在中年患上阿尔茨海默病（Castro et al. 2017）。强烈建议对发现自己有与痴呆风险升高相关的基因突变的个体进行遗传咨询，对于通过非临床手段（如直接对消费者进行基因检测）发现自己基因型的个体来说，这种咨询尤为重要。

神经心理学测试

临床神经心理学家通常在以下几项任务中发挥

重要作用：确定测试工作的充分性以进行可靠的评估、确定是否存在 NCD、进行鉴别诊断、对损害程度进行量化评估以及评估患者的认知优势和不足。系列化测试提供有关疾病进展、治疗效果和（或）脑损伤（如卒中或创伤性脑损伤）恢复程度的信息。除了本章前面描述的正式测试的认知领域（见"精神状态检查和认知筛查"和"认知障碍的心理测量筛查"）外，还有一些神经心理学评估方面的优秀综合类教书（Lezak et al. 2012；Strauss et al. 2006）。确认患者在测试过程中付出的努力足以进行可靠评估后，神经心理学家可以对结果进行解读。确定一组神经心理学测试结果异常一般涉及使用几种策略，通常是同时使用（表 25-4）。确定个体绝对技能受损（absolute skill impairment）常采用的策略是将患者在神经心理学测试中的表现与适当匹配的健康对照受试者的平均表现进行比较。测试结果低于特定临界值（如低于对照组平均值的 1.5 个标准差）表示的是与参考人群相比，个体绝对损害的相对水平。确定相对技能受损（relative skill impairment）采用的策略是将个体的测试分数与其基线能力水平的估计值进行比较，后者可能来源于其人口学信息（如学业成绩、职业成就）、外部资源（如学业成绩单）或那些大多数形式获得性脑损伤都不会影响的能力（如阅读技能）在测验中的表现。例如，测试表现在平均范围内的患者可能被视为正常；然而，如果患者的教育和其他人口

表 25-4　解读神经认知测试数据的策略

1. 绝对技能受损法
2. 相对技能受损法
3. 统计模式不可能性法
4. 临床综合征一致性法
5. 病征迹象法

统计信息表明，其病前水平应在较高的范围内，则可以使用平均得分来作为功能障碍的证据。一些常模数据集可以确定统计模式的不可能性（statistical pattern improbability）（即两个分数之间的差异在普通人群中出现的可能性有多小）。确定临床综合征的一致性（clinical syndrome consistency）则需要寻找与已知临床综合征（如失语症、阿尔茨海默病型痴呆、优势顶叶综合征）一致的能力受损模式。此外，一些神经心理学测试可用于检测脑功能障碍的征象（pathognomonic signs of brain dysfunction），即神经行为迹象（如单侧忽视的迹象或在图形绘制中不受限制的重复），这在普通人群中很少发生，但在神经认知障碍患者中经常发生。总的来说，这些解读策略可以用于明确一组测试结果是否异常。通常，测试表现低于人群常模两个以上的标准差则符合重度 NCD，而表现低于常模一到两个标准差符合轻度 NCD（Lezak et al. 2012；Strauss et al. 2006）。

神经认知障碍的主要类别

在 DSM-5 中 NCD 主要有 3 种类型：谵妄、轻度 NCD 和重度 NCD。我们首先讨论谵妄，随后将讨论重度 NCD 和轻度 NCD。

谵妄

谵妄是一种意识和认知改变的状态，通常急性发作（数小时或数天），持续时间短暂（数天或数周）。谵妄的标志是注意力受损。许多谵妄的患者虽维持人物、地点和时间定向力，但是持续注意力测验上表现出受损特点，如数字广度、月份倒述。睡眠-觉醒障碍很常见，精神运动活动减少或增加也很常见。错认、错觉和视幻觉也很常见。由于这些症状，谵妄患者通常被非精神科医生认为患有精神分裂症，但谵妄患者与精神分裂症患者的幻视性质不同。谵妄患者视幻觉往往单调、没有威胁性，而不是怪异的幻觉内容。幻视内容通常是动物或人物，往往很不好理解，有时会让患者感到害怕，并且不能用妄想系统的条理来解释。感觉器官定位不清晰的触幻觉出现往往提示谵妄。感觉器官定位清晰的触幻觉可能是精神病性综合征的一部分，如寄生虫妄想症。

表 25-5 列出了 DSM-5 中谵妄的基本特征。值得注意的是，所列症状代表了典型症状，如果多数证据与谵妄诊断不一致，则不应生搬硬套。例如，患有轻度 NCD 的患者（如路易体病所致 NCD）可能会出现定向障碍，因为患者会与不存在的人交谈，但是进一步询问却可能会发现患者具有一致的和系统化的妄想。谵妄在综合医院患者中很常见，由于对谵妄后出现认知下降风险存在担忧，常常导致老年人不能接受外科手术。

许多患者 NCD 的首发迹象可能是术后谵妄。谵妄发作通常预示着路易体病。与轻度或重度 NCD 相比，谵妄患者人格解体和意识模糊程度更重。认知能力的波动见于许多认知受损者，但严重程度或起病迅速不及谵妄患者（起病往往以分钟或小时计）。在一天中早些时候、不感到疲乏的时候或不觉得紧张焦虑的情况下，NCD 患者通常表现出最好的认知能力。一天快结束时，许多有认知障碍的人会出现短暂的谵妄，常被称为日落现象（sundowning）。在谵妄存在的情况下，不作轻度 NCD 或重度 NCD 的诊断。

病因学

谵妄概念上是指大脑信息处理能力的急性衰竭。近年来，有很多关于谵妄潜在病理生理过程的猜想，一些创新的神经影像学研究有望阐明大脑机制。例如，研究表明，背外侧前额叶皮质和后扣带回之间的功能连接缺失可能是谵妄的病理生理学基础（Choi et al. 2012）。谵妄有许多潜在原因，其中最常见的可能是急性感染、脑外伤、处方药或非处方药，这些原因引发谵妄的大脑机制也可能各有不同。事实上，有许多药物可以引起谵妄。因此，在评估谵妄患者时，应怀疑所有药物。最常见的致谵妄药物是具有高度抗胆碱能效应的药物，包括非处方药苯海拉明，它通常用作睡眠辅助药，也不被视为具有潜在毒性。非处方的止泻药物如洛哌丁胺有强效抗胆碱能作用，再如治疗膀胱过度活动症的常用药物包括托特罗定和奥昔布宁。在老年人中，多巴胺激动剂或多巴胺再摄取抑制剂是引发谵妄的常见原因，尤其是在患有帕金森病的认知障碍患者中。

治疗

在综合医院环境中，如果患者的谵妄症状严重干扰睡眠或药物治疗，或导致患者极度恐惧和不适，则

表 25-5　DSM-5 谵妄的基本特征

A. 注意力和定向力受损

B. 急骤起病（数小时到数天），一天中严重性存在波动

C. 其他认知领域的损伤（如记忆、语言、视觉空间功能、感知觉）

D. A 和 C 的功能障碍不能用另一种觉醒障碍（如昏迷）来解释

E. 有证据表示功能障碍是其他疾病引起的后果

完整的诊断标准请参阅 DSM-5（American Psychiatric Association 2013）pp.596-598.

需要对其进行治疗。未引起上述症状的轻度谵妄则不需要药物治疗。谵妄的住院治疗管理方案见表25-6。

预防

谵妄的最佳治疗方法是预防，要关注易感人群的需求，即听力和视力不佳的认知障碍者。理想情况是，在住院前就能识别这些易感人群。对于居住在长期照护机构的患者，认知障碍是常态。大多数情况下，谵妄严重到足以危及患者或干扰他们的治疗后需要会诊。谵妄也发生在门诊环境中，如下例所示：

> 一名小男孩因突发视幻觉被母亲带到精神科进行评估。询问孩子用药史时，母亲报告其使用过局部鼻塞药。然而，检查药物清单时发现，他实际上在服用母亲为治疗眼部疾病而使用过的阿托品滴剂；停药后幻觉很快消失。

重度和轻度神经认知障碍

DSM-5 将 NCD 分为两类——重度和轻度。重度 NCD 相当于 DSM-Ⅳ 中痴呆的诊断：一种足以影响自理、工作或社会关系的多种认知能力的损害。轻度 NCD 的诊断是指患者尽管认知功能受损，但仍保持

独立性。NCD 的诊断因个体间差异巨大而变得复杂。许多具有较高功能基线的个体出现认知能力下降，但功能水平仍可能与同龄普通人相当。因此，临床医生必须将一个人当前的能力与其既往能力进行比较，这通常有赖于患者或其家属提供回顾性事件加以说明，并辅以日常生活活动简易量表评估。重度 NCD 的轻度、中度和重度的区别如下：轻度表现为工具性日常生活活动有困难（如管理金钱）；中度表现为基本日常生活活动有困难（如进食、如厕）；重度表现为日常生活活动完全依赖他人。

DSM-5 重度 NCD 和轻度 NCD 的基本特征分别列于表 25-7 和表 25-8。严重程度较轻的认知障碍，尤其是由于药物或代谢紊乱引起，通常是可逆的，但发展为重度 NCD 则很少是可逆的。许多 NCD 的病因是有治疗方法的，包括神经梅毒、中枢神经系统感染、肿瘤、酒精使用障碍、硬膜下血肿、正常颅压脑积水、阿尔茨海默病型痴呆、HIV 相关疾病、路易体痴呆和血管性痴呆。可逆性 NCD 包括抑郁症、药物毒性、代谢障碍、维生素 B_{12} 缺乏和甲状腺功能减退。

表 25-6　谵妄的住院治疗管理

识别并逆转引起谵妄的药物原因

如果症状在入院后 1～3 天开始出现，则推测为戒断性谵妄
与家属一起回顾药物的使用情况
长期服用抗精神病药治疗的患者需考虑抗精神病药恶性综合征
服用 5- 羟色胺再摄取抑制剂的患者需考虑 5- 羟色胺能综合征

尽可能避免使用器械约束；相反，使用非药物干预来支持患者

理想情况下，安排一位与患者关系良好的家属在患者身边时常保持身体接触（如握住患者的手或将手放在患者的肩膀上）
协助保持时间、地点和人物定向
在患者附近放置钟表和大日历
工作人员在每次查房时重新介绍自己
保持房间光线充足，以尽量减少错觉
让患者在有窗户的房间里，以便保持对白天黑夜的定向力
优化刺激
如果电视有助于患者与现实接触，则保持播放；如果使患者情绪烦躁，则将其关闭

只有在环境方法失败后才使用药物干预

避免使用苯二氮䓬类药物，戒断性谵妄除外
仅在出于保障患者安全的目的，同时环境措施失败后，才使用口服或注射高效能抗精神病药
避免预防性使用抗帕金森药物
不要给甲亢患者服用传统抗精神病药

尽快将患者送回到家庭环境

表 25-7　DSM-5 重度神经认知障碍的基本特征

A. 在一个或多个认知领域内，较既往水平相比存在认知衰退，主要基于：
　1. 患者、知情人或临床医生对认知功能显著下降的担心
　2. 在正式的认知测验中认知表现显著受损
B. 认知缺陷影响日常活动独立性［即至少会影响个人日常生活中复杂、重要的活动（如管理药物）］
C. 认知缺陷不是由谵妄所引起的
D. 认知缺陷不能由其他疾病解释
标注
　1. 推测病因（如阿尔茨海默病所致）
　2. 存在行为异常（即伴或不伴）
　3. 严重程度（即轻度、中度、重度）

完整的诊断标准请参阅 DSM-5（American Psychiatric Association 2013）pp.602-605.

表 25-8　DSM-5 轻度神经认知障碍的基本特征

A. 一个或多个认知领域的轻度认知衰退，基于：
　1. 患者、知情人或临床医生对认知功能轻度下降的担心
　2. 通过量化的心理测量评估（首选神经心理学测试）证实认知能力的轻度损害
B. 认知障碍不会致残，但日常活动中独立性有一定困难（即日常生活活动仍可进行，但需要付出更多的努力）
C. 认知缺陷不是由谵妄所引起的
D. 认知缺陷不能由其他疾病解释
标注
　1. 推测病因（如阿尔茨海默病）
　2. 存在行为异常（即伴或不伴）

完整的诊断标准请参阅 DSM-5（American Psychiatric Association 2013）pp.605-606.

轻度认知损害与轻度神经认知障碍

ICD-10 采用了术语轻度认知损害（MCI）（Petersen et al. 1997），大致相当于 DSM-5 轻度 NCD。MCI 已在其他文中详细描述（Smith and Bondi 2013），因此这里只提出几点。尽管遗忘型 MCI 患者（由 Petersen 等定义）主诉记忆力差，与同龄人相比存在记忆功能异常的客观证据，但他们的总体认知功能和日常生活活动表现正常，不符合重度 NCD 的标准，但出现重度 NCD 的风险增加。在早先时期（Petersen et al. 1997），对这一诊断的研究主要集中在临床前阿尔茨海默病。人们通常认为认知功能损害的严重程度应该有严格的心理测量定义（即 MCI 要求记忆表现低于常模两个标准差）；然而，心理测量方法在一些情况下对识别某些患者的认知功能下降并不敏感。例如，既往表现远高于平均水平的患者，其功能衰退时下降到平均范围，采用上述定义就不能很好地识别这类患者。心理测量数据现在以更缜密、更细致的方式加以解读，即着眼于估计患者相对于其病前健康状态的下降程度。MCI 的定义已扩展到包括遗忘型和非遗忘型，前者可能发展为阿尔茨海默病（5 年内约 50%），后者可能发展为其他类型 NCD。然而，也有许多非进展性 MCI 病例。与 MCI 向阿尔茨海默病转化风险增高相关的影像标志物包括：PET 可见脑内淀粉样蛋白聚集，MRI 发现海马体积明显缩小。除了 DSM-5，Smith 和 Bondi（2013）在文中还广泛描述了其他病因引起的 MCI。

病因和鉴别诊断

对导致 NCD 的许多疾病的探讨超出了本章的范围，但 Miller 和 Boeve（2017）曾撰文对此进行过阐述。在本节中，我们主要考虑重度 NCD 比较常见的原因，如成人退行性疾病所致 NCD，包括阿尔茨海默病、FTLD、路易体病和脑血管病，以及它们之间的总体区别（表 25-9）。对于 NCD 框架的其他例子，我们简要讨论创伤性颅脑损伤、术后认知能力衰退和一种不太常见的物质 / 药物所致重度 NCD 亚型，即经典的柯萨可夫遗忘症［即酒精所致重度 NCD，遗忘虚构型（ICD-10-CM 编码 F10.26）］。

阿尔茨海默病

阿尔茨海默病很常见，多为散发性。其患病率随年龄增长而增加，85 岁及以上的人群中，高达 30% 的人患有阿尔茨海默病。在极少数情况下该病呈显性遗传，可以早在 20 多岁就起病。最常见的病因是脑内 β 淀粉样蛋白 42（$A\beta_{42}$）二聚体过量，$A\beta_{42}$ 是一种经 β 和 γ 分泌酶联合作用从淀粉样蛋白前体蛋白衍生而来的肽。$A\beta_{42}$ 过量可能是由于过度生成［如发生在 21- 三体（唐氏综合征）中］或大脑清除不足，导致以淀粉样蛋白病变为特征的阿尔茨海默病。阿尔茨海默病的两个主要危险因素是高龄和携带胆固醇转运分子 APOE 的 ε4 等位基因（Genin et al. 2011）。其组织病理学包括细胞外神经炎性斑块和细胞内缠结，

表 25-9　成人中最常见的神经认知障碍的诊断特征

	阿尔茨海默病	额颞叶变性	路易体病	脑血管病
临床起病	隐袭起病	隐袭起病	隐袭起病	突然起病
首发症状	近事记忆损害	判断力或语言损害	记忆损害 视幻觉	与卒中部位相关
进展	隐匿	隐匿	波动	阶梯式
快速眼动睡眠行为障碍	无	无	常早于认知症状	无
计算机断层扫描 / 磁共振成像结果	正常至全脑和（或）海马萎缩	额颞叶萎缩	正常至全脑和（或）海马萎缩	皮质卒中或皮质下腔梗死
正电子发射断层扫描结果	颞顶叶和后扣带区代谢减低	额颞叶代谢减低	颞顶叶和枕叶代谢减低	卒中区域代谢减低
脑脊液结果	$A\beta_{42}$ 水平下降、tau 和磷酸化 tau 水平升高	正常	正常，除非共患阿尔茨海默病	取决于卒中是否新发
锥体外系体征	出现较晚	见于皮质基底节变性、进行性核上性麻痹、多系统变性	静止性震颤和齿轮样强直	与卒中部位有关
运动 / 感觉体征	无	无	静止性震颤	与卒中部位有关

神经炎性斑块以淀粉样蛋白为核心，外周为营养不良的神经炎，细胞内缠结则由磷酸化 tau 蛋白组成。病理改变通常首先出现在内侧颞叶，然后累及顶叶和额叶。其临床症状通常在 60 多岁至 70 岁出头表现出来，以可能或不被患者察觉的短期记忆障碍为主要特征。许多情况下，患者首次引起关注并到医院就诊是由于执行功能障碍。如果一个人的认知问题仅为短期记忆受损（如遗忘型 MCI），他的功能可能仍保持良好，但如果他同时出现注意力和执行功能等方面的损害，则无法保持良好的功能。该病病程以年计数，变异性较大，存活时间最长可达 20 年，预期寿命取决于照护质量。症状明显突发可见于患者失去保护性配偶后，后者曾一直在患者功能下降时起到补偿作用。80 多岁起病且病情进展非常缓慢的患者，可能为仅纤维缠结变异型的阿尔茨海默病（Yamada 2003）。表 25-10 列出了 DSM-5 很可能或可能的阿尔茨海默病所致重度或轻度 NCD 的基本特征。

除了近事记忆受损外，精神状态检查时还常见注意力和语言流畅性下降、找词（名词）困难、意念性失用（如当要求患者"给我演示一下如何在锁眼里转动钥匙"）、结构性失用（如复制相交五边形的图形）、画钟测验障碍和抽象推理障碍。疾病早期的神经精神症状往往是淡漠和抑郁。精神病性症状可见于疾病中期，常见的症状是被窃妄想，但这些精神病性症状很少呈系统化。幻视可见于中重度阿尔茨海默病，可能提示同时具有路易体病病理。

轻度阿尔茨海默病患者的神经系统检查结果多为正常。在病程后期，可能出现肌阵挛和轻度锥体外系体征。癫痫发作可见于病程后期。头颅 CT 和 MRI 在疾病早期通常正常，脑电图也正常，尽管可能会发现海马体积减小和侧脑室颞角略微增大。FDG-PET 扫描可能显示颞顶区 FDG 摄取减少。研究发现 CSF Aβ_{42} 水平下降和磷酸化 tau 蛋白水平升高。FDA 已批准几种放射性配体用于检测脑内淀粉样蛋白沉积，这些新型放射性示踪剂成像技术目前在临床和研究中得到更广泛的应用，以帮助排除非阿尔茨海默病性痴呆。

额颞叶变性

FTLD 是 60 岁以下成年人痴呆的主要原因之一。额颞叶变性一词适用于多种疾病，包括皮克病、语义性失语和进行性非流利性失语。（表 25-11 列出了 DSM-5 中与很可能或可能 FTLD 相关的重度或轻度 NCD 的基本特征。）一些 FTLD 患者存在 tau 蛋白（导致 tau 蛋白病）和颗粒蛋白前体蛋白的基因突变。这些障碍中，最可能引起精神科关注的是有明显行为症状的患者，即所谓行为变异型 FTLD。此外，皮质基底节变性和进行性核上性麻痹在临床和病理学上与 FTLD 存在重叠。与很可能的 FTLD 相一致的基因突变包括微管相关蛋白 tau 基因（MAPT）、颗粒蛋白基因（GRN）和 C9orf72 基因。

行为变异型

FTLD 典型的行为变异型通常由皮克病引起，表现为人格改变，判断力进行性损害、社交礼仪丧失、脱抑制、对外界刺激较固着，嗜好甜食。患者判断力受损、易激惹、冲动，以及完全缺乏自我意识，常常导致误诊为双相障碍。

表 25-10　DSM-5 阿尔茨海默病所致重度或轻度神经认知障碍的基本特征

A. 符合重度或轻度神经认知障碍的标准

B. 隐匿起病，且在 1 个或多个认知领域有逐渐进展的损害（重度神经认知障碍至少有 2 个认知领域受损）

C. 符合下列很可能或可能的阿尔茨海默病的诊断标准：

　对于重度神经认知障碍：

　如果下列任何 1 项存在，则诊断为很可能的阿尔茨海默病；否则，应诊断为可能的阿尔茨海默病

　　1. 阿尔茨海默病致病基因突变的证据（如家族史或基因检测结果提示基因突变）

　　2. 下列 3 项全部存在：

　　　a. 有学习和记忆能力的下降，以及至少在 1 个其他的认知领域下降的明确证据（基于详细的病史或纵向神经心理评估数据）

　　　b. 逐步进展的认知能力下降，且没有很长的平台期

　　　c. 没有证据表明认知能力下降存在混合性病因（如脑血管病或系统性疾病）

　对于轻度神经认知障碍：

　如果有阿尔茨海默病致病基因突变的证据则诊断为很可能的阿尔茨海默病（基于基因检测或家族史）

　如果没有足够的证据诊断为很可能的阿尔茨海默病，且下列 3 项全部存在，则诊断可能的阿尔茨海默病：

　　1. 有学习能力和记忆能力的下降，以及至少在 1 个其他的认知领域下降的明确证据（基于详细的病史或纵向神经心理评估数据）

　　2. 逐步进展的认知能力下降，且没有很长的平台期

　　3. 没有证据表明认知能力下降存在混合性病因（如脑血管病或系统性疾病）

D. 该功能障碍不能用另一种疾病解释

完整的诊断标准请参阅 DSM-5（American Psychiatric Association 2013）pp.611-612.

表 25-11 DSM-5 重度或轻度额颞叶神经认知障碍的基本特征

A. 符合重度或轻度神经认知障碍的诊断标准

B. 起病隐袭,且逐渐进展

C. 满足下列两项之一:

  1. 行为变异型要求

    a. 下列 3 项或更多的行为症状

      i. 脱抑制

      ii. 淡漠或情感迟钝

      iii. 丧失同理心

      iv. 持续、刻板的或强迫性 / 仪式性的行为

      v. 口欲增强,饮食习惯改变

    b. 社交认知和(或)执行能力不成比例的下降

  2. 语言变异型需存在失语症状(如言语生成或理解能力下降、找词困难)

D. 记忆和知觉运动功能相对保存

E. 该功能障碍不能用另一种疾病解释

如果下列任何 1 项存在,则诊断为很可能的额颞叶神经认知障碍;否则,则诊断为可能的额颞叶神经认知障碍:

  1. 额颞叶神经认知障碍致病基因突变的证据(如家族史或基因检测结果提示基因突变)

  2. 额叶和(或)颞叶不成比例受累的神经影像学证据

完整的诊断标准请参阅 DSM-5(American Psychiatric Association 2013)pp.614-615.

语言变异型

语言变异型 FTLD 的诊断应以语言障碍为最突出的特征,语言障碍是日常生活活动能力受损的主要原因,失语是症状起病和疾病初期最突出的缺陷。语言变异型包括语义性失语和进行性非流利性失语(PNFA)。语义性失语通常最初表现为流利性的语言障碍,如严重的命名和理解困难,以致这些患者最初看起来像在装病。患者常常无法描述或演示常见物品的用途,如门钥匙。不常用的词语很难检索提取出来。PNFA 主要涉及言语表达困难,其特点是言语失用、语法错误(即句子中很少使用或使用不准确的虚词,如英文中的"if"、"the"和"have")和语音紊乱(如把英文词 clock 说成"cluck"或"click")。通常,功能或行为症状直到疾病晚期才出现。已有人提议了第 3 种语言变异亚型,但没有纳入 DSM-5。这一亚型被称为 logopenic 型失语,主要与阿尔茨海默病病理有关,其特点是自发言语和写作中的词语检索提取受损,以及重复句子和短语的能力受损。

语言变异型的临床表现与大脑病理改变部位有关。语义型患者在语言优势半球有明显的颞叶前部萎缩,PNFA 型患者在优势半球左侧额岛叶后部萎缩,logopenic 型患者在优势半球外侧裂后部或顶叶萎缩。SPECT 和 PET 研究显示相应区域血流量和葡萄糖摄取减少(Gorno-Tempini et al. 2011)。

路易体病

DSM-5 中与很可能或可能路易体病相关的重度或轻度 NCD 基本特征列在表 25-12。路易小体通常是圆形的,常有晕轮的胞质包涵体,主要由 α-突触蛋白组成(导致路易体病被称为共核蛋白病)。临床诊断为阿尔茨海默病的患者中,多达 20% 的患者也有大量皮质路易小体(Weiner et al. 1996)。路易体病在临床上常类似于阿尔茨海默病;然而,有一些关键的特征可以辅助鉴别诊断,包括突然起病、频繁缓解和复发的视、触幻觉;显著的认知功能波动,伴持续数小时或数天的意识模糊发作,随后相对清醒;以及疾病早期可见帕金森病样运动特征。此外,REM 睡眠行为障碍是一种常见的伴随症状,可先于认知症状数十年前出现。[123I] 碘氟潘示踪剂的多巴胺转运体(DaT)PET 成像技术显示基底节区 DaT 水平较低,可进一步证实路易体病。在大多数情况下,精神病性症状可使用胆碱酯酶抑制剂得以改善。一般来说,路易体病的锥体外系运动症状可能对多巴胺能药物的治疗反应不佳。应避免使用抗精神病药,由于这类药物会使患者面临抗精神病药敏感性增加或发生抗精神病药恶性综合征的风险,后者以认知恶化、镇静以及可能无法逆转的帕金森综合征急性发作增加。

脑血管疾病

在患者有认知障碍,并且有影像学、病史或临床

表 25-12 DSM-5 重度或轻度路易体神经认知障碍的基本特征

A. 符合重度或轻度神经认知障碍的标准

B. 隐匿起病,且逐渐进展

C. 重度或轻度神经认知障碍符合很可能或可能的路易体神经认知障碍的核心和提示性诊断特征

  很可能:患者有 2 个核心特征或 1 个提示性特征与 1 个或多个核心特征

  可能:1 个核心特征或 1 个或多个提示性特征

    1. 核心诊断特征:

      a. 波动的注意、警觉性和认知

      b. 反复出现的、刻板的、具象的视幻觉

      c. 认知障碍(重度神经认知障碍)后 1 年出现帕金森样症状

    2. 提示性诊断特征:

      a. 快速眼动睡眠行为障碍

      b. 神经阻滞剂高敏性

      c. 影像学成像(如正电子发射断层扫描)提示基底神经节多巴胺转运蛋白低摄取

D. 该障碍不能用脑血管疾病、另一种神经退行性疾病、某种物质的影响或另一种精神、神经或系统性疾病更好地解释

完整的诊断标准请参阅 DSM-5(American Psychiatric Association 2013)pp.618-619.

检查的证据表明脑血管疾病是造成认知障碍的原因，则诊断为与血管疾病相关的 NCD。如果存在记忆障碍，其特点为非遗忘型，初始登记和回忆受损，而且常常有远程记忆受损。患者可能有与卒中（有或无卒中史）一致的局灶性神经系统体征、脑血管病的脑成像证据，如多个大血管梗死或单个关键部位脑梗死（角回、丘脑、基底前脑或前、后交通区），以及多发基底节和白质腔隙性梗死，广泛的脑室周围白质病变，或以上多种特征同时存在。DSM-5 中很可能或可能的血管疾病相关重度或轻度 NCD 的基本特征列在表 25-13。很可能与可能的区别取决于血管疾病造成的脑损伤是认知功能障碍的潜在原因的确切程度。例如，发现大脑常染色体显性动脉病并伴有皮质下梗死，则支持很可能的血管疾病相关的 NCD 的第 3 条标准（即临床和遗传证据）。

创伤性颅脑损伤

　　尽管由创伤性颅脑损伤（TBI）所致的 NCD 与其他脑功能障碍的 NCD 有共同点，但这一研究领域极其广阔，仍在不断扩展，包括基于损伤类型、人群、痴呆风险、损伤阶段和康复等亚专科化，该领域努力刻画日益微妙的神经心理学和神经精神症状（如 Sherer and Sander 2014）。对创伤部位和严重程度的了解可以提供有用的信息。格拉斯哥昏迷量表（Royal College of Physicians and Surgeons of Glasgow N.D.）可用于对损伤的严重程度进行分级。该量表可以捕捉受过头部创伤患者的三类反应——睁眼、言语功能和运动功能（如患者听到声音时会睁开眼睛吗？他能分清声音从哪里来吗？）。在创伤后失忆（posttraumatic

表 25-13　DSM-5 重度或轻度血管性神经认知障碍的基本特征

A. 符合重度或轻度神经认知障碍的标准
B. 功能障碍与血管性病因一致，满足以下两项之一：
　　1. 脑血管事件及相关认知功能障碍
　　2. 执行功能 / 复杂注意和（或）信息处理速度下降
C. 来自医学 / 神经病学 / 病史 / 影像学证据可解释此功能障碍
D. 这种功能障碍不能用另一种疾病更好地解释
　　对于很可能的血管性神经认知障碍：需要存在下列其中一项：
　　1. 神经影像学支持符合功能障碍的血管损伤
　　2. 脑血管事件与功能改变之间存在时间关联性
　　3. 存在脑血管病的临床和遗传证据
　　对于可能的血管性神经认知障碍：
　　　　临床标准明显，但没有神经影像学检查
　　　　脑血管事件的发生与功能缺陷之间的时间关系证据不足

完整的诊断标准请参阅 DSM-5（American Psychiatric Association 2013）pp.621.

amnesia）中，头部受伤后记忆丧失的时间长短是康复的重要预测因素，幸存者中，失忆时间较长与认知功能结局较差相关。TBI 幸存者人群正在发生变化，现在包括越来越多的年轻人和中年人。在治疗闭合性和开放性头部外伤方面取得的进展使 TBI 后的生存率大幅提高，其结局从完全恢复到存在重度 NCD。

遗忘障碍（只有记忆损害而无其他严重的认知功能损伤）

　　持续的遗忘可能是由多种类型的脑损伤引起，最为人熟知的是双侧海马损伤，海马损伤会损害近期记忆，阻碍新信息储存，同时保留损伤前已储存的记忆（Zola-Morgan et al. 1986）。无论是由 TBI、毒性物质还是肿瘤引起，因脑损伤造成的记忆持续受损的患者，在 DSM-5 中会被诊断为因其他躯体疾病所致的重度 NCD。DSM-Ⅳ 中的遗忘障碍在 DSM-5 中被归在重度和轻度 NCD 及其病因亚型之下。在 DSM-5 中，被称为 Korsakoff 综合征的遗忘性虚构将被诊断为"酒精所致重度 NCD，遗忘虚构型，持续存在"。Korsakoff 综合征由维生素 B_1 缺乏引起，通常与长期酗酒造成营养不良有关，常先出现威尼克脑病的谵妄、眼球麻痹和共济失调。与 Korsakoff 综合征的持续性不同，使用短效苯二氮䓬类药物引起的遗忘发作是短暂的；然而，这些疾病可能对其他疾病诊断产生混淆。在 NCD 鉴别诊断中考虑物质 / 药物所致的遗忘综合征很重要，因为药物引起的遗忘症状是可逆的。

术后认知功能障碍

　　术后认知功能障碍是轻度 NCD 的一种常见病因。这种 NCD 以长期存在的功能障碍为主要特征，出现在接受内科操作 / 外科手术继而发生谵妄之后。术后认知功能障碍的诊断需要符合因其他疾病引起的重度或轻度 NCD，不伴或伴有行为异常。部分研究者认为谵妄和潜在的退行性过程可能是术后认知功能障碍的主要原因，而不是暴露于外科手术本身，不过，这仍然是研究密切关注的领域（Dokkedal et al. 2016；Fink et al. 2014）。如果手术确实不是术后认知功能障碍的主要原因，健康老年人可能不需要因为担心术后认知功能障碍而放弃必要的干预措施。

并发或混杂障碍

　　在对有认知障碍的患者进行评估时，必须将抑郁视为病因或加重因素。许多抑郁症患者存在认知损害，尽管其严重程度与抑郁症状的严重程度并不相关。抑郁症状缓解后，认知损害仍常常持续存在（Snyder 2013）。抑郁症与阿尔茨海默病共病的程度和频率备受争议，部分原因是两者的症状具有相似性。抑郁在卒中后很常见（Robinson and Jorge 2016），因此常与血管性疾病所致 NCD 共病。抑郁在帕金森病和亨廷顿病中也很常见。

脑结构扫描通常对区分抑郁和无神经系统体征的 NCD 帮助不大，但 PET 等功能成像技术可能对出现阿尔茨海默症或皮克病等疾病特征性时有用。神经心理学测试有助于区分心境障碍和 NCD，也有助于发现共患心境障碍或 NCD，此外，神经心理测试还能明确和量化不同领域的认知缺损，如记忆和执行功能。

躯体疾病可能会夸大预先存在的人格特质或造成人格改变。有多种可能的模式，但通常会出现情绪不稳、反复爆发的攻击性或愤怒、社会判断力受损、淡漠、多疑和偏执的想法。脑炎、脑肿瘤、头部创伤、多发性硬化、额颞叶变性和卒中是人格改变的常见原因。在这些患者中，与其他人群一样，寻找功能衰退的可治疗原因很重要。

神经认知障碍的药物治疗

促认知药物治疗

许多对症治疗药物（包括胆碱酯酶抑制剂和 NMDA 受体拮抗剂）在临床中被用于治疗 NCD。药物对创伤性颅脑损伤后认知有效的证据极少。临床试验中使用司来吉兰、雌激素、泼尼松、非甾体抗炎药、他汀类药物、罗格列酮、螯合剂、天然药物石杉碱甲和银杏叶制剂治疗阿尔茨海默病，并未显示在减缓认知衰退方面有效果。针对淀粉样蛋白相关病理的治疗方法已在阿尔茨海默病小鼠模型中取得成功，但在 NCD 患者中尚未证明其有效性和安全性。这些治疗方法包括针对 $A\beta_{42}$（淀粉样前体蛋白异常加工的有毒产物）的主动和被动免疫，以及 γ 分泌酶（与 β 分泌酶共同负责淀粉样前体蛋白异常剪切的酶）抑制

剂。这些方法和其他一些方法（包括天然抗氧化剂姜黄素和白藜芦醇及鼻内胰岛素）都未能显示出具有增强认知功能的疗效。目前，针对 tau 蛋白的治疗方法仍在研发中。

胆碱酯酶抑制剂

乙酰胆碱酯酶抑制剂在阿尔茨海默病和路易体病各个阶段以及血管性疾病相关的认知损害患者中取得了一些成效。对创伤性颅脑损伤的治疗效果尚不明确。阿尔茨海默病患者中新皮质胆碱能传入缺陷，路易体病患者的胆碱缺陷甚至更大。血管性痴呆患者常有阿尔茨海默病的成分。胆碱酯酶抑制剂对这些疾病患者的认知功能有中等效应，但可以减少或消除路易体病的视幻觉。最常见的是，患者和照护者报告患者的注意力和理解力有所提高。此类药物能提高基线认知能力，但不能减缓认知衰退的速度。所有胆碱酯酶抑制剂都有每日服用（使用）1 次的制剂。多奈哌齐和加兰他敏口服给药；卡巴拉汀有透皮贴剂型。多奈哌齐和卡巴拉汀均有高剂量制剂上市用于治疗中重度阿尔茨海默病。常用胆碱酯酶抑制剂的剂量及使用方法如表 25-14 所示。这些药物的不良反应与剂量有关，包括恶心、呕吐、腹泻、肌肉痉挛（由尼古丁效应引起），体位性低血压以及心动过缓引起的晕厥。安静状态下脉搏少于 50 次 / 分和严重的支气管肺疾病是相对禁忌证，但治疗应根据具体情况作决定。许多安静状态下脉搏约 40 次 / 分的运动员对胆碱酯酶抑制剂的耐受性良好。

NMDA 受体拮抗剂

理论上，美金刚可阻断 NMDA 型谷氨酸受体的作用，改善突触传递和（或）阻止钙离子释放，提供神经保护作用。美金刚吸收良好，半衰期为 70 h 或更长，但需要每天给药两次，因为这是在明确药物疗效研究中使用的剂量方案。美金刚已被 FDA 批准用于治疗中重度阿尔茨海默病。剂量以 5 mg/d 开始，每周递增 5 mg/d，逐渐滴定至最终剂量为 10 mg，2 次 / 日。美金刚剂量滴定过程中可能会有短暂的意识模糊

表 25-14　常用胆碱酯酶抑制剂的剂量

通用名	商品名	初始剂量	最终剂量	使用说明
多奈哌齐	Aricept	5 mg	10 ～ 23[a] mg	1 次 / 日
卡巴拉汀	Exelon patch	4.6 mg	9.5 ～ 13.3[b] mg	1 次 / 日
加兰他敏	Razadyne ER	8 mg	24 mg	每日随餐服用

剂量应根据个人情况调整，两次剂量递增间隔 4 ～ 6 周
[a] 仅在患者耐受 10 mg/d 多奈哌齐或同等剂量时使用
[b] 仅在患者耐受 9.5 mg/d 卡巴拉汀或同等剂量时使用

或镇静，但总体不良反应很少。尽管美金刚也常用于早期阿尔茨海默病患者，但目前还没有这方面令人信服的疗效数据。

胆碱酯酶抑制剂和美金刚联合治疗

胆碱酯酶抑制剂和美金刚有不同的作用机制；因此，联合治疗可以带来额外的获益（Tariot et al. 2004）。这种联合治疗已成为中度至重度阿尔茨海默病患者的临床标准治疗。

维生素 E

众所周知，维生素 E 是一种抗氧化剂，可以清除有害的自由基，在治疗 MCI 和阿尔茨海默病型痴呆方面已被广泛研究。然而，除了一项研究报告维生素 E 可能减缓阿尔茨海默病的功能衰退外，尚缺乏其对 MCI 或阿尔茨海默病有益的证据（Dysken et al. 2014）。由于一项针对老年血管疾病或糖尿病患者的大型研究发现，长期补充维生素 E 与心血管事件风险的小幅增加有关（Lonn et al. 2005），所以维生素 E 作为一种治疗选择已变得不那么受欢迎。

叠加精神障碍的治疗

任何 NCD 患者都可能出现谵妄、偏执性精神病或抑郁症，这些疾病都可以以未患痴呆者同样的方法进行治疗。例如，电休克治疗可以用来治疗严重抑郁。如预期所料，这种治疗对痴呆患者的认知不良反应比认知正常的人更严重，但这种影响并不意味着绝对禁忌。此外，对于患有谵妄或痴呆的患者，一般避免使用具有显著抗胆碱能不良反应的药物。

神经认知障碍的行为和情绪症状的治疗

治疗的一个重要部分是管理 NCD 的行为和情绪症状，包括精神病、抑郁、淡漠、攻击、暴力和（或）不恰当的性行为。理想情况下，解决患者行为症状的第一步应该聚焦于改变照护者的行为或减少环境诱因。例如，可以训练照护者为患者有缺陷的记忆"填补空白"，而不是要求患者记住，或者可以辅导照护者直接回答重复的问题，而不是说"我已经告诉你了"。在让患者参与他觉得恐惧的活动时，如让患者淋浴或洗澡时，照护者可以通过帮助患者放松，而不是试图强迫他们，从而避免暴力。可以降低环境中的噪音或人际互动刺激的水平。照护者可以通过发起活动和制定日常常规活动来缓解患者的淡漠症状。家庭照护者可以从痴呆支持性团队（译者注：如国内的家属联谊会）以及大量在线出版物和信息（如阿尔茨海默病协会、路易体痴呆协会、额颞叶痴呆协会和美国脑损伤协会）中学习很多知识。不过，患者的行为和情绪症状常常还需要通过药物治疗来管理，而不是一味地增加筋疲力尽的照护者的负担。

目前还没有药物治疗获得 FDA 批准，用于治疗 NCD 病程中可能出现的行为和情绪症状（重度抑郁障碍和躁狂除外）。目前使用的药物治疗包括抗精神病药、5- 羟色胺再摄取抑制剂、心境稳定剂、胆碱酯酶抑制剂和抗惊厥药。本章提及的药物剂量是适用于老年人。因为几乎所有用于治疗 NCD 患者行为问题的药物都是超说明书使用，所以通常对年轻人的用药指导方针是增高剂量，直到行为得到控制或出现了不良反应（见第 29 章"精神药理学"中精神药物的成人推荐剂量）。

一般采用的精神药物治疗方法是 Tariot（1999）提出的，总结如下：

1. 使用一种已知疗效的药物治疗与目前情况最相似的症状。
2. 使用低剂量并缓慢递增，评估药物对目标症状的效果和毒性。
3. 如果精神药物有帮助，尝试在适当的时间停药，并监测疾病的复发。可能需要尝试几种药物，可以是连续的也可以是联合的。有时没有药物能用。

抗精神病药

抗精神病药不应常规用于治疗与痴呆相关的神经精神症状，因为这些药物与死亡风险增加相关（Reus et al. 2016）。对于用于治疗具有精神病性特征的激越的抗精神病药，治疗效果往往较小且不一致。必须权衡潜在的不良反应（如静坐不能、帕金森综合征、迟发性运动障碍、镇静、神经阻滞剂恶性综合征、外周和中枢抗胆碱能效应、体位性低血压、心脏传导阻滞、跌倒）与潜在的获益。典型和非典型抗精神病药的疗效之间没有总体差异，除了不良反应外，它们之间几乎没有区别。值得注意的是，FDA 已经发布了关于老年痴呆患者使用典型和非典型抗精神病药会增加心脏病和死亡风险的警告（FDA 2008）。虽然在痴呆患者中使用非典型抗精神病药会增加死亡风险，但对特定个体而言，至少在短期治疗下，绝对增加的风险可能很小（1%～2%）（Steinberg and Lyketsos 2012）。

典型抗精神病药：最广泛用于 NCD 精神症状的典型抗精神病药是氟哌啶醇，通常剂量从 0.5 mg/d 至 1 mg 口服，2 次/日。对于重度激越的患者，氟哌啶醇可经肠道外方式给药。药物毒性主要包括肌张力障碍和锥体外系症状。较大剂量的氟哌啶醇几乎没有治疗优势，锥体外系反应会变得更加频繁。由于潜在的抗胆碱能毒性，不建议同时预防性地使用苯海拉明或甲磺酸苯托品。

非典型抗精神病药：鉴于许多典型抗精神病药具有相当大的毒性，人们希望非典型抗精神病药在 NCD 患者治疗中发挥特殊作用。然而，由于药物的不良反应，对每位患者谨慎选药是必要的。一项对 8 项非典型抗精神病药治疗痴呆患者的随机对照试验的综述得出结论，与安慰剂相比，阿立哌唑、利培酮和奥氮平（但不是喹硫平）对改善神经精神症状有中度效应（标准化平均差异＜ 0.5 标准差）（Farlow and Shamliyan 2017）。阿立哌唑、利培酮、喹硫平和奥氮平与急性心肌梗死风险增加相关，而利培酮和奥氮平与髋部骨折风险增加相关（Farlow and Shamliyan 2017）。

5- 羟色胺再摄取抑制剂

5- 羟色胺再摄取抑制剂可减少阿尔茨海默病合并抑郁或未合并抑郁患者的激越和易激惹（Porsteinsson et al. 2014）。治疗行为问题时，选择 5- 羟色胺再摄取抑制剂应优先于其他抗精神病药和镇静药物。然而，某些 5- 羟色胺再摄取抑制剂高剂量对老年患者有潜在的心脏不良反应。

中枢兴奋剂

尚无充分的临床试验证据支持在 NCD 患者中使用兴奋剂。兴奋剂可能会升高血压，加快心率，并导致易激惹、激越和精神病性症状，因而这类患者人群极少使用兴奋剂。

抗惊厥剂 / 心境稳定剂

有证据支持使用丙戊酸可以减少颅脑损伤年轻人和中年人的攻击性，但没有针对老年人的证据。一般每天给药 1 ～ 2 次，药物从最初的总剂量 250 mg/d 逐渐增加。卡马西平的使用不太可取，该药有导致粒细胞缺乏的倾向。目前抗惊厥药在治疗攻击行为上还没有针对性的血药浓度。患者一般会增加剂量，直到他们的行为得到控制或出现嗜睡、共济失调等不良反应时。由于锂盐会增加震颤的频率，因此在老年人中是相对禁忌的，但可以用于颅脑损伤的年轻人。

催眠药

虽然可能给患者服用催眠药物，但这些药物通常是为了让照护者获得充足的睡眠，对患者并不是最佳的。通常应避免使用传统的催眠药（即苯二氮䓬类药物），因为这类药物有造成过度镇静、引起意识模糊的倾向。对于失眠患者，应该首先尝试褪黑素，其不良反应很小。然而，如果没有其他选择，通常可用于催眠的药物是曲唑酮（睡前 25 ～ 100 mg）和米氮平（睡前 15 ～ 30 mg）。对于路易体病伴发的 REM 睡眠行为障碍的治疗，应在常规催眠药治疗之前给予褪黑素。由于老年人失眠的治疗是一个复杂的而且不断发展的领域，临床医生应该跟进文献的新进展。

神经认知障碍的预防

年轻人 NCD 的预防主要是减少创伤性颅脑损伤。骑自行车和摩托车时戴头盔可显著降低头部外伤的死亡率和发病率，就像军事人员受到爆炸伤害时头盔能起到的保护作用一样。考虑到运动相关脑震荡的损伤不再认为是良性的，应不断努力预防运动相关脑震荡（Schneider et al. 2017）。

一项 meta 分析和共识报告估计，1/3 的痴呆风险与生活方式因素有关（Livingston et al. 2017）。保护因素包括儿童期较高的教育水平、增加锻炼、保持社会参与、减少或停止吸烟，以及对听力下降、抑郁、糖尿病、高血压和肥胖的管理。流行病学研究是观察性的，并非所有危险因素都可以通过干预来改变，也不是所有的治疗方法都能在临床试验中证明有效。例如，非甾体抗炎药与降低痴呆风险有关，但随机临床试验并不支持其预防作用（Wang et al. 2015）。关于认知训练预防作用的证据也是很混杂，最激烈的批评是，训练的技能不能扩展到学习的任务之外（Simons et al. 2016）。与此相反，如果能坚持体育锻炼，对认知和大脑的多种益处似乎能持续存在（Erickson et al. 2014；Oberlin et al. 2016）。尚无证据表明路易体病所致 NCD 是可以预防的，但是，避免使用抗精神病药对预防一种被称为神经阻滞剂高敏性的严重状况至关重要（Aarsland et al. 2005）。对血管性疾病所致 NCD 的初级预防涉及用于预防心血管疾病的一般方法，包括控制胆固醇水平和体重、良好控制糖尿病和高血压、避免吸烟和适度运动。

法律及伦理问题

认知受损患者的临床照护中存在的法律和伦理问题比比皆是（参见第 7 章和第 8 章）。精神药物的潜在有害影响应该披露多少？是否需要签署书面同意，患者单独签署知情同意是否有效？患者继续驾驶是否安全？如果不安全，应该如何和患者谈这个问题？何时以及如何提出长期照护的问题？什么时候违背家庭成员的意愿让他们入住机构是合理的？患者是否能够管理财务、签署协议（包括婚姻契约）、进行医疗决策、同意治疗、对犯罪行为负责？当患者无法为自己负责时，谁来为他们代理？

对 NCD 患者的伦理实践包括理解患者独立行事的能力，并在尊重患者的自主权与为患者的最佳利益行事的义务之间取得平衡。在退行性疾病（特别是轻度 NCD）中，患者有一个机会窗口，也就是在疾病进展之前，他们可以提出对未来的需求；于是，在此期间就医疗和（或）财务授权书提出问题并开始讨论遗嘱是非常有用的。重度 NCD 或谵妄患者可能容易受到不恰当的影响，因此需要特别保护。临床医生必须能够评估患者在多大程度上理解有关其照护和经济最佳利益的决定，必须警惕患者判断能力可能受损的迹象。如果患者对某一特定操作过程的风险或获益缺乏理解能力，那么，临床医生至少需要获得患者的许可和照护者的同意。同意过程最根本的要包括用简单的语言向患者解释提议的治疗方案，并请患者自愿同意参与到治疗过程中。对于判断能力受损的患者，临床医生必须与其照护者密切合作。临床医生应警惕照护者可能并非为了患者的最佳利益的迹象。他们应该检查合适的人是否有委托人的能力。当一个家庭成员或关系很近的朋友明显不能承担这个角色时，需要谨慎考虑其监护权，但这种方法通常是对立性的，可能会造成患者与其他家庭成员关系疏远。需要强调的是，绝大多数 NCD 患者都有关爱他的、支持他的照护者，而照护者有显著的抑郁风险。现在有大量的文献在关注照护者支持话题，也有不少倡导组织将照护者与适当的信息和资源联系起来。

临床医生经常感到无法或者不愿意与家属讨论退行性 NCD 的诊断，或者患者拒绝和诊断相关的话题进行跟踪。其后果是，家庭因缺乏支持、缺乏帮助他们应对困难的知识而备受煎熬，产生很多担忧。有了这些知识，临床医生可以在帮助家庭适应 NCD、获得法律指导来准备文件以保护和照护患者，以及利用社会上能获得的所有资源等方面发挥至关重要的作用。

总结

神经认知障碍代表了一个广泛的疾病类别，其具有潜在的大脑病理学基础。DSM-5 中主要包括 3 大类：谵妄、重度和轻度神经认知障碍。通过仔细的病史询问和精神状态检查来确认谵妄非常重要，因为这种 NCD 往往是由一种紧急的可治疗的原因引起的。重度和轻度 NCD 在认知功能障碍的严重程度及最关键的功能受限的严重程度上存在差异。轻度 NCD 的概念与轻度认知损害很类似，这一分类最终被 ICD-10 采纳，即患者有认知障碍，但功能独立。轻度或重度 NCD 的诊断应包括基于推测的神经病理病因标注亚型。本章关注最常见的亚型（阿尔茨海默病、脑血管病、额颞叶变性和路易体病），也提及了脑损伤和遗忘综合征。此外，我们还简要概述了治疗和临床管理方面需要考虑的话题。由于存在神经阻滞剂恶性综合征的风险，路易体疾病患者最好避免使用抗精神病药。阿尔茨海默病患者也应避免使用抗胆碱能药物和抗精神病药。脑部疾病的神经科学发展迅速，临床医生必须密切关注该领域的研究，以及时跟进可能改变临床实践的研究发现。

临床要点

- NCD 可通过病史和精神状态检查来加以识别；实验室检查可作为辅助诊断或排除诊断的手段。
- 神经精神症状（如行为、情绪、自主神经、观念、知觉异常）是 NCD 的常见表现。
- 临床和研究方面都有工具可用于识别和量化 NCD 的认知和神经精神症状。
- 神经心理测试可用于 NCD 损害的早期识别和量化评估。
- 神经影像学成为 NCD 诊断中一种日益重要的工具。

参考文献

扫码见参考文献

第 26 章

人格病理学与人格障碍

Andrew E. Skodol, Donna S. Bender, John M. Oldham

于欣　郑月　谷冬梅　孙静雯　王铭洽　译　王华丽　审校

人格病理学与自我评价和自我调节的严重问题以及人际关系受损有关。临床医生经常在门诊和住院中遇到具有病理人格的患者。研究表明，在临床环境中评估的患者中，至少有 50% 有人格障碍（Zimmerman et al. 2005），这些患者通常与其他精神障碍同时发生，还有更多患者存在严重的人格问题，尚达不到人格障碍诊断标准，这使人格病理学成为精神卫生专业人士遇到的最常见的精神病理学之一。人格障碍在普通人群中也很常见，估计患病率约为 11%（Torgersen 2014）。人格病理学在评估和治疗上可能是复杂且具有挑战性的，它会影响治疗中针对的许多症状障碍（如抑郁或焦虑障碍），通常不考虑潜在人格因素的可能性。

总论

人格障碍的基本特征

DSM-5（American Psychiatric Association 2013）第 2 部分（"诊断标准和规范"）中的人格障碍定义与 DSM-Ⅳ-TR（American Psychiatric Association 2000）中的通用标准完全相同，尽管这些标准的关键方面缺乏理论或经验依据。根据 DSM-5 第 2 部分的规定，人格障碍是一种持久的内在体验和行为模式，这种模式缺乏灵活性且具有普遍性，会引起有临床意义的痛苦或导致社交、职业或其他功能领域的损害。这些模式明显偏离了个人文化的预期，在 DSM-5 第 2 部分中，这些模式表现在以下两个或多个方面：认知、情感、人际功能和冲动控制。然而，这些特征并不是人格障碍所特有的，并且可能是其他慢性精神障碍的特征，导致鉴别诊断方面的问题。为了解决第 2 部分分类方法的局限性，并响应 DSM-5 最初对维度解决方案的呼吁，手册第 3 部分（新兴措施和模型）中包含了一种创新的评估方法，该方法带有一套修订的通用标准，即人格障碍的替代 DSM-5 模型（AMPD）。替代标准侧重于：①人格功能（personality functioning）方面的损伤（标准 A），包括身份认同、自我导向、共情和亲密感，这已被证明是人格精神病理学的核心特征（Bender et al. 2011），并经经验证明对人格障碍具有特异性（Morey et al. 2011），从而有助于鉴别诊断；②病理性人格特质（pathological personality traits）（标准 B），描述人格病理学中的无数变化。

人格障碍的普遍性和稳定性

根据第 2 部分和第 3 部分的定义，人格病理学的表现是相对普遍的，也就是说，它们表现在广泛的语境和情境中，而不是仅在一个特定的触发情境中，或在对特定刺激或人的反应中。虽然 DSM-5 第 2 部分的人格障碍标准规定，这种模式必须在青春期或成年早期就稳定存在并持续存在，第 3 部分中的替代标准要求人格功能和病理人格特质的核心缺陷必须在时间上相对稳定，在不同情况下保持一致。这种从稳定性到相对稳定性的变化是由前瞻性纵向跟踪研究的数据驱动的（Gunderson et al. 2011；Zanarini et al. 2012），这些数据一致表明，障碍结构的稳定性大大低于 DSM-5 第 2 部分所涉及的分型，同时人格障碍有一个趋向改善或缓解的临床过程。此外，正常和病态的人格特质虽然比疾病更稳定，但在整个生命周期中仍会发生变化。因此，尽管转向更基于特质的标准集有望增加人格障碍构建的稳定性，但在临床过程中考虑一些变化也是必要的。

DSM-5 第 3 部分中 AMPD 人格障碍的一般标准的内容见表 26-1。

表 26-1　人格障碍的 DSM-5 替代模型：通用标准

1. 中度或更严重的人格功能损害
    +
2. 存在一种或多种病理性人格特质
    +
3. 相对稳定性和一致性；发展、文化、物质和医疗排斥
    =
4. 人格障碍的通用标准

DSM 人格障碍的发展史

每个版本的 DSM 中都包含人格障碍，但只有强迫型人格障碍和反社会型人格障碍的定义一直以来都是一致的。目前的类别中有一些（如边缘型人格障碍）是被后来添加其中，而有些类别（如被动攻击型人格障碍）则被删除。DSM 人格障碍分类的理论基础在过去的数年里也发生了变化。

DSM- I（American Psychiatric Association 1952）将人格障碍定义为在压力环境下发生功能异常，导致不灵活和不适应行为的特质，而不是稳定和持久的模式。DSM- II（American Psychiatric Association 1968）强调，人格障碍涉及痛苦和功能损害，而不仅仅是社交偏差行为。在 DSM- III（American Psychiatric Association 1980）中，人格障碍的概念和分类发生了一些重大变化。从某种程度上的精神分析知情的方向，转向一个更无神论的、描述性的方法。并且指定了具体的诊断标准，将人格障碍置于单独的评估"轴"上，这突出了其重要性。

DSM- III -R（American Psychiatric Association 1987）和 DSM- IV（American Psychiatric Association 1994）中所做的改变试图通过纳入不断增长的实证文献中的发现来提高人格障碍类别的可靠性和有效性。对于 DSM-5，通过开发一个混合维度-分类模型，试图进一步提高人格障碍的有效性，该模型更忠实地捕捉人格病理学的连续维度性质，同时保持了与当前诊断人格障碍为类别的临床实践的连续性。最终，该混合模型被放在 DSM-5 的第 3 部分（"新兴措施和模型"部分）中，作为描述人格病理学和诊断人格障碍的"官方"替代方法。DSM-5 第 2 部分保留了熟悉的 DSM- IV 的 10 类系统。然而，DSM-5 中取消了针对人格障碍的轴 II 命名。

分类问题

在过去的 35 年多的时间里，一个尚未解决的

问题是，人格障碍（以及其他精神障碍）是否能够更好地被划分为维度或类别。解决这个问题是进行 DSM-5 修订的主要动机。人格障碍是否存在于反映人格功能和病理性人格特质变体的维度上，或者它们是性质不同的不同类别，并且与正常人格特质和其他人格特质有明显的区别？人格障碍的分类诊断受到了各种原因的批评。首先，在许多研究中已经观察到过度的人格障碍诊断共现：大多数人格障碍患者符合不止一种障碍的标准。其次，在接受相同诊断的患者中，特质存在相当大的异质性。例如，鉴于边缘型人格障碍的诊断需要其多维度分类体系中九个症状标准中的任意五个或更多，则有 256 种不同的方法来满足该障碍的标准。做出人格障碍诊断的阈值是任意的，因为它们是基于专家共识而不是基于实证研究确定的。符合回避型人格障碍 7 项标准中的 4 项（诊断阈值）的患者与仅符合 7 项标准中的 3 项（阈下）的患者有多大区别？此外，尽管 DSM- IV -TR 中列出了 10 种特定的人格障碍类型，但非特定的人格障碍（personality disorder not otherwise specified）类别一直是临床实践中最常用的人格障碍诊断，这表明 DSM 分类对人格精神病理学的覆盖不足，或者反映了精神科医生对人格障碍不够重视，以及使用 DSM- IV -TR 标准准确诊断人格障碍所需的时间过长（如反社会型人格障碍共包括了 79 条成人标准和 15 条儿童标准）。

有人提出了几种不同维度的人格障碍评估方法，以替代 DSM 类别。最直接的方法是简单地将类别转换为维度，通过计算标准或在连续量表上对患者满足标准的程度进行评级。另一种"以人为中心"的维度方法是原型匹配。使用这种方法，临床医生会在一个连续的量表上评估患者在多大程度上符合每种人格障碍的典型患者的书面描述。这种方法已被证明具有临床实用性，并且"对临床医生友好"。其他维度方法要求临床医生根据严重程度对患者的病理性人格特质进行评分，而其他"光谱"模型则试图将所谓的轴 I 和轴 II 障碍结合起来，它们似乎具有精神病理学的基本维度，如内化与外化或认知 / 知觉与情感障碍。

最广泛使用的维度方法是根据几个广泛的特质因素（或域）和更狭窄的特质维度（或面）来描述人格，并评估这些特质域和特质面在特定患者身上的存在程度。这些模型可能更全面地涵盖正常和病理性人格特质。其中特别重要的是被广泛接受的人格五因素模型（FFM）的"大五"维度：神经质、外向性、开放性、宜人性和责任心（Costa and McCrae 1990）。Cloninger 的气质和性格的七维心理生物学模型（Cloninger et al. 1993）也产生了大量研究，该模型包括 4 个气质维度（寻求新奇感、避免伤害、奖励依赖和坚持）和 3 个性格维度（自我导向、合作性和

自我超越）。为 DSM-5 开发的病理性人格特质模型基于这些和其他现有特质模型，由五个领域组成：负性情感、分离、对抗、去抑制和精神质，每个领域由 3 ～ 8 个特质方面组成（共 25 个）（表 26-2）。

维度模型在各自获得的经验支持方面各不相同。然而，描述人格障碍的基本特质的遗传和表型结构已被证明是一致的（Livesley et al. 1998）。尽管如此，对于那些接受过诊断医学模型培训的人来说，维度方法并不熟悉，而且使用起来可能很复杂。分类诊断使临床医生能够简明扼要地总结患者的困难，并促进关于这些困难的沟通，但通常是以对治疗有临床意义的更具体因素描述为代价的。

人格障碍的 DSM-5 替代模型

在 2007 年，人格和人格障碍工作组被任命考虑未来的 DSM-5 中人格障碍评估和分类。工作组阐明了关键问题，以便为可能的修订提供信息：人格障碍区别于其他类型的精神病理学的核心定义是什么？人格精神病理是用诊断类别的维度表征来描述更好，还是用一般人格功能维度的极端来描述比类别本身更好？单独的轴 II 人格评估有价值吗？在其他诊断领域，如情绪、焦虑、物质使用、饮食或精神疾病，评估人格或人格障碍的临床重要性（对于风险、治疗或预后）是什么？

尽管 DSM-5 第 2 部分中人格障碍的分类方法及其具体标准没有改变，但前面提到的人格病理学的新混合维度分类方法被放在 DSM-5 第 3 部分中。AMPD 围绕人格功能和病理特质的核心特征设计，并提出了人格评估的"伸缩"方法，即临床医生或研究人员可以选择只使用模型的一部分，如只关注人格功能水平或突出的人格特质，或他们可选择评估是否符合 6 种新定义的分类人格障碍诊断标准之一或特定特质型人格

障碍（PD-TS）标准。

对于人格障碍的一般标准（表 26-1），修订后的人格功能标准 A，包括自我（身份认同和自我指导）和人际（共情和亲密）功能，是在对人格病理学核心损害的可靠临床测量的文献综述基础上制定的（Bender et al. 2011），并在 2000 多名患者和社区受试者的样本中，被确认为针对人格障碍的半结构式访谈诊断具有特异性（Morey et al. 2011）。近期对 127 项研究的 meta 分析（Wilson et al. 2017）证实，自我和人际功能的紊乱是人格精神病理学的核心。在 AMPD 的创建过程中，根据 DSM-5 第 3 部分中人格障碍诊断所需的人格功能水平量表（LPFS；图 26-1）测量的人格功能损害中度严重程度，是根据经验设定的，以最大限度地提高临床医生准确有效地识别人格障碍病理学的能力（Morey et al. 2013）。通过对人格功能水平的单一评估，临床医生可以确定是否有必要对人格障碍进行全面评估。

第 3 部分模型中特定 DSM-5 人格障碍的诊断标准是通过典型的人格功能损害（标准 A）和通过经验确定与他们所代表的人格障碍相关的特征性病理人格特质（标准 B）来定义的（Morey et al. 2016）。根据

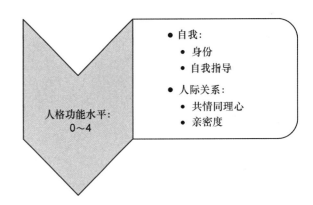

图 26-1　DSM-5 人格障碍替代模型人格功能水平量表。有关完整的人格功能水平量表请参阅 DSM-5（American Psychiatric Association 2013）p.775-778.

表 26-2　人格障碍的替代 DSM-5 模型：人格特质领域和组成方面

负性情感	分离	对抗	去抑制	精神质
情绪不稳定	退缩	操纵	不负责任	不寻常的信仰和经历
焦虑	亲密回避	欺骗	冲动	古怪
分离不安全	快感缺失[a]	夸大	分散注意力	认知和知觉失调
顺从	抑郁[b]	寻求关注	冒险	
敌对[b]	性欲减退	无情	死板的完美主义（缺少）[c]	
持续言语	情感受限	敌意[b]		
抑郁[b]	多疑[b]			
多疑[b]				
情感受限（缺少）[c]				

[a] 有关所有特质领域和方面的完整定义请参阅 DSM-5（American Psychiatric Association 2013）pp.779-781.
[b] 在因子分析中，一些特质方面加载到两个特质域上，形成 AMPD 病理特质模型。这些方面列在表中的两个特质域下
[c] 这种特质方面的缺失与高级特质域的更高水平是一致的

经验设定了 A 标准和 B 标准的诊断阈值，以尽量减少疾病患病率的变化（来自 DSM-Ⅳ）以及减少与其他人格障碍重叠，并最大限度地增加与心理社会损伤的关系（Morey and Skodol 2013）。更加强调人格功能和基于特质的标准可以加强证据基础，提高疾病的稳定性和预测有效性（Hopwood et al. 2013；Wright et al. 2016）。

基于现有经验证据和临床实用性，AMPD 中包括了 6 种特定人格障碍：反社会型、回避型、边缘型、自恋型、强迫型和分裂型人格障碍（Skodol et al. 2011a，2014）。PD-TS 的诊断意味着人格功能的中度或更严重损害以及病理性人格特质的存在，它取代了非特定的人格障碍，为那些没有被最佳描述为患有特定人格障碍的患者提供了更有信息的诊断。在 AMPD 中未被列为特定人格障碍的 4 种第 2 节人格障碍（即偏执型、分裂样、表演型和依赖型）及任何其他人格障碍表现（如被动攻击型、抑郁型）将被诊断为 PD-TS，并注明人格功能受损程度和病理性人格特质（表 26-3）。

DSM-5 的 AMPD 结合了人格评估的主要范式，并被描述为促进病例概念化、易于学习和使用、协助提供患者反馈以及丰富临床思维和实践（Waugh et al. 2017）。目前已经为 AMPD 的评估制定了新的措施，如 DSM-5 人格问卷（PID-5；Krueger et al. 2012）、人格功能水平量表自我报告（LPFS-SR；Morey 2017）和 DSM-5 人格障碍替代模型的结构化临床访谈（SCID-5-AMPD；First et al. 2018），但一些已经普遍使用的现有措施也可以为评估提供信息（见 Waugh et al. 2017）。

评估问题

人格病理学的评估在某些方面比其他精神疾病的评估更复杂。由于临床医生通常没有接受过在患者评估中关注人格的培训，他们可能会发现很难评估人格病理学的多个方面，并确定这些方面是否令人痛苦或受损，是否发病早，是否足够普遍和持久。然而，人格病理学评估对于全面评估和充分治疗所有患者至关重要。

表 26-3　DSM-5 第 3 部分和第 2 部分人格障碍的定义特征

人格障碍	第 3 部分特点	第 2 部分特点
反社会型	不遵守法律和道德行为，以自我为中心，冷酷无情缺乏对他人的关心，伴随着欺骗、不负责任、操纵和（或）冒险	15 岁以前有品行障碍史；无视和侵犯他人权利的普遍模式；当前年龄至少 18 岁
回避型	避免社交场合和人际关系中的压抑感，与无能和不足感相关，焦虑地专注于负面评价和拒绝，以及害怕嘲笑或尴尬	普遍的社会抑制，能力不足感，和对负面评价高敏感模式
边缘型	自我形象、个人目标、人际关系和情感不稳定，伴有冲动、冒险和（或）敌意	人际关系、自我形象和情感不稳定的普遍模式，以及明显的冲动
自恋型	易变和脆弱的自尊，试图通过寻求关注和认可来调节，公开或隐蔽的自大	自大的普遍模式（在幻想或行为中），需要赞美，缺乏共情
强迫型	难以建立和维持亲密关系，与僵化的完美主义、僵化和情感表达受限有关	以牺牲灵活性、开放性和效率为代价，全神贯注于井然有序、完美主义以及心理和人际控制的普遍模式
分裂型	社交和亲密关系能力受损，认知、感知和行为异常，与扭曲的自我形象和不连贯的个人目标相关，并伴有猜疑和情感表达受限	普遍存在的社交和人际关系缺陷，其特征是对密切的人际关系感到极度不适，能力下降，以及认知或知觉扭曲和行为古怪
依恋型	中度或更严重的人格功能损害；顺从、焦虑和分离不安全感特质（PD-TS）	普遍和过度的需要被照顾，导致顺从和依附的行为和对分离的恐惧
表演型	中度或更严重的人格功能损害；情绪不稳定、引人注意和操纵性特质（PD-TS）	过度情绪化和注意力寻求的普遍模式
偏执型	中度或更严重的人格功能损害；猜疑和敌对特质（PD-TS）	对他人普遍的不信任和怀疑，以至于他们的动机被解读为恶意
分裂样	中度或更严重的人格功能损害；退缩、亲密回避、性欲减退和情感受限的特质（PD-TS）	人际关系中普遍存在的脱离社会关系的模式和有限的情绪范围

PD-TS，特定特质型人格障碍

引自 American Psychiatric Association 2013 and from Skodol AE："Manifestations，Assessment，and Differential Diagnosis，" in The American Psychiatric Publishing Textbook of Personality Disorders，2nd Edition. Edited by Oldham JM，Skodol AE，Bender DS. Washington，DC，American Psychiatric Publishing，2014，pp 131-164. Copyright © 2014 American Psychiatric Publishing. Used with permission.

案例

24 岁的 K 女士是一名公共卫生专业的研究生，她的初级保健医生建议她在大学咨询中心接受治疗，她担心自己可能患有临床上严重的抑郁症和物质滥用。在与治疗师的初次会面中，K 女士确认她确实有时感到抑郁，但她将其归因于不愉快的关系。K 女士和男友住在一起，在相当长的一段时间里发生了多次激烈的争吵，之后 K 女士经常冲出家门，消失数小时。K 女士解释说，她现在讨厌她的男朋友，觉得自己被他控制得很厉害。然而，她也认为自己完全依赖他，这让她觉得自己一文不值，更加厌恶他。她也有过间歇性的自杀念头，但她说，由于家人的原因，她不会采取行动。

在咨询期间，K 女士透露，当她与男友争吵后离开家时，她有时会去酒吧喝很多酒。在其中一次郊游中，她开始和另一个男人交往。她把这个男人 Q 先生描述为"天使"，并说他拥有她男朋友所没有的一切，除了钱。有时，在半夜，她会溜出家门去见这个男人，因为她觉得"除非我和 Q 发生性关系，否则我活不下去。"

然而，经过这些夜晚，她感到非常内疚和自责，变得沮丧，并让自己呕吐。当她试图反思自己的行为时，她说："我不知道我为什么要这样做。我男朋友真是个好人。我真是个失败者。"另一方面，当她的男朋友试着告诉她，她消失几个小时让他有多难过时，她变得愤怒和防御，意识不到他正试图交流自己的感受。当她积聚了太多情绪时，她就服用背部受伤时用的止痛药。她说，最近她偶尔服用这些药物来"麻痹自己"。

当被问及学校时，K 女士哭了起来。她很聪明，本科时成绩很好，但她对自己的成就不屑一顾。她说："我的平均成绩只有 3.5，不太好。"现在，作为一名公共卫生专业的学生，她说自己想帮助世界"胜过自己的生命"，但她并不完全明白自己的意思，有时感到非常痛苦，以至于很难集中精力学习。最近，当她的研究伙伴在 K 女士有空的那个晚上没有时间做他们的项目时，她对她的研究伙伴"尖叫"。K 女士有时能够充分地完成工作，但有时候，当她感到压力太大，不堪重负时，她的男朋友必须介入并照顾她。她在大学时看了一个治疗师，她说："我真的很喜欢她，她帮了我很多，但有时我觉得她是个婊子。人就是这样，你真的不能信任他们。"

据悉，K 女士在大学期间是音乐辅修生，是一名非常优秀的钢琴家。她说自己情绪太脆弱无法发挥自己的才能，经常因为她的个人生活而心烦意乱或感觉教授的评论冒犯到自己，从而无法真正发挥她的才能。她已经好几年没有碰过钢琴了，她羡慕教堂里的唱诗班，因为他们在做音乐，而她觉得自己做不到。她顺利地在教会的儿童主日学校教书，但她贬低自己的贡献。她也是一个妇女祈祷团体的成员。她喜欢小组里的几个成员，但不能和他们任何人成为朋友，因为"他们会发现我是一个多么令人厌恶的人。"

一开始，K 女士很冷淡，有些防御。随着讨论的进行，她变得泪流满面。当有人提出可能要她到社区的治疗师那里接受长期治疗时，她变得傲慢起来，说："那么，我对你来说太难对付了？"咨询治疗师明显超出了预先分配好的时间，并安排了下周的后续治疗。

评估方案

有技巧的临床访谈是人格障碍评估的主要部分。需要临床医生适应着去收集来访者如何看待自己及其人际关系的信息，也需要去询问来访者与他人以及生活处境互动的方式。DSM-5 AMPD 可用于逐步评估，依次处理人格障碍一般标准的各个方面（Skodol et al. 2015）。开始 AMPD 评估的一个常见方法是通过提问产生信息来做 LPFS 评分以考虑人格功能。功能和适应的核心是个体思考和理解自己以及与其他人互动的独特方式。具有最佳功能的个体拥有一个复杂的、充分阐述的、整合良好的心理世界，其中包括一个积极的、有意志的、有效的自我概念；丰富、广泛和适当调节的情感生活；具备社会中承担多种角色的能力，拥有互惠的、持久的、充实的人际关系。相反，严重人格障碍的患者拥有的是贫困、混乱和（或）冲突的心理世界，包括一个虚弱的、不清楚的、不适应的自我概念；负性和消极的情绪；适应人际关系和社会行为的能力不足。"你是如何描述自己的？"和"谁是你生命中最重要的人？你和他们相处的怎么样？"等问题经常可以鼓励患者对于自己的事情畅所欲言，进而有可能会为临床医生提供一些患者人格功能方面的线索。

在案例中，访谈者成功地引出了 K 女士的人格病理学的关键方面，这是她抑郁和药物滥用的原因。K 女士强烈的想弄清楚她是谁，她想要什么样的生活。她认为自己的内心是"令人厌恶的"，并利用酗酒、止痛药和性不忠来试图调节自己的自尊和情绪。然而，她对自己的行为是缺乏自知力的。她觉得完全依赖她的男朋友，要么把爱人理想化的同时又鄙视他，要么贬低自己时理想化自己的爱人。她想有一些有意义的人生目标，她过去成功地培养了很多的才能，但是她比较担心会因为她持续的不稳定而失败。她也很难清楚地意识到她的破坏性行为对他人的潜在影响，尤其是当她全力地逃离她的"控制欲"男友时。她努力成为教会社区中有成就的一员，从中可以看出其他人对 K 女士来说也很重要，但她的自我厌恶和情感脆弱的问题使她很难建立令人满意的关系。K 女士的人格功能将被描述为严重受损（LPFS 为 3 级）。

K 女士也可以通过考虑 AMPD 特质域和方面来理解。人格特质是指在不同的时间和情境中以相对一致的方式感觉、感知、行为和思考的倾向性。一个全面的人格特质评估可作为人格特质的"系统回顾"，描述了临床医生在实践中遇到的无数的人格表现和人格障碍。DSM-5 AMPD 是对所有五大人格领域的人格特质方面的综合评估，识别所有人中存在的多重人格变异区域，而不是专注于识别一个或唯一一个最佳诊断标签。

如果从特质方面考虑 K 女士的话，很明显她有一些负性情感领域的特质。她的人际关系的反应和频繁变化的情绪是情绪不稳定的典型特征。很多时候，她对自己的生活感到非常沮丧，并攻击自己和自我价值，这是与抑郁特质相关的倾向。当谈到她和男友的关系时，她描述了一种完全陷入和依赖他的感觉，这反映了她潜在的分离不安全感。K 女士试图通过突然逃离、滥用药物和出轨来应对她波动的情绪、低自尊心和人际关系问题。这些行为都属于去抑制域的冲动性特质。她在访谈者面前表现得很冷漠，并断言，关于她之前的治疗师，"人就是这样，你真的不能信任他们。"这些观察结果，加上她明显难以信任男友，也难以与男友在情感上亲近，都表明她在一定程度上疑心重重，这是分离和负性情感领域的一个特质。

研究表明，根据 DSM-5 AMPD LPFS 提供的指导，很少或没有接受过正式培训的评分者可以对人格功能水平进行可靠和有效的评分（Morey 2018；Zimmermann et al. 2014）。然而，开放式的访谈方法往往引导出的评估人格障碍的信息不够全面；因此，增加自评或半结构化（即访谈调查）人格障碍评估工具可能会有助于增加访谈效果。这些工具通过标准的问题或探讨系统地评估人格病理学的各个方面以及每个人格障碍标准。尽管自评工具有节省访谈者时间和避免访谈者偏见的优势，但它们可能产生假阳性结果。半结构式访谈要求访谈者使用某些问题，但允许与来访者进一步的探讨，从以下几个方面提高了诊断的准确性：该评估工具可以保障覆盖人格精神病理学的各个方面，可以使访谈者尝试区分特质和状态，澄清患者回答中的矛盾或含糊之处，并且提供了机会来确认这些特质是普遍的（如在特质描述时举出的多个例子）还是局限

于某个特定情境的。

DSM-5 人格障碍替代模型的结构化临床访谈（SCID-5-AMPD）是一个新的半结构化访谈，可用于帮助评估 AMPD 的 3 个基本部分：①人格功能损伤的程度（单元Ⅰ）；② AMPD 的 25 种病理性人格特质（单元Ⅱ）；③ AMPD 和 PD-TS 中 6 个特定的人格障碍的标准（单元Ⅲ）（First et al. 2018）。具有充足的心理测量特性的自评工具（Al-Dajani et al. 2016；Morey 2017）也可以用于 AMPD 的特质和功能部分 -DSM-5 的人格量表（Krueger et al. 2012）和 LPFS- 自评报告（Morey 2017）。无论是否使用半结构式访谈或自评量表，访谈者必须使用他 / 她的判断做出诊断或者鉴别诊断，这对于人格障碍评估和诊断至关重要。

状态与特质

其他精神障碍的存在会使得人格特质的评估变得更加复杂。例如，与重性抑郁障碍（MDD）相关的社交退缩、低自尊、缺乏动力或精力的人也可能符合回避型人格障碍的标准，这可能是导致抑郁的潜在因素。一个轻度狂躁的人，有夸大或性欲亢进的症状，可能会表现出很自恋。在某些情况下，对人格障碍的评估可能需要等到其他情况（如严重的抑郁或躁狂发作）好转后再做评估。然而，临床医生通常可以通过要求患者描述他们在没有经历发作时的通常个性来区分人格特质和发作期间的状态；利用患者知情人提供的发作或未发作时的信息也很有帮助。一项纵向研究表明，人格障碍伴有 MDD 也可被准确诊断，因为它们的结局与不伴有 MDD 的情况下诊断的人格障碍几乎相同（Morey et al. 2010）。此外，虽然识别人格障碍很重要，临床上通常建议更广泛地考虑人格障碍相关因素，这些因素对于治疗以及患者对于人生责任和事件的适应有利或有弊。

躯体疾病与特质

同样，访谈者必须确定表面上的个性特质实际上不是某种躯体疾病的症状。例如，由癫痫发作引起的攻击性爆发不应被错误地归因于边缘型或反社会型人格障碍，而颞叶癫痫引起的奇特的知觉体验不应该归于分裂型人格障碍。另外，人格障碍有可能与躯体疾病同时发生，因此不应排除这种可能性。如果怀疑有原发躯体疾病，必须进行全面的医学评估。

处境与特质

访谈者还应该确定人格障碍特征应该是普遍存

在，而不限于某种情况或只对某种特定的触发因素或人产生反应。同样，人格特质应该是相对持久而不是短暂的。询问患者某种特质表现的行为例子，有助于评估该种特质是否广泛存在于各种情境及各种关系中。特定的行为（如自杀或其他自伤行为）可能只会在某些特定的情境中显现，但冲动的特质应该是持续性的。

性别与文化偏见

虽然大部分研究提示，现行的人格障碍标准相对来说并没有性别偏见，但访谈者可能会不知不觉中使得这种偏见影响了他们的评估。例如，应重视在面对边缘型和回避型等人格障碍时，评估男性要像评估女性那样仔细；而在面对诸如强迫型、反社会型和自恋型人格障碍时，评估女性就要像评估男性那样仔细。访谈者在诊断人格障碍时还应避免文化偏见的影响，特别是在评估情绪不稳定、多疑、冒险、工作中的完美主义或不寻常的信仰和经历等特质时，这些特质可能反映了不同文化中的不同规范。

不同年龄组中人格障碍的诊断

因为儿童和青少年的人格仍处于发展阶段，对这个年龄段群体进行人格障碍的诊断应该谨慎。同时，临床医生应该仔细考虑有助于年轻人的功能的个性优势和挑战。虽然儿童和青少年早期常常会表现出显著的人格障碍特征，但通常最好等到成年早期再做诊断。如果等到人格障碍的特质表现出广泛而且稳定持久的特点，此时诊断人格障碍可能更加合适。早期诊断可能被证明是错误的，因为童年或青少年特定阶段的困惑往往会随着人的成熟而解决，如顺从和依赖、敌意以及冒险。对 152 项人格特质的纵向研究的 meta 分析表明，人格的变化约 22 岁时才趋于稳定（Roberts and DelVecchio 2000）。虽然如此，青少年如果出现较高程度的人格精神病理学表现，则将在成年早期发展成为人格障碍的风险就会比较高，因此，早期识别可能为早期干预提供机会。在成年早期，离开家、在经济上自给自足、与原生家庭以外的人建立密切联系等转变都是重要的成长任务。因此，人格病理学特质往往在年轻人尝试这些转变时最为突出。DSM-5 第 2 部分或第 3 部分的标准中都没有诊断人格障碍的最低年龄，反社会型人格障碍除外，这两节都规定了反社会型人格障碍最低年龄为 18 岁的标准。

在老年人群中，人格障碍诊断标准的表面效度较差，因为诊断标准中涉及的职业或人际活动可能不再与这一人群相关。少数现有的关于人格障碍在整个生命周期的纵向研究（Gunderson et al. 2011；Zanarini et al. 2012）表明，老年人的人格障碍患病率有所下降；但目前尚不清楚这在多大程度上取决于不适用的诊断标准。一些人认为，人格特质在年龄跨度上通常是稳定的，随着时间的推移，FFM 神经质、外向性和开放性特质略有下降，而随和、尽责特质略有增加。然而，晚年生活中的特质表现可能不仅是潜在的神经生物学的功能，也可能是整个生命周期中不同（与青年不同）的环境因素的功能。因此，随着时间的推移，个体所经历的社会、身体、职业或经济压力的程度可能决定他 / 她的人格表现得稳定或不稳定。

人格病理学的临床意义

人格功能和特质与每个人都有相关性，应该在所有临床评估中加以考虑。如果一个人出现人格障碍，其在生活和适应的重要问题将会很突出。人格障碍患者往往会很痛苦，他们与他人的关系也会有问题。他们对环境和生活的变化和需求难以做出灵活和适应性的反应，而且在压力下缺乏复原力。相反，他们通常的应对方式往往会使他们的困难长期存在并加剧。然而，有人格障碍的人经常把他们的困难归咎于别人，甚至否认他们有任何问题。

对人格障碍患者与无人格障碍患者或其他精神障碍患者进行比较的研究发现，人格障碍患者更有可能分居、离婚或单身，并且经常失业、换工作或者是病休（Skodol et al. 2002）。对人格障碍患者功能质量的研究发现，他们的社会功能或人际关系较差，工作能力、职业成就感和满意度较差（Skodol et al. 2002）。在人格障碍患者中，那些严重类型（如分裂型或边缘型）所致的工作、社会关系及休闲娱乐中的功能损害都要比较轻类型（如强迫型）的患者或不伴有人格障碍的精神障碍（如 MDD）患者更为严重（Skodol et al. 2002）。

人格障碍患者的功能损害倾向于持久存在，甚至持续到人格障碍病理心理明显改善之后（Gunderson et al. 2011）。这种持续的功能损害也是可以理解的，因为人格障碍的病理心理通常是长期的，因此会在很长一段时间内扰乱一个人的工作和社会发展。

人格病理通常会给他人带来麻烦，并对社会造成巨大损失。他们中的分居、离婚、与家庭成员或伴侣的冲突、儿童抚养权诉讼、无家可归、高危性行为、虐待儿童等情况的发生率更高。人格障碍患者发生以下情况的比率也增高：意外事故、警察盘问、急诊、住院和治疗、暴力和犯罪行为，包括杀人、有自伤行为、自杀未遂和自杀完成。有犯罪前科、酗酒或滥用药物的个体中，患有人格障碍的比例很高。

已发现 DSM-5 第 3 部分病理人格特质可以逐步预测正常范围的人格特质、人格障碍标准计数和常见精神症状的心理社会损害（Simms and Calabrese 2016）。相比之下，正常人格特质、人格障碍标准计数和常见症状的增量效应明显小于病理性人格特质的增量效应。在后续的协作纵向人格障碍研究中，人格障碍标准计数与入院时的心理社会功能损伤密切相关（比分类人格障碍诊断的相关性更强），但这种关系的强度随着时间的推移而减弱（Morey et al. 2012）。损伤的最佳纵向预测因子是结合规范特征和不适应变量的模型［即非适应性人格和适应性人格时间表（SNAP）模型或者是由 DSM-Ⅳ 人格障碍标准计数和 FFM 域组成的模型］。在 6 年、8 年和 10 年的随访中，SNAP 仍然是最具预测性的，DSM 人格障碍标准和 FFM 域倾向于相互提供实质性的增量效度，以支持一种混合模型（Morey et al. 2012）。此外，在另一项使用纵向协作性人格障碍样本的研究中，与代表人格"风格"的具体特征相比，代表"人格障碍"严重程度的一般人格障碍特征与社会心理功能的同时性和前瞻性联系更紧密（Wright et al. 2016）。

此外，应对人格和人格障碍加以识别，因为它们对其他疾病的发展和治疗计划都有影响，包括在临床过程中努力争取和增强个人的人格优势。人格和人格障碍通常需要成为治疗的焦点，或者至少在治疗其他同时发生的精神障碍时需要予以考虑，因为人格特征通常会影响其他疾病的预后和疗效。例如，患有抑郁障碍、双相障碍、惊恐障碍、强迫症或物质使用障碍的患者，当他们同时患有人格障碍时，对药物治疗的应答通常较差。同时出现的人格障碍也与药物治疗依从性差有关。此外，人格障碍已被证明可以预测 MDD 的发展和复发，而且伴有人格障碍的 MDD（Skodol et al. 2011b）和物质使用障碍（Hasin et al. 2011）往往更难缓解。大多数临床医生都意识到，无论人格障碍是否为治疗的关注点，人格障碍患者的特点都可能在治疗关系中表露无遗。例如，有些患者可能会明显地依赖于临床医师，而另一些患者可能依从性很差，还有的患者可能对治疗好自己的病有明显的抵触。尽管人格障碍患者倾向于使用大量的精神卫生资源，但他们比无人格障碍的个体更可能对他们所接受的治疗感到不满。

临床效用

在 DSM-5 的现场试验中，临床医生被要求对所有 DSM-Ⅳ 障碍的测试诊断标准的有用性进行评估，

并提出修改意见。在学术中心和常规临床实践现场试验中，超过 80% 的临床医生将 DSM-5 第 3 部分 AMPD 评为"中等""非常"或"极其"有用。在现场试验的效用评级中，与所有其他障碍类别相比，除了学术中心现场试验中的躯体症状及相关障碍、喂食及进食障碍，以及常规临床实践现场试验中的神经认知障碍、物质使用及成瘾障碍，DSM-5 第 3 部分模型更经常被临床医生评为相对于 DSM-Ⅳ 模型"非常"或"极其"有用。

在一项单独的调查中，临床医生比较了 DSM-5 AMPD 对人格病理的效用和 DSM-Ⅳ 人格障碍概念化的效用（Morey et al. 2014）。尽管参与的临床医生对 DSM-Ⅳ 人格障碍更加熟悉，但他们认为 DSM-5 第 3 部分的内容在临床描述和治疗计划方面与 DSM-Ⅳ "一样有用"或比 DSM-Ⅳ "更有用"。此外，与 DSM-Ⅳ 的人格障碍概念化相比，精神科医生和心理学家都认为 DSM-5 的病理特质体系更容易使用，更便于与其他临床医生和患者沟通患者的问题和治疗计划。

除了临床医生在现场试验中对 DSM-5 AMPD 在人格功能障碍和人格特质损害的感知效用进行积极评价外，AMPD 对自我-人际功能问题的概念化（如亲密回避和适应性不良的自我模式）已被证明与人格障碍、精神病理和心理社会功能障碍显著相关并影响临床结局。自我-他人维度有助于区分不同类型的人格障碍病理，已被用于预测心理社会功能的各个领域，并已被证明是治疗联盟和治疗结局的调节因素。单项 LPFS 评分已被证明可以预测心理社会功能、预后和治疗需求的临床医生评分的差异，超过了所有 10 个 DSM-Ⅳ 人格障碍诊断的综合预测（Morey et al. 2013）。

除了发现 DSM-5 AMPD 的病理性人格特质和人格功能在识别和描述人格病理以及在计划和预测治疗结果方面显示了独立的效用，其他研究（如 Hopwood and Zanarini 2010；Morey et al. 2012）进一步支持了一种人格精神病理学模型，该模型特别结合了疾病和特质结构评分。这两种结构均被证明可在预测重要的先天的（如家族史、儿童虐待史）、当前的（如功能障碍、药物滥用）和未来的（如功能、住院、自杀企图）变量时会增加另一种结构的增量价值（Morey et al. 2012）。

病因和发病机制

人格病理学的病因仍然是一个核心和具有挑战性的问题。与其他精神疾病一样，所有可用的数据都表明，人格精神病理学（以及正常的人格特质）是气

质（遗传和其他生物因素）和心理（发展或环境）因素的复杂组合和相互作用的结果。越来越多的证据支持人格病理学的发展观点，认为早期和持续的不良经历，尤其是与照顾者的不良经历，是影响形成对自我和他人的不良看法的关键因素（Luyten and Blatt 2013）。此外，依恋范式已被用于综合发育和神经生物学对人格和人格精神病理学演变的影响。尽管遗传和环境因素对不同人格障碍病因的影响程度可能不同，但对双生子的研究表明，这两个因素在人格障碍中都很重要（Ma et al. 2016）。近期一项基于双生子的研究（South et al. 2017）发现，AMPD 特质域受到中度遗传影响（19%～37%）。

对人格障碍的潜在神经生物学的研究正在迅速增加。越来越多的证据支持各种神经生物学异常对于人格障碍患者的重要性，分裂型人格障碍患者的多巴胺能系统异常，以及冲动攻击患者的 5- 羟色胺系统（似乎介导行为抑制）异常。值得注意的是，人们对人格障碍的神经生物学相关变化越来越感兴趣，包括神经肽系统失调对边缘型人格障碍中出现的人际关系紊乱的作用（Herpertz and Bertsch 2015）。分子遗传学分析表明，神经质与 5- 羟色胺转运体基因 *5-HTTLPR* 的短等位基因有关，猎奇行为与多巴胺受体基因 *DRD4* 的长等位基因有关。尽管这些研究为人格特质和疾病的研究开辟了一个新的前沿，但早期的结果通常没有被复制，或者发现相关的基因多态性的特异性低于最初的设想（Ma et al. 2016）。

针对人格精神病理学环境前因的研究越来越多（Carlson and Ruiz 2016），如家庭环境、性虐待和躯体虐待，这些因素已被证实在某些人格障碍（特别是边缘型人格障碍）的发展中可能发挥作用（Stepp et al. 2016）。值得注意的是，越来越多的文献研究了照顾者因素和早期依恋障碍与后期人格病理学发展的关系。这些领域的研究预计将继续迅速增加。除了提供有关人格病理学起源的信息，这些研究发现有望进一步为治疗提供帮助。

治疗

人格障碍治疗的重大进展包括多种治疗模式的使用、基于治疗研究结果的证据的增加，以及对治疗效果更加乐观。回顾心理治疗结局的研究，包括心理动力学 / 人际、认知-行为、混合的和支持性治疗，发现相较于人格障碍的自然病程，心理治疗能显著加快患者的康复（Leichsenring and Leibing 2003）。以往的治疗悲观主义和不愿评估、诊断和（或）治疗人格障碍患者的情况已经逐步变为广泛（尽管有时不一致）

的具有潜在价值的治疗模式的使用。如果临床医生注意到人格问题的本质，就可以培养与具有广泛人格障碍的个体建立建设性联盟的机会（Bender 2014）。

虽然心理治疗仍然是人格障碍的主要治疗方法，但由于已经明确了人格精神病理学的生物学维度，因此药物治疗的使用也在探索中。例如，越来越多的研究表明，5- 羟色胺能药物可能会对冲动和攻击行为产生作用；5- 羟色胺能或多巴胺能药物可能对情绪不稳定有作用；精神病样经历可能对抗精神病药有反应，特别是新一代的抗精神病药。然而，文献中有一个明确的共识，即迄今为止的研究没有表明药物是人格障碍的主要或核心治疗方法，但它们可能有助于发挥针对症状的辅助作用（Mazza et al. 2016）。

特定的人格障碍

DSM-5 AMPD 的临床概述如下。我们仅详细讨论 DSM-5 第 3 部分中保留的 6 种障碍；因为越来越多证据表明，其他 4 种类型（依赖型、表演型、偏执型及分裂样人格障碍）可能更适合表示为人格功能损害及病理性人格特质（即作为特定特质型人格障碍，PD-TS）。此外，DSM 人格障碍间存在广泛共患，提示人格精神病理学的分类表现形式或许并不准确且具有局限性。因此，我们将阐释 DSM-5 基于人格功能和特质的替代模式如何描述这些障碍。表 26-3 比较了 DSM-5 第 2 部分和第 3 部分关于人格障碍的定义特征。基于经验的诊断算法能够根据人格功能损害及病理性人格特质成功诊断 DSM-Ⅳ人格障碍，并且具有很好的保真性（DSM-Ⅳ 分类和 DSM-5 AMDP 维度标准间的相关系数为：反社会型人格障碍 0.80，边缘型人格障碍 0.80，回避型人格障碍 0.77，自恋型人格障碍 0.74，分裂型人格障碍 0.60，强迫型人格障碍 0.57）（Morey and Skodol 2013）。

反社会型人格障碍

临床特征

反社会型人格障碍（ASPD）是 DSM-5 替代模式中的一种特定人格障碍。该障碍的特征为中度及以上的特定人格功能损害，以及存在下述 7 种病理性人格特质中的 6 种或更多：操控、无情、欺骗、敌意、冒险行为、冲动和不负责任。

身份问题包括以自我为中心，自尊来自个人利益、权力或快乐。基于个人满足来制定目标。患有 ASPD 的个体表现为缺乏亲社会的内在标准，不能遵守合法的或文化上正常的伦理行为。在共情的人际交往领域，个体缺少对他人的感受、需求或痛苦的关心，在伤害或虐待他人后缺乏悔意。个体没有建立相互亲密关系的能力，因为剥削是患者与他人交往的主要手段，包括通过欺骗和胁迫。使用强势和威胁来控制他人。

操控表现为频繁使用诡计来影响或控制他人，或使用诱惑、魅力、花言巧语或奉承来达到自己的目的。无情体现在缺少对他人感受或问题的关心，当自己的行为对他人造成负性或伤害性影响时缺乏内疚或悔意，具有攻击性，虐待行为。不诚实和欺诈，对自我的失实陈述以及叙述事情时加以修饰或虚构反映了欺骗这一特质。敌意表现为持续和频繁的愤怒感；对轻微的怠慢和侮辱反应为愤怒或易激惹；刻薄、令人生厌或报复行为。冒险行为包括从事危险的、有风险的和潜在可能造成自我伤害的活动，没有必要也没有考虑到后果；容易无聊和不假思索地采取一些活动来抵抗无聊；缺少考虑自己的局限性并且否认人身危险的真实可能性。作为对即时刺激的反应的瞬间行动，没有计划或不考虑结果的瞬间行动，难以制定和遵守计划都反映了冲动的特点。此外，反社会者的不负责任表现为不遵守、不履行经济和其他责任或承诺；对协议和诺言缺乏尊重和执行。

根据 AMPD，童年期品行障碍史不再是诊断 ASPD 的必要条件。这一变化是由于在许多情况下（如当少年法庭记录被"密封"时）记录此类病史存在实际困难，并且有证据表明没有童年期品行障碍史的反社会者（即所谓的成年反社会行为综合征）与有此类病史者在社会人口学、精神病学相关性、残疾方面没有本质区别（Goldstein et al. 2017）。反社会人格综合征与较高的物质滥用率相关，而这一点可能导致反社会行为长期持续存在。

流行病学

ASPD 在普通人群中的患病率约为 1.8%（Torgersen 2014）。男性较女性更常见。

病因学

ASPD 患者的早期家庭生活常涉及严重的环境问题，表现为缺位的、反复无常的或虐待的养育以及贫困（Cohen et al. 2012）。事实上，许多 ASPD 患者的家庭成员也存在明显外化的精神病理表现，如物质滥用或 ASPD 本身。现代行为遗传学的研究侧重于从基因和环境之间的相互作用，来解释反社会行为的成因（Hicks et al. 2013）。

双生子和收养研究提示，遗传因素可能促进 ASPD 的发展（Lyons et al. 1995）。尽管如此，尚不清楚遗传因素对疾病的影响程度，也不清楚易感性的

特质是相对特定的，还是根据相对非特异性的特质（如冲动或敌意）来定义的。行为问题、追求刺激和冷酷无情具有显著遗传性。无所畏惧的支配和冲动的反社会行为这两种精神病特质也显示出显著的遗传影响（Rautiainen et al. 2016）。越来越多证据表明，冲动和攻击性行为可能是由大脑 5- 羟色胺转运体功能异常所介导。然而，其他心身疾病也可能会出现攻击、精神病态和反社会行为（Lorber 2004）。与健康对照相比，ASPD 患者的全脑体积和颞叶体积偏小（Barkataki et al. 2006）。在条件性恐惧中，精神病性犯罪者大脑边缘-前额叶环路的激活不足（Birbaumer et al. 2005）。在具有持续反社会行为的青少年中发现了空间和记忆功能方面的神经认知障碍（Raine et al. 2005）。

治疗

识别反社会人格特质很重要；因为这些人可能看起来很合作并具有良好的意图，从而使得临床医生可能无法识别出他们的潜在动机，从而给治疗团队和其他患者带来破坏性影响。然而，几乎没有证据支持常规临床干预能够成功治疗这一障碍。尽管如此，有报告表明，在限制人身自由的机构内，如军队或监狱，ASPD 患者可能会表现出沮丧和自省。在这类环境下，同龄人面对面的对抗或许能够改变反社会者的社交行为。另外值得注意的是，一些 ASPD 患者确实表现出与心理治疗师形成治疗联盟的能力，这预示了患者的未来病程具有较好的前景。针对共患的物质滥用所进行的心理教育在解决反社会倾向方面获得了一定成功（Thylstrup et al. 2017）。这些发现反驳了此类人群无法从有害性后果中吸取教训的临床传统观点。而纵向随访研究表明，ASPD 患病率随着年龄增长而降低，因为他们逐渐意识到适应不良的社交和人际行为所带来的负面影响。针对高危人群（如品行障碍儿童的兄弟姐妹）的预防工作也展现出了一定的有效性。

回避型人格障碍

临床特征

回避型人格障碍也是 DSM-5 替代模式中的一种特定人格障碍。其特征为中度的特定人格功能损害，以及存在下述 4 种病理性人格特质中的 3 种或更多：焦虑（必备项）、退缩、快感缺失和回避亲密。回避型人格障碍的身份特征为自我评价为社交无能、没有个人吸引力或低人一等、低自尊及羞耻感。个体不情愿追求目标、冒个人风险或从事涉及人际交往的新活动。具有被批评或拒绝的先占观念，并对此非常敏感，扭曲地推断他人观点是负面的。回避型个体不愿

与他人打交道，除非肯定自己被喜欢；由于害怕被羞辱或取笑而在与他人的亲密关系中表现拘谨。

患有回避型人格障碍的个体经常会在社交情境中经历强烈的焦虑情绪（不安、紧张或恐慌），并担忧过去不愉快经历的负性影响以及未来负性事件的可能性。对不确定性感到害怕、忧虑或被威胁也是常常被关注的部分。尴尬和羞耻导致在社交情境中沉默寡言和回避，以及无法开始社交接触。显而易见地缺乏对生活经历的享受、参与或精力。在感知愉悦或对事情感兴趣的能力方面可能存在缺陷。病史显示出对密切的或恋爱关系、人际依恋和亲密性关系的回避。

流行病学

根据流行病学研究，回避型人格障碍的患病率约为 2.7%（Torgersen 2014）。回避型人格障碍在女性中更多见。

病因学

对回避型患者童年经历的研究揭示了负性童年期记忆（如孤立、拒绝）；较差的体育成绩，较少的兴趣爱好投入，较低的受欢迎程度；以及父母的忽视在疾病发展中的作用。生物学领域的研究强调了先天气质在回避行为发展中的重要性。研究发现，一些仅 21 个月大的幼儿在社交场合中表现出生理唤醒度增高和回避特质（如从陌生环境中退却、回避与陌生人互动），并且这种社交抑制往往持续很多年。家系研究表明，在广泛性社交恐怖症患者一级亲属中，一些特质和社交焦虑的比例升高，包括诸如有害回避的人格特质，（Stein et al. 2001），这提示社交焦虑处于连续谱当中，可能受到家庭因素影响。

治疗

由于过度恐惧拒绝和批评、不愿建立关系，回避型人格障碍患者可能很难接受治疗。治疗师使用支持性技巧，调整患者的过度敏感，对导致回避的潜在想法与感受进行温和的讨论；这些或许能够促进患者参与心理治疗。虽然患者在治疗初期可能仅能忍受支持性技术，但最终所有形式的心理治疗均能获得良好效果。临床医生应当意识到自身反移情的可能，如过度保护、对充分解决核心问题犹豫不决或对改变期望过高。

实证研究支持心理动力学能够干预回避型人格（Neumann et al. 2014）。虽然数据不多，但自信和社交技能训练似乎能够增加患者的信心以及在社交场合冒险的意愿。通过认知技术，详细描述分析患者关于自己无能感的病理性假设也是有用的。团体体验，特别是强调发展社会技能的同质性支持团体，已被证明对回避型患者可能有用。

初步数据表明，在经过单胺氧化酶抑制剂或 5-羟色胺再摄取抑制剂治疗后，回避型人格障碍可能有所改善。抗焦虑剂有时可以帮助患者更好地控制因面对以前回避过的情境或尝试新行为而引起的焦虑（尤其是严重的焦虑）。

边缘型人格障碍

临床特征

边缘型人格障碍（BPD）是 DSM-5 替代模式中的一种特定人格障碍。其定义包括重度的人格功能特征性损害，以及存在下述 7 种病理性人格特质中的 4 种或更多：情绪不稳定、焦虑、分离的不安全感、抑郁、冲动、冒险行为和敌意。诊断公式要求后 3 项特质中至少有 1 项，因为 BPD 既有负性情感的特质，也有去抑制和对抗的特质，并不仅表现为情绪失调。

边缘型人格障碍患者具有显著贫乏的、发展不良的或不稳定的自我形象，经常与过度的自我批评有关。他们经历慢性的空虚感，并且可能在压力状态下呈现出游离状态。人生目标、志向、价值观或职业规划常常不断变化，具有不稳定的特点。识别他人感受和需求的能力受损。人际关系过度敏感较为突出（如容易感到被怠慢或被侮辱），并且对他人的感受偏向于负性归因或缺陷。密切的人际关系通常是紧张的、不稳定的和冲突性的，被不信任、过度需索、沉湎于真实的或想象的被抛弃的焦虑所困扰。关系经常被视为极端理想化或极端贬低，在过度卷入他人或退缩之间来回摇摆。

BPD 患者具有不稳定的情绪体验和频繁的心境改变。情绪很容易被唤起、很强烈，且往往与实际事件或情况不相称。对人际关系压力常反应为强烈的不安、紧张或恐慌感；担忧过去不愉快经历的负性影响以及未来的负性事件可能性。可能严重地害怕被所依赖的重要他人拒绝和（或）与其分离，但对过度依赖和完全失去自主性的恐惧也可能会使人际关系出现问题。边缘型病理表现通常与抑郁、痛苦和绝望相关，很难从这样的心境中恢复过来。经常对未来感到悲观，伴随泛化的羞耻感和自卑感。频繁的自杀想法和行为。冲动、人际反应性、难以制订和遵守计划也很突出。情绪痛苦时有自伤行为，可能从事危险的、有风险的和潜在可能造成自我伤害的活动，而不考虑后果。可能存在频繁或持续的愤怒感，尽管有时不容易被承认或理解。

约有 1/2 的 BPD 患者，其明显的精神病理表现在随访的 2 年内获得了有效缓解。更高等级的社会功能障碍、更严重的童年期创伤和持续的物质滥用预示着更糟糕的预后。总体而言，BPD 的长期病程结局可能比既往认为得更好（Gunderson et al. 2011；Zanarini et al. 2012），并且可以通过病史、临床表现、功能和人格特征进行预测。但仍有约 10% 的患者死于自杀。

流行病学

BPD 在普通人群中患病率约为 1.6%（Torgersen 2014），在医院和临床住院患者中约为 20%。虽然在临床环境中，BPD 的女性诊断率高于男性，但在社区研究中并未发现这一差异（Torgersen 2014）。

病因学

一些理论和研究强调了早期亲子关系在 BPD 病因中的重要性。通过对早期二元体关系的直接观察和长期随访，这些理论正逐步被探索、修正。研究已普遍证实，照顾者不一致或缺乏反馈预示着不安全的依恋，而某些父母可能在认知和情感上无法充分回应婴儿的特殊需求和气质（Sturrock and Mellor 2014）。相当多的实证研究提示，BPD 患者遭受创伤性早期遗弃、躯体虐待和性虐待的频率较高（Infurna et al. 2016；Temes et al. 2017）。当这些经历发生在特别敏感的儿童或没有机会处理这些事件的儿童身上时，会产生持久的创伤性影响。在发育过程中，对照顾者安全依恋的障碍会导致在建立和维持稳定的自我与他人意识方面出现问题；而这种困扰的内部状态被证明是边缘型障碍中情绪失调、负性情感和冲动的首要基础（Huprich et al. 2017）。

一项双生子研究提示，BPD 具有 69% 的总体遗传率（Torgersen et al. 2000），这促使人们更加努力探索遗传因素对特定边缘型特质病因的贡献程度。情感不稳定和冲动性攻击的基本维度已被认为是 BPD 的基础。边缘特质，如情感不稳定和不安全依恋，以及随后更为广泛的情绪失调和孤僻行为领域，其遗传率约为 50%（Livesley et al. 1993）。有证据表明，冲动这一边缘特质与 5- 羟色胺功能紊乱相关。结构和功能神经影像学研究（Lieb et al. 2004）发现，额叶和眶额叶体积减小，前额叶脑区代谢改变，这些脑区在应激下无法激活。这些脑区在 5- 羟色胺功能中很重要且介导情感控制，因此推测这些观察到的缺陷可能正是 BPD 患者去抑制冲动和情感特点的根源。其他研究（Gunderson et al. 2018）提示存在杏仁核过度激活，并且也在情绪调节中起到重要作用。BPD 患者在多个神经认知领域表现欠佳，尤其是右半球功能方面。然而尚不清楚神经生物功能障碍是由遗传、出生前或出生后因素、童年期不良事件造成，还是疾病本身的结果（Ruocco and Carcone 2016）。

目前关于 BPD 病因学的一些理论认为，遗传脆弱性是造成该疾病的情绪、行为和人际控制不佳的基础，并认为这些脆弱性的表达（即具有这些脆弱性的儿童是否会发展为 BPD）取决于童年期不良环境和触发应激源。因此，尽管 BPD 的具体病因尚未确定，但可以确定导致这些困难的通路是复杂的以及多因素的。

治疗

BPD 患者是门诊、住院及精神科药物治疗的高利用者。几乎所有治疗方式均能对 BPD 有所帮助，具体取决于患者临床表现以及治疗者的训练和敏感性。大量关于 BPD 治疗的文献普遍提到，临床医生在帮助这些患者时会遇到极大的困难。这些问题来源于患者对治疗者救助自己意愿的呼吁，以及当他们认为治疗者辜负自己时愤怒地责难。尽管 BPD 患者普遍预后良好，许多临床工作者并不喜欢与他们一起的治疗工作。治疗者常会产生强烈的反移情反应，导致他们试图去重新养育 BPD 患者，或与之相反，拒绝接受 BPD 患者。不过，无论采用何种治疗方法，个人的成熟度和丰富的临床经验都会是临床医生的重要资源。

BPD 患者的治疗通常需要良好的个案管理。个案管理的基本内容包括管理自杀或自我毁灭威胁、行为方面的技巧，以及平静而内容丰富的心理教育讨论，讨论内容涉及患者所面临的挑战、脆弱之处及其应对措施。个案管理应在设定有实际目标、形成良好治疗联盟的框架下，联合心理治疗和药物干预进行。

既往许多关于 BPD 治疗的文献主要关注高强度探索性心理治疗在修正 BPD 患者基本性格结构方面的价值。然而，越来越多研究表明，病情的改善可能与获得自知力无关，而是与治疗师建立稳定、信任的关系的纠正经验有关，治疗师不会对患者的愤怒和破坏性行为进行报复。同时，有研究表明，支持性心理治疗或团体治疗也能带来类似的改变。有研究为几种心理动力学治疗提供了支持基础。第一种，基于心智化的治疗（mentalization-based treatment），包括针对患者和治疗师之间互动的非指向讨论（Bateman and Fonagy 1999）。第二种，移情焦点治疗（transference-focused psychotherapy），涉及更多传统干预措施（Clarkin et al. 1999）。这两种方式都将治疗中发生的变化归因于心理化能力的提高。精神分析-交互心理治疗作为另一种精神动力学治疗，正在研究能否将其用于治疗 BPD（Leichsenring et al. 2010）。

行为治疗（包括每周 1 次的个体心理治疗和每周 2 次的团体技能训练）能够有效减少 BPD 患者的自我毁灭行为和住院率（Linehan et al. 2006）。该治疗被称为辩证行为治疗（dialectical behavior therapy），因其成功效果和成本效益而被广泛应用，并可配合不同环境调整使用。图式聚焦治疗（schema-focused therapy）是另一种已被证明有效的认知治疗（Giesen-Bloo et al. 2006）。也有人建议，治疗可以分阶段进行，可以从支持性、以技能为重点的或以心理化为基础的方式开始，具体细节取决于临床情况；一旦患者基本能力得到改善，即可过渡到自知力导向的方式（Choi-Kain et al. 2017）。一项关于评估 BPD 心理治疗疗效的随机临床试验的系统综述和 meta 分析（Cristea et al. 2017）发现，各种类型的心理治疗（主要是辩证行为治疗和心理动力学治疗）在改善与边缘相关的结局方面有效。

尽管尚未发现某种药物对 BPD 有令人注目或可预测的效果，但研究提示某些类别的药物可能对特定的问题有益，如抑郁、冲动、情绪不稳、间歇性认知和感知障碍，并能够减少易激惹和攻击性行为。总的来说，丰富的选择和模糊不清的获益推动了多药联用，有时反而会带来不良反应（Stoffers and Lieb 2015）。

自恋型人格障碍

临床特征

在人格障碍的 DSM-5 替代模式中，自恋型人格障碍建议的诊断标准明确指出，其自我评价可能被夸大或被贬低，权利感可能是公开或隐秘的。个体的功能损害通常处于中等水平，并具有夸大和寻求关注的相关特质。

自恋型人格障碍患者过度依赖他人来自我定义和调整自尊。自我评价要么极高，要么极低，或在两种极端之间摇摆不定。调节情绪的能力折射出自尊的波动。他们设定目标是为了获得他人的认可，为了创造特立独行的错觉而设立过高的个人标准，或者为了权利感而设立过低个人标准。意识不到自己的动机，对他人需求的识别或认同能力受损。同时，可能会通过他人的反应来调整自尊，但却不了解自己的行为对他人的影响。人际关系大多流于表面，对他人的经历几乎没有真正的兴趣。利用他人获得个人利益的特点损害人际互动。

夸大表现为权利感（可能是公开的或隐蔽的）、以自我为中心、有自己比别人优秀的坚定信念以及对他人居高临下。过分试图吸引他人的关注并成为注意的焦点的特点十分突出，寻求赞赏。

流行病学

在 13 项社区研究中，自恋型人格障碍的平均患病率为 0.8%（Torgersen 2014），并且该疾病在男性中似乎更常见。

病因学

关于自恋型人格障碍的发病机制目前缺乏科学证据。根据生长发育史的重构和心理治疗中的观察提示，这类患者童年时期的自我需求、愿望、才能、恐惧、失败或依从常受到批评、轻蔑或忽视。这种经历把他们与真实内部体验相隔绝，并可能导致其对个体的脆弱性缺乏认识、感到蔑视或羞耻，同时拼命寻求他人的赞美、肯定和赞赏。早年的剥夺可能会导致他们试图打造百毒不侵和自我满足的外衣，从而掩盖内在的空虚并限制他们深度感受的能力。另一种关于自恋型人格障碍病因的理论认为，这是由"舞台级别"或"选美"般的母亲或"体育英雄"般的父亲的家庭养育方式造成的，这类父母从小就向孩子传达她或他是特别的、杰出的或未来的著名人物，这反映出将孩子视为父母的装饰品的观念。

治疗

临床医生需要能够透过自恋症患者与人疏离的外表去理解其内心的脆弱（Bender 2012）。包含精神分析在内的个体心理动力学治疗是治疗自恋型人格障碍患者的基石。在 Kohut（1971）的指导下，一些治疗师认为，基于自恋型人格障碍患者的脆弱性，干预措施应以对患者的敏感和失望表示同情为目标。理论上，这种方法允许一种积极的理想化的移情发展，然后这种移情在治疗中不可避免地遭遇挫折而逐渐幻灭——幻灭将澄清患者对挫折和失望的过度反应。Kernberg（1975）阐述的另一种观点是，应该更早、更直接地干预这种脆弱性，以帮助患者认识到自身的补偿性夸大及其不良后果。无论采用哪种方法，患者通常需要在数年内接受频繁的心理治疗。在此期间，治疗师需要将患者对怠慢的过度敏感和自我保护的倾向放在首位，通过患者的需求是否被满足来感知治疗师。随着治疗性的信任慢慢建立，治疗师可能会有一段较长的时间需要接受自己成为患者的主要听众。由于患者缺乏与有资质的临床医生进行长期精神分析治疗的机会，目前已经研究了几种有限治疗时长的方法（Caligor et al. 2015）。

强迫型人格障碍

临床特征

强迫型人格障碍（OCPD）是 DSM-5 体系中的 6 种人格障碍之一。它的特点是特定人格功能的一定程度受损，并具有以下 4 种病态人格特质中的 3 种或更多：严苛的完美主义（必备）、执拗、回避亲密关系和限制情感。

OCPD 患者的自我意识主要来自于工作或生产力，而情感体验和表达通常受到限制。有时，由于僵化、不合理、不灵活的行为标准，过于认真的态度和道德标准，他们难以完成任务和实现目标。同理心也有一定受损：可能对他人的观点有一些理解，但对他人的想法、感受或行为没有多大兴趣或赞赏。患者把人际关系视为仅次于工作和生产力，而他们刻板和固执的特征会对人际关系产生负面影响。

OCPD 患者的严苛完美主义表现为坚持每件事情都是无懈可击的、完美的、没有错误或缺点的，包括自己和他人的表现。OCPD 患者将牺牲及时性来确保每个细节的正确性，认为凡事只有一种正确方法。他们很难改变自我的观点，对细节、组织和秩序斤斤计较。他们在一再失败的任务或特定活动中表现出坚持不懈的精神，尽管这种行为已不再具有功能性或有效性。人际关系往往是生活的一部分，但 OCPD 的特点是具有情感距离和情感控制。他们会尽可能地避免情感被唤起，限制情感体验和表达。有时会被他人认为是冷漠或冷淡。

流行病学

OCPD 是普通人群中最常见的人格障碍之一，其患病率约为 2.5%（Torgersen 2014）。OCPD 在男性中比在女性中更常见。

病因学

素质性因素可能在 OCPD 的形成中起作用。强迫性、对立行为、情感表达受限和亲密关系问题都已被证明具有一定的遗传性。5- 羟色胺活性的增加已被视为与完美主义和强迫有关。正如其他人格障碍一样，OCPD 的病因需要有更多的实证性研究来揭示。

治疗

OCPD 患者因过度理智化和难以表达情感使得对他们的治疗似乎有点难度。然而，他们往往对分析性的心理治疗或精神分析反应良好。在患者能容忍的范围内，治疗师需更活跃并积极干预。治疗师还应避免被卷入有趣但无意义的讨论中，这些讨论不太可能有实际的治疗效果。换句话说，治疗师应该把重点放在患者通常回避讨论的感受，而不是教育患者。治疗过程中可能出现的权力斗争，提供了指出患者过分控制的时机。

认知技术也可用于降低患者对过度控制和追求完美需求。尽管患者可能由于控制的需要而抵制团体治疗，但注重情感的动力性取向团体可能通过提出独到的见解，让患者舒适地探索并表达新情感。

分裂型人格障碍

临床特征

分裂型人格障碍在人格障碍的 DSM-5 替代模式中被保留下来。它的特点是特定的人格功能损害达到了极端水平，并具有以下 6 种病理性人格特质中的至少 4 种：认知和感知失调、不寻常的信念和体验、古怪、情感受限、退缩和多疑。

分裂型人格障碍患者混淆了自我和他人之间的界限，自我概念扭曲，情绪表达往往与正在发生的事情的背景甚至其内在体验不一致。个人目标是不现实的或不一致的，没有一套明确的内部标准来指导行为。显著地难以理解自己的行为对他人的影响，常常误解他人的动机和行为。由于缺乏信任，在发展亲密关系的能力方面存在严重缺陷。

分裂型人格障碍患者表现出多种认知和感知失调的迹象，包括古怪或不寻常的思维过程；含糊的、赘述的、隐喻的、过分渲染的或刻板的思维或言语；以及在各种感官模式下报告的怪异感觉。思想内容和对现实的看法是怪异或古怪的，可能伴随着古怪、反常或怪异的行为或外表。情感受限是常见的，对引起情感的语境缺乏情绪反应，情感体验和表达受限，表现为情感冷漠和平淡。偏好独处，表现为在社交场合明显的不适感，避免社交接触和活动。多疑的特性导致这些患者偏向于相信人际关系中的恶意或伤害，对他人的忠诚与忠实产生怀疑，并产生被迫害感。

流行病学

分裂型人格障碍在普通人群中的患病率为 1.3%（Torgersen 2014），尚未发现其患病率有性别差异。

病因学

分裂型人格障碍被认为是一种精神分裂症谱系障碍，即与精神分裂症有关。现象学、遗传学、生物学、治疗及疾病结局都支持这种联系。例如，家族史调查显示，在分裂型人格障碍先证者的亲属中，精神分裂症有关疾病的患病率会增加；而且，在精神分裂症先证者的亲属中，分裂型人格障碍的患病率也会增加（Siever and Davis 2004）。尽管可能只有缺陷症状与精神分裂症具有遗传相关性，但分裂型人格障碍的阳性和阴性精神病样症状均有中等遗传度。

至少在某些形式或方面，分裂型人格障碍患者具有精神分裂症所具有的大脑结构、生理、化学和功能的异常，如脑脊液的增加和皮质体积的减少；颞叶体积减小和功能失调；有证据表明，这些患者中调节注意力和抑制感知输入的大脑生理功能存在异常，如听觉诱发电位 P50 抑制功能不足、前脉冲抑制功能减弱、平滑追踪眼球运动受损，以及在连续操作性任务中表现不佳。在分裂型人格障碍患者和精神分裂症患者中发现，脑脊液和血浆中较高的高香草酸浓度与精神病性症状相关，而低浓度则与缺陷样症状相关。分裂型人格障碍患者在执行功能测试和其他视觉或听觉注意力测试（如威斯康星卡片分类测试和后向掩蔽任务，言语学习和工作记忆任务、注意定向任务和操作性运动任务）中的表现也被证明是存在缺陷的。基于此，在 ICD-10 中，分裂型人格障碍被归入精神分裂症，而非人格障碍。然而，精神分裂症和分裂型人格障碍之间确实存在差异，特别是在额叶结构和功能方面，这些差异可能解释了分裂型人格障碍患者不常出现外显的精神病性症状。一些能够提升额叶的功能并降低纹状体多巴胺能反应性的遗传或环境因素，可能保护分裂型人格障碍患者免于发展成精神病或严重社会认知衰退的慢性精神分裂症。

治疗

由于分裂型人格障碍患者具有社交焦虑和一定程度的性格偏执，他们通常会回避治疗。然而，当他们出现抑郁症状或外显的精神病性症状时，可能会寻求治疗，或被关心他们的家人送去治疗。与分裂型人格障碍患者建立治疗联盟可能较为困难，他们也不可能立即接受这种强调解释和质对的探索性治疗策略。一种解决认知扭曲和自我边界问题的支持性关系可能是有效的。有人认为，通过使用冲突和缺陷模型并采用支持性的心理动力学治疗，可最好地理解和治疗分裂型人格障碍（Ridenour 2016）。一项关于分裂型人格障碍治疗的病例报告表明，强调各个方面的功能可产生积极的效果，包括针对积极自我陈述的心理治疗、社会技能训练和减少焦虑（Nathanson and Jamison 2011）。如果患者愿意参加，以社交技能为重点的认知行为治疗和高度结构化的教育团体治疗也可能会有帮助。

一些研究支持低剂量的抗精神病药对这类患者有效，包括非典型抗精神病药，如利培酮（Koenigsberg et al. 2003）和奥氮平（Keshavan et al. 2004）。这些药物可以改善与分裂型人格障碍相关的焦虑和精神病性特征，特别适用于可能出现更外显的精神病性症状患者。

特定特质型人格障碍

特定特质型人格障碍（PD-TS）诊断适用于那些人格病理学特征为人格功能有中度或以上损害，并有一种或以上的 DSM-5 病理性人格特质的个体。当临床医生或研究人员不希望指定特定的人格障碍类别或者或不适用时，可使用 PD-TS 诊断。PD-TS 可涵盖与 DSM-5 第 2 部分的依赖型、表演型、偏执型和分裂型这 4 种人格障碍有关的现象，这 4 种人格障碍没有包括在 DSM-5 第 2 部分，PD-TS 也可涵盖其他 DSM-5 未提及的人格障碍有关的现象，如被动-攻击型人格

障碍、抑郁型人格障碍或一些其他特定的人格障碍。

例如，DSM-5 第 2 部分的依赖型人格障碍（dependent personality disorder）通常涉及中度的人格功能损害和病理性特质，包括顺从性、分离不安全感和焦虑性。在表演型人格障碍（histrionic personality disorder）中，人格功能的损害程度通常是中度的，其相关的病理性人格特质包括注意力寻求、情绪不稳定和操纵性。偏执型人格障碍（paranoid personality disorder）相关的人格功能受损程度通常是严重或极端的，其相关病理性人格特质包括多疑和敌意。在分裂样人格障碍（schizoid personality disorder）中，人格功能的损害程度通常是极端的，其相关的病理性人格特质包括退缩、回避亲密关系、快感缺失和情感受限。在 DSM-5 未提及的人格障碍的情况中，被动-攻击型人格障碍（passive-aggressive personality disorder）的特质可包括顺从性和敌对性，而抑郁型人格障碍（depressive personality disorder）的特质可包括抑郁性、焦虑性和快感缺失。根据 AMPD，具有几种人格障碍特征但不符合任何一种人格障碍的全部标准的表现（"混合型人格障碍"）也会被诊断为 PD-TS。DSM-5 第 3 部分的人格障碍替代模式为描述不符合某一特定类型的人格障碍各种表现形式方面提供了相当大的灵活性。

对于任何被诊断为 PD-TS 的患者，临床医生将明确他们的人格功能受损程度及存在的病理性人格特质。这两个方面对治疗计划和治疗结局均有重要意义。

- 依赖型人格障碍患者在接受治疗时，往往会主诉有抑郁或焦虑情绪，这可能是由于依赖关系受到威胁到或实际失去了依赖关系。这些患者通常对多种类型的个体心理治疗反应良好。如果心理治疗能探讨患者对独立的恐惧，利用移情来探讨他们的依赖性，并以提高患者的自尊、效率感、自信和独立功能为目标，则治疗效果可能特别显著。这些患者常寻求与治疗师之间的过度依赖关系，这可能导致反移情问题，反而强化了他们的依赖性。例如，治疗师可能会过度保护患者，或对患者过度指导，给予不适当的保证和支持，或不必要地延长治疗时间。治疗师也可能对患者的转归有过度的期望，或终止对仍需要治疗的患者的治疗。旨在提高个体的独立能力的团体治疗和认知行为治疗，其中包括自信和社交技能训练，可能对一些依赖型人格障碍患者具有疗效。如果患者处于维持和强化其过度依赖的关系中，夫妻或家庭治疗可能会有帮助。

- 对于那些具有与表演型人格特质相关的人际关系和社会功能受损的个体来说，包括精神分析在内的个体心理动力学心理治疗仍然是大多数治疗的基石。这种治疗的目的是提高患者的认识：①他们的自尊是如何与吸引注意力的能力错误地联系在一起，而牺牲了其他技能的发展；②他们肤浅的人际关系和情感体验是如何反映出对真实承诺的无意识恐惧。这种意识的提高主要是通过分析当下的医患关系而不是通过重建童年的经历来实现的。治疗师应该意识到，患者通常带到治疗中的理想化和色情化是值得探索的素材，因此，治疗师应该注意反移情的满足。

- 偏执个体通常会由于不信任他人而避免接受精神科治疗。如果他们寻求治疗，临床医生很可能需要解决让患者参与并持续治疗的挑战。要做到这一点，最好的办法是保持尊重、直接且不唐突的风格来建立信任。如果治疗关系出现破裂（如患者指责治疗师的某些过错或感觉被背叛），最好的办法是直接道歉（必要时），而不是含糊其辞或防御性地回应。此外，最好避免过于热情的风格，特别是如果这不是治疗师的特长，因为过度和不太真诚的热情和兴趣表达可能会加剧患者对治疗师动机的不信任。结合这些方法的支持性个体心理治疗可能是这些患者最佳的治疗方法。虽然以焦虑管理和社交技能发展为目的的团体治疗和认知行为治疗有时是有益的，但是患者往往由于多疑、对批评过于敏感，以及曲解他人的评论而倾向于抵制此类治疗。抗精神病药有时可能对治疗偏执症状有帮助，尽管这方面的研究仍较少。患者可能会对药物治疗持不信任态度；然而，这类患者偶尔出现的外显精神病性症状是药物治疗的明确指征。

- 有分裂样倾向的个体在真正与他人交往时会非常拘谨，所以他们可能不容易与包括治疗师在内的他人建立关系。偶尔，这些个体可能会因诸如抑郁等相关问题而寻求治疗，或者被他人送去治疗。有些患者只能耐受支持性治疗或旨在解决危机或相关的其他精神障碍的治疗；而有些患者则可以很好地接受以洞察力为导向的心理治疗，使他们对亲密关系和情感的舒适度发生基本转变。与分裂型人格障碍患者建立治疗联盟可能较为困难，但可以通过采取感兴趣和关心的态度来解决患者潜在需求，而不是早期的澄清或质对来促进治疗联盟。一些作者建议使用所谓的无生命的桥梁，如写作和艺术作品，以使患者适应治疗关系。联合认知行为治疗，鼓励患者逐步增加社会参与，可能是有价值的。尽管许多有分裂样倾向的患者可能不愿意加入治疗团体中，但团体治疗可能有助于促进其社交技能和人际关系的发展。

总结

在过去的几十年里，随着人们对人格病理学的临床兴趣和研究的不断增加，激发人们投入相关研究，增加了对有效的治疗策略的关注，并对现象学、预后和病因学有了更好的理解。比所获得的知识更引人注目的是对人格心理病理学的临床影响和潜在研究意义认识的提高，以及基于这种认识所产生的新的、更理智的问题。人格障碍的DSM-5替代模型的出现使得我们有了一种更丰富、灵活、具有临床价值的途径来考虑人格障碍在个体生活中的核心作用。

临床要点

- 人格心理病理学表现在临床和社区中均很常见。
- 人格病理学需要深入充分的评估。
- 病理性人格会给患者和其他人造成严重不良影响，并对社会造成沉重负担。
- 大多数病理性人格是可以治疗的，但往往使其他精神障碍的治疗变得复杂。
- 虽然DSM-5第2部分对人格障碍的定义与DSM-IV完全相同，但DSM-5第3部分对人格障碍提出替代模型，并希望这部分内容能发挥出更大的临床效用。

参考文献

扫码见参考文献

第 27 章

性欲倒错障碍

Richard Balon

于欣　朱嘉辉　周琪　译　王华丽　审校

性欲倒错和性欲倒错障碍一直是精神病学的"弃儿"，主要是因为其社会污名和法律影响，以及我们缺乏对它的了解。"parphilia（s）"这一专业术语已有 100 年的历史，它源于希腊语 para 和 Philia，分别意为"超越"和"爱"或"友谊"。因此，我们把它译成"超乎寻常的爱"。之前的 DSM 版本使用"paraphilias"作为类别名称，而 DSM-5 使用"paraphilic disorders"作为类别名称。

在 DSM-5 中，"性欲倒错"特指除了与正常、生理成熟、事先征得同意的人类性伴侣进行生殖器刺激或前戏爱抚之外的其他强烈和持续的性兴趣。在一些情况下，"强烈和持续的"这一标准可能难以适用。例如，当评估对象年事已高或有躯体疾病时，评估对象可能没有任何"强烈"的性兴趣。在这种情况下，"性欲倒错"也可以被定义为强度超过或等同于正常性兴趣的任何性兴趣。还有一些特定的性欲倒错通常被描述为"偏好的"性兴趣，而不是"强烈的"性兴趣。有些性欲倒错主要关于个体的性活动，而另一些主要关于个体的性目标。

与 DSM-Ⅳ（American Psychiatric Association 1994）中的性欲倒错类别不同，DSM-5 描述了更严格的性欲倒错障碍条目和类别：性欲倒错障碍是导致个体痛苦或损伤，或性满足涉及对其他人的伤害或风险的性欲倒错。性欲倒错是诊断性欲倒错障碍的必要非充分条件，并且性欲倒错本身并不必须接受临床干预（American Psychiatric Association 2013）。

由于评估、诊断和治疗性欲倒错障碍已经成为精神病学的专业领域，因此大多数精神科医生在他们的培训和职业生涯中很少接触性欲倒错障碍患者。当然，作为标准诊断性访谈的一部分，精神科医生应该询问有关性功能的问题，如"你的性功能有问题吗"或"你是否有过令人担忧的性行为"。由于性欲倒错障碍最常与性侵犯联系在一起，在法医领域执业的精神科医生可能更常遇到这些障碍。然而，性欲倒错障碍并不总是与性侵犯有关。实际上，许多性犯罪者不符合性欲倒错障碍的标准；同样，一些被诊断患有性欲倒错障碍的人也从未出现性犯罪。

性欲倒错障碍的特征是在至少 6 个月里，对非人体或未经同意的性伴侣反复出现由性欲引起的强烈性幻想、性冲动或性行为。在诊断任何一种性欲倒错障碍时，临床医生还应该考虑患者是否对冲动采取了行动，或对此有明显的痛苦。虽然个体可能已经出现了性相关的不当行为，甚至是违法行为，但他（或她）可能只存在与性欲倒错障碍相关的性冲动或性幻想，而永远不会采取行动。许多性欲倒错障碍的特定障碍有其对应的指定词，而且大多数与幻想、冲动或行为的目标有关。此外，DSM-5 在一般的性欲倒错障碍（恋童癖除外）中增加了以下两个标注：①"在受控制的环境下"，适用于生活在机构或其他场所的个体，在那里对未经同意人做出行为的机会受限；②"完全缓解"，在不受控制的环境下个体没有将其性冲动实施于未经同意的对象，也没有痛苦、功能损害和复发，持续至少 5 年。"完全缓解"并不意味着兴趣不复存在；相反，它表明性欲倒错的行为仍存在但不是目前的问题。

性欲倒错障碍

窥阴癖

窥阴癖常被定义为通过窥视毫不知情的裸体者、

脱衣过程或性活动，激发个体反复而强烈的性唤起，表现为性幻想、性冲动或性行为（Långström 2010）。这种行为可能导致出现性兴奋，但通常情况下偷窥者和受害者之间不会发生性行为，尽管偷窥者可能会在当时或者事后通过手淫来回忆这件事情。此类行为通常在青春期起病，并可能持续存在（American Psychiatric Association 2013）；但是，根据 DSM-5，诊断个体年龄须满 18 岁。观看裸体的个体并不一定是异常的，但是在个案的诊断上，专科医生应寻找患者与正常行为、性幻想或性冲动在质量和数量上的差异。该信息可以由个人自由提供或在某些情况下通过反复出现的行为模式来推断（基于重要的客观证据），即使是那些不承认对偷窥癖行为有性兴趣的人。本章中使用的偷窥癖一词不应与大众文化中对偷窥癖的定义（即通过观察私密、污秽或淫秽的东西来取乐）相混淆，也不应用于描述观看色情电影或脱衣舞。

露阴癖

露阴癖被定义为将生殖器暴露在陌生人的面前或是以性幻想的形式表现出对这样做的性冲动。当露阴行为发生时，个体可能在暴露期间有手淫行为，且在某些情况下试图让观察者感到惊讶或震惊。露阴癖者可能希望或渴望观察者会被性唤起或参与性活动。露阴癖通常被认为是男性的一种障碍，部分患者起病早（18 岁之前），主要针对女性。受害者可以是成年人、儿童或青少年。DSM-5 标准提供了暴露于青春期前或青春期早期的儿童和（或）躯体成熟个体的标注。与许多其他类型的性欲倒错障碍患者一样，露阴癖者没有良好的人格特征。Långström 和 Seto（2006）发现，那些承认有过露阴行为的个体在总体上也倾向于有更高水平的性行为。

在 DSM-5 对露阴癖的诊断中，无论个体是否承认性幻想、性冲动或性行为，只要有大量客观证据表明个体有过露阴行为即可诊断该疾病。

摩擦癖

摩擦癖包括触碰或摩擦未经同意的人，或对此抱有性幻想或渴望这样做（Långström 2010）。这种行为经常发生在拥挤的地方，如公共汽车、地铁、大厅或人行道。虽然个体有许多摩擦性活动的方式，但常见的一种方式是男性用生殖器摩擦毫无戒备的受害者身体；这种行为可能包括触摸或摩擦受害者的生殖器或性器官（包括乳房），而受害者不知道自己是被故意冒犯。Freund 等（1997）发现这种障碍与其他性欲倒错障碍常共存，最典型的是"求偶障碍"（因其类似

于人类求爱行为中扭曲的部分），其中包括窥阴癖和露阴癖。然而，单纯的摩擦性行为可能不足以诊断为摩擦癖。

性受虐癖

DSM-5 对于性受虐癖的诊断标准包括通过被羞辱、被殴打、被捆绑或其他受虐的方式能激发个体强烈的性唤起，表现出性幻想、性冲动或性行为。这种行为可包括约束、蒙眼、摩擦、打屁股、鞭打、殴打、电击、割伤、刺伤、被人小便或大便（Krueger 2010a）。重要的是应注意到，只有当个体表现出痛苦或受损时，他（或她）才能符合性受虐癖的诊断标准。与性受虐癖相关的行为通常是以自愿的、非痛苦的、非病理的方式进行的（Baumeister and Butler 1997）。因此，性受虐癖应只在自愿承认该行为并因该行为表现出临床上显著的痛苦或心理社会角色损害的个体中被诊断。在极端情况下，相关行为可能是危险的，甚至危及生命。因此，增加了一个新的标注来表明这些行为或幻想是否发生在窒息中（窒息引起的性唤起）。由于窒息（无论是与伴侣一起还是独自一人）非常危险，甚至危及生命，这是一个特别重要的标注。另一方面，重要的是要认识到，束缚、惩罚、支配、施虐和受虐（BDSM）是所有社会阶层相互自愿的成年人中经常发生的性行为（非痛苦）。

性施虐癖

根据 DSM-5，性施虐涉及真实的行为（而非模拟的行为），性唤起是从另一个未经同意者的心理或身体痛苦中获得的。与性受虐癖一样，这种行为可以发生在相互同意的个体之间，这些个体既不因这种行为而痛苦，也不受其伤害，并且以安全的方式进行；这些人可能被认为有施虐的性兴趣，但不是精神障碍（Krueger 2010b）。当性施虐行为涉及未经同意者时，性施虐癖更有可能出现心理健康方面的问题。与其他涉及未经同意者的性欲倒错障碍一样，如果个体的心理社会史或法律记录中有大量客观证据表明他（或她）反复从事上述行为，可以在其不承认存在性幻想、性冲动或性行为的情况下诊断性施虐癖。施虐行为可能涉及控制或支配他人，但也可能包括约束、蒙眼、摩擦、打屁股、鞭打、掐捏、殴打、焚烧、电击、强奸（模拟或真实行为）、割伤、刺伤、勒死、酷刑、肢解等，甚至杀人。在患有性施虐癖的个体中，这种性幻想可能始于童年，但通常在成年早期出现。

恋童癖

恋童癖被定义为在至少 6 个月内对一个或多个青春期前儿童（通常为 13 岁或以下）产生强烈的、反复的性幻想、性冲动或性行为。如果个体对性冲动采取了性行动或这些性冲动或性幻想导致个体明显的痛苦，则可以诊断该疾病。诊断恋童癖时，患者必须年满 16 岁且至少比儿童年龄大 5 岁。诊断标准还提供了专一型（仅被儿童吸引）与非专一型（被成人和儿童吸引）的标注和儿童性别的标注［男性和（或）女性］，以及表明诊断是否仅限于乱伦的标注。不同于其他 DSM-5 性欲倒错障碍（如前所述），恋童癖的诊断没有包括"在受控制的环境下"和"完全缓解"两个标注。

应认识到，法律和医学对于性欲倒错障碍和恋童癖的定义有时可能不同。DSM-5 规定，个体在被诊断恋童癖时须年满 16 岁，且年龄至少比与之发生性关系的儿童大 5 岁。这一标准，特别是年龄差，在法律制度中并不是必要条件，因此一个 16 岁或 17 岁的人与 15 岁儿童发生性行为仍可能被贴上性犯罪者的标签。

提示恋童癖的成人和儿童之间不适当性行为的范围很广，从脱衣服和盯着儿童看到不同形式的侵犯，甚至是酷刑。部分恋童癖患者发病于青春期，而另一些患者至成年才出现这种障碍（Seto 2008）。然而，值得注意的是，部分有这种欲望的个体不会对自己的性冲动采取行动，可能会在没有实施性侵犯的情况下寻求治疗。此外，互联网上的儿童色情作品造成了新的问题，观看儿童色情作品的人可能有恋童癖。虽然这种疾病最常见于男性，而且大多数可用信息都是基于对男性的研究，但也有女性符合这种疾病的诊断标准。

恋物癖

恋物癖的主要特征是因使用无生命的物体（包括女性的内裤、胸罩、丝袜、鞋子、靴子或其他服装）或因高度特定地关注生殖器以外的身体部位而引起的性唤起（Kafka 2010）。DSM-5 中新增"生殖器以外的身体部位"，该标注被纳入有助于临床医生区分特定个体关注的是身体部位还是无生命物体。恋物癖患者可能在持有、摩擦或闻到物品时出现手淫行为。专门用于变装（穿异性服装）的物品或为刺激生殖器而设计的物品（如振动器）不包括在本诊断中。一般来说，在没有物品的情况下，恋物癖患者很难获得性唤起。诊断中最重要的特征之一是个体在临床上必须出现显著的痛苦或损害。如果个体出现了强烈的性幻想、性冲动和涉及使用非生命物体的性行为，但没有经历痛苦或心理社会角色的损害，则给予恋物癖的诊断是不合适的。

尽管对恋物癖的研究很少，但研究结果已经出现一些趋势。与许多性欲倒错障碍一样，恋物癖主要见于男性，最常见的对象是脚及其相关物品（即鞋类、袜子）和女性内衣（American Psychiatric Association 2013）。

易装癖

在 DSM-5 中，易装癖是指在大多数情况下可通过变装产生性唤起（American Psychiatric Association 2013）。与 DSM-IV 的诊断标准相比，DSM-5 中增加和删除了多个标注。DSM-5 中删除了"伴有性别烦躁"的标注，以减少易装癖诊断与性别烦躁之间的重叠。增加了"伴有恋物癖"，以识别因纤维织物、材料或服装而激发性唤起的个体，同时增加了"伴有性别幻想"，以识别伴随激发性唤起的想法或想象自己是女性的变装（Blanchard 2010）。虽然这种诊断不再局限于异性恋男性，但仍最常指异性恋男性。在鉴别诊断中，临床医生需要排除恋物癖和性别烦躁。易装癖可能始于儿童期或成年期，可能是暂时的或慢性的，某些情况下可能会导致性别烦躁（个体通常会对此寻求治疗）。只有在个体存在临床上显著的痛苦或损害时，才能诊断易装癖。

其他特定或非特定的性欲倒错障碍

"其他特定和非特定的"诊断代表了整个 DSM-5 中的变化。其他特定和非特定的诊断类别取代了"未指定的（not otherwise specified，NOS）"类别，作为对不符合任何特定性欲倒错障碍诊断标准或没有足够信息进行特定诊断的症状的一种记录表示方式。在个体不符合全部诊断标准的情况下，临床医生可以使用"其他特定的性欲倒错障碍"诊断病例。可以使用"其他特定的性欲倒错障碍"这一诊断的临床情况包括（但不限于）反复和强烈的性唤起涉及猥亵电话（淫秽电话）、恋尸癖（尸体）、恋兽癖（动物）、嗜粪癖（粪便）、灌肠癖（灌肠）或恋尿症（尿）。"非特定的性欲倒错障碍"适用于似乎存在性欲倒错表现但不符合任何一种性欲倒错障碍的诊断标准，且临床医生无法具体说明该障碍不符合全部诊断标准的原因或没有足够的信息来做出更具体的诊断。

流行病学

由于 DSM-5 对性欲倒错障碍的诊断概念是新的，因此尚无关于性欲倒错障碍的流行病学数据。所有关于患病率的研究都是参考而非实际的性欲倒错障碍患病率，且由于性欲倒错行为通常不会导致个人痛苦，故有关其患病率或病程的数据很少。此外，由于相关法律的影响和社会污名，性欲倒错 / 性欲倒错障碍往往被患者低估。从历史上看，有关涉及性欲倒错障碍的受害者（如恋童癖、露阴癖）的信息是从针对被监禁的性犯罪者的研究中获得的。然而，这样的数据是有限的，因为许多性犯罪者没有被逮捕，而被逮捕的患者通常会因为担心进一步被起诉而隐瞒自己的反常行为。

绝大多数性欲倒错障碍患者为男性，性受虐癖可能是例外。例如，在举报的性虐待案件中，90% 以上的犯罪者是男性（Browne and Finkelhor 1986）。在所有研究中，女性犯罪者的患病率为 5% ～ 44%，这取决于具体的研究和受害者的性别（Bunting 2005；Faller 1995；Peter 2009）。然而，女性犯罪率低的部分原因可能是专业人员和公众的偏见；社会文化规范给女性诊断性欲倒错障碍留下的空间很小。

性欲倒错障碍和共病的精神病学诊断

关于性欲倒错障碍共病的研究和一般流行病学研究存在共同的缺点。然而，研究提示共病精神障碍（尤其是人格障碍）可能存在于性欲倒错障碍的患者中，并应予以解决。有意思的是，ICD-10（World Health Organization 1992）将性欲倒错障碍归为成人人格和行为障碍下的性偏好障碍。性欲倒错障碍最常共病的精神障碍是情绪障碍、焦虑障碍、物质使用障碍（尤其是酒精使用障碍）和人格障碍（American Psychiatric Association 2013）。

病因学

各种不同的理论被相继提出以解释性欲倒错障碍的发生。大多数理论关注那些涉及受害者并被认为是犯罪行为的性欲倒错障碍。其中一些理论针对广义性欲倒错障碍的发生，但大多数适用于性欲倒错的性兴趣及其伴随的违法行为的发生。

生物学因素被认为是病因之一。部分破坏动物大脑边缘系统会引起性欲亢进行为（Klüver-Bucy

综合征）和颞叶疾病（如精神运动性癫痫或颞叶肿瘤），这与一些性欲倒错障碍的患者有关。雄激素水平异常也被提出可能导致不适当的性唤起。然而，大多数研究只涉及了性暴力犯罪者，且研究结果尚无定论。

根据学习理论，当个体进行性行为时会先出现性唤起，随后通过性幻想和自慰强化。在某些易感期（如青春期），可能会发展为性欲倒错的性唤起。例如，一个青春期男孩与一个 7 岁男孩发生性关系，且没有任何不良结果，这个青春期男孩可能会继续幻想与男孩发生性关系，并在性幻想时手淫，逐渐发展出对年轻男孩的性唤起（即恋童癖）。

认知歪曲常被用于解释对他人造成伤害的性欲倒错行为的维持。思维的歪曲或错误为个体提供了一种允许他 / 她自己进行不恰当或异常性行为的方式（Abel et al. 1984）。

一些理论试图提供全面的性犯罪模型。Freund（如 Freund et al. 1997）提出，多种性欲倒错（窥阴癖、露阴癖、摩擦癖、猥亵电话、嗜粪癖和强奸倾向）可以根据男性正常的四阶段求爱过程之一的干扰或损害来解释：①寻找阶段（窥阴癖）；②从属阶段（露阴癖）；③触觉阶段（摩擦癖）；④交配阶段（强奸倾向）。尽管这是一个相当全面的理论，但也只是一种理论，并不能解释所有性欲倒错障碍患者。

近期研究表明，恋童癖可能特异性地源于神经心理学异常。一些提示早期出现大脑异常的特征在男性恋童癖中更为普遍；其中包括非右利手、低智商、儿童期头部创伤、有参与特殊教育项目的经历（如 Blanchard et al. 2003；Cantor et al. 2004）。此外，Cantor 等（2008）、Cantor 和 Blanchard（2012）通过使用可靠方法发现，恋童癖患者双侧颞叶和顶叶的白质体积较小。

诊断

如前所述，区分性欲倒错和性欲倒错障碍很重要［简单地说，后者等于性欲倒错加上痛苦和（或）损害］。通常只有在以下情况时才会作出性欲倒错障碍的诊断：①这些活动是获得性兴奋和性高潮的唯一或首选方式，且这种行为使患者感到痛苦；②性行为并非双方自愿。在一些情况下，确诊的患者可能不感到痛苦，但其伴侣可能会痛苦。在这种情况下，谨慎行事非常重要，在进行全面的评估前不要妄下诊断性结论。此外，临床医生可能需要根据具体情况（法医、治疗前、风险、住院患者、门诊患者等）在作出诊断前获取辅助数据。对一些性欲倒错障碍（如恋物癖和易装癖）和性行为的正常变化进行区分也很重要。一些夫妇偶尔会通过约束或变装等方式来增加他们日常的性活动。

显然，未经同意的性活动（如与儿童发生性接触或露阴癖）永远是不恰当的；儿童永远不能同意和成人进行性活动。值得注意的是，在个体否认对行为有性兴趣的情况下，DSM-5 标准在诊断性欲倒错障碍中提供了更大的余地。毫无疑问这种自由度是有用的，但评估人员也应谨慎使用，并确保任何诊断都是建立在客观数据的坚实基础上。

不恰当的性行为并不总是由于性欲倒错。精神病患者可能会因为上帝希望其隐藏自己的真实性别的妄想性信念而易装。躁狂患者可能因为性欲亢进且坚信自己能"搭讪她们"而将自己暴露于女性面前。痴呆患者可能因为认知损伤而表现为不恰当的性行为（如在人很多的房间内手淫）。由于认知损害、冲动控制不良、缺乏性知识，智力发育障碍的个体可能做出不恰当的性行为。一些反社会人格障碍的患者也会出现异常的性行为；这类行为通常是个体对社会规范和准则总体漠视的一部分，并不一定表明性兴趣有偏差。此外，"性犯罪者"并不是一个精神疾病诊断，这是一个法律术语，而性欲倒错障碍是精神病学／医学术语和诊断。

评估

临床评估

临床医生在评估个体的性欲倒错行为时，必须进行仔细的精神评估以排除这种行为的其他可能原因（见"诊断"）。对性欲倒错行为的评估不应孤立进行，而是应作为全面的性经历的一部分。临床医生应详细记录患者的性经历，注意性欲倒错及对应的性幻想和行为的开始时间和发展过程，以及患者目前对异常行为的控制程度。此外，还应评估个体对其性行为的错误信念（如认知歪曲）、与合适的成年伴侣间的社交和自我肯定技能、性功能障碍和性知识。表 27-1 列出了评估性经历部分可能被掩盖的具体细节。正如上文"诊断"中所讨论的，考虑评估的目的并在诊断前尽可能获得相关辅助数据十分重要。

生殖器度量评估

生殖器度量评估（如阴茎勃起的测量）可用于客观评估进行性欲倒错行为的个体的性唤起。该评估十

表 27-1　性经历

- 青春期何时开始
- 当青少年时期何时首次意识到性欲（如对于男性，何时开始意识到勃起及何时勃起与性刺激或性幻想相关）
- 关于性的个人信仰
- 个体对性取向的感知
- 个体的性关系是如何发展的（如个体何时首次经历热恋或浪漫之吻，以及个体第一次如何了解性）
- 他／她第一次性接触的性质（如长时间亲吻、触摸、口交、肛交、性交）
- 性接触次数
- 性幻想和性接触对象的年龄范围
- 性幻想和性接触对象的性别
- 接触性刺激物品（如杂志、视频、书籍、网络、性短信、性电话、成人书店、脱衣舞俱乐部）
- 重点关注互联网使用和接触性欲倒错的材料
- 关于其身体或性器官和性功能障碍的个人感受
- 关于常见且严重的性欲倒错障碍及相关主题的幻想和行为（如窥阴癖、露阴癖、摩擦癖、性受虐癖、性施虐癖、恋童癖、恋物癖、易装癖、恋兽癖、恋尸癖、强奸、杀害、折磨、控制）
- 性虐待史
- 乱伦史
- 性别认同问题或障碍史
- 任何既往未涵盖的其他性相关问题

分重要，因为性欲倒错障碍的个体（尤其是涉及法律纠纷的个体）并不愿意透露其全部的异常性行为和性幻想。将传感器（薄金属环或水银-橡胶应变仪）放置于受检者阴茎周围，并在受检者暴露于各种性刺激（录音带、幻灯片、录像带）时记录其阴茎勃起程度，这些性刺激展现性欲倒错的性场景和恰当的性场景（注意：包括儿童色情制品在内的裸体儿童照片的所有权在美国可能存在问题，因为它是非法的）。然后将这些信息记录在多导生理记录仪（测谎仪）或计算机上，并将其对异常性场景的性唤起程度与非性欲倒错场景的性唤起进行比较。

年龄和性别偏好的生殖器度量评估对家庭外猥亵儿童者有极佳的判别效度（Freund and Blanchard 1989）。尽管生殖器度量评估试图测量个体对不同性刺激类别的偏好程度，但它们并没有详细说明个体是否参与了性欲倒错行为或实施了性犯罪。此外，一些个体能控制自身的反应，进而表现出似乎没有性欲倒错的偏好（Freund et al. 1988）。

与对大多数生理过程的解释一样，在解释体积描记仪结果时需谨慎，因为获得的数据与真实世界完全不同。此外，由于随着时间的推移，个体本身也会发生变化，所以解读必须考虑犯罪者的历史情况、可获得的记录及心理特征等内容。

视觉反应时间

对刺激物的观察时长可能与性兴趣测量有关，基于这种假设，目前已开发出一些测量仪器。Abel 性兴趣评估可用于测量受试者观察特定设计的穿着衣服的模特照片的时长。尽管与体积描记仪相比，这似乎是一种侵入性更小且简单的方法，但其使用方法及可信度、敏感性和特异性都必须被确证（Krueger et al. 1998）。然而，Abel 等（2001）报告，数据支持其仪器的使用。

自我报告法和其他数据来源

有时可使用其他评估和数据来源以获得更多信息。一个有用的参考是《评估性虐待：从业者的资源指南》（*Assessing Sexual Abuse：A Resource Guide for Practitioners*）（Prentky and Edmunds 1997）。除了使用性别特异性自我报告工具，临床医生还能使用人格、创伤和其他精神病理学领域的检查。临床医生应谨慎关联评估结果和临床评估，不依赖它们进行诊断。如果存在犯罪，信息的间接来源可能非常有助于证实当事人的主张。这项工作可能需要审查警方报告、受害者陈述、既往精神卫生记录、监狱记录、性犯罪治疗记录和学校记录等项目。在某些情况下，临床医生可考虑与患者的家属、朋友甚至受害者进行访谈，以获取更多信息。

性犯罪者的风险评估

在非法性行为的背景下，性欲倒错障碍通常会引起临床关注。精神卫生专业人员可能不仅被要求作出恰当的诊断，还需要设法判断个体再次犯罪的风险。这一判定在有性暴力者立法的地区尤为重要，在这些地区，个体可能会被要求做出民事承诺。虽然法规的措辞存在差异，但一般而言，承诺标准适用于被判定犯有性暴力罪行并被确诊精神障碍（通常是性欲倒错障碍或人格障碍）的个体，这些精神障碍使其更容易做出危险的性行为。综上，这些因素可将个体确定为对他人健康和安全构成威胁。

大多数风险评估模型并不是很成功或可靠。风险评估应由法医专家或该领域的专家进行，而不是在常规临床实践中尝试。

治疗

性欲倒错障碍的治疗

非药物治疗

从历史上看，尽管该领域普遍认为单纯的心理分析和心理动力学治疗对于反常性唤起无效，但该方法已被用于治疗性欲倒错障碍。目前，多数性犯罪者治疗项目（治疗性欲倒错最常见的背景情况）都将重点放在认知 - 行为（McGrath et al. 2010）。认知行为治疗通常包含技能训练和认知重构，以改变个体因适应不良的信念而导致的性犯罪。共情和社交技能训练也经常是这类治疗项目的组成部分。一些治疗也使用行为治疗，其关注对异常性幻想的厌恶性条件和手淫行为的改变。

Marques 等（2005）利用复发预防框架内的认知行为方案对被监禁的性犯罪者进行访谈，进行了迄今为止唯一的一项大规模随机对照研究。在 8 年随访的基础上，研究发现治疗组和未治疗组间并没有显著差异。但是，尽管有这些发现，在一项共纳入 22 181 名罪犯的 meta 分析中，Schmucker 和 Lösel（2008）发现经过治疗的罪犯再犯罪率比未经治疗的罪犯低 37%。新模型试图整合维持性犯罪行为的病因学研究、引发变化的一般治疗因素的相关知识，以及风险、需求和对反社会群体有效的反应原则（Andrews and Dowden 2007）。许多这些新模型更加关注动机、目标、自我调节和犯罪需求，而不是性反常本身。一个例子是"美好生活模型（Good Lives Model）"，该模型关注共同的目标、价值观、特质和对更美好生活的积极原则（Stinson and Becker 2012）。

性欲倒错障碍的生物治疗

生物治疗（尤其是激素治疗）传统上已用于患有恋童癖、性施虐癖或露阴癖的个体，但患有其他性欲倒错障碍的个体有时也会接受药物治疗（Bradford and Kaye 1999）。药物治疗通常用于更严重的病例，尤其是很可能再次犯罪且对其他治疗反应不佳的患者。目前普遍的共识是药物治疗不应被用作性犯罪者的唯一治疗方式。

FDA 尚未批准任何用于治疗性欲倒错障碍或减少性欲倒错的性幻想和行为的药物上市。但是，药物的超说明书使用在精神疾病治疗中并不罕见，且该领域普遍认为，在某些情况下，使用文献报道中成功用于部分病例的药物进行超说明书使用可能是合适的

（Ali and Ajmal 2012）。对于一些对一线认知行为治疗反应不佳的性欲倒错障碍患者，超说明书使用药物被认为是目前的标准治疗。

激素制剂。激素治疗的主要目标是降低睾酮水平。一些研究（如 Studer et al. 2005）已证实高睾酮水平与性暴力相关。这些结果表明，在某些情况下，通过药物降低睾酮水平可能有助于降低性欲倒错障碍男性患者的再犯罪风险。当然，即使通过药理学方法降低性欲，也不一定会改变患者的性兴趣或行为，不愿接受治疗的患者可以轻而易举地通过激素替代逆转这种情况（Berlin 2003；Weinberger et al. 2005）。

外科去势过去在欧洲和美国一些州被用于降低被监禁的性犯罪者的睾酮水平。但是，有些人认为该手术的结果不确定、不可预测且不可逆，进而许多人认为它不仅是高度侵入性的，而且是残酷的惩罚。Weinberger 等（2005）回顾了性暴力者/性危险人群接受外科去势和再次性犯罪的关系，结论是外科去势的性犯罪者再次性犯罪的发生率很低。但是，这些研究者也指出，虽然睾丸切除术能降低性欲，但它并不能完全消除个体对性刺激材料做出反应的勃起能力，且这种效应可以通过睾酮替代来逆转。Berlin（2005）提出，从治疗的角度看，尽管降低睾酮水平能降低该人群的性欲，但似乎没有理由采用外科去势，因为使用降低睾酮水平的药物能达到相同的效果。多数国家已逐渐停止使用外科去势治疗性欲倒错［在某些国家仍允许使用，如德国（允许但未实践）和捷克共和国（须在患者自愿的基础上，并且在专门小组的审查下进行）］。

醋酸环丙孕酮（CPA）是一种孕激素衍生物，已在欧洲和加拿大上市，但未在美国上市。醋酸甲羟孕酮（MPA）已在美国上市，目前可以使用促性腺激素释放激素（GnRH）激动剂，包括醋酸亮丙瑞林。这些药物均有效，因为它们最终能通过不同机制降低睾酮水平进而对性欲产生影响。MPA 和 CPA 都可以口服或长效肌内注射（为提高依从性）给药。在治疗急性期，MPA 肌内注射剂量为每周或更低频率（每 2～4 周）100～400 mg；在维持期，MPA 肌内注射剂量为每周 100～400 mg（也可以口服）。CPA 剂量为口服 50～200 mg/d，或每周或更低频率肌内注射 200～600 mg。重要的是，这些制剂似乎并不能将性冲动调整为指向恰当的成年性伴侣；相反，它们会降低性欲。因此 MPA 和 CPA 在性冲动水平高的性欲倒错患者中效果最好，在性欲低下或反社会人格障碍患者中效果欠佳（Cooper 1986）。其他激素制剂包括 GnRH 激动剂、纯抗雄激素类药物氟他胺和长效 GnRH 类似物曲普瑞林。

一些研究人员（Cooper et al. 1992；Hill et al. 2003）证实许多性犯罪者不愿接受激素治疗，这些药物可能会引起许多不良反应，且其中一些比较严重（Krueger et al. 2006）。激素治疗不应被视为防止再犯罪的保证，因此这些药物永远不应成为治疗的唯一形式（Briken et al. 2004）。

激素治疗最显著的长期不良反应是体重增加、血压升高、糖耐量受损（包括糖尿病）、深静脉血栓形成、恶心、呕吐和精子生成减少。临床医生还应了解激素治疗的禁忌证，包括既往存在垂体疾病、肝病和血栓栓塞性疾病。激素治疗也与心脏并发症有关。所有激素药物均与骨质疏松有关，骨质疏松可见于外科去势的患者。建议临床医生在激素治疗前和治疗期间咨询内分泌专家和（或）内科医生。

治疗方案通常包括监测血压、体重、睾酮水平、卵泡刺激素水平、黄体生成素水平、催乳素水平、肝功能、电解质、血糖和全血细胞计数，每 2～3 个月复查实验室检查，直至患者病情稳定，然后每 6 个月复查 1 次。应每年检查 1 次骨盆和长骨的骨扫描，并每年进行 1 次体检。可考虑进行基线心电图监测和后续心电图随访。

激素或抗雄激素制剂的使用常被称为化学去势，尽管我们并不认为这是一个非常有用的术语。

美国的一些州和多个其他国家制定了关于对性犯罪者进行化学去势或外科去势的法律。至今，美国的此类法规经受住了法律质疑，尽管人们公认某些性犯罪者接受药物治疗合乎道德，但该领域的许多专家都撰写了有关对性犯罪者进行此类治疗的道德规范的文章（如 Harrison and Rainey 2009）。

5- 羟色胺能抗抑郁药［选择性 5- 羟色胺再摄取抑制剂（SSRI）和氯米帕明］。许多病例报告和开放性研究报告了在治疗性欲倒错障碍时使用 5- 羟色胺能抗抑郁药（SSRI 和氯米帕明）（Balon 1998）。SSRI 被认为有效的原因之一是其不良反应可降低性欲，进而使性欲倒错的性冲动更易被控制。然而，人们须谨记，这类药物有效的原因可能有很多种。SSRI 有助于治疗抑郁症、广泛性焦虑症、惊恐障碍、强迫症。研究显示，这类药物在超说明书使用治疗攻击行为、自伤行为和冲动方面的益处（Goedhard et al. 2006）。5- 羟色胺能药物的综合效应可能有助于改善情绪、减少冲动、减少性痴迷并导致性功能障碍，这可能会增强患者控制其性欲倒错行为的能力。

由于各种原因（如招募困难、病耻感、伦理问题），目前尚无双盲、安慰剂对照研究来验证 SSRI 治疗性欲倒错障碍的疗效。然而，早在 1900 年的病例报告和开放性研究就推断 SSRI 有助于治疗性欲倒错障碍及其相关疾病（相关综述参见 Balon 1998；Greenberg and Bradford 1997）。其他 5- 羟色胺能药物

[如氯米帕明（Clayton 1993）和奈法唑酮（Coleman et al. 2000）]也已被研究。使用 SSRI 的治疗可能适用于不同类型的不恰当性行为。

Kafka（2000）指出，罹患性欲倒错障碍的男性和非性欲倒错的性欲亢进男性均能从 SSRI 治疗中获益，并推测 SSRI 可增强中枢 5- 羟色胺的神经传递，进而改善与这些障碍相关的情绪障碍、性欲增强、强迫性增强和冲动性增强的症状。用于治疗性欲倒错/性欲倒错障碍的抗抑郁药剂量通常高于一般使用剂量。例如，在小型研究中，氯米帕明的剂量高达 400 mg/d，地昔帕明高达 250 mg/d，氟西汀高达 80 mg/d，氟伏沙明高达 300 mg/d，奈法唑酮高达 400 mg/d，舍曲林高达 250 mg/d（一项病例报告中帕罗西汀高达 30 mg/d）（Balon 1998；Segraves and Balon 2003）。

在 Kafka 和 Hennen（2000）的一项开放性试验中，精神兴奋药被加入性欲倒错障碍男性的 SSRI 治疗中。研究者推断缓释哌甲酯联合 SSRI 能在特定情况下有效改善性欲倒错/性欲倒错障碍。但是，这项初步研究尚无已知的后续研究。

抗精神病药。 多项病例报告和一项研究（Bourgeois and Klein 1996；Segraves and Balon 2003）报道了使用抗精神病药治疗性欲倒错（抗精神病药可能通过阻断多巴胺受体来降低性欲）。这些报告包括氯丙嗪、氯氮平、利培酮和两种未在美国上市的长效抗精神病药（氟奋乃静庚酸酯和 Oxyprothepine 癸酸酯）的使用。但是，由于各种原因[如不良反应和可选择其他更安全的药物（如 5- 羟色胺能抗抑郁药）]，在性欲倒错/性欲倒错障碍的治疗中通常不推荐使用抗精神病药。

其他药物。 多项病例报告报道了心境稳定剂[如锂（Cesnik and Coleman, 1989）和卡马西平（Goldberg and Buongiorno 1982-1983）]的使用。一项包含 17 例患者的回顾性病例研究报告了双丙戊酸钠治疗双相障碍共病性欲倒错的性犯罪者的有效性（Nelson et al. 2001）。一些临床医生报告了在共病的复杂病例中使用丁螺环酮（Fedoroff 1988）或西咪替丁。此外，一项小型、开放性前瞻性研究中使用了阿片类受体拮抗剂纳曲酮（Ryback 2004）。

其他药物治疗问题（流程、特殊人群）

多种针对性欲倒错的治疗流程可用于指导性欲倒错障碍的治疗。Bradford（2000，2001）提出了一种包含 6 级的流程，治疗强度逐级增强。从 1 级开始，无论性欲倒错的严重程度如何，均提倡使用认知行为治疗和预防复发治疗；2 级包含开始使用抗抑郁药的药物治疗；如果单独使用 5- 羟色胺能抗抑郁药无效，则 3 级涉及在治疗方案中添加小剂量抗雄激素药；4

级和 5 级分别包含使用口服和肌内注射激素制剂的不同组合；6 级涉及使用 CPA（200 ～ 400 mg，每周 1 次，肌内注射）或促黄体素释放激素（LHRH）激动剂来完全抑制雄激素和性欲。

Hill 等（2003）提出了一种类似的流程，适用于性犯罪者中性欲倒错障碍的渐进式强化的药物治疗，该方案从 SSRI 开始，用于轻度性欲倒错，逐渐进展为 LHRH 联合 CPA，用于重度性欲倒错病例。在该流程中，Hill 等（2003）也提出所有级别的全部患者均应接受心理治疗和药物治疗以治疗共病。话虽如此，许多临床医生从使用 SSRI 开始，并且只有在 SSRI 无效的情况下，才会使用有更严重不良反应的激素治疗。

据估计，青少年强奸的比例高达 20%，猥亵儿童的比例高达 50%（Hunter 2000），因此有人建议这类更年轻的人群使用药物治疗。然而，值得注意的是，绝大多数实施了性相关犯罪的青少年通常不会被诊断为性欲倒错障碍；因此，在大多数情况下，减少性唤起可能不是关注的主要问题。但是，一些临床医生确实相信在部分严重病例中可能需要生物治疗。SSRI 在青少年人群中的使用相当有限（Galli et al. 1998），但可以在其父母或监护人知情同意的情况下考虑使用。考虑到激素类药物会抑制雄激素[促进青春期生理变化（包括发育）]的水平，在青少年人群中使用这些药物并非没有争议。如果认为某青少年有必要使用激素类药物治疗，则只能在短时间内进行治疗，且仅在任何其他治疗对个体的性侵犯均无效的情况下进行（Saleh and Grasswick 2005）。

总结

虽然在性欲倒错障碍的风险评估和治疗方面已经取得重大进展，但仍有许多问题有待解决。此外，临床医生通过成功治疗包括受害儿童、青少年和成人在内的性欲倒错障碍个体，也会让社会更加安全。

临床要点

- 性欲倒错障碍的特征是在至少 6 个月的时间内经历反复发作且强烈的性唤起、性幻想、性冲动或性行为，通常涉及非人类的物体或未经同意的性伴侣。
- 如果性欲倒错行为仅包含征得同意的性伴侣，则仅在存在明显痛苦或心理社会角色障碍的情况下才做出诊断。
- 如果性欲倒错行为涉及未经同意的性伴侣，在存在反复行为的客观证据下可以对该疾病进行诊断，甚至是在个体否认其对该行为有性兴趣时。

- 牢记评估的目的很重要，无论是法医评估还是严格的临床评估，因为这可能会影响所使用的方法。
- 性欲倒错障碍的评估应是全面的，不仅要利用自我报告，而且在可能的情况下还应使用标准化的评估工具、生理评估工具和间接信息来源。
- 各种行为治疗、激素治疗和精神药理学治疗已被用于管理性欲倒错障碍。
- 在治疗涉及未经同意的性伴侣和非法行为的性欲倒错障碍时，临床医生应进行全面的风险评估，并根据风险水平调整干预强度。
- 治疗不应仅关注反常性唤起，还应重视共病的精神障碍、犯罪需求、自我调节缺陷和亲社会目标，进而促进社区稳定。

参考文献

扫码见参考文献

第三部分

治 疗

第 28 章

精准精神病学

Leanne M. Williams，Tali M. Ball，Catherine L. Kircos

岳伟华　谢静静　译　胡少华　审校

精神病学领域正处于变革阶段。我们正在见证精神病学精准医疗的出现，即"精准精神病学"。精准精神病学是一种综合性的方法，它将该学科的科学基础和近期的技术进步相结合，并引导它们缩小科学发现与临床转化之间的差距。如今，尽管可以获得很多有效的治疗方法，但是为正确的患者找到正确的治疗方法在很大程度上是一个反复试错的问题，并且没有通过精准了解患者个人的病理生理来选择治疗方案。此外，对于精神疾病的预防仍然处于起步阶段。精准精神病学有 3 个目标：①精准的分类（即具体了解每一位患者的病理生理——明确出现了什么问题）；②精准的治疗方案（即以个性化的方法制订治疗计划——我们如何解决问题）；③精准的预防（即制定针对性的预防策略——我们如何防止出现问题）。

3 个目标中的第一个——精准分类，取决于对神经生物紊乱反映在症状和行为上的分型（或"生物型"）的识别，需要考虑生活经验和背景，并与指导治疗选择相关（Williams 2016）。在某些情况下，这些亚型和生物型可能与丰富的临床症状分型相一致，目前这些分型由 DSM-5 定义（American Psychiatric Association 2013）；在其他情况下可能会跨诊断分类；在另外一些病例中可能反映了未预见的新亚型。精准精神病学是一个迅速出现的领域，它包括了这些新亚型的发现及其在治疗和预防中的应用。尽管精准精神病学所依据的科学见解和治疗模型已经被很好地建立起来，但是将科学发现转化到临床实践还处于起步阶段。

本章将介绍我们对精准精神病学的看法以及为什么需要精准精神病学。我们主要关注精神病学中存在功能障碍的器官：大脑。同时，我们也认识到了其他领域的互补作用，如遗传学、生活史和认知。我们回顾了形成精准分类基础的新发现、精准治疗方案的初步结果和潜在的精准预防方向。心境障碍、焦虑、创伤性应激障碍及精神病在本章中描述最多，因为目前关于这些障碍的研究占主导地位。我们通过强调加速精准精神病学发展从理想到现实的过程需要什么来进行总结。

精准精神病学成为焦点

大众对精准医疗的迫切需求，尤其是对精准精神病学的迫切需求，已成为全国性的焦点。精准精神病学的出现是国家对精准医疗新关注的一部分（Hudson et al. 2015）。美国联邦政府倡议关注有关精神病学和其他复杂疾病精准方法的 3 个重要且相互关联的方面：①精准的分类——更精准地理解导致个体经历特定疾病的特征；②精准的治疗方案——学习如何利用这种更精准的理解以更个性化的方式制订治疗方案；③精准的预防——学习如何利用这种更精准的理解来制定更有针对性的预防策略。精准医学还包括其他可以互换使用的名词，分别为分层医疗（stratified medicine）、个性化医疗（personalized medicine）和精准健康（precision health）（Fernandes et al. 2017；FORUM Academy of Medical Sciences 2015）。分层医疗注重识别能从治疗方案中获益的患者亚组，这是迈向个人定制治疗方案的完全个性化的一步。个性化医疗的重点是利用基因组学的新进展来确定最有可能成功的治疗方案。精准健康可以被认为是一个新前沿，它将精准医疗方面的突破扩展到更广泛的健康和预防概念，而不仅是关注疾病。

2015 年，奥巴马政府启动了精准医疗倡议，这是一项旨在改善健康和改变治疗疾病的方式的重大研究工作（Office of the Press Secretary 2015a）。在宣布这一举措的新闻稿中，精准医疗被定义为"一种考虑基因、环境和生活方式的个体差异的创新方法"，从而允许医生为患者量身定制治疗方法（Office of the Press Secretary 2015a，para. 2）。奥巴马在精准医疗倡议启动仪式上说："精准医疗——在某些情况下，人们称之为个性化医疗，它为我们提供了前所未有的实现新医学突破的最大机会之一"（Office of the Press Secretary 2015b，para. 11）。

这项精准医疗倡议与特别关注精神病学和神经科学的两项美国联邦政府研究工作并行。首先，"脑计划"旨在开发神经技术，以揭开包括精神疾病在内的脑疾病的神秘面纱（Markoff 2013）。这种对大脑的深入了解将会加强我们在单个患者水平上精准识别功能障碍的能力。其次，美国国家心理健康研究所（NIMH）正在引领研究领域标准（RDoC）项目（Insel et al. 2010），该项目启动了一种研究方法，从而建立一个在神经生物学上对精神疾病进行分类的有效框架，以及开发与神经生物学基础相关的新干预措施。"精准医学""脑计划"和"RDoC"项目将共同支持和促进精准精神病学的重大进展。

通过类比精准医学中的其他革命来预测精准精神病学的发展路径

我们可以将精准精神病学发展道路上的新进展和其他医学领域的发展道路进行类比，这些领域正在进一步缩小科学和技术进步与临床应用之间的差距。例如，70 多年前，用于检测心脏结构和功能无法直接观察的方面的工具［如透视、多排计算机体层摄影、超声、磁共振成像（MRI）、心肌灌注显像、超声心动图和正电子发射断层扫描（PET）］还未得到应用。医生们本可以尝试对每位患者进行个性化评估，但在整合测量数据之前，他们无法观察到心脏的活动或其与观察到的症状之间有怎样的关系。如今，这种能力被认为是理所当然的。这种转变始于 1948 年的 Framingham 研究，该研究的灵感来源于富兰克林·德拉诺·罗斯福死于心血管疾病（Mahmood et al. 2014）。Framingham 研究产生了对标准生命体征的评估和随后一系列的成像技术，这些技术能够将感兴趣的器官（心脏）的精准信息与治疗适应证及预防联系起来。现在常规的做法是拍摄连续图像来提供一个基线，以评估每个人的康复进展和随后出现复发或新问题的风险。这些检测工具也为制订个性化计划提供了信息，其考虑了完整的个体，包括生活方式、饮食及医疗干预。例如，超声心动图可用于识别心律失常的类型（如心动过速、心动过缓或心律不齐），并

指明具体的治疗方法（如起搏器），以及血管造影可以确认是否存在堵塞（如栓塞、卒中和心肌梗死）并指导其他治疗方法（如改变生活方式、药物治疗、手术）（Gladding et al. 2013）。

近期，一场类似的精准医学革命已经在肿瘤学领域展开。个性化基因组学的科学和技术进步给医疗保健带来了革命性的变化，医生可以通过检测个体的癌症来确定是否有某种治疗对其有效，从患者的遗传编码中了解其是否能够应对治疗，并能通过基因检测来识别个体未来患癌症的风险。由于肿瘤基因构成检测已是一种相对快且低成本的检查，因此它迅速成为推动个性化癌症护理进展的催化剂之一。为了提高准确性，基因信息正越来越多地与肿瘤成像结果相结合，以进一步确定每位患者的癌症特征并制定相应的个性化治疗需求（Letai 2017）。

精准精神病学面临的一个主要挑战是，精神病学还不能使用测量方法来追踪生命体征的等效指标（Harding et al. 2011）或对感兴趣的器官（大脑）进行成像。尽管现代神经成像技术已经产生了许多关于精神疾病潜在脑回路功能障碍的见解，但这些见解并没有系统地与临床结果的预测联系起来，也没有转化为临床医生手中改善人们生活的可用系统。考虑到器官和感兴趣的行为的复杂性，精准精神病学在精确医学中是"游戏新手"，这并不令人惊讶。然而，精神病学可以通过结合其他临床专业的先进诊断和治疗技术，极大限度地使患者受益。

设想精准精神病学的新模式

精神病学与神经科学和神经技术相结合的范式转变将加速精准精神病学的发展。精神病学和神经科学的整合是为了寻找一个将精神疾病的神经生物学机制与临床现象学联系起来的模型，以提高疾病分类、治疗决策和预防工作的精准性。到目前为止，临床医生和临床研究人员倾向于在治疗结果或疾病进展的预测指标方面追求精准性，而不依赖于疾病机制。相比之下，神经科学家和其他基础医学研究人员更倾向于在机制方面追求精准性，而不依赖于有意义的临床结果。精准精神病学需要这些方向之间有效的跨学科合作。

除了临床研究和基础研究的整合，精准精神病学还需要随着时间的推移整合多模态数据。精准精神病学的重要方向不仅是识别疾病的神经生物学基础以建立学科的科学基础，也是了解疾病发展和变化的机制。随着非侵入性功能性神经成像（如 PET、功能磁共振成像）的出现，我们有了更精确的方法来量化大脑的活动，并且随着时间的推移，综合多个来源的复

杂数据变得可行。

维度框架与概念化这些机制有关。在一个维度框架内，我们可以将精神障碍看作功能系统及其潜在的神经回路的障碍。例如，大脑激活和连接等变量可被认为具有双重功能；一方面，它们参与了大脑功能的正常变化，另一方面，它们也导致了精神障碍的易感性。当神经特征的易感性与其他危险因素［如环境危害（如压力）］相结合，且被推到极端情况时，可能会出现可观察到的行为不连续性。心血管疾病中的一个类似可变因素是血压，其正常值范围相当大，但当达到较高水平时，也会导致病理情况的易感性。此外，当高血压与其他危险因素（如压力、饮食）的影响相结合时，可能会发生明显的不连续性，如卒中。虽然这个类比没有涉及大脑回路及其相互作用的复杂性，但它作为一个例子说明了极端的大脑激活和连接可以产生可识别的功能障碍并导致精神疾病。

总的来说，目前已经积累了大量关于精神疾病中的大脑回路和基因组学的知识。这些知识为使用神经影像学检查和遗传学检测发现生物标志物的研究奠定了基础（Dunlop et al. 2012；Tamminga et al. 2014；Trivedi et al. 2016；Williams et al. 2011）。在下文中，我们将强调关于基础神经影像学和遗传学标志物的新文献，并提供了它们在实现精准分类、个性化治疗和预防方面的应用实例。

精准分类的基础：神经影像学

精神疾病并不总被认为是"脑疾病"，相反，"脑疾病"一词一直被用来指与离散病变或退行性过程相关的神经系统疾病。这种用法可能反映了我们对大脑动力学的理解有限，以及精神疾病是更微妙的病理学过程的功能性表达这一事实。随着具有高空间分辨率和时间分辨率的脑成像技术的出现（它可以在体量化神经连接，特别是功能磁共振成像），我们可以开始将对精神疾病的理解重新表述为大脑功能障碍（Tretter and GebickeHaerter 2011）。现代成像技术使研究人员能够观察大脑的工作情况，检查个体大脑功能的差异，并利用这些差异来预测可能对个体最有效的治疗方法。

研究人员通过使用这些技术已经确定了一种大规模回路的内在神经结构（如 Cole et al. 2014）。这种内在结构的普遍性已经在针对大脑静息时脑区间关系的 meta 分析中得到了证实，并被称为功能连接（Cole et al. 2014）。越来越多的证据表明，这些相同的内在回路在精神疾病中被破坏了（Williams 2016）。

令人特别感兴趣的是默认模式、突出性和注意力（有时被称为中央执行或额顶叶）回路。默认模式回路在前、后扣带回皮质都有核心节点，并与自我反省思维有关。该回路中的高功能连接被认为反映了适应不良性自我参照思维，如思维反刍和担忧（Hamilton et al. 2015）。突出性回路在前扣带回皮质、杏仁核和前脑岛中都有核心节点，并被认为可以检测突出的内部感觉和外部变化。该回路的低功能连接被认为与社交焦虑障碍有关，且可能反映了焦虑回避（Williams 2016）。注意力回路的核心节点位于内侧额叶上皮质、前下顶叶、前脑岛和楔前叶。该回路中的低功能连接被认为反映了精神疾病中常见的注意力不集中症状（Williams 2016）。

除了这种内在结构，与威胁、奖励和认知负荷的特异性过程相关的大规模回路也已被识别。这些回路参与威胁性、奖励性或认知挑战性任务的程度因人而异，并可能与精神病理学的特定生物标志物有关。例如，威胁性刺激使杏仁核的激活增加与焦虑加剧有关（Shin and Liberzon 2010），而奖赏回路的核心节点腹侧纹状体的激活减少与快感缺失有关（Der-Avakian and Markou 2012）。

很多有前景的发现基于大脑回路中特定的功能障碍提供了概念验证疾病亚型的例证。通过综合针对上述回路的研究结果，目前已经确定了 8 种可能参与不同亚型情感精神病理学的生物型（Williams 2016）。虽然这些生物型被锚定在大脑回路中，但预计可以根据遗传变异和特定的症状特征对它们进行细化。这种脑回路生物型模型的最终测试将能够差异化预测治疗结果。数据驱动的方法也同样基于静息态脑成像数据确定了抑郁症亚型，并基于脑电图数据确定了精神疾病亚型（如 Clementz et al. 2016）。

精准分类的基础：遗传学

在过去的 10 年里，精神障碍的遗传学研究取得了重大进展，就像影像学研究一样。利用全基因组分析（Sullivan et al. 2012）和候选遗传变异（Gatt et al. 2015）进行深入研究的精神疾病包括重度抑郁症、双相障碍、精神分裂症、注意缺陷多动障碍和自闭症谱系障碍（Psychiatric Genomics Consortium 2016）。跨研究的结果表明，精神疾病的病因涉及罕见和常见的遗传变异。研究结果也强调了精神疾病的多基因性质，就像其他复杂的生物医学疾病一样。事实上，NIMH 前所长 Thomas Insel 指出，针对精神障碍的精准医疗可能"不是来自于单一的基因组故障。相反，就像许多其他医学领域一样，许多基因各自只造成了一小部分的易感性，作为整体风险特征的一部分，包括生活经历、神经发育、社会和文化因素"（Insel 2015，para. 3）。

大规模遗传学研究的严谨性是值得称赞的，这些发现加速了人们对精神疾病的神经生物学的深入了解。然而，可能由于这些疾病的遗传复杂性和多基因性质，目前的研究结果并不能直接应用于精准诊断。尽管如此，关于精神疾病共有基因与特异性基因的发现对开发精准分类的新模型及推进 RDoC 等倡议非常重要（Doherty and Owen 2014）。例如，对精神疾病遗传结构的深入研究有助于全面了解精神疾病的发病、预后和功能管理（Sullivan et al. 2012）。值得注意的是，有一个直接应用于临床的领域：对于自闭症谱系障碍，人们积极寻求将基因信息转化为筛查和诊断的基因检测（Schaefer et al. 2008），特别是在基因组结构变异方面。

随着大数据计算效率的不断提升，我们正有着令人激动的机会，可以将现有知识和下一代"组学"数据进行整合，以拓展我们对精准分类和治疗预测的理解。例如，代谢组学分析（即人体组织中小分子代谢物）有助于探索躯体生化指标的改变以预测治疗反应，并对代谢组学和相关通路上基因改变的关系进行分析；人类微生物组学（即体内微生物基因组）为分析特定菌属提供一个窗口，这些特定菌属可能参与调节躯体应激反应，并在动物模型上表现出抗抑郁效应（Wang and Kasper 2014）。

精准治疗方案的基础

基于病因学相关的生物标志物（如神经影像学和遗传因素）的精准分类只有能改善患者生活才有价值。精确诊断一个问题可以准确地调整治疗选择。例如，确定哪些患者可能从药物治疗中获益，哪些患者可能不会，以及选择不同类型的药物治疗并减少不良反应。多项生物标志物试验已经产生了与精准治疗计划相关的潜在预测因子，更多的试验正在进行中（Trivedi et al. 2016）。

预测抑郁症最佳治疗的国际研究（iSPOT-D）试验（Williams et al. 2011）发现了几个有前景的治疗反应预测因子。这项研究将 1000 多名患有重度抑郁症的成人随机分组服用艾司西酞普兰、舍曲林或文拉法辛。所有受试者均接受了症状、认知功能、脑电图和遗传学的综合基线评估，部分受试者接受了功能神经影像学检查。iSPOT-D 试验发现，临床变量如早期生活压力（Williams et al. 2016）和焦虑唤醒水平高（Saveanu et al. 2015）可预测患者对任何药物的治疗反应较差，而体重指数（BMI）较高可预测患者对文拉法辛有更好的特异性反应（Green et al. 2017）。功能神经成像学分析表明，完整的认知控制回路（Gyurak et al. 2016）和低反应性威胁回路（Williams

et al. 2015）可以预测良好的抗抑郁药效果。重要的是，人们正在开始研究预测因子的交互和联合作用（Goldstein-Piekarski et al. 2016），以便可以对具有多个预测标志物的患者提出建议。

iSPOT-D 试验及其他工作还确定了抗抑郁药效果的遗传学预测因子。ABCB1 基因的单核苷酸多态性（参与控制大脑中的抗抑郁药浓度）可预测携带常见变异的个体对艾司西酞普兰和舍曲林的反应良好，而携带更罕见变异的个体对文拉法辛的反应良好（Schatzberg et al. 2015）。下丘脑－垂体－肾上腺（HPA）轴和皮质醇基因也与确定哪些患者使用抗抑郁药可能有症状缓解有关（O'Connell et al. 2018）。此外，梅奥诊所的研究人员正在与业界合作伙伴一起评估个体化基因预测在抗抑郁药选择中的实用性，并关注文献中发现的候选基因，如 SLC6AF 和 HTR2A（Hodgson et al. 2012）。这些努力有望解决人口层面的需求，考虑到重度抑郁症是美国残疾的主要原因，抗抑郁药是美国仅次于降低胆固醇药物的第二大常见的处方药（IMS Institute for Healthcare Informatics 2015），而使用抗抑郁药的决定过程仍然处于反复试错阶段。

除了治疗选择，精准的治疗计划还必须考虑不良反应负担和何时分层采用多种治疗方式。例如，一篇关于精神疾病潜在生物标志物的综述发现了 HLA-DQB1 基因中的药物遗传学生物标志物，该标志物可预测氯氮平诱导的粒细胞缺乏症风险显著增加。此外，认知功能受损被认为是精神病（Nuechterlein et al. 2011）和抑郁症（Etkin et al. 2015）患者功能性预后较差的一个关键预测因子，这表明认知康复计划可能是包括这类患者在内的一个有价值的治疗部分。

大多数生物标志物研究得出的预测准确性为 70% 或更高，表明这些标志物具有临床效用。尽管在外部验证研究（即在完全独立的样本中进行重复试验）后这些估计值可能会降低，但它们仍然反映了巨大的前景。考虑到目前的治疗匹配方法基本上仍在反复试错，且大多数患者对首次治疗没有反应，因此即使是预测准确性的小幅提高也是值得的。此外，在 FDA 批准的总体疗效相当的治疗方法之间选择新策略的风险最小。

精准预防的基础

精准精神病学的真正变革潜力在于对风险和复原力的精准理解，从而最终从一开始就可以预防精神障碍的发生。精准精神病学的一个长期目标是更早地发现问题，并制定有针对性的预防策略。该领域的大部分工作都集中在二级或三级预防，如识别危险因素，从而更准确、更有效地预测从前驱性精神分裂症向完全性精神病的转变（Lawrie et al. 2016）。这些危险因素包括临床症状（如奇怪行为、阴性症状、感觉运动功能障碍和社会隔离），以及生物标志物（如多基因风险评分、白质完整性和 D_2 多巴胺受体占用）（Millan et al. 2016）。精准精神病学的前景是基于每个个体的特定危险因素和保护因素，利用这些危险因素制订早期干预策略（如 Kreyenbuhl et al. 2016）。

精准精神病学也可应用于共病的预防。例如，斯坦福大学正在进行的研究将精准精神病学应用于预防过早死亡。由于疾病后遗症（如自杀、物质滥用）、精神疾病的社会和经济后果及共病的疾病负担增加等综合因素，严重精神疾病患者的平均寿命比未患精神疾病的人少 10 年或更多（Roberts et al. 2017）。研究人员正在努力识别有风险的个人和家庭，并制定干预措施来尽早预防。

当基于大规模前瞻性、纵向研究数据的精准预防工作最有可能取得成功。例如，陆军 STARRS 研究及其对应的新纵向队列项目陆军 STARRS-LS 研究是美国国防部资助的大型项目（$N > 70\,000$），旨在提供可以切实防止美国陆军士兵发生重大负面结果的信息。该项目确定了临床和人口统计学变量（如愤怒爆发、失眠、受教育程度低、笃信宗教、童年虐待）的复杂联合可以预测负面结果，如精神病学诊断、自杀企图、暴力行为或受害（Bandoli et al. 2017；Rosellini et al. 2017；Stein et al. 2018）。该研究还关注了自杀行为和创伤后应激障碍的遗传风险（Stein et al. 2016, 2017）。

缩小临床转化差距

虽然上文介绍了令人钦佩的进展，但是精准精神病学还不是临床现实。为了逐步推进临床适用的精神疾病精准医学模型的进展，需要标准化方案，包括多重诊断、规范数据、多模态数据集成、新的计算模型和精准精神病学的应用，以优化现有的干预措施并开发新的干预措施（图 28-1）。

标准化方案

目前，我们对脑回路及其激活在临床功能障碍中的作用的理解有限，部分原因是由于跨研究方案缺乏标准化而导致研究结果不一致。为了推进精准精神病学领域的发展，有必要使用标准化方案、综合分析模型和数据库进行更大规模、多地点、多重诊断的研究（Siegle 2011）。目前，这种方法已在多个影像学研究中成功实施（Trivedi et al. 2016）。虽然新的影像学方案对于新的科学发现很重要，但标准化方案对于常规扫描用于精神健康评估的未来可行性至关重要。通过使用标准化方案，使得寻求多诊断样本并在跨诊断和相同诊断内分析具有共同个体特征和表型变得可行。

标准值和临床临界值

为了将病理生理学纳入精神病学诊断，我们必须能够确定每个人是否有正常或异常的功能。这对于自我报告量表和认知测试来说很简单，因为通常可以获得人群的标准值。基因组数据本身是分类的，也可以清晰地分为正常和异常的风险 / 变异。然而，神经影像学带来了更大的挑战。因此，定义健康个体中神经回路功能的正常分布（Ball et al. 2017）及确定明显的紊乱和功能失调的阈值很重要。还需要建立跨人口、地点和时间的影像学数据重复方法。

同一患者的跨模式整合

目前，我们对精神疾病的神经生物学、遗传学、行为学和经验特征的了解通常来自于关注这些特征的独立作用的研究，而不是它们的联合效应。相应地，在这些特征的每个领域中，重点通常集中在特定的模式（如功能成像或结构成像），而不是跨模式的信息整合。当然，聚焦于特定模式对于建立必要的科学和技术基础是必要的。然而，对患者跨模式的综合理解将是推进精准精神病学的关键。

具有结合性及交互性见解的跨模式系统制图是一个重大挑战，并且需要有目的的跨学科的努力。我们可以认为影像学只是指导这项工作的一个起点。为了根据神经回路来细化分类，需要考虑回路内的激活、连接性和结构之间的关系，以及回路之间更微妙的相互作用。同时，还需要更深入地挖掘来阐明大脑回路与行为和症状相关的确切方式。例如，哪些特定的症状反映了特定回路的激活？是否有症状反映了多种不同类型的回路中断的"最终共同通路"？大脑回路的改变是否预示症状的变化？综合了解神经回路功能障碍如何被更多的远端因素调节（如遗传变异、基因表达、生活事件及其相互作用）也将是至关重要的。这些多模式的努力必然会积累越来越多的"大数据"。反过来，大数据也需要计算创新。

计算创新

以一种对临床转化有意义的方式处理大型集成数据集时需要特别注意计算方法（图 28-1）。广义地说，

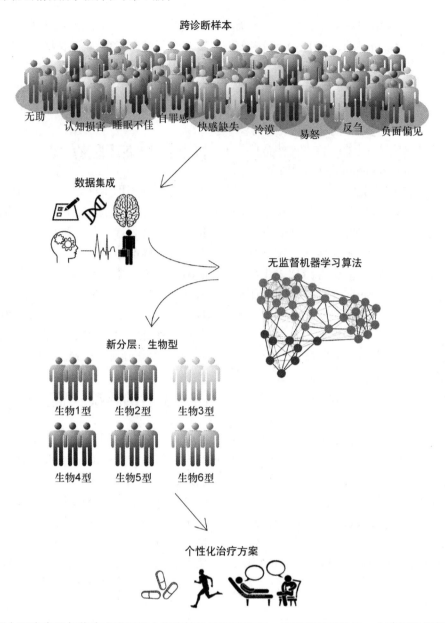

图28-1　（见书后彩图）研究发现与临床实践间缩小临床转化差距的路径。 该流程图阐述了一个建议性框架，用于临床有适用意义的精神障碍精准精神病学模型加速进展：①跨诊断样本：适用于跨多诊断临床样本和规范样本的标准化协议和评估，允许在跨诊断和相同诊断内关注个体的共同特征；②数据集成：收集并整合跨临床、基因组、影像、认知行为、生理和生活史等领域相关数据；③无监督机器学习算法：利用新的计算方法从数据集中进行学习算法运算；④新分层：生物型旨在确定临床特征和整合数据域间的一致关系，该数据域定义了一些新方法以划分可能跨越传统诊断界限的患者；例如，术语"生物型"指的是由神经影像评估的脑功能概况与症状和行为概况之间的一致关系；⑤个性化治疗方案：在前瞻性和目标驱动的试验中使用这些数据衍生的分层方法，以优化并发展现有的干预措施

计算精神病学有两种互补的方法：数据驱动和理论驱动（Huys et al. 2016）。来自上文提到的分类研究的结果强调了数据驱动方法的价值，因为现有知识中没有先验知识（Drysdale et al. 2017）。相比之下，理论驱动方法是基于数学规范，包括算法、生物物理和贝叶斯学习模型（Huys et al. 2016）。无论确切的方法是什么，人们越来越多地认识到，在精神病学中（正如在其他医学领域一样）证明研究结果的可重复性是最终有足够信心保证临床转化的关键。

优化现有的干预措施，开发新的干预措施

利用精准精神病学可以取得短期进展，以更好地使患者匹配现有的治疗和（或）预防策略（图28-1）。然而，精准精神病学的长期进展将来自于优化现有的干预措施和开发新的干预措施。随着基于病因的精神疾病亚型的发现，针对特定缺陷可以研发新的药物。例如，基于全基因组关联分析的结果，Michael Ostacher 和 Roy Perlis 等正在评估用于治疗双相障碍的依拉地平（FDA 批准的降压药，可与 *CAC-NA1C* 的

蛋白产物相互作用）的"重新利用"。初步的概念验证结果具有一定前景（Ostacher et al. 2014）。

提高心理治疗疗效的新药物也正在研发中；基于一些化合物（如 d- 环丝氨酸、糖皮质激素、大麻素）在动物模型中诱导细胞适应的能力，表明它们可能提高暴露治疗中焦虑症患者的学习能力。临床试验的初步结果不一致，但表明这种增强策略可以有效地作为精准治疗的一部分，从而为最有可能从其使用中获益的患者提供增强策略（如 Smits et al. 2013）。

此外，新技术的进步［如重复经颅磁刺激（rTMS）］允许能利用新兴神经生物学见解的新干预策略并反复提高精准度。rTMS 是一种无创性高频皮质刺激方法，刺激左侧背外侧前额叶皮质是 FDA 批准的抑郁症干预措施。由于在早期试验中 rTMS 的反应率和缓解率低，它最初被定义为治疗难治性抑郁症的干预措施。然而，rTMS 的应用正在迅速扩展，允许根据个体患者的回路水平功能障碍进行精准定制，反应率和缓解率也相应升高（Downar and Daskalakis 2013）。未来随着 rTMS 治疗发展，可能会根据个体患者的需求精准匹配刺激的位置、频率和强度，以最大限度地减少不良反应并优化疗效。

兼顾对社会影响和对应用的挑战

即使上述所有问题都得到解决，以及精准精神病学的科学基础得到加快发展，实现精准精神病学的前景也将依赖于各种社会和系统层面的因素。即使就哪些证据是"已经可用的"达成共识，将精准模型从实验室转化到临床将需要有能力在更大范围内提供新的评估技术（如神经影像学和遗传学），将这些新技术与现有工作流程和报销模式相整合，开展新方法培训，并谨慎考虑社会和伦理问题。

规模和可获得性问题

在精准精神病学中，许多有前景的发现都依赖于技术（如基因分析和功能神经成像），这些技术目前尚未被广泛使用，部分原因是相对较高的成本和其他组织管理障碍。其他医学专科的类似障碍已通过阶梯式方法克服。例如，在心血管医学中，当患者出现症状和功能紊乱时，可能需要紧急现场检测的成像工具，而现场可进行的检查（如血压计）可用于常规筛查，而商用传感器可以跟踪健康和心脏健康指标，以监测患者对治疗的依从性或检测可能需要进一步评估的改变。随着技术和应用程序的革命，这种监测和收集个人实时心理健康相关信息的机会越来越多。挑战

在于如何将这些信息与常规的临床筛查联系起来，并最终与电子病历联系起来。此外，还需要进行新的研究将易于测量的技术与更紧急的基于实验室的神经生物学检测结合起来，以便将两者融入对精神疾病机制的共同理解中。这类研究将依赖于临床、神经生物学、工程学和数据科学之间的跨学科交流，以开发具有临床意义和有效性的系统，其可与干预措施相结合，并易于增加其覆盖的规模和范围。如果没有这种合作，我们会面临精神病学碎片化加剧的风险，而不是将重要的信息和数据结合在一起。

将神经科学见解与自然世界传感器相结合具有附加效应，可以产生更丰富的关于每个患者的风险、恢复和治疗依从性轨迹的时间信息。当然，传感器技术还需要积累大量的数据集，这些数据集将依赖于上述的创新计算方法来进行分析。传感器和大型数据集的临床应用将依赖于接近实时的数据处理和传输（以报告、个性化档案等形式），而不是更典型的实验室设置的几个月的时间框架。

工作流程和报销问题

精神病学在实践中的应用需要考虑如何将检查信息和基于精准检测的管理纳入工作流程和报销模式。常规应用影像学检查的一个阻碍是费用太昂贵，但如何通过减少应用和消耗而节省成本的经济案例尚未得到验证。由于精神疾病会带来严重的残疾，且往往需要长时间的反复试错才能找到有效的治疗方法，因此，如果短期内引入精准检测的成本与长期减少这一费用的好处相形见绌也就不足为奇了。此外，当影像学检查能够可靠地完善诊断、帮助决定治疗方案，并监测治疗进展时，影像学检查通常会毫无疑问地被纳入常规报销（如骨折或韧带撕裂）。将影像学或基因检测整合到临床工作流程中需要解决一些挑战，如引入新的转诊、报销和报告系统，使影像学、遗传学和其他信息的检查成为精神病学工具包的一部分。

伦理问题

在科学研究和转化的每个阶段，研究人员与患者、医疗提供者和关键利益相关者的合作将非常重要，这可以确保新模式具有相关性、以文化为中心且在不同人群中有效。通常来说，新技术的创新和生物医学的进展最初往往扩大了健康结果方面的差异，例如，有资源的个体能够利用这些技术，而没有资源的个体则被忽略。由于患者和家属通常对严重精神疾病的了解很少；许多治疗方法涉及基于个人价值观的决策；收集个人健康信息（包括遗传学数据）可能会产

生意想不到的社会心理后果，因此关注抑郁症个性化基因组学中不同的伦理问题也是必要的。

此外，正如我们所设想的那样，精准精神病学需要基于新兴神经科学和其他研究结果来持续地整合和更新疾病模型及治疗计划。这种持续更新的一个主要挑战是，研究人员通常不愿在没有得出确凿结论的情况下传播研究结果，而医疗提供者通常不愿采用新的方法。谨慎当然是必要的；过早地将新的科学结果应用于临床实践可能对患者造成伤害，特别是尝试未进行充分安全测试的侵入性新干预措施。另外，太晚将新的科学结果应用于临床实践也可能造成巨大的伤害，因为患者错过了接受本可以帮助到他们的治疗方案或评估过程的机会。

培养未来一代的领导者

研究工作必须与教育项目紧密相连。如果医疗提供者没有能力在实践中使用精准精神病学模型，那么这将对患者没有用处。基于案例的学习（通过案例提供教育内容）特别有用，因为它提供了一个机会来讨论如何根据患者个性化特征精准地优化患者的治疗计划。然而，随着遗传学、神经影像学和其他生物标志物被纳入常规临床评估，更全面地解决神经科学和精神病学整合的附加课程将是至关重要的。

这种整合的一个例子是由斯坦福大学精神病学系的研究人员、教育工作者和临床医生合作组成的"研究诊所"（http:// med.stanford.edu/williamslab/research/ current/PPCC.html）。他们为进入研究诊所的患者提供症状、认知、遗传学和大脑回路功能的全面评估。对于 1/2 的参与患者，他们的医生将在其第一次预约前收到评估信息。其余患者在 12 周后收到信息，以便研究团队测试收到基于神经科学的评估信息对于常规护理的影响。该研究团队还为在临床转岗的住院医师提供神经科学模型及其临床护理适用性的高级培训。这项试验首次将精准精神病学的评估整合到常规临床护理中，并将在其发展过程中为这种整合的语用学和益处提供有价值的见解。该"研究诊所"模型建立在一个为期 3 年的项目之上，包括开发一个闭环过程将多模态测试的结果整合到临床相关的报告格式中（图 28-2），并在超过 50 个病例会议上直接将该报告作为反馈提供给临床医生和患者。

在国家层面上，美国国家神经科学课程计划（NNCI）成立于 2013 年，旨在促进将现代神经科学视角纳入到精神病学培训中。NNCI 的目标是创建可以整合到住院医师项目中的学习模块和资源。这些资源可使住院医师了解神经科学的基本原理和重要性，并提供了与患者交流神经科学概念的工具。NNCI 资源已被纳入美国和国际上数十个住院医师课程中。

社会影响与一种新叙事

由于精准精神病学是基于对精神疾病的深入生物学理解，它为患者提供了一个模型，可以从外部的角度来理解他们的经历，而不是作为内在的性格缺陷。

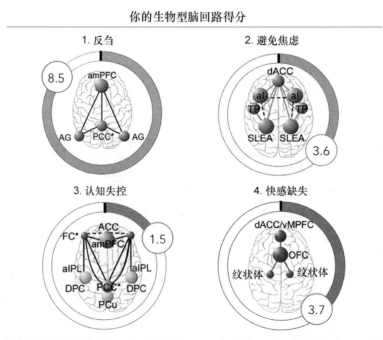

图 28-2　面向患者的精神科精准医学报告举例。AC，前扣带回；AG，角回；AI，前岛叶；aIPL，前下顶叶小叶；amPFC，前额叶前部内侧皮质；dACC，背前扣带皮质；DPC，背顶叶皮质；FC，额叶皮质；OF，眶额皮质；PCC，后扣带皮质；PCu，楔前叶；SLEA，上外侧延伸杏仁核；TP，颞顶叶交界处；vmPFC，腹内侧前额叶皮质

在讨论精准医疗中精神病学的出现时，通常不会提出这种换角度思考的可能性；然而，这可能是一个对患者具有变革性的影响。患者和临床医生共享的实体理解模型可引导产生对疾病的新观点，减少患者的病耻感和自责。基于大脑的精神疾病模型正在迅速被公众关注，促进了关于精神病学和精神健康更开放、污名化更少的讨论。如果基于大脑的模型是患者和临床医生之间的理解共享，那么它就有可能提供交互的叙述，以加强治疗配合和患者对干预措施的依从性。

在本章中，我们强调了整体方法的必要性，即将对神经生物学的理解与对生活史和主观经验的理解结合起来。在此重申这一需要是为了表明基于生物学的模型有可能为患者和临床医生提供帮助，而不会将患者的体验归纳为生物学部分的确定性总和。

结论

我们正处于一个令人兴奋的时刻，精准精神病学的一个新范式正在实现。我们所设想的未来将克服研究进展与实践应用之间的差距。关于脑回路的新知识将被纳入评估、护理和预防模型中；住院医师项目将为毕业生提供脑回路和遗传学标志物方面的培训；临床医生将能够使用基于神经科学的工具来指导决策，并作为可报销的常规工作流程的一部分。已有的研究结果令人鼓舞，因其表明我们可以使用生物标志物来识别精神疾病的亚型，从而精确地预测哪些患者可能从哪些治疗中受益及为什么能从这些治疗中获益。我们有机会开发可用于临床的生物标志物。为了扩展上文提及的类比，通过共同努力，我们可以设想一种精神病学分类系统，它能将感兴趣的器官（大脑）的不同功能障碍与特定的症状和治疗适应证联系起来。因此，我们可以想象手头有一个扩展的临床工具包——相当于心脏病学工具包的精神病学工具包——有多种影像学方法来帮助鉴别可能的诊断，并最终确定病理生理学机制的来源，并指导选择相应的治疗，包括改变生活方式、药物、行为治疗、神经调节及联合治疗。通过这种精准的方法将脑科学转化为指导临床决策的工具，我们将有机会改善和拯救许多人的生命。

临床要点

- 我们正在见证针对精神病学的精准医疗的出现：精准精神病学。精准精神病学是一种将该学科的科学基础和新的技术进步结合在一起的综合方法，并引导二者缩小科学研究和临床转化之间的差距。

- 临床上需要这种新方法，因为尽管可以获得许多有效的治疗方法，但为正确的患者找到正确的治疗方法在很大程度上仍然是一个反复试错的问题。

- 为了响应精准精神病学的发展目标，DSM 为临床医生和研究人员提供了一个能够可靠交流观察到的诊断性体征和症状的系统。然而，我们仍没有基于对潜在病理生理学的理解来进行诊断和指导治疗选择的疾病分类学。

- 以神经科学为基础的精准精神病学的目标是为疾病分类提供精确的检查、神经标志物和个性化的治疗计划（使用生物标志物为每个人选择最佳治疗方法——我们如何解决问题？），以及精准预防（有针对性的个性化预防策略——我们如何能防止出现问题？）

- 随着精准精神病学的发展，以及为了实现这一目标，临床医生需要具备形成目前精准分类和精准治疗计划的证据相关的工作知识，以及预示未来精准预防的发展方向。

参考文献

扫码见参考文献

第 29 章

精神药理学

James L. Levenson，Ericka L. Crouse，Kevin M. Bozymski

岳伟华　沈作尧　译　胡少华　审校

精神药理学对所有严重精神障碍的治疗至关重要。自人们在 20 世纪 50 年代早期偶然发现抗抑郁药、抗精神病药和锂盐的精神效应以来，药物和疗效证据急剧增长，这些原始药物中的许多在如今仍然有效。尽管取得了数十年的进步，但仍然存在许多挑战。我们的精神病学实践因缺乏对主要疾病性生物学特异性的解释、依赖于观察、缺乏对现有证据的最佳应用及试验、错误进行精确诊断和药物选择而受到阻碍。即使做出了恰当的诊断，药物诱导缓解的能力也有限，个体间和个体内的反应存在显著差异，通常难以治愈。精神疾病、药物使用和医学合并症的治疗更加复杂。

本章概述了基本精神药理学原理及精神药物的主要类别，包括抗精神病药、抗抑郁药、抗焦虑药和镇静催眠药、心境稳定剂、中枢兴奋剂和认知增强剂。具体疾病的药理学治疗指南详见相应章节。精神药理学应适时与循证社会心理治疗和心理治疗相结合，以提高药物依从性，减少症状负担和复发，增强功能。本章对精神药理学的概述并不详尽；因此，读者可参考大量文献获得更详细的信息（如 Levenson and Ferrando 2017；Schatzberg and Nemeroff 2017）。

一般原则

药物选择

一般来说，所有用于治疗特定精神疾病的药物都有相似的治疗效果。然而，由于每种药物的药代动力学（吸收、分布、代谢和排泄）、次级药理作用谱或药物相互作用的差异，个体患者可能对一种药物的反应或耐受性更好。患者对药物的反应和耐受性的个人史或家族史可以指导未来的药物选择。药物选择进一步受到潜在的医疗条件、同时用药或患者偏好的相互作用的影响。

合并症可能影响药物的选择。例如，低血压患者应避免使用 α_1 肾上腺素能受体阻滞剂，这可能会加剧低血压。肝功能受损的患者能够更好地排泄主要通过结合代谢或经肾排泄的药物。相反，对于肾损伤患者，首选进行氧化代谢且没有活性代谢产物的药物。某些精神药物和非精神药物会加重共病精神疾病。存在其他临床问题的患者，包括严重恶心和呕吐、吞咽困难或吸收不良、不能或不愿口服药物的患者，可能更倾向于使用通过非口服（如经皮、舌下或肌内）途径的药物。多种精神药物有非口服剂型（更多信息见 Levenson and Ferrando 2017）。

多重用药增加了药物-药物相互作用的风险，应尽可能减少或避免。首选引起药物相互作用可能性较小的药物（参见本章"药物相互作用"）。通常，药物的数量可通过积极利用药物的次级药理作用来减少。例如，患有失眠的抑郁症患者在睡前服用镇静性抗抑郁药可能比服用额外的催眠药更有效。

临床医生应尽可能让患者参与药物选择。患者可能会认为一种药物的不良反应（如体重增加）比另一种药物（如性功能障碍）更能接受。当患者参与治疗过程时，治疗依从性可得到改善。表 29-1 列出了其他提高依从性的策略。

药物相互作用

药物相互作用是一种药物的药理作用被另一种同时服用的药物或物质所改变。药动学相互作用是指相互作用的物质通过改变药物的吸收、分布、代谢或排泄而改变药物的浓度。当涉及的药物具有较低的治疗

表 29-1　最大化药物依从性的策略

表 29-1　最大化药物依从性的策略

提供患者教育

告知患者潜在的不良反应和其发生速度，以及是否会随时间的推移产生耐受性

注明起效时间。对许多精神药物而言，不良反应会立即发生，但治疗效果可能会延迟数周

仿制药可能在外观上彼此不同，也可能不同于非仿制药。如果不告知外观改变，患者可能会避免服用外观不同的药物

安排一个方便的用药时间表

每天用药 1 次可使依从性最大化

一些抗精神病药有可间隔数周用药的长效制剂

最小化不良反应

尽可能选择药动学相互作用最小的药物

在数天 / 数周内逐渐增加药物剂量（"开始时剂量低，缓慢增加"）

服用最低有效剂量

选择患者最能耐受其不良反应的药物

通过与食物一起服药、分次服药或使用缓释制剂来降低 / 延迟药物峰值水平，减少依赖于峰值浓度的不良反应

安排用药时间，以减轻不良反应。尽可能早上开具激活药，晚上开具镇静药或会引起肠胃不适的药物

检查患者的依从性

安排办公室或电话访问，讨论对新开具的药物的依从性和不良反应

指数或活性代谢产物时，这些相互作用最有可能具有临床意义。药效学相互作用是通过改变药物与受体位点的结合或通过其他机制间接改变机体对药物的反应（详见 Levenson and Ferrando 2017）。

药动学相互作用

药物代谢。绝大多数药物是由一个或多个细胞色素 P450（CYP）酶进行的 I 相（氧化）代谢的底物。最常见的药代动力学药物-药物相互作用涉及 CYP 酶介导的底物药物代谢的改变。相互作用的药物可以是参与底物药物代谢的特定 CYP 酶的诱导剂或抑制剂。存在诱导剂时，CYP 酶的活性和底物的代谢速率增加。酶诱导不是一个即刻的过程，而是在数周内发生。诱导会减少循环中母体药物的数量，可能会降低或消除疗效。假设一位服用奥氮平（一种 CYP1A2 底物）病情稳定的患者开始吸烟（一种 CYP1A2 诱导剂）。吸烟会增加奥氮平代谢，除非调整药物剂量，否则奥氮平水平会下降，精神病症状可能会加重。非 CYP1A2 底物的药物代谢不会受到影响。如果相互作用的药物是代谢抑制剂，那么由被抑制的 CYP 同工酶介导的药物代谢就会受损。由此引起的底物药物水平升高会增加药物毒性，延长药理作用。虽然酶抑制是一个快速的过程，但底物药物水平的反应较慢，需要 5 个半衰期才能恢复稳定。

并不是所有底物药物和相互作用药物的组合都会产生具有临床意义的药物-药物相互作用。对于一种被多种机制［包括多种 CYP 酶或非 CYP 途径（如肾消除）］消除的药物，抑制单一的 CYP 同工酶只起到将消除转移到其他途径的作用，总体消除率变化不大。一般来说，对于这些与临床相关的相互作用，关键底物药物的治疗指数范围必须较窄且有 1 个主要的 CYP 同工酶介导其代谢。例如，与所有 β 受体阻滞剂一样，美托洛尔主要由 CYP2D6 同工酶代谢。加用强效 CYP2D6 抑制剂（如帕罗西汀）会抑制美托洛尔的代谢。如果没有代偿性减少美托洛尔的剂量，药物水平将升高，并可能导致毒性反应（低血压）。在存在多重用药的情况下，临床医生应尽量避免开具明显抑制或诱导 CYP 酶的药物，而应选择可被多种途径消除且安全范围大的药物。在多重用药的情况下，临床医生应查阅药物信息资源或药物相互作用数据库来筛选重要的药物相互作用。药剂师和医生使用的许多计算机系统都装有药物相互作用查询软件。Levenson 和 Ferrando（2017）提供了大量的药物相互作用表。

大量临床显著的药代动力学相互作用涉及单胺氧化酶抑制剂（MAOI）的，特别是 MAO-A 抑制剂，这限制了它们的治疗用途。许多这些相互作用涉及富含酪胺的食物，酪胺是一种由肠道 MAO-A 代谢的加压胺。多种药物（包括部分拟交感神经药物和曲坦类抗偏头痛药物）也通过 MAO 代谢。在其他患者人群中，抗生素利奈唑胺和特地唑胺也是 MAOI，如果与抗抑郁药或其他 5- 羟色胺能药物联合使用，可能会增加 5- 羟色胺综合征的风险。

Ⅱ 相（结合）代谢在临床药理学中的作用越来越多地被认识，尽管有临床意义的药物相互作用很少涉及结合系统。

药物吸收。许多口服药物（包括很多精神药物）由于广泛的首过代谢，生物利用度较低。在肠壁，药物通过肠道 CYP3A4 代谢，并由 P 糖蛋白外排转运系统运输回肠腔，形成吸收屏障。CYP3A4 和 P 糖蛋白的抑制剂可低生物利用度药物的口服生物利用度显著增加，导致药物毒性。生物利用度较低的精神药物包括丁螺环酮、司来吉兰、文拉法辛、雷美替胺、扎来普隆、卡巴拉汀和喹硫平。常见的 CYP3A4 和（或）P 糖蛋白抑制剂包括葡萄柚汁、维拉帕米、地尔硫䓬、奎尼丁、孕激素口服避孕药和质子泵抑制剂。此外，CYP3A4 和 P 糖蛋白诱导剂（如圣约翰草）可能会显著降低生物利用度本就较低的药物的口服生物利用度。

药物分布。无论是由疾病引起还是蛋白质结合药物相互作用的结果，药物蛋白质结合的变化一度被认为是药物毒性的常见原因，因为随着游离药物浓度

的增加，治疗作用和毒性作用均会加强。在代谢或排泄没有改变的情况下，这些相互作用现在被认为只有在极少数情况下［包括快速起效、蛋白质结合率高（＞80％）、治疗指数低且肝提取率高的药物］具有临床意义。

药物排泄。 只有当母体药物或其活性代谢产物明显经过肾排泄时，改变肾的药物消除的药物相互作用才有临床意义。通过减少肾血流量，一些药物［包括许多非甾体抗炎药和降压药（如噻嗪类利尿剂、血管紧张素转化酶抑制剂）］可降低肾小球滤过率，损害肾消除。这些相互作用通常是锂毒性的原因。

药效学相互作用

当具有相似或相反作用的药物联合使用时，就会发生药效学相互作用。相互作用的性质与每种药物的药理作用和毒性作用的相加或拮抗有关。一般来说，药效学相互作用在生理功能受损的个体（如心血管疾病患者或老年人）中最为明显。例如，具有抗胆碱能活性的药物会引起一定程度的认知障碍，当多种抗胆碱能药物联合使用时，这种影响会加剧（表 29-16）。不幸的是，抗胆碱能活性通常是许多常用药物（如抗痉挛药、抗帕金森病药和抗组胺药）未被识别的特性。这种相加性相互作用在认知功能受损的患者（如老年人或阿尔茨海默病患者）中最具破坏性，并导致许多患者出现谵妄。近期的警告集中在减少阿片类药物与苯二氮䓬类药物的结合，因为二者具有相加的呼吸抑制作用。

相加性药效学相互作用通常可用于治疗中增强药物反应，这是辅助用药的目的。拮抗性药效学相互作用有时被有意用于减少特殊的不良反应。无意的拮抗性药效学相互作用可能具有反治疗作用；例如，胆碱酯酶抑制剂加用苯海拉明等抗胆碱能药物会减少患者使用胆碱酯酶抑制剂的认知获益。

了解药物的治疗作用和不良反应是避免不必要的药效学相互作用的必要条件，如相加性或协同毒性作用或反治疗作用。

抗精神病药

抗精神病药（又称精神抑制药）的核心应用是治疗精神分裂症等精神障碍；然而，它们在双相和单相情感障碍的治疗中扮演着越来越重要的角色。抗

精神病药主要有两大类：第一代抗精神病药（FGA；又称典型或传统抗精神病药）和第二代抗精神病药（SGA；又称非典型抗精神病药）。FGA 主要包括吩噻嗪类（如氯丙嗪）和丁酰苯类（如氟哌啶醇），具有异质受体效应。然而，FGA 的主要治疗效果是通过非特异性阻断多巴胺 D_2 受体亚型。SGA（氯氮平、奥氮平、利培酮、帕利哌酮、齐拉西酮、喹硫平、阿塞那平、鲁拉西酮和伊哌立酮）是一组异质性药物，与 FGA 相比，SGA 被认为可以发挥更特异性的中脑边缘多巴胺受体阻断作用，并具有 2 型 5- 羟色胺（5-HT_{2A}）受体拮抗作用。3 种 SGA（阿立哌唑、依匹哌唑和卡利拉嗪）作为 D_2 受体和 5-HT_{1A} 受体的部分激动剂和 5-HT_{2A} 受体的拮抗剂。SGA 和 FGA 对精神分裂症和其他精神病似乎同样有效，但氯氮平除外，氯氮平在治疗难治性疾病方面有更好的效果。SGA 的受体特征降低了锥体外系不良反应（EPS）的风险。近年来，SGA 在双相障碍（躁狂、双相抑郁）和难治性单相情感障碍的治疗中发挥了更重要的作用，尤其是作为心境稳定剂和抗抑郁药的辅助用药。一般而言，SGA 优势包括较少发生 EPS，包括帕金森病、神经阻滞剂恶性综合征（NMS）和迟发性运动障碍（TD）。然而，与许多 FGA 一样，SGA 易引起长期代谢不良反应（如体重增加、高血糖）和其他不良反应（如镇静、低血压）。匹莫范色林是经美国批准的一种新的 SGA，用于治疗帕金森病精神病相关的幻觉和妄想。它对多巴胺受体没有亲和力，而是作为一种高度选择性的 5-HT_{2A} 反向激动剂。匹莫范色林是否对其他精神疾病有效尚未确定。

临床适应证和疗效

表 29-2 总结了 FDA 批准的[①]目前可用的抗精神病药物的适应证、剂量、剂型、给药途径和主要区别特征。

抗精神病药有多种"超说明书"使用，文献中有不同的证据。这些用途包括（但不限于）治疗物质诱发的精神病症状、谵妄中的激越和精神病、妄想性障碍、严重焦虑 / 激越、失眠、边缘型人格障碍和分裂型人格障碍中的精神病和情绪不稳定，以及辅助治疗难治性强迫症（OCD）。FDA 对痴呆相关精神病老年患者使用抗精神病药会增加继发于心血管事件和感染（尤其是肺炎）的死亡风险给予黑框警告。由于其多巴胺阻断作用，抗精神病药也被用作药物引起呕吐的

---

① 值得注意的是，FDA 批准的针对特定疾病的适应证并不意味着药物的优越性，缺乏适应证也不一定证明其劣效性，特别是对于长期以仿制药形式存在的药物。许多 FGA 已用于 SGA 已获得 FDA 批准的疾病（如双相躁狂），但其未经 FDA 批准。

表 29-2　抗精神病药

通用名	商品名	剂型及剂量（mg）	FDA 批准的适应证	推荐的剂量范围（mg/d，除非另有说明）	备注
第二代抗精神病药					
阿立哌唑	Abilify（安律凡）	PO：2、5、10、15、20、30 L：1 mg/ml ODT：10、15	SZ（急性治疗、维持治疗） BP 躁狂（急性治疗、维持治疗、单药治疗、辅助治疗） MDD：辅助抗抑郁药 自闭症谱系障碍：易激惹（6～17 岁） 抽动秽语综合征	15～30 10～30 5.25～15 2～5 5～15 2～20	剂量依重量而定
月桂酰阿立哌唑	Arisiada	LAI：441、662、882、1064；675（初始）	SZ	每月 441～882 每 6 周 882 每 2 个月 1064	若同时使用 CYP2D6和 3A4 抑制剂，需调整剂量
阿立哌唑一水合物	Abilify Maintena	LAI：300、400	SZ（急性治疗、维持治疗） BP 单药维持治疗	每月 400	若同时使用 CYP2D6和 3A4 抑制剂，需调整剂量
阿塞那平	Saphris	SL：2.5、5、10	SZ（急性治疗、维持治疗） BP 躁狂［10 岁至成人；急性治疗、维持治疗（仅限成人）；单药治疗、辅助治疗］	10～20 C、T：5～20	口腔黏膜吸收
依匹哌唑	Rexulti	PO：0.25、0.5、1、2、3、4	SZ（急性治疗、维持治疗） MDD：辅助抗抑郁药	2～4 2	
卡利拉嗪	Vraylar	PO：1.5、3、4.5、6	SZ（急性治疗、维持治疗） BP 躁狂（急性治疗）	1.5～6 3～6	
氯氮平	Clozaril FazaClo（ODT） Versacloz	PO：25、100、200 ODT：12.5、25、100、150、200 L：50 mg/ml	SZ：难治性 SZ 和 SZAD 的自杀倾向	250～500	体重增加、中性粒细胞减少、癫痫发作的风险
伊潘立酮	Fanapt	PO：1、2、4、6、8、10、12	SZ（急性治疗、维持治疗）	12～24	2 次 / 日 延长 QTc 间期
鲁拉西酮	Latuda	PO：20、40、60、80、12	SZ（13 岁至成人；急性治疗、维持治疗） BP 抑郁：单药治疗或辅助治疗	40～160 C、T：40～80 20～120	随餐（≥ 350 kcal）使用
奥氮平	Zyprexa（再普乐）	PO：2.5、5、7.5、10、15、20 ODT：5、10、15、20 IM：10	SZ（急性治疗、维持治疗） BP 躁狂（急性治疗、维持治疗、单药治疗、辅助治疗） SZ 和 BP 的急性激越（IM 制剂）	10～20 5～20 2.5～10	CATIE 结果显示，因疗效不足而停药的病例很少，但大多数停药的原因是不良反应，主要是体重增加
	Symbyax（奥氮平 / 氟西汀合剂）	Symbyax：3/25、6/25、6/50、12/25、12/50	MDD：与氟西汀联用 双相抑郁：与氟西汀联用	6/25～18/50 3/25～12/50	
奥氮平双羟萘酸盐	Zyprexa Relprevv	LAI：210、300、405	SZ（急性治疗、维持治疗）	每 2～4 周 150～405	PDSS 的黑框警告

（续表）

通用名	商品名	剂型及剂量（mg）	FDA 批准的适应证	推荐的剂量范围（mg/d，除非另有说明）	备注
帕利哌酮	Invega	PO：1.5、3、6、9	SZ（急性治疗、维持治疗） SZAD（急性治疗）作为单药治疗或辅助心境稳定剂或抗抑郁药	3 ～ 12 3 ～ 12	利培酮代谢物、每日 1 次 药片随粪便排出
棕榈酸帕利哌酮贮存注射液	Invega Sustenna	LAI：39、78、117、156、234	SZ（急性治疗、维持治疗）	每月 39 ～ 234	建议通过口服帕利培酮或利培酮建立耐受性
	Invega Trinza	LAI：273、410、546、819	SZ（维持治疗）	每 3 个月 273 ～ 819	建议使用 Invega Sustenna 治疗 4 个月；剂量为 Sustenna 的 3.5 倍
喹硫平	Seroquel（思瑞康）	PO：25、50、100、200、300、400	SZ（成人、青少年；急性治疗、维持治疗） BP 躁狂（10 岁至成人；急性治疗、维持治疗；单药治疗、辅助治疗） BP 抑郁	A：150 ～ 800； T：400 ～ 800 A：400 ～ 800； C、T： 400 ～ 600 300	明显镇静、低血压
喹硫平缓释剂	Seroquel XR	PO：50、150、200、300、400	SZ（急性治疗、维持治疗） BP 躁狂（10 岁至成人；急性治疗、维持治疗；单药治疗、辅助治疗） BP 抑郁 MDD：难治性（辅助抗抑郁药）	400 ～ 800 400 ～ 800 300 150 ～ 300	1 次 / 日
利培酮	Risperdal（维斯通）	PO：0.25、0.5、1、2、3、4 ODT：0.25、0.5、1、2、3、4 L：1 mg/ml	SZ（A、T；急性治疗、维持治疗） BP 躁狂（10 岁至成人；急性治疗、维持治疗；单药治疗、辅助治疗） 自闭症谱系障碍：易激惹（5 ～ 17 岁）	A：4 ～ 8； T：1 ～ 3 A：1 ～ 6； 10 ～ 17 岁： 1 ～ 2.5 0.5 ～ 3.0	SGA 中 EPS 和高泌乳素血症的风险最高
利培酮长效注射液	Risperdal Consta	LAI：12.5、25、37.5、50	SZ 和 BP（维持治疗）	每 2 周 25 ～ 50 mg IM	
齐拉西酮	Geodon（卓乐定）	PO：20、40、60、80 IM：20 mg/ml	SZ（急性治疗、维持治疗） BP 躁狂（急性治疗、维持治疗；单药治疗、辅助治疗） SZ 中的急性激越（IM 制剂）	80 ～ 160 80 ～ 160 每 2 小时 10 或每 4 小时 20；最多 40 mg/d	延长 QTc 间期和尖端扭转型室性心动过速的风险 随餐（≥ 500 kcal）给药

第一代抗精神病药

丁酰苯类药物

| 氟哌啶醇 | Haldol（好度） | PO：0.5、1、2、5、10、20
CL：2 mg/ml
IM：5 mg/ml | SZ（A、C > 3 岁）
抽动症（A、C > 3 岁）

难治性多动和严重破坏行为（C > 3 岁） | 5 ～ 15 PO
每 4 ～ 8 小时 2 ～ 5 mg IM
0.5 ～ 10 | 强效 D_2 受体阻滞剂
高剂量静脉使用[a]时有延长 QTc 间期和尖端扭转型室性心动过速的风险（超说明书） |

（续表）

通用名	商品名	剂型及剂量（mg）	FDA 批准的适应证	推荐的剂量范围（mg/d，除非另有说明）	备注
氟哌啶醇癸酸盐	Haldol decanoate	D：50 mg/ml、100 mg/ml	SZ（A；维持治疗）	每月日常 PO 剂量 10～20 次	药物依从性差的患者每月 IM
二苯并氧氮杂					
洛沙平	Loxitane	PO：5、10、25、50	SZ（急性治疗、维持治疗）	60～100	
	Adasuve	经口吸入：10	SZ 和 BP 中的急性激越	每 24 小时 10（单次给药）	哮喘、慢性阻塞性肺病或其他肺部疾病禁用
吩噻嗪类：脂肪族化合物					
氯丙嗪	Thorazine	PO：10、25、50、100、200 IM：25 mg/ml	SZ（急性治疗、维持治疗） BP 躁狂（急性治疗） 难治性多动和严重破坏行为（C＞3 岁）	300～600 300～600 每 4～6 小时 0.56～1.11 mg/kg	弱效 D_2 受体阻滞剂，有延长 QTc 间期和尖端扭转型室性心动过速[a] 的风险，低血压
吩噻嗪类：哌嗪类					
氟奋乃静	Prolixin	PO：1、2.5、5、10 L：0.5 mg/ml CL：5 mg/ml IM：2.5 mg/ml	SZ（急性治疗、维持治疗）	5～20	中效 D_2 阻滞剂，中度 EPS 的风险
氟奋乃静癸酸盐	Prolixin decanoate	D：25 mg/ml	SZ（维持治疗）	每 2～4 周 25～50 mg	使用以下公式将 PO 转换为 D 的剂量：10 mg/d PO ≈ 每 3 周 12.5 mg D
奋乃静	Trilafon、Etrafon、Triavil（奋乃静/阿米替林合剂）	PO：2、4、8、16 PO：2/10、4/10、2/25、4/25、4/50	SZ（急性治疗、维持治疗） 抑郁伴焦虑 SZ 伴抑郁	12～64 2/10～16/200	CATIE 显示，FGA 的疗效与 SGA 相似，但会增加 EPS 的风险
三氟拉嗪	Stelazine	PO：1、2、5、10	SZ（急性治疗、维持治疗；A、C、T） 焦虑（非精神病性）	A：15～30； C、T：1～15 1～6	
吩噻嗪类：哌啶类噻嗪类					
硫利达嗪	Mellaril	PO：10、25、50、100	SZ（急性治疗、维持治疗；A、C、T）	200～600	有延长 QTc 间期和尖端扭转型室性心动过速[a] 的风险
吩噻嗪类：二苯丁哌啶类					
匹莫齐特	Orap	PO：1、2	抽动症（A、C、T）	0.05～0.2 mg/（kg·d），最多 10 mg/d	有延长 QTc 间期和尖端扭转型室性心动过速[a] 的风险
硫杂蒽类					
替沃噻吨	Navane	PO：1、2、5、10	SZ（急性治疗、维持治疗）	5～30	中强效 D_2 阻滞剂，有导致严重 EPS 的风险

A，成人；BP，双相障碍；C，儿童；CATIE，Clinical Antipsychotic Treatment Effectiveness Trial（Lieber-man et al 2005）；CL，浓缩液体；CYP，细胞色素 P450；D，癸酸盐；EPS，锥体外系不良反应；FDA，美国食品药品监督管理局；FGA，第一代抗精神病药；IM，肌内注射；L，液体；LAI，长效注射剂；MDD，重性抑郁障碍；ODT，口腔崩解片；PO，口服片剂或胶囊；PDSS，注射后谵妄/镇静综合征；R，直肠栓剂；SGA，第二代抗精神病药；SL，舌下；SZ，精神分裂症；SZAD，分裂情感障碍；T，青少年

[a] QTc 间期延长的风险可能与致命性心律失常有关，包括尖端扭转型室性心动过速。应获取基线心电图。QTc 间期延长、低钾血症、低镁血症或同时使用其他抑制代谢或延长 QTc 间期的药物的患者避免使用

引自 U.S. Food and Drug Administration：Orange Book：Approved Drug Products with Therapeutic Equivalence Evaluations（website）. Silver Spring, MD，U.S. Food and Drug Administration，August 2018. Available at：https://www.accessdata.fda.gov/scripts/cder/ob/. Accessed October 7，2018

患者的止吐药。临床医生在考虑超说明书使用抗精神病药时，必须仔细权衡其潜在的益处与长期和短期不良反应。应与患者或其家属讨论其风险和获益，并将讨论内容如实记录在医疗记录中。

剂量、治疗反应和给药途径

表 29-2 列出了抗精神病药的推荐剂量。需要注意的是，治疗反应可能需要经历数天到数周，这可能会使临床医生迅速增加剂量，以加快临床反应。然而，快速增加剂量和使用高剂量抗精神病药可能会导致不必要的剂量相关毒性，很少或没有附加获益。

幸运的是，抗精神病药有多种给药途径，可实现临床灵活性（如紧急控制精神病性激越、吞咽困难），并有助于增强依从性（如口服溶解和长效制剂）（所有精神药物的给药途径综述见 Levenson and Ferrando 2017）。阿立哌唑、氯氮平、奥氮平和利培酮具有口服溶解制剂，但需要吞咽和肠内吸收。由于阿塞那平没有显著的肠内吸收，它是唯一可用舌下制剂的抗精神病药。市面上有阿立哌唑、氯氮平、利培酮、氟奋乃静和氟哌啶醇的液体制剂。奥氮平和齐拉西酮各有 1 种肌内注射制剂被批准用于治疗精神分裂症和双相障碍中的急性激越。氟哌啶醇、氯丙嗪和氟奋乃静也有短效肌内注射制剂。阿立哌唑、奥氮平、利培酮、帕利哌酮、氟哌啶醇和氟奋乃静有长效注射制剂。氟哌啶醇常用于静脉注射以控制谵妄住院患者的严重精神病和激越，虽然这种给药途径和治疗目的未被 FDA 批准。静脉使用氟哌啶醇有导致 QTc 间期延长和尖端扭转型室性心动过速的黑框警告。奥氮平和齐拉西酮的肠外制剂不能静脉注射。

值得注意的是，FDA 批准的某一特定疾病的适应证并不能说明该药物具有优势，而缺乏标注的适应证也不一定证明该药物具有劣势，特别是对于那些长期以仿制药形式存在的药物而言。许多 FGA 已经用于 SGA 获得 FDA 特定批准的情况多年（如双相障碍），但从未获得 FDA 批准用于这些用途。

不良反应

抗精神病药有许多潜在的不良反应，范围从轻微不适到严重的危及生命的情况。这些不良影响可显著影响患者生活质量，构成潜在的短期和长期健康风险，重要的是，可能降低患者依从性，导致潜在精神疾病的复发。这些不良反应如表 29-3 所示。如前所述，SGA 是导致 EPS、NMS 和 TD 风险较低的一类药物。然而，值得注意的是，SGA 并非不会引起这些反应，D_2 受体的效力不同，风险也不同，利培酮的风险最高。D_2 受体的部分激动剂阿立哌唑与冲动控制行为增加有关（如病理性赌博）。

锥体外系不良反应

EPS 包括急性张力障碍反应、帕金森综合征、静坐不能、TD 和 NMS。一般来说，高效价 FGA 引发 EPS 的风险最大，而低效价吩噻嗪类药物和 SGA（利培酮除外）的风险明显较低。

急性张力障碍反应可能是最令患者不安的 EPS 症状，且喉肌肌张力障碍（又称痉挛性构音障碍）可能危及生命。急性肌张力障碍患者有药物不依从的风险。有肌张力障碍病史或危险因素的患者可采取预防性治疗。使用 SGA 通常可以避免预防性用药来预防抗精神病药引起的肌张力障碍。用于治疗 EPS 的药物如表 29-4 所示。除了对普萘洛尔或苯二氮䓬类药物有反应的静坐不能外，大多数 EPS 对抗胆碱能药物或金刚烷胺有反应。

迟发性运动障碍。TD 是一种以面部、躯干或四肢非自主的手足徐动样动作及迟发性静坐不能、肌张力障碍和抽搐为特征的疾病。TD 与长期使用高效价 FGA 相关；然而，也有使用 SGA 和多巴胺受体拮抗剂止吐药（尤其是甲氧氯普胺）出现 TD 的报道。TD 通常在停用抗精神病药后突然出现，并通过恢复使用相同的或另一种抗精神病药而减轻或掩盖。危险因素包括高龄、女性、治疗早期出现 EPS、药物假期（drug holiday）史、合并其他脑疾病、糖尿病、物质滥用和情感障碍（Salem et al. 2017）。

异常不自主运动量表（AIMS）可用于评估和监测有 TD 风险的患者。在治疗开始前和治疗后每 6 个月或 12 个月对异常运动进行 1 次评估。患者通常倾向于最小化或没有意识到 TD 症状。

尽管 TD 通常在停用抗精神病药数周或数月后就会消失，并可能通过改用 SGA 来改善 TD（SGA 导致 TD 的风险较低），如轻度 TD 使用齐拉西酮，较严重和进行性 TD 可用氯氮平，但该障碍可能会无限期地持续下去。许多药物（如金刚烷胺、苯扎托品、氯硝西泮、银杏叶提取物、普萘洛尔）已被超说明书用于治疗 TD，尽管疗效证据有限。2017 年，根据其在短期 III 期临床试验中的疗效，两种囊泡单胺转运蛋白 2（VMAT2）抑制剂缬苯那嗪和氘代丁苯那嗪成为第一批获得 FDA 批准的专门用于治疗 TD 的药物。仍需要更长期的研究来阐明这些药物在临床实践中的作用（Salem et al. 2017）。

神经阻滞剂恶性综合征。在使用抗精神病药的患者中，NMS 的发生率约为 0.02%（Caroff 2003b）。其典型症状是高热、全身僵直伴震颤、意识改变伴紧张症和自主神经功能不稳定（Caroff 2003a）。实验室

表 29-3　抗精神病药的不良反应

不良反应	药理机制	临床表现	管理[a]
锥体外系不良反应			
急性肌张力障碍	阻断黑质纹状体 DA 受体	颈部（斜颈）、背部（角弓反张）、舌头、眼肌（眼动危象）、喉部（喉肌肌张力障碍）肌肉痉挛	可用药物见表 29-4
帕金森综合征	阻断黑质纹状体 DA 受体	齿轮样强直、面具脸、运动迟缓、流涎、写字过小症、搓丸样震颤、兔唇综合征	可用药物见表 29-4
静坐不能	阻断黑质纹状体 DA 受体	内心不安感、无法静坐	普萘洛尔（对抗胆碱能药物、镇静剂、金刚烷胺反应不佳）
迟发性运动障碍	长效阻断 DA 受体、氧化损伤、谷氨酸能神经毒性	面部、躯干或四肢不自主地手足徐动样动作	停药可自发消退 氯氮平 缬苯那嗪、氘代丁苯那嗪（表 29-4）
神经阻滞剂恶性综合征	由于停用 DA 激动剂或阻断受体，DA 活性突然显著降低	肌强直（SGA 可能不存在）、发热、自主神经功能不稳定、白细胞计数增加（＞ $15×10^9/L$）、肌酸激酶水平升高（＞ 300 U/ml）、谵妄	停用抗精神病药 支持治疗（补水、退热剂、维持血压） 溴隐亭、丹曲林、苯二氮䓬类、ECT（均有文献支持）
吞咽困难	阻断黑纹状体 DA 受体或毒蕈碱胆碱能受体	食管运动功能障碍、误吸、呛噎、体重减轻	降低剂量或停用抗精神病药
抗胆碱能作用	阻断毒蕈碱胆碱能受体	口干、视物模糊、便秘、尿潴留、心动过速、认知障碍（尤其是老年人）、抗胆碱能性谵妄	毒扁豆碱（治疗抗胆碱能性谵妄）
体重增加	阻断下丘脑组胺 H_1 受体导致食欲和摄食增加；改变血清瘦素水平	可能导致代谢综合征，增加心血管风险	谨慎选择抗精神病药（奥氮平、氯氮平风险最大，阿立哌唑和齐哌西酮风险最小）体重监测 二甲双胍？
镇静	阻断下丘脑组胺 H_1 受体	日间嗜睡、运动和认知功能受损	在深夜或入睡前服药、换用镇静作用弱的药物 开具清醒药［莫达非尼、阿莫非尼（证据有限）］或精神兴奋剂（证据有限，可能加剧精神病）
体温调节受损	阻断下丘脑组胺 H_1 受体	体温过低或过高可能危及生命	建议避免极端体温 开具清醒药［莫达非尼、阿莫非尼（证据有限）］或精神兴奋剂（证据有限，可能加剧精神病）
直立性低血压	拮抗 $α_1$ 肾上腺素能受体	头晕、晕厥、跌倒（伴或不伴骨折）	提供关于突然体位改变的健康教育 确保充分补水 若存在不依从问题，重新开始治疗时降低剂量（特别是氯氮平和伊潘立酮）
内分泌系统反应			
高催乳素血症	阻断结节漏斗通路 DA 受体	男性乳腺发育、溢乳、闭经、性功能障碍、骨质疏松	降低剂量或改用升高催乳素水平作用较小的药物 DA 激动剂（可能加重精神病） 阿立哌唑的风险最小
代谢综合征（高血糖、血脂异常、高血压）	体重增加与阻断组胺 H_1 受体和 $5\text{-}HT_{2C}$ 受体，以及胰岛细胞、肝和骨骼肌葡萄糖转运功能障碍相关	体重增加、高血糖、糖尿病、心血管疾病风险升高	谨慎选择抗精神病药（奥氮平、氯氮平风险最大；阿立哌唑、齐拉西酮、鲁拉西酮风险最低） 密切监测 二甲双胍

（续表）

不良反应	药理机制	临床表现	管理 [a]
降低癫痫发作的阈值	未知；氯氮平的剂量依赖效应；使用其他抗精神病药的潜在风险较小；患者因素很重要	主要表现全面强直-阵挛性发作癫痫	癫痫或脑损伤患者避免使用高危药物氯氮平的风险最大，且有剂量依赖效应（降低剂量，剂量超过 600 mg/d 时加用抗惊厥药）
血液系统不良反应	骨髓抑制	中性粒细胞绝对计数下降；粒细胞缺乏症（通常在治疗早期，氯氮平风险最大）；发热、口炎、咽炎、淋巴结病、乏力	在抗精神病药治疗早期进行常规白细胞监测遵循氯氮平监测指南
心脏不良反应	房室传导延迟、奎尼丁样作用、钙通道阻滞氯氮平引起的心肌炎	QTc 间期延长 [b]、室性心律失常、尖端扭转型室性心动过速、心源性猝死；心力衰竭	对有心脏危险因素（如长 QT 综合征、低钾血症、低镁血症、合用代谢抑制剂）、使用高风险抗精神病药的患者进行基线和常规心电图
痴呆相关精神病老年患者的死亡风险	心脏传导效应、过度镇静	心脏骤停；感染（肺炎）	对痴呆相关精神病老年患者进行仔细的风险-获益评估；抗精神病药未被批准用于这种情况
皮肤反应	未知	对太阳光敏感	建议避免过度暴露在阳光下，并使用防晒霜
眼部反应	视网膜色素沉积	色素性视网膜病变是硫利达嗪的罕见影响，白内障是卡利拉嗪的罕见影响白内障被发现于使用喹硫平的狗模型在人类试验或喹硫平的临床使用中未发现白内障	对使用硫利达嗪或卡利拉嗪的患者定期进行眼科检查对长期使用喹硫平的患者进行定期裂隙灯检查

DA，多巴胺；ECT，电休克治疗；SGA，第二代抗精神病药
[a] 所列的大多数不良反应可通过减量或停药缓解，或改用另一种引起不良反应的可能性较小的替代药物。因此，该策略并未针对每种不良反应列出。如果不良反应与剂量无关，则说明这种情况
[b] 与硫利达嗪、氯丙嗪、喹硫平、齐拉西酮、静脉注射氟哌啶醇、匹莫齐特和伊潘立酮相关的风险最高。抗精神病药联用代谢抑制剂可增加风险。阿立哌唑的风险最小

表 29-4 治疗锥体外系不良反应（EPS）的药物

通用名	商品名	药物类型（作用机制）	成人常用剂量	EPS 的适应证
金刚烷胺	Symmetrel	多巴胺能药物	100 mg PO bid	震颤麻痹综合征
苯扎托品	Cogentin	抗胆碱能药物	1 ～ 2 mg PO bid 2 mg IM 或 IV [a]	肌张力障碍、震颤麻痹综合征急性肌张力障碍
氘丁苯那嗪	Austedo	VMAT2 抑制剂	6 ～ 24 mg PO bid	迟发性运动障碍
苯海拉明	Benadryl	抗胆碱能药物	25 ～ 50 mg PO tid 25 mg IM 或 IV [a]	肌张力障碍、震颤麻痹综合征急性肌张力障碍
普萘洛尔	Inderal	β 受体阻滞剂	20 mg PO tid	静坐不能
苯海索	Artane	抗胆碱能药物	5 ～ 10 mg PO bid	肌张力障碍、震颤麻痹综合征
缬苯那嗪	Ingrezza	VMAT2 抑制剂	80 mg PO qd	迟发性运动障碍

bid，2 次 / 天；IM，肌内注射；IV，静脉注射；PO，口服；qd，1 次 / 日；tid，3 次 / 日；VMAT2，囊泡单胺转运蛋白 2
[a] 随后口服药物

检查异常结果包括肌酶升高（主要是肌酸激酶，> 800 IU/L）、肌红蛋白尿、白细胞增多、代谢性酸中毒、缺氧和血清铁水平低。危险因素包括脱水、疲劳、激越、紧张症、既往发作，以及快速滴定注射高剂量强效抗精神病药。NMS 可能在用药数小时内发生，但通常在数天内发生，2/3 的病例发生于开始抗精神病药治疗后的前 1 ～ 2 周。一旦停用多巴胺阻断药物，2/3 的 NMS 病例可在 1 ～ 2 周内痊愈，平均

持续时间为 7 ~ 10 天（Caroff 2003b）。如果注射长效抗精神病药，患者可能会经历更长时间的症状（长达 4 周）。患者偶尔会出现持续性紧张性和帕金森状态，除非使用电休克治疗（ECT），否则会持续数周。NMS 在某些情况下可能由于肾衰竭、心肺骤停、弥散性血管内凝血、肺栓塞或吸入性肺炎而致命。

NMS 的治疗策略包括早期诊断、停用多巴胺拮抗剂和支持治疗。苯二氮䓬类药物、多巴胺激动剂、丹曲林和 ECT 在临床和病例报告中被认为是有益的；然而，尚无随机对照试验数据支持这些方法。这些药物可根据症状、严重程度和发作持续时间在个体病例中凭借经验加以考虑。

内分泌系统不良反应

代谢综合征。大多数抗精神病药与代谢综合征有关。代谢综合征由 5 项标准定义：腹型肥胖、甘油三酯 ≥ 150 mg/dl（1.7 mmol/L）、高密度脂蛋白水平降低［男性 < 40 mg/dl（1.03 mmol/L），女性 < 50 mg/dl（1.28 mmol/L）］、血压 ≥ 130/85 mm Hg、空腹血糖 ≥ 100 mg/dl（5.6 mmol/L）（Grundy et al. 2005）。代谢综合征是糖尿病（包括酮症酸中毒）及心脑血管和周围血管疾病的独立危险因素。代谢综合征在多大程度上仅是抗精神病药治疗的一个功能是有争议的。与普通人群相比，未经药物治疗的精神分裂症、双相障碍和分裂情感障碍患者被发现存在糖耐量受损。体重增加在 SGA 中很常见；氯氮平和奥氮平导致体重增加的风险最大，而喹硫平、利培酮和帕利哌酮可导致轻中度体重增加；齐拉西酮和鲁拉西酮导致体重增加的风险较小。一般认为阿立哌唑对体重的影响较小，但有些患者也会出现体重增加。血清甘油三酯和低密度脂蛋白胆固醇水平升高和高密度脂蛋白胆固醇水平降低通常并行发生，但这些改变可能在没有体重增加的情况下发生。服用抗精神病药的患者应监测体重增加、高血压、葡萄糖耐受不良和脂质紊乱。患者监测指南如表 29-5 所示。

代谢综合征的治疗开始于剂量调整（可行时）或交叉减量至更中性的药物。饮食教育、锻炼和认知行为干预等技术对接受 SGA 治疗的患者保持或减轻体重是有效的。一项纳入 12 项研究的 meta 分析发现，在抗精神病药治疗方案中加入二甲双胍有助于减轻体重增加和胰岛素抵抗（de Silva et al. 2016）。

高催乳素血症可引起阳痿、月经不调、闭经、不孕、溢乳、男性乳腺发育和性功能障碍。越来越多的证据表明高催乳素血症存在长期后遗症，包括骨密度损失、骨质疏松和乳腺癌（Grigg et al. 2017）。利培酮、帕利哌酮和高效价 FGA 最易引起高催乳素血症，而阿立哌唑的风险最小。美国精神病学协会的相关指南建议，只有在有症状的患者中才应常规监测血清催乳素水平（Lehman et al. 2004）。治疗策略包括降低风险药物的剂量、改用不太可能影响催乳素的药物，并通过解决运动不足、营养不良、吸烟、饮酒和维生素 D 水平低来防止骨骼脱钙。

心脏不良反应

除阿立哌唑外，所有抗精神病药均可致 QT 间期延长。氟哌啶醇、氟哌利多、硫利达嗪、舍吲哚、齐拉西酮和伊潘立酮比其他药物可产生更显著的 QT 间期延长（Beach et al. 2013）。校正心率的 QT 间期（QTc 间期）> 500 ms 与持续性多形性室性心动过速（尖端扭转型室性心动过速）的风险增加相关，后者可恶化为心室颤动。女性、长期大量饮酒的患者和神经性厌食症患者出现心脏不良反应的风险增加。其他引起尖端扭转型室性心动过速的危险因素包括家族性长 QT 综合征、严重心脏病、低钾血症、低镁血症，以及同时使用延长 QT 间期或抑制抗精神病药代谢的其他药物（Beach et al. 2013）。

在有行为障碍的老年患者中，FGA 和 SGA 均与短期死亡率绝对升高约 1.9% 有关［4.5% vs. 2.6%，或校正的相对风险增加约 70%（Kuehn 2008）］，主要原因是心血管事件和感染。这一相关的死亡率升高导致 FDA 对痴呆老年患者的激越和精神病症状的超说明书用药给予了黑框警告。一项对美国田纳西州医疗

表 29-5　服用抗精神病药的患者的代谢状态监测的共识指南

代谢风险指标	基线	4 周	8 周	12 周	每季度	每年	每 5 年
糖尿病和心血管疾病的个人史及家族史	✓					✓	
体重（体重指数）	✓	✓	✓	✓	✓		
腰围	✓					✓	
血压	✓			✓		✓	
空腹血糖	✓			✓		✓	
空腹血脂	✓			✓			✓

引自 American Diabetes Association et al. 2004.

补助计划（Tennessee Medicaid）数据的综述发现，使用抗精神病药与猝死风险翻倍相关，但绝对风险仅为 0.0015 例死亡 / 人·年，因此每年需要治疗的人数为 666 人，导致 1 例额外的猝死（Ray et al. 2009）。

氯氮平与心肌炎和心肌病的风险有关，如果不加以处理，可能会危及生命（详见本章"氯氮平"）。

皮肤不良反应

大多数吩噻嗪类药物与增加光敏性和晒伤风险有关。此外，使用氯丙嗪的患者可出现皮肤色素沉着变为浅灰色。FDA 发布了关于奥氮平和齐拉西酮严重皮肤反应风险的警告，包括药物性嗜酸性粒细胞增多及全身症状（DRESS）。DRESS 的特点是出现严重的皮疹和全身症状，包括发热（38～40℃）、乏力、淋巴结病和内脏受累相关症状。阿塞那平与 I 型超敏反应相关，包括过敏反应和血管性水肿。

药物相互作用（参见本章"一般原则"）

大多数抗精神病药由肝内 CYP2D6 同工酶代谢。但齐拉西酮和喹硫平除外，它们主要由 CYP3A4 酶代谢，因此其代谢可能会受到抑制或诱导这些酶的影响。例如，加用氟西汀可增加血清中氟哌啶醇的浓度，尽管对于这种增加是否达到临床显著程度有着不同看法。两类潜在的药物-药物相互作用尤其值得关注：①相互作用可使抗精神病药的血清浓度增加到危险水平；②相互作用可降低抗精神病药的血清浓度，使其无效。第一类相互作用的一个例子是，氯氮平主要由 CYP1A2（主要），以及 CYP2D6 和 CYP3A4（次要）同工酶代谢。合用强效 CYP1A2 抑制剂（如环丙沙星、氟伏沙明）可导致毒性血清氯氮平浓度（Meyer et al. 2016）。第二类相互作用的一个例子是，有研究报告加用 CYP3A4 和 CYP1A2 的酶诱导剂（如卡马西平）可降低血清氯氮平和氟哌啶醇浓度（Tsuda et al. 2014）。吸烟可通过诱导 CYP1A2 来影响抗精神病药的代谢；氯氮平和奥氮平的血清浓度随着吸烟而降低，戒烟后升高（Tsuda et al. 2014）。

氯氮平

氯氮平是第一个也是尤为重要的 SGA，其在多项临床试验中被证明对治疗难治性精神分裂症有效，可显著减少精神分裂症的阴性症状，并减少精神分裂症和相关疾病患者的自杀意念和企图。氯氮平很少引起 EPS，尤其是 TD。

由于氯氮平与严重中性粒细胞减少症（定义为中性粒细胞绝对计数＜ 500/μl）的风险相关，通常仅用于对

至少 2 种其他抗精神病药治疗没有充分反应或不能耐受治疗的患者。有文献报告，氯氮平在既往抗精神病药治疗无效的患者中的反应率高达 30%（Lewis et al. 2006）。

氯氮平治疗通常是通过氯氮平与先前疗效不佳的药物交叉滴定开始的。氯氮平起始剂量为 12.5 mg/d，随后迅速增加至 12.5 mg，2 次 / 日。然后根据耐受性增加剂量，一般每天或每隔 1 天增加 25 mg 或 50 mg。监测镇静、直立性低血压、心动过速和心动过缓及晕厥很重要。对于接受生命体征监测的住院患者，氯氮平的剂量增加可以更快。常规目标剂量是 300～500 mg/d，分次给药。应确定无反应患者的血药浓度。对于治疗 6 个月后对氯氮平无反应且无其他可行选择的患者，可逐步滴定至 900 mg/d。

在接受氯氮平治疗的 15 个月期间，患者发生重度中性粒细胞减少症的累积发生率估计为 0.8%，在治疗的前 6～18 周发病率最高（Raja 2011）。FDA 强制实施了 REMS（Risk Evaluation and Mitigation Strategy）计划，以确保对氯氮平诱导的严重中性粒细胞减少症患者进行最佳监测和管理。所有开具处方者（或他们指定的人）、药房配药者和患者都必须参与该计划，且开具处方者和药房必须经过认证。氯氮平配药与治疗前 6 个月每周的中性粒细胞绝对计数、随后 6 个月每 2 周的计数、之后每月的计数有关。不再需要白细胞计数，良性种族中性粒细胞减少症患者可采用较低的中性粒细胞绝对计数阈值。氯氮平基于中性粒细胞绝对计数的使用指南见表 29-6。

如果出现严重的中性粒细胞减少，应立即咨询血

表 29-6　氯氮平监测指南

正常人群基线中性粒细胞绝对计数（ANC）必须 ≥ 1500/μl。如果个体患有良性种族中性粒细胞减少症（BEN），初始 ANC 必须 ≥ 1000/μl（需要有至少 2 次基线 ANC 水平）

治疗前 6 个月需要每周检测 ANC。6～12 个月时，需要每 2 周检测 1 次。12 个月后，需要每月进行检测

如果 ANC 为 1000～1499/μl（BEN 患者为 500～999/μl），可继续使用氯氮平，每周检测 3 次 ANC，直至 ANC ≥ 1500/μl（BEN 患者 ≥ 1000 /μl）。一旦达到指定的 ANC 阈值，如果临床合适，恢复到患者之前的 ANC 检测间隔

如果 ANC 为 500～999/μl（BEN 患者＜ 500/μl），中断氯氮平治疗并建议进行血液科会诊。每天检测 ANC，直至 ANC ≥ 1000/μl（BEN 患者 ≥ 500/μl），然后每周检测 3 次 ANC，直至 ANC ≥ 1500/μl（BEN 患者至少达到 ANC 基线）。除非获益明显大于风险，否则 ANC ＜ 500/μl 的患者不应再次使用该药

引自 Clozapine REMS Program："Recommended Monitoring Frequency and Clinical Decisions by ANC Level," from Clozapine and the Risk of Neutropenia: An Overview for Healthcare Providers, Version 2.0, December 23, 2014. Available at: https://www.clozapinerems.com/CpmgClozapineUI/rems/pdf/resources/ANC_Table.pdf. Accessed November 11, 2018.

液科专家。使用氯氮平时，可考虑使用粒细胞集落刺激因子或锂对抗或预防严重中性粒细胞减少症，尽管这些策略本身存在安全问题（Raja 2011）。一旦患者在服用氯氮平时出现严重的中性粒细胞减少症，除非医生确定其潜在的获益大于复发的风险，否则患者不应再次服用氯氮平。氯氮平相对禁用于骨髓增生性疾病和（或）免疫功能低下的患者，因为他们患严重中性粒细胞减少症的风险增加。同时服用与骨髓抑制相关的药物（如卡马西平）也是相对禁忌证。

氯氮平与癫痫发作的剂量依赖性风险相关。剂量低于 300 mg/d 与癫痫发作的风险为 1% 相关，剂量为 300 ～ 600 mg/d 与风险为 2.7% 相关，而剂量高于 600 mg/d 与风险为 4.4% 相关（Raja 2011）。应注意避免抑制 CYP1A2 介导的氯氮平代谢的药物相互作用。有研究报道了使用抗惊厥药（如丙戊酸、加巴喷丁、拉莫三嗪、托吡酯）预防氯氮平相关癫痫发作（Raja 2011）。

氯氮平与致死性心肌炎和心肌病相关。心肌炎的发病率估计为 0.015% ～ 0.19%，但考虑到诊断和报道的局限性，发病率可能更高。虽然 90% 的心肌炎病例发生在治疗的前 8 周，但在氯氮平启动后数月至数年且没有急性心肌炎的情况下也可能发生心肌病（Raja 2011）。心肌炎的临床表现通常为非特异性；因此，鼓励进行心脏基线评估并监测患者的心脏体征和症状。不建议对服用氯氮平后发生心肌炎或心肌病的患者进行复诊。

氯氮平可引起多涎、便秘和夜间遗尿症。如果不适当治疗，氯氮平引起的便秘可导致致命的并发症（如肠梗阻、中毒性巨结肠）（Raja 2011）。

心境稳定剂

治疗双相躁狂的药物主要有三类：锂盐、部分抗惊厥药和抗精神病药。这些药物的适应证和疗效因对双相障碍的治疗目标不同而有所不同，包括急性躁狂、维持治疗（预防躁狂和抑郁复发）、混合躁狂状态和双相抑郁。表 29-7 总结了已被批准的心境稳定剂的适应证、剂量、血药浓度监测（如适用）和不良反应。表 29-2 总结了用于治疗情感障碍的抗精神病药的适应证和剂量。

锂盐

几千年前人们就发现了锂盐的镇静特性。然而，其毒性和不规范的使用限制了其医学应用。1949 年，Cade（Richardson and Macaluso 2017）描述了锂盐在躁狂治疗中的应用。Cade 等在 20 世纪 50—60 年代研究了锂盐在躁狂-抑郁患者中的药理作用，1970 年，FDA 批准锂盐用于治疗躁狂。目前它仍然是治疗躁狂的金标准药物。

锂盐被批准用于急性躁狂发作的治疗和双相障碍的维持治疗，并且是双相抑郁的一线治疗选择。快速循环型双相障碍患者可能对锂盐有反应，但锂盐不太可能阻止这些患者情感发作的复发（Richardson and Macaluso 2017）。在治疗难治性单相抑郁症和降低情感障碍患者自杀倾向方面，锂盐是抗抑郁药的有效辅助治疗，与抗抑郁药联用可能有助于维持电休克治疗后抑郁症的缓解（Richardson and Macaluso 2017）。

临床使用

碳酸锂可在胃肠道中完全吸收，1 ～ 2 h 内血浆水平达到峰值，消除半衰期约为 24 h，约 5 天达到稳态，且始终通过尿液排出体外。锂盐的剂量应根据临床反应、不良反应和血清水平确定。用于急性治疗时，锂盐一般从 900 ～ 1200 mg/d 开始，分次服用，然后根据血锂浓度，剂量可增加至 1500 ～ 1800 mg/d。治疗急性躁狂时血锂浓度一般需要达到 0.8 ～ 1.2 mmol/L（有时可达 1.5 mmol/L）。然而，当血锂浓度达到目标范围的上限时，必须密切监测不良反应。在锂盐治疗开始时，通常与抗精神病药和（或）苯二氮䓬类联用，直到锂盐开始发挥作用。一旦达到持续的躁狂缓解，应在可能时逐渐减少辅助药物。

对于大多数双相障碍患者，为降低复发风险的维持治疗的目标血锂浓度为 0.8 ～ 1.0 mmol/L，但部分患者在较低的血锂浓度（0.4 ～ 0.6 mmol/L）下也可以维持缓解。锂盐浓度突然下降更有可能引发复发，而不是逐渐下降。

锂盐通常在治疗开始时分次给予。然而，在达到稳定状态并评估不良反应后，首选每天晚上或睡前服用 1 次锂盐。每日 1 次的给药有助于增加患者依从性，减少不良反应和可能的肾损害。

应在最后一次使用锂盐后约 12 h 检测血锂浓度。在确定治疗性血锂浓度后，通常应在前 3 个月每月检测 1 次，之后每 3 ～ 6 个月检测 1 次。在锂盐治疗前和治疗后应定期检查肾功能，如果不良反应增加或有肾功能不全的体征或风险，应更频繁地检查。

锂盐几乎全部经肾排出。急性肾衰竭患者禁用，慢性肾衰竭患者可用。对于病情稳定的局部肾功能不全患者，临床医生应保守用药，并经常监测肾功能。对于透析患者，锂盐可被完全透析，血液透析后可口服 1 次（300 ～ 600 mg）。血锂浓度至少应在透析后 2 ～ 3 h 后检查，因为透析后组织储存的锂会立刻重新平衡。锂盐可延长 QTc 间期，并可增加电解质紊乱

表 29-7　心境稳定剂

通用名	剂型和剂量（mg）	FDA 批准的适应证	推荐的剂量范围	治疗性血药浓度	不良反应
锂盐					
碳酸锂	片剂：300 胶囊：150、300、600 ER 片剂：300、450	急性躁狂发作和双相障碍的维持治疗	躁狂：900～1800 mg/d 维持：600～1200 mg/d	躁狂：0.8～1.5 mmol/L 维持：0.6～1.0 mmol/L	恶心、呕吐、精细震颤、白细胞增多症、体重增加、甲状腺功能减退和亢进、甲状旁腺功能亢进、肾性尿崩症、妊娠早期 Ebstein 畸形
柠檬酸锂	液体：8 mmol/5 ml				
丙戊酸盐					
双丙戊酸钠	迟释胶囊、片剂：125、250、500 迟释分散型胶囊：125 ER（24 h）片剂：250、500	双相障碍中的急性躁狂或混合发作	10～60 mg/（kg·d）分次（装药策略：第 1 天迟释 20 mg/kg；ER 配方 25 mg/kg）	躁狂：85～125 mg/L	恶心、呕吐、腹泻、震颤、体重增加、可逆性脱发、多囊卵巢综合征、血小板减少、血液病（罕见）、肝毒性、胰腺炎、妊娠早期暴露导致的神经管缺陷
丙戊酸钠	注射：100 mg/5 ml				
丙戊酸	胶囊：250 口服液：250 mg/5 ml				
拉莫三嗪	片剂：25、100、150、200 ER 片剂：25、50、100、200、250、300 咀嚼片：2、5、25 口服液：25、50、100、200	双相 I 型障碍的维持治疗	200 mg/d（100 mg 丙戊酸，mg 卡马西平）严格滴定程序，以减小严重皮疹的风险	N/A	头痛、头晕、复视、良性至重度皮症多形性红斑（罕见）皮疹、恶心、腹泻、梦异常、瘙痒、无菌性脑膜炎（罕见）
卡巴咪嗪	ER 胶囊：100、200、300 咀嚼片：100、200 ER 片剂：100、200、400 口服液：100 mg/5 ml 片剂：200	与双相 I 型障碍相关的急性躁狂或混合发作（ER 胶囊）	400～1600 mg/d	双相障碍 N/A；癫痫 4～12 mg/L；可用于监测毒性和药物相互作用	头晕、镇静、恶心、共济失调、便秘、严重皮肤反应，特别是携带 HLA-B*1502 等位基因；粒细胞缺乏症；再生障碍性贫血、DRESS 综合征；低钠血症

DRESS，药物性嗜酸性粒细胞增多及全身症状；ER，缓释

表中不包括 FDA 批准用于双相障碍的抗精神病药（阿立哌唑、阿塞那平、卡利拉嗪、鲁拉西酮、奥氮平、喹硫平、利培酮和齐拉西酮）。关于治疗双相障碍的抗精神病药的详细信息见表 29-2

患者发生心律失常的风险。

不良反应

锂盐有许多浓度依赖性不良反应，如果出现，可能严重阻碍患者的依从性，最坏的情况是导致严重中毒。锂盐的治疗指数范围很窄（即治疗水平和毒性水平之间的差异很小）。体液和电解质紊乱及同时服用改变肾功能的药物（参见"药物相互作用"）可能减少药物消除和增加不良反应。儿童、老年人和有神经系统等合并症的患者的风险较高。表 29-8 总结了基于成人血锂浓度的不良反应。治疗范围内常见的不良反应包括胃肠道紊乱（恶心、呕吐）、精细运动震颤、认知减缓、体重增加、心脏影响（良性 T 波变平、QTc 间期延长）、良性白细胞增多症和皮肤并发症（包括痤疮、毛囊炎、银屑病和脱发）。在大多数患者中，普萘洛尔（120 mg/d）分次给药可成功治疗精细运动震颤。如果 β 受体阻滞剂无效或不能耐受，则使用扑米酮、苯二氮䓬类药物和维生素 B_6（Gitlin 2016）。患者可能会抱怨服用锂盐时认知和精神运动减缓，这些影响可能会促使那些习惯了与狂躁相关的快速思维和清晰感知的患者对治疗不依从。值得注意的是，双相障碍本身与神经心理障碍相关，独立于药物治疗。

当血锂浓度高于 1.5 mmol/L 时会发生急性锂中毒，包括中重度胃肠道、神经系统和心血管影响（表 29-8）。

锂盐和肾。锂盐可引起水钠利尿，并可诱发肾性尿崩症（NDI）。大多数接受锂盐治疗的患者会出现多饮和多尿，即轻度良性 NDI。锂离子诱导的 NDI 有时会在停药后持续很长时间，表现可从轻度多尿到高渗性昏迷。阿米洛利被认为是锂盐诱导的 NDI 的首选治疗方法。

锂盐对肾功能的影响存在争议；一些研究显示，较长时间的锂盐治疗会导致估算的肾小球滤过率进行性下降（"爬行肌酐"），而其他研究则没有得出该结论（Cukor et al. 2019）。虽然长期锂盐治疗是唯一确定的与锂盐所致肾病相关的因素，但肾功能的改变通常与其他因素相关，包括年龄、锂中毒发作、其他药物（镇痛药、药物滥用）和存在共病（高血压、糖尿病）。锂盐剂量与肾毒性作用并没有很强的相关性，但近期的研究表明，较低的平均治疗性血锂浓度可降低终末期肾病的发病率（Gitlin 2016）。锂盐导致的肾毒性进展到终末期肾病是罕见的，需要使用锂盐数十年。通过定期监测肾功能，长期锂盐维持治疗对双相障碍的好处远远超过肾功能受损的风险。

锂盐诱导的甲状腺疾病。锂盐引起的甲状腺功能减退很常见，5% ～ 35% 的患者会出现不同程度的甲状腺功能减退，从亚临床状态到黏液性水肿。女性的患病风险是男性的 3 倍。亚临床甲状腺功能减退［即促甲状腺激素（TSH）升高，但甲状腺素正常且无症状］比临床甲状腺功能减退更为普遍。

在开始锂盐治疗前和治疗后 3 个月应检测 TSH。如 TSH 正常，应每 6 ～ 12 个月复查 1 次。如果出现临床显著的甲状腺功能减退或亚临床状态持续至锂盐治疗后的 4 个月，建议使用甲状腺素替代治疗或改用其他心境稳定剂。

1% ～ 2% 接受锂盐治疗的患者可能出现甲状腺功能亢进。锂盐诱发的甲状腺功能亢进可能会被忽略，因为它通常是短暂且无症状的，然后出现甲状腺功能减退，或被误认为轻躁狂。

锂盐和甲状旁腺功能亢进。甲状旁腺功能亢进是一种未被充分认识的长期锂盐治疗的不良反应，应谨慎地对接受长期锂盐治疗的患者进行高钙血症筛查。停用锂盐可能不能纠正甲状旁腺功能亢进，需要进行甲状旁腺切除术。虽然甲状旁腺功能亢进是骨质疏松的危险因素，但血钙和甲状旁腺激素水平正常的患者服用锂盐不会增加患骨质疏松的风险。

药物相互作用（参见本章"一般原则"）

锂盐通过肾排出体外。噻嗪类利尿剂、祥利尿剂、非甾体抗炎药、血管紧张素转化酶抑制剂和血管紧张素受体阻滞剂可升高血锂浓度。理想情况下，应避免与这些药物联用；但是，锂盐加用噻嗪类利尿剂时，锂盐用量应减少 25% ～ 50%，并在达到新的稳定状态时重新检查血锂浓度。锂盐加用血管紧张素转

表 29-8　锂中毒的症状和体征

轻中度锂中毒（血锂浓度 1.5 ～ 2.0 mmol/L）

胃肠道症状

　恶心、呕吐、腹泻、腹痛、口干、烦渴、多尿

神经系统症状

　共济失调、头晕、口齿不清、眼球震颤、肌无力、嗜睡或兴奋、震颤加剧、注意力缺陷

中重度锂中度（血锂浓度 2.1 ～ 2.5 mmol/L）

胃肠道症状

　神经性厌食、持续恶心和呕吐

神经系统症状

　视物模糊、肌震颤、阵挛性肢体运动、深腱反射过度活跃、手足徐动症样运动、癫痫、谵妄 / 意识模糊、粗大震颤

心血管症状

　心电图改变：QT 间期延长、T 波变平、心律失常

　循环衰竭（血压下降、心动过速）、晕厥

重度锂中毒（血锂浓度 > 2.5 mmol/L）

全身性癫痫、少尿和肾衰竭、死亡

化酶抑制剂或血管紧张素受体阻滞剂所产生的毒性作用通常延迟出现。碳酸酐酶抑制剂、渗透性利尿剂、甲基黄嘌呤和咖啡因会降低血锂浓度（Richardson and Macaluso 2017）。

丙戊酸盐

临床使用

双丙戊酸钠被批准用于治疗急性躁狂。美国有多种丙戊酸盐制剂，包括丙戊酸、丙戊酸钠、双丙戊酸钠和双丙戊酸钠缓释制剂。双丙戊酸钠是丙戊酸钠和丙戊酸的二聚体，具有肠溶包衣，耐受性最好。丙戊酸盐的半衰期是 9 ～ 16 h。

丙戊酸盐主要有两种启动策略：逐渐剂量滴定和丙戊酸盐负荷剂量。轻躁狂或有轻度躁狂症状的患者宜采用逐渐剂量滴定法，起始剂量为 250 mg，3 次/日，之后每 3 ～ 4 天加量调整至目标范围 1000 ～ 2000 mg/d。丙戊酸盐负荷剂量法适用于急性躁狂患者，起始剂量为 20 mg/kg（Keck et al. 1993）。建议治疗急性躁狂的血浆水平为 85 ～ 125 mg/L（表 29-7）；然而，剂量应基于临床反应和不良反应负担。

不良反应

丙戊酸盐最常见的不良反应是胃肠道反应，包括消化不良、恶心、呕吐和腹泻，可通过肠溶和缓释制剂来减轻。镇静、轻度共济失调、良性震颤和体重增加也很常见。体重增加似乎并不依赖于剂量，应始终建议患者注意饮食和运动。丙戊酸盐治疗可导致脱发，这通常是（但不总是）可逆的。

丙戊酸盐与罕见的肝衰竭相关，被认为是严重肝病患者的相对禁忌证。幼儿（特别是使用多种抗惊厥药的儿童）发生致命性肝毒性的风险最高，且风险随着年龄的增长而降低。谨慎的做法是在开始丙戊酸盐治疗前进行肝功能基线检查，在治疗期间监测肝功能。如果肝酶水平保持稳定，且不伴有肝中毒的临床症状，则肝酶水平高于正常上限 2 ～ 3 倍可能不需要停止治疗。血清转氨酶和 γ- 谷氨酰转移酶水平也可能短暂升高。丙戊酸盐可引起无症状性高氨血症和高氨血症脑病（症状类似于肝性脑病）。除非患者出现症状，否则不建议常规监测氨水平。

在极少数情况下，丙戊酸盐可引起胰腺炎。如果患者在丙戊酸盐治疗期间出现呕吐和严重腹痛，应立即检测血清淀粉酶水平并停用丙戊酸盐。丙戊酸盐与剂量依赖性血小板减少有关，需要抗凝治疗的患者应谨慎使用。丙戊酸盐在极少数情况下也与低钠血症相关。此外，丙戊酸盐与多囊卵巢综合征有关，其特征是月经不规律和高雄激素血症，包括多毛症；约 10%

服用丙戊酸盐的女性会出现这种综合征（Bilo and Meo 2008）。

丙戊酸盐过量会导致镇静、意识模糊，最终昏迷。也可出现反射亢进或反射减弱、癫痫、呼吸抑制和室上性心动过速。治疗应包括活性炭、心电图监测、紧急癫痫治疗和呼吸支持。

药物相互作用（参见本章"一般原则"）

丙戊酸盐可抑制肝酶［UDP- 葡萄糖醛酸转移酶（UGT）和 CYP］，导致其他药物的血药浓度升高，尤其是拉莫三嗪，从而增加拉莫三嗪诱发皮疹的风险（目前拉莫三嗪的药品标签为正在服用丙戊酸盐的患者提供了拉莫三嗪剂量指南）。丙戊酸盐可能增加苯巴比妥、乙琥胺和卡马西平活性代谢产物 10,11- 环氧化合物的浓度，增加中毒风险。丙戊酸盐也可与血浆蛋白高度结合，并可能取代蛋白质结合位点上的其他高度结合药物，这可能导致低治疗指数药物产生毒性作用。可能升高丙戊酸盐水平的药物包括西咪替丁、大环内酯类抗生素（如红霉素）和非氨酯。丙戊酸盐代谢可能由其他抗惊厥药诱导，包括卡马西平、苯妥英、扑米酮和苯巴比妥，导致丙戊酸盐的总清除率增加，可能降低疗效。碳青霉烯类抗生素可显著降低丙戊酸盐浓度（约 60%），导致其在抗生素启动 24 h 内达到亚治疗水平（Wu et al. 2016）。

卡马西平

临床使用

卡马西平缓释胶囊（Equetro）已获 FDA 批准用于治疗双相 I 型障碍的急性躁狂和混合发作。然而，其他卡马西平制剂和用于维持治疗的卡马西平有疗效数据。卡马西平的起始剂量为 200 mg，2 次/日。每 3 ～ 5 天增加 200 mg/d，最大剂量为 1600 mg/d。癫痫患者的治疗性血药浓度为 4 ～ 12 mg/L，但该浓度范围的上限对监测双相障碍患者中毒更有用。在滴定阶段，患者可能出现镇静、头晕和共济失调，因此更需要逐渐增加剂量。卡马西平可诱导自身代谢，可能导致治疗早期血药浓度和临床反应的向下波动，需要谨慎增加剂量。自诱导通常在开始治疗后 3 ～ 5 天开始，并在连续给药 3 ～ 5 周后达到稳定状态。

不良反应

卡马西平常见的不良反应为胃肠道（如恶心、呕吐）和轻度神经系统症状（如头晕、嗜睡、共济失调），特别是在治疗早期。卡马西平最严重的中毒性血液系统不良反应是粒细胞缺乏症和再生障碍性贫血，这可能是致命的。幸运的是，与其他血液系统不良反应［如白细胞计数减少（定义为白细胞总数 < 3000 个 /mm³）、血小板减少和轻度贫血］相比，这些反应是罕见的。卡马西平引起的粒细胞缺乏症发病迅速，使定期血液学监测的获益有限。因此，对患者进行有关粒细胞减少症和血小板减少的早期体征和症状的宣教很重要。

卡马西平可引起肝毒性，通常为超敏性肝炎。也可能出现胆汁淤积。转氨酶水平短暂轻度升高（正常上限的 2 ～ 3 倍）通常不需要停用卡马西平。

皮疹是卡马西平的常见不良反应，3% ～ 17% 的患者在治疗前 6 个月会出现皮疹。如果出现皮疹，应考虑皮肤科会诊和停用卡马西平，因为有发生重度重症多形性红斑和中毒性表皮坏死松解症的风险。这种风险与 HLA-B*1502 等位基因之间有很强的相关性。因此，在开始使用卡马西平前，应对携带该等位基因可能性较大的患者（即某些亚洲血统）进行基因检测。

卡马西平可引起抗利尿激素分泌失调综合征（SIADH），并导致低钠血症。老年人、酒精使用障碍患者和接受选择性 5- 羟色胺再摄取抑制剂（SSRI）治疗的患者发生卡马西平诱导的 SIADH 的风险可能更高。

卡马西平过量可出现神经系统体征，如眼球震颤、肌阵挛和反射亢进，并可发展为癫痫和昏迷，也可能发生心脏传导功能改变、恶心、呕吐和尿潴留。严重过量服用后，应监测血压、呼吸功能和肾功能数天。

药物相互作用（参见本章"一般原则"）

卡马西平可诱导多种 CYP 酶，并可能降低其他药物的血药浓度，包括卡马西平自身（自诱导）和口服避孕药。因此，应建议开始卡马西平治疗的女性考虑采取其他形式的避孕措施。同时使用抑制 CYP3A4 的药物或物质可能导致血浆卡马西平水平显著升高。

奥卡西平

奥卡马西平是卡马西平的酮衍生物，通常被用作卡马西平的替代药物，因为它的不良反应较轻；然而，FDA 并没有批准它用于治疗双相障碍，而且缺乏疗效证据。

拉莫三嗪

临床使用

FDA 批准拉莫三嗪用于双相 I 型障碍的维持治疗；目前尚无关于其单药治疗急性躁狂的数据。它被认为是双相抑郁的一线选择，尽管 FDA 没有批准其急

性使用。拉莫三嗪的起始剂量通常为 25 mg，1 次 / 日。由于快速滴定会增加严重皮疹的风险，因此有必要遵循推荐的滴定剂量表。2 周后增加剂量至 50 mg/d，再维持 2 周。第 5 周可增加剂量至 100 mg/d，第 6 周可增加至 200 mg/d。在服用丙戊酸盐的患者中，给药方案和目标剂量应减半，以补偿拉莫三嗪清除率的降低。相反，在服用卡马西平、苯妥英、苯巴比妥、扑米酮或其他 CYP 酶诱导药物（不含丙戊酸盐）的患者中，滴定速度和剂量应增加。在没有这些诱导剂的情况下，拉莫三嗪的剂量通常不建议超过 200 mg/d。

不良反应

拉莫三嗪的耐受性良好，不会引起肝毒性、体重增加或显著镇静。常见的早期不良反应包括头痛、头晕、胃肠道不适、视物模糊或复视。

拉莫三嗪与良性皮疹和严重皮疹有关。通常在服用拉莫三嗪的前 8 周内，5% ～ 10% 的患者会出现斑丘疹。拉莫三嗪与严重的、危及生命的皮疹有关，包括重症多形性红斑（史-约综合征）和中毒性表皮坏死松解症；在拉莫三嗪治疗双相障碍和其他情感障碍的临床试验中，接受拉莫三嗪作为辅助治疗的成年患者出现严重皮疹的比例约为 0.1%（Seo et al. 2011）。同时使用丙戊酸盐可增加严重皮疹的风险。在使用拉莫三嗪之前，必须告知患者发生严重皮疹的潜在风险，如果出现皮疹，尤其是伴有全身症状（如发热、乏力）时，必须立即通知临床医生。然而，良性皮疹更为常见。

药物相互作用（参见本章"一般原则"）

联用丙戊酸盐时会升高拉莫三嗪的血药浓度，同时使用卡马西平会降低拉莫三嗪的血药浓度。许多其他抗惊厥药也与拉莫三嗪有相互作用。同时使用口服避孕药可导致拉莫三嗪浓度降低，但拉莫三嗪不影响口服避孕药的可用性。当相互作用的药物被停用时，需要调整拉莫三嗪的剂量。

抗抑郁药

抗抑郁药包括多种类型，主要根据它们对神经递质的作用来进行分类。到目前为止，所有抗抑郁药对治疗重度抑郁症似乎都有相似的效果，尽管个别患者可能对一种或另一种药物有优先反应。不同药物在不良反应、过量致死率、药代动力学、药物-药物相互作用和治疗共病的能力方面存在显著差异。

所有抗抑郁药对重度抑郁症均有效，并经 FDA 批准（氯米帕明仅被批准用于治疗强迫症）。此外，

一些抗抑郁药可有效治疗强迫症（SSRI 和氯米帕明）、惊恐障碍［三环类抗抑郁药（TCA）和 SSRI］、广泛性焦虑障碍（文拉法辛、度洛西汀和 SSRI）、神经性贪食症（TCA、SSRI 和 MAOI）、心境恶劣（SSRI）、双相抑郁（联用心境稳定剂）、社交恐怖症（SSRI、文拉法辛、MAOI）、创伤后应激障碍（SSRI）、肠易激综合征（TCA 主要用于腹泻，SSRI 主要用于便秘）、遗尿（TCA）、神经性疼痛（TCA、度洛西汀）、纤维肌痛（TCA、米那普仑、度洛西汀）、偏头痛（TCA、文拉法辛）、注意缺陷多动障碍（安非他酮）、孤独症谱系障碍（SSRI）、黄体晚期焦虑症（SSRI）、血管运动症状（文拉法辛、帕罗西汀）、边缘型人格障碍（SSRI）、戒烟（安非他酮）。然而，FDA 并没有评估或批准使用抗抑郁药来治疗这些疾病。本章介绍 FDA 批准药物的当前标签信息中的使用适应证。临床医生在双相抑郁患者中使用抗抑郁药时应谨慎，因为抗抑郁药会增加转为躁狂和快速循环的风险。

表 29-9 总结了药物剂量信息，表 29-10 列出了主要特点和不良反应。选择一种特定的抗抑郁药须基于多个因素，包括患者的精神病症状、既往的治疗反应史和耐受性、家庭成员的治疗反应史、药物不良反应特点、潜在的药物-药物相互作用，以及是否存在可能对特定抗抑郁药有反应（或阻止使用）的共病障碍。一般来说，SSRI 和其他较新的抗抑郁药是首选的初始治疗选择，因为它们比 TCA、奈法唑酮和 MAOI 的耐受性更好、更安全，尽管许多患者受益于早期药物的治疗。

SSRI 和新型 / 混合作用药物

作用机制

SSRI 选择性地抑制 5- 羟色胺再摄取，并且基本没有其他主要的药理学特性，导致严重不良反应相对较少。度洛西汀、文拉法辛、去甲文拉法辛和左旋米那普仑可选择性地抑制 5- 羟色胺和去甲肾上腺素的摄取［即 5- 羟色胺–去甲肾上腺素再摄取抑制剂（SNRI）］。安非他酮是一种相对较弱的多巴胺和去甲肾上腺素再摄取抑制剂。米氮平可调节去甲肾上腺素和 5- 羟色胺的作用，而曲唑酮可调节 5- 羟色胺的作用。维拉佐酮是 SSRI 和部分 5-HT$_{1A}$ 受体激动剂。伏硫西汀被认为是一种 SSRI，它是一种 5-HT$_{1A}$ 受体激动剂和 5-HT$_3$ 受体拮抗剂。

表 29-9　抗抑郁药：剂量和半衰期信息

通用名	商品名	常用起始剂量（mg/d）[a]	日常剂量（mg）	口服剂量（mg）	平均半衰期（h）（活性代谢产物）[b]
单胺氧化酶抑制剂					
不可逆性、非选择性单胺氧化酶抑制剂					
异卡波肼	Marplan	20	20 ～ 60	10	2
苯乙肼	Nardil	45	15 ～ 90	15	11.6
反苯环丙胺	Parnate	10	30 ～ 60	10	2.5
透皮单胺氧化酶抑制剂					
透皮司来吉兰	EMSAM	6	6	非抑郁 经皮给药剂量：6 mg/24 h、9 mg/24 h、12 mg/24 h	18 ～ 25
单胺氧化酶 A 的可逆性抑制剂					
吗氯贝胺[c]	Aurorix、Manerix	150	300 ～ 600	100、150	2
三环类抗抑郁药					
叔胺三环类抗抑郁药					
阿米替林	Elavil	25 ～ 50	100 ～ 300[d]	10、25、50、75、100、150	16（27）
氯丙咪嗪	Anafranil	25	100 ～ 250	25、50、75	32（69）
多虑平	Sinequan	25 ～ 50	100 ～ 300[d]	10、25、50、75、100、150、L	17
丙咪嗪	Tofranil	25 ～ 75	100 ～ 300	10、25、50、75、100、125、150	8（17）
曲米帕明	Surmontil	25 ～ 50	100 ～ 300	25、50、100	24

续表

通用名	商品名	常用起始剂量（mg/d）[a]	日常剂量（mg）	口服剂量（mg）	平均半衰期（h）（活性代谢产物）[b]
仲胺三环类抗抑郁药					
地昔帕明	Norpramin	25～50	100～300	10、25、50、75、100、150	17
去甲替林	Pamelor	25	50～150	10、25、50、75	27
普罗替林	Vivactil	10～20	20～60	5、10	79
四环类抗抑郁药					
阿莫沙平	Asendin	50	100～400[d]	25、50、100、150	8
马普替林	Ludiomil	50	100～225[d]	25、50、75	43
选择性 5-羟色胺再摄取抑制剂					
西酞普兰	Celexa	20	20～40	10、20、40、L	35
艾司西酞普兰	Lexapro	10	10～20	5、10、20、L	27～32
氟西汀	Prozac	20	20～60[d]	10、20、40、L	72（216）
氟西汀 Weekly	Prozac Weekly	90	NA	90	—
氟伏沙明[e]	Luvox	50	50～300	25、50、100	15
氟伏沙明 CR	Luvox CR	100	100～300[d]	100、150	16.3
帕罗西汀	Paxil、Pexeva、Brisdelle	20	20～60	10、20、30、40、L	20
帕罗西汀 CR	Paxil CR	25	25～62.5	12.5、25、37.5	15～20
舍曲林	Zoloft	50	50～200	25、50、100、L	26（66）
5-羟色胺-去甲肾上腺素再摄取抑制剂					
去甲文拉法辛	Pristiq、Khedezla	50	50	25、50、100	10
度洛西汀	Cymbalta	30	60～120	20、30、60	12
左旋米那普仑	Fetzima	20	40～120	20、40、80、120	12
文拉法辛	Effexor	37.5	75～225	25、37.5、50、75、100	5（11）
文拉法辛 XR	Effexor XR	37.5～75	75～225	37.5、75、150、225	5（11）
5-羟色胺调节剂					
奈法唑酮	Serzone	50～200	150～600[d]	50、100、150、200、250	4
曲唑酮	Desyrel	50	75～300[d]	50、100、150、300	7
维拉佐酮	Viibryd	10	40	10、20、40	25
去甲肾上腺素-5-羟色胺调节剂					
米氮平	Remeron	15	15～45	7.5、15、30、45、SolTab	20～40
去甲肾上腺素-多巴胺再摄取抑制剂					
安非他酮	Wellbutrin	150	300～450	75、100	14
安非他酮 SR	Wellbutrin SR	150	300～400	100、150、200	21
安非他酮 XL	Wellbutrin XL，Forfivo XL	150	300	150、300、450	21
安非他酮 XL	Aplenzin[f]	174	348	174、345、522	21

CR，控释；L，液体剂型；SolTab，口腔崩解片；SR，缓释；XL 或 XR，延长释放

[a] 对于老年患者和有惊恐障碍、明显焦虑或肝病的患者，建议降低起始剂量

[b] 括号内为活性代谢产物的平均半衰期

[c] 由于严重肝毒性事件，在美国无法获得

[d] 剂量因诊断而异。具体指导原则见正文

[e] 只有仿制药

[f] 氢溴酸盐

引自 Product information. U.S. National Library of Medicine：DailyMed（website）. Available at：https://dailymed.nlm.nih.gov/dailymed/. Accessed October 7, 2018. U.S. Food and Drug Administration：Orange Book：Approved Drug Products with Therapeutic Equivalence Evaluations（website）. Silver Spring, MD，U.S. Food and Drug Administration，August 2018. Available at：https://www.accessdata.fda.gov/scripts/cder/ob/. Accessed October 7，2018.

适应证和疗效

尽管 SSRI 具有高度选择性的药理活性，但其作用范围很广。它们对抑郁症和许多其他精神疾病（包括许多焦虑症）有效。所有 SSRI 都有相似的疗效谱和不良反应谱。然而，它们的结构不同，患者对一种 SSRI 有或无反应不一定预示对另一种 SSRI 有类似反应。同样，对一种 SSRI 过敏或不耐受并不一定预示对另一种 SSRI 也过敏或不耐受。不同 SSRI 具有不同的药代动力学特性，包括半衰期和药物-药物相互作用。氟西汀、氟伏沙明和帕罗西汀更可能与舍曲林、西酞普兰或艾司西酞普兰有临床显著的药物相互作用。SNRI 的适应证与 SSRI 相似；此外，它们对于某些形式的慢性疼痛（如神经性疼痛、纤维肌痛）有效。安非他酮是一种通常对治疗焦虑症无效的抗抑郁药。由于其镇静作用，曲唑酮和米氮平常被用于治疗失眠，尤其是由中枢兴奋性更强的抗抑郁药引起的失眠。

不良反应

SSRI 和新型 / 混合作用药物的不良反应很常见，但它们通常是轻微的，且与剂量有关，大多数会随着时间的推移而减弱（表 29-10）。然而，5- 羟色胺能药物，尤其是组合使用时，可能会诱发潜在的致死性 5-羟色胺综合征（见本章"5- 羟色胺综合征"）。

SSRI 和 SNRI 常见的短期不良反应包括恶心、呕吐、焦虑、头痛、镇静、震颤和厌食。常见的长期不良反应包括性功能障碍、口干、出汗、睡眠障碍和潜在的体重增加。曲唑酮可使 20% ～ 50% 的患者出现镇静，并常因其镇静作用而被使用。在极少数情况下，曲唑酮可导致阴茎异常勃起。

通常与 SNRI 相关的不良反应包括恶心、口干、疲劳、头晕、便秘、嗜睡、食欲减退和出汗增多。米氮平与镇静、食欲增加和体重增加的高发生率相关。使用瑞波西汀（仅在欧洲使用）的患者常报告口干、失眠、便秘、出汗和低血压。米那普仑是一种 SNRI，已在欧洲和日本被批准用于治疗抑郁症，在美国被批准用于治疗纤维肌痛，它与其他 SNRI 药物有相同的不良反应。

中枢神经系统效应。2007 年 5 月，FDA 得出结论，所有抗抑郁药在初始治疗期间都会增加年轻成人（24 岁以下）自杀想法和行为的风险，并要求制造商在其标签中增加一项警告声明，建议密切观察使用这些药物的年轻成人和儿童患者出现抑郁恶化或自杀倾向（Stone et al. 2009）。尚无证据表明抗抑郁药会增加儿童或成人自杀成功的风险。

安非他酮可致剂量相关的癫痫阈值降低，并可能导致接受剂量超过 450 mg/d 的易感患者癫痫发作。癫痫发病率随着剂量的增加而升高，从 100 ～ 300 mg/d 时的 0.1% 到 300 ～ 450 mg/d 时的 0.4%（McEvoy 2017）。与速释安非他酮相比，缓释剂型导致癫痫发作的风险较

表 29-10　主要抗抑郁药的重要不良反应

药物	镇静	体重增加	性功能障碍	其他重要不良反应
三环类抗抑郁药（TCA）	大多数是	是	是	抗胆碱能作用、直立性低血压、奎尼丁样心脏传导作用；过量致死
选择性 5- 羟色胺再摄取抑制剂（SSRI）	最低程度	是	是	初期：恶心、稀便、头痛、失眠；帕罗西汀镇静、抗胆碱能作用
5- 羟色胺–去甲肾上腺素再摄取抑制剂（SNRI）	最低程度	罕见	是	初期：恶心；与 SSRI 的不良反应类似；剂量依赖性高血压（度洛西汀可能例外），出汗；左旋米那普仑：排尿犹豫
安非他酮	罕见	罕见	罕见	初期：恶心、头痛、失眠、焦虑或激越、口干、便秘、心动过速、出汗、震颤；癫痫发作的风险
曲唑酮	是	罕见	罕见	镇静、阴茎异常勃起、头晕、直立性低血压
维拉佐酮	中等程度	罕见	是	腹泻、恶心、头晕、失眠、焦虑
伏硫西汀	否	罕见	是	恶心、头晕、腹泻、瘙痒
米氮平	是	是	罕见	抗胆碱能作用；可能升高血脂水平；罕见作用：直立性低血压、高血压、外周水肿、粒细胞减少
单胺氧化酶抑制剂（MAOI）	罕见	是	是	直立性低血压、失眠、外周水肿；充血性心力衰竭患者禁用；肝损伤患者避免使用苯乙肼；可能危及生命的药物相互作用；饮食限制

引自 Product information. Lexicomp Online，Hudson，OH，Lexi-Comp，2017；and U.S. National Library of Medicine：DailyMed（website）. Available at：https://dailymed.nlm.nih.gov/dailymed. Accessed October 7，2018.

低。据报道，其他抗抑郁药的癫痫发生率从米氮平的 0.04% 到氯米帕明的 0.5% 不等（Harden and Goldstein 2002；Rosenstein et al. 1993）。考虑到普通人群首次无诱因癫痫发作的年发病率为 0.06%，大多数抗抑郁药引起的癫痫发作风险并没有明显升高。然而，某些抗抑郁药（包括安非他酮、氯米帕明、马普替林和文拉法辛）明显比其他抗抑郁药产生的癫痫发作风险更大（Harden and Goldstein，2002；Whyte et al. 2003），尽管这种风险很少显著，除非使用中毒剂量。

SSRI 的潜在不良反应包括 SSRI 诱导的 EPS，这可能由中枢神经系统多巴胺能通路的 5- 羟色胺能拮抗所致。静坐不能、肌张力障碍、帕金森综合征和 TD 样状态的报道并不多见，其中静坐不能最常见，TD 样状态最不常见。老年、帕金森病及同时使用多巴胺拮抗剂的患者的风险增加。

5- 羟色胺综合征。5- 羟色胺综合征是一种由使用 5- 羟色胺能药物引起的不常见但可能危及生命的并发症（Boyer and Shannon 2005）。总的来说，报道的 5- 羟色胺综合征的临床特征和严重程度存在相当大的异质性（表 29-11）。由于诊断不确定，该综合征的发病率未知。几乎所有可增强中枢神经系统 5- 羟色胺能神经传递的药物都被报道与 5- 羟色胺综合征有关，包括增强 5- 羟色胺合成（如左旋色氨酸）、增加 5- 羟色胺释放（如可卡因、苯丙胺、右美沙芬、锂）、刺激 5- 羟色胺受体（如曲坦类药物、曲唑酮）、抑制 5- 羟色胺分解代谢（如 MAOI、利唑胺）和抑制 5- 羟色胺再摄取（如 SSRI、SNRI、TCA、米氮平、曲唑酮）的药物。最常用的抗抑郁药组合是 MAOI（可逆性和不可逆性）与其他抗抑郁药同时服用。

目前，5- 羟色胺综合征的诊断标准尚无正式的共识。Sternbach（1991）提出的第一个可操作标准的特异性较低。随后，Hunter 5- 羟色胺毒性标准（Hunter Serotonin Toxicity Criteria）被认为是一套简便的高敏感性和特异性的决策规则；表 29-12 列出了这些标准（Dunkley et al. 2003）。5- 羟色胺综合征病例的实验室检查结果异常并不常见，但一些报告观察到白细胞增多、伴有肌酸激酶水平升高的横纹肌溶解症、血清肝转氨酶升高、电解质异常（低钠血症、低镁血症、高钙血症）和弥散性血管内凝血。鉴别诊断包括中枢神经系统感染、震颤性谵妄、抗胆碱能或肾上腺素能药物中毒、NMS 和恶性高热。在同时接受 5- 羟色胺能药物和抗精神病药物治疗的患者中，鉴别 5- 羟色胺综合征与 NMS 非常困难（参见本章上文"神经阻滞剂恶性综合征"）。

5- 羟色胺综合征通常呈自限性，常可在停用 5- 羟色胺能药物和提供支持性护理后迅速缓解。严重的病例需要进入重症监护病房，但大多数病例仅通过支持性护理就能在 24 h 内好转。5- 羟色胺综合征没有特异性解毒剂。抗组胺药赛庚啶具有一定的抗 5- 羟色胺活性，可减轻症状；然而，它只能口服。对于成人，推荐剂量为 4～8 mg，每 1～4 h 服用 1 次，最大每日剂量为 32 mg。关于 5- 羟色胺综合征患者再用药的信息有限。一般准则包括重新评估药物治疗的必要性、改用非 5- 羟色胺能药物治疗、需要使用 5- 羟色胺能药物治疗时使用单药治疗，以及在重新使用 5- 羟色胺能药物治疗之前延长（6 周）5- 羟色胺"无药"期。

自主神经和心血管不良反应。SSRI 和新型 / 混合作用抗抑郁药比 TCA 和 MAOI 对心血管系统更安全。一般来说，SSRI 对血压或心脏传导的影响很小。在罕见病例中，SSRI 被报道在心律失常老年患者中引起轻度心动过缓。2011 年，FDA 宣布已有西酞普兰引起剂量依赖性 QTc 间期延长和尖端扭转型室性心动过速的报道（Vieweg et al. 2012）。FDA 建议，西酞普兰的处方剂量不应超过 40 mg/d，对于有肝损伤、年龄＞ 60 岁、CYP2C19 代谢不良或同时服用 CYP2C19 抑制剂的患者，剂量不应超过 20 mg/d。

表 29-11　5- 羟色胺综合征的临床特点

分类	临床特征
心理状态和行为	谵妄、意识模糊、激越、焦虑、易怒、欣快、烦躁、不安
神经系统和运动	共济失调 / 动作失调、震颤、肌强直、肌阵挛、反射亢进、阵挛、癫痫、牙关紧闭、牙齿打颤
胃肠道	恶心、呕吐、腹泻、失禁
自主神经系统	高血压、低血压、心动过速、出汗、寒战、流涎、瞳孔扩大、呼吸急促、瞳孔扩张
温度调节	体温过高

引自 Boyer and Shannon 2005；Dunkley et al. 2003.

表 29-12　5- 羟色胺综合征的 Hunter 5- 羟色胺毒性标准

使用 5- 羟色胺能药物＋下列任意症状：
　自发性阵挛
　诱导性阵挛＋激越或出汗
　震颤＋反射亢进
　肌强直＋体温升高＋眼阵挛或诱导性阵挛
排除以下情况：
　感染、代谢性、内分泌性或中毒性原因
　神经阻滞剂恶性综合征
　震颤性谵妄
　恶性高热

引自 Compiled from Boyer and Shannon 2005；Dunkley et al 2003

许多临床医生认为这种风险被高估了。美国退伍军人健康管理局的一项纳入 60 多万名患者的大型研究没有发现使用西酞普兰剂量超过 40 mg/d 时室性心律失常或全因死亡（心脏或非心脏）的风险增加（Zivin et al. 2013）。先天性长 QT 综合征患者不应使用西酞普兰。有其他 QTc 间期延长危险因素（如低钙血症、低镁血症）或使用其他延长 QTc 间期的药物的患者应慎用。

新型 / 混合作用药物文拉法辛、去甲文拉法辛、度洛西汀、安非他酮、米氮平、曲唑酮、维拉佐酮、伏硫西汀和瑞波西汀对心脏传导的影响不大，但可能影响血压或心率。文拉法辛剂量大于 300 mg/d 时，可引起剂量相关的心率和血压升高。去甲文拉法辛和左旋米那普仑也有类似的效果。度洛西汀和安非他酮也可能引起血压升高。安非他酮联用尼古丁替代治疗药物时，更可能导致血压升高。曲唑酮对心脏传导没有明显的影响，但有报道在极少数情况下会引起室性异位性心动过速和室性心动过速。曲唑酮最常见的心血管不良反应是直立性低血压，可能伴有晕厥。米氮平对心脏传导无显著影响，但与 7% 的直立性低血压发生率相关。据报道，接受瑞波西汀的患者会出现低血压和心率加快。维拉佐酮和伏硫西汀对心脏传导和血压的影响最小。

胃肠道不良反应。恶心是与 5- 羟色胺能抗抑郁药相关的最常见的不良反应。恶心最易发生于使用氟伏沙明、文拉法辛和度洛西汀［如 30% ～ 40% 的患者使用 60 mg/d 度洛西汀时报告这种反应（Detke et al. 2002）］的患者。其他 5- 羟色胺能抗抑郁药的恶心发生率较低（20% ～ 25%），但其发生率仍远高于安慰剂（9% ～ 12%）。稀便和腹泻也是 SSRI 的常见不良反应。与 SSRI 或 SNRI 相比，安非他酮或米氮平引起的恶心和呕吐更不常见。米氮平可能是使用其他 5- 羟色胺能抗抑郁药出现严重恶心的患者的首选药物。

虽然 5- 羟色胺能抗抑郁药的大多数胃肠道不良反应与剂量有关，通常随治疗而逐渐减少，但有时严重的不良反应需要停用抗抑郁药。奈法唑酮潜在的严重肝毒性导致其在一些国家退出市场，它不应用于既往有肝病的患者。在较新的抗抑郁药中，度洛西汀与显著的肝毒性相关，估计发病率为 26/100 000 患者-年（Bunchorntavakul and Reddy 2017）。因此，大量饮酒、肝功能不全、慢性肝病或严重肾损害的患者应避免使用度洛西汀。

血液系统不良反应。SSRI 可能通过耗竭血小板储存的 5- 羟色胺来干扰 5- 羟色胺诱导的血小板聚集，从而导致出血。绝对效应不强，约相当于低剂量布洛芬。如果患者同时接受 1 种 SSRI 和 1 种非甾体抗炎药，则胃肠道出血的相对风险会增加，如果与第 3 种干扰血小板功能的药物（如氯吡格雷）联合使用，则风险会增加更多，但在没有其他增加胃肠道出血风险的患者中，胃肠道出血的绝对风险仍然很低。血小板减少、凝血障碍或血小板功能障碍（如血管性血友病）患者的风险可能会增加。

体重增加或减少。在急性和长期服用抗抑郁药的患者中，体重增加是一个相对常见的问题。在抗抑郁药中，米氮平和 TCA 最易导致体重显著增加。虽然 SSRI 在大多数患者中不影响体重，但在少数患者中会导致显著的体重增加。安非他酮是唯一与体重增加无关的抗抑郁药。

性功能障碍。据报道，大多数抗抑郁药会导致性功能障碍。性高潮延迟 / 性快感缺失在使用 SSRI、SNRI 和 TCA 的患者中最常见，而性欲降低则不常见。西地那非可逆转男性和女性的 SSRI 相关的性功能不良反应。考虑到抑郁症复发的风险，其他策略（如减量和药物假期）须谨慎选择。曲唑酮导致阴茎异常勃起的概率约为 1/5000。安非他酮和米氮平不会引起性功能不良反应。

SSRI 撤药综合征。突然停用 SSRI 或 SNRI，特别是半衰期短的药物（如氟伏沙明、帕罗西汀、文拉法辛），可引起以多种症状为特征的停药综合征，包括精神症状、神经系统症状、感觉症状（如电击样症状）和流感样症状（恶心、呕吐、出汗）；睡眠障碍；头痛，通常可在 3 周内消失。有些患者即使在数月内逐渐停药，也会出现停药症状，甚至是非常缓慢的停药几个月。像所有精神药物一样，抗抑郁药应尽可能逐步停用。停药症状可能导致误诊和不适当的治疗，特别是存在其他疾病的患者，并削弱未来的药物依从性。在交叉滴定期间，停药症状可能会被误认为一种新的抗抑郁药不良反应。

三环类抗抑郁药

TCA 目前被作为抑郁症的二线治疗方法，因为它们的不良反应比其他类抗抑郁药更严重。

不良反应

TCA 的许多不良反应不是由于它们抑制 5- 羟色胺或去甲肾上腺素再摄取，而是由于它们的次级药理作用。TCA 是组胺 H_1 受体、α_1 肾上腺素受体和毒蕈碱受体的拮抗剂，具有 I α 类抗心律失常（奎尼丁样）作用。TCA 的不良反应包括镇静、抗胆碱能作用（如口干、眼干、便秘、尿潴留、出汗减少、意识模糊、记忆受损、心动过速、视物模糊）和直立性低血压。患者对这些影响的耐受性通常会随时间的推移而形成。使用治疗血浆水平或稍高于该水平的 TCA 时，常可延长 PR 间期、QRS 波时限和 QT 间期，但在无心脏疾病或传导功能缺陷的患者中，很少达到临床显著程度。TCA 可引起心脏传导阻滞、心律失常、心悸、心动过速、晕厥和心力衰竭，已有心血管疾病或有自杀风险的患者应谨慎使用。由于 I 类抗心律失常药物可增加心肌梗死后患者的死亡率，因此 TCA 也可能带来相同的风险。

毒性 / 过量

TCA 过量有心脏传导异常导致恶性室性心律常而死亡的风险。用药过量的初始症状包括刺激中枢神经系统，部分是由于抗胆碱能作用，包括高热、谵妄、高血压、幻觉、癫痫、激越、反射亢进和帕金森综合征。最初的刺激阶段通常伴随中枢神经系统抑制，伴有困倦、反射消失、低体温、呼吸抑制、严重低血压和昏迷。如果 QRS 波时限 > 100 ms 或 TCA 血浆总浓度 > 1000 ng/ml，则心脏毒性的风险高；血药浓度 > 2500 ng/ml 通常是致命的。

突然停用 TCA 可引起以头晕、嗜睡、头痛、梦魇和抗胆碱能反弹症状为特征的停药综合征，包括胃肠道不适、恶心、呕吐、腹泻、唾液分泌过多、出汗、焦虑、不安、竖毛和谵妄。这种症状可以通过逐步停药来避免。

单胺氧化酶抑制剂

MAOI［可能除吗氯贝胺（在美国未上市）外］被视为三线抗抑郁药，因为它们有显著的药物相互作用，并且使用时需要限制饮食。苯乙肼和反苯环丙胺是 MAO-A 和 MAO-B 的不可逆性抑制剂。高血压危象可发生于同时服用拟交感神经药物［包括非处方减充血药、托莫西汀、多巴胺激动剂（如中枢兴奋剂）或含有酪胺的食物］和 MAOI 的患者。MAOI 与其他药物联用时可能引发 5- 羟色胺综合征（参见本章"5- 羟色胺综合征"）。MAOI 可显著增强抗高血压药物的降压作用。MAOI 常见的不良反应包括直立性低血压、头晕、头痛、镇静、失眠或嗜睡、震颤和反射亢进。

司来吉兰是一种半选择性 MAO-B 抑制剂，口服制剂可用于治疗帕金森病，透皮贴剂可用于治疗抑郁症。当口服剂量 > 10 mg/d，透皮贴剂强度 > 6 mg/24 h 时，司来吉兰也会抑制 MAO-A，因此产生与抗抑郁药 MAOI 相同的不良反应和药物-食品相互作用风险。吗氯贝胺是 MAO-A 的短半衰期可逆性抑制剂，饭后服用不易受食物相互作用的影响。

抗焦虑药和镇静催眠药

许多精神药物具有抗焦虑和促进睡眠的镇静作用。在使用的早期，抗精神病药因为这些特性常被称为"强镇静剂"，并常被用于治疗焦虑状态。然而，由于这些药物的不良反应风险，这些药物目前很少用作焦虑障碍的单药治疗。主要用于治疗焦虑症状和焦虑症的药物（即抗焦虑药）包括苯二氮䓬类药物、丁螺环酮和许多 5- 羟色胺能抗抑郁药。用于治疗失眠的药物（即催眠药）包括苯二氮䓬类药物、非苯二氮䓬类 γ- 氨基丁酸（GABA）受体激动剂催眠药、褪黑素 MT$_1$ 和 MT$_2$ 受体激动剂、促食欲素（OX1R 和 OX2R）拮抗剂和低剂量 TCA 多塞平。下文将讨论苯二氮䓬类药物、丁螺环酮和催眠药（表 29-13）。

苯二氮䓬类药物

苯二氮䓬类药物可用于治疗短期和长期焦虑和失眠。虽然这些药物可以快速缓解焦虑症状，但其使用受到耐受性、戒断症状、滥用倾向，以及损害决策、认知和运动表现的限制。一般来说，苯二氮䓬类药物最适合短期使用（如用于偶发性压力相关的焦虑和失眠）。尽管存在这些问题，许多接受长期苯二氮䓬类药物治疗的患者并没有经历有害影响。应向患者提供有关长期使用苯二氮䓬类药物的潜在危害的咨询，并密切监测。

苯二氮䓬类药物通过与 GABA$_A$ 受体上的苯二氮䓬位点结合来增强 GABA 的抑制作用。苯二氮䓬类药物的选择主要基于药代动力学特性，包括半衰期、起效速度、代谢和药效。一般而言，长效制剂具有活性代谢产物，并更易产生稳定的血药浓度，且很少出现两次用药间的反弹效应，而短效制剂则与两次用药间出现症状有关。所有苯二氮䓬类药物均通过肝代谢，从而增加肝衰竭患者出现镇静、意识模糊和肝性脑病的风险。在肝衰竭患者中，劳拉西泮、奥沙西泮和替马西泮是首选药物，因为它们经肝结合代谢和肾排泄，没有活性代谢产物，而其他苯二氮䓬类药物则经历 I 期肝代谢，且可能具有长效活性代谢产物。

苯二氮䓬类药物的不良反应呈剂量依赖性，包括镇静、认知功能和决策功能受损、遗忘、运动表现受损和脱抑制。老年患者发生不良反应的风险较高。苯二氮䓬类药物也可引起呼吸抑制，过量使用时可能引起呼吸停止，特别是与其他镇静剂、阿片类药物或酒精混合使用时。持续给药后突然停用苯二氮䓬类药物可导致戒断症状，包括焦虑、激越、震颤、自主神经功能亢进、失眠、恶心和呕吐、幻觉、癫痫和谵妄。

表 29-13　苯二氮䓬类药物、丁螺环酮和镇静催眠药

名称	剂量当量（mg）	常规成人每日剂量范围[a]（mg/d）	母体药物（活性代谢产物）半衰期（h）
抗焦虑药			
抗组胺药用作抗焦虑药			
双羟萘羟嗪（Vistaril）	N/A	25～400（分次给药）	20～29
苯二氮䓬类药物用作抗焦虑药			
阿普唑仑（Xanax）	0.5	0.75～4（分次给药）；治疗惊恐时 1～6	9～20
阿普唑仑缓释制剂（Xanax XR）	N/A	3～6	11～16
氯氮卓（利眠宁）	10	15～100（tid 或 qid）	5～30（36～200）
氯硝西泮（Klonopin）	0.25	1～4（分次给药）	18～50
氯氮卓（Tranxene）	7.5	T-tab：15～60（分次给药） SD：22.5 qd 至改用 T-tab 7.5 tid	36～100
地西泮（Valium）	5	4～40（分次给药）	20～100（36～200）
劳拉西泮（Ativan）	1	2～4（分次给药）	10～20
奥沙西泮（Serax）	15	30～120（分次给药）	4～15
非苯二氮䓬类药物用作抗焦虑药			
丁螺环酮（BuSpar）	N/A	30～60（分次给药）	2～3
催眠药			
苯二氮䓬类药物用作催眠药			
艾司唑仑（ProSom）	—	1～2	10～24
氟西泮（Dalmane）	—	15～30	40～250
夸西泮（Doral）	—	7.5～15	39～120
替马西泮（Restoril）	—	15～30	8～22
三唑仑（Halcion）	—	0.125～0.25	2
非苯二氮䓬类 GABA- 苯二氮䓬受体激动剂用作催眠药			
右佐匹克隆（Lunesta）	N/A	1～3	6
扎来普隆（Sonata）	N/A	5～10	1.5～2
唑吡坦（Ambien）	N/A	5～10	1～5
唑吡坦缓释剂（Ambien CR）	N/A	6.25～12.5	1～5
唑吡坦舌下（低剂量）（Intermezzo）	N/A	1.75～3.25	1.4～3.6
佐匹克隆[b]（Imovane）	N/A	5～7.5	5
非苯二氮䓬类褪黑素 MT_1 和 MT_2 受体激动剂用作催眠药			
雷美替胺（Rozerem）	N/A	8	1～6
促食欲素（OX1R 和 OX2R）拮抗剂用作催眠药			
苏沃雷生（Belsomra）	N/A	10～20	10～22
三环类抗抑郁药用作催眠药（通过拮抗 H_1 受体）			
多虑平（Silenor）	N/A	3～6	15.3（31）

CR，缓释；GABA，γ- 氨基丁酸；qd，1 次 / 日；qid，4 次 / 日；SD，单次剂量；T-tab，T 形片剂；tid，3 次 / 日
[a] 对于特殊人群，如老年、虚弱或肝功能或肾功能受损患者，可能需要降低剂量；这些患者也可禁用部分药物
[b] 在美国未上市

苯二氮䓬类药物戒断的最佳管理方法是恢复使用中效或长效苯二氮䓬类药物以稳定患者状况，然后在监督下逐渐降低剂量。

丁螺环酮

丁螺环酮是 5-HT$_{1A}$ 受体部分激动剂。由于丁螺环酮不影响 GABA 受体或氯离子通道，因此它不具有苯二氮䓬类药物相关的许多主要问题，即滥用、耐受和戒断的可能性。丁螺环酮与苯二氮䓬类药物没有交叉耐药；因此，从苯二氮䓬类药物快速转用丁环酮很可能导致苯二氮䓬类药物戒断。

丁螺环酮适用于治疗广泛性焦虑障碍。有限的文献支持它作为一种增强剂用于治疗难治性抑郁症和强迫症。

丁螺环酮分次服用，3 次 / 日。它的半衰期很短，如果突然停药，可能会引发停药反应，就像 SSRI 一样。丁螺环酮起效相对较慢，类似于抗抑郁药。丁螺环酮对未使用苯二氮䓬类药物的患者最有效。不良反应包括恶心、头痛、紧张和失眠。丁螺环酮过量不会致死。它的代谢可被 CYP3A4 抑制剂降低。

右佐匹克隆、佐匹克隆、唑吡坦和扎来普隆

右佐匹克隆、佐匹克隆、唑吡坦和扎来普隆是 GABA$_A$ 受体复合物 ω_1 调节位点的选择性激动剂，具有镇静作用。唑吡坦和扎来普隆没有明显的抗焦虑、肌肉松弛或抗惊厥作用。

右佐匹克隆和佐匹克隆（后者在美国未上市）是耐受性良好的短半衰期催眠药，只有少量剂量相关的不良反应，包括口苦、口干、晨起困难、嗜睡、恶心和梦魇。唑吡坦是一种短效催眠药，具有诱导和维持睡眠的疗效。由于唑吡坦的半衰期短，大多数服用该药的患者报告白天极少镇静。唑吡坦具有缓释剂型可以帮助患者夜间入睡，还有一种舌下剂型可以治疗中度失眠。扎来普隆是一种超短效催眠药，镇静作用最小。对于唑吡坦和扎来普隆，建议短期或间歇使用，以避免耐受性。

佐匹克隆、右佐匹克隆、唑吡坦和扎来普隆的不良反应与苯二氮䓬类药物类似。目前有日间镇静、认知能力受损、遗忘和夜间活动（如闲逛、吃饭和开车，但第 2 天不能回忆起）的报道。老年患者服用唑吡坦出现遗忘和跌倒的风险增加。由于这些不良反应，FDA 建议含有唑吡坦的药物使用剂量减半，特别是女性和老年人（U.S. Food and Drug Administration 2013）。肝功能不全的患者应慎用。佐匹克隆、右佐匹克隆、唑吡坦和扎来普隆可能被滥用。除非与其他药物或酒精混合使用，否则用药过量不会致死。

雷美替胺和他司美琼

雷美替胺是一种褪黑素激动剂，已被 FDA 批准用于治疗失眠。雷美替胺可有效治疗入睡困难，且没有与安慰剂类似的第 2 天早上的残留效应和不良反应，没有滥用的可能性，停药时的戒断症状最少。另一种褪黑素激动剂他司美琼被 FDA 批准用于治疗非 24 h 睡眠－觉醒障碍；它未被批准用于治疗失眠。雷美替胺、他司美琼和草药褪黑素都是 CYP1A2 的底物，不应与强效 CYP1A2 抑制剂（如氟伏沙明）联用。

苏沃雷生

苏沃雷生是目前 FDA 唯一批准用于失眠（睡眠起始和睡眠维持）的促食欲素受体拮抗剂。它有被滥用的可能。

苏沃雷生的不良反应与许多催眠药类似，包括异态睡眠、嗜睡和次日嗜睡。苏沃雷生特有的罕见不良反应包括剂量依赖性发作性睡病样效应（如睡眠麻痹）、猝倒样症状和入睡前 / 醒后幻觉。苏沃雷生禁用于发作性睡病患者。若与中效 CYP3A4 抑制剂合用，应减少剂量。苏沃雷生不建议与强效 CYP3A4 抑制剂联用或用于严重肝损害患者。

中枢兴奋剂

中枢兴奋剂可用于治疗注意缺陷多动障碍（ADHD）、由发作性睡病引起的过度嗜睡、轮班工作睡眠障碍和阻塞性睡眠呼吸暂停。中枢兴奋剂也可被超说明书用作治疗抑郁症、情感淡漠和镇痛的增效剂。

虽然所有中枢兴奋剂均具有中枢神经系统兴奋作用，但根据其刺激程度及起效时间通常将其分为中枢神经系统兴奋剂药物或非中枢神经系统兴奋剂药物。兴奋剂药物起效迅速（即在数小时内）且强效，包括哌甲酯、右哌甲酯、安非他明（即混合安非他明盐、右旋安非他明），以及安非他明的前体药物甲磺酸赖氨酸安非他明。非兴奋剂药物包括托莫西汀、可乐定、胍法辛、莫达非尼和阿莫非尼（表 29-14）。

中枢神经系统兴奋剂药物：哌甲酯、右哌甲酯、安非他明和甲磺酸赖氨酸安非他明

所有中枢神经系统兴奋剂都适用于 ADHD 的一线治疗，但只有短效和中效制剂（4 ～ 10 h）适用于

表 29-14 部分精神兴奋药

通用名	商品名	释放特点	起效时间（h）	持续时间（h）ᵃ	适应证	常规剂量范围（mg/d）	给药间隔ᵇ
中枢神经系统兴奋剂——安非他明衍生物							
安非他明混合盐	Adderall	速释	1.5	4~6（高剂量会延长）	ADHD	C: 3~5岁: 2.5~40; C: >6岁: 5~40	bid~tid
					发作性睡病	C: 5~60; T, A: 5~60	bid~tid
	Adderall XR	双峰-速释和迟释	1.5~2	8~12	ADHD	C: 5~30; T: 10~30; A: 20~30	qam
						胶囊整粒服用或撒在苹果酱上；请勿挤压	
硫酸安非他明	Dyanavel XR	有速释和缓释口服混悬液	1	13	ADHD	C, T, A: 2.5~20 摇匀	qam
右旋安非他明	Dexedrine	速释	1	4~6	ADHD	C, T, A: 5~40	bid~tid
					发作性睡病	C, T, A: 5~60	bid~tid
	Dexedrine Spansule	双峰-速释和迟释	1	6~10	ADHD	C, T, A: 5~40	qam
					发作性睡病	C, T, A: 5~60	qam
甲磺酸赖氨酸安非他明	Vyvanse	前药缓慢代谢为安非他明	1.5~2	13~14	ADHD	C, T, A: 30~70; 胶囊整粒服用或溶解于水中	qam
右哌甲酯	Focalin	速释	1	4	ADHD	C, T, A: 5~20	bid
	Focalin XR	双峰-速释和迟释	0.5	8~12	ADHD	C, T, A: 5~20; 胶囊整粒服用或撒在苹果酱上；请勿挤压	qam
中枢神经系统兴奋剂——哌甲酯衍生物							
哌甲酯	Concerta	速释和缓释	1~2	8~12	ADHD	C, T: 18~54; A: 18~72 整片服用；请勿挤压	qam
	Daytrana	皮肤连续释放	2	8~12	ADHD	C, T, A: 10~30 mg/9 h 透皮贴剂	qam
	Metadate CD	双峰-速释和迟释	1.5	8	ADHD	C, T, A: 20~60; 胶囊整粒服用或撒在苹果酱上；请勿挤压	qam
	Ritalin	速释	1	4	ADHD 发作性睡病	C, T, A: 10~60	bid~tid

续表

通用名	商品名	释放特点	起效时间（h）	持续时间（h）[a]	适应证	常规剂量范围（mg/d）	给药间隔[b]
哌甲酯	Ritalin SR	迟释	1～2	6～8	ADHD 发作性睡病	C, T, A: 20～60 必须整片服用	qam～qam 和 q2pm
	Ritalin LA	双峰-速释和迟释	1～1.5	8～10	ADHD	C, T, A: 20～60 胶囊整粒服用或撒药粒在苹果酱上；请勿挤压	qam
	Quillivant XR	口服混悬剂（20% 速释，80% 缓释）		12	ADHD	C, T, A: 20～60 用力摇动至少 10 s	qam
非中枢神经系统兴奋剂							
托莫西汀	Strattera		[c]	12	ADHD	C, T < 70 kg: 0.5 mg/（kg·d）至不超过 1.4 mg/（kg·d）或 100 mg C, T, A > 70 kg: 40～100	qam～qam 和 q4pm
可乐定	Kapvay	缓释	[c]	12	ADHD	C, T: 0.1～0.4 整片服用；请勿挤压	bid（qam 和 qhs）
胍法辛	Intuniv	缓释	[c]	8～14	ADHD	C, T, A: 1～4 整片服用；请勿挤压	qam
阿莫非尼	Nuvigil		1	> 8	发作性睡病, OSA	A: 150～250	qam
					SWD	A: 150	工作前 1 h
莫达非尼	Alertec, Provigil		1	5	发作性睡病, OSA	A: 200	qam
					SWD	A: 200	工作前 1 h

A, 成人；ADHD, 注意缺陷多动障碍；bid, 2 次/日；C, 儿童；CD, 缓释；LA, 缓释；OSA, 阻塞性睡眠呼吸暂停；q2pm, 下午 2 点；q4pm, 下午 4 点；qam, 每天早晨；Qhs, 每天晚上睡前；SR, 持续释放；SWD, 轮班工作障碍；T, 青少年；tid, 3 次/日；XR, 缓释

a 单次剂量治疗 ADHD 的大约持续时间

b 除非另有说明，bid 的给药时间为早晨和中午，tid 的给药时间为早晨中午，中午和下午 4 点

c 需要经过数周的治疗逐渐出现治疗效果

引自 Product monographs. Lexicomp Online, Hudson, OH, Lexi-Comp, 2017; and U.S. National Library of Medicine: DailyMed（website）. Available at: https://dailymed.nlm.nih.gov/dailymed. Accessed October 7, 2018.

治疗发作性睡病。安非他明、哌甲酯和托莫西汀可通过一种或多种机制增加前额叶皮质儿茶酚胺的突触浓度，包括抑制突触前去甲肾上腺素再摄取（安非他明、哌甲酯、托莫西汀）和抑制多巴胺再摄取（哌甲酯和安非他明）。安非他明还可通过逆转多巴胺再摄取转运体的作用来增加突触前多巴胺的释放。针对 ADHD 儿童和青少年治疗反应研究的 meta 分析为短效和长效中枢神经系统兴奋剂药物的疗效提供了强有力的证据。

除甲磺酸赖氨酸安非他明外，中枢神经系统兴奋剂有多种剂型可供选择，其药物释放特性不同，即起效时间（0.5～2 h）和药效持续时间（4～12 h）。具体如表 29-14 所示。由于药物释放特性的不同，不同剂型通常不能互换。

药物选择包括药物特性和药物释放特性的选择。虽然研究表明哌甲酯和安非他明类兴奋剂的总体治疗反应相似，但两类药物的个体反应可能有很大差异，改用另一类药物可能改善治疗反应。短效制剂的作用时间有限（只有 4～6 h），需要每天给药 2 次或 3 次，以便在上学（或工作）的一天内保持治疗效果。多次给药不仅不方便，而且增加了用药的羞耻感、更换药物的机会，以及由于降低了组织缺陷和注意力缺陷患者的药物依从性而导致治疗覆盖率下降的可能性。长效制剂已被开发出来，利用控制药物的释放［迟释或双峰（速释和迟释）］、透皮吸收和前体活性药物的代谢传递。迟释制剂治疗效果的持续时间较长，但起效较慢。在这种情况下，加用 1 种速释制剂可以加速起效。双峰释药制剂为快速起效提供了速释的初始剂量，随后释放胶囊内的延释成分以产生长期作用。每日给药 1 次的长效制剂更加方便、血药浓度和治疗效果更一致，并能提高药物依从性，减小滥用的可能性。哌甲酯是在美国上市的一种长效透皮贴剂，贴用 9 h 的治疗效果可持续 12 h，但早期去除贴剂可改变其药效持续时间。

甲磺酸赖氨酸安非他明是一种前药，它可被血液中的酶水解缓慢代谢为右旋安非他明。由于该药必须先经口服吸收，然后代谢成右旋安非他明，所以甲磺酸赖氨酸安非他明的起效时间较慢（1.5～2 h），但持续时间较长（13～14 h）。

中枢神经系统兴奋剂常见的不良反应包括中枢神经系统症状（如失眠、头痛、紧张、社交退缩）和胃肠道症状（如胃痛、厌食）。不良反应一般较轻微，可随继续治疗、调整剂量或改变给药时间而减轻。ADHD 反弹症状（如多动、易怒）可能会在最后一次用药后随着血药浓度下降而出现。儿童使用中枢神经系统兴奋剂与体重减轻和生长速度减慢有关。

中枢神经系统兴奋剂会导致心率加快、血压升高、心悸、高血压或低血压，使用高剂量时可引起心律失常。然而，大型回顾性数据库研究发现，儿童和成人服用处方中枢神经系统兴奋剂不会增加心脏风险（Cooper et al. 2011；Habel et al. 2011）。中枢神经系统兴奋剂可加重运动或语音抽搐或精神病症状。短效制剂和增加剂量会升高不良反应的发生率和增加严重程度。

所有中枢神经系统兴奋剂均可与拟交感神经药和 MAOI（包括司来吉兰）相互作用，导致头痛、心律失常、高血压危象和高热。中枢神经系统兴奋剂不能与 MAOI 同时使用，也不能在 MAOI 停药后 14 天内使用。哌甲酯可能在药效学上与 TCA 有相互作用，导致焦虑、易怒、激越和攻击性增加。高剂量中枢神经系统兴奋剂也会降低降压药的治疗效果。当中枢神经系统兴奋剂与 β 受体阻滞剂同时使用时，α 肾上腺素能活性过高可能导致高血压、反射性心动过缓和心脏传导阻滞。

中枢神经系统兴奋剂

与中枢神经系统兴奋剂相比，非中枢神经系统兴奋剂对 ADHD 症状有较弱的积极影响。然而，它的滥用可能性通常比中枢神经系统兴奋剂小。

托莫西汀

托莫西汀是一种特异性去甲肾上腺素再摄取抑制剂，用于治疗 ADHD。不同于中枢神经系统兴奋剂的快速反应（即几个小时），托莫西汀的治疗效果在数周内逐渐建立。肝损伤患者的托莫西汀消除减少。

临床试验报告的托莫西汀不良反应包括恶心、食欲减退、疲劳、腹痛、心动过速、高血压、失眠、易怒和尿潴留。每日 1 次的恶心症状比每日 2 次用药更严重。过量用药的症状包括心动过速、胃肠道症状、激越、QT 间期延长、高血压、嗜睡、头晕、震颤和口干。治疗主要为支持治疗。

与中枢神经系统兴奋剂类似，托莫西汀可能与拟交感神经药和 MAOI 存在相互作用，故不应与 MAOI 同时使用，也不应在 MAOI 停药后 14 天内使用。托莫西汀由 CYP2D6 代谢，是一种 CYP2D6 弱效抑制剂。强效 CYP2D6 抑制剂（如帕罗西汀、氟西汀）可能会增加托莫西汀的血药浓度和毒性。

可乐定和盐酸胍法辛

可乐定和胍法辛是 α_2 肾上腺素受体激动剂的缓释制剂，已获 FDA 批准用于 ADHD 的单药或辅助治疗。此外，可乐定和胍法辛的速释制剂和可乐定每周透皮贴剂也可用于治疗高血压。在对中枢神经系统兴奋剂单药治疗反应不佳的患者中，1 种中枢神经系统兴奋剂和 1 种 α_2 肾上腺素受体激动剂的组合明显比单用 1 种刺激药更有效。不同于中枢神经系统兴奋剂的快速反应（即几个小时），胍法辛和可乐定对 ADHD 症状的治疗效果在数周内逐渐建立。胍法辛或可乐定似乎可治疗抽动症状，而中枢神经系统兴奋剂往往使其恶化。

胍法辛的不良反应包括剂量依赖性嗜睡、头痛、疲劳、上腹痛、低血压和头晕。可乐定的不良反应包括嗜睡、上呼吸道感染、疲劳、易怒、失眠、梦魇、低血压和情绪失调。使用其他降压药或已知影响窦房结功能或房室结传导的药物（如洋地黄、钙通道阻滞剂和 β 受体阻滞剂）的患者应慎用。治疗前应测量血压和心率，并在治疗期间监测。

可乐定或胍法辛过量可引起高血压，随后出现低血压、心动过缓、呼吸抑制、低体温、嗜睡和意识障碍。严重过量可导致可逆性心脏传导缺陷或心律失常、呼吸暂停、昏迷和癫痫。治疗主要为支持性治疗。

莫达非尼和阿莫非尼

据报道，莫达非尼及其右旋对映体阿莫非尼可抑制多巴胺再摄取转运体，但其抑制方式与传统中枢神经系统兴奋剂不同，这可能是其激活作用较温和的原因。莫达非尼和阿莫非尼可用于促进发作性睡病、倒班相关睡眠障碍或阻塞性睡眠呼吸暂停患者的觉醒。两种药物的治疗和不良反应相似，但由于代谢较慢，

阿莫非尼的作用时间较长。与传统中枢神经系统兴奋剂相比，莫达非尼和阿莫非尼被滥用的可能性较小。

不良反应包括头痛、恶心、焦虑、头晕、失眠和鼻炎。可能出现严重的皮疹和重症多形性红斑（史 - 约综合征）。到目前为止，尚无莫达非尼或阿莫非尼过量致死的报告。

莫达非尼和阿莫非尼是 CYP3A4 的中效诱导剂和 CYP2C19 的中效抑制剂。显著的代谢性药物相互作用最有可能涉及血药浓度因 CYP3A4 介导的首过代谢而下降的药物，如环孢素、炔雌醇和三唑仑。哌唑嗪可降低莫达非尼的觉醒诱导作用。MAOI 与莫达非尼或阿莫非尼同时使用时应谨慎。

认知增强剂

认知增强剂可改善痴呆的认知症状（记忆、视觉空间功能、运动技能）和功能症状（个性和行为）。没有证据表明它们改变了潜在疾病过程。目前批准用于治疗阿尔茨海默病的药物包括胆碱酯酶抑制剂（多奈哌齐、加兰他敏和卡巴拉汀）及 NMDA 受体拮抗剂美金刚（表 29-15）。

胆碱酯酶抑制剂

胆碱酯酶抑制剂通过减少胆碱酯酶介导的突触间

表 29-15　认知增强剂

通用名	商品名	适应证	剂型	常规剂量范围（mg/d）	给药间隔
胆碱酯酶抑制剂					
多奈哌齐	Aricept	AD：轻度、中度、重度	O、ODT	5 ～ 10 严重：10 ～ 23	qhs qhs
加兰他敏	Razadyne	AD：轻度、中度	O、L	16 ～ 24	bid
	Razadyne ER Reminyl ER	AD：轻度、中度	O	16 ～ 24	qam
卡巴拉汀	Exelon	AD：轻度、中度 PDD：轻度、中度	O、L	6 ～ 12	bid
	Exelon patch	AD：轻度、中度 PDD：轻度、中度	TD	9.5 ～ 13.3 mg/24 h	qd
NMDA 受体拮抗剂					
美金刚	Namenda、Ebixa	AD：轻度、中度	O	20	bid
	Namenda XR	AD：轻度、中度	O	28	qd
复合制剂					
美金刚 / 多奈哌齐	Namzaric	AD：轻度、中度	O	28/10	qpm

AD，阿尔茨海默病；bid，2 次 / 日；ER，缓释；L，口服液；NMDA，N- 甲基 -D- 天冬氨酸；O，口服片剂或胶囊；ODT，口服溶片；PDD，帕金森病痴呆；qam，每天早晨；qd，1 次 / 日；qhs，每天睡前；qpm，每天晚上；TD，透皮贴剂；XR，缓释

隙乙酰胆碱降解来增加乙酰胆碱水平和增强胆碱能神经传递。

一项纳入 10 项为期 6 个月的关于多奈哌齐、加兰他敏或卡巴拉汀在轻度至重度阿尔茨海默病患者中的随机双盲、安慰剂对照试验的 meta 分析报告，与安慰剂相比，这 3 种药物在改善认知功能、整体临床状况、日常生活活动表现和行为方面的效果相似（Birks 2006），只有一部分受试者出现了改善。纳入 6 项针对帕金森病相关痴呆患者使用胆碱酯酶抑制剂的随机试验的 meta 分析也观察到了类似的结果（Rolinski et al. 2012；每种药物的 FDA 批准适应证见表 29-15）。阿尔茨海默病和其他痴呆的指南（Rabins et al. 2014）表明，与低剂量治疗（10 mg/d）相比，高剂量（23 mg/d）口服多奈哌齐没有显著增加获益，而经皮使用高剂量（13.3 mg/24 h）卡巴拉汀可能比低剂量治疗（4.6 mg/24 h）获益更多。

肝或肾损害的患者可能需要减少加兰他敏和卡巴拉汀的剂量。初始剂量滴定应缓慢，并应根据患者耐受性。严重肝肾损害患者不应使用加兰他敏，中度肝肾损害患者加兰他敏剂量不应超过 16 mg/d。

胆碱酯酶抑制剂的大多数不良反应是轻微的、与剂量相关的胃肠道症状（如恶心、呕吐、腹泻、食欲减退、厌食）。卡巴拉汀可引起最严重的胃肠道不良反应。胃肠道不良反应会随着时间的推移而减轻，并可以通过缓慢的剂量滴定和随餐用药来最小化。充足补水可以减少恶心。为期数天的短暂的治疗–停药期，且再开始用药时剂量相同或更低，可减少厌食或胃肠道不良反应。胆碱酯酶抑制剂的促胆碱能特性也可能引起肌肉痉挛、尿失禁、失眠和生动的梦境，并增加迷走神经张力（如心动过缓）和支气管收缩作用。对于心脏传导异常或有哮喘或阻塞性肺疾病病史的患者应谨慎使用胆碱酯酶抑制剂。促胆碱能药物可促进癫痫发作。新的长期证据集中于胆碱酯酶抑制剂的安全性问题，包括厌食、体重减轻、跌倒、髋部骨折、晕厥、心动过缓，以及心脏起搏器的潜在需求增加（Rabins et al. 2014）。

过量使用胆碱酯酶抑制剂可导致致命的胆碱能危象，包括心动过缓、低血压、肌无力、恶心、呕吐、呼吸抑制、流涎、出汗和癫痫。

多奈哌齐和加兰他敏经 CYP2D6 和 CYP3A4 同工酶代谢，但与任何临床显著的 CYP2D6 介导的药代动力学相互作用无关。卡巴拉汀不受与 CYP 同工酶相互作用的药物的影响。

胆碱酯酶抑制剂可能加剧其他胆碱酯酶抑制剂（如毒扁豆碱）或拟胆碱药（如氨甲酰甲胆碱）的作用。胆碱酯酶抑制剂应在手术前几周停用。这些药物可通过抑制琥珀胆碱的代谢而延长去极化神经肌肉阻

滞剂的作用时间。相反，胆碱酯酶抑制剂介导的乙酰胆碱水平升高可拮抗非去极化神经肌肉阻滞剂（如罗库溴铵）的作用。

许多精神药物具有抗胆碱能特性，可以拮抗认知增强剂的作用。认知功能受损患者应尽量减少使用抗胆碱能药。表 29-16 列出了部分具有显著中枢神经系

表 29-16　常用药物具有显著的抗胆碱能作用

药品名称	风险[a]	药品名称	风险[a]
抗抑郁药		抗精神病药	
叔胺 TCA	+++	氯丙嗪	+++
仲胺 TCA	++	氯氮平	+++
帕罗西汀	++	奥氮平	++
		奋乃静	++
止泻药		喹硫平	++
洛派丁胺	++	硫利达嗪	+++
镇吐药		解痉药	
丙氯拉嗪	++	阿托品	+++
异丙嗪	+++	克利溴铵	+++
		双环胺	+++
抗组胺药		黄酮哌酯	++
溴苯那敏	+++	格隆溴铵	++
氯苯那敏	+++	后马托品	+++
赛庚啶	+++	东莨菪碱	+++
茶苯海明	++	莨菪碱	+++
苯海拉明	++	甲基东莨菪碱	+++
羟嗪	+++	奥昔布宁	+++
氯苯甲嗪	+++	丙美卡因	++
		Scopalamine（东莨菪碱）	+++
抗帕金森病药物		托特罗定	++
金刚烷胺	++		
苯扎托品	+++	骨骼肌松弛药	
邻甲苯海拉明	+++	巴氯芬	++
丙环啶	+++	卡立普多	+++
苯海索	+++	氯唑沙宗	+++
		环苯扎林	+++
H₂ 拮抗剂		美他沙酮	+++
西咪替丁	++	美索巴莫	+++
		替扎尼定	+++

TCA，三环类抗抑郁药

[a] 治疗剂量下出现抗胆碱能不良反应的风险：+++，高风险；++，中风险。老年人和使用多种具有抗胆碱能活性的药物的患者风险增加
引自 Cancelli et al. 2009；Chew et al. 2008；McEvoy 2017；Rudolph et al. 2008。

统抗胆碱能作用的药物。相反，对于因哮喘或慢性阻塞性肺疾病等而接受抗胆碱能药物治疗的患者，胆碱酯酶抑制剂可能具有反治疗作用。

NMDA 受体拮抗剂

美金刚被认为是一种 NMDA 受体拮抗剂，可以降低慢性神经元兴奋性毒性。虽然美金刚可以改善阿尔茨海默病的症状，但尚无证据表明它可以预防或减缓神经退行性病变或改变潜在疾病的进程。

由于胆碱酯酶抑制剂和美金刚的作用机制不同，因此二者联用可为中重度阿尔茨海默病患者提供协同效益（数据不支持美金刚用于治疗轻度阿尔茨海默病）。纳入 3 项为期 6 个月的关于中重度阿尔茨海默病患者联用美金刚和胆碱酯酶抑制剂（主要是多奈哌齐）治疗的临床试验数据的系统综述得出结论，联合用药在认知、临床整体评分和行为方面有轻微的改善，但对日常生活活动的功能表现没有影响（Farrimond et al. 2012）。美金刚对胆碱酯酶抑制剂的药代动力学无影响，因此可以与这些药物联合使用，无须调整剂量。

美金刚主要由肾消除。严重肾损害患者使用速释制剂的剂量不应超过 5 mg/d，缓释制剂不应超过 14 mg/d。美金刚与其他药物没有明显的 CYP 相互作用。能够碱化尿液的药物可使美金刚消除率降低 80%，而酸化尿液的药物可升高美金刚的消除率。

美金刚已被证明对阿尔茨海默病具有良好的耐受性，其不良反应与安慰剂相似。美金刚对呼吸没有影响，对心血管疾病患者一般影响较小。曾有服药过量的报告，患者表现为、意识模糊、精神病、心动过缓和昏迷，随后可完全康复；没有单用美金刚致死的病例。

妊娠期使用精神药物

由于需要考虑精神药物对胎儿和新生儿的影响，以及母体疾病未经治疗对胎儿发育的潜在影响，妊娠和哺乳期间的精神疾病管理变得更加复杂。2015 年，FDA 用一个新的系统来组织和呈现处方药标签中的安全性和使用信息，取代了既往长期使用的妊娠风险分类系统（即 A、B、C、D 和 X）。2015 年 6 月 30 日之后被批准的新药物需要使用修订后的 FDA 标签，该标签提供了药物对妊娠、哺乳及对女性和男性生殖潜能影响的信息。既往获批药物的标签正在逐步更新。其目的是为医疗提供者和患者提供详细的证据，以此作为他们的决策依据，而不是依赖于类别划分。关于妊娠期间治疗精神疾病的风险与获益的信息在不

断更新。有关特定药物生殖毒性的最新综述可在线查阅美国国家医学图书馆的发育和生殖毒理学数据库（www.nlm.nih.gov/pubs/factsheets/dartfs.html）、Motherisk（www.motherisk.org）和 MotherToBaby（MotherToBaby.org）。

前瞻性研究发现，68% 因妊娠而停用抗抑郁药的孕妇在妊娠前 3 个月或中期复发（Cohen et al. 2006），80% 停用心境稳定剂的孕妇在妊娠期间复发（Viguera et al. 2007）。对于患有严重精神障碍的女性，妊娠早期和整个妊娠期是否继续使用心境稳定或抗抑郁药治疗应谨慎权衡停药的风险，并应与患者及其精神病医生和产科医生讨论。对于轻度精神疾病和复发风险低的女性，在备孕期间可以逐渐减少或继续使用心境稳定剂或抗抑郁药，并密切监测患者的情绪症状复发。与逐渐停用相比，突然停用心境稳定剂会大大增加复发的风险（2 周内复发率 50%）（Viguera et al. 2007）。建议在妊娠期间和产后早期监测孕妇血清水平，并进行药物剂量的调整，因为随着妊娠相关的分布量、代谢能力和肾过滤的增加，锂、TCA、拉莫三嗪和其他精神药物的血药浓度会下降。这些变化在产后会发生逆转，但时间不定；因此，需要监测来指导产后剂量调整。

抗精神病药

一项为期 10 年的有关医疗补助患者在妊娠早期接受抗精神病药治疗的大型数据库综述显示，在妊娠早期使用抗精神病药并不会显著增加胎儿先天性畸形的风险。利培酮可能是这一结论的例外，它与整体畸形风险的小幅增加相关［相对风险（RR）= 1.26；95% 置信区间（CI）1.02 ～ 1.56；Huybrechts et al. 2016］。

妊娠期间暴露于 SGA 会导致孕妇体重增加，并增加患妊娠糖尿病的风险（Kulkarni et al. 2015）。一项小型研究发现，奥氮平和氟哌啶醇的胎盘转运率最高，利培酮次之，喹硫平的胎盘转运率最低（Kulkarni et al. 2015）。妊娠晚期暴露于抗精神病药可增加新生儿异常肌肉运动、EPS 和戒断症状的风险。如前所述，应权衡复发的风险与抗精神病药暴露的风险。

心境稳定剂

在妊娠期间使用锂盐与罕见的胎儿心脏缺陷的总体风险增加有关，其中大多数是可纠正的，许多可自行恢复。锂盐暴露导致 Ebstein 畸形的风险增加了 20 倍，但仍然很低（1/1000 例婴儿）（Giles and Bannigan 2006）。近期一项针对 100 多万名孕妇的回顾性队列研究发现，暴露于锂盐的婴儿发生 Ebstein 异常的风险增加，特别是在高剂量下。然而，暴露与

未暴露锂盐的婴儿发生率（0.6% *vs.* 0.18%）比估计要小得多（Patorno et al. 2017）。如果胎儿在妊娠早期暴露于锂盐，建议使用超声或胎儿超声心动图来评估胎儿心脏发育。对于有中度疾病和（或）复发风险且先前对锂盐有偏好反应的女性，一种选择是在受孕前缓慢停用锂盐，然后在 12 周时（胎儿心脏结构发育完成后）重新使用锂盐。

新生儿在分娩前暴露于锂盐，尤其是血锂浓度较高时，可能会出现"软宝宝综合征"（婴儿松弛综合征）。体征和症状包括早产、发绀、肌无力、嗜睡和反射不良。如果临床可行，应考虑在分娩前 24 ～ 48 h 保留锂盐治疗（Hogan and Freeman 2016）。

妊娠期使用抗惊厥药的研究主要针对癫痫女性。丙戊酸盐暴露会使严重先天性畸形的发病率升高至 9% 以上（相比之下，美国普通人群的发病率约为 3%），因此丙戊酸盐通常禁用于孕妇（Hogan and Freeman 2016）。风险增加与剂量较高和联合抗惊厥治疗有关。丙戊酸盐与神经管闭合不完全（2% ～ 5%）、心脏缺陷、颅面异常、肢体缺陷和神经认知发育缺陷的风险显著增加相关。卡马西平也具有致畸性，可增加神经管缺陷（如脊柱裂）、面部畸形和指甲发育不全的风险，但畸形的风险低于丙戊酸盐。卡马西平导致胎儿出生时发生严重畸形的风险为 5.3% ～ 7.7%，尤其是在剂量高于 1000 mg/d 的情况下（Hogan and Freeman 2016）。孕妇在妊娠期间补充叶酸可能会降低暴露于卡马西平的婴儿发生神经管缺陷的风险，虽然这可能不会在暴露于丙戊酸盐的婴儿中出现。总的来说，迄今为止的妊娠注册数据表明拉莫三嗪不会增加先天性畸形的风险。评估奥卡西平致畸性的资料尚不充分。

抗抑郁药

在妊娠期间服用抗抑郁药的风险仍然存在争议。SSRI 与死产率或严重生理畸形的风险增加无关（Wisner et al. 2009）。关于母体妊娠期间服用帕罗西汀升高婴儿心脏缺陷率的担忧尚未得到证实，这促使 FDA 发布了产品警告（Einarson et al. 2009）。如果 SSRI 与苯二氮䓬类药物联合使用，可能会增加心脏畸形的风险（Oberlander et al. 2008；Wikner et al. 2007）。安非他酮很少在妊娠期间使用。一项系统综述显示关于安非他酮引起心血管缺陷的风险小的证据不一致（Hendrick et al. 2017）。妊娠早期暴露安非他酮可能升高自然流产率。然而，流产率并不比普通人群高（Hendrick et al. 2017）。米氮平与任何特定的畸形无关（Smit et al. 2016）。虽然与其他抗抑郁药类别相比，有关 TCA 的研究较少，但其似乎与出生缺陷无关。据报道，新生儿早产、小于胎龄出生、子痫前期和持续性肺动脉高压的风险增加与妊娠期间暴露 SSRI 有关。然而，研究结果并不一致，与 SSRI 暴露相关的一种或多种情况发生的风险可能并不比妊娠期间不治疗抑郁症的风险更大（Altemus and Occhiogrosso 2017）。2017 年瑞典的一项回顾性队列研究发现，妊娠早期服用抗抑郁药与早产轻微增加有关；但该研究没有发现抗抑郁药暴露与小于胎龄出生、孤独症谱系障碍或 ADHD 风险之间的关联（Sujan et al. 2017）。

目前已有妊娠晚期暴露 5- 羟色胺能抗抑郁药（如 SSRI）导致新生儿综合征的报道。症状包括肌张力过高、进食困难、震颤、过度哭泣、易怒、呼吸障碍、呼吸急促和睡眠不宁。这种综合征最常与帕罗西汀、文拉法辛和氟西汀有关。报告的比例从无症状到暴露婴儿高达 30%（Yang et al. 2017）。症状与早产儿相似，但持续时间可能不同。

2006 年，基于单一研究，FDA 发出警告，妊娠晚期暴露于 SSRI 与新生儿持续性肺动脉高压（PPHN）有关；2011 年，由于数据不一致，该建议被修改为风险不明确（U.S. Food and Drug Administration 2011）。近期，美国（Medicaid，覆盖美国 46 个州；Huybrechts et al. 2015）和加拿大（魁北克；Bérard et al. 2017）的两个大型妊娠数据库报告，妊娠晚期暴露 SSRI 与 PPHN 风险的小幅绝对增加有关。Huybrechts 等（2015）报告，与未暴露 SSRI 的婴儿（20.8/10 000）相比，暴露 SSRI 的婴儿（31.5/10 000）和暴露非 SSRI 抗抑郁药的婴儿（29.1/10 000）的 PPHN 发生率更高。鉴于统计学强度较低，尚不清楚 SNRI 是否也具有这种风险（Bérard et al. 2017）。

抗焦虑药和镇静催眠药

回顾性病例对照研究（易产生回忆偏倚）发现，妊娠期间使用苯二氮䓬类药物会使口腔裂的风险增加 3 倍（Dolovich et al. 1998）。后续研究未发现妊娠期使用苯二氮䓬类药物单药治疗有致畸风险的证据（Bellantuono et al. 2013）。近期研究发现，妊娠期间使用苯二氮䓬类药物会增加产科或新生儿风险（Freeman et al. 2018；Yonkers et al. 2017），但联合用药、共病精神病和其他疾病、社会经济差异也可能是风险增加的原因（Askaa et al. 2014）。如果在妊娠晚期使用苯二氮䓬类药物，应密切监测新生儿不良反应，包括易怒、震颤、停药癫痫发作、婴儿松弛综合征、呼吸暂停和其他呼吸困难。

中枢兴奋剂

尚无充分的人体研究数据来评估妊娠期间使用安非他明、哌甲酯、托莫西汀、可乐定、胍法辛、莫达非尼和阿莫非尼的致畸作用（Besag 2014）。妊娠期间通常应避免使用中枢兴奋剂，重点是非药物治疗 ADHD 和睡眠-觉醒障碍。

总结

本章提供了主要精神药物类别及其使用的概述。我们希望读者能够了解现有药物的优点和缺点。随着对精神疾病生物学机制的研究进展，药物治疗将不可避免地进一步细化，以针对这些特定的紊乱，从而提高疗效，减少不良反应，改善患者的预后。

临床要点

- 应基于现有的最佳临床证据针对特定精神疾病使用精神药物。
- 适当时，精神药理学应与循证社会心理和心理治疗方法相结合，以提高药物依从性，减少症状负担和复发风险，并改善患者功能。

- 精神药物的选择基于多种因素，包括疗效证据、不良反应、理想的次级药效学效应、给药途径、药物-药物相互作用、共病其他系统疾病和精神病，以及个人和家族用药反应史。
- 对精神药物的反应存在巨大的个体间和个体内差异。
- 如果患者对某类药物中的一种药物没有反应，并不一定意味着患者对同类药物的另一种药物没有反应。
- 一般来说，被批准用于治疗特定疾病的药物同样有效，但主要在药代动力学、不良反应特征和药物-药物相互作用方面存在差异。最显著的例外是氯氮平，它对治疗难治性精神分裂症有独特的疗效。
- 由于会增加药物毒性和药物-药物相互作用的风险，应尽可能减少多重用药。

参考文献

扫码见参考文献

第 30 章

脑刺激治疗

Corey Keller，Mahendra T. Bhati，Jonathan Downar，Amit Etkin

胡少华　吕海龙　王丹丹　刘勇　译　岳伟华　审校

通过对大脑施加电流来调节神经活动并治疗患者的想法始于 18 世纪。脑刺激治疗，特别是电休克治疗（ECT），比精神药物的发现还要早，而且一直是精神科有效的治疗手段之一。几十年来 ECT 一直是精神科唯一的脑刺激治疗方法，虽然它能带来很多好处，但人们对其治疗效果的内在机制仍然了解甚少。但是，随着大量新型脑刺激干预措施的开发，脑刺激治疗在过去的 20 年里正在经历一场革命（表 30-1）。这些新治疗中许多是在神经影像学和脑刺激技术的研究进展中产生的，有些正在进入常规临床使用中。脑刺激治疗目前已成为一种新的、不断被扩展中的用以理解和治疗精神疾病的方法。

在过去的 20 年里，旧的治疗方法得到了改善，新的技术也得到了发展。全身麻醉下进行新的改良方案减少了旧治疗方法（如 ECT）的不良反应。迷走神经刺激（VNS）具有抗惊厥作用，虽然其依赖设备且可用性有限，但是它是一种治疗难治性抑郁症的有效干预手段。2008 年，FDA 基于人道主义器械豁免批准了深部脑刺激（DBS）用于治疗难治性强迫症（OCD）。而后人们对 DBS 和相关技术的研究产生了极大兴趣，依托电生理学和神经影像学的发展，这些干预技术变得更有针对性。重复经颅磁刺激（rTMS）是第一种被广泛使用的非侵入性脑刺激技术，它可在门诊进行（office-based），可用于对特定脑区、脑功能进行特异性刺激。通过与神经影像学和电生理学相结合，rTMS 正从"一刀切"式的标准治疗范式转变为更加个性化的治疗，即针对不同的脑回路、针对症状使用刺激参数，这种方法被称为"回路学（circuitology）"治疗。此外，较新的试验工具包括用低强度刺激无创性调节浅层脑区的神经活动［如经颅直流电刺激（tDCS）和低场强磁刺激（LFMS）］或用声能而非磁能来定位深层脑结构［如超声聚焦（FUS）］。

在本章中，我们将全面介绍当前精神病学中脑刺激治疗的理论、实践和相关研究。首先介绍 FDA 批准的通常用于治疗难治性抑郁症的非侵入性方法（ECT、rTMS）。然后介绍 FDA 批准的侵入性治疗方式（DBS、VNS），并介绍新的试验性治疗［如 tDCS、局灶性电休克治疗（FEAST）、磁休克治疗（MST）、硬膜外皮质刺激（ECS）、反应性神经刺激（RNS）、FUS］。

非侵入性方法

电休克治疗（ECT）

概述

精神病学中抽搐治疗的使用是因为人们观察到癫痫发作与严重精神病患者的症状改善有关，心境障碍或紧张症的患者尤其明显。1934 年，精神病学家 Ladislas Meduna 首次报告了化学诱导（通过戊四唑）癫痫发作对治疗精神分裂症有益（Fink 1984），然而利用化合物化学诱导癫痫发作被证明是不可靠的，两位意大利精神病学家 Ugo Cerletti 和 Lucio Bini 在 1938 年首次使用电刺激成功地治疗了一名紧张型精神分裂症患者（Bini 1995）。ECT 作为现代精神病学的第一个真正意义上的治疗方法，很快就在全世界被广泛采用。在那个没有有效手段治疗精神障碍的时代，它拯救了无数患者的生命。ECT 一直是精神病学中最有效和起效最迅速的治疗方法之一，但它的使用率却非常低，部分原因是治疗相关的病耻感及需要具备麻醉和生理功能监测的专门治疗环境。

表 30-1　脑刺激治疗

	刺激类型	诱发抽搐	临床前应用	临床应用	FDA 批准	部分设备厂商
电磁——非侵入性						
电休克治疗（ECT）	电刺激（交流电）	是	—	是	是（抑郁症）	Mecta Spectrum、Thymatron
局灶性电休克治疗（FEAST）	电刺激（直流电）	是	是	是	否	—
磁休克治疗（MST）	磁刺激	是	是	是	否	MagVenture
重复经颅磁刺激（rTMS）	磁刺激	否	是	是	是（抑郁症）	Neuronetics、Brainsway、MagVenture、Magstim、Neurosoft
同步经颅磁刺激（sTMS）	磁刺激	否	是	是	否	NeoSync
低场强磁刺激（LFMS）	磁刺激	否	是	否	否	—
电磁——侵入性						
深部脑刺激（DBS）	电刺激（交流电）	否	是	是	是（强迫症）	Medtronic
迷走神经刺激（VNS）	电刺激（交流电）	否	是	是	是（抑郁症）	Cyberonics
硬膜外皮质刺激（ECS）	电刺激（交流电）	否	是	是	否	—
其他——非侵入性						
超声聚焦（FUS）	机械（超声）	否	是	否	否	Insightec
声磁刺激	机械（超声）和磁刺激	否	是	否	否	—
经颅电刺激（TES）						
经颅直流电刺激（tDCS）	电刺激（直流电）	否	是	是	否	APeX、TCT、Soterix、Thync、foc.us
经颅交流电刺激（tACS）	电刺激（交流电）	否	是	否	否	—
经颅微电流刺激（CES）	电刺激（直流电）	否	是	是	否	Fisher Wallace（Alpha-Stim）

适应证

ECT 目前适用于治疗单相抑郁、双相抑郁、紧张症、精神分裂症谱系障碍、精神分裂症和分裂情感障碍（McDonald et al. 2016）。ECT 用于单相抑郁的适应证包括：①对其他抗抑郁治疗无效；②需要快速治疗的情况，如妊娠期间的急性精神疾病、绝食导致的营养不良或持续存在的自杀意图；③存在精神病性特征；④有不宜使用抗抑郁药的合并症；⑤紧张症。ECT 用于治疗老年抑郁症尤为有益，也可以作为危重患者、紧张症患者、儿童或孕妇的安全治疗选择。美国依照不同法律和 FDA 的监管要求使用 ECT 必须获得特定类型的许可，各州情况有所不同。虽然它是一种安全的、有可能挽救生命的干预措施，但是美国部分州（如德克萨斯州、加利福尼亚州）对 ECT 的应用要求相对严格，这不可避免地限制了它的使用。这些州规定如果患者病情严重需要接受 ECT，但自己不能签署知情同意书，则必须获得法院准许才能使用。

治疗参数

现代 ECT 通常在医院进行，患者需要进行类似于门诊手术的术前准备。具体过程如下：接受 ECT 之前患者接受静脉麻醉（如使用美索比妥、依托咪酯或丙泊酚），然后再注射肌肉松弛药（如琥珀胆碱）。一般使用止血带隔离肢体远端（如脚、手臂）与肌肉松弛药，以便观察对诱发的抽搐发作的运动反应。全身麻醉可使患者失去意识，起到镇痛和肌肉松弛的作用，这些都是确保 ECT 安全性和耐受性的必要因素。麻醉持续时间短（约数分钟），在这段时间内给予患者补液和吸氧，进行生命体征、心电图（ECG）和脑电图（EEG）监测，然后施予交流电（20 ～ 120 Hz）刺激约 5 s，这相当于 100 ～ 500 mC 的电荷并足以诱发治疗性癫痫发作。治疗中一般使用咬合阻断器来防止电刺激下咬肌收缩、下颌咬合造成的口腔损伤。ECT 的目的是通过诱导约 30 s 的强力全身性抽搐发作来达到治疗效果，一些医生使用肌电图（EMG）

来监测运动性抽搐发作的持续时间。电刺激和抽搐发作导致交感神经和副交感神经张力改变，继而导致短暂颅内压升高和急性脑血管变化。

刺激通过单侧或双侧头皮电极传递到大脑（图 30-1）。与双侧 ECT 相比，单侧 ECT 的不良反应较少，但效果较差。尽管如此，给予非优势半球（通常是右脑）高剂量单侧 ECT 似乎与中等剂量双侧 ECT 的抗抑郁效果相当。由于正弦交流电刺激会导致过度的电刺激，这可能会引起更严重的认知相关不良反应，因此交流电刺激以短暂的方波脉冲形式给予。

虽然 ECT 的使用自其发明以来变化不大，但为了实现最大的治疗效果和最小的不良反应，在诱发抽搐的刺激类型方面已有了一定的进步。高剂量单侧超短脉冲（每个脉冲 < 0.5 ms）刺激可以实现最高质量的抽搐诱导（Sackeim et al. 2008）。有效 ECT 的前提是出现一次全身性抽搐大发作，研究表明使用高剂量、超短波、单侧 ECT 的效果与双侧 ECT 相似。此外，与标准的短脉冲刺激相比，超短脉冲 ECT 使大脑接触的电流更少，所以引起的认知相关不良反应也更少。刺激方式的变化增加了患者对 ECT 的耐受性，但许多患者仍需要标准的双侧电刺激来诱发抽搐以获得治疗效果，这又部分限制了对 ECT 的选择。如果能以最小的电刺激诱发强有力的全身性发作并迅速恢复，就能在最大限度地提高临床疗效的同时尽可能减少认知方面的不良反应。

合并用药

去甲肾上腺素能药物［如三环类抗抑郁药（TCA）和 5- 羟色胺–去甲肾上腺素再摄取抑制剂（SNRI）］（Sackeim et al. 2009）、锂盐和抗精神病药（特别是氯氮平）可用于增强 ECT 的疗效。合用锂盐有明显获益，但仍应慎用，因为它可能增加 ECT 治疗期间谵妄和认知不良反应的风险，而通过减少或维持锂盐剂量可以避免这些潜在不良反应。一般情况下，应避免 ECT 合用抗惊厥药，因为它们会直接影响癫痫发作的诱发，降低 ECT 的治疗效果（Sienaert and Peuskens 2007）。同理，应避免使用苯二氮䓬类药物，但如果必须使用，建议使用短效制剂，因其不太可能干扰治疗性抽搐发作。如果使用苯二氮䓬类药物干扰了抽搐的诱导，可在 ECT 前使用氟马西尼来逆转这一作用（Krystal et al. 1998）。除茶碱类药物外（虽然很少需要合用），大多数非抗惊厥类药物可以安全地与 ECT 合用。ECT 期间合用茶碱可导致长时间的抽搐发作并导致癫痫持续状态（Rasmussen and Zorumski 1993）。

治疗效果

多项 meta 分析表明，治疗单相和双相抑郁时，ECT 的疗效比药物更持久、更显著。ECT 目前仍是最有效的抗抑郁治疗手段，并已被证明可以降低死亡率和再入院率。既研究证据和经验支持 ECT 可治疗多种疾病，包括双相抑郁、紧张症、神经阻滞剂恶性综合征、精神分裂症和分裂情感障碍。ECT 治疗抑郁症的总反应率为 50% ～ 90%。当用于治疗对多种抗抑郁药无反应的难治性抑郁症患者时，ECT 的反应率降为 50% ～ 70%，缓解率为 50% ～ 80%。但是，由于治疗效果在很大程度上取决于技术，包括电极位置和刺激剂量等，缓解率为 20% ～ 80%（Lisanby 2007）。对于伴精神病性症状的抑郁症患者，ECT 的

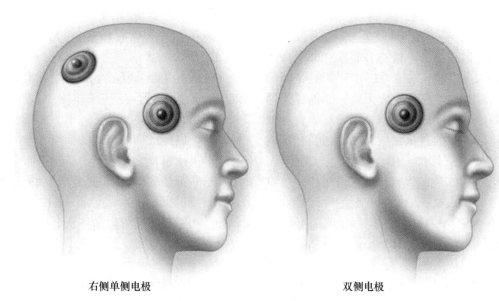

右侧单侧电极   双侧电极

图 30-1 ECT 电极的放置。 右侧单侧 ECT 使用放置在头部一侧及头部顶点右侧和右侧额颞部的电极。采用双侧 ECT 时电极置于左、右侧额颞部。引自 Figure 1（p. 1942）in: Lisanby SH: "Electroconvulsive Therapy for Depression." New England Journal of Medicine 357（19）: 1939-1945, 2007. Copyright 2007, Massachusetts Medical Society. Used with permission.

反应率和缓解率较高，且比单独使用抗抑郁药更有效（Petrides et al. 2001）。老年群体的 ECT 反应率也较高（O'Connor et al. 2001）。对于一些常合并抑郁症的疾病（如帕金森病或癫痫），ECT 除了可以治疗运动症状、癫痫症状外，还有抗抑郁作用。患者合并焦虑症时，ECT 的疗效会降低，ECT 对于原发性焦虑症或 OCD 没有治疗获益。部分人群接受 ECT 的缓解率较低，包括边缘型人格障碍患者（约 20%）。

ECT 的疗程一般为每周 2 ～ 3 次，大多数患者在接受 6 ～ 12 次治疗后病情可得到缓解，病情缓解的平均治疗次数为 7 次（Kellner et al. 2006）。但是，部分患者可能需要多达 20 次的治疗才能起效。更频繁地使用 ECT 与认知不良反应更多有关，但一些罕见的情况（如恶性紧张症）需要进行频繁且积极的 ECT。如果 ECT 诱发了认知不良反应并使治疗复杂化，降低治疗的频率通常可以减少这种不良反应。

病例：ECT 治疗紧张症

一位有精神分裂症病史的 30 岁妊娠晚期孕妇，因健康状况异常数周被送入产科。患者近期进食量减少，担心影响到胎儿的生存。产科医生对其进行了全面的医学检查，发现她的症状不能被器质性原因解释，于是请精神科医生会诊，依据其木僵、被动服从和对刺激缺少反应的症状而确诊紧张症。患者对抗精神病药或高剂量苯二氮䓬类药物没有反应，因此获得法院许可进行紧急 ECT。患者接受了 6 次双侧 ECT，紧张症迅速得到缓解。经过 2 周的治疗，她几乎恢复了正常功能，并在此后不久成功进行分娩。

风险和不良反应

与人们普遍的看法相反，ECT 安全、有效，它是在全身麻醉下进行的最安全的手术之一，其死亡率为每 10 万次治疗中有 2 ～ 4 人死亡。全身麻醉和生理功能监测大大增加了 ECT 的安全性。治疗期间死亡的最常见原因是心肺事件。现阶段的 ECT 是一种包含使用全身麻醉和肌肉松弛药的改良版过程，全身麻醉可以避免患者在抽搐时产生痛苦和不适感，肌肉松弛药限制了抽搐发作时的强直-阵挛性发作，避免了躯体损伤和骨折的风险。全身麻醉下的改良 ECT 提高了安全性并降低了风险。最常见的 ECT 相关不良反应是误吸、牙齿和舌受伤、头痛、恶心和认知障碍。

50% ～ 80% 的患者在 ECT 期间和之后会出现认知方面的不良反应（Rose et al. 2003）。这些不良反应包括急性意识模糊、顺行性遗忘和逆行性遗忘。认知障碍的类型和严重程度与以下因素有关：基础认知状态、用药、ECT 电极的位置、电刺激的类型、电刺激的频率、麻醉和抽搐发作后效应等。客观的神经心理学测试表明，认知方面的不良反应通常是短暂的（Semkovska and McLoughlin 2010），其中逆行性遗忘最持久。尽管 ECT 可引起认知不良反应，但成功进行 ECT 后，由精神疾病导致的认知障碍患者的认知功能可能得到改善。

禁忌证

实施 ECT 没有绝对禁忌证。但是，建议临床医生在进行 ECT 之前对患者进行医学评估，并进行适当的实验室检查，以确定可能使治疗复杂化的潜在状况或因素，如缺血性心脏病、心律失常、未控制的高血压、严重的呼吸系统疾病、呼吸暂停、牙齿问题、癫痫、颅内肿瘤、颅骨缺陷及既往的麻醉不良反应。

预防复发和维持治疗

非持续性使用 ECT 作为巩固期和维持期治疗预防症状复发是有效的。巩固期 ECT（continuation ECT）是指在完成急性疗程后的 6 个月内，以较低的频率进行治疗，即少于每周 2 ～ 3 次。在 ECT 急性期治疗后获得缓解的患者如果没有转入维持治疗，超过 50% 的患者会复发（Prudic et al. 2004），这一发现强调了维持治疗的重要性。如果对 ECT 有反应的患者能在 6 个月内保持缓解状态，那么其持续缓解和康复的机会就会增加，尤其是在定期维持 ECT 结合药物治疗的情况下。维持期 ECT（maintenance ECT）通常每 4 ～ 6 周进行 1 次，治疗频率根据患者之前的治疗反应而有所差异。维持期 ECT 通常在持续服用药物的情况下进行，因为有证据表明药物联合 ECT 比单独药物治疗更有效（Kellner et al. 2016；Navarro et al. 2008）。

作用机制

ECT 的治疗机制尚不清楚，但其效果通常被认为是诱发抽搐发作的直接结果。抽搐期间会发生许多变化，如大脑代谢的改变、交感神经和副交感神经系统张力的变化，以及神经递质的释放（包括单胺类神经递质、谷氨酸和 GABA）。抽搐发作时大脑先兴奋而后抑制，在此期间，皮质-丘脑连接和功能会发生改变。ECT 期间多个 EEG 特征与疗效相关，包括：①发作质量；②发作持续时间；③发作后的 EEG 抑制程度。定量 EEG 研究表明，ECT 导致的前额叶皮质慢（δ）波活动增加与临床反应相关（Sackeim et al. 1996）。神经影像学研究显示，在 ECT 之后，海马、杏仁核和颞叶的灰质体积改变。其他研究表明，ECT 可能通过减少背外侧前额叶皮质（DLPFC；Perrin et al. 2012）的功能连接、增加海马（Abbott et al. 2014）和前脑回路（Lyden et al. 2014）的功能连接而产生抗抑郁效果。正电子发射断层扫描（PET）研究表明，在 ECT 之后，额叶和扣带回皮质的代谢活性降低（Nobler et al. 2001）。ECT 的抗抑郁作用也可能是通过刺激下丘脑和垂体激素的释放或增加脑源性神经营养因子（BDNF）的生成。总之，ECT 对大脑功能有许多影响，导致复杂的治疗与破坏效应。

总结与展望

尽管 ECT 有效且安全，但它仍然是精神病学中使用率极低的治疗方法。使用不足的主要原因包括：病耻感、对治疗方式的了解有限、能提供该治疗的设施数量有限、监管和法律保障不足、缺乏训练有素的 ECT 从业人员、可获得性差、治疗需要反复的全身麻醉，以及治疗带来的认知不良反应。为减少与 ECT 有关的认知不良反应，人们研究和开发了新的休克技术，如局灶性电休克治疗（FEAST）和磁休克治疗（MST）（见本章"正在研究中的刺激方式"），这可以进一步提高休克治疗的疗效和耐受性。

重复经颅磁刺激（rTMS）

rTMS 是一种非侵入性大脑刺激技术，使用强大的（1～2 T）聚焦磁场脉冲来诱导神经组织中的电活动。这些脉冲由放置在头皮上的电磁感应器线圈产生（图 30-2）。单个脉冲可以在目标脑区诱发动作电位。例如，对控制手的运动皮质区域施加刺激可引起手指或手腕的肌肉收缩。整个疗程的重复脉冲序列可通过神经可塑性机制使受刺激的神经回路产生更持久的兴奋或抑制。若在数天内进行一个疗程的重复刺激，效果可持续数周至数月。

1985 年谢菲尔德大学的工程师 Anthony Barker 首次提出 rTMS 技术可以作为神经生理学中研究运动

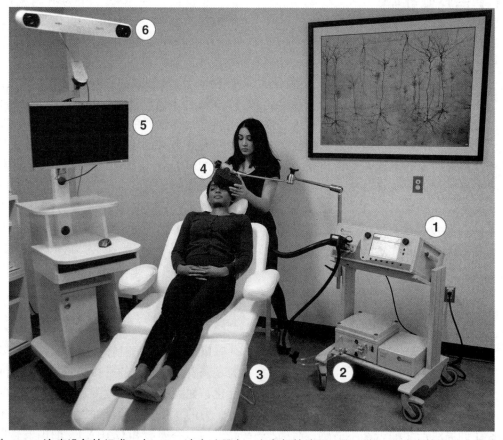

图 30-2 治疗性 rTMS 治疗设备的组成。 在 rTMS 治疗过程中，患者保持清醒，取坐位，由治疗技术员定位线圈，输入刺激参数并开启设备，而后根据预定的刺激模式提供脉冲刺激。设备包括：刺激仪（①），它根据设定的模式产生脉冲序列；刺激线圈（②），是连接刺激仪的电磁感应线圈，放置于头皮上方的目标区域；治疗椅（③），在治疗期间患者坐在上面保持不动。部分设备还包括 1 个冷却装置（④）以避免在治疗期间感应线圈过热，部分设备有 1 个无框架的立体定向神经导航系统（⑤），以便在治疗期间利用先前获得的磁共振成像图像将线圈定位在特定脑区。这类设备采用高精度的立体定向摄像系统（⑥），类似于神经外科使用的设备，可以实时监测附着在患者头部和线圈上的跟踪标记的位置，以便计算出线圈与头部的相对位置，从而计算出脑区的位置。请注意，上图中的患者正在接受右侧背外侧前额叶皮质（DLPFC）刺激，而不是左侧 DLPFC（左侧更常用）。引自 Figure 1（p. 1176）in：Downar J, Blumberger DM, Daskalakis ZJ："Repetitive Transcranial Magnetic Stimulation: an Emerging Treatment for Medication-Resistant Depression." Canadian Medical Association Journal 188（16）：1175-1177, 2016. Copyright 2016, Canadian Medical Association. Used with permission.

皮质的一种手段。随后的研究表明，脉冲序列可增强或削弱其诱发的运动诱发电位（Ziemann et al. 2008）。依据这些观察结果，有研究者设想 rTMS 可以作为治疗难治性抑郁症的一种侵入性较小、比 ETC 更易耐受的治疗手段，目标脑区为早期有关抑郁症的神经影像学文献中提到的前额叶。

20 世纪 90 年代中期完成了第一项 rTMS 治疗抑郁症的随机对照研究，在接下来的 20 年里，超过 100 项采用假刺激作为对照的随机临床试验招募了数千名患者，证明 rTMS 对难治性抑郁症有效（Berlim et al. 2014；Kedzior et al. 2015）。2007 年进行了一项关键性的多中心临床研究（O'Reardon et al. 2007），2008 年第一台 rTMS 设备（由 Neuronetics 公司制造）被 FDA 批准用于抑郁症的急性期治疗，随后其他几家制造商（MagVenture、Magstim、Brainsway）的设备也获得了 FDA 对该适应证的批准。

目前在美国主要城市的数百家诊所都可以进行 rTMS，并且大多被纳入当地公共或私人医疗保险报销范围。国际上，欧洲国家、加拿大、澳大利亚和新西兰、以色列、中国、日本及越来越多的国家也可以开展 rTMS。美国（2018）、欧洲（Lefaucheur et al. 2014）、加拿大（Milev et al. 2016）都制定了 rTMS 的临床治疗指南。

适应证

FDA 批准的 rTMS 的主要适应证（也是迄今为止最常见的用途）是对至少一次充分药物治疗无效的重性抑郁障碍（MDD）。如前所述，自 2008 年首款 rTMS 设备获批之后，多种 TMS 设备相继获批。但是，文献中报道了各种研究性应用。已发表的 meta 分析支持 rTMS 对双相障碍、创伤后应激障碍（PTSD）、OCD、酒精和尼古丁依赖和精神分裂症均有效。2018 年，rTMS 获得 FDA 批准用于治疗 OCD。其他用途仍为超说明书使用。rTMS 在神经病学中的应用（如某些疼痛障碍、耳鸣）也有 meta 分析的证据支持，FDA 还批准了单脉冲 TMS 设备用于治疗偏头痛。TMS 也被批准用于手术前的大脑皮质定位（如运动区、语言区的标记）。rTMS 在精神障碍中应用的研究较少，包括进食障碍（神经性贪食症）、分离障碍、转换障碍和边缘型人格障碍等。

治疗参数

rTMS 的疗效在很大程度上取决于治疗参数，包括刺激的目标脑区、刺激模式（频率）、刺激强度、治疗次数、疗程间隔及使用的电磁线圈类型等。不同几何形状的线圈会产生不同的磁场，传统的手持式线圈（"8"字形或"蝴蝶"形线圈）可以对头皮深处 1～4 cm 的目标区域进行重点刺激。头盔状的"深层"rTMS 线圈采用了更多的绕组和更复杂的几何形状，可以刺激头皮深处 5～8 cm 的区域。但是，所有的线圈都要在深度和焦距之间进行权衡（刺激越深，焦距越小），现有已批准的 rTMS 设备还做不到对深层结构（如杏仁核或伏隔核）进行选择性刺激，但由于存在脑连接，对浅层脑区施加刺激也可能达到刺激深层脑区的目的。

不同刺激模式对神经可塑性的影响不同（图 30-3）。传统模式中，低频刺激（1～5 Hz）被认为是"抑制性"，而高频刺激（5～30 Hz）被认为是"兴奋性"，虽然这些机制在前额叶皮质中并没有得到很好的验证且可能过于简单化。传统的 rTMS 刺激方案为每次治疗持续 20～60 min，以 2～10 s 的脉冲序列提供高频或低频刺激，间隔时间为 4～60 s。但是，较新的方案［如 θ- 突击刺激模式（TBS）］每次只需要 1～3 min。TBS 有两种形式：间歇性 TBS（iTBS），被认为是兴奋性的；连续性 TBS（cTBS），被认为是抑制性的。TBS 方案模拟了大脑的内源性 θ 节律，被认为是诱导神经可塑性更有效的方法。在迄今为止的临床前和临床研究中（Di Lazzaro et al. 2011；Li et al. 2014），虽然实施 cTBS 和 iTBS 所需的时间要少得多，但其效力似乎与传统方案相当或超过传统方案。一项大型随机临床试验表明，3 min 的针对左侧 DLPFC 的 iTBS 治疗效果并不劣于需要 37.5 min 10 Hz 刺激的传统治疗（Blumberger et al. 2018）。3 min 的 iTBS 治疗随后获得 FDA 批准用于临床。

目前所有 rTMS 方案所面临的共同挑战是治疗效果的差异（图 30-3）。现在人们认识到相当一部分患者（20%～40%）对某一类型的刺激会表现出中性或矛盾反向的反应。这种个体差异在传统 rTMS 刺激或新的 TBS 刺激方案中均可出现。到目前为止，尚无对所有人产生同样效果的 rTMS 方案，这种个体差异可能是对 rTMS 治疗无反应的很大一部分原因。

rTMS 的治疗效果是累积性的，治疗的最佳次数和频率值得研究。临床试验和观察性研究表明（McClintock et al. 2018），抑郁症患者需要 26～28 次 rTMS 治疗才能达到最大效果，有些患者甚至在接受更长疗程（≥ 40 次）的治疗后症状还能继续改善。rTMS 的标准治疗方案为工作日每周 5 天、每天 1 次的刺激。有报告显示，每周 3 天的 rTMS 治疗是有效的，但这需要更长时间来完成全部疗程。一些方案采用每天 20 次刺激的急性期治疗，结合随后每周 2 次和（或）每周 1 次的渐进式治疗来维持效果。无论采用何种刺激模式（高频、低频或 TBS），随着时间的推移及治疗的推进，有应答个体的症状改善轨迹基本是相似的。

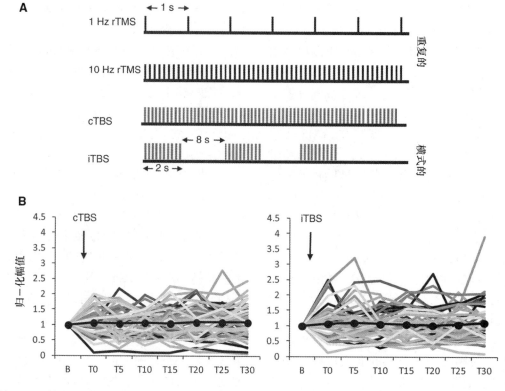

图 30-3　治疗性 rTMS 的常用刺激方案。A. 传统的刺激方案是在特定的频率下进行一连串刺激。低频、1 Hz 的刺激在临床上被广泛用作抑制性刺激，以减少目标大脑回路的活动 / 连接性。高频刺激［通常为 10 Hz（也有 5 Hz 或 20 Hz）］被广泛用作兴奋性刺激，以增加目标大脑回路的活动 / 连接性。传统 rTMS 方案中，刺激持续时间常为 10 ～ 40 min。目前 TBS 刺激方案已投入临床使用。这些方案使用 30 ～ 50 Hz 的三连突击刺激，每秒 5 ～ 6 次，比传统方案诱发神经可塑性的速度更快，所用脉冲更少；cTBS 用于抑制性刺激，即在 40 s 内应用单个序列发送 600 个脉冲；iTBS 用于兴奋性刺激，它在约 3 min 内施予 20 个 2 s 的 θ- 突击刺激序列，每次间隔时间 8 s（共 600 个脉冲）。TBS 方案的疗效与传统方案相当，甚至超过了传统方案。**B.** 不同个体间的效果差异是目前所有 rTMS 方案面临的共同问题。图中运动诱发电位的振幅是通过测量不同个体接受运动皮质 cTBS（左图）或 iTBS（右图）刺激 30 min 后绘制的。虽然 cTBS 被认为是抑制性的，但图中可见许多患者接受刺激后表现出运动性兴奋（振幅＞ 1）；同样，iTBS 通常被认为是兴奋性的，但许多患者被刺激后表现出运动性抑制（振幅＜ 1）。在传统的 1 Hz、10 Hz 和 20 Hz 刺激方案中也可观察到个体内差异。引自 Image A：Adapted from Figure 2A in Dayan E，Censor N，Buch ER，et al："Noninvasive Brain Stimulation：From Physiology to Network Dynamics and Back." Nature Neuroscience 16（7）：838-844，2013. Image B：Reprinted from Figure 4（A & B）in Hamada M，Murase N，Hasan A，et al.："The Role of Interneuron Networks in Driving Human Motor Cortical Plasticity." Cerebral Cortex 23（7）：1593-1605，2013. Copyright 2013，Oxford University Press. Used with permission.

　　rTMS 的最佳刺激强度仍在研究之中。刺激强度通常基于个体的静息运动阈值（RMT）。RMT 是指通过视觉检查或肌电图确定的在放松的上肢或下肢引起肌肉抽动所需的最小强度。目前的 rTMS 研究中最常用的强度是 110% RMT，110% ～ 120% 的强度刺激产生的疗效可能优于低强度刺激（McClintock et al. 2018）。尽管有研究发现 120% RMT 的 TBS 是安全的，但 TBS 通常以较低的强度进行（McClintock et al. 2018）。当前的治疗指南不推荐任何方案中的刺激强度＞ 120% RMT（见本章"风险和不良反应"）。

　　刺激部位也是 rTMS 的一个关键参数。根据刺激部位不同，rTMS 可对不同的大脑功能产生影响，如运动功能、视觉或听觉感知、工作记忆、冲动控制、心智理论任务（即心智化）或情绪调节等。不同的 rTMS 靶点可用于不同的适应证（如 OCD、PTSD、

药物依赖）。在 MDD 中，目前最常用的刺激靶点是 DLPFC（FDA 批准的方案），特别是左侧，通常使用 10 Hz 的高频刺激（图 30-4）。

治疗结果

　　在介绍 rTMS 的治疗结果前，有必要回顾一下其他干预手段对 MDD（通常定义为至少 2 次足量、足疗程的药物治疗无效的抑郁症）的治疗效果。具有里程碑意义的 STAR*D 临床试验（Rush et al. 2006）等研究结果表明，2 次药物治疗失败后，再次接受药物治疗的缓解率仅为 10% ～ 15%。专门针对慢性抑郁症的强化心理治疗方案，如认知行为分析系统的心理治疗（CBASP；McCullough 2010），其缓解率略好，约为 20%。难治性抑郁症对 ECT 的应答率要高得多，为 50% ～ 90%；但由于病耻感和对认知不良反应的

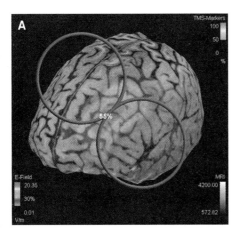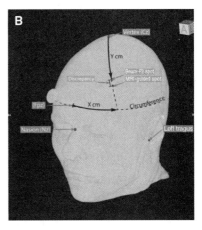

图 30-4　（见书后彩图）rTMS 治疗时刺激部位的定位技术。**A.** MRI 引导的神经导航技术采用无框架立体定位设备、连接在线圈和患者头部的跟踪装置及患者的 MRI 图像来定位刺激靶点，在理想条件下误差 < 4 mm。操作者可以实时监测 rTMS 线圈的位置，以便将其置于目标部位。图中左侧背外侧前额叶皮质（DLPFC）是刺激靶点，刺激期间线圈的预测电场被叠加在患者的 MRI 图像上。**B.** 在常规治疗性 rTMS 中，MRI 引导的神经导航的另一种方法是使用头皮标志来定位刺激靶点。常用的是 BeamF3（Beam et al. 2009），即采用标准脑电图（EEG）传感器位点"F3"（国际 10-20 EEG 系统）作为左侧 DLPFC 在头皮上的映射点。F3 位点的定位基于 3 个头皮测量值：①鼻根点到枕外隆凸点从前到后的距离；②从左耳耳廓到右耳耳廓的距离；③头围。引自 Image A：From the lab of Jonathan Downar, M.D., Ph.D. Used with permission. Image B：Reprinted from Figure 1C（p. 967）in Mir-Moghtadaei A，Caballero R，Fried P，et al.："Concordance Between BeamF3 and MRI-Neuronavigated Target Sites for Repetitive Transcranial Magnetic Stimulation of the Left Dorsolateral Prefrontal Cortex." Brain Stimulation 8（5）：965-973，2015. Copyright 2015，Elsevier.

顾虑等各种因素的影响，只有不足 1% 的难治性抑郁症患者接受 ECT，即使克服了这些顾虑，对麻醉和监测条件的要求也是对大范围实施 ECT 的实质性限制，所以能够为比目前多 10 ～ 20 倍的难治性抑郁症患者提供 ECT 的可能性很低。因此，对于难治性抑郁症，我们需要有超过药物试验或心理治疗缓解率（15% ～ 20%）且患者接受度和可获得性优于 ECT 的治疗方法，而这就是 rTMS 所针对的治疗领域。

　　早期 rTMS 治疗 MDD 的研究中所定义的"疗效"是指在最佳治疗次数未知的情况下真刺激相比于假刺激的疗效。许多研究只应用了 5 ～ 10 次治疗，而目前的疗程通常为 20 ～ 30 次治疗。被纳入 meta 分析的很多早期 rTMS 研究的平均疗程较短，一般只有 10 ～ 15 次，这一疗程长度足以比较真刺激与假刺激的疗效差异，但无法准确估计完成 30 次或更多次治疗的结果。所以在阅读既往 rTMS 文献时，需要注意疗程长度是否足够的问题。

　　左侧 DLPFC 高频（最常用 10 Hz）rTMS 是抑郁症中使用最广泛、研究最多的方案，其疗效得到多项 meta 分析和 100 多项研究的支持。被广泛引用的 rTMS 治疗难治性抑郁症的 meta 分析纳入了 29 项临床试验共 1371 名患者，结果发现真刺激优于假刺激（Berlim et al. 2014），在平均 12.9 次 rTMS 治疗的情况下，反应率和缓解率分别只有 29% 和 19%，另一项纳入 11 项临床试验共 1132 名患者的 meta 分析显示了更好的治疗结果，持续治疗 4 ～ 6 周后，反应率

为 46%，缓解率为 31%（Fitzgerald et al. 2016），这些结果与近期发表的使用最佳刺激参数和足量疗程（20 ～ 30 次）的试验结果一致，其显示对 45% ～ 55% 的难治性抑郁症患者有效，30% ～ 40% 的患者缓解（Blumberger et al. 2018；Levkovitz et al. 2015），类似的结果在社区的观察性病例中也有报告（Carpenter et al. 2012）。

　　大量 meta 分析和研究证据表明，使用右侧 DLPFC 低频（1 Hz）刺激似乎可以取得与左侧 DLPFC 刺激类似的结果。一项 meta 分析（Berlim et al. 2013）发现，右侧 DLPFC 刺激的反应率和缓解率分别为 38% 和 35%，尽管其纳入的研究中 rTMS 的平均治疗次数仅为 12.6 次。部分研究直接比较右侧 DLPFC 和左侧 DLPFC 刺激的治疗结局，结果表明两种类型的治疗结局轨迹相似（Cao et al. 2018）。1 Hz rTMS 的治疗耐受性和安全性可能更好，因为低频刺激似乎没有同样的癫痫发作风险，而且脉冲的数量和频率更低可能会减少头皮不适。

　　双侧 DLPFC（左侧高频，右侧低频）刺激也被广泛使用，尽管与单侧刺激（左侧或右侧）相比，其优越性证据尚不明确。目前尚无对比左侧与右侧 DLPFC rTMS 对抑郁症、焦虑疗效的系统性研究，但社区医生报告，刺激右侧 DLPFC 对治疗共病焦虑症状的效果通常比刺激左侧 DLPFC 更好。一项研究发现，双侧 rTMS 对患者自杀意念的缓解率达 40%，而左侧 DLPFC rTMS 的缓解率仅为 13%（Weissman et al. 2018）。针对右侧 DLPFC rTMS 的抗焦虑和抗自杀作用可能是未来研究的一个重要课题。

案例：rTMS 治疗抑郁症

患者女性，55 岁，复发性 MDD 病史 10 多年，治疗剂量的舍曲林和度洛西汀无效。虽然她曾考虑过 ECT，但她对 ECT 潜在的认知不良反应有顾虑，并担心接受全身麻醉。她的精神科主治医生将她转诊至 TMS 治疗师，后者认为她是一个很好的治疗对象，因为她的抑郁症程度适中，抗抑郁药疗效欠佳，而且既往没有癫痫发作或在头部植入金属。她进行了为期 6 周每天 1 次的左侧 DLPFC 高频（10 Hz）rTMS 治疗后，抑郁症状得到缓解。除了轻微的头皮不适外，几乎没有其他不良反应，而且在逐渐停止 rTMS 后，她的情况仍然良好。

风险和不良反应

安全性和耐受性是 rTMS 对比药物治疗的相对优势。综述和大型临床试验结果显示，rTMS 的全因终止率为 5%～10%，这与抗抑郁药约 25% 的停药率相比更有优势（Berlim et al. 2014；Blumberger et al. 2018）。rTMS 最常见的不良反应是在治疗过程中因为头皮肌肉收缩，刺激部位出现类似静电的疼痛感，疼痛也可能出现在面部的其他部位，如眼、鼻、鼻窦或牙齿，大多数患者在治疗期间报告有这种类型的疼痛，但可以忍受。随着治疗时间的推移，患者对不良反应会耐受。一项研究报告，随着治疗过程的进展，患者视觉模拟量表的平均疼痛评分有所改善（从 3/10 至 6/10）（Borckart et al. 2013）。患者在接受刺激后可能出现短暂的头痛或疲劳（25%～30%）；这些症状也会随着时间的推移而减轻，使用非处方镇痛药也能缓解。一些接受深层 TMS 治疗的患者会出现不舒服的不自主运动，这是因为刺激到了大脑更广泛的区域延伸至运动区，2%～4% 的患者因疼痛而停止治疗。

rTMS 最严重的不良事件是在刺激过程中诱发全身强直-阵挛性癫痫发作。据估计，癫痫发作的总体风险约为每 30 000 次治疗出现 1 次或每 1000 名接受治疗的患者中出现 1 名（0.1%；Rossi et al. 2009）。相比之下，与使用抗抑郁药相关的癫痫发作发生率估计为 0.1%～0.6%。目前所有报告的 rTMS 相关的癫痫发作均为自限性，均在治疗过程中（而不是治疗后）发生，且均未发展为癫痫。若患者在 rTMS 期间出现癫痫发作，通常应中断 rTMS 治疗。

rTMS 的其他不良事件包括躁狂或轻躁狂发作、血管迷走性晕厥及短期听力损失。rTMS 引起的躁狂

或轻躁狂发作是一种罕见的不良事件，在接受 rTMS 治疗的难治性抑郁症患者中，发生率低于 1%，而在接受抗抑郁药治疗的 MDD 患者中，突发躁狂或轻躁狂的发生率为每年 3.4%（Rossi et al. 2009）。rTMS 治疗过程中比较常见的不良事件（约 1% 的患者报告）是血管迷走性晕厥，特别是在治疗的初始阶段（Rossi et al. 2009）。发生晕厥的患者在恢复和安抚后可以继续治疗，治疗过程的视频记录可能有助于区分晕厥和癫痫发作。耳鸣或短期听力损失是罕见的不良事件，由 TMS 在每个磁脉冲放电期间的点击声引起，为了避免这种不良反应，患者和技术人员在治疗过程中应佩戴听力保护装置（如耳塞）；这种措施已被证明能有效防止与 rTMS 有关的听力问题（Rossi et al. 2009）。认知不良反应是 ECT 常见的问题，而 rTMS 对认知的影响似乎是良性的。meta 分析和综述提示没有证据表明 rTMS 会导致任何认知不良反应，包括表象记忆、工作记忆或执行功能。

禁忌证

rTMS 的绝对禁忌证相对较少。高频（＞ 5 Hz）rTMS 一般禁用于既往有癫痫发作史的患者。低频（约 1 Hz）rTMS 作为研究性治疗已在癫痫患者中安全进行，研究表明低频 rTMS 似乎不会引起癫痫发作；因此，部分医生在权衡风险和获益后会考虑对可能有癫痫发作史的 MDD 患者使用低频 rTMS。有发热性癫痫发作、药物或电解质异常引起的癫痫发作、物质使用或物质戒断史的患者，部分医生会考虑使用 rTMS。

颅内有铁磁性物质、金属异物或植入装置（如 DBS 电极）的患者禁用 rTMS。对于植入药物泵、心脏除颤器或起搏器、迷走神经刺激器或人工耳蜗的患者，TMS 通常被认为是安全的。

预防复发和维持治疗

与 ECT 一样，如果成功的 rTMS 疗程后不进行维持治疗，复发是很常见的。症状复发的时间有很大的差异，从 2～3 个月到 1 年多不等。

对大多数既往对 rTMS 有应答的患者来说，重复进行 rTMS 治疗似乎确实可以成功预防复发。对于完全复发的患者，可重复进行整个疗程的刺激；另外，也可以提供一个维持疗程，这个疗程的治疗次数少于通常的每周 5 次。目前尚无单一的维持治疗的标准方案，这可能是因为患者的复发时间和复发倾向存在差异。临床实践中常用的维持治疗计划从每周 1 次或每 2 周 1 次到每月 1 次不等，其他方法采用"分组"维持治疗，如每月 1 次，每次 3 天，完成 5 次疗程。研究表明，与不进行维持治疗的患者相比，这种维

持治疗方案可延长患者复发的间隔时间（Milev et al. 2016）。

目前尚无充分的证据推荐任何特定的 rTMS 维持治疗方案。在临床实践中，维持治疗方案的制订通常需要权衡复发相关的残疾负担和通勤到诊所、安排工作或其他职责的时间的后勤负担。此外，美国的保险公司目前不常规支付维持治疗的费用，因此，最佳的维持治疗方案可能反映了该患者的临床因素、财务因素和生活方式因素等。

作用机制

rTMS 治疗的作用机制仍未被完全了解。在突触层面，rTMS 被认为是通过神经可塑性机制发挥作用，包括长时程增强（LTP）和长时程抑制（LTD）。LTP 的机制是允许突触前和突触后神经元同时被激活（"一起开火"），以提高其突触连接的效率（"一起布线"），或通过增加更多的受体，或通过生长新的连接（如树突棘）。作为一个类似的抑制过程，LTD 使异步激活的突触连接的强度减弱。

LTP 和 LTD 被认为依赖于复杂的细胞级联机制，包括 NMDA 受体的谷氨酸信号传导、D_1 和 D_2 受体的多巴胺能信号传导、细胞内钙信号传导、基因表达和蛋白质合成等，这些都可以通过药理作用来实现。例如，NMDA 受体拮抗剂美金刚可以阻断 rTMS 的神经可塑性作用。相反，多巴胺激动剂左旋多巴（激活 $D_1 \sim D_5$ 受体）可以增强低频和高频 rTMS 的神经可塑性，而普拉克索（D_2、D_3 和 D_4 受体的激动剂）似乎不能增强 rTMS 诱导的可塑性，表明 D_1 受体机制可能对低频和高频 rTMS 尤为重要。在一项临床前研究中，D_2 拮抗剂氨磺必利阻断了 rTMS 诱导的神经可塑性（Monte-Silva et al. 2011），该研究结果引出了一个问题，即服用抗精神病药的患者接受 rTMS 的治疗结局是否较差。然而，随后的一项研究（Schulze et al. 2017）发现，服用抗精神病药的患者的 rTMS 治疗结局并没有表现出更差，反而表现出无显著差异的更好的趋势。

在神经回路层面上，rTMS 的机制可能涉及皮质-皮质和皮质-纹状体与刺激部位功能连接的变化。例如，使用静息态功能磁共振成像（fMRI）的研究表明，对默认网络（DMN）等静息态网络的某个节点进行单次 rTMS，可引起该网络其他节点的静息态功能连接（如持续活动的相关性）的变化（Eldaief et al. 2011）。治疗的效果可能取决于刺激的模式，高频与低频刺激会产生不同的效果（Eldaief et al. 2011）。

PET 研究发现，针对额叶特定区域（如运动皮质或 DLPFC）的单次 rTMS 治疗会导致纹状体相关区域的 D_2 受体占有率局部增加（Strafella et al. 2003）。

这些观察结果表明，利用 rTMS 针对皮质-纹状体回路中任何一点进行刺激均可能诱导多巴胺的释放（这对神经可塑性有相关的影响），这些皮质-纹状体效应可能是 rTMS 治疗效果的关键。多项静息态 fMRI 研究发现，通过刺激靶点的皮质-纹状体-丘脑-皮质（CSTC）功能连接既是患者对 rTMS 有反应的预测因子，也是其相关因素（Peters et al. 2016）。

如果 rTMS 能选择性地影响与被刺激的脑区相连的特定皮质-皮质和皮质-纹状体-丘脑神经网络，那么 rTMS 对精神疾病的治疗机制也可能在很大程度上取决于选择哪一个网络作为刺激靶点。因此，目前有很多研究积极探索应用静息态 fMRI 技术确定最佳的目标脑网络和个体化定位患者的刺激节点。例如，一项具有影响力的研究发现，在 14 种神经精神疾病中，DBS 的有效靶点（稍后讨论）与 rTMS 的有效靶点属于相同的静息态 fMRI 网络（Fox et al. 2014）。一项相关研究发现，对于针对 DLPFC 的 rTMS 治疗，可以通过静息态 fMRI 找到 DLPFC 与胼胝体下扣带回皮质负相关最显著的位点来定位为最佳靶点，而这个位点也是 DBS 治疗 MDD 的靶点（Fox et al. 2012）。

rTMS 通过针对特定的静息态大脑网络发挥作用，这些网络在多种类型的精神疾病中表现出异常激活。其中，突显网络（salience network；包括 DLPFC、前扣带回和前岛叶区域）可以很好地映射到 rTMS 的有效靶点上。在许多精神疾病中，突显网络表现出体积和功能的异常（Goodkind et al. 2015）。在健康人群中，突显网络对认知控制（即思想、行为和情绪的自我调节）至关重要。通过靶向该网络，DLPFC rTMS 可能不是作为抗抑郁本身发挥作用，而是更根本地作为一种认知控制的增强剂。由于认知控制缺陷是许多精神障碍和人格障碍患者的共同特征，因此可预测 rTMS 对多种精神疾病患者有效，而在认知控制能力相对完好的个体中无效。

DMN 也可能在抑郁症发病及 rTMS 改善临床状况的机制中发挥重要作用。DMN 由多个在没有外部刺激的情况下仍活跃的大脑网络组成，它参与自我反思性思维、外显记忆和心智理论任务（即心智化）。静息态 fMRI 研究发现，MDD 患者的 DMN 在 rTMS 治疗前呈过度连接，而在 rTMS 治疗后恢复正常（Liston et al. 2014），这表明 DMN 功能连接的正常化可能是 rTMS 治疗起作用的一个重要部分。

综上所述，rTMS 的作用机制是多层次的。突触可塑性的神经化学机制可能提供了一个通用机制来重塑与刺激靶点的连接。目标位点的选择可能决定了哪些皮质-皮质和皮质-纹状体网络被重新连接。一些特定的网络可能在多种疾病的精神病理中起作用，rTMS 可能通过加强或抑制这些网络来解决不同患者的特定病理缺陷。

未来的发展方向

短刺激方案。传统的刺激时程较长：FDA 批准的针对左侧 DLPFC 的 rTMS 治疗时长为 20 ～ 40 min，双侧刺激时长为 60 min。冗长的方案限制了每台设备每天可治疗的患者数量，从而降低了诊治能力和治疗可获得性，增加了单次治疗的成本。在临床前研究中，较新的方案（如 TBS）只需要 1 ～ 3 min 就能产生与传统治疗方案相同或更强的可塑性效果。随机对照研究（Li et al. 2014）表明，TBS 方案优于假刺激，其结果可与传统 rTMS 方案相媲美。一项大型研究直接比较了 3 min 的 iTBS 和传统 37.5 min 的 10 Hz rTMS，结果发现两者具有相当的非劣效性治疗结局和改善轨迹（Blumberger et al. 2018）。另一项大型试验（Brunelin et al. 2014）发现，针对右侧 DLPFC 的 8 min 1 Hz rTMS 方案也很有效，这表明即使没有 TBS，短刺激方案也是可行的。短刺激方案有可能将 rTMS 的成本降低数倍，并使临床能力提高数倍，从而降低难治性抑郁症的患病率（目前为 2%）。

缩短疗程。传统的 rTMS 方案为每天 1 次治疗。由于 rTMS 可能需要 20 次或 30 次、甚至 40 次治疗才能完全见效，这种疗程需要患者在 4 ～ 8 周内往返诊所，带来了很大的通勤负担；且这种治疗方案过于冗长，对大多数住院患者来说是不实际的。已有研究已经开始探索"加速"rTMS 疗程，这种方案每天提供多次治疗，以更快地达到全面效果。有研究每天提供多达 10 次治疗，结果表明至少部分患者通过这种方案能够在 2 ～ 10 天内达到完全缓解。一项研究（Modirrousta et al. 2018）直接比较了为期 20 天、每天 1 次的 rTMS 治疗疗程与为期 6.5 天、每天 3 次的治疗疗程的治疗效果，结果显示两组的治疗结果相同，而且患者非常喜欢加速治疗方案。一些研究还在加速疗程中使用了 TBS，从而将临床能力的提高与疗程长度的改良相结合（Duprat et al. 2016）。尽管加速 rTMS 方案似乎很有前景，但每天的最佳疗程数和疗程间的最小必要间隔仍未可知。

新的刺激靶点。传统 rTMS 治疗抑郁症的靶点是左侧和（或）右侧 DLPFC。然而，并非所有患者都对这一靶点有反应。来自病变、刺激、神经影像学和功能连接研究的证据表明，包括背内侧前额叶皮质、眶额叶皮质和额极皮质在内的多个 rTMS 可及的脑区也可能对 MDD 很重要（Downar and Daskalakis 2013）。rTMS 治疗抑郁症的这些替代靶点正在研究中。一些研究认为背内侧前额叶皮质很有前景（Bakker et al. 2015），眶额叶皮质也同样显示出对 MDD 有效的早期迹象（Feffer et al. 2018）。值得注意的是，对一

个靶点的刺激没有反应的患者在对另一个靶点的刺激下也能获得缓解。因此，对标准 DLPFC rTMS 无应答的患者，通过刺激其他靶点有可能达到大于 50% 的累积缓解率。然而，现有的研究证据并不充分，这些新靶点需要进行进一步的随机对照研究。

侵入性刺激

迷走神经刺激（VNS）

VNS 是指通过神经外科手术在大脑外植入一种装置，以长期刺激左侧迷走神经，其中主要针对传入神经纤维。VNS 对脑功能有显著影响，是 FDA 批准的用于治疗癫痫和难治性单相抑郁和双相抑郁的方法。VNS 首先被用作抗癫痫治疗，后来因为研究者观察到伴癫痫的抑郁症患者在接受 VNS 治疗后情绪得到改善，这促使他们开展 VNS 治疗抑郁症的研究。在 VNS 中，一个连接到左侧迷走神经的电极通过颈部延伸并连接到植入胸部的脉冲发生器，以不同的脉冲宽度、频率、电流、电压和周期提供预设序列的慢性电刺激（图 30-5）。VNS 的不良反应通常是直接刺激迷走神经的结果，包括声音嘶哑、喉咙疼痛、咳嗽、呼吸短促、刺痛和肌肉疼痛。虽然 VNS 有可能改变心脏功能，但研究发现 VNS 对心脏功能没有临床相关影响（Frei and Osorio 2001）。VNS 的大多数不良反应可通过调整刺激参数而解决。

一项为期 10 周的假刺激对照 VNS 研究结果表明，VNS 组未能显示出对难治性单相抑郁和双相抑郁患者有效（Rush et al. 2005），但长期的、开放标签

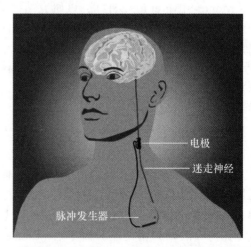

图 30-5　迷走神经刺激（VNS）电极连接左侧迷走神经和植入的脉冲发生器。引自 National Institute of Mental Health：Brain Stimulation Therapies（web page），revised June 2016. Available at：https://www.nimh.nih.gov/health/topics/brain-stimulation-therapies/brain-stimulation-therapies.shtml#part_152878. Accessed August 20，2018.

试验显示 VNS 具有长期的抗抑郁效果（Nahas et al. 2005）。这些发现促使 FDA 在 2005 年批准 VNS 用于治疗难治性抑郁症。然而，尽管 VNS 已经获得了这一适应证的批准，但 VNS 在美国并没有被普遍用于临床，因为保险公司认为 VNS 用于治疗难治性抑郁症不具有成本效益。

虽然 VNS 的作用机制尚不清楚，但推测它是通过自下而上地刺激参与癫痫发作及情绪产生的单胺能神经元胞体和脑区来间接调节大脑活动。VNS 可以安全地与 ECT 一起使用，以提供抗癫痫和电抽搐的联合治疗。VNS 也可以安全地与 TMS 一起使用，以通过自下而上和自上而下的方法来调控参与抑郁症病理生理机制的大脑网络。较新的 VNS 设备试图通过使用针对迷走神经耳支的外部经皮设备来非侵入性地刺激迷走神经（Stefan et al. 2012）。VNS 将会继续发展，最终可能成为在精神病学领域被广泛使用的抗抑郁治疗方法。

深部脑刺激（DBS）

在药物治疗和非侵入性脑刺激技术被广泛使用之前，人们已经开始尝试通过侵入性神经外科手术来治疗严重的精神障碍。早期的神经外科干预措施往往是粗糙、损毁性的，因此不可逆。现代立体定向神经外科手术的出现和脑刺激技术的进步带来了更新的技术——DBS。DBS 是一种侵入性但可逆的脑部刺激形式，通过神经外科手术植入的脑深部电极与植入胸部的脉冲发生器相连，以聚焦的方式对大脑深部的白质和灰质区域进行电刺激（图 30-6）。刺激器电极全长中包含多个触点，可以通过各种方式刺激大脑环路，不同刺激模式在极性、刺激持续时间／次数、脉冲宽度、频率和电流方面有所不同。由于 DBS 是预先设定并以持续、长期的方式给予，因此其通常是以开环方式进行。然而，新技术正在将电生理记录与刺激相结合，以提供反应灵敏的闭环刺激（见本章"正在研究中的刺激方式"）。

DBS 最早被开发用于调节参与运动障碍的基底神经节回路，且已被证明可以缓解帕金森病和震颤的运动症状（DeLong and Benabid 2014）。DBS 彻底改变了运动障碍的治疗手段，并在精神病学领域引起了极大的关注。2008 年，FDA 基于人道主义器械豁免批准了 DBS 用于难治性 OCD 的治疗。尽管 DBS 具有侵入性，但与其他用于 OCD 的消融性神经外科方法（如前囊切开术）相比，它是相对安全、可调整和可逆的。DBS 具有引起硬件感染的较小风险，也有导致颅内出血、癫痫发作、卒中、意识模糊和头痛的潜在风险。DBS 可导致有或无双相障碍病史的患者出现轻

躁狂发作。DBS 的成功使用需要长期维护电池供电设备，这可能会导致患者和医疗机构的重大负担。DBS 的多个靶点已被探索用于治疗一系列精神疾病。FDA 批准用于 OCD 的靶点是腹侧内囊／腹侧纹状体。腹侧内囊／腹侧纹状体 DBS 靶向 OCD 特异性功能障碍的 CSTC 回路，该回路连接眶额皮质、内侧前额叶皮质、基底神经节和丘脑（Greenberg et al. 2010b）。DBS 治疗效应的潜在机制尚不清楚。据推测连续应用高频（＞100 Hz）刺激可抑制局部神经元活动，并破坏与刺激部位相连的 CSTC 区域的异常下游活动。因此，DBS 被认为是通过破坏 CSTC 神经回路产生治疗效果。

多项随机试验和 meta 分析表明，DBS 对 OCD 有治疗作用。两项随机试验（Denys et al. 2010；Mallet et al. 2008）表明 DBS 与假刺激相比可显著减少 OCD 症状［依据耶鲁-布朗强迫症量表（Y-BOCS）评估结果］。此外，DSM-IV 总体功能评估（GAF）量表得分也有明显改善（Mallet et al. 2008）。多年的临床经验也已证实许多患者能从 DBS 治疗中获益，患者的 Y-BOCS 评分平均降低约 45%（Alonso et al. 2015）。然而，接受 DBS 治疗的患者经常会出现情绪变化，DBS 在治疗 OCD 中最常见的不良反应是短暂的轻躁狂发作（Greenberg et al. 2010a）。这些结果促使人们开始关注能否使用 DBS 治疗情感障碍，特别是抑郁症。

DBS 对抑郁症的治疗作用已被广泛探索，并进一步通过神经影像学研究及神经外科干预技术（如扣带回切除术）了解其潜在机制。DBS 治疗抑郁症的多个靶点已被研究，包括胼胝体下扣带回、伏隔核、腹侧内囊／腹侧纹状体、丘脑、苍白球、内囊前肢、缰核和内侧前脑束等。神经影像学研究表明，抑郁症患者的胼胝体下扣带回存在过度激活（Mayberg et al. 1999），但无论治疗方式如何，该区域通常可在抗抑郁治疗后恢复正常（Goldapple et al. 2004；Mayberg et al. 2000）。一项开放标签研究初步显示出胼胝体下扣带回 DBS 在治疗难治性抑郁症方面的前景，其报告的反应率和缓解率达 50% 或更高（Holtzheimer et al. 2012；Lozano et al. 2012）。然而，一项随机双盲对照研究在 6 个月后的随访中未能发现 DBS 与安慰剂的差异（Holtzheimer et al. 2017）。为了证实在 OCD 中观察到的抗抑郁效果，以腹侧内囊／腹侧纹状体为靶点进行假刺激对照研究，结果发现 16 周的 DBS 和假刺激的抗抑郁作用无显著差异（Dougherty et al. 2015）。这些失败的原因有多种，包括：①患者存在选择偏倚，缺乏生理表型；②未选择最优解剖学靶点；③研究持续时间较短。然而有意思的是，这些患者中的许多人在随后的 DBS 开放标签研究中得到了持续改善。尽管 DBS 是一种有前景的能进行深部脑区定

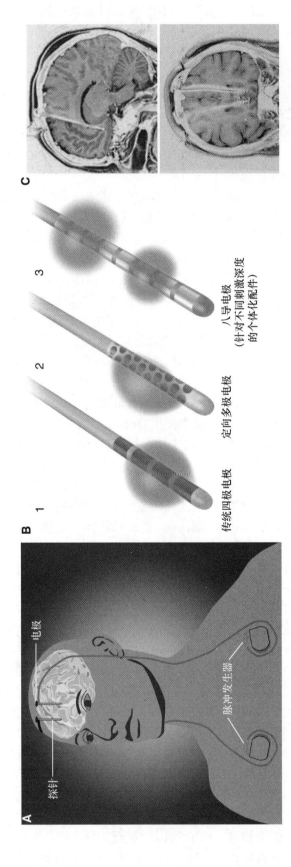

图 30-6　深部脑刺激（DBS）。A. 双侧电极与双侧植入式脉冲发生器连接的 DBS。B. 各种类型的 DBS 电极。C. MRI 矢状面和冠状面显示，在一名重度抑郁症患者的胼胝体扣带回区域植入的 DBS 电极。引自 Image A：Reprinted from National Institute of Mental Health: Brain Stimulation Therapies（web page）, Last Revised: June 2016. Available at: https://www.nimh.nih. gov/health/topics/brain-stimulation-therapies/brain-stimulation-therapies.shtml#part_152878. Accessed August 20, 2018. Image B：Reprinted from Figure 3 in: Hickey P, Stacy M: "Deep Brain Stimulation: A Paradigm Shifting Approach to Treat Parkinson's Disease." Frontiers in Neuroscience 10: 173, 2016. Copyright 2016, Frontiers Media SA. Image C: From the lab of Jonathan Downar, M.D., Ph.D. Used with permission.

位的脑刺激工具，但它在抑郁症治疗中并没有显示出明确和一致的效应。未来的 DBS 研究应继续专注于优化治疗部位和完善治疗参数以提高有效性。正在进行的研究还包括其在物质滥用、创伤后应激障碍、进食障碍、阿尔茨海默病和其他疾病中的应用。

正在研究中的刺激方式

经颅微电流刺激（CES）

CES 是指在头皮上经皮肤应用低能量的交流电。CES 的作用机制尚不清楚。鉴于这些低功率设备的安全性、可获得性和低成本，早在 20 世纪 90 年代初，经 FDA 批准，消费者可以购买和使用这种脑部刺激设备。尽管这种 CES 设备数量众多且较易获得，但其治疗精神疾病［包括抑郁症（Kavirajan et al. 2014）、焦虑、失眠、疼痛和药物戒断等］的有效性证据仍然有限。

经颅直流电刺激（tDCS）

tDCS 是一种较新的神经刺激方式，其应用低强度的直流电（与使用高强度交流电的 ECT 相反）来调节神经元活动。与足以诱发动作电位的 TMS、ECT 或 DBS 等相比，tDCS 被认为是以阈下的方式改变神经元的静息膜电位，虽足以改变其兴奋性，但不足以引起动作电位。tDCS 未经 FDA 批准用于治疗抑郁症，但可购买和使用。tDCS 的副作用很小，包括刺激部位的头痛和瘙痒。由于设备的低成本和便携性，tDCS 作为一种治疗抑郁症和其他精神疾病的潜在方法而获得了很多关注。同时，tDCS 已被证明有可能改善认知功能（Dedoncker et al. 2016）。然而，一项双盲非劣效性抗抑郁研究发现，虽然 tDCS 和艾司西酞普兰的疗效均优于安慰剂，但 tDCS 并没有显示出对艾司西酞普兰的非劣效性，而且其与更多的不良事件有关（Brunoni et al. 2017）。尽管需要更多的研究去证实，但目前 tDCS 在抑郁症和其他精神疾病方面的临床效用较小，因此仍处于研究阶段。

局灶性电休克治疗（FEAST）

FEAST 是一种改良的 ECT 方法，它采用单相（而非双相）刺激脉冲，并使用非标准的电极方案（即特定的电极位置），包括额极上的一个小电极和右顶叶的一个大电极。这些改良的目的是最大限度地有效刺激与抑郁症有关的区域（如胼胝体下扣带回），

同时尽量减少刺激与认知不良反应有关的非目标区域（如前海马）。然而，目前缺乏足够的数据比较 FEAST 与传统 ECT 在疗效或认知能力方面的差异，FEAST 目前仍然是一种研究性技术。

磁休克治疗（MST）

MST 是一种实验性抽搐治疗，使用较高功率的 rTMS 设备，特意诱发治疗性癫痫发作。与 ECT 相比，MST 的电磁场更集中，避免了对与认知不良反应有关的非目标脑区的刺激。早期临床研究表明，MST 的认知不良反应相对较少。然而，目前尚缺乏比较 MST 和 ECT 疗效和安全性的大型研究，MST 仍是一种研究性技术。

同步经颅磁刺激

同步 TMS 是指根据个体的脑电图 α 波（8 ～ 12 Hz）峰值频率，以个性化的频率应用 rTMS。初步研究显示，这种刺激的低磁场形式是安全的，几乎没有不良反应，而且可能更易改善精神分裂症和抑郁症患者的症状（Leuchter et al. 2015）。然而，在同步 TMS 应用于临床治疗前，还需要更多的研究。

硬膜外皮质刺激（ECS）

ECS 通过神经外科手术植入硬膜外电极。与 DBS 不同，ECS 电极不穿透硬脑膜，因此比 DBS 电极的侵入性小。虽然 ECS 电极仅限于浅表的大脑区域，但它的理论优势是适合更多的神经外科中心开展植入，因为不需要立体定向植入 DBS 电极所需的专业知识和设备，外科医生只需将电极放置在目标区域的硬膜上即可。ECS 最初被研究用作卒中患者的潜在治疗方法，但未能显示出益处。有关背外侧前额叶 ECS 的早期病例报告研究发现，其具有抗抑郁作用（Williams et al. 2016）。目前，该技术仍在研究中。

聚焦超声刺激（FUS）

FUS 是一种非侵入性、非电离的技术，向目标脑区提供声学（而非电磁）脉冲。当以高强度和高频率进行聚焦治疗时，FUS 可以产生离散的热损伤，能够在不开颅的情况下消融脑组织，并且不损害上层组织。因此，这种技术可用于既往成功射频消融脑组织的情况，其优点是"闭颅"操作，不需要开颅手术。

FUS 可通过多种方式作用于目标皮质回路，并有可能治疗神经精神疾病。以丘脑为目标的高频磁共振

A

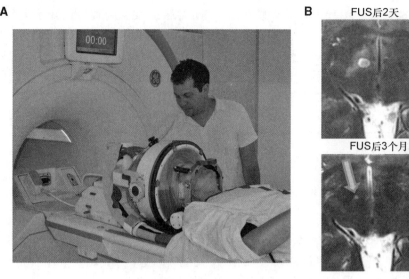

图 30-7　**MRI 引导下的聚焦超声（FUS）**。**A.** MRI 引导下的聚焦超声设备包括 1 个半球形超声换能器阵列，通过安装在患者头部的立体定向架进行非常精确地定位，手术在 MRI 扫描仪的孔内进行。**B.** 超声消融术后 2 天（上图）和 3 个月（下图）的 MRI 图像。可见超声介入所产生的损毁具有高度局限性。引自 Figures 1 and 5 in：Magara A，Bühler R，Moser D，et al："First Experience With MR-Guided Focused Ultrasound in the Treatment of Parkinson's Disease." Journal of Therapeutic Ultrasound 2：11，2014. Copyright 2014，BMC Springer.

引导的 FUS（MRgFUS）被 FDA 批准用于治疗帕金森病特发性震颤（Magara et al. 2014；图 30-7）。一项针对 4 名 OCD 患者进行 MRgFUS 内囊切除术的开放标签病例研究表明，该治疗具有一定的治疗效果（Jung et al. 2015）。

除了作为一种无创性病变切除术外，FUS 还可与超声敏感的、充满药物的纳米粒子结合，以研究针对躯体和大脑特定区域的精准药物递送的效应，以减少标准药物治疗引起的相对非特异性的不良反应。此外，较低强度的 FUS 可以在不损害神经元的情况下诱发动作电位，并可能代表一种特异性、可逆的精准调节深部脑区活动的潜在方法。

反应性神经刺激（RNS）

神经外科手术植入 RNS 是 FDA 批准用于癫痫的第一个闭环治疗。RNS 为检测癫痫发作及刺激参与癫痫发作的特定区域提供了个性化平台。它使用植入皮质或深部脑区的记录电极和刺激电极与植入颅内的设备相连接，以记录、监测、检测和反应性刺激大脑，以防止癫痫发作。与 DBS 不同，RNS 不以预设的方式提供长期连续的刺激，相反，它对预定的电生理信号作出反应，提供周期性的个体化刺激。鉴于许多精神疾病的病理性精神状态具有偶发性，闭环 RNS 系统可能提供了一种新的脑刺激技术，以个体化和精准加强对精神疾病的治疗。

潜在机制和未来方向

该从哪个层面来更好地解释脑刺激治疗的机制?

对于精神医学中的所有特定干预措施，其潜在机制通常有一个最佳的"解释层面"，它位于从微观的分子生物学到宏观的广泛社会因素谱系内的某个位置。例如，对抗精神病药最好的理解是其对 D_2 受体信号通路的影响，而对认知行为治疗最好的理解是其对心理机制的影响，如认知歪曲和自动思维。如果我们扩展这种方法，那么值得一问的是，从哪个层面最适合解释 ECT、rTMS 和 DBS 等脑刺激治疗的治疗机制。

越来越多的证据表明，从脑区的功能网络层面来理解脑刺激治疗的机制是最好的。自 20 世纪 90 年代以来，神经影像学研究的一个关键发现是，不同脑区被组织成功能网络，其活动随着时间的推移而相互关联，无论是在任务执行期间还是在休息时。这些网络在不同个体中具有一致的解剖结构，对大样本健康人群（$N = 1000$）的研究可以明确识别出至少 7 个离散的功能网络（图 30-8）。

这些功能网络执行低层次的感觉或运动功能，如枕叶皮质中的视觉网络或中央沟附近的初级躯体感觉和运动网络。其他网络则执行高层次的整合功能。高层次网络中最著名的是 DMN，它在休息、内省活动（如自我反省、回顾过去的事件和想象未来的情景）

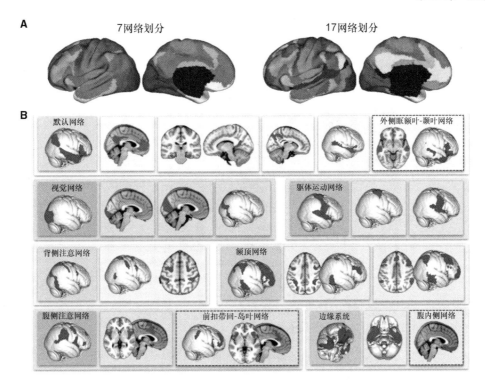

图 30-8　（见书后彩图）人脑中的静息态功能网络。**A.** 在静息态或任务态时，大脑内在的、持续的活动可分为至少 7 个不同的功能网络，这在 1000 余人的大型数据集中获得验证。这些网络还可进一步细分为子网络，目前已在不同个体之间发现了 17 个子网络（Yeo et al. 2011）。**B.** Yeo 等（2011）确定的 17 个静息态网络包括低层次的视觉和躯体感觉皮质区、涉及前运动和感觉联合区的高层次网络，以及涉及注意力、认知和执行控制的较大的额顶叶网络。作为精神疾病内表型的神经基础，有 3 个网络（高亮的红色虚线）值得关注：①腹内侧前额叶的"激励"网络，与经典的奖励回路相对应；②"非奖赏"的外侧眶额叶-颞叶网络（LOFTN），参与情绪再评价和假设的奖励评价；③前扣带回的突显网络（aCIN），参与认知控制和反应抑制。引自 Figure 1（A & B）in：Dunlop K，Hanlon CA，Downar J："Noninvasive Brain Stimulation Treatments for Addiction and Major Depression." Annals of the New York Academy of Sciences 1394（1）：31-54，2017. Copyright 2017，John Wiley & Sons Inc.

时活跃。高层次网络的其他例子是与注意力或工作记忆有关的背侧和腹侧额顶叶网络。值得注意的是，每个相关区域的网络也有一个相关的"反网络"，这些区域的活动呈负相关或反相关。因此，无论是在休息状态还是在任务执行状态，每个大脑区域都与一个功能网络和一个反功能网络相关。

功能网络与精神疾病跨病种的病理关系

来自神经影像学、脑刺激和脑损毁研究的综合证据表明，有 3 个功能网络在各种精神疾病中起着特别重要的作用（图 30-9）。其中之一是突显网络，其核心节点包括背侧前扣带回皮质（dACC）和前岛叶，以及 DLPFC 和下顶叶的区域。突显网络在各种需要认知控制或反应抑制／选择的任务中被激活，如 Stroop 任务、Flanker 任务和 go/no-go 任务等。值得注意的是，一项纳入 193 项结构性神经影像学研究共 7000 余名患者的 meta 分析显示，在各种精神疾病（MDD、双相障碍、精神分裂症、OCD、焦虑症和物质滥用等）中最一致的灰质不完整脑区位于突显网络

核心节点的 dACC 和前岛叶（Goodkind et al. 2015）。因此，反映突显网络功能低下的认知控制缺陷被认为是多种精神障碍的一个核心的、跨病种的病理改变。

另一个关键网络是与奖赏、动机和激励显著性有关的边缘网络或激励网络。该网络以腹侧纹状体为中心，包括腹内侧前额叶皮质的投射点，以颞叶皮质作为传入脑区。同样，该网络在多种精神疾病中都显示出异常的激活模式，表明病理性激励／动机的形成。这些模式中最典型的是物质使用障碍中的药物线索；而类似的异常激活模式也可见于 OCD、MDD、神经性贪食症、精神分裂症及其他疾病。值得注意的是，边缘网络在休息时的活动与突显网络呈反相关，而在执行需要认知控制的任务时（如病理性赌博患者停止追逐损失）则表现出突显网络的激活和激励网络的抑制。

第 3 个网络有时被称为非奖励网络，在接收负性刺激、错过奖励或结果不如预期时活跃。该网络主要位于右脑，以腹外侧前额叶皮质和邻近的外侧眶额叶皮质为中心，在外侧颞叶也有节点，包括腹侧纹状体回路，可能与"奖赏"通路的回路不同。该非奖励区域在对（负性）情绪刺激进行再评价时活跃，并被认

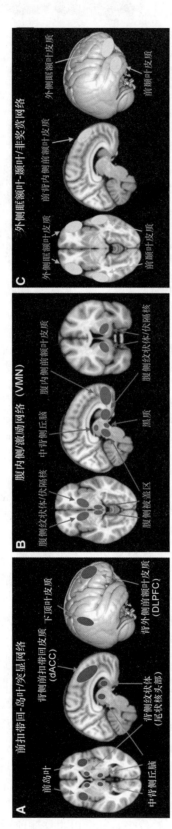

图 30-9 （见书后彩图）与精神疾病的跨病种层面的病理变化相关的功能网络。A. 突显网络的核心节点在背侧前扣带回带和岛前皮质，以及它们对应纹状体和丘脑的位置。突显网络与研究领域标准（RDoC）中的认知控制密切相关，该回路从中脑多巴胺能区域投射到腹侧纹状体和腹内侧前额叶皮质。激励网络与 RDoC 中的正向效价系统相关，其激活动不足在在多种精神障碍中均有发现。B. 腹内侧激励网络与经典的奖赏回路密切相关。激励网络与 RDoC 中的正向效价系统相关，其激活动与突显网络反相关。C. 外侧眶额叶－颞叶/非奖赏网络。它的中心是外侧眶额叶区，外侧颞叶是其传入脑区。这些区域参与情绪再评价，在需要认知控制或反应抑制的任务中，这些区域也异常地过度活跃或不活跃。它的中心是外侧眶额叶皮质，其他节点在背外侧前额叶皮质和外侧顶叶皮质，其他节点在背外侧前额叶皮质和外侧顶叶皮质。引自 lab of Jonathan Downar, M.D., Ph.D. Used with permission.

为是 MDD 患者脑活动的一个交互中心。事实上，抑郁症的非奖励吸引理论（nonreward attractor theory）表明，该网络的重新激活和自动延续可能是抑郁症中情绪低落、少语和自责等核心症状的基础（Rolls 2016）。

从病理学和相关功能网络的角度来阐述精神疾病

尽管这 3 个网络似乎不能很好地对标到 DSM 的分类诊断上，如 MDD 或 OCD，但它们确实能很好地反映在传统的病理维度领域，而且这与美国国立卫生研究院（NIH）为研究制定精神疾病分类体系而提出的"研究领域标准"（RDoC）相当吻合，RDoC 主要以生物学为基础（Insel et al. 2010）。RDoC 包含 5 个主要领域，其中 3 个是认知控制、正向效价系统和负向效价系统。依据 RDoC 方法，患者将接受这 3 个领域的诊断评分，其症状被理解为认知控制、异常激励（aberrant incentives）和异常抑制（aberrant disincentives）方面的功能异常。

然而，这种方法只有在能够用于制定治疗方法时才会真正具有临床意义，上述领域的生物学基础才是有用的。认知控制、正向效价系统（激励）和负向效价系统（抑制）的任务通常分别涉及突显网络、边缘 / 激励网络和外侧眶额 / 非奖励网络。因此，精神医学中的"神经解剖学"方法将根据认知控制缺陷、病理性 / 强迫性激励或病理性 / 强迫性抑制的相对占比来评估每位患者。这种诊断方法可以用来确定神经解剖学上定义明确的病理网络，以便针对每位患者进行治疗干预。治疗需要一系列神经解剖学干预措施，能够精准、特异性调节这些网络或使其异常活动正常化。

脑刺激治疗可调节功能网络的活动

越来越多的证据表明，目前可用的脑刺激治疗方法（如 ECT、rTMS、DBS）不仅影响直接受刺激的脑区，而且还影响其功能网络连接区的其他部分。例如，在 DBS 治疗抑郁症刺激膝下扣带回皮质时，代谢活动的变化不仅出现在被植入电极的区域，还出现在功能网络的其他区域（如腹内侧前额叶皮质）及其反网络。在 ECT 过程中，不仅在刺激电极下可以看到代谢活动的变化，在整个大脑的其他皮质和皮质下区域的网络中也可以看到。在 rTMS 过程中，不仅在 rTMS 线圈聚焦下的区域可观察到激活，在整个大脑中属于该区域网络和反网络的其他皮质和皮质下区域也能看到激活。

功能网络活动的这些变化可用来观察不同刺激技术带来的反应，同时也是这些技术发挥治疗作用的机

制。例如，rTMS 作用于 DLPFC 和背内侧前额叶时均可调控突显网络，这种调控作用明显的患者的临床反应最好。同样，在疗效最好的患者中，ECT 引起了脑网络活动的特异性变化。按照类似的思路，基于治疗有反应者和无反应者在接受治疗前突显网络、边缘网络或默认网络中的活动模式明显不同，也许可以根据多个脑区的网络活动来预测 ECT 或 rTMS 的治疗结果。因此，多个脑功能网络是有用的，它既是成功治疗的预测因素也是相关因素。

一个重要的发现是，大脑的功能网络可能为侵入性和非侵入性脑刺激技术提供了一个共同的治疗机制。Fox 等（2014 年）回顾了 14 种神经精神疾病（包括 MDD、OCD、帕金森病、Tourette 综合征和成瘾）发现，DBS 和 rTMS 对这些疾病都有益处；根据每种疾病的 DBS 电极的目标位置，研究人员绘制了该区域的功能网络和反网络。针对某种疾病的有效 rTMS 刺激靶点均位于有效 DBS 电极所在的相同脑网络 / 反网络中。此外，调控方向也很重要，进行错误的rTMS（高频刺激反网络或低频刺激网络）似乎会使症状恶化而不是改善。

总结

值得注意的是，脑刺激治疗区别于其他类型的精神科干预措施的一个关键特征在于，它们的作用依赖于特定的解剖学位点。rTMS 刺激器或 DBS 电极可对大脑产生各种影响，这取决于它所针对的脑区是运动区、视觉区还是其他更高层次的网络。大脑是一系列相互连接的功能网络，刺激任何特定的脑区也同时会对该脑区所在的网络和反网络中的其他节点产生影响。因此，最能解释脑刺激治疗机制的可能是大脑功能网络层面，而不是单个脑区或特定分子或受体。

同样，在制定脑刺激治疗方案时，最佳的诊断方法可能是根据潜在的脑网络来考虑病理学机制。这种神经解剖学方法仍处于起步阶段，但已有研究表明某些明确的脑网络可能是疾病的特定领域或特定维度的神经基础，如突显网络与认知控制。随着我们越来越熟练地将精神疾病理解为"回路病"，脑刺激治疗方案将更加有效，并可能最终为常规治疗后没有改善的患者提供更可靠的缓解途径。

临床要点

- 脑刺激治疗在精神医学中的使用早于药物治疗。
- 介入精神病学涵盖脑刺激治疗。
- 脑刺激治疗可以是有抽搐或无抽搐的，也可以是侵

入性的或非侵入性的。

- ECT 是治疗抑郁症和紧张症的最古老、起效最迅速且最有效的方法。
- TMS 是一种治疗难治性抑郁症的无抽搐治疗。
- VNS 已被 FDA 批准，但目前不能用于治疗难治性抑郁症。
- DBS 已获得 FDA 人道主义器械豁免许可，用于治疗对其他治疗没有反应的严重强迫症。
- 新的脑刺激技术正在为理解和治疗精神疾病提供新的方法。
- 脑刺激治疗可提供一种个体化的、基于环路的方法来治疗脑疾病。
- 脑刺激治疗有可能被用来增强药物和心理治疗的效果。

参考文献

扫码见参考文献

第 31 章

短程心理治疗

Mantosh J. Dewan，Brett N. Steenbarger，Roger P. Greenberg

胡少华　周笑一　徐漪然　胡健波　译　岳伟华　审校

短程心理治疗是一类治疗方法，它们试图通过治疗师积极、集中的干预及加强患者的参与度来加速改变。治疗被设计为短程，限制在 6 个月内或 24 次以内。在过去的几十年里，多种短程治疗已经发展起来，从单次治疗、多次的策略式干预，到通常超过 20 次的短程心理动力学治疗。同时，严格执行的针对短程治疗效果的研究已经将患者与可能从特定治疗中受益的相关问题相匹配。这使得短程治疗被应用于更多的患者，包括针对严重疾病（如精神分裂症）的干预。这项研究的总体信息是，短程治疗的价值是巨大的，但也在很大程度上取决于患者及其治疗师的特点。

短程治疗：简要的背景介绍

令人惊讶的是，弗洛伊德自己的案例显示，精神分析治疗通常是短暂的。例如，在《歇斯底里症研究》（*Studies on Hysteria*）（Breuer and Freud 1955）中，弗洛伊德描述他的 3 个患者的治疗分别持续了 9 周（Lucie R.）、7 周（Emmy Von N.）和 1 次（Katharina）！但是，这种短程治疗并不是有意设计的，并且他在写作中不太注重治疗效果。相反，他强调，一个不过度在意治疗结果的中立治疗师可能在精神病理学发展上有重要发现（Fisher and Greenberg，1985）。

短程治疗可以追溯到 Alexander 和 French（1946）出版的经典著作《精神分析治疗：原理与应用》（*Psychoanalytic Therapy：Principles and Applications*）。他们首次正式将治疗师置于促进患者健康的主动角色中。他们认为，变化主要不是洞察的作用，而是经验的作用。因此，治疗师的作用是促进"矫正性情感体验"。这是指在治疗关系中将过往冲突的情境重现，并以一种更积极的方式结束。这种重新表述使治疗师摆脱了他们作为"空白屏幕"的历史角色，让他们成为主动的治疗因素，可以利用与患者的关系催生所需的发展性经验。此后的研究支持了这种更主动的治疗的有效性。许多精神分析学家认为变化发生的关键是长程治疗，然而事实并非如此，治疗效果主要与患者在治疗中所获得的洞察相关（Fisher and Greenberg 1996）。随着 Peter Sifneos、James Mann、David Malan 和 Habib Davanloo 等的著作的问世，"短程"已经成为精神分析词典中公认的一部分（Dewan et al. 2018）。

行为治疗的兴起极大地促进了短程治疗的突出地位。行为治疗使治疗师扮演了教师的角色。治疗不再是关于自我探索。相反，它的目的是传授应对技能以及改变习得的行为模式。这允许治疗被高度限定，强调指导性教学和每次会谈之间的结构化家庭作业。20 世纪 50 年代，行为治疗在斯金纳的著作中首次得到正式阐述，在颇具影响力的《交互抑制心理治疗》（*Psychotherapy by Reciprocal Inhibition*）中也有介绍（Wolpe 1958）。20 世纪 70 年代，行为治疗已经成为治疗主流的一部分（Dewan et al. 2018）。

20 世纪 50 年代，Albert Ellis 在理性情绪治疗中将学习范式应用于认知。这将心理动力学对患者内心生活的兴趣与实践性的行为治疗相结合。20 世纪 60 年代，Aaron Beck 的著作和具有影响力的《认知治疗和情绪障碍》（*Cognitive Therapy and the Emotional Disorders*）（Beck 1976）继续采用认知方法，教导患者改变功能失调的思维模式并获得新的、建设性的思维模式。紧密的治疗重点和两次治疗之间结构化的患者参与相结合，确保了认知治疗和其行为治疗一样，拥有短程治疗的核心成分。

第 3 种类型的短程治疗随着 Jay Haley 的著作出现。

他的《心理治疗策略》（*Strategies of Psychotherapy*）和《问题解决治疗》（*Problem-Solving Therapy*）在很大程度上借鉴了 Milton Erickson 的临床实践（Dewan et al. 2011）。Erickson 把患者目前关注的问题看作解决日常生活问题的失败尝试。这导致了循环，即尝试的解决方案强化了最初的问题，就像失眠患者为睡眠所做的积极努力恰恰使其维持了清醒状态。Erickson 认为，治疗师既不作为重要的他人（如在短程心理动力学治疗中那样），也不是认知行为老师。相反，治疗师是一个问题解决者，打破这些自我强化的循环并将它们引导到其他方向。这通常可以通过布置指导性任务而在几次会谈内完成。随着 Watzlawick 等（1974）关于改变过程的经典工作，策略式治疗成为治疗的主要方法，特别是在有关家庭治疗的文献中。

20 世纪 80 年代，不断上升的医疗费用催生了管理性医疗，而短程治疗确立了经济和实践的依据（Dewan et al. 2011）。Budman 和 Gurman（1988）发现，治疗可以以一种具有时效的方式进行。研究表明，短程方式对各种患者和问题都是有效的，这支持了短程治疗的应用。循证医学的发展推动了手册化心理治疗的发展，手册化心理治疗的本质是高度结构化和限制治疗时间。然而，随着其流行，也出现了对这种治疗的局限性的担忧，尤其是对于严重和持续的情绪障碍和具有高复发率的疾病。这些问题正得到系统性的解决，短程治疗也被用于治疗人格障碍和精神障碍（Becket et al. 2004；Linehan 2014；Wright et al. 2010）。可以说，到了 21 世纪，短程治疗已成为心理治疗师的实践准则，而不是特例。

目前的模型

尽管"共同因素"必不可少，这是所有成功治疗的基础（Greenberg 2018），但各种短程治疗对呈现问题的原因和改变问题所需的具体步骤做出了不同的假设。这些方法归属于 3 个模型：关系模型、学习模型和情境模型（Steenbarger 2002）。由于具有不同的假设和实践模式，每一种模型都以不同的方式定义了"短程"。我们介绍每种模型的核心要素，建议读者参考第 3 版《短程心理治疗的艺术与科学：详细指南》（*The Art and Science of Brief Psychotherapies: An Illustrated Guide, 3rd Edition*）中对每种治疗的详细说明性案例和视频（Dewan et al. 2018）。

关系治疗

关系模式包括短程心理动力学治疗和人际心理治疗（IPT）。这些治疗的关键假设是患者目前的问题反映了重要关系中的困难。短程心理动力学治疗和 IPT 之间有几个明显的重要区别，其中最主要的一个区别为是否把治疗关系作为改变的载体。

心理动力学治疗

短程心理动力学治疗与所有心理动力学治疗的前提相同，即患者目前的问题是因为内化了早期重要关系中的冲突。来自这些冲突的焦虑是通过防御来控制的，这些防御有助于短期的应对，但预先阻止了意识层面的同化和核心关系问题的解决。因此，每当遇到类似的焦虑和冲突时，这些问题在未来的关系中就会再次出现，并触发旧有的防御模式。这些应对尝试不再适合现今的关系，并产生了次生冲突，由此带来的后果通常会促使个体寻求治疗。因此，心理动力学治疗师认为目前的问题不仅是潜在障碍的症状，它们是面对反复人际关系冲突时的过时且目前适应不良（防御性）尝试的结果。

传统的心理动力学治疗是从目前呈现的矛盾向前回溯到潜在的核心冲突。在这个过程中，主要的治疗策略是诠释，治疗师会促进患者对过时的防御和反复的人际纠葛的洞察。治疗关系成为这种洞察的中心，因为这些纠葛会在移情关系中重现。当患者在会谈中重现他们适应不良的防御模式和人际纠葛时，动力学取向的治疗师会进入真实关系——自我观察的患者和治疗师之间的成熟联盟——来帮助患者意识到正在发生的事情和原因。有了这种对重复模式及其后果的洞察，患者可以尝试在治疗关系的安全范围内重新调整他们处理人际关系威胁的方式。

由于传统的长程心理动力学治疗需要在治疗关系中逐渐揭露既往模式，所以它不可能是短程的治疗。将诠释作为主要的治疗工具，将洞察作为目标——并且以会谈内的工作和对过去的详尽探索作为尝试改变的主要背景——使得这种治疗需要数月，甚至数年的分析。

短程心理动力学治疗的多个特点使其能够加速这一改变曲线：

- **有限、聚焦此时此地**。短程心理动力学工作聚焦于"核心冲突关系主题"（Luborsky and Mark 1991），这些主题代表了连接当前、过去和治疗关系的"周期性适应不良模式"（Binder and Strupp 1991）。尽管对过去在产生这些主题中的作用的理解是相关的，但它不是短程心理动力学治疗的主要焦点。短程心理动力学治疗更关注循环模式中现今的突出表现（Binder 2010；Levenson 2017）。

- **患者筛选标准**。大多数短程心理动力学从业者承认，短程治疗并不适合所有患者和疾病。通过将这种治疗限用于正在经历情绪问题、易于形成信任关系、愿意在人际关系背景下看待问题的患者，治疗师能够更好地确保治疗有效进展（Levenson 2018）。Levenson（2017）观察到，只要患者有能力在循环模式的框架内接受治疗，纳入标准可以很宽泛。

- **在治疗中主动提供正性关系体验**。遵循 Alexander 和 French（1946）的早期构想，短程动力学治疗师并不主要依靠诠释作为改变的来源。相反，改变是治疗师参与到核心关系模式中所催生的，通过提供不同于患者预期的反应来打破循环（Levenson 2017）。此外，反移情不应仅被视为治疗师需要防止的事情，也是一种不可避免的潜在有用体验，使治疗师能够察觉和抵消患者的情感牵引。

- **为改变而创造高涨的情绪环境**。Sifneos（1972）和 Davanloo（1980）的研究表明，可以通过让患者的体验状态增强来加速改变。这种激发焦虑的治疗是在寻求挑战和突破防御及抵抗的模式，而不单纯依靠诠释（Dewan et al. 2018）。Levenson（2018）指出，在短程动力学治疗中，一种情绪可以通过利用强大的情绪体验来改变另一种情绪。在情绪高涨的情况下，患者更易获得与核心冲突模式相关的记忆、冲动和感受，从而在治疗中加速解决这些经历。

简而言之，短程动力学治疗师与传统治疗师不同，他们在助人过程中较为主动，培养和维持一个治疗重点，并在这个重点的范围内启动干预以挑战适应不良的防御模式，并提供新的、矫正性的关系体验（表 31-1）。尽管以保险公司的标准，这样的短程治疗可能并不算短，通常有 20 次或更多的会谈，但它大大缩短了以精神分析为取向的心理治疗的传统治疗过程。有充分证据表明，短程动力学治疗对大部分患者有效（Dewan et al. 2018）。此外，研究发现，无论是在短程治疗中还是在传统的精神分析中，关系的

表 31-1　短程动力学治疗和传统动力学治疗的区别

	短程动力学治疗	传统动力学治疗
治疗重点	焦点关系模式	人格的改变
治疗师的角色	主动的重要他人	空白屏幕
所强调的改变机制	矫正性关系体验	洞察
处理阻抗的机制	挑战和面质	诠释

强度、劝说、暗示、宣泄，以及治疗师作为一个模范，对改变过程的影响比以前认识到的要关键得多（Fisher and Greenberg 1996；Wallerstein 1989）。

人际心理治疗

与心理动力学治疗一样，IPT 聚焦于关系问题，也聚焦于人际沟通。然而，它与心理动力学治疗不同的是，IPT 的主要关注点是患者与目前生活中重要他人的关系和沟通模式；IPT 治疗师并不寻求了解过去的事件和关系如何影响目前的关系，故不针对与患者的移情关系或过去人际关系模式的重现。因此，IPT 往往比大多数短程心理动力学治疗更简短，通常为 8 ～ 20 次（Stuart 2018）。事实上，与短程心理动力学治疗不同，IPT 在 1984 年开始时就是一种短程的手册化治疗，已成功应用于各种现存问题和人际关系问题。总体来说，IPT 已被发现对有情绪障碍和焦虑障碍的患者特别有效（Stuart 2018）。

IPT 基于生物-心理-社会的素质-压力模型。急性人际关系危机（压力），特别是在缺乏足够的社会支持的情况下，会在个体的薄弱领域（易感因素）造成痛苦和产生症状。最初的 1 ～ 2 次治疗是用于全面评估。询问患者的家庭史和健康状况。了解患者的依恋类型：安全型、焦虑/先占型、拒绝型或恐惧/回避型。人际关系清单包括对患者生活中重要人物的简明描述。患者提供和寻求支持的行为在多大程度上有效？这些线索被编织成一个人际关系公式。IPT 有 3 个聚焦的问题领域（Stuart 2018）：

- **悲伤反应和丧失**。可能与死亡、离婚、失去健康或工作有关。治疗师帮助患者建立一个关于其自身的多维图像，以缓解悲伤反应的过程，并鼓励患者发展新的关系并加强现有的关系来减少孤立和增加支持。

- **角色冲突**。需要了解患者的沟通模式，以及其沟通模式如何导致了问题。可以对一个新近发生的事件进行详细审视，并对沟通进行分析。让患者思考如何更有效地沟通，以满足他们的需要。角色扮演或让伴侣参与进来往往是有帮助的。IPT 还强调改变关系中的期望。

- **角色转换**。包括社会情境的转换，如结婚、离婚、工作状况的改变和退休，也包括自然转变，如生育和衰老。即使是在热切期盼的情况下，转换（如退休）也需要适应失去熟悉的生活和可能发生的社交圈缩小和财务状况的影响。IPT 治疗师鼓励患者在对旧角色进行现实的评估后对这种丧失进行哀悼，并协助患者加强社会支持。

在 IPT 中，治疗师扮演着主动的角色，并保持对这些问题的聚焦。在评估和确定焦点之后，明确治疗的原理和目标，并实施治疗。随后，患者和治疗师探讨当前的人际关系问题，共同寻找处理这些问题的方法（表 31-2）。这些潜在的解决方案构成了患者在两次治疗之间进行尝试（家庭作业）的基础，确保他们积极参与治疗。随后的治疗会谈审视并完善这些努力，而治疗师扮演合作解决问题的角色。治疗师以直截了当的方式处理对改变的阻抗，而不是以模式重现的视角来诠释和解决。治疗的目标是促进患者的独立功能及缓解症状。正如 Stuart（2018）所强调的，IPT 与其他治疗不同，并不是在治疗结束后完全终止治疗。相反，治疗师认为，从维持疗效和防止复发的角度来说，未来的治疗可能是必要的。IPT 也可同时使用药物，这与 IPT 的生物-心理-社会的易感-压力模型一致。

现有治疗：比较和总结

综上所述，关系治疗是通过对患者的人际关系模式进行有限的聚焦，并将治疗限用于能够维持这种聚焦的患者群体中，从而达到短程治疗的目的。虽然治疗师在短程动力学治疗中的角色（重要他人）与 IPT（合作的问题解决者）不同，但最终目标是相似的：通过产生新的、建设性的关系体验来改变问题模式。

学习型治疗

学习型治疗包括各种认知行为治疗，其出发点与关系治疗不同。患者目前所关注的问题被看作习得的适应不良模式，可以刻意忘却（unlearned）。此外，患者被认为能够通过技能发展来获得新的、适应性的思考模式和行为模式。因此，学习型治疗的特点是治疗师处于一种主动的、指导性的教学模式，而患者是学生。这种治疗关系的结构使其能够在治疗中进行主动的技能演练，并在治疗之间布置指导性的家庭作业。紧密的学习聚焦点与主动的技术练习相结合，确

保了大多数学习型治疗在本质上是短期治疗。

为了便于说明，我们将行为治疗（强调暴露是核心治疗成分）与认知治疗（更广泛地针对功能失调的信息处理模式进行重组）区分开来。尽管这些方法有重叠的部分（如暴露于创伤性线索的患者可能会演练强调自我控制的想法），但强调的相对程度是不同的，这影响了治疗的进行和短程性。

行为治疗

使用暴露作为核心治疗成分的学习型治疗包括 Edna Foa 等（Gallagher et al. 2018）在治疗创伤后应激障碍（PTSD）和强迫症（OCD）方面的工作，以及 David Barlow 在治疗惊恐障碍和情绪驱动行为的统一治疗方案上的工作（Barlow 2002；Barlow and Farchione 2017）。Gallagher 等（2018）区分了暴露和反应阻止（ERP）和延长暴露，ERP 旨在通过 17 次治疗的方案治疗 OCD，延长暴露旨在以 8 ～ 15 次会谈治疗 PTSD。在这两种治疗模式中，前两次会谈均用以进行评估和心理社会教育。在这期间，患者可以保持详细记录症状的出现和周围的环境状况。在治疗的早期阶段，对这些日志的仔细审视有助于聚焦症状的具体触发因素。同时，治疗师对患者进行学习模式的教育，解释症状出现的方式和原因。这能让那些可能对自己的症状感到困惑的患者感到放心。目标是使患者成为自我关照的专家，这样他们就有能力维持变化过程。

在治疗的早期，以暴露为基础的学习型治疗会介绍帮助控制症状的具体技能。这些技能可包括尝试放松、想法暂停、自我肯定，以及寻求社会支持。通常每次治疗介绍一种技能，作为上述心理社会教育的一部分进行详细解释，由治疗师在治疗过程中进行示范，并由患者在治疗过程中进行演练。只有当患者在治疗中理解并掌握了这些技能后，他们才会在治疗之间的家庭作业中练习这些技能。

这些治疗的短程性的一个重要组成部分源于技能的后续运用。一旦识别出症状的诱因，它们就会被通过想象和现实练习引入治疗过程中。因此，患者被要求在暴露于引发症状的刺激因素时积极使用他们的应对技能。例如，一个继发于攻击事件的 PTSD 患者接受延长想象暴露治疗——也就是说，她被要求尽可能生动地重新体验攻击事件的各个方面。这将产生高度焦虑，因此要使用支持和放松技术来帮助患者习惯这些记忆。这在每次治疗中都要重复几次，且患者应在家反复听这种复述的录音。一旦这种想象中的攻击失去了使她受到创伤的力量，就鼓励患者逐渐在现实中面对攻击，如通过去现场（假定它通常是一个安全的地方），先和朋友一起去，然后自己去。一个强迫洗手的患者可能被暴露在污垢中，然后被阻止洗手（即

表 31–2　人际心理治疗和短程心理动力学治疗的区别

	人际心理治疗	短程心理动力学治疗
治疗重点	当前的人际沟通和依恋模式	过去、现在和治疗关系中的模式重复
治疗师的角色	问题解决者	移情客体
强调的改变机制	在治疗关系外的人际关系中尝试新的沟通模式和改变期望	治疗中的矫正性关系体验
结构	简短的；手册化的	有时效性；开放式问答

ERP）。一个有惊恐障碍的患者可能通过在椅子上旋转来模拟恐慌的经历（内在感觉暴露），然后使用认知和放松技能来保持镇定。

这种现实暴露为患者提供了掌控感的第一手情感体验，而这似乎可以加快症状缓解。一旦取得初步成果，可开始尝试泛化，并在各种与症状相关的线索中使用这些技能（表 31-3）。技能的不同和患者的具体需要决定了暴露是以渐进的方式还是以更快速、密集的方式进行。正如 Shapiro（2001）的建议，暴露是有效的，因为它为患者提供了重新处理与痛苦有关的线索的机会。暴露激活了恐惧结构，并提供了与恐惧不相容的新信息和新体验，允许重新处理和掌控（Gallagher et al. 2018）。

认知治疗

暴露治疗在治疗焦虑症方面得到了最大的应用，而认知再加工治疗则已经被应用于抑郁症、焦虑症、进食障碍及儿童和青少年障碍（Hollon and Beck 2004），近期被应用于人格障碍、进食障碍、双相障碍和精神分裂症（Barlow and Farchione 2017；Beck and Hindman 2018；Beck et al. 2004；Wright et al. 2010）。根据这种方法，症状可以追溯到扭曲信息处理的自动思维模式，并产生关于自我、他人和未来的负面想法（认知三角）。治疗的目标是识别这些思维模式，挑战它们，并以更具建设性的替代方案取代它们（Beck 2011）。针对自动思维的核心模式，将会谈中的练习和会谈外的家庭作业相结合，确保认知工作的时效性。

与基于暴露的学习型治疗一样，认知重组治疗开始于评估和心理社会教育阶段。关于认知模式的教育可帮助患者了解想法和感受之间的关系，以及自动思维模式如何维持不想要的情绪和行动模式。Beck 和 Hindman（2018）提出了一个常见的例子：患者下班回家看到她的公寓（情境）一片狼藉，于是想："我是个彻头彻尾的废人。我永远无法振作起来"（自动思维），这让她感到悲伤（情绪）和身体沉重（生理反应），导致她穿着外套就躺下（行为）。在整个认知治疗过程中，治疗师以高度协作的方式与患者接触，尽量减少阻力，并维持治疗联盟。

这种合作随着持续记录功能失调的想法而继续着，在这种记录中，患者写下事件、对这些事件的反应和中间信念。大多数核心信念与无助（如"我无能""我被困住了""我低人一等"）或不值得被爱（如"我很丑""我没有价值""我会被拒绝"）的感觉有关（Beck and Hindman 2018）；然后患者围绕这些核心信念形成模式，对未来的感知进行过滤和着色，从而产生认知扭曲。记录功能失调的想法使治疗师能够概念化患者的认知，将核心信念与自动思维、情绪和行为联系起来。该记录还能帮助患者在认知扭曲的当下觉察并意识到他们在维持目前症状方面所扮演的角色。从患者和治疗师的观察中，会出现针对特定认知扭曲的干预焦点。

认知重组治疗的核心是治疗师和患者之间的苏格拉底式的、引导发现的过程，这一过程对这些扭曲提出质疑，并鼓励患者考虑其他替代解释。支持和反对这一想法的证据是什么？是否有另一种解释？可能发生的最坏或最好的情况是什么？你将如何应对最坏的情况？最现实的结果是什么？相信自动思维的结果是什么？改变它可能会带来什么样的影响？（Beck and Hindman 2018）。该过程也可发生在两次会谈之间，因为治疗师会鼓励患者使用想法记录来评估他们自己对扭曲的相信程度。每一个功能失调的思维模式都被治疗师和患者看作是一个需要质疑和验证的假说。在治疗中设计的行为实验将在两次会谈之间进行，以此来对患者的假设进行直接的、经验性的验证。这种"合作的经验主义"（Beck 2011）的目标是为患者创造生动的失验（disconfirmation）体验，来帮助建立新的、准确的模式（表 31-4）。

学习型治疗：比较和总结

暴露治疗针对特定的条件反射性的反应进行消退，而认知重组治疗则需要治疗师和患者的全面合作

表 31-3　短程治疗中学习模型和关系模型的比较

	学习模型	关系模型
对当前呈现的问题的看法	习得的适应不良的行为和思维模型	内化的关系冲突和模式
治疗目标	刻意忘却旧的、功能失调模式；获得新的、建设性的模式	可以内化的新的人际关系体验
治疗师的角色	指导性教师	探索的促进者
所强调的改变机制	在出现问题的情境中练习技能和体验掌控感	改变当前关系中的人际关系模式
结构	简短；往往是手册化或高度结构化的	有时是简短的、手册化的（人际心理治疗）；有时不是（短程心理动力学治疗）

表 31-4   短程治疗中暴露治疗和认知重组治疗的区别

	暴露治疗	认知重组治疗
对当前呈现的问题的看法	由内部和环境线索引发的情绪和行为的条件反射模式	功能失调的认知模式所产生的信息处理扭曲的结果
治疗目标	在暴露于症状触发因素时，通过技能的实施进行去条件反射	通过现实的和建设性的替代方案挑战和替代认知扭曲
治疗师的角色	指导性的老师	合作的经验主义者
所强调的改变机制	第一手的掌控体验	改变认知结构
结构	简短，聚焦于限定的症状；通常是手册化或高度结构化的	较长，有更广的聚焦；通常是手册化或高度结构化的

关系，从而评估和重组一系列认知模式。出于这个原因，以及这些治疗待解决的问题范围的差异，暴露治疗（＜10 次）可能比重组治疗（10～20 次）更简短。尽管具体方法不同，但这些学习型治疗之间有许多相似之处。它们是高度结构化和聚焦的，在治疗会谈之中和之间积极安排任务。它们寻求直接挑战和削弱使患者接受治疗的模式，通过对掌控的体验和对情绪线索的再处理来取代语言上的探索，从而达到短程的目的。

情境治疗

上文提到的关系治疗和学习型治疗始于一个共同的前提，即患者目前的担忧是在生命过程中获得的，是有问题的体验的结果：错误的关系或错误的学习。在这个意义上，这两种治疗都把问题的根源放在患者身上。然而，短程情境治疗并不把问题看作患者的内在因素。相反，问题被看作人与环境互动的产物，一旦被识别出来，就可以迅速修改。例如，短程伴侣治疗认为有问题的模式是由伴侣双方的互动性作用所维持的（Baucom et al. 2012）。由于困难被认为是情境性的，并且有针对性的问题解决干预方式可改变这些情况，使情境治疗成为最简短的治疗之一。

策略式治疗

策略式治疗（包括单次治疗）是将目前的问题看作为解决问题而做出的尝试所带来的结果，而这些尝试在不知不觉中强化了患者试图解决的问题。例如，担心在人际关系中被拒绝的人可能会以戒备的方式进行互动，导致其他人避免未来的互动。从策略治疗师的角度看，问题是患者对情境的理解能力及通过社会互动来强化这种理解的方式（Quick 2008）。它可以通过有技巧的重构来解决，为新的行动选择打开大门（Watzlawick et al. 2011），并创造有指导性的、否定现有理解的任务（Levy and Shelton 1990）。治疗的目标是催生最初的改变，然后患者可以自己维持改变，

而不是影响人格的根本改变。出于这个原因，策略式治疗是有意简短的。

策略式治疗的初次会谈旨在确定患者当前的主诉和他们针对解决问题的尝试。治疗师的概念化既不是诊断，也不是对人格的概念化，而是对目前维持患者当下问题的情境性因素的描述（Watzlawick et al. 2011）。这种描述包括与患者问题相关的人和他们所扮演的角色、患者对情境的看法、导致患者主诉的一系列行为，以及这些主诉产生的具体情境（Rosenbaum 1990）。通过这种概念化，治疗师可理解患者是如何卡在试图解决问题的尝试中，由此可以开始想出脱困的方法。

正如 Rosenbaum（1990）所强调的，治疗的目标不是为患者的问题找到一个解决方案，而是创造一个能够自发实现目标的情境。很多时候，当旧的模式被打破，患者以新的、不可预测的方式行动时，就会产生新的构思和解决方案（Quick 2008）。例如，害怕社交的患者如果预期自己会被拒绝就不会与他人交往。然而，这个患者可能也认为自己是一个善良、敏感的人，并会发起互动来帮助他人。这样的互动提供了获得积极反馈的可能性，以及寻求进一步社会接触的新动力。通过改变患者的情境，即从卡在一种模式里到发挥一种力量，治疗师允许成长过程的自然发生。在这个意义上，策略式治疗是一个消除改变障碍的过程，而不是独立的改变过程本身（表 31-5）。

焦点解决治疗

作为策略式治疗的一个分支，短程焦点解决治疗

表 31-5   短程治疗中的情境模型

当前的主诉是自我强化的问题-解决方案循环的结果
问题是患者及其环境互动的结果，而不是患者的内心
治疗的目标是启动变化，而不是看到变化完成
治疗师的作用是构建打破患者卡住行为的体验
治疗非常简短

为短期改变提供了不同的情境性方法。短程焦点解决治疗师的出发点是人们一直在改变，应在实践中制订解决模式和问题模式（Ratner et al. 2012）。事实上，在这种治疗中有一个重要的判断，就是问题根本不存在。当患者不能达到他们的目标时，他们有时会觉得自己遇到了一个问题。这种看待方式会变成一种自我实现预言：患者越是关注他们的问题，他们的感觉和行为就越糟糕。同样重要的是，这种对问题的关注使患者对他们事实上达到目标的情况视而不见。

短程焦点解决治疗的目的是打破这种自我实现的概念化。治疗师通过关注解决方案而不是问题来实现这一目的。因此，在初次评估中，治疗师要求患者识别出治疗会谈前发生的正向的变化，以及问题不发生或较少发生或不激烈的场合（Walter and Peller 1992）。实践问题模式的这些例外情况的行为［做更多已经起作用的事情（O'Hanlon and Weiner-Davis 1989）］是治疗的焦点，而不是分析核心冲突或教授技能以弥补缺陷。由于治疗不是启动新的行为和思维模式，而是发展现有的行为和思维模式，它往往是高度聚焦的，平均持续数次治疗（Steenbarger 2018）。它的手册版已被证明了对多种人群和呈现的问题的有效性（Franklin et al. 2011）。

其他几个因素也使得短程焦点解决治疗十分简短，包括在患者的目标内工作以尽量减少阻力、密切聚焦在解决方案上、让患者在两次会谈间尝试实践解决方案模式、较高的治疗师活跃度（Steenbarger 2018）。强调患者力量削弱了基于问题的思考和错误情绪行为之间的循环。关注建设性改变也使得治疗师和患者能够以积极行动的方式来制定目标，而拓展解决方案模式的指导性家庭作业支持了这些目标。此类目标可通过最少的历史探索来制定，这进一步促进了治疗的简洁性。

Gingerich 和 Eisengart（2000）列出了促进短程焦点解决治疗的具体技术：

- **寻找治疗会谈前的变化**：这要求患者留意从初次电话访谈（通常是他们最糟糕的时候）到第一次治疗之间发生的变化，并放大患者用来使事情变得更好的积极解决方案。
- **目标设定**：目标来自患者，并以积极的、主动的、此时此地的、具体的和可实现的形式提出（"当我感到沮丧时，我会向他人伸出援手并在今天给两个朋友打电话"）。
- **使用奇迹问题**："假设有一天晚上，当你睡着时，出现了一个奇迹，并且这个问题被解决了。你是如何知道的？会有什么不同？你的丈夫怎么会在你没有对他说的情况下知道？"

（de Shazer 1988，p. 5）
- **使用量表问题**："量表等级从 1～10，其中 1 是'经常争吵'，10 是'相处非常愉快'，平均而言，你如何评价你们过去 1 个月的关系？"（Steenbarger 2018）
- **寻找例外情况**："没有人每时每刻都在争论。告诉我，当你们不争吵，甚至可能和睦相处的时候，你们有什么不同的做法？"
- **一个包括赞赏和任务的信息**：治疗结束时，治疗师会进行总结，赞赏所采取的积极措施，并给出在下一次治疗前要完成的具体任务。

Steenbarger（2018）指出，短程焦点解决治疗的一个关键假设是，所呈现的问题模式的例外情况通常包含解决方案的核心。因此，这种治疗方式与积极心理学和帮助他们建立信心的方法紧密结合。由于这些解决方案的核心存在于所有人身上，那些寻求帮助的人可被视为他们自己的护理专家。

情境治疗：比较和总结

短程焦点解决治疗与短程策略式治疗不同的一个方面是，它适合手册化。这类手册（de Shazer1988；Franklin et al. 2011；Ratner et al. 2012；Walter and Peller 1992）将治疗视为一系列的步骤，包括识别治疗会谈前的变化、制订基于解决方案的目标、使用奇迹问题和量表问题来引出患者抱怨的例外情况、提供反馈以支持变化，以及分配任务以拓展解决方案模式（表31-6）。与策略式治疗一样，注重解决的治疗较少依赖于语言探索，而更多的是依赖直接经验去打破干扰患者目标实现的循环模式。这两种治疗的目标与其说是为了解决问题，不如说是为了帮助患者看到他们认为的问题实际上是针对过往经验的一种标注，显示了他们理解自己和世界的方式是怎样的。

表 31-6 策略式治疗和短程焦点解决治疗的区别

	策略式治疗	短程焦点解决治疗
对现有问题的看法	尝试解决问题的方案进一步强化了这些问题	不强调问题，强调问题模式的例外情况
治疗目标	中断问题循环，并尝试启动新的行动模式	根据问题模式的例外情况创建解决模式
治疗师的角色	通过结构化的任务和经验来促进改变	通过构建解决模式来促进改变
所强调的改变机制	重构问题和直接体验新的行动模式	通过制订解决方案来削弱问题焦点
结构	高度简短；但不是高度结构化的	高度简短；通常是手册化或高度结构化的

不同短程治疗的异同点

上文的讨论集中于介绍短程心理治疗的主要流派，并强调这些模式之间的差异。治疗师们从关系、学习和情境的有利角度接近患者，他们对问题的概念化和解决这些问题的必要程序各不相同。这些治疗方式在其他方面也有所不同：

- **范围**。一些短程心理治疗方法定义了相对广泛的目标，而其他治疗则更具有针对性。例如，短期动力学治疗比 IPT 能处理更广泛的关系目标。暴露治疗和情境治疗比认知重组治疗的焦点更加集中。正如所预料的那样，简单的治疗方法往往是最短的，更广泛的治疗方法往往持续时间更长。

- **结构化程度**。短程治疗的一个分支（包括短程动力学治疗和策略式治疗）强调治疗中的体验是改变的核心。这些治疗的特点是巧妙地利用治疗关系，并且很难在治疗手册中体现。其他短程治疗方法（如暴露治疗、认知重组治疗和短程焦点解决治疗）严重依赖于治疗之间的任务作为改变元素。这些任务相对容易标准化并编入手册。

- **治疗时间**。一些短程心理治疗方法（如 IPT 和情境治疗）非常简短，常以限制时间的模式进行，在一开始就对疗程的次数进行了限制。其他短程治疗方法（如短程心理动力学治疗和认知重组治疗）具有时效性（Budman and Gurman 1988），但通常不会对疗程次数设置上限。

- **治疗师的本质**。暴露治疗和情境治疗广泛地利用布置的任务，使治疗师处于一个指导性的角色中。关系治疗的特点是相对强调治疗师和患者之间的探索，较少使用结构化的家庭作业。

由于上述差异，我们可以沿着一个连续体将短程治疗概念化，从高度简短和高度结构化的情境治疗到更具探索性的关系治疗。最简短的治疗方法强调，患者目前的主诉是自我建构的假象，而这种假象在此时此地能够通过破坏这些建构的体验而被解决。这些高度简短的治疗认为患者能够不断成长和改变，只寻求催化这些自然发生的过程。更广泛的短程治疗是将目前的问题放在历史背景中，并强调在一段发展的关系中的洞察和矫正性的情感体验对改变是至关重要的。患者被视为陷入了适应不良的关系模式中，这些模式在各种情况下重复出现，因此需要的不仅是改变的催化剂。在两个极端之间，学习型治疗强调现在就忘却过度学习的功能障碍模式，并通过结构化的学习经验获得建设性的替代方案（图 31-1）。

尽管存在明显差异，但这些短程治疗之间的许多潜在相似性有助于解释它们的简洁性。这些短程治疗包含共同的成分（Greenberg 2018）；大量研究发现（Lambert 2013；Wampold and Imel 2015），不同心理治疗的共同因素在患者改变的差异中占很大比例。所有心理治疗模式（短程和长程）的共同因素通常包括建立强有力的治疗师-患者联盟、面质和面对问题的机会、患者熟练掌握的体验的发展，以及促进患者的希望和对未来的积极期望。短程治疗的特定成分包括：

- **设计得简短**。Budman 和 Gurman 在 1988 年首次提出，短程治疗的简短是设计出来的，而不是默认的。时间是治疗计划的一个组成部分，无论治疗是否有明确的时间限制或仅是有效地利用时间。通过创建和使用标准化治疗方法的治疗手册，这种设计上的简短性越来越多地得以实现。

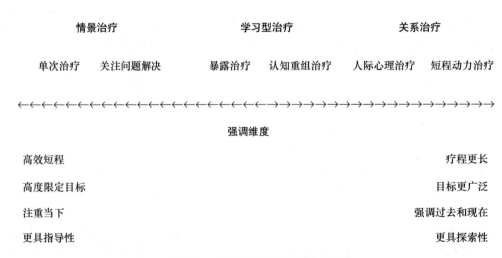

图 31-1　短程治疗模式之间的差异

- **建立和维持治疗焦点**。有些短程模式比其他模式更简短，但所有治疗均聚焦于核心的患者模式，而不是试图进行更广泛的人格重建。治疗师的一个主要角色就是通过在整个治疗过程中引导讨论和促进治疗间的尝试来维持治疗焦点。

- **选择性**。为了达到简短的目的，治疗师需要与患者快速建立友好关系，这意味着他们必须与其迅速形成联盟。大多数短程治疗都有纳入和排除标准，因为具有慢性和严重问题模式的患者通常需要更多的持续支持，这不是短程治疗所能提供的。

- **避免阻力**。许多短程治疗包括旨在引起患者理解和合作的程序，如明确的教育努力、使用患者自己的语言来确定目标，以及共同制订治疗目标。它们的目的是尽量减少对改变的抵触情绪，并保持对结果的良好期望。

- **活动**。在整个短程治疗中，治疗师通过提供新的关系体验、教授技能和为新的行为模式创造环境，承担发起改变的责任。短程心理治疗中的患者被期待探索问题模式，但也需要通过治疗中的体验和治疗之间的任务与家庭作业积极解决这些问题。

- **增强患者的体验**。短程治疗师强调提供新的体验，无论是在治疗中还是在治疗外，都能促进改变。他们用情绪充予（emotionally charged）的干预措施来补充对当下呈现的问题的语言探索。

Steenbarger（2002）认为，短程治疗具有结构上的相似性，其特点是具有一系列改变阶段（表 31-7）。治疗从摄入性会谈时期开始，此时患者和治疗师建立工作联盟，使患者有了改变的愿望，并共同建立改变努力的目标。形成这种联盟的核心是将患者的主诉转化为特定治疗方法的语言，使患者能够从新的角度看待他们的问题，并为改变创造新的可能性。然后，治疗利用特定方法来创造不同的体验，挑战旧的思维和行为模式，促进新的理解和行为模式。治疗的最后阶段旨在巩固这些新的理解和技能，将其泛化到各种情境下，从而巩固新模式的内化，防止复发。从这个有利的角度来看，短程治疗可被视为在增强体验的背景下产生新体验的方法（Steenbarger 2006），可加速所有短程模式中发生的学习过程。

短程心理治疗的相关研究和有效性

一些令人印象深刻的研究记录了心理治疗对各种现存问题的有效性（Lambert 2013；Roth and Fonagy 2006），以及社会心理因素在精神药物治疗中的重要性（Greenberg 2016）。这与短程心理治疗有关，因为大多数被验证有效的治疗方法均为短程治疗，包括双盲对照结果研究中常用的手册化治疗方法。事实上，毫不夸张地说，大多数关于心理治疗结果的研究都是在研究短程治疗的有效性。部分原因是认知治疗和行为治疗在文献中占主导地位（Roth and Fonagy 2006），同时也有相当多的研究确实支持短程动力学治疗、IPT 和短程焦点解决治疗的有效性（Dewan et al. 2018）。

心理治疗的时间和成果的相关研究

回顾治疗的持续时间和结果时可发现，这种关系因多个因素而变得复杂（Lambert 2013；Steenbarger 1994）：

- **患者群体**。如果把心理治疗的改变作为时间的函数来绘制曲线，那么对于有人格障碍和长期的、严重问题的患者来说，其曲线会不同于发病时间较短且不太严重的轴 I 诊断的患者（Howard et al. 1986）。一般来说，有严重精神障碍的患者比精神障碍较轻的患者更慢达到疗效（Lambert 2013）。

- **结果衡量标准**。患者幸福感和症状缓解的指标通常比功能改善的指标更早显示出变化（Steenbarger 1994）；正如 Lambert（2013）所说，治疗达到成功水平所需的剂量取决于所选择的成功标准。不同短程治疗的时间 / 结果曲线不同很有可能只是因为选择了不同的改变目标。特别是关系治疗，其倾向于将功能改变作为改善的标准，而行为治疗则更可能强调症状改变。

- **评估改变的时间**。无论是短程治疗还是其他治疗，心理治疗的目标都是促进持久的改变，而不只是从治疗开始到结束的改善。当结果是在治疗终止时而不是在较长的随访期评估时，所有治疗的持续时间 / 结果方程看起来

表 31-7　短程治疗的共同结构要素

摄入
　　迅速形成治疗联盟，并将现有的问题转化为焦点目标
差异
　　提供新的技能、见解和体验，包括挑战患者模式，促成新的理解和行动
巩固
　　在不同的环境中演练新的模式，并伴随反馈，以确保内化和防止复发

都更有利。对于复发率很高的疾病尤其如此，如重性抑郁障碍和物质使用障碍（Roth and Fonagy 2006）。尽管多项研究支持 IPT 和认知行为治疗的长期有效性（Lambert 2013），但数据表明，高度简短的治疗可能会增加患者复发的风险（Steenbarger 1994），并且持续的维持治疗可有效降低复发率（Lambert 2013）并改善长期效果。

早期对心理治疗的剂量-效应关系的研究发现，约 50% 的患者可在 8 次治疗内获得明显的改善；75% 的患者在 26 次治疗内获得改善（Howard et al. 1986）。Castonguay 等（2013）发现，1/2 的患者在 11 ～ 18 次治疗内发生了具有临床意义的显著改变。同样，Lambert（2013）指出，将治疗次数限制在 20 次以下意味着 50% 的患者不会从治疗中明显获益。并非所有的患者都能从短程治疗中受益。事实上，患者和治疗师对于是否取得了足够高的变化水平非常敏感，因此治疗的持续时间取决于达到最初目标所需的时间（Lambert 2013）。这表明，没有一个单一的剂量-效应曲线能描述所有患者的治疗时间和改变之间的关系。然而，可以肯定地说，如果治疗目标是持续的功能改变，大多数符合 DSM 诊断标准的个体需要比最简短的治疗模式通常提供的更多的时间进行改变。

患者纳入标准

这些发现强调了在进行短程心理治疗时选择患者的重要性。剂量-效应研究提出了以下一些纳入标准：

- **现有问题的持续时间**。慢性情绪和行为模式可能被过度学习，因此可能比最近出现的问题更需要持续的干预（Steenbarger 2002）。
- **人际功能**。鉴于治疗联盟在所有心理治疗中对改变的重要性（Crits-Christoph et al. 2013；Lambert and Barley 2002），人际功能差、难以维持关系的患者不太可能从短程干预中受益。事实上，他们可能需要多次治疗才能建立信任关系。
- **现有问题的严重性**。如前所述，大多数有严重的现有问题和性格及人际关系问题的患者不能在短时间内取得显著的临床改善（Lambert 2013）。当现有症状的严重性使患者无法积极参与治疗中和治疗之间的改变努力时，情况尤其如此。当现有问题不是压倒性的时，患者更有可能能够忍受改变努力带来的额外不适。
- **现有问题的复杂性**。被带到治疗中的一些问题（如恐惧症）相对简单，能在有限的情况下以

有限的方式表现出来。其他问题（如进食障碍）非常复杂，表现形式涉及情绪、人际功能和自我概念。研究表明（Roth and Fonagy 2006），治疗结果对不太复杂的问题更有利，可能是因为治疗目标可被更严格地限定。许多复杂问题（如进食和物质使用障碍）有很高的复发率，其本身可能需要持续的维持治疗和其他治疗时间的延长。

- **理解改变的必要性**。Prochaska 和 Norcross（2002）发现，对自己的问题和改变的需要有明确理解和接受的患者的治疗过程不同于缺乏这种理解的患者。处于准备改变的行动阶段的患者比处于前沉思模式或沉思模式的患者更有可能接受短程心理治疗的改变技术。事实上，后两类患者在承认需要改变之前，可能需要许多次的问题探讨，然后才能制订有针对性的治疗目标。
- **社会支持**。当患者的社会支持薄弱或不存在时，他们可能希望通过治疗来获得支持，并进行有针对性的改变。在这些情况下，患者不太可能接受治疗有时间限制。对那些治疗目标是快速和有针对性改变的患者最有可能顺利进行短程心理治疗且没有阻力。

这些标准的首字母构成了缩写 DISCUS（表 31-8），在初次访谈中可用来确定在短程治疗中实现改变的可能性。这在社区心理健康中心、受监管的医疗保健计划、大学心理咨询中心等环境中很有帮助，这些机构必须合理地分配稀缺的治疗资源以满足群体的治疗需求。这些标准还表明，对所有患者进行严格、短疗程限制，可能对相当一部分人来说是无效的。与近期发病、不严重的且症状简单的患者相比，有慢性、严重和复杂表现的患者更有可能需要延长干预。同样，短程心理治疗可能对那些对改变有充分准备和问题的复发率低的患者最有意义。

尽管如此，短程心理治疗技术可能对正在进行的心理治疗仍然是有用的。Cummings 和 Sayama（1995）提出了一个令人信服的理由，即在整个生命周期中进行间歇短程心理治疗，以便将重点改变的益处与长期援助的益处相融合。Marsha Linehan 的辩证行为治

表 31-8　预示短程心理治疗成功的患者选择标准（DISCUS）

现有问题的持续时间：短
人际功能：较好，能够迅速形成信任关系
现有问题的严重性：轻中度
现有问题的复杂性：有限的、局限的、复发可能性低的问题
对改变需求的理解：准备采取行动
社会支持：强大且容易获得

疗（Wilks and Linehan 2018）是在治疗人格障碍时使用连续的短期认知行为干预，说明了这种简洁治疗可以与长期援助兼容。事实上，通过对辩证行为治疗的密切调查发现，患者能够从正念、人际关系有效性和情绪调节等方面的独特技能培养模块中获益（Wilks and Linehan 2018）。我们需要进行更多的研究来确定连续短期干预在治疗普遍性精神障碍方面的前景和局限性，特别是考虑到许多疾病的治疗结果可通过结合短程治疗和精神药物治疗而得到加强（Dewan 2018；Thase and Jindal 2004）。

是什么在短程治疗中起作用？

如上所述，大量研究表明，在产生临床成果方面，心理治疗的共同成分比其具体干预措施更重要（Greenberg 2018；Wampold and Imel 2015）。这些共同的有效成分包括治疗关系的质量（Crits-Christoph et al. 2013；Lambert and Barley 2002）；患者的期望、改变的准备及依恋的能力（Clarkin and Levy 2004；Greenberg et al. 2006）；治疗师以建设性的方式与患者互动的能力（Beutler et al. 2004）。Bateman 和 Fonagy（2018）提出了一个充分的理由，即心智化是心理治疗中的一个首要的共同因素，因为每一种模式都能帮助患者表现和区分自我和他人的心理状态。从这个角度来看，短程治疗代表了积极的干预，其中治疗关系为依恋提供了一个新的机会，通过它可以发展心智化。心理治疗文献中一个令人困惑的发现是拥护特定治疗方法的研究人员持续报告其结果比不拥护特定治疗方法的研究人员的更有利（Wampold and Imel 2015）。这种忠诚度效应说明了治疗师及患者的期望在产生结果方面的作用。事实上，当研究试图不将忠诚度作为结果因素，并通过要求严格遵守治疗手册将结果变异限制在特定的治疗效果上时，心理治疗的益处会被削弱（Wampold and Imel 2015）。

鉴于这些发现，这些短程治疗很可能通过以下方面达到治疗效果：①强化在所有治疗中发现的改变成分，包括长期治疗（Steenbarger 2002）；②限制了短期治疗在最有可能获益于社会心理干预的患者群体中的应用。Lambert 和 Archer（2006）报告，从初次治疗中获益的患者最有可能在治疗结束时和后续阶段取得良好的结果。这一点很重要，因为它表明在区分各种治疗流派的大多数程序开始之前，过程和结果就已经确定了。

在短程治疗中，治疗师的技能因素可能比使用的具体方法更重要，这是指他们促进和维持治疗重点的能力以及为患者提供新体验的能力（Baldwin and Imel 2013）。Lambert 和 Archer（2006）观察到，在治疗早期得到预后不良患者的进展反馈的治疗师比没有得到反馈的治疗师有更有利的结果。这表明治疗师的技能因素是对治疗结果的潜在调节因素。Wampold 和 Imel（2015）的详细分析表明，治疗师的能力比具体的治疗方法本身更能说明治疗的差异性。事实上，当研究将治疗师分配到多种治疗方法时，无论治疗方式如何，有能力的治疗师的结果往往明显优于能力较差的治疗师。

这项研究表明，使治疗高效率的因素与使治疗有效的因素并不能完全区分开。如果断言对最易接受社会心理干预并最可能从中获益的患者熟练地进行治疗时，治疗最有可能是短程的，这可能并不是大错特错。成功治疗的技能是在充满情感的环境中，通过支持性联盟培养自我和他人新体验的能力，这似乎与简短性同样重要。

短程治疗的新进展

Steenbarger（1993）描述了短程治疗模式和多文化治疗方法之间存在紧张关系，这些方法需要深入了解患者的意义系统。他介绍了一种多背景的方法来帮助说明改变的目标，并以时效性方式接近这些目标。Aggarwal 和 Lewis-Fernandez（2018）扩展了这种整合，并展示了文化概念化访谈（CFI）是如何加深我们对患者的了解，并有助于建立更强大的联盟。事实上，他们的综述发现，经过文化训练的治疗方法的结果明显优于未被适应的治疗方法，因此他们强调了患者在其治疗中作为专家的作用。这在短程焦点解决治疗中特别明显，因为这种治疗希望建立在患者的独特优势之上。在建立强大联盟和避免潜在的阻力来源方面，文化意识似乎有助于提高心理治疗的效果和效率。这是未来研究、实践和培训的一个有前景的领域。

网络媒介的迅速发展导致了短程心理治疗新模式的发展。Yellowlees（2018）报告了通过远程精神病学（通过视频会议进行会谈）进行短程治疗的积极结果。在线媒体已被证明对患者用户友好、方便、安全，从而增强了治疗联盟。联合方法将面对面和线上联系结合起来，有助于保持治疗的连续性，即使在有限的面对面会话次数内，也能最大限度地保持总的接触度。Andersson 和 Carlbring（2018）回顾了基于互联网的治疗中很有前景的发展，其治疗手册可以在线获取，用于自我指导治疗。每周与治疗师的接触可以提高依从性和治疗效果，但这些接触可以通过多种方式进行，如聊天、视频到面对面的会谈。研究者指出，基于互联网的治疗往往有重点和有时间限制，很适合短程治疗，如认知行为治疗。这种自我指导治疗的一个主要优势是可以全天候使用，并且能够从任何地方获取治疗。将手册化的、循证的、自我指导的治疗与治疗关系中持续的、在线进行和面对面接触相联系与结合，代表了时效性治疗的新发展。

正在进行的动机访谈方面的工作（Paris and Martino 2018）正在将简短的干预措施扩展到尚未处于准备好改变的行动状态的人群。例如，辩证行为治疗应用于边缘型人格障碍（Wilks and Linehan 2018），动机性访谈在成瘾领域采用了适当的短期干预，以促进持续的沟通和进展。使用连续的、高度结构化的短程治疗来持续治疗传统认为不适合短期干预的疾病，是另一个有前景的发展。

总结

为了使心理治疗更有效率，创新的精神分析学家们最初提出了短程治疗的关键组成部分。他们强调提高患者纳入标准、缩小治疗重点、积极的治疗师、限制时间和（或）治疗次数，以及促进矫正性情感体验。在传统动力学治疗的基础上，行为学家、认知治疗师和策略式治疗师根据他们对现有问题的原因和改变问题的必要技术的理解，继续发展了 3 种广义的短程心理治疗模式。关系治疗假定出现的症状是重要关系问题的结果，包括短程心理动力学治疗和人际心理治疗。学习型治疗（如行为治疗和认知治疗）认为症状是由习得的、可刻意忘却的适应不良的行为模式引起。情境治疗强调目前的问题是在其社会心理背景下出现的，并由其社会心理背景维持。策略式治疗和焦点解决治疗是情境治疗的主要模式。

研究发现，由于患者脱落、覆盖面受限、治疗中断等原因，治疗往往是短暂的。本章为设计短程治疗提供了指南。短程心理治疗方法包括从单次治疗和非常简短的策略式治疗到通常超过 20 个疗程的动力学干预。行为治疗和认知治疗的持续时间相对适中。一些治疗机构编写的手册使人们更易准确地使用这些技术并进行研究。事实上，大多数心理治疗的研究都集中在短程治疗上，并明确支持短程治疗对广大患者的疗效。由于短程心理治疗模式、手册和研究证据的增多，加上财政限制和对患者的积极影响等原因，短程

心理治疗已经成为当今大多数患者的首选。新的服务提供模式关注整合在线媒体，在文化培训的基础上进一步建立联盟，并在病情更严重和复杂的情况下整合多种短期治疗，有望进一步推动短程治疗的发展。

临床要点

- 短程心理治疗由一组心理治疗方法组成，包括短程心理动力学治疗、人际心理治疗、行为治疗、认知治疗、策略式治疗和焦点解决治疗。
- 各种短程心理治疗在其平均治疗时间（一般定义为少于 24 次或少于 6 个月）、改变目标及对改变过程的假设方面均有所不同。
- 多个常见的组成部分将短程心理治疗联系起来，包括有限的治疗重点、增加治疗师和患者的互动、强调创造新的体验及提高患者纳入标准。
- 短程心理治疗总体上是有效的，但最有可能使那些已经准备好做出改变、现有问题是近期出现的、不严重且简单的患者受益。患有严重的慢性疾病的患者则会从具体的、有针对性的治疗中受益。
- 虽然有相当一部分患者可以从短程治疗中受益，但治疗时间和改变之间的关系是复杂的，与评估结果的性质、评估进展的时间及患者病情的严重程度有关。
- 短程心理治疗在一定程度上是有效的，因为它们强化了所有治疗中导致改变的共同因素。
- 短程治疗也可通过远程视频和互联网更自主和有效地提供。

参考文献

扫码见参考文献

第 32 章

心理动力学心理治疗

Eve Caligor, John F. Clarkin, Frank E. Yeomans, Otto F. Kernberg
张宁 成颢 译 赵旭东 审校

心理动力学心理治疗并非某种单一的治疗方法，而是像认知行为治疗（CBT）一样，是指可以并入某个共同心理功能模型的一系列治疗方法。心理动力学为临床工作者提供了一种治疗精神疾病的方法，这种方法关注患者内心不同心理过程之间的复杂互动；心理动力学方法认为心理会不断变动，且具有改变的能力。不同形式的心理动力学治疗的目标不同，从改善症状（如抑郁或焦虑）到增强重点功能的适应性（如改善人际功能和减少被动性），乃至改善整体的人格功能（如边缘型人格障碍的治疗）。心理动力学治疗其实是一个群组，其目的都是帮助患者觉察自身困境背后的思想、情感和行为。

为了定义心理动力学治疗，Blagys 和 Hilsenroth（2000）对心理动力学治疗师和认知行为治疗师的干预措施进行了比较。心理动力学治疗与 CBT 的区别主要基于以下几点：①关注情感和情绪表达；②识别反复出现的行为、感受、体验和关系模式；③关注人际关系；④探索治疗关系；⑤探索患者对某些问题的防御和回避倾向；⑥探索愿望、梦境和幻想。

尽管其他形式的心理治疗可能也会使用上述干预措施，而且并非所有心理动力学治疗都会对这些技术予以同等程度的重视，但这些技术可以组合起来，使心理动力学治疗成为一个群组，并与其他治疗方法区分开来。随着时间的推移和经验证据的积累，不同的心理治疗方法逐渐出现了趋同的势头（Wachtel 2008），因为不同的治疗形式均包含了临床干预的某些层面，而这些干预在各种治疗中都被证实是有效的。因此，尽管本章强调心理动力学治疗的特点，但其中很多内容与其他心理治疗方法是共通的，如注重建立治疗联盟、努力理解患者的观点和看法、帮助患者面对他们的困难等（也就是所谓的共同因素）。

由于其形式各有不同，包括针对成人和针对儿童及青少年的短程、长程、个体、伴侣和团体治疗，对心理动力学心理治疗的介绍就变得尤为复杂。此外，开展动力学治疗的场所也不同，包括心理健康门诊、私人诊所、精神科病房或日间医院病房及内科住院病房等。心理动力学治疗常与其他治疗方式相结合，包括药物治疗、自助小组及基于 CBT 的干预措施（如减小危害等）。本章将重点讨论针对成人的个体心理动力学治疗，并尽可能讨论有循证研究支持的治疗方法。

可依据以下维度对不同的个体心理动力学治疗进行介绍：①治疗的重点（缓解症状、改善重要功能和人格改变等）。②治疗框架（治疗持续时间，其范围可从数次会谈至数年不等；会谈频率，通常是每周 1 次或 2 次；治疗是否存在时间限制，在治疗开始之前指定会谈总次数，还是无限制）。③更强调支持性干预还是更多采用探索性干预。④治疗关系的管理，包括治疗师的立场及移情的运用等。

心理动力学模型的基础假设

每种形式的心理治疗都包含在某种特定的心理功能模型之中。不同心理动力学治疗共有的基本概念和理论观点包括以下几点：

- 将患者当作独特的个体来对待：将患者看作一个完整的人来评估和理解患者当前的主诉。心理动力学治疗师会注意患者的优势和弱点，考虑患者的社会和人际环境、生物层面的倾向性、人格组织和内在关系模式等背景，努力将每一位患者当作这些背景之中的个体进行理解。

- 承认复杂性：导致患者接受治疗的症状及适应

不良的人格功能可被理解为心理、生物和社会因素之间的复杂相互作用，而这些相互作用会随着时间和背景发生变化。

- 心理学病因和对内部世界的关注：对于个体当前困境的形成与延续，个体意识和无意识的信念、恐惧、思维和感受发挥着重要的作用，治疗师可以从这些方面出发，从而理解各种各样的临床问题。

- 无意识的动机和意向性：除了意识层面的信念、恐惧和动机，意识觉察范围之外的因素也在心理功能、症状的形成与延续及适应不良的人格功能等方面发挥重要的作用；若想充分理解意识经验和个体的主观性，需要参考意识觉察之外的心理因素。

- 防御性操作：防御是一种心理策略，在面对内在冲突和外部压力时，我们会不由自主地运用防御来减少心理层面的不适，防御是心理功能的普遍特征。防御性操作是以某种方式改变经验的某些方面，因为这些方面如果不加修改就会产生不适。不同的防御或多或少都具有适应性，都会在心理功能中引入不同程度的扭曲和僵化；低水平的防御是高度不适应的，常与人格病理有关，而高水平的防御是相对适应的，更具弹性，多与正常[①]及神经症性人格功能[②]有关。

- 内部表征和内化关系模式：早期的重要关系会被个体所内化，从而形成自体与他人之间关系的心理表征（如细心的父母与得到良好照料的自体的安全感有关），这种表征有时会被称为内部客体关系。在心理动力学的参考框架内，内化的关系模式并不需要与个体的实际发展经验一一对应；相反，这些模式反映了个体的实际早期经验、希望获得的经验及防御的结合。这些内部关系模式组织着个体的人际功能，即自体在与他人关系中的期望和经验。在存在心理冲突的方面，这些关系模式往往会以一种特别重复、可预测及僵化的方式展现出来。当内部关系模式在患者与治疗师的关系之中被激活时，我们会使用移情这一术语。

- 结构性视角：患者当前的主诉（包括症状、适应不良的行为及痛苦的主观状态等）可被理解为心理过程的基本组合正在以某种可被观察到的方式得以表达，这便是心理结构。例如，内部关系模式、防御机制、身份认同、动机系统和心理冲突等都是心理结构，共同构成了心理功能和精神病理的核心。心理动力学治疗试图改变组织形成主诉的潜在心理结构，使其获得更高层次的整合和更大程度的弹性，同时期望这些结构性改变能带来症状的改善。

- 自体与他者功能的中心位置：关于人格，心理动力学视角较为强调自体与他者功能的中心位置。自体和他者功能的核心是构建身份认同，这个心理结构主要用于组织个体的自体感及其对重要他人的感觉。我们可以认为患者处于认同形成（identity formation）的连续体上。正常的认同形成（认同巩固）的标志为价值观、兴趣和追求等方面的相对一致性；相反，异常的认同形成（认同弥散）的标志为价值观和兴趣等方面不一致，此类个体在工作或人际关系中的投入会出现彻底或突然变化或失败。正常及神经症性人格的特点是正常的认同形成；而人格障碍的特点则是异常的认同形成。

- 发展的视角：我们需要以个人发展史为背景来理解患者目前的人格功能、功能障碍及症状。患者目前的功能取决于其自身的心理结构，而心理结构的形成与组织则受到患者早年经历的影响；这些心理结构的持续存在，正代表着过去对现在的影响。童年困境（包括创伤、虐待、忽视和不充分的依恋经历等）与个体的气质因素相互作用，在发病机制中发挥了极为重要的作用。

- 正常与紊乱的人格发展之间具有连续性：人格功能的特定方面的异常可被认为处于一个严重程度的连续谱系内，一端是最为严重的异常状态，另一端是健康的人格功能。心理动力学治疗的目的是推动患者走向连续谱系的健康一端，重点关注心理功能的特定领域。例如，治疗可以促进僵化而适应不良的防御机制，转向灵活而具有适应功能的防御机制。

[①]　在本章，正常人格功能是指具有弹性和适应性的自体及人际功能，高水平的防御占主导地位（表 32-3）

[②]　神经症这一名词的使用非常广泛，但其定义往往不够精确。在此，神经症用来描述人格功能相对较高的群体，他们主要使用高水平的防御（表 32-3）

心理动力学治疗的技术及支持性-表达性连续体

在我们所概述的总体框架内，动力学治疗师会使用一系列技术。心理动力学治疗所使用的干预措施可被看作是一个支持性-表达性连续体（图 32-1）。所有心理动力学治疗均组合使用表达性和支持性干预。表达性干预（也被称为探索性干预）将动力学治疗与其他形式的治疗区分开来。对于支持性技术，不同心理动力学治疗之间的差异相当大。

作为一个群组，表达性干预可帮助患者探索其内部经验、情绪、行为及对他人的体验。表达性干预的目的是"揭示"，即让患者意识到自身的某些方面（这些方面由于遭到防御而处于意识范围之外），最终帮助患者理解自体的这些部分，并为其承担责任。心理动力学治疗师所使用的技术位于连续体最具表达性的一端，被称为诠释性干预。

诠释的过程可被理解为对 3 种技术的运用。最基本的技术是澄清，其次是面质和诠释（表 32-1）。在这个连续的发展过程中，这些干预措施逐渐提升了患者的自我觉察和自我理解水平，使他们开始理解之前受到防御的那些体验与行为。在心理动力学心理治疗中，诠释性干预侧重探索与患者症状及当前困境有关联的心理冲突。

支持性干预包含多组技术，在许多不同形式的心理治疗中均有运用。表达性干预倾向于将治疗师置于观察者的位置，其目的是帮助患者反思自身的行为和情绪状态，而支持性干预则赋予治疗师更为积极的角色。在一些支持性干预中，治疗师会发出指令，给出行为建议，而在其他干预中，治疗师则更注重在情感层面支持患者，即缓解痛苦、减少困惑，并为患者提供一种被关照的体验。在心理动力学治疗中，常运用的支持性干预措施包括：心理教育；共情确认；将患者的注意力引向其思考、感受和行为的特定方面，这些方面似乎涉及当前治疗中较为活跃的问题；要求患者对某些内容进行详细说明或澄清等。

沿着支持性干预的连续体（图 32-1），在某些形式的心理动力学治疗中可能会使用的其他技术包括：提供直接而具体的建议或指导；讲授应对技能；予以抚慰或赞扬等。为治疗人格障碍而开发的专门心理动力学治疗方法常利用支持性干预措施，帮助患者控制紊乱及破坏性行为。例如，制定关于自我伤害的合约或为此设立限制，或要求患者持续咨询营养师，或将参加 12 阶项目作为继续治疗的必要条件等。

尽管我们对表达性干预和支持性干预进行了区分，但在心理动力学治疗中，这两种干预措施通常协同工作，以促进改变的发生。例如，一种支持性干预（如共情确认）可支持治疗联盟或提供情感涵容，为患者创造能够更好地反思和探索（变得更开放）的环境；体验内部经验中具有潜在威胁的方面；交流更为私密的想法、感受和幻想。同样，表达性干预（如治疗师用语言表述特定的焦虑，供患者思考）也可以起到支持和表达的作用，如帮助患者控制焦虑或传达共情和关切等。

临床评估与咨询

来精神科就诊的患者通常存在各种问题，且常合并多种问题。最常见的表现为抑郁和（或）焦虑、认知障碍或适应不良的行为（如物质滥用、进食障碍或长期自伤等）。在评估时，我们还可以看到许多患者难以调节自身的情绪，从而导致情绪不稳定或不适当的愤怒表达等症状，或体验到痛苦或焦躁不安的主观状态（如持续的自我批评、空虚感、长期的厌倦感、全面缺乏满意感或无法确定有意义的目标等）。此外，

表 32-1　诠释过程中使用的技术

澄清：要求患者对某些材料进行解释，虽然患者已经在意识层面体验到或阐述过，但仍然比较模糊或不够清晰

面质：在已经得到澄清的材料中，提请患者注意自己还没有完全意识到的矛盾或疏漏（它们常遭到患者的否认或合理化）

诠释：提出关于患者为何如此体验或如此行事的假设，通过唤起此时此地的无意识动机、焦虑及个人意义（这些内容驱动了防御机制）来理解面质材料中明显的非理性因素

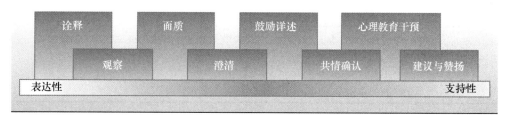

图 32-1　干预的支持性-表达性连续体。 Gabbard GO：Long-Term Psychodynamic Psychotherapy：A Basic Text，3rd Edition. Arlington，VA，American Psychiatric Association Publishing，2017，p. 79. Copyright 2017，American Psychiatric Association. Used with permission.

这些有着各种主诉的患者还可能难以建立或维持亲密关系，或无法在工作中发挥应有的功能，从而取得职业成就。

　　心理动力学治疗为各种症状及人格病理提供了一个独特的视角，它始终关注自体和他者功能，并将其作为心理健康和精神病理的组织原则①。例如，经过仔细观察便可发现，许多焦虑的情况都与自我评价及与他人的互动密切相关；同样，抑郁情绪的产生往往也与自我评价及人际压力有关。某些临床问题可被看作是自体和人际功能或人格病理的直接表现（如空虚感或长期焦躁不安、自伤行为或难以确定有意义的目标），而许多其他主诉可被理解为与患者的人格和社会环境共存并在其背景下表现出来的症状（如药物滥用和重性抑郁障碍）。

诊断性评估

　　心理动力学治疗的临床评估始于如下假设：各类症状及适应不良的人格功能是以个体为背景发展和表现出来的，而个体又身处其自身独特的环境之中（Lingiardi and McWilliams 2017）。诊断性评估总是会涉及症状和人格功能（或功能障碍）的评估，并且两者都会被概念化，并归入某个特定的人格组织之中

（Caligor and Clarkin 2010）。我们强调评估症状和人格两个方面反映出以下临床现实：许多接受症状治疗的个体均有一定程度的人格功能障碍，且许多被诊断存在人格病理的个体通常有各种症状。人格病理的存在将极大地影响临床预后及针对症状所采取的处理方法；反过来，在治疗人格病理的过程中，症状一直是临床关注的焦点。

　　评估的重点是与治疗计划密切相关的领域，这使得临床医生能够基于患者症状的严重程度、人格特征及人格组织水平，根据患者的需要开展治疗。全面的评估可以指导我们选择治疗结构、重点和照护的水平。评估过程结束时，临床医生将对患者的以下情况有清晰的了解：①当前的问题；② DSM-5 或 ICD-10 的诊断（American Psychiatric Association 2013；World Health Organization 1992）；③人格功能；④人格组织水平；⑤个人治疗目标。在整个评估过程中，心理动力学治疗师会关注迅速发展的治疗关系，促进早期治疗联盟的发展，同时也会注意治疗关系中开始出现的模式（即移情迹象）。综合性评估访谈需要涉及的内容及建议使用的访谈大纲见表 32-2。

当前的症状、病态的人格特征及精神病史

　　对患者的评估始于识别和描述导致患者接受治疗

表 32-2　心理动力学治疗评估访谈的内容

当前的症状、病态的人格特征及精神病史
促使患者寻求治疗的症状与病态的人格特征
从当前的困境及回顾历史开始，对所有症状和困境进行全面而系统的评估
精神疾病治疗史、用物史和住院史
病史、药物滥用史、精神疾病家族史、躯体虐待或性虐待史、忽视或其他创伤史
对症状进行完整的精神检查，包括情感、焦虑、精神病、进食障碍、学习障碍、物质滥用、自毁行为，以及暴力或非法行为史等
回顾既往治疗，包括治疗过程中的困难、治疗如何结束，以及患者对以前每次治疗经历的看法
在关系、工作及休闲时的人格功能
症状和病态的人格特征对人格功能的干扰程度
人际交往功能
目前与过去的工作功能
个人兴趣及闲暇时间的利用
对人格的结构性特征的评估：人格组织的维度评估和结构性诊断
身份认同形成（自体感、对他者的感受、投入和追求长期目标的能力）
客体关系的质量（包括人际功能和个体对关系的理解，即相互性 vs. 需求满足）
防御类型（主要分为灵活适应型防御、以压抑为基础的防御或以分裂为基础的防御）
攻击性管理（攻击性受到良好的调节并可进行适应性表达 vs. 攻击性的表达受到抑制或出现针对自己或他人的不良攻击性行为）
道德功能（行为由内化的价值观和理想指导 vs. 价值观和理想内化失败从而导致不道德或反社会行为）
对健康的总体评价 vs. 病情的严重程度，上述 5 个领域均需考虑
个人史/发展史
发展史（创伤史、反社会行为及积极的关系等）

---

① 人们对跨越诊断界限的功能障碍领域的认识不断提高，这导致研究者们的兴趣开始转向发展跨诊断治疗，如焦虑等症状（Barlow et al. 2017）和人格障碍（Caligor et al. 2018）。

的症状和病态人格特征，然后对所有症状及功能障碍的领域进行全面和系统的评估，应从患者当前的困境开始，并回顾精神病史。这一部分的咨询涉及数据收集，而这是所有一般精神病学评估的组成部分。如果患者存在治疗史、用药史或住院史，其相关信息需进一步了解，患者的病史、药物滥用史及关于精神疾病和物质使用的家族史也是如此。此外，临床医生还应对躯体虐待或性虐待、忽视或其他创伤史进行特别询问。

对既往治疗进行全面的回顾，包括治疗过程中出现的各种困难、治疗是如何结束的，以及患者对以前每一次治疗经历的看法（即患者感觉哪些治疗是有益的，而哪些治疗是无效的），这些信息对制订治疗计划特别有用；这样的回顾有助于临床医生预测随后治疗过程中可能出现的困难。通过联系患者以前的治疗师可以获得完整的治疗史，以跟进询问工作。

人格功能和组织水平

患者的困境得到描述后，临床医生会转向探索患者的人格，其重点是评估症状和病态人格特征对人格功能的干扰程度及人格组织水平。访谈者将探讨患者的人际功能、亲密关系、当前的工作功能和工作历史、财务状况及闲暇时间的利用等方面的特点（表32-2）。这部分的咨询是更全面和详细地了解患者的社会史，同时也是标准化精神病学访谈的组成部分。评估者需要注意患者的困境主要集中在单一领域（如人际功能），还是在多个领域（工作和人际功能等）表现出更为整体性的功能障碍形式。

对人格功能进行评估自然会导致对人格组织的描述。人格组织水平（从最健康到最病态）可分为正常

人格组织、神经症性人格组织、高水平边缘性人格组织、中等水平边缘性人格组织或低水平边缘性人格组织[①]，这种划分主要基于对关键心理结构的评估，反映出人格病理的严重程度或健康的人格功能。评估人格组织的重点包括：①身份认同形成（自体感、对他者的感受及投入和追求长期目标的能力）；②客体关系的质量（人际功能及个体在关系层面的内部工作模式）；③防御类型（主要包括灵活适应型、以压抑为基础的防御或以分裂为基础的防御）；④攻击性管理（攻击性受到良好的调节并可进行适应性表达 vs. 攻击性的表达受到抑制或出现针对自己或他人的不良攻击性行为）；⑤道德功能（行为由内化的价值观和理想指导 vs. 价值观和理想内化失败从而导致不道德或反社会行为）。

这个心理动力学评估和分类的模型最早由 Kernberg 和 Caligor（2005）提出。虽然该模型主要基于心理动力学的客体关系理论，但它与 DSM-5 第 3 部分的人格障碍替代模型（AMPD）高度一致。表 32-3 提供了不同人格组织水平的原型，它与 AMPD 的人格功能水平量表所列出的 5 个人格功能水平有异曲同工之妙。

确定人格组织水平对于指导差异化的治疗计划至关重要。针对高水平人格功能个体（正常和神经症性人格组织）的心理动力学干预与针对边缘性组织水平患者的干预完全不同（Caligor et al. 2018）（表 32-4）。正常或神经症性人格组织水平的个体预后非常好，可以从相对非结构化的治疗及多种治疗方法中获益。这些患者在建立和维持治疗联盟方面通常没有困难，移情通常缓慢发展、具有一致性、相对现实且细微。相反，边缘性人格组织水平的个体，特别是那些位于中

表 32-3　人格病理分类的结构性方法（反映 5 个维度的严重程度）

人格组织水平	身份认同	主要的防御功能	客体关系质量	攻击性	道德价值观
正常	稳固；对自体和他者的概念连贯一致	高水平防御；成熟	深刻、具有相互性	受调节	存在；具有灵活性
神经症性（亚症状）		高水平防御；压抑	深刻、具有相互性但存在一些冲突	受调节；抑制	存在；僵化
高水平边缘性（轻度人格障碍）	轻度身份认同异常	高水平防御和基于分裂的防御	存在一些依赖性的关系	不同程度的攻击性	多变；僵化与缺陷并存
中等水平边缘性（重度人格障碍）	对自体和他者缺乏连贯一致的概念	基于分裂的防御	有基于满足需求的关系	朝向自体与他人的攻击性	显著的缺陷但多变
低水平边缘性（最严重的人格障碍）			有基于利用的关系；施虐癖		严重异常；对他人冷酷无情

[①] 我们希望在此澄清一下 DSM-5 中的边缘型人格障碍和边缘性人格组织水平的区别。边缘型人格障碍是一种特定的人格障碍，是根据一组描述性特征进行诊断。边缘性人格组织是一个更为广泛的类别，其诊断基于结构特征，特别是身份认同形成的病理。边缘性人格组织的诊断包含了 DSM-5 中的边缘型人格障碍和所有严重的人格障碍。

表 32-4　人格组织和针对人格病理及合并障碍开展心理动力学治疗的预后

神经症性人格组织

轻度异常；总体预后良好

治疗不需要高度结构化

患者在各种类型的治疗中都有不错的表现

鉴于患者的损害程度相对较轻且通常具有较高的功能水平，最好将其病理描述为"适应不良的人格僵化"，而非"人格障碍"

病理情况更为集中（即主要局限于某个特定的功能领域，而非全面影响所有功能领域），僵化程度较轻，预后更佳

强迫型、抑郁型和表演型人格

高水平边缘性人格组织

边缘性人格组织谱系中最不严重的人格障碍；预后良好，但不如神经症性人格组织的患者群体稳定

患者在非结构化的治疗中表现不佳

患者在结构化的心理动力学治疗中表现良好

相对而言，这一类患者并没有表现出明显道德功能异常，他们具备形成依赖关系的能力，患者接受动力学治疗的预后良好

表演型、依赖型和回避型人格障碍，以及较为健康的自恋型人格障碍患者

中等水平边缘性人格组织

严重人格障碍；预后一般，治疗脱落率很高

尽管障碍的程度比较严重，但很多患者可以在各种针对性的治疗中获益

治疗需要结构性框架和治疗协议；治疗的早期阶段常以见诸行动为特征

道德功能和客体关系存在更为严重的损伤，使预后更不乐观

边缘型、偏执型和分裂型人格障碍

低水平边缘性人格组织

预后极不乐观；治疗中出现毁灭性行动的风险极大

治疗协议必须扩展并包含第三方的参与

具有明显反社会特征的自恋型人格障碍（常与边缘型人格障碍共病）、恶性自恋型人格障碍及反社会型人格障碍

反社会型人格障碍是心理动力学治疗的禁忌证

低水平边缘范围的个体，需要高度结构化的治疗环境。这些个体在建立和维持治疗联盟方面存在很大的困难；他们的移情发展得极为迅速且严重扭曲，感情色彩极为浓厚，而且很极端，常导致治疗的中断。

评估的过程

临床评估人员需要做出的一个重要决策是采用临床导向的访谈还是采用预先设定调查领域的半结构化访谈。前者是一种历史悠久的方法（MacKinnon et al. 2009），其优点是给予经验丰富的临床医生一定程度的自由。后一种类型的访谈可以确保标准化覆盖关键领域，并允许临床医生将自己的评估与其他人进行比较。权衡之后，我们建议将临床导向的访谈作为常规临床实践的主要评估工具，因为它允许临床医生通过促进治疗联盟及邀请患者参与治疗的方式获取信息。

引入结构化的评估工具（如自评问卷询问症状和不良特征等）可补充甚至强化临床诊断性访谈。对于人格组织的评估，人格组织结构化访谈修订版〔Structured Interview of Personality Organization-Revised，STIPO-R；参见 J. F. Clarkin，E. Caligor，B. L. Stern，et al："Structured Interview for Personality Organization-Revised（STIPO-R），"unpublished manuscript，Weill Cornell Medical College，2015〕可被整合到评估过程中。STIPO-R 是一种半结构化访谈，有助于临床评估人格组织，其重点在于身份认同形成、防御、客体关系、攻击性和道德功能等领域。对于在评估人格组织方面尚缺乏经验的临床医生，STIPO-R 可能特别有用。

在评估过程中，关注当前的功能与关注过去的发展史之间的平衡是评估人员所面临的另一个决策点。在有限的时间内，我们建议评估人员对患者当前的功能进行全面评估，对过去则投以相对较少的关注，除非它对当前的功能有直接的影响；评估人员最应关注的信息是患者在过去发展中遇到的困难、创伤经历及当前与他人之间交往方式的历史。有关过去的更完整的信息会在治疗过程中浮现出来，但开展诊断性评估及制订治疗计划其实并不需要这些信息。

通过评估加强治疗联盟

早期治疗联盟的质量与过早脱落率及治疗的长期效果有关（高质量的治疗联盟与较低的脱落率及较好的疗效相关）。因此，在整个临床评估过程中均应运用治疗联盟构建技术（Hilsenroth and Cromer 2007）。具体来讲，长期而具有合作性的深度评估能支持治疗联盟的发展，这样的评估允许患者有充分的机会来表达他们所关切的问题。评估人员应避免使用专业或技术术语，而应使用清晰、具体及贴近体验的语言（即患者可以轻易地将这些语言与他们的经历联系起来）来增加亲和力。在访谈过程中，如果评估人员能够对患者当前关切的内容进行详细的探讨，治疗联盟便可获得促进，从而帮助患者投入治疗。

分享诊断印象

完成评估过程后，临床医生会与患者分享自己的诊断印象，解释诊断依据，提供心理教育，并留出一些时间来回答患者可能会提出的问题。这个过程自然会引发双方对治疗方案的讨论。

心理动力学治疗的原则

心理动力学的各种治疗可通过一个共同的心理功能模型联合起来，同样地，心理动力学治疗的家族也

有通用的临床框架。在此，我们重点讨论心理动力学治疗的基本原则和特定的治疗原则。

- **治疗框架**：治疗开始时，治疗师首先会对治疗框架进行介绍。该过程会确定会谈的频率和时长、在会谈之间如何相互联系、如何付费及取消会谈、遇到紧急情况如何处理、患者和治疗师的角色，以及双方如何在治疗中达成合作等。

- **自由而开放的沟通**：会谈并不是结构化的，治疗师也不会设定会谈的议程。患者会被鼓励尽可能开放而自由地说话，而治疗师则会运用 3 种沟通渠道密切关注患者的表达（Caligor et al. 2018）——患者的语言沟通、患者的非语言沟通，以及患者的语言和非语言沟通在治疗师内心激发出来的感受。

- **确定焦点**：在每次会谈中，治疗师会确定一个主导议题，将其作为干预的焦点。为了确定主导议题，治疗师会关注上述 3 个沟通渠道，特别是倾听患者的情感表达、对重复关系模式的描述、关于治疗师或治疗的表达及激活防御的证据等，如患者的表达中明显存在的相互矛盾、不一致、含糊或遗漏等。主导议题可被理解为当前会谈中处于活跃状态的患者内心冲突和防御的表达。当治疗师确定焦点时，他们仍然会持续关注治疗目标。

- **要求详细说明**：确定主导议题后，治疗师会要求患者进行详细的说明，邀请他们澄清自己的表达，观察他们与主导议题有关的思想、感受和行为。

- **探索**：在已识别出来的冲突和防御领域，治疗师会帮助患者逐步扩大其对自身经验和行为的认识和理解，并容忍与此相关的焦虑。干预措施强调患者的防御和反复激活的内部关系模式如何影响患者的经验和行为。随着时间的推移，那些遭到防御的焦虑会得到识别与阐述，治疗师随后会对潜在冲突进行诠释（参见本章"心理动力学治疗的策略：通过探索促进结构性改变"）。

心理动力学治疗的目标：心理动力学治疗中是什么在发生改变？

从历史的角度看，某些形式的心理动力学治疗其实并不关注具体的治疗目标。然而，实证研究显示，建立明确的治疗目标可能有益于加强治疗联盟和治疗

效果（如 Goldman et al. 2013），在开始治疗前，与患者确定具体而明确的目标至关重要。心理动力学治疗的典型目标包括改善人际功能，提升维持令人满意的亲密关系和性关系的能力，改善职业功能或从工作中获得满足的能力，增强自我定义（self-definition）或改善自尊，增强追求长期目标的能力，更好地管理攻击性（如情绪爆发或不适当地表达敌意、被动或缺乏自信等），以及改善焦虑和抑郁症状等。在整个治疗过程中，治疗师应始终牢记治疗目标。明确的目标为治疗师指明了治疗的方向，聚焦其思维和干预措施，且治疗目标使治疗师与患者能够评估治疗的进展。

除了描述性的治疗目标（反映患者关注的问题及促使患者接受治疗的具体困境），心理动力学治疗师心中应有一套结构性治疗目标，并期望结构性改变将会带来症状的改善。关于动力学心理治疗如何帮助患者，Barber 等（2013）提出了 5 个有经验支持的独特方式：①培养患者对无意识冲突的洞察；②增加患者对适应性心理防御的使用；③减少人际认知和行为的僵化；④提高患者在关系层面的心理表征的质量（即提高客体关系的质量）；⑤增加患者对自己与他人心理状态的理解（即提高心智化的能力）。

上述每一项发展都代表了某种形式的结构性变化，也就是患者内在的特定功能、心理过程或能力向更高水平的整合和灵活性转变。这些变化可被视为治疗效果的中介因素，而治疗效果需要通过当前症状或适应不良行为的改善程度来进行衡量；这些变化本身也可被视为心理动力学治疗的结果（Barber et al. 2013）。

心理动力学治疗的策略：通过探索促进结构性改变

组织心理动力学治疗的首要策略可以从促进各种结构性变化（Barber et al. 2013）的角度来理解。我们以遇到婚姻问题的患者为例，以阐明上述方法。该患者在会谈中抱怨自己的妻子；从患者的角度来看，他的妻子又在对他挑三拣四。根据患者的抱怨，患者和他的妻子显然已经陷入了重复的循环之中，他为此感到痛苦、沮丧和愤怒。

在针对该患者的治疗中，心理动力学治疗师采取的基本策略是帮助患者发展更为完整的觉察力，以更好地理解自己与妻子交流时的体验和行为，并期望随着时间的推移，患者自我意识、反思能力和自我理解的增强将使他在与妻子的互动中产生不同的感受和行为。临床关注的主要焦点在于患者：他与妻子以及重要他人（也许还包括治疗师）在每时每刻产生的体验

和行为。作为这个过程的一部分，动力学治疗师还会帮助患者进行更为全面的思考，从而理解他的妻子在双方互动之中的体验。

动力学治疗师可能会先询问患者及其妻子在交流过程中的体验和行为细节（这种要求详细说明的干预是运用澄清技术的一个例子）。这种询问使患者与其妻子之间的关系模式得到详细的说明和阐述，而患者在这些互动中的重复行为也会受到关注。这种干预促进了患者的自我观察和自我意识（患者的体验和行为会得到考察；他似乎不断经历着同样的体验；这种体验也许不仅在他与妻子之间出现，还会出现在其他关系中，甚至可能会出现在他与治疗师的关系中），同时也向患者传达共情（"我在听""我明白你的感受"）。

下一步策略是帮助患者将其觉察范围逐渐扩展至之前尚未完全意识到的各个层面，特别是患者似乎在沟通、行为或经验中正在否认或忽略的不一致或相互矛盾的因素。通过这种干预，治疗师可为患者提供反思的机会，这是面质技术的一个例子。这种策略邀请患者对其重复出现的想法、感受和行为采取另一种视角。在上述例子中，治疗师可能会邀请患者思考在他感觉自己在妻子面前长期受到批评、不受重视及受挫的同时，他在交流过程中表现出来的自动反应及缺乏反思的行为可能会让他的妻子产生类似的感受；例如，当患者回应妻子的抱怨时，他要么会坚持说她是不可理喻的，要么对她沉默以待，拒绝接受她的关心，或没完没了地抱怨她是一个不称职的伴侣等。

在此，治疗师让患者关注其在自身的行为和体验中尚未注意到的方面（他回避而令人沮丧的行为和态度、有敌意和批判的态度），以及他逐渐展现出来的僵化的内部关系模式（他的妻子挑剔而苛刻，而他以回避与拒绝作为回应；他们彼此都感到愤怒）。同时，治疗师也在鼓励患者对自己的体验和行为及妻子的体验和行为进行反思，含蓄地鼓励患者对妻子的处境予以更大的共情。

总之，治疗师的策略是针对患者的内部心理过程（即心理结构），正是它形成了长期的婚姻问题：循环不止的重复关系模式、适应不良的防御对其体验和行为造成的影响、无法反思内心（无论是他自己的内心，还是他妻子的内心），以及他将妻子视为敌人，发生争吵时未能对她的体验保持共情的视角。考虑到这些目标，治疗师进行干预是为了促进患者的自我观察和自我意识，支持他对自己及其妻子内心状态的反思能力，并鼓励他走出熟悉的模式，接受不同的观点。这些新的观点包括：对他的行为和内部体验的某些方面获得更多的认识，承担更多的责任，同时给予妻子更多的共情。这些都会使他不再容易感到愤怒和痛苦，他也更有可能挑战自己，开始尝试更有建设性的新互动方式。

心理动力学的策略依赖于重复治疗；一次干预或交流很少能带来改变。相反，它需要在不同的时间背景下重复实施基本的治疗策略（即"修通"的过程），以促进患者的结构性转变——僵化的人际关系模式变得更具有弹性，防御水平也向更高的层次发展，这使他能够以更为灵活和更具适应性的方式行事，修正他在夫妻互动中的自体表征，使其产生更少的扭曲，并有能力对妻子的体验保持更为谨慎和共情的评价。这些结构性改变与实现改善婚姻关系的总体治疗目标相一致。

洞察

从历史的角度看，洞察无意识冲突是心理动力学治疗的必要条件。患者会因无意识的意识化而获益，而治疗师详细阐述与患者发展历史相关的无意识涵义，并以此解释患者当前的困境，也会使患者获益。这些假设在很大程度上来自于早期精神分析的改变模型，治疗作用的主要原理是揭示受压抑的动机和冲突。直至今日，许多接受动力学治疗的患者仍然期望治疗是如此进行的。

关于何为洞察，当代的观点提供了更为广泛的理解。如今，我们对洞察的定义并不必然涉及对无意识冲突的深入理解，也不一定会关联个体的发展历史；相反，我们会从更普遍的意义来看待洞察：患者身处的治疗情境聚焦于产生新的理解。在这个情境之中，患者开始对自我功能的某个方面获得情感以及认知层面的理解，而这种理解此前一直被防御性地保留在觉察范围之外。例如上述那位婚姻不甚圆满的患者，他对自己在婚姻中的行为、暗藏及公开表达的敌意及他的行为对妻子的影响等层面都产生了更为全面的认识，这便是一种洞察，这种洞察在一定程度上使他关注自身的这个部分，或产生尝试不同行为的动力。这种基本的"洞察"并不一定与患者对无意识冲突或过去经验的理解相联系。

诠释无意识冲突

对这位抱怨妻子的患者而言，洞察无意识冲突会是怎样的情形？在经典的心理动力学参考框架内，洞察是指患者对组织和驱动夫妻双方体验和行为的心理冲突的理解。例如，他的婚姻困境至少部分反映了与其自身敌对动机和情感有关的内心冲突，他内心的这些层面是冲突性的（即从他的角度来看是不可接受的），因此必须加以防御。他没有充分意识到内心体验和行为的这些方面，也无法有意识地、灵活而具有适应性地管理它们（如深思熟虑后告诉妻子她的批评会让他感到愤怒，并建议双方以其他方式进行沟通，或为自己的敌意和拒绝承担起个人责任，为自己回避或不屑的行为向妻子道歉等），而是通过使用一系列的防御避免为敌意的动机和相关行为承担责任，从而认为挑剔、敌对及犯错的人并不是他自己，而是他的妻子。如此这般，当他看起来很生气的时候，他的愤怒便是反应性且合理的。

为了向患者传达这样的构想，治疗师可以首先指出："就好像在你与妻子的激烈交谈中，你几乎把她当成一个敌人，好像在那些时刻，你完全看不到这个你所爱的女人"。治疗师可以继续以诠释（表32-1）的形式为这一现象提供可能的解释："我想知道，把她看作敌人是不是在某种程度上保护了你……也许是为了保护你免受某种痛苦：当你意识到自己想要回避甚至伤害她的愿望，其实直接指向了你所爱的人"。在此，治疗师提出了一个假设，即这位患者为什么可能会防御性地扭曲妻子在他内心的意象，以表明他的行为是自动且非自愿的，从而保护自己避免因为向爱人直接表达敌意而产生的痛苦和内疚。在经典的心理动力学框架内，如果能在表达敌意所带来的冲突与患者的发展史之间建立联系，上述诠释便可以得到进一步的阐释。例如，可以阐述患者当前面临的夫妻冲突与患者在童年和青春期所经历的父子冲突之间的联系[1]。

许多当代心理动力学治疗师可能期望自己可以在治疗的某个阶段帮助这位患者对其婚姻困境产生类似的理解，并帮助患者对自己产生更为全面的了解。然而，我们不能就此将这种"解释"的详细说明（即诠释）看作是治疗中唯一（或是主要）引发改变的因素，可将其看作是引发改变的诸多因素之一。我们不认为这种洞察会直接导致结构性改变，而是将这种理解看作一种帮助患者的方式，使其能够更为灵活地处理其冲突的自我体验中所包含的敌对层面，并对它们负责，即患者在向更具适应性和灵活性的自体和人际功能发展，而其亲密关系能力也会得到提升。

治疗关系

所有心理治疗都植根于患者与治疗师的关系之中。人们普遍认为，这种关系不仅是治疗技术的背景，还是发生改变的核心载体。在心理动力学治疗中，患者和治疗师之间的持续互动是治疗的核心。患者和动力学治疗师之间建立的关系是高度专业化的，其特点是有明确的专业界限及对患者需求的单向关注。在这种关系中，患者的角色是尽可能充分地表达其内在需求、想法和感受，而治疗师则需要克制，避免这样做；治疗师的角色是利用其专业知识来支持患者的自我觉察和自我探索。

心理治疗关系建立于治疗伊始，并在整个治疗过程中不断发展。治疗联盟、治疗师的立场、移情及反移情都蕴含在患者与治疗师间持续的互动之中。

治疗师的态度和立场

通过对患者的态度，心理动力学治疗师可设定治疗的情感基调。治疗师的目标是建立一种让患者感觉可以自由地公开探索和分享自己体验和行为的关系。为此，动力学治疗师应是积极、合作、热情而尊重的。在与患者的互动中，治疗师应始终保持专业的立场，即有情感回应但又有所节制。治疗师并不试图掩盖自己的个性，但会避免长篇大论地谈论自己的个人生活，而是将关注点放在患者及其困境上。

在回应患者的言行时，动力学治疗师会努力做到共情、灵活、宽容而不评判。治疗师对患者内心的所有层面均保持开放的状态，包括患者自己拒绝的那些方面。因此，治疗师的位置是患者沟通及行为的观察者。采取这种"中立"[2]的立场（Auchincloss and Samberg 2012）时，治疗师尽力不在患者与他人的冲突中支持任何一方，也不会支持患者内心的某一部分而反对另一部分。相反，动力学治疗师会努力对患者冲突的所有方面都保持开放的态度，并尝试从帮助患者发展出同样态度的角度来制订干预措施。

为了促进患者的自我观察和反思，心理动力学治疗师通常避免向患者提供建议或积极干预患者的生活（如向上述患者提供与妻子更好相处的建议，或建议患者结束这段婚姻）。同时，治疗师又是务实的，他们会根据临床情况变得更具有指导性。例如，正在接受心理动力学治疗的严重功能缺陷患者有时可能需要治疗师的建议和指导或从中显著获益。同样，如果患者表现出明显的自毁或危险行为，或出现急性自杀、抑郁、躁狂或精神病，心理动力学治疗师将采取积极

---

[1] 与患者的过去建立联系有时会被称为进行遗传性诠释，这样做并非没有风险。过早的遗传性诠释可能会导致理智化，甚至为治疗的发展带来反面的效果；例如，患者可以利用这样的构想继续"指责"他的妻子和父亲，而不是发展自己的能力，为自己的敌意和拒绝行为负责。

[2] 我们在概念上区分了治疗师对患者个人的情感支持态度和对患者冲突（患者在会谈中所传达的思想、感受和行为）的相对中立的立场。

的指导性立场，利用标准的精神病管理策略来限制患者的破坏性行为，安排紧急处理，并根据需要联系第三方。总之，动力学治疗师倾向于探索，但治疗师关注的重点首先是个体患者迫切的临床需求和实际需要。

在支持性–表达性干预的连续体上，心理动力学治疗更接近表达性的一端，治疗师更倾向于保持中立的立场，保护他们作为观察者的角色，从而促进患者的反思；如果治疗更接近支持性的一端，治疗师能较为自由地使用支持性干预措施，这需要治疗师对患者的冲突采取更为积极或更具指导性的立场，这与观察性立场截然不同。

治疗师对患者的冲突保持中立观察者的立场，同时又开启探索之旅，这究竟是什么意思？让我们再次通过那位抱怨妻子的患者对上述问题进行阐释。在干预中，治疗师会避免与患者一起去批评他的妻子（如对患者不得不忍受很多事情而表示同情），也不会站在妻子那一边来批评患者的消极态度（如鼓励患者变得更有主见）。相反，治疗师会尝试退后一步，中立地观察患者与妻子之间的互动，并鼓励患者也这样去做。

治疗联盟

治疗联盟是心理治疗关系的重要组成部分（Bender 2005）。在心理动力学的框架中，治疗联盟可以被理解为患者自我观察（更健康）的部分（即想要获得帮助并能利用帮助的部分）与作为助人专家的治疗师之间所建立起来的工作关系（Auchincloss and Samberg 2012）。在操作层面，治疗联盟一方面反映出患者对治疗师抱有现实层面的期望和体验，认为治疗师可以通过其专业训练、专业知识及关心为患者提供一些东西；另一方面，治疗师也承诺自己会运用专业知识和对患者的理解，为患者提供帮助。

治疗联盟需要治疗师和患者双方的参与；它是由两者共同建立起来的。建立治疗联盟是动力学治疗初始阶段的核心任务，在治疗的整个过程中，监测和管理治疗联盟仍然是治疗师的任务之一。

许多关于心理治疗效果的文献都集中于治疗联盟的 3 个相关组成部分：共同的目标、明确的任务及患者与治疗师之间的联结（Bordin 1979）。在这些文献中，治疗联盟被认为是各种形式的心理治疗效果的一个相对较强的预测因素，约可预测 15% 的结果变异（Horvath et al. 2011）。治疗师的非评判和接受性态度、治疗师的关注点和兴趣、温暖与关怀及共情表达均有助于患者和动力学治疗师之间联结的发展。在心理动力学治疗中，探索患者对治疗和治疗师的负面感受可用于支持治疗联盟的发展和稳定，并能在治疗联盟破裂时帮助修复联盟。在连续体上更偏向支持性一端的治疗中，支持性干预（如宽慰或称赞患者）也常被用于支持治疗联盟。

患者的人格组织水平通常能预测患者与治疗师形成联盟的难易程度。人格组织水平较高的患者大多能在治疗的早期阶段与治疗师建立相对稳定的联盟（Bender 2005）；如果治疗联盟在治疗过程中出现初步的困难或破裂也相对较容易解决，且一旦这些问题得以解决，往往有助于加深患者的自我理解，同时也可以进一步巩固治疗师和患者之间的工作关系（Caligor et al. 2007；Safran et al. 2011）。

相比之下，人格病理更为严重的患者通常难以建立治疗联盟，且在不同的会谈中，甚至在同一次会谈的不同时刻，治疗联盟的质量很容易出现大幅波动（Wnuk et al. 2013；Yeomans et al. 2015）。治疗联盟的破裂是常见而不可避免的；它们可能会伴随患者强烈的情绪反应而发生。这些情绪反应并不罕见，可能包括敌意、指责甚至偏执。在整个治疗过程中，当治疗联盟发生破裂时对其进行探索是心理治疗过程的核心，尤其是在治疗严重人格障碍患者时。在成功治疗这类人格障碍的患者时，我们可以在治疗过程中观察到稳定的治疗联盟得到逐步巩固。

移情

对移情和反移情的关注是心理动力学治疗的决定性特征。自弗洛伊德（Freud）在 20 世纪初开始发展精神分析技术以来，移情的建构一直是心理动力学治疗的基石（Auchincloss and Samberg 2012；Høglend 2014）。反移情的观点也在同步发展。当代观点认为移情–反移情是一个复杂的主体间交互场，通过治疗师与患者的互动而不断被塑造。该模型为我们探索患者的内心世界提供了良机。

心理动力学模型的一个基本假设是早期充满情感的重要互动会受到遗传和气质因素的影响，在扭曲的基础上动态发展，并以记忆结构或内化关系模式的形式在脑中组织起来。这些心理结构被组织为神经网络，作为潜在的图式（schemas）发挥着功能，个体可运用这些图式潜在地组织着自己的经验，而特定情境会激活这些图式（Kernberg and Caligor 2005）。一旦被激活，这些关系模式会影响个体对人际互动的期望，并导致个体以符合这些期望的方式行事和感受。

移情这一术语最常被用来表示这些图式或关系模式在与治疗师的关系中活现。然而，人们普遍认为，对治疗师的移情只是某个更为普遍的过程在治疗情境中的体现，在这个过程中，内部的关系模式、相关的心理表征和情感倾向在个体的人际生活中被激活与活现，也倾向于在与他人的关系中组织个体的经验

（Høglend 2014）。因此，移情是日常经验中那些起伏的一个具体的例子。对于不同性质的精神病理，特别是不同的人格组织水平，移情的表现形式也有所不同（表 32-5）。此外，任何一位患者都有许多不同的移情倾向，在治疗过程中，患者移情的性质和内容可能会发生变化。在动力学治疗中，在治疗关系中活现的关系模式可成为探索患者内心世界的起跳点；患者与治疗师的关系可以为双方提供一个特殊的机会，使得他们可以在此时此地的互动中探索患者的内部心理结构和人际关系模式。

对于移情，经典的动力学方法注重在当下"重温"过去，并且非常重视探索童年经验与当前关系模式之间的关系（Auchincloss and Samberg 2012）。更为现代的移情模型不太关注在当下重温过去，而是注重此时此地的信息处理。动力学治疗师的兴趣主要在于阐述患者当前的心理组织如何影响其当前的主体性和行为。这种方法与 Høglend（2014）的方法一致，Høglend 将移情定义为"患者在治疗关系中出现的感受、思想、感知和行为模式，并反映了患者人格功能的各个方面（无论这些模式的发展有何种起源）"。

不同形式的动力学治疗都或多或少地侧重于对移情的探索，而不是患者在人际生活中的自体状态、主观经验和行为。从历史上看，人们认为没有明显人格病理的患者更有可能从移情中获益，而人格障碍患者则较难获益。然而，近期的观点认为，相对健康的患者接受心理动力学治疗时并不需要移情来发挥核心作用（Caligor et al. 2018），无论他们接受的动力学治疗是否注重移情工作，这些患者均表现良好（Høglend et al. 2006）。在临床实践中，这类患者通常会觉得过度关注移情是无益的，因为它在某种程度上是奇怪的、强制的，或脱离了患者主要关切的问题。相反，病情较严重的患者更可能从移情工作中获益。在该群体中，移情通常由情绪主导，且常是消极而具有破坏性的（表 32-5），在这种情况下，移情需要得到临床关注，又为探索和改变提供了核心载体。

反移情

在所有形式的动力学治疗中，治疗关系都有一个决定性特征，即治疗师会持续关注自己对患者的情绪反应。动力学治疗师监测并涵容这些反应的能力使其在面对可能出现的临床挑战时能够对患者保持真诚的热情和关注，同时又能对患者的冲突保持观察的立场。

在心理动力学的参考框架内，反移情是治疗师对患者情绪反应的概念总和（Auchincloss and Samberg 2012）。觉察反移情可以帮助治疗师集中关注患者的言语（尤其是非言语）沟通，并可以协助治疗师理解组织患者经验和行为的内部关系模式。同时，反移情

表 32-5　不同人格功能水平的移情与反移情

高水平人格（神经症性和正常的人格组织）	人格障碍（边缘性人格组织）
移情	
● 移情通常不是由情绪主导	● 移情通常由情绪主导
● 移情通常不能被意识到	● 移情通常能被意识到
● 移情是不易察觉而缓慢发展的；可能是自我协调的	● 移情充满情感，发展迅速且是自我不协调的
● 移情通常通过语言交流进行传达	● 移情通常通过非语言交流和反移情的方式传达
● 对移情的过度关注会给治疗联盟带来负担	● 关注移情可支持治疗联盟
● 移情分析不一定与积极的疗效相关	● 移情分析与积极的疗效相关
● 移情分析可能并不是产生洞察的主要来源	● 移情分析通常是产生洞察的主要来源
● 关注移情可能会被认为是奇怪的、强制的或脱离了患者的关注点	● 关注移情可以将临床的关注点引向治疗及患者生活中的主要问题
● 移情分析可能并不是引发改变的主要手段	● 移情分析被视为引发改变的主要手段
● 治疗并不总是以移情为焦点	● 治疗通常以移情为焦点
反移情	
● 相对于语言沟通，反移情通常不是主要的沟通渠道	● 相较于语言沟通，反移情占主导地位，且通常是沟通的主要渠道
● 反移情相对不易察觉，容易被忽视	● 反移情常极端且具有破坏性，带有强烈的情感色彩
● 反移情通常可以在治疗师具有反思性的内心中得到涵容	● 反移情会给治疗师带来压力，迫使其采取某种行动，且可能难以涵容
● 反移情反映出患者的移情与治疗师对患者的移情之间的互动	● 反移情在很大程度上反映出患者的移情；对患者的描述通常多于对治疗师的描述
● 反移情的运用并不一定是临床技术的核心	● 使用和涵容反移情是临床技术的核心

也会导致治疗师出现盲点，使治疗师难以理解和共情患者某些特定的有意识的及解离的经验或无意识经验。

有些反移情主要来自治疗师，反映出治疗师的冲突和个人需要。例如，一位中年治疗师发现某位患者让他想起了自己青春期的女儿，并意识到这阻碍了他更为充分地探索患者的性生活史。另一位存在经济困难的治疗师发现自己对富有的患者感到羡慕。这种反移情告诉我们更多关于治疗师的情况，而不是患者的情况。

其他的反移情可能更多来自患者。例如，一个著名的电视人严重依赖自恋性防御，通过暗中贬低他人，并让他们感到胜任力不足和自卑，从而加强自己的优越感。一位颇有声誉的治疗师注意到自己在接诊这位患者时经常感到被贬低和胜任力不足，怀疑自己是否有能力为患者提供帮助。这种反移情反应可能更多地与患者的冲突及防御有关，而不是与治疗师的冲突和防御有关。

第一种反移情（即以治疗师为中心的反移情）说明不同的治疗师对同一位患者可能有不同的反应；而第二种反移情（即以患者为中心的反移情）反映出不同的治疗师对同一位患者可能会出现类似的反应。

当动力学治疗师监测自身对患者的内在反应时，他们会持开放的态度来探索其来源。治疗师将会反思其对患者的反应在多大程度上提供了关于患者内心世界的信息，以及治疗师的反应在多大程度上说明了治疗师当前的需要和冲突，而不是患者的需要和冲突。

一般来说，随着患者人格病理程度的加深，对反移情的关注在临床工作中会变得越来越重要。在针对人格障碍患者的治疗中，相较于更为健康的患者，人格障碍患者激发出的反移情反应往往更为强烈，且通常会给治疗师的内心造成巨大的压力，迫使其采取某种行动（表 32-5）；例如，治疗师接诊那位著名的电视人时可能会在反移情中感到一种强烈的诱惑，想要告诉患者他最近做了一场颇有影响力的讲座。无论治疗是针对人格病理本身，还是针对抑郁症、焦虑症、进食障碍或物质滥用等共病问题，都会有这种想要对自己的反移情反应采取行动的压力。

治疗选择

关于心理动力学治疗与其他心理治疗相比的相对有效性的实证研究尚为少见。对两种均具有积极效果的治疗方法进行比较时，通常会发现两者的疗效并没有差异（"渡渡鸟论断"[①]）；如果研究显示存在差异，这些差异也通常反映了"主场"治疗师的忠诚效应（allegiance effect）。鉴于心理动力学和认知行为治疗均已获得普遍经验支持，对于大多数障碍，几乎没有明确的经验指出哪一种治疗方法优于其他方法（Steinert et al. 2017），临床医生必须依靠自己的临床判断来推荐使用特定的治疗方法。在这种情况下，患者的目标和治疗偏好、资源、改变的动机、社会支持、依恋治疗师的能力及反思个人经验的能力均可指导差异化治疗计划的制订。

当临床医生提供心理教育，回顾治疗方案，并向患者推荐特定的治疗方式时，其实正在启动知情同意的过程。这个过程需要分享充分的信息，使患者能够对是否开始接受特定治疗做出合理的决定，并权衡相对风险和获益，以及不接受治疗所存在的潜在风险和益处。

如果要在认知行为治疗和心理动力学治疗之间做出选择，一个有用的经验法则是：相较于心理动力学治疗，认知行为治疗更倾向于关注具体的主诉和症状组合，如减少抑郁、缓解焦虑或改善准自杀（parasuicidal）行为的管理等。相反，心理动力学治疗的治疗焦点更广泛，更强调改变与症状相关的人格功能领域。例如，治疗惊恐障碍的心理动力学治疗（Busch et al. 2011）旨在增强患者对焦虑进行有意识的处理和反思的能力，而这些可引发惊恐发作的焦虑常与依赖性有关。这些改变也许可以减轻症状，增强患者的人际功能。同样，针对边缘型人格障碍的动力学治疗方法［移情焦点治疗（Yeomans et al. 2015）和基于心智化的治疗（Bateman and Fonagy 2006）］侧重于帮助患者扩展其在短暂情感唤起中审视人际体验并将其置于有意义的背景中的能力。这种能力减少了患者的冲动行为，增强了心智化水平，也改善了其人际功能。

在不同心理动力学治疗中进行选择（如推荐长程还是短程治疗，或推荐侧重于减少症状的治疗方法还是侧重改变患者潜在人格结构的更激进的治疗方法）时，治疗目标和人格组织水平之间形成的交叉点可为选择不同的治疗计划提供一个通用指导原则（表 32-4）。另一个有用的经验法则是患者的主诉和症状越普遍，其人格病理越广泛和严重，需要的治疗时间可能越长，对人格功能的深入关注就越有可能帮助有动机的患者。对于更局限的病理或更以症状为中心的

---

① "渡渡鸟论断"（名称取自《爱丽丝梦游仙境》的故事）认为，"所有（心理治疗）都赢了，都必须获得奖励"（Wampold and Imel 2015）。

主诉，较短时间、较小强度和更关注症状的治疗通常便已足够。

循证与适应证

评估和比较不同形式心理治疗的指南将随机临床试验置于首要位置；这种试验设计通常采用两种或更多种的治疗形式（这些治疗都有各自的操作化手册），随后将患有相同障碍的患者随机分配到其中一组。这种试验设计强调内部效度，其所招募的患者经过仔细筛选，属于相对同质的群体（诊断相同且通常共病较少），而治疗师均接受过专业训练，具有很高的积极性，并会根据操作手册开展治疗工作。

虽然随机临床试验仍是建立实证支持心理治疗方法的金标准，但随着时间的推移和经验的累积，人们越来越认识到，需要进行能补充疗效研究的研究，特别是：①过程研究，旨在确定疗效的调节因素和中介因素，即这些研究想要解决"什么治疗方法对谁有效，起效的机制是什么"；②关于疗效（有效性）的自然主义（naturalistic）研究，这种研究与一般的临床实践更为相关（即这些研究对更多的患者和治疗师具有更广泛的适用性）。

疗效研究

在过去的 10 年间，关于心理动力学治疗效果的实证研究证据急剧增加（Leichsenring et al. 2015）。研究证明，手册化的心理动力学治疗对广泛的常见症状障碍具有疗效，包括重度抑郁症、心境恶劣、病理性哀伤、惊恐障碍、社交焦虑障碍、广泛性焦虑障碍、躯体化症状及其相关障碍、神经性厌食等。在治疗人格障碍方面，心理动力学治疗对边缘型人格障碍、C 族人格障碍及复合精神障碍［由 Leichsenring 和 Rabung（2012）定义，指人格障碍、慢性精神障碍或多重精神障碍］的疗效已得到证实。Steinert 等（2017）对心理治疗效果的相关文献进行了综合分析，认为现有证据证明心理动力学治疗与其他已确定疗效的心理治疗形式（主要是认知行为治疗）在大体上是等效的。

综述和 meta 分析纳入的随机临床试验发现，心理动力学治疗在持续时间、会谈频率和技术等方面存在一定程度的异质性。针对症状障碍的手册化治疗通常 8 ～ 30 次，而治疗人格障碍需要长程治疗，通常范围从针对不太严重的人格病理问题的 30 次会谈到针对较严重的人格病理的每周 1 次或 2 次会谈，疗程常持续数年。

过程研究

关于心理动力学治疗的疗效研究日益增加，这也提出了一个重要的问题："这些治疗方法是如何发挥作用的？"心理动力学治疗是否通过与其他有效治疗的共同因素而发挥作用，或心理动力学技术和治疗模式是否有其他形式治疗不具备的特殊治疗效果？

过程研究有助于回答上述疑问，它侧重于研究治疗过程中的治疗性干预的具体性质（使用了哪些干预措施、使用的频率如何、技巧如何）及其对患者产生的影响。想了解如何改进治疗或开发出更有效的治疗方法，首先要了解这种治疗方法是如何发挥作用的。将治疗师和治疗模式（如使用特定的干预措施和治疗师提供干预的能力等）引发的改变过程和患者内心的改变机制（如患者的自我理解和反思功能等）进行区分有助于解决上述问题（Crits-Christoph et al. 2013）。上述两者均与积极的治疗结果有关。

共同因素和特殊因素

讨论心理治疗中的改变机制会引发一个存在争议的问题：特定治疗方法在多大程度上是通过实施特定技术（而不是共同因素）来提供治疗效果的。共同因素是指不同形式的治疗均可提供的治疗要素（如治疗联盟、治疗师的共情、使用连贯一致的临床方法、患者对改变的期望、鼓励患者面对困境），这些要素与支持性干预措施有很大的重叠；相反，特殊因素则或多或少是某种治疗所特有的治疗要素，如在心理动力学治疗中关注情绪或增强自我理解，或在认知行为治疗中布置家庭作业或质疑消极认知等。

由于篇幅所限，本章重点介绍心理动力学治疗和技术中对治疗性改变有特殊贡献的特定方面。关于心理治疗结果的共同因素，请参考 Laska 等（2014）的回顾和讨论。虽然共同因素和特殊因素对心理治疗结果的相对影响至今仍存在争议，但人们普遍认为，在心理动力学治疗的结果中，共同因素发挥重要作用（Barber et al. 2013）。同样明确的是，至少在某些情况下，特殊因素在治疗结果中也起到重要的作用（Diener et al. 2007；Høglend 2014；Johansson et al. 2010；Slavin-Mulford et al. 2011）。

改变过程

从概念上讲，在研究心理动力学治疗如何带来改变时，人们希望能够从实证的角度表明使用特定的表达性技术与更好的治疗结果相关；也就是说，表达性技术的使用构成了心理动力学治疗的改变过程。然而，一项对已发表的探究表达性干预的平均使用（average use）与心理动力学治疗积极结果的相关性研究的综述报告了不一致和相互矛盾的结果（正相关、无相关性及偶尔负相关）（Barber et al. 2013）[①]。鉴于心理动力学治疗的有效性已被证明，上述研究结果的一个解释是：心理动力学治疗中的主要改变过程来自支持性技术的运用和共同因素，而不是表达性技术。另一种（更有可能的）解释是，表达性技术的确有助于改变的发生，但仅从方法论（如将有效和无效干预措施放在一起平均后即无效）和临床角度来观察不同技术的平均使用情况是远远不够的。

从临床角度看，我们对这些数据的解释是：在动力学治疗中，治疗师必须有足够的胜任力来选择合适的表达性技术及后续能够恰当地实施这些技术才能发挥效用；为了使治疗的改变过程发挥作用，必须以适当的频率与深度来运用表达性技术，同时也要考虑病理的严重程度、治疗联盟的状况、治疗所处的阶段和治疗师的技术水平等因素。一项关于移情诠释的文献综述可说明上述观点：①关于改变过程，最佳的诠释"剂量"似乎是低频率干预（在每次会谈中使用 1 次到多次干预）；②高频率的诠释与较差的治疗结果相关；③低频率的诠释与治疗结果的正相关会随着症状严重程度的变化而变化（Høglend 2014）。

相较于观察表达性干预总体使用情况的研究，考察心理动力学治疗中积极的治疗结果与特定干预类别相关性的研究获得了更一致和临床有用的结果，从而支持动力学干预具有特定作用。值得注意的是，治疗师对情感的探索一直与更积极的治疗结果相关（Diener et al. 2007），治疗师对人际关系主题的关注也有类似的作用（Slavin-Mulford et al. 2011）。此外，研究发现，诠释的准确性和治疗结果之间存在很强的正相关（Barber et al. 2013）。总之，在心理动力学治疗中，技术的使用和治疗结果之间存在着复杂的关系。人际关系、情感探索及谨慎使用准确的诠释似乎具有普遍的效用。

改变机制

关于心理动力学治疗改变机制的研究为患者的自我理解及反思功能的作用提供了实证支持。纵观各种研究和患者样本可发现，患者对人际关系模式的自我理解发生变化可以预测症状的变化，并且这可能是动力学治疗所带来的特殊效应（Barber et al. 2013）。

Høglend 等（2006）进行的"第一项移情实验性研究"强有力地说明聚焦改变过程的研究所具有的潜在价值。该研究采用混合门诊样本，患者均接受每周

1 次（共 50 次会谈）的动力学治疗，研究者在这个过程中考察"移情工作"对临床结果的影响。这项研究采用随机分组设计，患者被随机分为两组，一组采用基于移情的低频干预，另一组则避免使用移情，两组的其他设置均相同。研究发现，使用移情开展工作对治疗结果基本没有明显的影响。

然而，当研究者进行调节变量分析时发现，对于客体关系质量较差和人格病理较严重的患者，移情工作与更好的治疗结果显著相关；而对于人格功能较好的患者，移情工作对治疗结果没有显著影响（Høglend et al. 2006）。研究者通过进一步（中介效应）分析（Johansson et al. 2010）发现，在病情更为严重的群体中，移情工作可促进患者洞察或自我理解，而这一点在移情工作对治疗结果的影响中发挥中介作用（即当研究者将移情工作对洞察的影响从统计学方程中移除时，移情工作对治疗结果的优先影响便会消失）。对于较为健康的患者群体，移情工作对洞察没有贡献。这项研究表明，对人格病理较严重的患者进行心理动力学治疗时，移情工作是一种改变过程，而洞察作为移情工作的结果，则是一种改变机制。

近年来，尽管关于心理动力学治疗过程和结果的研究进展令人印象深刻，但它们的局限性也说明某些领域尚需要加大研究力度。进一步阐明治疗引起改变的机制及明确哪些患者接受哪种治疗获益最大是目前最为迫切的需要。疗效研究大多关注短程心理动力学治疗（除针对边缘型人格障碍的长程治疗外），但实际上，许多患者需要接受持续 16～20 周以上的治疗。此外，由于心理动力学治疗的效果超出了缓解症状的范围，因此很有必要开发新的评估工具来捕捉心理动力学治疗结果的微妙之处（如反思功能的改善和防御类型的转变等），而不至于耗费过多的人力。

总结

心理动力学的理论及其相关的治疗方法具有悠久的临床历史与不断积累的经验。近几十年来，关于心理动力学对各种症状及人格障碍疗效的研究数量不断激增。目前，在评估与治疗广泛的精神疾病方面，心理动力学方法为临床医生提供了获得实证支持的方法。心理动力学模型为我们提供了一种协调一致的方法，可以对患者表现出来的问题进行概念化，确定评估的重点，并组织有针对性的临床干预。

---

① 有趣的是，关于支持性干预的总体疗效研究发现，支持性干预与治疗结果之间没有相关性（Barber et al. 2013）。

临床要点

- 心理动力学心理治疗指一系列治疗方法，它们建立在一个共同的心理功能模型上，其目标是提高患者对自身想法、情感与行为的觉察，由此减轻症状，促进适应。

- 心理动力学模型的基本假设包括以人为导向的视角，重点关注心理层面的因果关系和患者的内心世界。

- 心理动力学治疗的技术可被看作是一个支持性–表达性干预的连续体。

- 由于关注自体功能及与他人相关的功能，心理动力学治疗适用于治疗多种症状及人际关系困境。

- 心理动力学模型中的临床评估使临床医生能够根据患者个体的需要，基于当前症状及问题的严重程度、人格特征及结构性病理程度来开展治疗。

- 人格组织水平（即神经症性；高、中、低水平边缘性人格组织）对预后、治疗联盟及治疗中出现的移情性质至关重要。

- 心理动力学治疗的目标包括症状的改变，但也会扩展到提高患者对友谊、亲密关系和工作的满意感与参与感，以及改善职业功能等。

- 在心理动力学治疗中，治疗师和患者之间的关系是治疗的核心，治疗的目的是创造一种氛围，使患者感到可以自由而公开地探索自身，并与一个富有同情心和非评判的人分享自己的体验。

- 移情的建构通常是指患者的内部关系模式在治疗师身上的活现，这也是一种更普遍的过程的表现，是个体的内部关系模式在日常生活中的活现。

- 在过去的 10 年间，关于心理动力学治疗对症状障碍和人格障碍的效力及有效性的实证研究证据急剧增加。

参考文献

扫码见参考文献

第 33 章

认知行为治疗

Jesse H. Wright，Michael E. Thase，Aaron T. Beck
张宁　高舒展　许敬仁　译　赵旭东　审校

认知行为治疗（CBT）是基于精神障碍病理信息处理理论的心理治疗系统。CBT 主要矫正扭曲的或适应不良的认知及相关的行为障碍。治疗干预通常有重点并以问题为导向。尽管使用特定技术是这种治疗方法的主要特点，但 CBT 的临床应用具有相当大的灵活性和创造性。

在本章中，我们追溯 CBT 的发展史，解释 CBT 的基本理论，并详细介绍常用的 CBT 技术。主要关注对成人抑郁障碍和焦虑障碍的治疗；简要介绍精神病、双相障碍、人格障碍和其他精神疾病的 CBT 治疗程序。总结了大量关于 CBT 有效性的研究。目前已经开发出用于儿童和青少年的 CBT 方法，但本章不对这些应用进行讨论。希望了解针对儿童和青少年的 CBT 治疗的读者可参考相关专著，包括 Friedberg 和 McClure（2015）、Szigethy（2012）和 Reinecke（2003）等编著的书籍。

发展史背景

20 世纪 60 年代初，Beck 首次提出针对抑郁障碍的 CBT 方法（Beck1963，1964）。早期的几年内，他从精神分析的角度研究抑郁障碍，但被精神分析的"指向自我的内部攻击（向外的攻击转为向内）"概念与他观察到的抑郁障碍患者通常对自己及其所处环境持有消极偏见之间的不一致所震惊（Beck 1963，1964）。随后，他提出了一种针对抑郁障碍的综合 CBT 方法，并将治疗模式扩展到包括焦虑障碍在内的其他疾病。CBT 是从抑郁障碍的认知治疗中发展而来的（Beck et al. 1979）。

CBT 在哲学上与希腊斯多葛派哲学家和东方学派（如道教和佛教）的概念相关（Beck et al. 1979）。Epictetus 在 *Enchiridion* 中所写的内容（"人们不是被发生的事情所困扰，而是被对事物的看法所困扰"）抓住了观点的本质，即我们的想法或思想是我们情感生活的一个控制因素。正如 Kant、Jaspers、Frankl 等的著作所例证的那样，哲学的存在主义现象学方法也与 CBT 的基本概念相关（Clark et al. 1999）。20 世纪一些心理治疗领域的发展促进了 CBT 方法的形成。新弗洛伊德主义者（如 Adler、Horney、Alexander 和 Sullivan）关注自我感知的重要性和意识体验的重要性。其他贡献来自发展心理学领域及 Kelly 提出的个人建构理论（Clark et al. 1999）。这些作者强调了图式（认知模板）在感知、吸收及处理环境信息方面的重要性。

CBT 还结合了行为治疗的理论和治疗方法（Meichenbaum 1977）。活动安排、分级任务分配、暴露和社交技能培训等程序在 CBT 中发挥重要作用（Beck et al. 1979；Wright et al. 2017）。

自 Beck 引入 CBT 概念和方法以来的半个世纪中，大量的研究工作已经证明了这种方法的有效性（早期研究的全面综述请参阅 Gaffan et al. 1995；Robinson et al. 1990），且 CBT 方法应用于其他障碍的研究也已经开展，包括抑郁障碍、焦虑障碍、精神病性障碍、进食障碍、药物滥用和人格障碍。相关治疗［如基于正念的 CBT（Williams et al. 2007）、幸福治疗（Fava 2016）和辩证行为治疗（DBT；Linehan 1993）］也已开发出来（Wright et al. 2017），计算机辅助传递方法（Eells et al. 2015）可提高治疗效率并增加 CBT 的使用机会。

基本概念

认知模型

心理治疗的认知模型基于如下理论，即精神疾病患者的信息处理过程存在特征性错误，这些思维变化与情绪反应和行为障碍模式密切相关（Alford and Beck 1997；Beck 1976；Clark et al. 1999；Dobson et al. 2018）。例如，Beck 等（Beck 1976）提出，抑郁障碍患者容易在 3 个主要领域（自我、世界／环境和未来，即"消极认知三元素"）出现认知扭曲，而焦虑障碍患者习惯于高估情境下的危险或风险。认知扭曲（如错觉、逻辑错误和错误归因）被认为会导致情绪烦躁和适应不良的行为。此外，当行为反应证实并放大负面扭曲的认知时，恶性循环就会持续下去：

> S 先生是一位 45 岁刚离婚的抑郁障碍男性。在第一次尝试与女性约会被拒绝后，S 先生产生了一系列功能失调性的认知，如"你应该更清楚；你是个失败者……尝试是没有用的。"他随后的行为模式与这些认知一致，如没有进一步的社会交往，变得更加孤独和孤立。消极行为导致了额外的不良认知（如"没有人会想要我；我的余生都会一个人……继续下去有什么用？"）。

CBT 观点可被概括为一个工作模型（图 33-1），该模型扩展了众所周知的刺激－反应范式（Wright et al. 2017）。认知中介在该模型中起着核心作用。然而，环境的影响、认知、情感和行为之间的相互关系也已被意识到。须强调的是，该工作模型并不认为认知病理是特定症状的原因，也不认为其他因素（如遗传易感性、生化指标变化或人际冲突）与精神疾病的病因无关。相反，该模型是认知治疗师在临床实践中的行动指南。据推测，大多数形式的精神病理具有复杂的病因，涉及认知、生物、社会和人际关系的影响，并有多种潜在的有效治疗方法。此外，该模型认为认知改变是通过生物过程完成的，精神药物治疗可改变认知。这一观点与 CBT 和药物治疗的疗效研究（Blackburn et al. 1986）、其他记录动物条件反射相关的神经生物学变化的研究（Kandel and Schwartz 1982）和人类心理治疗的研究（Fonzo et al. 2017；Goldapple et al. 2004）结果相一致。

图 33-1 中的模型假设认知和情绪密切相关。CBT 的总体主旨是情绪反应在很大程度上取决于对环境线索重要性的认知评估。例如，当一个人以消极的方式（如作为损失方、失败者或被拒绝者）感知事件（或对事件的记忆）时，可能会感到悲伤，而当一个人判断自己或其所爱的人受到威胁时，愤怒很常见。认知模型还包含了情绪对认知过程的影响。情绪高涨会刺激和加剧认知扭曲。CBT 的治疗程序涉及针对图 33-1 中所有要点的干预。然而，大多数干预是直接刺激认知或行为改变。

功能失调认知的水平

Beck 等（Beck 1976；Beck et al. 1979）提出，信息处理功能失调有两个主要层次：①自动思维；②图式中包含的基本信念。自动思维是当一个人处于某种情况（或回忆一个事件）时迅速产生的认知。这些自动思维通常不受理性分析的影响，而且通常基于错误的逻辑。尽管个体可能只是潜意识地意识到这些认知，但通过使用 CBT 中的提问技术可以识别自动思维（Beck et al. 1979；Wright et al. 2017）。自动思维中不同类型的错误逻辑被称为认知错误（Beck et al. 1979）。表 33-1 中提供了典型认知错误的描述。

图式（又称核心信念）是更深层的认知结构，包含筛选、过滤和编码环境信息的基本规则（Beck et al. 1979；Clark et al. 1999）。这些组织结构是通过儿童早期的经历和随后形成的影响而发展起来的。图式在允许快速同化数据和做出适当决策方面发挥高度适应性作用。然而，在精神疾病中，有一系列适应不良的图式使烦躁情绪和无效或自欺欺人的行为长期存在（Beck 1976；Beck and Freeman 1990）。

尽管一些研究者（如 Dobson et al. 2018）将认知加工的图式级别划分为核心信念和基本假设（条件命题，如"如果－那么"式陈述），但我们倾向于用简约的方法将所有潜在的基本认知结构描述为图式。在本章中，我们会交替使用术语图式和核心信念。表 33-2

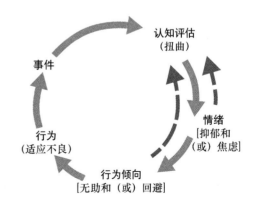

图 33-1　基本的认知行为模型。引自 Wright JH，Brown GK，Thase ME，Basco MR：Learning Cognitive-Behavior Therapy：An Illustrated Guide，2nd Edition（Core Competencies in Psychotherapy Series；Glen O. Gabbard，series ed）. Arlington，VA，American Psychiatric Association Publishing，2017，p. 4. Copyright © 2017，American Psychiatric Association Publishing. Used with permission.

表 33-1　认知错误

选择性抽象（有时又称心理过滤器）	仅根据一小部分可用数据得出结论
任意推断	在没有足够支持证据或有相互矛盾的证据的情况下得出结论
绝对主义思维（"全或无"思维）	将自己或个人经历进行严格的二分法（如全好或全坏、完美或完全有缺陷、成功或彻底失败）
夸大或最小化	高估或低估个人属性、生活事件或未来可能性的重要性
个性化	将关联很小或根本没有依据的外部事件与自己联系起来（如责备、承担责任、自我批评）
灾难化思维	预测最坏的可能结果，而忽略更可能的结果

引自 Wright et.al 2017.

表 33-2　适应图式和适应不良图式

适应	不适应
如果我努力做某件事，我就能掌握它	如果我选择做某事，我必须成功
我是个幸存者	我是骗子
其他人可以相信我	如果没有别人（的帮助），我一无是处
我很可爱	我真笨
人们尊重我	不管我做什么，我都不会成功
我能弄清楚事情	别人不能信任
如果我做好准备，我通常会做得更好	我永远无法在别人身边感到自在
我喜欢被挑战	如果我犯了一个错误，我将失去一切
没有什么可以吓到我	这个世界对我来说太可怕了
不管发生什么，我都能以某种方式应付	我必须完美才能被接受

列出了适应图式和适应不良图式的示例。

　　CBT 的基本原则之一是适应不良图式通常处于休眠状态，直到它们被压力性生活事件触发（Beck et al. 1979；Clark et al. 1999；Dobson et al. 2018）。然后，新出现的图式会影响表面层次的认知处理，从而使自动思维与图式的规则保持一致。该理论主要适用于抑郁障碍等发作性疾病。在慢性疾病（如人格障碍、进食障碍）中，与自我相关的图式可能始终存在，并且可能比抑郁障碍或焦虑障碍更难以改变（Beck et al. 2015）。

　　C 女士是一位 39 岁、第二次结婚的教师，她的工作能力一直很强，直到她的丈夫金融投资失败。当家庭经济状况发生变化时，C 女士变得沮丧，并开始在教室里哭泣。在 CBT 治疗过程中发现了几个重要的图式。其中之一是适应不良的信念，即"无论你多么努力，你都会失败"。这种图式与许多消极的自动思维相关（如"我们又搞砸了；我们会失去一切。这不值得努力"）。尽管她经历了重大的经济损失，婚姻也因此而倍感压力，但 C 女士潜在的图式导致其对问题重要性的过度泛化和功能失调的自动思维的延续。

抑郁障碍和焦虑障碍的认知病理学

　　认知功能在抑郁障碍和焦虑障碍中的作用已被广泛研究。信息处理也已在进食障碍、人格问题和其他精神疾病中得到验证。总的来说，这些研究结果验证了 Beck 的假设（Beck 1963，1964，1976；Beck et al. 1979；Clark et al. 1999；Dobson et al. 2018）。本章不对这些研究进行全面回顾，但我们总结了有关抑郁障碍和焦虑障碍的重要研究结果。这些发现在验证和改进 CBT 的治疗程序方面发挥了重要作用。进食障碍、人格障碍和精神病中的认知病理学详见本章"CBT 的应用"。

　　回顾大量有关抑郁障碍认知过程的研究发现，强有力的证据表明该病存在负性认知偏差（Clark et al. 1999；Dobson et al. 2018）。例如，与对照组相比，扭曲的自动思维和认知错误在抑郁障碍患者中更为常见（Blackburn et al. 1986；Dobson et al. 2018）。

　　大量证据支持自我、世界／环境和未来的消极认知三元素的概念（Clark et al. 1999；Dobson et al. 2018），大量研究已确定，三元素之一——对未来无望的观点，与自杀风险高度相关。例如，Beck 等（1985）对出院后的抑郁障碍患者进行了 10 年随访，发现绝望是最终自杀的最强预测因子。CBT 已被证明是减少绝望和自杀企图的有效治疗方法（Brown et al. 2005）。

　　对焦虑障碍信息处理的研究为精神病理学的认知模型提供了额外的证据（Clark 2018；Clark and Beck 2011）。焦虑障碍患者在应对潜在的威胁性刺激时存在注意偏差（Clark and Beck 2011）。与无焦虑的人相比，具有焦虑水平很高的人更易获取有潜在威胁的信息；此外，焦虑障碍患者倾向于将环境情况视为不切实际的危险或风险，并低估他们应对这些情况的能力（Clark 2018；Clark and Beck 2011）。焦虑障碍患者对与威胁情况或过去焦虑状态相关记忆的唤起增强，并会错误判断身体刺激（Clark 2018；Clark and Beck 2011）。因此，焦虑障碍的功能失调性思维涉及信息处理的多个阶段，包括注意力、细化和推理及记忆提取。

对抑郁障碍和焦虑障碍患者的比较确定了两者的差异及共同特征。表 33-3 总结了抑郁障碍和焦虑障碍的认知病理学研究结果。

治疗原则

一般程序

CBT 通常为短期治疗，持续 5 ～ 20 次。在某些情况下，对轻度或问题局限的患者可使用非常简短的疗程，而对患有慢性或特别严重疾病的患者使用较长的 CBT 疗程。然而，典型的抑郁障碍或焦虑障碍患者可在短期内成功治疗。关于 CBT 治疗抑郁障碍和焦虑障碍的研究通常使用传统的"50 min"治疗，且《学习认知行为治疗：图解指南》（*Learning Cognitive-Behavior Therapy：An Illustrated Guide*）第 2 版（Wright et al. 2017）中侧重使用的治疗时长为 50 min。然而，精神科医生已经为一些患者开发了在较短的疗程中结合 CBT 和药物治疗的方法（Wright et al. 2010）。在本章中，我们将介绍 50 min 一个疗程的传统 CBT 治疗方法。对 CBT 简短疗程的感兴趣的读者可参阅《高效认知行为治疗简短疗程：插图指南》（*High-Yield Cognitive-Behavior Therapy for Brief Sessions：An Illustrated Guide*）（Wright et al. 2010）。

在完成 CBT 的急性期治疗后，强化治疗对于部分患者是有用的，尤其是有复发性疾病史或不完全缓解的个体。强化治疗有助于维持疗效，巩固在 CBT 中学到的知识，并减少复发风险。此外，长程 CBT 可加入正在进行的双相障碍、精神分裂症和精神科医生管理多年的其他疾病的精神治疗中（Wright et al. 2010）。

尽管 CBT 主要针对此时此地，但对患者家庭背景、发展经历、社交网络和病史的了解有助于指导治疗过程。收集完整的病史是早期治疗的重要组成部分。治疗师可通过要求患者写一份简短的"自传"作为早期家庭作业之一来补充 CBT 的谈话记录。然后在随后的治疗过程中回顾该材料。

CBT 的大部分治疗工作致力于解决患者当前生活中的特定问题或事件。强调以问题为导向的方法有几个原因。首先，将患者的注意力引导到当前的问题上可促进制订行动计划，以帮助扭转无助、绝望、回避或其他功能失调的症状。其次，与过去几年发生的事件相比，对近期生活事件的认知反应数据更容易获取和验证。再次，针对当前问题的实际工作有助于防止过度依赖治疗关系或治疗关系退化。最后，当前的问题通常为理解和探索过去经验的影响提供了充足的机会。

治疗关系

CBT 中治疗关系的特点是患者和治疗师之间的高度合作及治疗工作的经验。治疗师和患者的功能很像一个调查小组。他们提出关于自动思维和图式的有效性及行为模式有效性的假设。然后设计一系列练习或试验来测试假设的有效性，随后矫正认知或行为。Beck 等（1979）将这种形式的治疗关系称为合作下的现实检验。表 33-4 列出了建立协作和现实检验关系的方法。

协作工作关系的建立取决于治疗师和患者的特征。作为所有有效心理治疗的重要组成部分，"非特异性"治疗师因素（Wright et al. 2017）在 CBT 中同样重要（表 33-4）。善良、善解人意并能传递恰当同理心的专业人士可成为优秀的认知行为治疗师。其他重要的因素包括治疗师获得信任的能力、展示高水平的能力及在压力下保持冷静的能力。

治疗师在 CBT 治疗中通常比在大多数其他心理

表 33-3　抑郁障碍和焦虑障碍的病理信息处理过程

以抑郁障碍为主	以焦虑障碍为主	抑郁障碍和焦虑障碍的共同特征
绝望	害怕伤害或危险	自暴自弃
自卑	对潜在威胁的信息高度敏感	自我专注
消极的环境观	有与危险、风险、不可控、无能相关的自动思维	高度自动化的信息处理
带有消极观念的自动思维	高估环境的风险	适应不良的图式
错误归因	对危险情景的记忆唤起增强	解决问题的认知能力降低
高估负性反馈		
负性记忆的唤起增强		
在需要付出努力的认知任务和抽象思维方面表现不佳		

表 33-4　加强合作下的现实检验的方法

作为一个调查小组一起工作

调整治疗师的活跃程度以匹配疾病的严重程度和治疗阶段

鼓励自我监控和自助

准确评估认知的有效性和行为模式的有效性

针对实际损失和实际缺陷制订应对策略

促进必要的"非特异性"治疗师因素（如善良、共情、冷静、积极的总体态度）

定期提供和寻求反馈

识别和管理移情

定制治疗干预

温和幽默

治疗中更活跃。治疗师活跃的程度应随治疗阶段和疾病严重程度而变化。一般来说，当症状严重时，治疗早期强调更有指导性和结构化的方法。例如，由于存在无助、绝望、精力不足和注意力不集中等症状，刚开始接受治疗的严重抑郁障碍患者可能会从大的方向和结构中获益。随着患者的症状改善和对 CBT 方法的了解，治疗师会变得不那么活跃。治疗结束时，患者应能在几乎没有治疗师强化下使用自我监控和自助技术。

整个治疗过程中应培养患者和治疗师之间的合作下的现实检验，即使是在指导性治疗过程中。尽管治疗师可能会建议特定策略或布置家庭作业来对抗严重抑郁或焦虑，但始终会征求患者的意见，并在治疗一开始就强调 CBT 的自助部分。此外，CBT 明显不是试图将所有消极想法转化为积极想法。坏事确实发生在人们身上，有些人的行为是无效或自欺欺人的。需要强调的是，CBT 中寻求准确评估认知的有效性和行为的适应性，以及适应性行为和适应不良性行为。如果发生认知扭曲，患者和治疗师将共同努力形成更理性的观点。另外，如果已明确实际的负性经历或特征，患者和治疗师将尝试找到应对或改变的方法。

认知治疗师用来鼓励合作下的现实检验的其他程序包括：①在整个会谈期间提供反馈；②识别和管理移情；③定制治疗干预；④温和、幽默。治疗师提供反馈以保持治疗关系在此时此地的稳固，并强化治疗过程的作用。在整个会谈期间经常发表评论来总结要点、给出方向并保持会谈目标。此外，治疗师在每次会谈的间期会问一些问题，以确定患者对概念的理解程度或对治疗干预本质的掌握程度。由于 CBT 具有高度的心理教育性，故治疗师在一定程度上发挥教师的作用。因此，给予谨慎的积极反馈有助于激励和奖励患者努力学习。然而，需要注意的是，认知治疗师需要避免过度热心的指导或提供不准确或过度的积极反馈。这种行为通常会破坏良好合作关系的发展。

此外，也应鼓励患者在整个会谈期间提供反馈。

在治疗开始时，患者被告知治疗师希望定期听到他们关于治疗进展情况的反馈信息。患者对治疗师有什么反应？哪些事情进展顺利？患者想改变什么？哪些观点是明确且有意义的？什么看起来令人困惑？

经常有机会进行双向反馈的协作治疗关系通常会阻止形成移情心结。CBT 方法和治疗的短期性质可促进务实的治疗关系，而不是对功能失调的早期关系的再现。然而，这可能会发生显著的移情反应。这些更可能发生于患有人格障碍或其他需要长期治疗的慢性疾病患者。单纯抑郁障碍或焦虑障碍患者接受传统短期 CBT 时很少出现负面或有问题的移情反应。当移情反应发生时，认知治疗师可应用 CBT 程序来理解现象并进行干预。通常，应尽可能识别、探索和修正与治疗关系相关的自动思维和图式。

另一个可增加治疗关系协作性的 CBT 特征是制订与患者认知和社会功能水平相符的干预措施。在理解自动思维和图式等概念方面有限的情况下，尤其是在治疗开始时，一个极度抑郁或焦虑且注意力难以集中的患者可能主要采用行为方法。相反，在治疗早期，症状较少且能理解抽象概念的患者可能能够从图式评估中获益。如果治疗程序处于恰当水平，患者更有可能了解治疗内容并与指导治疗的治疗师形成协作关系。

在 CBT 会谈期间使用恰当的幽默也可巩固治疗关系。例如，治疗师可通过让患者在一些不可能的情况下一起大笑或幽默地扭曲认知来鼓励患者的幽默感。有时，治疗师会谨慎地使用夸张来指出不一致或不合逻辑的结论。幽默需要谨慎地融入治疗关系中。尽管有些患者对幽默反应很好，但部分患者使用这种治疗方法的能力可能有限。然而，如果患者和治疗师能够彼此开怀大笑，并使用幽默来消除夸大或扭曲的认知，则幽默可巩固 CBT 中的治疗关系。

《学习认知行为治疗：图解指南》第 2 版（Wright et al. 2017）中的视频 1 和视频 2 举例说明了认知行为治疗师可以在治疗过程中相当活跃，并将治疗重点放在处理特定问题上，同时传达相应的共情和理解。

评估和案例概念化

CBT 的评估从完成标准化的病史采集和精神检查开始。尽管特别关注认知和行为因素，但也需要完成完整的生物心理社会评估并用于制订治疗计划。认知治疗学会（Academy of Cognitive Therapy；www.academyofct.org）是认知治疗师的认证组织，该组织概述了一种评估和案例概念化的方法，不仅涉及关键的自动思维、图式和行为模式，还考虑成长过程的影响、家族史、社会和人际关系问题、遗传和生物学因素，以及优势和资产（图 33-2）。第 2 版《学习认知行为治疗：插图指南》（Wright et al. 2017）提供了认知治疗学会制定的详细方法、工作表和使用示例。书中的工作表可从美国精神病学协会出版社网站（https://www.appi.org/wright）下载。此外，认知治疗学会网站提供了如何完成案例概念化的图示。

案例概念化（表 33-5）的关键要素包括：①病史和精神检查最突出方面的框架；②至少 3 个详细说明患者生活中事件、自动思维、情绪和行为之间关系的例子（与该患者相关的认知模型的具体说明）；③识别重要图式；④优势列表；⑤将①～④的所有信息与最符合患者诊断和症状的认知和行为理论结合在一起的工作假设；⑥基于工作假设的治疗计划（包括特定 CBT 方法的选择）。概念化在整个治疗过程中不断发展，随着新信息的收集和治疗方法的试验，概念化可能会被补充或修正。

关于 CBT 的一个常见误解是，它是一种遵循类似"食谱"的"手册化"治疗方法。尽管 CBT 确实以清晰描述理论和方法而著称，但其是以个体化案例概念化为指导。经验丰富的治疗师通常有能力将 CBT

表 33-5　CBT 案例概念化的关键要素

病史和精神检查
患者生活中的认知行为模型示例
识别主要图式
优势列表
工作假设
治疗计划

干预与每位患者的独特属性、文化背景、生活压力和优势相匹配（表 33-5）。

结构化治疗

表 33-6 列出了 CBT 中常用的几个结构化程序。CBT 最重要的技术之一是使用治疗流程。在每次会谈开始时，治疗师和患者共同制订一个简短的主题列表，通常由 2 ～ 4 个主题组成。一般来说，建议制订的流程具有以下特点：①可在单次会谈的时间范围内进行管理；②跟进早期会谈的内容；③审查上一次会谈的家庭作业，并布置新的家庭作业；④包含与患者高度相关但不太全面或抽象的特定项目。

流程设置通过将看似难以解决的问题转化为可行的部分来帮助患者抵消绝望和无助。流程设置过程还鼓励患者采取以问题为导向的方法来解决他们的困难。简单地以特定方式阐明问题通常可以启动改变过程。此外，流程使患者专注于突出问题，并鼓励患者有效利用治疗时间。

流程是以协作的方式设置，结束流程的决定由治疗师和患者共同做出。若流程中产生了会谈开始时未预见的重要信息，治疗师和患者应讨论转移或修改流

表 33-6　CBT 的结构化程序

为治疗疗程设定流程
提供结构式的反馈以指导治疗过程
定期使用常见的认知行为治疗技术
布置的家庭作业与每次会谈有关

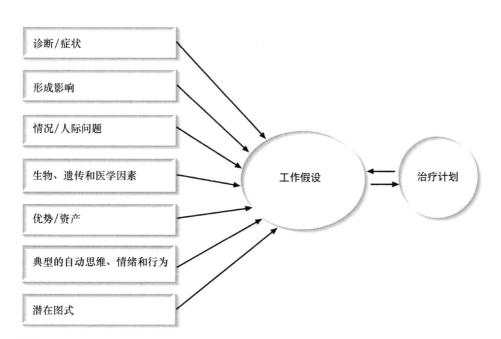

图 33-2　案例概念化流程图。 引自 Wright JH，Brown GK，Thase ME，Basco MR：Learning Cognitive-Behavior Therapy：An Illustrated Guide，2nd Edition（Core Competencies in Psychotherapy Series，Glen O. Gabbard，series ed）. Arlington，VA，American Psychiatric Association Publishing，2017，p. 50. Copyright © 2017，American Psychiatric Association Publishing. Used with permission.

程的优缺点。不提倡使用过于严格的治疗流程。必须有足够的灵活性来调查有希望的新线索或允许患者表达在会谈开始时未预见的重要想法或感受。然而，制订和遵循治疗流程的总体承诺为那些无法清楚定义问题或无法想出应对方法的患者提供了必要的治疗结构。

反馈程序也用于 CBT 结构式会谈。例如，治疗师可能观察到患者正在偏离既定流程，或正在花时间讨论有问题的主题。在此类情况下，结构式反馈可引导患者回到更有利的调查范畴。常用的 CBT 技术为治疗增加了额外的结构元素，如活动计划、思想记录和分级任务分配。这些干预措施及其他类似性质的干预措施为减轻症状提供了清晰易懂的方法。重复使用诸如记录、标记和修正自动思维等程序有助于将会谈联系在一起，特别是把治疗中引入的概念和策略布置为家庭作业时。

心理教育

心理教育程序是 CBT 的常规组成部分。治疗方法的主要目标之一是教会患者新的思维和行为方式，来解决他们当前的症状和管理未来将遇到的问题。心理教育工作通常始于建议患者接受治疗的过程。在治疗的初始阶段，治疗师解释 CBT 的基本概念并向患者介绍 CBT 会谈的形式。治疗师还在治疗早期讨论 CBT 中的治疗关系，以及患者和治疗师的期望。CBT 过程中的心理教育工作通常包括简短说明或图示及家庭作业。这些活动以强调协作、积极学习的方式融入治疗过程。一些认知行为治疗师描述了"小型讲座"的使用，但通常会避免使用大量说教的方法。

阅读作业和计算机程序可促进心理教育，从而巩固学习，加深患者对 CBT 原则的理解，并促进患者使用自助方法。表 33-7 列出了有用的心理教育工具，包括书籍和计算机程序，这些工具可以教授 CBT 模型并鼓励自助。大多数认知行为治疗师可自由地使用心理教育工具作为治疗过程的基本部分。

认知技术

识别自动思维

CBT 的大部分工作致力于识别并修正消极歪曲或不合逻辑的自动思维（表 33-8）。向患者介绍自动思维影响最有效的方法是找到一个生动的示例，以说明自动思维如何影响情绪反应。治疗期间的情绪变化是停下来识别自动思维的关键点。治疗师观察到患者出现强烈情绪（如悲伤、焦虑或愤怒），然后要求患者描述在情绪转变之前"经过你的头脑"的想法。这种技术在 B 先生的例子中得到了展示，B 先生是一位 50 岁的抑郁障碍患者，他最近遭受了几次损失，导致自尊极低。

> 治疗师：你对你妻子的批评有什么反应？
>
> B 先生：（突然显得更加悲伤和焦虑）这实在太难接受了。
>
> 治疗师：我看得出来这让你很不爽。你能回想一下在我刚问完你最后一个问题时你的想法吗？试着告诉我所有突然出现在你脑海中的想法。
>
> B 先生：（停顿，然后叙述）我总是犯错。我什么都做不好。没有办法取悦她。我还是放弃吧。
>
> 治疗师：我明白你为什么这么难过了。当这些想法自动出现在你的脑海中时，你不会停下来思考它们是否准确。这就是为什么我们称之为自动思维。

表 33-7　CBT 的心理教育材料和计划

作者（年份）	标题	描述
Barlow and Craske（2007）	*Mastery of Your Anxiety and Panic*	焦虑障碍的自助
Burns（1980，1999）	*Feeling Good*	预订自助计划
Foa and Wilson（2001）	*Stop Obsessing! How to Overcome Your Obsessions and Compulsions*	强迫症的自助
Greenberger and Padesky（1995）	*Mind Over Mood*	自助工作簿
Proudfoot et al.（2003）	*Beating the Blues*	计算机辅助治疗和自助计划
Wright and McCray（2012）	*Breaking Free from Depression：Pathways to Wellness*	预订自助计划；整合认知行为治疗和生物学方法
Wright et al.（2005，2012）	*Good Days Ahead：The Multimedia Program for Cognitive Therapy*	计算机辅助治疗和自助计划

表33-8 识别和修正自动思维的方法

苏格拉底式提问（引导式发现）
利用情绪变化来展示自身的自动思维
想象练习
角色扮演
思维记录
形成替代选择
审查证据
去灾难化
再归因
认知演练

B先生：我想你是对的。我几乎没有意识到我有这些想法，直到你让我大声说出来。

治疗师：认识到你有自动思维是治疗的第一步。现在让我们看看可以做些什么来帮助你思考和解决与妻子的问题。

Beck（1989）将情绪描述为"通往认知的捷径"。患者通常在情感唤醒期间最容易接近，而认知（如自动思维和图式）通常在与强烈的情绪反应相关时更显著。因此，认知治疗师会利用访谈期间自发的情感状态，并寻求可能激发情绪的提问。关于CBT的误解之一是它是一种过度理智化的治疗形式。事实上，由Beck等提出的CBT（1979）涉及增加情感的影响和使用情绪反应作为治疗的核心成分。

CBT中最常用的程序之一是苏格拉底式提问。这种技术没有固定的格式或方案。相反，治疗师必须依靠其经验和创新性来提出问题，以帮助患者从"封闭的思想"转变为好奇的状态。苏格拉底式提问会激发患者对功能失调认知的认识，动摇患者原来顽固持有的假设有效性的认识。

苏格拉底式提问通常涉及一系列归纳性问题，这些问题可能会揭示功能失调的思维模式。以W女士为例，她是一名患有焦虑障碍的42岁女性，该案例展示了使用这种技术来识别自动思维。

治疗师：什么事情可能引发你的焦虑？

W女士：任何事情。似乎无论我做什么，我总是很紧张。

治疗师：我想"任何事情"都会引发你的焦虑，而你无法控制它。但是让我们停下来看看是否还有其他可能性。可以吗？

W女士：当然可以。

治疗师：试着分别想一个让你的焦虑程度非常高和非常低的情况。

W女士：嗯，每当我试图外出到公共场合，如去购物或参加派对时，我都会感到非常焦虑。

坐在家里看电视时焦虑程度非常低。

治疗师：所以焦虑会有一些变化，这取决于你当时在做什么。

W女士：我想是的。

治疗师：你想知道变化背后的原因吗？

W女士：我想知道。但我想这只是因为外出与人交流让我感到紧张，而待在家里感觉很安全。

治疗师：这只是一种解释。我想知道是否还有其他方法可以为您提供一些关于如何克服这些问题的线索。

W女士：我愿意看看。

治疗师：那么，让我们试着找出你对这两种情况的不同想法。当你想到出去参加聚会时，你会想到什么？

W女士：我会很尴尬。我不知道该说什么或做什么。我可能会惊慌失措并跑出大门。

这个例子描述了治疗早期苏格拉底式提问的典型用法。需要进一步提问以帮助患者充分了解功能失调的认知如何参与她的焦虑反应，以及如何通过改变这些认知抑制她的焦虑并促进更高水平的功能。

当直接提问无法识别可疑的自动思维时，想象和角色扮演被认为是揭示认知的替代方法。当通过苏格拉底式提问只能识别有限的自动思维时，而治疗师希望探求患者更重要的自动思维时，也会选择这些技术。一些患者能够在少量提示或指示的情况下使用想象程序。在这种情况下，临床医生可能只需要让患者想象自己回到了一个特别令人不安或情绪激动的情境下，然后描述在这些情境下的想法。然而，大多数患者可以从想象的"设置场景"中获益，特别是在治疗的早期阶段。患者被要求描述场景设置的细节。它发生在何时何地？事发前不久发生了什么？场景中的人物是如何出现的？该场景的主要物理特征是什么？诸如此类的问题有助于使患者脑海中的场景栩栩如生，并有助于回忆情境下的认知反应。

角色扮演是一种唤起自动思维的相关技术。使用此方法时，治疗师首先会提出一系列问题，以尝试理解涉及人际关系或其他社会交流的小插曲，这些小插曲可能会刺激功能失调的自动思维。然后，在患者的知情同意下，治疗师进入场景中的角色，并促进典型反应的出现。角色扮演的使用频率低于苏格拉底式提问或想象，并且最适合具有良好协作关系且患者不太可能以消极或扭曲的移情反应面对角色扮演练习的治疗情景。

思维记录是识别自动思维最常用的CBT程序之一（Wright et al. 2017）。可要求患者以不同的方式记录他们的想法。最简单的方法是两栏表技术，患者刚开始学习如何识别自动思维时通常会使用这种方法。两栏表技术如表 33-9 所示。在这种情况下，患者被要求写下在压力或沮丧时发生的自动思维。此外，患者可尝试识别一列中的情绪反应和另一列中的自动思维。三栏表包括对情景的描述、自动思维的列表和情绪反应。思维记录有助于患者识别潜在的自动思维的影响，并了解基本认知模型（即情境、思维、感觉和行为之间的关系）如何应用于其自身的经历。该过程也启动了修正功能失调的认知过程。

矫正自动思维

在 CBT 中，诱导和矫正自动思维的阶段通常没有明显的区别。事实上，识别自动思维所涉及的过程通常足以引发实质性改变。当患者开始认识到功能失调思维的性质时，通常对自动思维的有效性产生更高程度的怀疑。尽管患者可以在没有特定的额外治疗的情况下开始矫正他们歪曲的认知，但如果治疗师将苏格拉底式提问和其他基本 CBT 程序应用于治疗过程，则可以加速自动思维的矫正（表 33-8）。

用于矫正自动思维的技术包括：①形成替代选择；②审查证据；③思维记录；④再归因；⑤认知演练。苏格拉底式提问适用于所有这些技术。D 女士是一名患有抑郁障碍的 32 岁女性，可作为用于说明形成替代选择的例子。治疗师的问题旨在帮助 D 女士看到比她最初所考虑的更广泛的可能性。

> D 女士：每次一想到要回学校，我就紧张害怕。
>
> 治疗师：当你开始考虑上学时，你会想到什么？
>
> D 女士：担心我会搞砸。我无法做到。当我不得不退学时，我会感到很惭愧。
>
> 治疗师：还会发生什么？是有更糟糕的事情，还是有更好的可能性？
>
> D 女士：嗯，除非我从来没有尝试过，否则

情况不会变得更糟。

> 治疗师：怎么会这么糟糕？
>
> D 女士：我就跟以前一样——墨守成规，什么也做不了。
>
> 治疗师：我们可以稍后再看看这个结论——不上学就意味着你会墨守成规。但是现在，让我们看看如果你真的想再去上学的其他可能性。
>
> D 女士：好的。我想可能有一些很好的机会，但对我来说，管理学校、家庭和所有的家庭责任会很困难。
>
> 治疗师：当你试图退一步，忽略你的自动思维时，你回到学校最可能的结果是什么？
>
> D 女士：这将是艰难的调整，但这是我想做的事情。如果我全力以赴，我有做这件事的能力。

审查证据是 CBT 中合作实证经验的一个主要组成部分。特定的自动思维或相关自动思维可被作为假设提出，然后患者和治疗师寻找支持和反对每个假设的证据。在 D 女士的案例中，选择"如果我不上学，我就还是老样子——墨守成规，什么也做不了"的想法可作为审查证据的练习。治疗师认为，返回学校可能是患者采取的一种适应性行动。然而，治疗师还认为，如果将患者前往学校继续学习作为改变的唯一方式，可能会使患者过分关注该行为最终的成败结果，并会促使人们忽视其他可能增加自尊和自我效能的矫正方法。

五栏思维变化记录（TCR）（Beck et al. 1979；表 33-10）或其他类似的思维记录是用于矫正自动思维的标准工具。五栏 TCR 用于识别和改变功能失调的认知。在常用于识别自动思维的三栏思维记录表（情境、自动思维和情绪）中添加了两栏（理性反应和结果）。可指导患者使用此表格来捕捉和改变自动思维。第一栏中记录了压力事件或对事件或情景的记忆。第二栏中记录自动思维，并使用 0～100 级对信念程度（在它们发生时患者认为它们有多真实）进行评级。第三栏用于观察患者对自动思维的情绪反应。情绪强度的等级为 1～100。第四栏是理性反应，这是 TCR 中最关键的部分。要求患者从自动思维中退后一步，评估它们的合理性，然后写出一组更理性或更现实的认知。可使用多种方法来促进 TCR 理性思维。

大多数患者能理解认知错误，并开始在他们的自动思维中标记错误逻辑。这通常是对生活事件形成更合理的认知反应模式的第一步。当家庭作业需要记录 TCR 时，患者也会以自助形式使用先前描述的技术，如形成替代选择和审查证据。此外，当在随后的治疗过程中回顾 TCR 时，治疗师通常能够帮助患者提炼或补充理性思维列表。反复关注 TCR 中形成的理性

表 33-9　两栏思维记录表

情境	自动思维
老板打来电话要求提交报告	我不能做。我不知道该怎么办。我提交的报告不会被接受
我的妻子让我在家里多帮忙	我所做的一切都不够。她认为我不会尝试帮家里做事情
汽车无法启动	我如此愚蠢买了这辆车。这辆车不能正常运作。我再也忍不下去了

表 33-10　思维变化记录的示例

情境	自动思维	情绪	理性反应	结果
描述 a. 导致不愉快情绪的真实事件；或 b. 一系列想法、白日梦或回忆导致不愉快的情绪；或 c. 不愉快的生理感觉	a. 写下情绪出现之前的自动思维 b. 对自动思维的相信程度进行评分（0% ～ 100%）	a. 特定的悲伤、焦虑、愤怒等 b. 评价情绪程度（1% ～ 100%）	a. 识别认知错误 b. 写下对自动思维的理性反应 C. 对理性反应的相信程度进行评分（0% ～ 100%）	a. 再次对自动思维的相信程度进行评分（0% ～ 100%） b. 列举并评估后续情绪（0% ～ 100%）
日期：2013 年 3 月 15 日				
我醒来后即感到困扰。我开始担心工作	1. 我无法面对新的一天（90%）	悲伤：90% 焦虑：80%	1. 放大。尽管很辛苦，但我每天都能上班。洗个澡，做早餐，事情就能开启（80%）	悲伤：30% 焦虑：40%
	2. 大项目将在 2 周后到期；我永远无法完成它（100%）		2. 灾难性的、全或无思维。约 1/2 的工作已经完成。不要恐慌。把它分解成碎片。一次迈出一步会有所帮助（95%）	
	3. 每个人都知道我已经崩溃了（90%）		3. 过度概括、放大。有些人知道我遇到了麻烦，但他们并没有责备我。我是在自责（95%）	
	4. 这是没有希望的（85%）		4. 放大。我很了解我的工作并有良好的业绩记录。如果我坚持这一点，我可能会成功（90%）	

思维通常有助于打破自动思维和消极歪曲思维的适应不良模式。

TCR 的第五栏是结局，用于记录随着自动思维的矫正而发生的改变。虽然使用 TCR 通常会形成一系列更具适应性的认知和减少痛苦情绪，但在某些情况下，最初的自动思维将被证明是准确的。在这种情况下，治疗师会帮助患者采取问题-解决的方法，包括制订行动计划，以管理产生压力或令人沮丧的事件。

再归因技术的使用是基于对抑郁障碍归因过程的研究结果。抑郁障碍患者在以下 3 个维度中存在负向归因偏差：全局 *vs.* 特定、内部 *vs.* 外部、固定 *vs.* 可变（Abramson et al. 1978）。不同类型的再归因程序包括关于归因过程的心理教育、激发再归因的苏格拉底式提问、识别和强化替代归因的书面练习，以及测试归因准确性的家庭作业。

认知演练用于帮助提前发现潜在的消极自动思维，并指导患者发展更具适应性的认知。第一，要求患者使用想象或角色扮演来识别在压力情况下可能发生的认知歪曲。第二，患者和治疗师共同矫正功能失调的认知。第三，再次使用想象或角色扮演，这一次是为了练习更具适应性的思维模式。第四，对于家庭作业，要求患者尝试新获得的认知模式。

请参阅第 2 版《学习认知行为治疗：图解指南》（Wright et al. 2017）的视频 2 和视频 8，了解帮助患者矫正消极自动思维的 CBT 方法的示例。

识别和矫正图式

识别和矫正图式的过程比改变消极的自动思维要困难一些，因为这些核心信念更加根深蒂固，并且通常被多年的生活经验所强化。然而，许多用于自动思维的相同技术已成功用于图式水平的治疗工作。苏格拉底式提问、想象、角色扮演和思维记录等方法被用来揭示适应不良的图式（表 33-11）。

随着患者获得识别自动思维方面的经验，重复模

表 33-11　识别和矫正图式的方法

苏格拉底式提问
想象和角色扮演
思维记录
识别自动思维的重复模式
心理教育
在治疗笔记中列出图式
审查证据
列出优点和缺点
形成替代选择
认知演练

式开始出现，这表明可能存在潜在的图式。在这一点上，治疗师有多种选择。心理教育方法可用于解释图式的概念（又称核心信念）及其与较表浅的自动思维的关系。然后患者可能会开始自己识别图式。然而，当患者第一次开始了解核心信念时，治疗师可能需要建议可行的特定图式，然后让患者协作练习检验这些假设。

在治疗期间和治疗后，矫正图式可能需要反复关注。一种常用的方法是要求患者在治疗笔记中列出目前已确定的所有图式。可在每次会谈前查看图式列表。该技术提高了对图式的认识，通常鼓励患者将与图式有关的问题列入治疗流程。

对矫正图式特别有帮助的 CBT 干预包括审查证据、列出优点和缺点、形成替代选择和使用认知演练。确定图式后，治疗师可能会要求患者使用两栏表进行利弊分析（审查证据）。这种技术通常会诱导患者怀疑图式的合理性并开始考虑替代解释。

> R 女士是一名患有抑郁障碍和贪食症的 24 岁女性。在 CBT 过程中，R 女士发现了一个影响抑郁障碍和进食障碍的重要图式（"我必须完美才能被接受"）。通过审查证据，她能够看到部分基于错误逻辑的核心信念（表 33-12）。

R 女士使用列出优点和缺点的技术作为矫正这种适应不良图式的策略的一部分（表 33-13）。一些图式似乎没有什么优点（如"我很愚蠢""我最终总是会输"），但许多核心信念既有积极的也有消极的特征（如"如果我决定做某事，我必须成功""我总是比别人更努力，否则我会失败"）。即使面对功能失调的认知方面，后一组图式也可以维持，因为它们鼓励努力工作、坚持或其他适应性行为。然而，这些信念的绝对性和要求性最终会导致过度的压力、失败的期望、低自尊或其他有害结果。列出优点和缺点有助于患者

审查图式产生的全部影响，并鼓励形成更具适应性和破坏性更小的图式矫正。在 R 女士的案例中，该练习为图式矫正的另一个步骤（形成替代选择）奠定了基础（表 33-14）。

替代图式列表通常包括多个选项，范围从小的调整到对图式的广泛矫正。治疗师使用苏格拉底式提问和其他 CBT 技术（如想象和角色扮演）来帮助患者识别潜在的替代图式。鼓励"头脑风暴"的态度。治疗师通常建议在最初不考虑有效性或实用性的情况下，尝试产生各种矫正后的图式，而不是试图确保矫正后的图式完全准确。这激发了创造力，并进一步鼓励患者摆脱长期僵化的图式。

在形成和讨论替代选择后，治疗转为检查改变基本态度后的潜在结局。认知演练可用于治疗过程中对图式矫正的测试。随后可能会布置家庭作业，以使患者尝试自身矫正图式。治疗师和患者共同为潜在图式选择最合理的矫正方法，并通过治疗过程中和现实生活中的多次练习来强化学习这些新认知结构。

行为程序

CBT 中的行为干预具有以下作用：①改变功能失调的行为模式（如无助、孤立、恐惧回避、惰性、暴食和厌食）；②减少令人不安的症状（如紧张、躯体和精神焦虑、侵入性想法）；③协助识别和矫正适应

表 33-13　通过列出优缺点来矫正图式

图式："我必须完美才能被接受"

优点	缺点
我一直努力成为最好的	我从未真正感到被接受，因为我从未达到完美
我在学校获得了最高分	我总是对自己失望。我患了贪食症。我痴迷于我的体型
我参加了很多活动，并且赢得了舞蹈比赛	我很难接受我的成功。我把自己逼得太紧了，无法享受平凡的事情

表 33-12　通过审查证据来矫正图式

图式："我必须完美才能被接受"

支持的证据	反对的证据
我做得越好，似乎越多人喜欢我	其他不"完美"的人似乎也可以被爱和接受。我为什么与众不同？
拥有完美身材的女性对男性最有吸引力	你不必拥有完美的身材。除了电视上的模特，几乎没有人拥有
父母对我的要求最高；他们总是教促我做得更好	我的父母希望我过得好。但只要我努力做到最好，他们可能会接受我，即使我没有达到他们的所有期望。这句话是绝对的，让我走向失败，因为没有人可以一直完美

表 33-14　通过形成替代选择来矫正图式

图式："我必须完美才能被接受"

可能的替代选择

成功的人更易被接受

如果我尽力做到最好（即使不完美），其他人很可能会接受我

我想变得完美，但这是一个不可能的目标。我会选择某些领域来努力超越（学校、工作和职业），而不是要求处处完美

你不需要完美才能被接受

我值得被爱和接受，而不是试图变得完美

不良的认知。表 33-15 列出了一系列行为技术。基本的认知行为模型（图 33-1）表明认知和行为之间存在交互关系。因此，行为主动性影响认知，而认知干预对行为产生影响。

当强调行为改变时，与认知导向程序中使用苏格拉底式提问有相似之处。治疗师会问一系列问题，以帮助患者从负面歪曲的行为描述中区分实际的行为缺陷。抑郁障碍和焦虑障碍患者通常会夸大症状困扰或他们在处理问题时遇到的困难。通常，当患者考虑功能失调行为的负面影响时，结构良好的问题可识别认知歪曲并刺激改变。下面我们将讨论 4 种特定的行为技术，即活动安排、分级任务分配、暴露和应对卡。Wright 等（2017）或 Meichenbaum（1977）对行为方法进行了更详细的描述。

活动安排是一种了解患者行为模式、鼓励自我监控、增加积极情绪和设计改变策略的结构化方法。要求患者在每日或每周的活动日志中记录一天中的每个小时所做的事情，然后以 0～10 级对每项活动的掌握程度和乐趣进行评分。首次引入活动记录时，治疗师通常会要求患者记录不尝试进行任何改变的基线活动。然后在下一次治疗会谈时回顾这些数据。患者对某些活动的掌握程度和愉悦程度几乎总是高于其他活动。

G 先生是一名 48 岁的抑郁障碍患者，他曾告诉治疗师"我不再享受任何事情"，但他在日常活动日志中描述了多项与该陈述相矛盾的活动。独自坐着阅读的掌握程度为 6 分，乐趣为 8 分，参加儿子的合唱音乐会的掌握程度为 7 分，乐趣为 10 分。相反，尝试在家办公的掌握程度为 1 分，乐趣为 0 分。与 G 先生讨论活动日程安排时帮助他看到他仍然能够在某些活动中表现得相当好，并且他能够从一些行为中获得相当大

表 33-15　CBT 中的行为程序

通过提问来确定行为模式
具有掌握程度和愉快记录的活动日程
自我监控
分级任务分配
行为演练
暴露和反应阻止
应对卡
分心
放松训练
呼吸控制
决断力训练
建模
社交演练

的快乐。此外，该日程表用于明确需要进一步治疗的问题领域（如在家办公）。最后，活动日程表提供的数据可用于调整 G 先生的日常生活，以提高掌控感并获得更多乐趣。

另一种行为程序（即分级任务分配）可在患者面临极度困难或难以承受的情境下使用。一个具有挑战性的行为目标被分解为可以每次完成一个的小目标。分级任务分配类似于传统行为治疗中的系统脱敏治疗方案；但是，该方法中增加了认知成分，更加强调提高自尊和自我效能、对抗绝望和无助，并使用分级任务分配来反驳适应不良的思维和图式。对于抑郁障碍患者，分级任务分配通常被用作解决问题的技术。这种分级的方法结合苏格拉底式提问和思维记录等认知技术，可以重新激活患者并帮助其以富有成效的方式集中注意力。例如，上文中的 48 岁 G 先生案例使用了分级任务分配。

活动安排中发现的一个特别麻烦的问题是 G 先生难以在家办公。苏格拉底式提问发现，G 先生已经超过 6 周无法在家办公。信件、账单和电子邮件堆积如山，以至于他认为这种情况是不可能完成的。与此问题相关的认知包括自动思维，如"太多了；这次我拖得太久了；我完全被淹没了；我应付不来。"

治疗师和患者构建了一系列鼓励 G 先生完成任务并最终解决问题的步骤。分级任务分配包括以下步骤：①走进家庭办公室，在办公桌前坐至少 15 min；②用至少 20 min 将信件分类；③打开并丢弃垃圾信件；④打开并整理所有票据；⑤打扫家庭办公室；⑥打开电子邮件，删除所有不需要回复的邮件，并回复需要回复的邮件；⑦整理支票簿；⑧支付所有当前或逾期的账单。讨论有关具体时间间隔的合理目标，治疗师使用指导、苏格拉底式提问和其他认知技术帮助 G 先生完成任务。

第 2 版《学习认知行为治疗：图解指南》（Wright et al. 2017）中的视频 12～15 展示了帮助抑郁障碍患者重新激活和恢复日常愉悦感的行为方法示例。

暴露技术是焦虑障碍认知行为方法的核心部分。例如，恐惧症可被概念化为对一个物体或一种情况的不切实际的恐惧，并存在条件性回避模式。治疗可以沿着两条互补的路线进行：①认知重组以改变功能失调的思维；②暴露治疗以打破回避模式。患者通常会产生一系列令人恐惧的刺激。分级结构应包含多种刺激，这些刺激会导致不同程度的痛苦。这些项目通常按痛苦程度进行排序。一种常用的方式包括对每个项

目进行 0～100 级评分，其中 100 代表可能的最大痛苦。分级结构建立后，治疗师和患者共同设定逐步暴露的目标，从痛苦量表排名较低的项目开始。呼吸训练、放松练习和其他行为方法（表 33-15）可用于增强患者执行暴露方案的能力。可以在治疗过程中或自身进行想象来完成暴露。此外，已经开发了用于暴露治疗的创新性虚拟现实方法（Rothbaum et al. 1995；Valmaggia et al. 2016）。临床医生实施的暴露治疗常作为针对单纯恐惧症、伴有广场恐惧症的惊恐障碍和社交恐惧症的认知行为方法的一部分。

应对卡是实现行为改变的另一种常用方法。治疗师帮助患者确定可能帮助其应对预期问题或将 CBT 技能付诸实践的具体行动。然后将这些想法写在一张小卡片上，患者将其作为提醒和帮助解决问题的工具。应对卡通常包含认知和行为干预，具体操作如图 33-3 所示。

CBT 中使用的其他行为技术包括行为演练（通常与认知演练相结合）、反应阻止（患者同意停止功能失调行为的协作练习，如长时间哭泣，并监测认知反应）、放松练习、呼吸控制、自信训练、建模和社交技能训练（Meichenbaum 1977；Wright et al. 2017）。

计算机辅助认知行为治疗

计算机辅助 CBT（CCBT）为提高认知行为干预的效率和改善患者获得治疗的机会提供了巨大的潜力（Richards and Richardson 2012）。例如，Wright 等（2005）和 Thase 等（2018）开发了一种多媒体形式的 CCBT，旨在适用于广泛的患者，包括没有使用计算机或键盘经验的患者。这个名为"Good Days Ahead"的在线项目包含大量视频及互动式自助练习，如思维改变记录、活动日程表和应对卡。Wright 等对未服药的抑郁障碍患者进行的 CCBT 随机对照试验发现，尽管研究中 CCBT 的总治疗时间减少到约 1/2（Wright et al. 2005）和 2/3（Thase et al. 2018），但 CCBT 与标准 CBT 的疗效相当。另一个多媒体 CBT 项目"Beating the Blues"在针对初级保健患者的对照试验中被发现是有效的（Proudfoot et al. 2004）；然而，该项目并未比利用自我指导的计算机程序的常规治疗更有效（Gilbody et al. 2015）。meta 分析显示，CCBT 研究的总体结果支持这种方法对抑郁障碍和焦虑障碍是有效的（Adelman et al. 2014；Davies et al. 2014；Richards and Richardson 2012；Wright et al）。然而，临床医生指导的 CCBT 通常比自我指导的 CCBT 疗效更好。

用于计算机辅助治疗的虚拟现实方法主要针对恐惧症和其他焦虑障碍。虚拟环境用于模拟恐惧情景并促进暴露治疗。对照研究支持将虚拟现实作为 CBT 治疗方案的一部分来治疗飞行恐惧症、恐高症和其他恐惧症（Rothbaum et al. 2000；Valmaggia et al. 2016）。这种方法在治疗社交焦虑障碍和伴有广场恐惧症的惊恐障碍（Pull 2005）及创伤后应激障碍（PTSD）方面也显示出了治疗前景。对于这些情况，虚拟环境可能包括对其他人或地点的模拟，如拥挤的公共空间、公开演讲体验和战区场景。

虽然通常不被作为完整治疗程序进行开发或研究，但已引入了多个基于 CBT 的智能手机应用程序。这些应用程序已被用于自我监控、心理教育及放松或呼吸训练等特定技术（Sucala et al. 2017；Van Ameringen et al. 2017；Wang et al. 2018）。针对精神健康相关移动应用程序的系统综述指出，很少有移动应用程序经过实证试验，许多应用程序是由未经临床培训的人开发的。此外，这些综述表明，在建议患者使用移动应用程序作为治疗的一部分时，应考虑安全和隐私问题。然而，移动应用程序具有相当大的吸引力，对某些患者来说可能是 CBT 的有效

情景：我的女朋友迟到或做了让我认为她不在乎我的事情。

应对策略：

发现我的极端想法，尤其是当我使用绝对词时，如"从不"或"总是"。

在我开始大喊或尖叫之前，远离这种情景并检查我的想法。

想想我们关系中积极的部分——我认为她确实爱我。

我们已经在一起四年了，我想让它发挥作用。

如果我开始生气，请"暂停"。告诉她我需要休息一下冷静下来。散个步或去另一个房间。

图 33-3　W 先生的应对卡。 该例子展示了患有双相障碍的中年男性 W 先生如何制定有效的应对策略来管理与女友相处时的愤怒情绪。引自 Wright JH，Brown GK，Thase ME，Basco MR：Learning Cognitive-Behavior Therapy: An Illustrated Guide, 2nd Edition（Core Competencies in Psychotherapy Series，Glen O. Gabbard，series ed）. Arlington，VA，American Psychiatric Association Publishing，2017，p. 125. Copyright © 2017，American Psychiatric Association Publishing. Used with permission.

辅助手段。

认知行为治疗的患者选择

CBT 程序已被用于许多诊断类别（Beck 1993；Wright et al. 2017）。尽管这种治疗方法没有禁忌证，但有严重记忆障碍的患者通常不会尝试 CBT。CBT 可作为以下两种情况的主要治疗方法：①已在对照研究中证明有效的疾病［如单相抑郁障碍（非精神病性）、焦虑障碍、进食障碍和心理生理障碍］；②已有明确而详细的治疗方法的其他疾病（如人格障碍、药物滥用）且有证据支持 CBT 对其的有效性。CBT 应被考虑作为具有精神疾病特征的抑郁障碍、双相障碍和精神分裂症等疾病的辅助治疗方法，有明确的证据表明药物治疗对这些疾病有效，但没有或很少有研究比较药物治疗与单独使用 CBT 的有效性。

慢性病程和症状严重程度与 CBT 的反应较差有关（如 Thase et al. 1993，1994），尽管这些发现可能反映了这些变量更负面的预后影响。当直接将 CBT 与药物治疗进行比较时，大多数研究发现严重程度或内源性亚型与不同的治疗结果之间几乎没有关系（如 DeRubeis et al. 1999）。

对生物学预测因子的研究具有提示性的结果。Thase 等（1996a）在一项强化住院 CBT 干预研究中发现，患者的治疗反应较差与尿游离皮质醇水平高相关。在一项大型（$N = 90$）门诊患者研究中，异常睡眠状况（定义为脑电图睡眠记录出现多次紊乱）与恢复率较低及复发风险较大相关（Thase et al. 1996b）。大脑皮质激活的特定改变（通过功能磁共振成像扫描评估）与更有利的短期 CBT 治疗反应密切相关（Siegle et al. 2006，2012）。在另一项研究中，治疗重度抑郁障碍时，与药物相比，额叶皮质和扣带回皮质之间的功能连接增强与 CBT 干预后更高的缓解率相关（Dunlop et al. 2017）。尽管这些研究表明，抑郁障碍的多种生物学标志物可能与对 CBT 有反应或无反应有关，但迄今为止的研究证据并不支持使用实验室检验结果来选择适合 CBT 的患者。

临床经验表明，没有严重人格病理（尤其是边缘或反社会特征）、既往能与重要的人建立信任关系、相信自立的重要性、具有好奇心或生性好奇的患者特别适用 CBT（Wright et al. 2017）。高于平均水平的智力与更好的结果无关，对于智力低于正常水平或学习和记忆功能受损的人，可以使用简化的 CBT 程序。可以灵活定制 CBT 程序以匹配每个患者的社会背景、智力水平、人格结构和临床疾病的具体特征（Wright et al. 2017）。

CBT 的应用

本章介绍的基本程序适用于所有 CBT 的应用。然而，改变的目标、选择的技术和干预的时机可能会因所治疗的疾病和治疗形式而异。本章对 CBT 的多种应用和形式不进行全面讨论。读者可参考有关 CBT 的综合书籍，以更详细地了解这种治疗方法针对不同临床疾病的改良（参见本章"推荐阅读"）。本章将简要概览 CBT 针对以下 6 种常见精神疾病的特征：抑郁障碍、焦虑障碍、进食障碍、人格障碍、精神病性障碍和双相障碍。

关于 CBT 有效性的数据详见下文"CBT 的有效性"。

抑郁障碍

在抑郁障碍治疗的初始阶段，认知行为治疗师专注于与患者建立协作关系并向患者介绍 CBT 模型。治疗流程、反馈和心理教育程序用于结构化课程。在治疗早期，缓解绝望可能需要特别努力，因为消极认知三元素中的这一要素与自杀风险密切相关。此外，绝望的减少可能是重新激活和重新调动抑郁障碍患者激情的重要步骤。临床医生应仔细地将治疗工作与患者的认知功能水平相匹配，以鼓励学习，并使患者不会被治疗内容压垮。活动安排和分级任务分配等行为技术通常是抑郁障碍 CBT 开放阶段的主要组成部分。

治疗的中间部分通常致力于诱导和矫正消极歪曲的自动思维。大多数情况下，这一阶段会继续使用行为技术。在这一治疗阶段，患者应了解 CBT 模型，并能使用思维监控技术来扭转消极认知三元素（自我、世界和未来）的所有要素。通常，患者被指导识别认知错误（如选择性抽象、过度概括、绝对主义思维），并使用形成替代选择和审查证据等程序来改变消极歪曲的思维。

治疗的后半部分将继续进行诱导和检验自动思维的工作。但是，如果功能有所改善且患者已经掌握 CBT 的基本原理，则治疗可以更侧重于识别和改变适应不良的图式。图式的概念通常在治疗早期引入，但改变这些潜在图式结构的主要努力通常在治疗后期，此时患者更有可能掌握并维持复杂的治疗方案。在治疗结束前，治疗师帮助患者回顾在治疗过程中学到的东西，并建议提前考虑可能引发抑郁障碍复发的情况。认识到复发的可能性，并制订可用于未来压力情景的问题解决策略。

焦虑障碍

尽管用于治疗焦虑障碍的 CBT 技术与用于治疗抑郁障碍的技术相似，但其治疗旨在改变 4 种主要的功能失调且形成焦虑的认知类型：①高估恐惧事件的可能性；②对恐惧事件严重程度的夸大估计；③低估个人应对能力；④不切实际地低估他人可以提供的帮助。大多数研究者建议在治疗焦虑障碍患者时混合使用认知和行为评估方法（Barlow and Cerney 1988；Clark and Beck 2011）。

在惊恐障碍中，重点是帮助患者识别和改变对生理反应或对即将发生的心理灾难产生恐惧的夸大估计。例如，惊恐障碍患者可能会开始出汗或呼吸加快，之后会出现如"我无法呼吸；我会昏倒；我会卒中"等认知，增强自主神经系统活动。灾难性认知和生理唤醒之间的恶性循环式相互作用可通过两种互补的方式来打破：①改变功能失调的认知；②中断自主神经过度活跃级联反应。常用的认知干预包括苏格拉底式提问、想象、思维记录、形成替代选择和审查证据。放松训练和呼吸控制等行为干预可用于抑制与恐慌相关的生理唤醒（Clark and Beck 2011；Clark et al. 1985）。此外，当惊恐发作由特定情景（如驾驶、公开演讲、人群）刺激时，分级暴露可能特别有助于患者掌握恐惧任务并克服他们的恐惧症状。

CBT 干预恐惧障碍的核心是矫正患者对情境中风险或危险的不切实际的估计，并让患者参与一系列分级暴露任务。认知和行为程序通常同时使用。例如，为广场恐惧症患者布置分级任务可能包括逐步增加社交环境中的经历，同时使用 TCR 记录和矫正适应不良的自动思维。广泛性焦虑障碍患者通常对生活中的许多情况（如身体健康、财务状况、失控、家庭问题）存在广泛的认知扭曲并伴随持续的自主神经唤醒（Clark and Beck 2011）。广泛性焦虑障碍的 CBT 与用于惊恐障碍和恐惧症的方法密切相关。但是，应特别注意定义与焦虑增加相关的刺激。将普遍的焦虑状态分解为切实可行的部分可帮助患者掌握最初似乎无法控制的情况。

强迫症（OCD）和创伤后应激障碍（PTSD）

行为技术（如暴露和反应阻止）与认知重构被联合用于治疗 OCD 患者（Clark and Beck 2011）。认知干预包括质疑强迫思维的有效性、尝试用积极的自我陈述代替功能失调的认知，以及矫正消极的自动思维。CBT 治疗 PTSD 时也使用了认知技术矫正适应不良的思维模式和行为干预对抗回避模式的组合方法（Clark and Beck 2011；Foa et al. 2005）。

进食障碍

CBT 是治疗神经性贪食症和暴食症的一线治疗。CBT 干预这两种情况均被英国国家卫生与服务优化研究院（NICE）评为 A 级，表明 CBT 的有效性有实证研究支持（Brownley et al. 2016；Wilson and Shafran 2005）。神经性厌食症的 CBT 研究比其他进食障碍的研究要少得多；然而，认知和行为干预可包含在针对这种难以治疗的疾病的综合治疗方案中。

进食障碍患者可能有许多与抑郁障碍相同的扭曲认知观念。此外，他们对身体形象、进食行为和体重有一系列认知偏差（Clark et al. 1989）。进食障碍患者通常过分重视体型，并将其作为衡量自我价值的标准和接受的条件（如"我必须瘦才能被接受""如果我超重，没有人会想要我""胖子是弱者"）。他们还可能认为，任何偏离他们过高标准的行为都意味着完全失控。

CBT 干预可用于对这些适应不良的认知进行实证检验。常用的程序包括诱导和检验自动思维、审查证据、使用再归因和布置家庭作业。此外，行为技术被用来刺激更具适应性的进食行为，并揭示与进食相关的重要认知。与其他疾病的治疗一样，与行为评估相比，认知程序相对强调疾病的严重程度和治疗阶段。对于可能需要住院治疗的伴有营养不良和电解质失衡的神经性厌食症患者，重点是在治疗的初始阶段进行行为干预。这种严重程度的患者可能在学习和记忆功能方面存在显著损害，因此理解思维记录或其他认知干预的能力有限。相反，单纯贪食症患者可能能够在治疗早期从要求相对较高的认知导向程序中获益。

治疗进食障碍患者的关键因素之一是建立有效的工作关系。与抑郁障碍或焦虑障碍患者相比，进食障碍患者往往不愿充分参与治疗。通常情况下，他们长期对他人隐藏自己的行为，并精心制订方法来维持他们对进食、体重和锻炼的功能失调的认知。因此，进食障碍患者对认知行为治疗师来说是一个特殊的问题。形成合作关系通常需要全面的心理教育和相当大的耐心。如果治疗师一开始就专注于患者明确想要改变的问题领域（如低自尊、绝望、失去兴趣），则在获得成功的治疗合作经验之前，可以避免在控制进食障碍方面的斗争。

人格障碍

Beck 等（2015）阐明了人格障碍的 CBT 方法，该方法基于对人格障碍的认知概念化。他们认为，不同人格类型在基本信念、对自我和他人的看法、社交互动策略方面具有独特认知。例如，自恋型人格障碍患者可能会相信"我很特别；我比其他人更好；普通规则不适用于我"。这种认知会导致诸如操纵、打破规则和剥削他人等行为策略（Beck et al. 2015）。相反，依赖型人格障碍患者可能有"我需要别人才能生存；我无法自理；如果我一个人，我不会快乐"等核心信念，与这些信念相关的人际交往策略包括努力依附或诱骗他人（Beck et al. 2015）。

常用于治疗情绪障碍的 CBT 方法可能无法解决人格问题（Beck et al. 2015）。表 33-16 总结了为治疗人格障碍而修订 CBT 的建议（Beck et al. 2015）。CBT 以问题为导向、结构化和协作的经验特征在与人格障碍患者的治疗工作中得以保留，但更加强调治疗关系。用 CBT 治疗人格障碍可能比治疗更局限的问题（如抑郁或焦虑）更耗时。人格障碍患者具有根深蒂固的图式，这些图式不太可能像其他疾病一样在短期内改变。当治疗过程延长时，发生移情和反移情反应的机会就更大。在 CBT 中，移情被视为潜在图式的表现。因此，移情现象被认为是检查和矫正核心信念的机会。

使用个性化的案例概念化。该方案包括对适应不良图式在症状形成中的作用进行假设。还考虑了亲子冲突、创伤经历和当前社会网络对认知和行为病理学的影响。人格障碍患者在现实生活中往往存在严重的问题，包括严重的人际关系紊乱和明显的社交技能缺陷。

尽管治疗的最终目标是改变无效或适应不良的图式，但最初的努力（使用行为技术或思维记录等程序）可能会针对更容易达到的目标，如提高自我效能或减少烦躁情绪。自我监控、自助练习和 CBT 中使用的结构化程序有助于防止过度依赖。然而，人格障碍（尤其是边缘型、自恋型或依赖型人格）患者容易抱有过高的期望、过分要求或表现出操纵他人的行为。因此，认知治疗师需要设定严格但合理的限制，并帮助患者阐明现实的治疗目标（Beck et al. 2015）。

遵守治疗建议可能是 CBT 治疗人格障碍的另一个问题。治疗师可使用苏格拉底式提问或图式识别等

表 33-16　针对人格障碍对 CBT 进行的修订

特别注重治疗关系
注意自己（治疗师）的认知反应和情绪反应
制订个性化的案例概念化（包括评估发展经历、重大创伤和环境压力的影响）
将最初的重点放在提高自我效能上
使用行为技术，如演练和社交技能培训，来扭转人际交往中的实际缺陷
设定严格、合理的限制
设定切合实际的目标
预测依从性问题
回顾和反复治疗干预

程序来发现不依从的原因，并帮助患者完成家庭作业或其他治疗工作。回顾和反复治疗干预是人格障碍 CBT 的另一个重要组成部分。治疗师在帮助患者逆转慢性、根深蒂固的精神病理学时需要具备相当大的耐心和毅力。

DBT 是由 Linehan 等（1993）开发的用于治疗边缘型人格障碍的一种 CBT 的特殊形式。除了源自禅宗教学与实践的正念及接受策略外，DBT 还采用认知和行为方法。DBT 治疗是长期的，涉及反复的行为分析、行为技能指导、应急管理、认知重组、减少回避和功能失调情绪的暴露干预，以及正念训练。DBT 已成功用于治疗有自杀行为和物质滥用的边缘型人格障碍患者（Linehan et al. 1991，1999，2006）。

精神病性障碍

虽然生物治疗是精神病患者公认的治疗方式，但随机对照试验发现，CBT 可减少药物治疗稳定后有残留症状的患者的阳性和阴性症状。认知心理治疗有助于精神病性障碍患者了解自身疾病，遵从治疗建议，并发展更有效的心理社会功能（Wright et al. 2009）。

在对有精神病性症状的患者进行 CBT 干预时，治疗师认为适应不良的认知和对生活压力的反应可能与疾病表现中的生物学因素相互作用。因此，尝试发展更具适应性的认知或学习如何更好地应对环境压力有助于管理疾病。在精神病性障碍患者的治疗早期，非常强调建立治疗联盟。治疗师应试图使这种情况正常化和去污名化（Wright et al. 2009），并解释抗精神病药与 CBT 结合的基本原理。可以尝试通过改变患者对疾病或其治疗的强烈负面认知（如"我应该受到责备；没有任何帮助；药物不起作用"）来激发希望。通常，直接检查幻觉或妄想的工作可以延迟到建立稳固的治疗关系之后。然而，在治疗过程中应尽早扭转妄想性的自我毁灭性认知。

现实检验以温和、非对抗的方式进行。通常，首先针对信念程度最低的妄想。治疗师使用引导式发现作为主要干预措施，但也可帮助患者记录和改变扭曲的自动思维或进行检查证据练习。活动安排、分级任务分配和社交技能培训等行为技术也可用于精神病性障碍患者。这些程序可用于提供所需的结构或教授适应性行为。由于改变精神病性障碍的阴性症状难度较大，故通常以缓慢的方式治疗阴性症状。针对精神病性障碍的 CBT 方法的其他组成部分包括：①使用 CBT 技术提高药物依从性；②识别症状恶化的潜在触发因素；③制订认知和行为策略以管理压力性生活事件；④实施 CBT 的家庭和（或）团体治疗应用（Wright et al. 2009）。

双相障碍

双相障碍的CBT方法侧重于帮助患者理解和应对这种具有强遗传学和生物学影响的疾病。Basco和Rush（2005）推荐广泛心理教育，以及情绪图表和症状总结工作表等技术。后者可用于帮助患者识别情绪波动的早期迹象，然后设计方法来降低完全抑郁或躁狂的风险。例如，注意到睡眠减少通常预示躁狂发作的人可能会接受关于改善睡眠模式的认知行为策略的指导，或认识到压力活动和注意力分散往往会发展为症状更严重的躁狂的患者可能会练习认知行为方法，以放慢速度并专注于完成富有成效的任务。药物依从性是CBT治疗双相障碍的另一个重要目标（Basco and Rush 2005）。CBT可改变患者对药物的功能失调的认知，行为干预（如提醒系统和行为计划）可用于克服依从性障碍。

双相障碍抑郁发作的CBT与治疗重度抑郁障碍的许多干预措施相同。通常情况下，当患者出现明显激越或严重精神病时，CBT不作为治疗严重躁狂的主要方法。相反，当症状不那么极端且患者可以专注于治疗工作时，CBT的作用会更大。双相障碍CBT干预的总体目标是减少抑郁障碍和躁狂的症状，改善心理社会功能，获得压力管理技能，并降低复发风险。

学习 CBT

精神科住院医师需要在完成培训之前获得实施CBT的技能，许多其他精神卫生学科的教学计划中也强调CBT培训。此外，之前完成没有特别强调CBT的培训的临床医生可能有兴趣获得这种方法的专业知识。尽管有很多方法可以接受CBT培训并获得技能，但典型课程包括至少1年的教育经验，包括一系列教学演示、阅读、视频和角色扮演操作及监督。

Beck学院（www.beckinstitute.org）为在当地没有接受CBT培训并希望参加强化CBT教育计划的临床医生提供了校外奖学金和在线课程。目前全球已经建立了多个CBT的其他中心，以提供临床服务和培训。美国精神病学协会、美国心理协会、行为和认知治疗协会等的年会上均设置了CBT工作坊。

用于CBT培训的基础教科书包括第2版《学习认知-行为治疗：图解指南》（*Learning Cognitive-Behavior Therapy: An Illustrated Guide*）（Wright et al. 2017），其中包括CBT方法的视频；第2版《认知行为治疗：基础与超越》（*Cognitive Behavior Therapy: Basics and Beyond*）（Beck 2011）；《临床医生的认知行为治疗》（*Cognitive Behavioral Therapy for Clinicians*）（Sudak

2006）。认知治疗学会为有兴趣学习CBT的人提供了一个特别有用的网站（www.academyofct.org）。

CBT 的有效性

许多精心设计的试验已经证明了CBT的有效性。研究最深入的是针对抑郁障碍和焦虑障碍的CBT干预。对OCD、PTSD、进食障碍、精神病性障碍、双相障碍和其他疾病的CBT研究也在稳步增加。Hofmann等（2012）总结了大量的CBT研究，他们对269项meta分析进行了综述。

纳入多项抑郁障碍疗效研究的meta分析表明，CBT至少与其他已被证实的抗抑郁治疗（包括药物治疗）同样有效（Cuijpers et al. 2011, 2016；Driessen and Hollon 2010）。在宾夕法尼亚大学和范德比尔特大学（DeRubeis et al. 2005）进行的一项双中心试验特别值得注意，因为该研究仅纳入有中重度抑郁障碍症状的患者。DeRubeis（2005）发现16周的CBT与2种药物序贯治疗的疗效相当。尽管有证据表明CBT和抗抑郁药治疗在疗效上与急性期治疗相当，但多项研究结果表明CBT在急性期治疗终止后至少1年内具有更持久的效果（Vittengl et al. 2007）。这一发现（急性期CBT具有与持续药物治疗相当的持续疗效）在宾夕法尼亚大学-范德比尔特大学的试验中得到了充分的验证（Hollon et al. 2005）。

CBT同样是治疗焦虑障碍的有效方法（Bandelow et al. 2015；Cuijpers et al. 2016）。强有力的证据支持CBT及相关治疗对惊恐障碍的疗效。目前已开发了2种主要的治疗形式：①惊恐控制治疗［放松训练、认知重组和暴露的组合（Barlow and Cerney 1988）］；②集中认知治疗（一种使用暴露的认知导向治疗方式），相比于惊恐控制治疗，不太强调行为干预措施（Clark and Beck 2011）。在Beck的惊恐障碍认知治疗模型的大型研究中，将该治疗与放松训练、丙咪嗪和等待治疗的对照组进行了比较（Clark et al. 1994）。3种积极治疗的结果均优于对照组，但CBT干预可降低焦虑水平、灾难性认知和惊恐发作的频率。CBT还被发现是帮助惊恐障碍患者停用苯二氮䓬类药物和对抗抑郁药或抗焦虑药没有反应的患者的有效选择（Heldt et al. 2006）。

其他研究表明，CBT是广泛性焦虑障碍（Cuijpers et al. 2016）和社交焦虑障碍（Clark et al. 2003；Cuijpers et al. 2016）的有效治疗方法。

暴露和反应阻止是一种主要关注行为的治疗方法，是OCD最成熟的治疗方法，可单独治疗或综合治疗方案中结合CBT（更典型）（Salkovskis and Westbrook

1989；Simpson et al. 2006）。同样，PTSD 也被证明对 CBT 干预有反应（Foa et al. 2005；McDonagh et al. 2005）。

大量试验发现，CBT 可显著改善神经性贪食症的症状，可在至少 50% 的病例中观察到完全缓解（如 Brownley et al. 2016；Wilson and Shafran 2005）。

越来越多的研究关注 CBT 在精神分裂症和相关精神病中的应用（Grant et al. 2012；Jauhar et al. 2014；Mehl et al. 2015）。meta 分析发现 CBT 对阳性症状的效应量通常为小到中等，对阴性症状的效应量较小（Burns et al. 2014；Jauhar et al.2014；Mehl et al. 2015；Velthorst et al. 2015）。值得注意的是，一项以精神分裂症患者康复为导向的 CBT 的个体研究发现，与常规治疗相比，CBT 的效果更好，且这些积极的效应在随访中得以维持（Grant et al. 2012，2017）。

尽管很少有研究评估 CBT 在双相障碍长期治疗中的疗效，但研究得出了积极的结果（如 Lam et al. 2003；Miklowitz et al. 2007）和失败的结果（如 Scott et al. 2006）。在 Scott 等（2006）的研究中，CBT 的效果受到患者既往发作次数的影响，其对既往发作次数较少的患者有益。对双相障碍患者进行 CBT 的随机对照试验的 meta 分析（Chiang et al. 2017）发现，CBT 在预防复发和改善抑郁障碍、躁狂和心理社会功能方面具有中等疗效。

大量研究已经验证了 CBT 对其他疾病的疗效。可以准确地说，CBT 已成为行为医学中多种疾病的主要治疗选择，包括慢性疼痛（Richmond et al. 2015）、失眠（Trauer et al. 2015）、肠易激综合征（Laird et al. 2017）和慢性疲劳综合征（Malouff et al. 2008）。从更广泛的 CBT 框架来看，10 多年来，复发预防策略一直是物质滥用障碍心理社会干预的基石（Carroll and Onken 2005），目前已通过基于正念的策略得到增强（Witkiewitz et al. 2014）。同样，在很大程度上借鉴了基于正念的策略的 DBT（Linehan 1993）是少数经过实证验证的边缘型人格障碍治疗方法之一。

总结

CBT 是一种心理治疗系统，在哲学上与长期以来将认知视为情绪和行为的主要决定因素的传统相关。CBT 的理论结构得到了大量关于精神疾病中功能失调的信息处理过程和适应不良行为的试验结果的支持。在临床实践中，CBT 通常以短期、问题导向、高度协作为特点。治疗师和患者以经验的方式合作，寻求识别和矫正适应不良的思维模式。行为技术用于发现扭曲的认知并促进更有效的功能。此外，心理教育程序和家庭作业有助于强化治疗过程中学到的概念。CBT 的目标包括立即缓解症状和获得降低复发风险的认知和行为技能。

CBT 对抑郁障碍、焦虑障碍、进食障碍和其他疾病的疗效已在广泛的研究结果中得到证实。大多数精神疾病都有详细的治疗手册或其他治疗指南。

CBT 已发展成为现代精神治疗的主要心理治疗方向之一。这种治疗模型的未来挑战包括研究治疗成分的相对重要性、详细的疗效预测指标、阐明生物和认知过程之间的相互作用，以及纳入计算机辅助学习的新发展。CBT 的实证性质应促进深入探索这种治疗方法的潜在用途。

临床要点

- 对精神障碍信息处理的研究发现与烦躁不安情绪和适应不良行为相关的特征性认知模式。
- CBT 的治疗包括改变功能失调的认知和相关行为。
- CBT 是一种积极的治疗方式，其特点是高度协作的治疗关系。
- 结构、心理教育和家庭作业是 CBT 的重要组成部分。
- 认知行为治疗师帮助患者识别和改变自动思维和核心信念（图式）。
- 行为方法用于扭转精神障碍患者的无助、快感缺失、回避和其他核心症状。
- CBT 已被广泛研究。强有力的实证支持这种治疗方法的有效性。
- CBT 方法已针对多种情况进行开发，包括情绪和焦虑障碍、精神分裂症、进食障碍、物质滥用和人格障碍。

参考文献

扫码见参考文献

第 34 章

支持性心理治疗

Arnold Winston，Laura Weiss Roberts
赵旭东　黄蕾　柳艳松　译　张宁　审校

支持性心理治疗是一种广泛应用于实践的个体心理治疗形式，侧重于改善症状、提高自尊、培养弹性和加强适应技能。支持性心理治疗对各年龄段发生的高度多样化疾病具有治疗价值，因此能被无法接受或不适合其他形式心理治疗的患者所接受。特别是在强大的治疗联盟的背景下，支持性心理治疗在治疗多种精神障碍方面与其他形式的治疗具有同等疗效（Arnow et al. 2013；Winston and Winston 2002）。

治疗师可通过多种方法有意识性地将支持性心理治疗灵活地整合到患者的个人照护中。支持性心理治疗不仅是治疗师与患者之间的一种支持性关系，它还是一种高度有意识的治疗工作，强调现实日常生活中的关系、人际问题和自我，而非聚焦于冲突和本能问题或过去。患者-治疗师之间的支持性关系可为患者提供获取和承认痛苦经历和信念的安全感。支持性心理治疗并不寻求改变患者潜在的人格结构；相反，支持性心理治疗以应对、适应和幸福为导向。

从理论的角度来看，支持性心理治疗的概念包括 3 种形式（Brenner 2012）。第一，它是一种通用方法，使用存在于所有心理治疗中的核心元素，即运用共情、同情心、真诚、安全和信任等技术建立并维持治疗关系。第二，支持性心理治疗被视为精神分析心理治疗的延伸，强调自我心理与发展、客体关系理论、自体心理学问题、人际关系和关系取向、依恋理论。第三，支持性心理治疗被视为一种包括跨精神病学和心理学领域的专门技术或干预措施的治疗方式。

患者损害的连续谱

人类被赋予了复杂的心理结构，作为一个群体，根据其需求和损害程度、适应能力、自我概念和与他人连结的能力，在疾病-健康连续谱中发挥作用。该连续谱的一端是损害严重的患者，另一端是最完整且整合良好的个体。损害包括影响个人日常生活、建立关系、思维清晰且切合实际，以及以相对适应且成熟的方式处理问题的各种行为。处于连续谱中较健康一端的个体往往功能良好，能保持良好的关系，过着更富有的生活。他们能够享受相对没有冲突的广泛活动。处于谱系中间的个体的适应性和行为不均衡，他们在保持一致的功能和稳定的关系方面存在重大问题。个体在连续谱中所处的位置可能会随时间的推移而变化，这取决于对环境应激源的反应、躯体疾病、发育成熟度、心理治疗和药物治疗等因素。

个体在连续谱上的位置与症状学的性质和严重程度或精神障碍的存在有关。例如，患有严重焦虑、发育障碍、情绪障碍、精神障碍或严重人格障碍的患者通常经历更大的损害，因此处在精神病理连续谱中疾病负担和损害更重的一侧。健康功能潜力更好的患者可能患有恶劣心境、惊恐障碍、适应障碍或人格障碍特征等疾病。物质滥用问题可发生于整个连续谱中。虽然诊断可为个体在连续谱上的位置提供一般概念，但实际所处的位置将取决于个体的精神病理学和适应水平。

将心理治疗策略与患者的连续谱轨迹相匹配至关重要。个体心理治疗可被概念化为一个从支持性心理治疗到表达性或探索性心理治疗的阵列（图 34-1）。支持性心理治疗旨在建立心理结构、稳定性、人际关系、自尊和自我感。表达性心理治疗探索关系和冲突问题，通过分析治疗师和患者之间的关系和发展对既往未被认识到的感觉、想法和需求的洞察力，来寻求人格改变。

大多数个体不在精神病理学连续谱的两端，而是同时存在冲突和结构性问题。多数患者需要同时在这

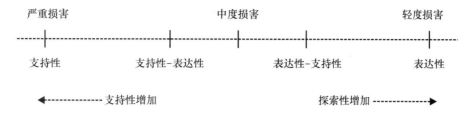

图 34-1　心理治疗根据患者损害程度的调整

两个方面进行治疗工作，通常从关系问题和结构建设开始，然后可能继续解决冲突问题。基于上述原因，心理治疗方法通常是一种支持性和表达性相结合的心理治疗。

适应证

支持性心理治疗对于照护严重损害的个体、处于急性情境性痛苦中的轻度损害个体、患有躯体疾病的患者、悲伤背景下的患者，以及作为成瘾个体的辅助策略方面均有价值。

支持性心理治疗对严重损害的患者很有帮助，他们需要直接干预，旨在改善自我功能、提高日常应对策略和自尊。在照护这类症状较严重的个体时，治疗师须关注患者的日常活动、药物治疗，以及对康复和健康的资源使用。这些个体可能会经历以下情况：

- **现实检验能力明显受损和原始防御：** 患有严重和慢性疾病的个体会使用投射和否认等防御方式，这些防御通常适应不良。他们很难将自己与他人分离开来，可能会存在幻觉、妄想、思维播散和其他精神病性症状。
- **客体关系和人际关系受损：** 这类个体的互助和互惠能力较差，无法维持稳定的人际关系，或持续的亲密关系或信任。这种能力缺失可能会成为治疗关系中的重大问题。此外，这类个体无法进行自我观察和探索，从而限制了他们的反省能力和发展洞察力。
- **情绪调节不足和冲动控制弱：** 这类患者很难控制攻击性，并倾向于从事破坏性行为。
- **极度焦虑：** 分离或个性化的问题会导致严重的焦虑，导致这类个体无法探索自己的感受。

支持性心理治疗可能对存在上述经历的患者具有巨大价值。重要的是，以表达性为主的心理治疗是这类患者的禁忌证。

有趣的是，支持性心理治疗对那些在其他方面相对健康，但由于严重且往往是冲击性的创伤事件而出现症状的患者也有帮助。在其他情况下，这类患者可能被转介至接受表达性治疗，因为他们的现实检验能力良好、客体关系和人际关系水平高且有良好的社会支持和建立工作联盟的能力、具备容忍和克制影响和冲动的能力，以及自省能力。

在这种危机情况下，支持性心理治疗通常以时间敏感模式或间歇照护模式进行。急性危机并非一种诊断，而属于一般性的症状描述，这类患者的习惯性应对技能和防御方式被意外事件所压倒，从而导致强烈的焦虑和其他症状（Dewald 1994）。此时，患者可能符合适应障碍的标准。支持性心理治疗可以帮助这类患者管理不舒适的感觉，并能增强他们的应对策略。治疗的重点是安抚患者症状通常有时限性，以确保实时安全，通过澄清和提供患者难以适应的相关信息来减少压力，并支持新的应对和解决问题的方法，包括环境改变。

对于许多医学情况来说，支持性心理治疗是唯一应被推荐的心理治疗流派。理解患者的防御、认知和人际关系风格，使治疗师能够协助患者发展出更好地应对策略。早期研究表明，支持性心理治疗可成功用于乳腺癌患者、人类免疫缺陷病毒（HIV）阳性的抑郁症患者、胰腺癌患者、癌症合并抑郁症患者、慢性疼痛患者、HIV 相关的神经性疼痛患者和躯体化障碍患者（Winston et al. 2012）。

在物质滥用患者的照护中，支持性心理治疗可能发挥重要的辅助作用，可帮助个体制订应对策略，从而控制或减少物质使用，减少焦虑和恶劣心境。治疗师首先关注建立治疗联盟以维持治疗，并创造一个使患者能启动认知和动机性工作的环境。治疗师必须主动努力维持积极的治疗联盟，从而使患者能够继续接受治疗，并积极地参与治疗工作。新的循证策略［如心理教育、预防复发（Marlatt and Gordon 1985）和动机性访谈（Rollnick and Miller 1995）］及 12 步项目和团体心理治疗均应被纳入支持性心理治疗的范畴。

支持性心理治疗也有助于照护突发丧亲的个体。突发丧亲会使个体的应对技能失效，并产生自责、社交退缩、无法哀悼、抑郁和焦虑等症状。支持性心理治疗为患者提供了一个共情的环境，从而可以安全地进行哀悼。此外，应加强患者的健康防御，在需要时为患者的日常活动提供具体援助，预防社交退缩。

支持性心理治疗的禁忌证极少。换句话说，支持性心理治疗只有在心理治疗本身是禁忌的情况下才不适合开展，如谵妄、药物中毒、晚期痴呆、诈病或提供支持性心理治疗会剥夺患者其他更合适的照护形式时。

在考虑支持性心理治疗的适用性时，需重点注意的是，对于某些情况，支持性心理治疗以外的其他治疗已被证明更加有效。例如，对于惊恐障碍（Barlow and Craske 1989）和强迫症（Foa and Franklin 2002），已证明使用 CBT 比支持性心理治疗的效果更佳。但是，一项纳入 24 项精神分裂症治疗研究的 meta 分析未能证实常规治疗比支持性心理治疗的健康结局更佳（Buckley et al. 2015）。

对于严重损害的个体（如精神分裂症患者），需采用更广泛的社交技能培训方法（Benton and Schroeder 1990）和心理教育（Goldman and Quinn 1988）。将这些方法与支持性心理治疗相结合，包括提供疾病教育、促进现实检验、提高药物依从性、帮助患者解决问题，并通过表扬加强适应性行为（Lamberti and Herz 1995）。此外，治疗师将使用支持性技术，如行为目标设定、鼓励、示范、塑造和表扬来教授人际交往技巧。研究已证明了这些干预措施在提高社会能力方面的效用（Heinssen et al. 2000）。

有趣的是，在慢性抑郁症的照护中，有关 CBT 和支持性心理治疗比较的实证研究表明，治疗联盟的质量比治疗的特定形式对健康结局具有更重要的影响（Arnow et al. 2013）。另一项小型研究（Yrondi et al. 2015）表明，抑郁症患者更偏好支持性心理治疗，而不是心理动力学治疗和 CBT，该发现对平衡当代以患者为中心的照护实践和健康结局具有重要意义。鉴于上述原因，治疗师和患者之间的协调和患者的偏好在选择支持性心理治疗而非其他潜在的治疗方法时很重要。

策略

支持性心理治疗依赖于直接的方法，而非因洞察力产生的改变。传统精神分析心理治疗的一个主要信条是无意识的冲突会导致症状或造成人格问题。一旦冲突变得有意识、被探索并得到解决，症状或人格问题就会得到改善，因为它在心理上已无必要。工作过程包括探索患者经历，特别是早期的人际关系，以理解问题的根源。在支持性心理治疗中，治疗师应了解患者的动力问题和无意识的冲突，但这些通常未被探索。部分患者可能无法控制或探索感觉和冲动，可能会被焦虑所压倒，特别是在有时间限制的治疗背景下。相反，患者当前生活中有意识的问题和冲突会被

解决（表 34-1）（Dewald 1971）。

支持性心理治疗的 5 种关键策略主要关注以下几点：

1. **防御**——从精神分析理论的角度看，支持性心理治疗支持患者的防御。当治疗以表达性为主时，防御就会受到挑战和探索，从而使被防御的潜在冲突、愿望和情感得到探索和解决。在支持性心理治疗中，防御只有在适应不良和影响功能时才会被提问或面质。在实践中，临床医生并不直接处理防御，而是聚焦于它所表达的态度或行为。

2. **治疗关系**——患者和治疗师之间的关系是一种专业关系，治疗师提供患者所需要的服务。就像在所有形式的心理治疗中一样，治疗师必须与患者保持适当的边界。患者可能需要爱或友谊，但治疗师不能变成爱人或朋友。治疗师并不会建议患者应该投资什么、如何投票或去哪里度假。这些都是治疗师的个人想法，而非专业意见。然而，尽管如此，提供支持性心理治疗的治疗师是积极的、善于交谈的，会选择立场、回答问题，并自我暴露。患者和治疗师之间的关系是支持性的，可为患者提供保护和安全。治疗师更多作为一种识别的模型，而不是移情形象。积极的患者-治疗师关系总是由治疗师主动培养，并解决和修复错误联盟（Winston and Winston 2002）。

3. **自尊**——提高自尊是支持性心理治疗的一个重要目标。治疗师的积极关注、认可、接纳、感兴趣、尊重和真诚有助于提高患者的自尊。一个无法与他人建立关系的患者会从治疗师身上找到一个对自己接纳和感兴趣的人。治疗师通过表明记得他们的对话并关注患者的喜好、厌恶、态度和一般敏感性来传递对患者的兴趣。接纳是通过在口头交流中避免争论或批评及避免治疗师的防御性来传递的。

4. **自我暴露**——治疗师故意暴露自己应有治疗依据，即应该符合患者的利益（Roberts 2016）。治疗师决定自我暴露通常与示范和教育、促

表 34-1 支持性心理治疗的策略

加强和支持防御

维持和修复治疗关系

改善患者的自尊

采用治疗性自我暴露和示范

主要针对当下来开展工作

进治疗联盟、检验现实和培养患者的自主意识有关。可在符合社会对于隐私和沉默的惯例的适当情况下，直接回答个人问题。自我暴露确实有移情作用，如果自我暴露是为了治疗师的利益，并采取吹嘘、抱怨、诱惑等形式，那么就属于越界和剥削。

5. **针对当下工作**——支持性心理治疗主要关注当前的应对和适应，而很少关注过去的问题。潜在人格结构的改变并不是支持性心理治疗的目标；相反，提高日常生活质量是其工作目标。

评估和个案概念化

评估和个案概念化的过程是所有心理治疗方法的基本要素。评估过程的核心目标是诊断疾病并描述患者的问题，从而使患者能够得到恰当的治疗。评估过程的另一个重要目标是建立治疗关系，从而进一步促进患者对心理治疗的兴趣和投入。全面评估应有助于临床医生选择适当的治疗方法。治疗方法应个体化地满足患者的需求和目标，并应基于在评估和个案概念化中所明确的核心问题。

首次会谈时，治疗师通常不知道患者的损害程度、精神病理情况或优势。因此，治疗师应在初次访谈开始时试图理解患者为什么来接受治疗。应对每位患者当前的问题和病史进行详细的评估。在评估结束时，治疗师应了解患者的问题、人际关系、日常功能、心理或执行结构。

评估不应是一系列简单的问题和答案，而更多是对患者生活的探索。评估应是治疗性的，并有助于激励患者治疗，同时促进治疗联盟。评估应促进支持性心理治疗的目标：改善症状，维持、恢复或提高自尊、适应技能和自我或心理功能（Pinsker 1997）。在支持性方法中，治疗性评估通常包括使用支持性心理治疗干预措施，如表扬、安慰、鼓励、澄清和面质。

个案概念化是对患者的症状和心理社会功能的一种解释，并依赖于对患者准确而完整的评估。治疗师的概念化决定着其对干预措施的选择及关注患者生活中的哪些问题。在治疗开始时，对患者潜在问题的觉察可提高治疗师的移情反应能力。同时，对患者的共情有助于治疗师有效地指导和计划治疗。随着对患者越来越了解，在心理治疗的过程中，必须对最初的概念化进行修改。DSM 诊断是个案概念化的一个重要部分，但它不能阐明个人的适应性或适应不良性特征，或解释患者独特的生活史。

个案概念化的方法有很多，其中包括 Winston 等（2012）定义的结构性、遗传性、动力性和认知行为的元素。

- 结构性个案概念化试图捕捉个体人格方面相对固定的特征，并在功能背景下对其进行理解。结构性方法也是对精神病理学的一种评估，使临床医生能够以一定的准确性将患者置于精神病理学连续谱中。结构性方法的主要组成部分是与现实的关系、客体关系、情感、冲动控制、防御、思维过程、自主功能（即感知、意志、智力、语言和运动发展）和综合功能（即形成一个有凝聚力的整体的能力），以及良心、道德和理想。

- 个案概念化的发生学方法包括对早年发育和生活事件的探索，这可能有助于解释个体当前的情况。生活中有着许多挑战、冲突和危机。这些挑战可能是创伤性的，取决于其严重程度、发生时个体所处的发育阶段，及个人支持系统的质量。一个持续存在困难或创伤的例子是一个幼儿和暴力酗酒的父亲一起长大，父亲会贬低甚至身体虐待孩子。

- 动力学方法关注有意识或无意识层面的精神和情绪紧张。这种方法侧重于相互冲突的愿望、需求或感觉及其意义。发生学方法关注个体的童年创伤和冲突，而动力学方法则关注当前的冲突。

- 认知行为方法处理个体潜在的心理结构和思想内容。Tomkins（1996）将认知行为个案概念化模型描述为几个组成部分，包括问题列表、核心信念、起源、诱因和预测的治疗障碍。

总的来说，在支持性心理治疗中，结构性和认知行为方法概念化最重要，因为绘制出当前的困难领域并改善它们比理解困难的发生学基础或动力学原因更重要。

经过深思熟虑的综合治疗计划应基于个案概念化，该计划将通常包括治疗目标、使用的干预措施的类型和治疗频率。在支持性心理治疗中，就诊频率应灵活，取决于患者的需要。处于危机情况的患者可能经常就诊，而情况稳定的患者治疗频率可较低。支持性心理治疗的一个重要目标是设定特定的重复治疗时间，从而减少焦虑。

总体目标

对于需要接受支持性心理治疗的患者，组织目标是缓解症状、改善和增强适应能力、自尊及整体功能（表 34-2）。

在过去，人们普遍认为支持性心理治疗中不会

表34-2 支持性心理治疗的目标

缓解症状
增强适应能力
提升自尊
改善功能

出现症状、自尊、冲突和适应能力的长期变化，因为这种治疗方法关注的是日常生活中的幸福感、弹性和有效性，而不是以改变人格或自我结构为目标。然而，有研究表明，对于处在疾病-健康连续谱中较健康一端的患者，支持性心理治疗可使其人格发生改变（Winston et al. 2001）。

治疗师和患者必须就心理治疗中的治疗目标达成一致。在最初几次会谈中设定的目标应被视为初步目标并随时可以改变。应考虑每次会谈的直接目标和治疗的最终目标。例如，一个暂时离开工作岗位的患者的直接目标是在1周内重返工作岗位，但最终目标是促进工作稳定，并改善与同事的关系。

当患者与治疗师朝着共同的目标努力时，清晰的目标有助于激励患者并促进治疗联盟。治疗目标应从实际出发，一般应根据患者的需求。如果出现分歧，治疗师应对这些分歧进行探索。例如，许多慢性精神疾病患者自行停止药物治疗。在这种情况下，治疗的主要目标是帮助患者继续服药。因此，探索停药的原因并对患者进行有关停药风险的教育是合理的。

治疗目标不应被视为是固定和不可改变的。如果患者情况改善，则治疗目标可以扩大或改变。

危机干预背景下的目标

Parad和Parad（1990）将危机定义为"稳定状态下的不安，是导致好转或恶化的转折点，是一个人或家庭的正常或常规功能模式出现中断或崩溃"。当个体遭遇导致功能崩溃、造成不平衡的情况时，就会发生危机。一般来说，危机是由创伤性事件或应激源引起，如灾难或祸患（如地震、火灾、战争、恐怖行为）、关系破裂或丧失、强奸或虐待。危机可能是由一系列困难事件或不幸引起，而不是由一次重大事件导致。

在危机期间，个人感知自己的生活、需求、安全、人际关系和幸福感处于危险之中。个体对应激的反应是许多因素参与的结果，包括年龄、健康状况、人格问题、既往应激事件的经历、支持与信念系统，以及潜在的生物或遗传易感性。处于危机中的个体可能会变得冲动。危机往往有时间限制，一般不会超过几个月；持续时间取决于应激源和个人对应激源的感知与反应。

危机干预是一种治疗过程，旨在恢复体内平衡和减小对应激源的易感性（Parad and Parad 1990；Winston et al. 2004，2012）。恢复体内平衡是通过帮助调动个人的能力和社会网络及促进适应性应对机制来实现的。危机干预是一种短期的治疗方法，侧重于解决当前的问题，包括帮助患者应对巨大压力挑战和威胁的全部治疗方法（表34-3）。

危机干预和心理治疗之间的区别往往是模糊的，因为这两种方法在技术和治疗时间上可能重叠。危机干预一般包括1～3次治疗，而短程心理治疗的持续时间可以从几次到20次或更多次的治疗。短程心理治疗基于多种不同的治疗，是一种更全面的危机治疗形式，包括支持性-表达性治疗、认知行为治疗、人本主义治疗、家庭治疗和系统方法，以及在必要时进行药物治疗（Wisston et al. 2012）。系统方法很广泛，包括与社会服务机构、流动危机干预单位、自杀干预热线与执法机构等合作并将其转介至这些机构。危机干预的另一个重点是通过各种形式的询问进行危机管理与预防（Everly and Mitchell 1999）。

全面评估处于危机中的患者至关重要，包括评估个体处理压力、维持自我结构与平衡、处理现实问题的能力，以及个体解决问题的能力和应对能力。评估会谈应具有治疗性与诊断性，因为患者正处于危机之中且正在寻求从痛苦中解脱（Learning Supportive Psychotherapy: An Illustrated Guide by Winston et al. 2012。）

自杀意念与自杀行为在危机患者中很常见。询问患者关于自杀的想法与企图是必要的。对自杀患者进行仔细而全面的评估对于明确诊断与适当的治疗方法至关重要。危机干预（常结合药物治疗）在自杀患者的治疗中发挥重要作用（Winston et al. 2012）。

治疗性干预

支持性心理治疗依赖于明确定义的技术，旨在实现维持或提高患者自尊、功能、适应环境的目标。在支持性治疗中，重要目标包括降低焦虑、提高稳定性和缓解症状。这些目标是通过此时此地的工作而不是过去的工作来实现。治疗关系以一种真实的，而不是一种移情意义上的方式为焦点。一般来说，阻抗没有得到解决，而适应性防御得到了强化和支持

表34-3 术语

危机——一种可能导致功能崩溃并造成不平衡的情况
危机干预——一种旨在恢复体内平衡和促进适应性应对机制的短程治疗过程

（Winston 2002）。

在目前的实践中，支持性心理治疗使用了许多来自 CBT 和学习理论的理念和技术。认知行为技术是支持性心理治疗不可或缺的一部分，可用于治疗惊恐发作、抑郁障碍、恐惧症、强迫症状，以及功能不良的思维等。许多不同类型的心理治疗（包括正念治疗、人际关系治疗、接纳治疗和承诺治疗）被认为是通过技能和知识的结合而精心安排的学习形式（Etkin et al. 2005）。一般而言，学习是获得知识与技能的认知过程，记忆是对学习信息的保存。学习不是简单的记录过程。学习需要在心理治疗过程中通过解释过程进行积极处理，在该过程中，新信息是通过与联系个体已知的信息来进行保存。从这个角度来看，对于治疗师，通过解释、阐述、生成与批判性反思等技术来促进心理治疗过程的有效进行很重要。表 34-4 列出了支持性心理治疗中使用的干预方法。

与表达性心理治疗相比，支持性心理治疗的沟通方式往往更具有对话性风格。避免沉默，因为它会提高患者的焦虑水平。这是一种互动式沟通，不提出具有挑战性的问题。在治疗开始时不问类似"为什么"的问题，因为这会增加患者焦虑并威胁其自尊。

表扬、安慰和鼓励被认为是提高患者自尊的有效技术，特别是治疗师在真诚地使用这些技术时。患者很快会发现那些傲慢或无端的评论并感到被误解。治疗师的表扬往往基于现实，支持更多的适应性行为。表扬的例子包括："你能如此体贴他人，这很好"和"你能去听这个讲座真是太棒了。"

试图安慰患者的话不能空洞或没有根据。患者应坚信这种安慰是基于对其独特情况的理解。此外，治疗师必须将安慰的范围限制在具备专业知识或可靠的共同信息的领域（Winston et al. 2004）。许多患者会询问治疗师他们是否会好转，"是的，你会变得更好"这样的回答可能具有误导性和虚假性。更合适的回答是"大多数与你情况相同的人都会好转。"

鼓励在全科医学与康复方面发挥重要作用。患有慢性疾病的患者可能会在精神和身体上变得不活跃。精神科医生鼓励患者保持卫生、锻炼身体、与他人互动，有时要更加独立，有时需要接受他人的照顾与关心。将鼓励作为一种指导形式来帮助患者参与不同行为和活动是有用的（Pinsker 1997）。例如，一位患者抱怨自己无能，因为她无法写求职信。治疗师说："你只需要开始。让我们看看现在能做些什么来帮助你开始。"

建议是支持性心理治疗中的一个重要策略，应基于治疗师在精神医学领域的知识和专长来提出。与表达性心理治疗中使用的更为节制的治疗立场相比，进行支持性心理治疗的治疗师的指导可以是直接的，并对患者发挥积极作用。治疗师就提高自我功能和适应技能的支持性心理治疗目标提供建议与指导。例如，当治疗师电话接诊一位因为较小的压力就变得混乱的患者时，治疗师告诉她穿好衣服，吃早餐，然后整理房间；此时，治疗师不是给出建议，而是在常规、可预测性和结构方面提供帮助。

合理化和重构是一种重要的 CBT 技术，它为患者提供了另一种方式来看待既往被认为是痛苦或消极的事件。使用合理化和重构技术的挑战是避免听起来愚蠢或与患者争论或反驳患者。例如，一位年轻的母亲抱怨她蹒跚学步的女儿已经开始离开她，并表示她相信孩子对她失去了兴趣。治疗师可能会重新定义这种痛苦和消极的看法："她和你在一起感到足够的安全，她可以自由地探索这个世界。"

演练或预期指导是在支持性心理治疗中与在 CBT 中同样有用的技术。预期指导有助于患者为将来遇到被认为有潜在问题的情况做好准备。为困难的事情做准备好比作为考试而努力学习或为一场表演进行排练。其目标是事先考虑拟定的行动方案可能存在的障碍，然后制定处理每个潜在障碍的策略。掌握预期的情况可减少焦虑，增强自尊。预期指导的一个例子是让患者给未来的雇主打电话。患者预计会受到冷遇和拒绝。演练为患者提供各种场景和反应，使其能够应对打电话时所产生的焦虑，并准备好一系列的反应。

共情性面质通过让患者注意到其没有意识到或避免的行为、想法或感觉模式，来解决患者的防御行为。在支持性心理治疗中，面质通常以温和及共情为框架，用于解决适应不良的防御；鼓励适应性防御。以下这段话说明了支持模式下的面质：

> 患者：我去父母家和他们谈了谈要借些钱来支付几笔意外的账单，但我和他们发生了一场愚蠢的争吵，而从来没有机会向他们借钱。
>
> 治疗师：我知道你很难向他们提出任何要求，所以你会不会是为了避免借钱而和他们争吵？

澄清是指总结、释义或组织，而不需要详细阐述或推理。它是患者和治疗师之间沟通方式的关键，也是支持性-表达性心理治疗中最常用的干预手段。这表明治疗师很专注，并且正在处理其所听到的东西。

表 34-4　支持性心理治疗中使用的治疗性干预方法

对话式沟通
表扬、安慰和鼓励
建议
合理化和重构
演练或预期指导
共情性面质、澄清和诠释
处理、阐释性处理、生成、交错和批判性反思澄清的沟通的框架，使双方就正在讨论的内容达成一致。总结和重述有助于组织患者的思维，并提供框架。在下面的例子中，治疗师通过总结来澄清：

> 患者：我似乎无法专注于任何事情。我的房子太贵，所以我必须卖掉它，但我必须先修好里面的一些东西……我似乎无法开始。讨债机构在追着我，我的前妻一直打电话要孩子的抚养费，现在我的车被撞了，所以我不能用它。
>
> 治疗师：听起来有很多事情都困扰着你，你感到不堪重负。让我们逐一检查这些事情，看看我们能想出什么办法。

诠释是一种给患者的行为或思维带来意义的解释。一般来说，它让个体意识到一些以前没有意识到的东西。诠释可将对患者当前生活中对人的想法、感觉和行为与过去的人和（或）治疗师联系起来。在支持性心理治疗中，诠释的范围通常比较有限，它强调现在的关系，而非过去的关系。

促进学习的一个主要方法是有效处理（deWinstanley and Bjork 2002），其中包括诠释、阐述、生成和交错。处理包括突出重点且准确的诠释，并伴随着详尽的阐述。通过与已有知识的关联来诠释（链接）的信息比未被诠释的信息更易学习。值得重点关注的是，诠释作为一种学习理论技术，与心理动力学治疗中的经典诠释技术不同；相反，它更多的是与已有知识的联系。阐述包括以不同的方式思考新信息，并将其与其他先前已知的信息联系起来。生成（Richland et al. 2005）是指在学习过程中产生新信息，而不是呈现由教师或治疗师给予的信息。交错（Richland et al. 2005）涉及学习两组或更多组信息，其中指令和焦点在两组信息之间不断交替（而不是分别关注每一组信息，直到被掌握）。在支持性心理治疗中，治疗师通过提问来促进这些处理技术的应用，这些提问旨在帮助患者以不同的方式思考问题，而不是提供答案。鼓励患者与治疗师合作处理信息。

批判性反思（Mezirow 1998）是学习理论中的一项重要技术。它是一个人提问，然后替换或重新建构一个假设的过程。这是一个对以前认为理所当然的想法、行为和推理形式形成替代观点的过程。支持性心理治疗和其他心理治疗方法使用重构和批判性反思，试图为患者提供思考世界、与他人建立联系和解决问题的替代方式。

治疗关系

历史上，治疗关系一直被认为是由移情−反移情

组合、真实关系和治疗联盟等组成（Greenson 1967）。虽然这 3 个组成部分密切相关并形成了一个整体，但单独讨论可以提供更清晰的信息。移情和真实关系问题在治疗关系中的每一次沟通中都发挥作用。在某些时候，移情方面可能更重要，而在其他时候，真实关系问题可能占主导地位。从这个角度来看，移情与真实关系问题之间存在一个连续体，这与支持性−表达性心理治疗连续体相对应。表达性治疗更强调移情，而支持性心理治疗则更关注真实关系。

Pinsker（1997）与其他人（如 Misch 2000）描述了处理支持性心理治疗和治疗关系的一般原则（表 34-5）。

移情与真实关系

传统上，移情被描述为一种特殊类型的客体关系，包括针对治疗师的行为、想法、感受、愿望和态度，这与患者过去的重要人物有关。本质上，这是过去在现在的重现。

真实关系是所有心理治疗的基础，它存在于患者和治疗师之间此时此刻的治疗互动，包含对彼此真正的相互喜欢，这种喜欢是真诚、信任和现实的，没有移情所特有的扭曲（Greenson 1967）。真实关系包括患者对帮助、关心、理解和爱的希望和与愿望，以及个体之间在社会层面上的日常互动。

在心理治疗连续体的支持性治疗一端，移情可用来指导治疗。然而，移情通常不会被讨论，除非负性移情可能影响治疗。正性移情一般不会被探索，而只是被简单地接受。然而，负性移情必须调查清楚，因为它们可能会影响治疗（Winston and Winston 2002）。真实关系至关重要，它是以治疗过程中明显的互动关系为基础。

表 34-5　支持性心理治疗中的患者−治疗师关系

为了维持治疗联盟，通常不会关注对治疗师的积极感受和想法

治疗师对患者的疏远和消极行为保持警惕，以便预测和避免治疗中断

当患者−治疗师之间的问题没有通过实际讨论得到解决时，治疗师会转而讨论治疗关系

治疗师尝试通过澄清和面质来改变患者扭曲的看法，但通常不是诠释

如果间接手段不能解决负性移情或治疗僵局，明确讨论治疗关系可能是必要的

治疗师仅使用必要的表达性技术来解决患者−治疗师关系中的负性移情问题

积极的治疗联盟允许患者倾听治疗师提供的材料，而不能接受其他人提供的材料

在做出患者可能会感到被批评的陈述时，治疗师必须以支持性的、共情的方式构建陈述，或首先提供预期指导

然而，在表达性心理治疗中，正性和负性移情现象对于识别内心冲突至关重要；治疗效果归因于对这些关系的情感处理。对移情的澄清和诠释是重要的干预措施。真实关系更多只是一个背景，而移情才是重点。

因此，当个体从支持性心理治疗过渡到表达性心理治疗时，移情越来越多地被使用；当个体从表达性心理治疗过渡到支持性心理治疗时，对真实关系的强调就会增加。在心理治疗连续体的中间（大多数心理治疗所处的位置），支持性和表达性移情方法混合在一起。在支持性心理治疗中，治疗师经常澄清，不时地面质，很少诠释。治疗师的干预措施有助于患者识别和解决适应不良的行为和认知问题，这些问题反映在与治疗师的互动行为中，但说明了患者与他人互动时的问题。这些干预措施的目标与支持性心理治疗的目标保持一致：提高自尊和适应能力。

下面的例子说明了一些用于处理正性移情反应的策略。

> 54 岁的 A 先生告诉他的治疗师，自从他开始接受治疗以来，他和妻子的关系有了很大程度的改善。他把这种改善归因于治疗师对他的兴趣。在支持性心理治疗中，治疗师不会探索这种恭维，而是简单地接受它。治疗师会将 A 先生的表述概念化为真实关系的反映，并可能会说"我很高兴能帮助你。"治疗师通过补充说"我们的工作是共同努力的结果，所以你也有一部分功劳"也可用来增强 A 先生的自尊。

反移情

传统上，反移情是治疗师对患者的移情（Greenson 1967）。它包括治疗师针对患者的行为、想法、愿望、态度和冲突等，这些体验源自治疗师的过去，而转移到了患者身上。广义的反移情定义包括真实关系，包括大多数人对患者的反应，取决于治疗关系中的即时互动，是一种交互作用性质的构建，包括治疗师带到现场来的影响和患者的投射（Gabbard 2001；Winston and Winston 2002）。

治疗师的反移情可能会导致对患者的误解，并可能引起对患者不适当的行为。反移情反应也可成为理解和与患者共情的有力工具（Gabbard 2001）。治疗师必须监测自身对患者的感受，从而进入患者的内心世界和潜意识。

共情的使用在促进、阻碍或扭曲反移情意识方面很重要。共情可被定义为"感觉自己进入"某件事或某人（Wolf 1983）。因此，共情是一种收集关于他人精神生活数据的方法。通过准确感知和理解个体经历的共情能力将使治疗师能够在帮助患者的过程中注意自身的反移情反应。以下是支持性心理治疗中使用反移情的例子：

> B 先生是一位中年男子，他开始描述工作中同事如何回避他，即使他觉得自己是友好的。治疗师共情地回应说："这对你来说一定很难。"B 先生很生气。治疗师回答说："由于你对我的批评，我发现我的体温在升高，我不禁想知道你是否会让你的同事也有同样的感觉。然而，我不会像他们那样根据自己的感受行事，我会继续坐下来和你谈话，不会找借口离开。"

在支持性心理治疗中，说"我发现我自己的体温在升高"比说"我对你很生气"更安全、更尊重、更能保护治疗联盟。治疗师经过调整的反移情陈述，不仅没有认可患者适应不良的构建，还为成人的约束和控制做了榜样，而不是否认移情的影响。以互补的敌对态度回应患者敌意的治疗师是在争论。争论不仅是糟糕的技术，而且预示着糟糕的治疗结局（Henry et al. 1990）。

治疗联盟

治疗联盟是真实关系的组成部分，也是所有心理治疗基础的重要组成部分。Zetzel（1956）首次使用治疗联盟一词来描述"无可争议的正性移情"，它是心理治疗成功的一个基本要素。她认为形成联盟的能力基于个体与早期照料者的早期经历。在缺乏这种能力的情况下，治疗师在早期治疗中的任务是提供一种支持性关系，以促进治疗联盟的发展。Greenson（1967）强调了治疗联盟的协作性质，即患者和治疗师共同努力来促进治疗性改变。Bordin（1979）将治疗联盟的概念定义为患者与治疗师就心理治疗的任务与目标达成一致的程度，以及他们之间关系的质量。他将该联盟视为患者和治疗师之间不断发展与变化的动态互动的结果。

心理治疗的结果研究支持这种观点，即治疗联盟的质量是治疗结果的最佳预测指标（Horvath and Symonds 1991）。研究证据表明，在短程支持性心理治疗与支持性-表达性心理治疗中，早期和强大的治疗联盟可预测积极的治疗结果（Arnow et al. 2013；Hellerstein et al. 1998；Luborsky 1984）。

治疗联盟破裂

治疗联盟的稳定性似乎与心理治疗连续体有关。

在偏向支持性心理治疗的一端，联盟往往更加稳定，因为它不受可能加剧患者焦虑的面质或诠释的威胁（Hellerstein et al. 1998）。

患者与其治疗师建立积极联盟的能力各不相同。处于精神病理连续体中损害一端的有结构缺陷（特别是在客体关系方面）的患者，可能在与治疗师建立积极关系方面存在问题。无法建立"基本信任"（Erikson 1950）会干扰治疗关系的建立。对于这些患者，主要的治疗任务（特别是在治疗早期）是建立信任关系。

治疗联盟破裂并不罕见。事实上，治疗师和患者之间的误解有很多原因。在心理治疗过程中，患者可能在不同时间体验到治疗师的批评、冷漠、疏远、隐瞒、不可信、侵犯性、缺乏同情心等，其中任何一种都可能导致联盟破裂。

在支持性心理治疗中，当联盟出现问题时，治疗师有足够的机会和广泛的策略可进行有效干预。治疗师在无意攻击或贬低患者，或提出患者认为具有侵犯性的、引发焦虑的或令人不快的问题时，表达真诚地遗憾没有过多限制。一般来说，当治疗师预期或注意到联盟出现问题时，支持性技术会被作为修复联盟的一线选择（Bond et al. 1998）。治疗师尝试以实际的方式来解决这个问题，在转向象征性或移情问题之前，先停留在当前的情境中。

教育准备

对于精神科医生来说，掌握支持性心理治疗的工作知识至关重要，因为它是最常用的心理治疗。在所有形式的精神科临床实践（门诊、住院、联络会诊、药物管理等）中，支持性心理治疗的策略与技术都非常有价值。每个精神科医生均应能对患者进行全面的评估与诊断性访谈，并制订综合治疗计划。其中包含许多可能的方法，包括精神药理学治疗和社会心理治疗。此外，精神科医生应了解治疗关系及如何建立治疗联盟。精神科医生需要了解移情和反移情、防御、适应方式和自尊问题等概念，并能有效地使用这些概念。

不幸的是，在住院医师培训项目中没有以任何系统的方式对支持性心理治疗进行教学。自 2007 年以来，美国精神科住院医师审查委员会要求精神科住院医师需要具备完成 3 种心理治疗的能力，其中之一就是支持性心理治疗（Accreditation Council for Graduate Medical Education 2017）。这些要求有助于促进住院医师培训项目中针对支持性心理治疗的教学与监督。

总结

支持性心理治疗是一种被广泛应用的治疗方法，对许多不同类型的患者和精神障碍都有效。尽管它是使用最广泛的心理治疗，但它的作用依然被低估，很少以系统的方式进行教学。然而，由于美国住院医师培训项目中对支持性心理治疗教学的要求，这种情况似乎正在改变。很明显，支持性心理治疗需要更多的研究来确定和区分哪种策略和技术对哪些患者有效。此外，该领域还需要更好地理解改变的机制，从而为支持性心理治疗提供更全面而整合的理论基础。

临床要点

- 支持性心理治疗可被定义为一种使用直接干预来改善症状，以及维持、恢复或提升自尊、自我功能和适应能力的治疗方法。
- 将心理治疗技术与患者在精神病理连续体的定位相匹配至关重要。
- 支持性心理治疗几乎没有绝对禁忌证。一般来说，只有当心理治疗本身是禁忌证时，支持性心理治疗才是禁忌证。
- 支持性心理治疗的主要策略包括：加强防御、维持和修复治疗联盟、提升自尊，以及使用治疗模型和自我暴露。
- 支持性心理治疗的主要干预方法包括：使用对话式沟通方式、表扬、安慰、鼓励、建议、合理化、重构、演练、澄清、面质和诠释。
- 支持性心理治疗更多关注真实关系，而较少关注移情。
- 支持性心理治疗不仅是提供一种支持性关系。

参考文献

扫码见参考文献

第 35 章

心理治疗中的心智化

Jon G. Allen，Peter Fonagy

赵旭东 胡满基 韩晶晶 吴珩 译 张宁 审校

我们将心智化（mentalizing）定义为人类与生俱来的想象能力，运用这种能力人们可以感知和诠释自我在意向性心理状态（如欲望、动机、感受和信念）下与他人连接的行为。通俗来说，心智化的特征是对自我与他人思想及感受的有意关注，即将心比心。

虽然 mentalizing 一词未被收录在目前的许多词典中，但其在词典中已经存在了两个世纪之久，并自 20 世纪起被收录于《牛津英语词典》（Oxford English Dictionary）。20 世纪下半叶，法国精神分析学家将这一概念引入专业文献中（Lecours and Bouchard 1997），20 世纪的最后 10 年，心智化开始出现在英文专业文献中：Morton（1989）将持续的心智化损害视为自闭症的核心缺陷。此外，Fonagy（1989）提出，与依恋关系中的极度不安全感相关的短暂心智化损害在边缘型人格障碍（BPD）精神病理发展中发挥关键作用。正是因为这一结论，以心智化为基础的心理治疗（MBT）得以发展（Bateman and Fonagy 2016）。

本章的目的不是推广心理治疗的某个流派，而是帮助临床工作者在理解精神病理和实施心理治疗时考虑心智化的价值，无论其理论方法或擅长何种治疗流派。本章以阐述心智化的概念、其各个维度和相关重叠概念为起始；回顾心智化在依恋关系中的发展，包括发展失败导致后续精神病理的相关机制。我们提出，有效的心理治疗需要一个自然的教学过程，以重新激活患者对人际影响的开放性，从而扫除社会学习过程中社会逆境造成的障碍。基于这一发展框架，本章介绍了如何运用 MBT 治疗 BPD，并总结了临床对照试验对其有效性的验证结果。鉴于上述有关心理治疗教学过程的发展论点，BPD 自然是以心智化为基础的治疗方法的主要领域。然而，考虑到社会逆境对精神病理发展的普遍影响，以及社会学习在其改善中的重要作用，我们已将心智化应用到 BPD 之外的广泛领域。因此，心智化作为不同心理治疗的共同治疗因素，在各类精神疾病的治疗中发挥至关重要的作用。本章涉及领域广泛，在此仅能强调一些要点；我们希望通过本章内容为大家打开心智化和依恋理论及研究的相关发展的大门，通向这一新兴领域。

心智化的维度及相关概念

心智化是一个涵盖多维度的概括性术语（Allen et al. 2008），如表 35-1 所示。治疗师必须注意心智化的多维度特点，因为个体的心智化能力在各维度上存在变异，而这种可变性的显著个体差异与精神病理密切相关。将心智化的不同维度与激活的不同脑区相关联有助于准确解析这些维度（Fonagy and Luyten 2016）。

最根本的是，我们将自我和他人相关的心智化区分开来。很显然，有些人更善于解读别人的心理状态，而不是自己的，而另一些人则对自己的心理状态更加敏感，而对他人的心理状态漠不关心或是无动于衷。学习分辨自我与他人的心理状态是一项复杂的发育技能，且这种辨别力会在人际压力背景下瓦解。镜像神经元相关研究表明（Iacoboni 2008），对观察、行动和感觉做出类似反应的脑区使人具备情感共鸣和

表 35-1 心智化的维度

心智化的维度
对自我心理状态的觉察 vs. 对他人心理状态的觉察
外显心智化（受控的、思考的、有意识的）vs. 内隐心智化（自动的、直觉的、程序性的）
关注外部行为（可直接观察）vs. 内部心理状态（依靠推断）
聚焦认知（想法和信念）vs. 情感（情绪感受）

引自 Allen JG: Restoring Mentalizing in Attachment Relationships: Treating Trauma With Plain Old Therapy. Washington, DC, American Psychiatric Publishing, 2013，p. 29. Used with permission.

情绪渲染的能力；这种共鸣能力只有在配合更高级脑区执行抑制过程时才能发展出真正的共情，这些脑区允许我们思考自我与他人的差异并进行反思。在心智化与他人的关系时，个体必然会投射出自身的经验，但他们也必须辨别出自身投射，并注意经验和视角的差异。

我们还区分了外显心智化和内隐心智化。外显心智化相对受控，主要采取叙事的形式；人们经常将自己的心理状态及其原因和历史以故事形式向他人和自己讲述。这些故事或多或少都经过加工修饰，范围从简单地把感受转变为文字到创作更为复杂的自传式叙事。外显心智化就像意识一样，允许心理时间之旅：心智化不仅关注当下（如探索当前感受的原因），也针对过去（如重建过去的人际冲突或冲动行为的基础）及未来（如预测解决人际关系挑战的最佳方法）。因此，在心理治疗中，个体通过外显心智化从过去的错误中进行学习，以便未来更有效地进行人际互动。

相反，内隐心智化是相对自动的、程序性的和无意识的，如在交流中轮流发言、根据他人的情绪状态调整语音语调和姿势，以及自然而然地考虑他人的认识范围（如当对方不知道 "Jane" 是谁时，就不提 "Jane"）。一般来说，当互动一切顺利时人们依赖内隐心智化，而外显心智化则更普遍地体现了意识和思考的功能。当个体遇到新奇或令人费解的行为（发生在自我或他人身上），以及有意处理和解决内心冲突或人际关系冲突时，外显心智化发挥作用。

我们将认知心智化和情感心智化区分开来，与这一维度相关的个体差异显著。任一方向的极端不平衡均会给心理治疗带来挑战。例如，依赖认知、强迫性和智能化的患者可能善于为自己或他人的行为寻找明确的理由，但这种洞察力缺乏真实的情感意义，不能促进改变。相反，那些更易被情感淹没的患者（如BPD）使用内隐过程，导致情绪渲染和自我-他人分化受损。对于处在这一连续体两端的患者，对情绪的心智化（对想法和感觉的思考和感受）是一个关键的治疗目标。

我们还要区分外部和内部心智化。外部心智化需要对外部的、可观察到的行为做出反应，最突出的是面部表情，也包括语音语调和姿势。相比之下，内部心智化需要推理和想象，以便理解与外部行为相关联的心理状态（即欲望、感受、信念和关系倾向）。在BPD 的情况下很明显（见本章"基于心智化的治疗"），内隐心智化、情感心智化和外部心智化可能会导致有问题的人际行为。例如，患者可能会对治疗师短暂的困惑皱眉做出反应，认为这是敌意拒绝的表现，并认为治疗师急于终止治疗。这种内隐的反应需要治疗解释，其中治疗师的观点可以对患者的经验产生影响。

前面的讨论暗示了心智化能力或技巧的个体差异。心理治疗的努力方向是识别心智化缺陷的领域并改善这些领域的心智化能力。在很大程度上，熟练的心智化（表 35-2）需要灵活地整合心智化的多个维度：平衡对自我和他人的关注；整合认知和情感心智化；能够将外部行为与内部心理状态联系起来；在面对问题或进行更复杂的互动（如具有挑战性的谈判或心理治疗）时，需要依靠内隐的、直觉的心智化，同时紧密结合外显的、反思的心智化。

鉴于心智化是人际关系的基础（关乎自我和他人），心智化以各种方式与许多同源概念重叠也就不足为奇了，包括共情、心理学头脑、自我觉察、自知力、心智理论、读心术、社会认知、元认知、社会智力和情绪智力。反思功能一词与心智化有着特别密切的关系，因为它是公认的评估心智化能力的标准，基于对心智化中最具挑战性的领域的评估（即关于童年依恋关系的叙述），这是心理治疗术语的一个常见组成部分。

心智化和正念的区别值得特别关注，因为这两个概念很容易混淆。此外，正念已经非常流行，临床医生和患者可能对正念更熟悉，他们在听到心智化时会质疑两者的区别。这两个概念的区别与联系总结在表 35-3 中。简言之，正念是关注当下，它可以包括对自我或他人心理状态的关注，即心理的正念。相比之下，心智化也包括反思和理解，但通常是以叙述的形式。我们认为，对心理状态的关注是熟练进行心智化的一个必要条件。正念和心智化在两个关键方面有重叠：①都强调需要区分心理状态和它们所代表的现实；②都主张对自我和他人的心理状态采取非评判性的、好奇和探究性的开放态度，即心智化立场。

读者可能会感到疑惑，有了这些同源概念，为什么还要再增添另一个不寻常的词——心智化。这些概念都没有一个确切的同义词，它们源于不同的临床和研究传统。心智化具有根植于依恋关系理论和研究的独特优势，这一特点使其锚定于发展精神病理学中。此外，源自 mentalization 的 mentalizing 具有动词形式

表 35–2　熟练的心智化的特点

必要时启动心智化（*vs.* 对心智化冷漠或回避）

合理、准确地进行心智化（*vs.* 扭曲地使用心智化或过度精细或强迫性地进行心智化，即过度心智化）

意识到存在不准确可能性的心智化（*vs.* 坚信一个人的看法和解释的确定性）

心怀善意的心智化（*vs.* 为了操纵或利用而滥用心智化）

灵活整合心智化的多个维度（*vs.* 将心智化限制在特定维度）

以真实情感为基础的心智化（*vs.* 假心智化，如智能化、使用陈词滥调或心理学呓语）

的优势；我们提倡患者和治疗师必须更加一致和熟练地进行心智化。

心智化理论也不同于其他相关概念，因为它提出了一种基于发育和神经科学的概念化过程，这些过程在心智化失败时被激活。这些过程被称为前心智化或非心智化经验模式（表35-4），它们与人际关系或主体内功能障碍有关，最常与人格障碍有关，也与许多精神障碍经历有关。

表 35-3　心智化与正念

心智化
建构传记性和自传性叙述
反思心理状态的意义
对心理状态进行推断

心智化与正念的重叠方面
意识到心理状态的具象性
采取接受、同情、好奇的非评判性态度

正念
关注自我和他人的心理状态
全然专注于当下

表 35-4　前心智化经验模式

心理等效：心理内容等同于现实（如将梦境、创伤后的闪回和偏执性妄想视为现实）；未能区分心理表征和它们所代表的外部现实与感知和诠释的暂时性丧失有关

假装模式：心理状态与现实过于脱节，呈现一种不真实的感觉，通常与缺乏自我情绪或感觉体验有关（如分离状态、缺乏情感意义的话语）

目的论模式：心理状态以目标导向的行动来表达，而不是以叙事性沟通来表达，如用非自杀性自伤表达愤怒或要求通过身体接触表达关怀

引自 Allen JG, Fonagy P, Bateman AW: Mentalizing in Clinical Practice. Washington, DC, American Psychiatric Publishing, 2008, p. 91. Used with permission.

心智化在依恋关系中的发展

我们对心智化的看法深受依恋理论的影响；特别是，我们最初关于婴儿期和幼儿期出现心智化的工作受到依恋范式的强烈影响。我们简要解释心智化和依恋理论之间的关系。考虑到社会认知过程在社会环境和发展精神病理学之间的作用更加广泛，我们提供了相关概念演化的更新（Fonagy et al. 2017）。

Gergely 和 Unoka（2008）提出的关于依恋和心智化之间关系的更精确描述可以概括如下：婴儿会通过复杂的情感镜像过程开始发展自我感知（和自我意识）。例如，母亲将婴儿的情绪心智化，并通过她的表情和行为表达这种情绪，实际上是以这种方式向婴

儿呈现（即表征）这种情绪，婴儿逐渐将自己的内部经验与母亲对这种情绪的表征联系起来。例如，具备心智化能力的母亲对婴儿的挫折做出反应时，不会向婴儿表达她自己的挫折，而是替婴儿表达挫折，让婴儿从她的脸上看到，从她的声音中听到，从她的触摸中感受到（如将挫折的表达与照顾和关怀结合在一起）。之后，在心智化互动过程中，母亲将孩子的情绪（和她自己的情绪）用语言表达出来。最终，通过心智化叙事，情绪感受的关系语境得以阐明。

对依恋模式的代际传递和在这些模式中嵌入的心智化（或非心智化）能力的研究为心理治疗的心智化方法提供了发展基础。Fonagy 等（1991）使用反思功能量表来评估初产妇的心智化功能质量，并通过成人依恋访谈来了解她们在童年时与自己父母的依恋关系。为了评估成人依恋访谈中的父母心智化与婴儿依恋安全感之间的关系，Fonagy 等（1991）采用了 Ainsworth 陌生情境试验（Ainsworth's Strange Situation），该方法需要在游戏室中制造适度压力下的亲子分离与重聚。简言之，安全型依恋的婴儿或多或少会因为分离而感到痛苦；无论如何，在重聚的时刻，他们会向母亲寻求躯体接触及精神安慰，获得慰藉后他们可以重新回到游戏中。母亲的心智化能力与其依恋发展史密切相关，并可预测婴儿与母亲关联的依恋安全感。

另一个极端是，依恋关系中的创伤会导致心智化能力受损的代际传递。在成人依恋访谈中，关于父母的童年依恋最深刻的亲子不安全感形式（被归类为未解决-混乱型）通常是与未解决的童年创伤经历相关的话语连贯性的缺失。父母被归为未解决-混乱型的婴儿在陌生情境中表现出最严重的不安全依恋形式的风险更高，即混乱型依恋。婴儿混乱的依恋行为表现为极端的冲突（如当父母离开房间时尖叫抗议，然后当父母回来时逃跑），以及直白地表现出困惑或迷失方向的行为（如像迷失方向一样在房间里徘徊，或进入一种分离的、恍惚的状态）。因婴儿的依恋需求或痛苦而唤起自己的创伤性依恋史，极度不安全的父母会变得恐惧，无法心智化；反过来，他们的婴儿很容易感到害怕，无法在关系中寻求安慰。

婴儿的混乱型依恋与父母未解决的创伤有关，其首先被发现与明显的虐待有关（Main and Solomon 1990）。随后的研究发现，在父母的依恋沟通和亲子互动中，更细微的干扰与混乱型依恋有关。也就是说，婴儿的混乱依恋不仅与依恋访谈中父母的创伤相关失态发作（包括分离状态）有关，而且与整个访谈中更普遍的敌意或无助心理状态有关（Melnick et al. 2008）。此外，婴儿的组织混乱既与虐待（和忽视）有关，也与亲子互动中更普遍的情感交流障碍（Lyons-Ruth and

Jacobvitz 2016）及失能照料系统有关（George and Solomon 2011）。更重要的是，Tronick（2007）的"面无表情"压力情境（母亲变得无表情和无反应，这总是会使婴儿感到痛苦）是一种很直观的情感忽视的原型，可能以慢性无反应的形式造成创伤。

我们将依恋创伤的症结解释为，在难以承受的情绪状态下被置于在心理上被孤立的状态。如表 35-5 所强调的，这种经验妨碍了在最迫切需要时的心智化发展，造成了三重发展欠缺。Fonagy 和 Target（1997）最初在提出双重欠缺时阐述了依恋创伤的不良后果：①引发极度痛苦；②破坏调节痛苦能力的发展，即发展安全依恋的能力，这需要心智化。我们认为，依恋创伤可能破坏个体的认知信任能力（这里是指对接受与个人相关和具有普遍意义的社会交流的开放态度，即关于个人世界的社会和文化信息，以及如何最好地在其中发挥作用）。社会创伤的一个特别有害的后果可能是破坏对所有社会知识的信任。

在我们对非典型依恋经历的思考中加入第 3 个组成部分，实际上是重新调整了依恋在童年后期和成年期产生心理障碍和痛苦的易感性中发挥作用的本质。与发展精神病理学相关的认知信任理论始于进化的观点，即人类婴儿适应于接受主要照顾者的社会交流。将内隐和外显知识接受为个人相关和普遍适用的知识，可使人类婴儿吸收关于婴儿及其照顾者共享的社会环境的丰富文化理解。Gergely 和 Csibra（2005）提出了一个术语——"教学立场"，是指人类以有效的方式教授和学习新的相关文化信息的特有倾向（表 35-6）。相反，与艰苦的反复试错的学习过程相比，文化知识可以通过教学法迅速传播，无论我们的物种、群体或个人多么费力地获得。为了驾驭社交世界，我们必须开放地学习新事物、预期行为和社会环境。同时，我们必须能够根据与他人的交流来纠正我们的想法、信念、期望和幻想，并从我们创造和发

表 35-5　与依恋创伤相关的三重欠缺

1. 唤起令人难以忍受的情绪状态
2. 破坏心智化的发展，从而破坏调节情绪的能力
3. 促进了认知上的不信任，从而削弱了从人际影响中获益的能力，阻碍了社会学习和社会认知的细化

表 35-6　自然教学概述

通过教学和学习促进文化知识的快速传播

包括对社会认知至关重要的心理和人际功能的知识

允许纠正对自己和他人心理状态的误解和扭曲的看法、解释

由明示线索触发，表明传递信息的意图（如建立眼神交流、称呼对方姓名）

需要认知信任，这对开放接受社会影响和学习至关重要

现自己的情况中学习。这种适应在婴儿期是必不可少的，它是整个生命中发展进程的重要组成部分，包括特定的发展阶段，如儿童早期和青春期，需要对照顾者和其他人进行特别密集的指导和学习。简而言之，我们都受益于继承了一个进化选择的人际渠道，来获取可以信任的世界信息。实际上，这是一条生物学设计的认知高速公路，用于快速有效地传递社会中的信息，这些信息对人类社会的生存和适应至关重要。

在婴儿期，特殊的线索触发了从扮演教师角色的照顾者那里学习的教学立场。这些线索向孩子表明，照顾者即将传递的信息是可信的，并且可以泛化应用到目前情境之外（Gergely 2007）。这些婴儿时期的明示性交流线索包括眼神交流、扬起眉毛、称呼对方的名字及使用特殊的语音语调（妈妈语）。这些不同的线索都是将互动标记为特殊的方式，表明照顾者在沟通意图的背景下注意到了婴儿的主观性（Fonagy et al. 2007）。

这种社会学习的教学模板一直保持到婴儿期以后。也就是说，我们仍然需要特殊的触发因素来打开我们的思维，这样就可以接受关于世界的新信息。如果我们要向他们学习，寻求首先与我们沟通的人必须通过展示他们对我们的思想感兴趣，来建立他们作为值得信赖的社会教育家的资质。只有这样，认知的高速公路才会开放。我们觉得这些人可以从我们的角度看世界（即当他们对我们心智化时），这是认知信任的基础，并打开了我们了解世界的愿望。因此，认知信任是通过教学途径了解社会世界的前提条件。我们认为，依恋系统是在社会世界中建立一般认知信任的进化功能，通过期望他人会以一种敏感反应和心理协调的方式回应我们，也就是说，让我们感到自己被人所知。大量证据表明，安全依恋的儿童比不安全依恋的儿童在认知上更开放和灵活，这种认知能力反映在优异的学习表现上（Thompson 2008）。同时，正如 Bowlby（1988）在心理治疗的背景下所断言的那样，依恋关系中的安全感有助于探索自己和他人的心理状态。总之，感受思考的体验促进了一生中与他人互动时思考和了解社会世界所需的安全感。建立在临床医生心智化基础上的认知信任是有效心理治疗的先决条件，它促进了对社会影响的开放。

因此，人类婴儿本能地倾向于对照顾者的认知开放。然而，一个人必须能够对他人的社会交流保持警惕：无论是恶意和（或）不可靠的，他人都可以向我们提供误导或不正确的信息。如果婴儿的照顾者是敌对的、虐待的、忽视的、病态不一致的和不可靠的，婴儿可能会适应对社会交流采取认知警惕性或完全不信任的立场。一旦认知信任被破坏，大脑无法处理新的信息，受创伤个体的行为库就会变得僵化，无

法仅通过呈现新的信息而改变。虽然这种僵化使个体更难以适应和生存，但在社会逆境的背景下，它必须被理解为自我保护。然而，如果没有能力通过被理解的感觉来发展认知信任，从经验中学习的能力就会排除通过人类交流进行的许多学习形式。我们认为，在早期照顾者关系的背景下，认知信任的破坏可能是创伤最具破坏性和最长期的后果之一。根据这种想法，依恋的作用就是一种强大的关于婴儿所居住的社会环境本质的社会交流形式，而安全依恋是刺激开放认知信任的有力线索。因此，依恋在这一发展模型中仍然非常重要，但它也是一个模型，将依恋定位为对当前环境的更广泛社会学习的反思和中介（Fonagy et al. 2017）。这使得我们能解释一些当代依恋研究中逐渐出现的复杂性——婴儿依恋风格和后续结果之间的关系并不像早期研究提示的那样简单直接，婴儿依恋的影响会在整个生命周期内波动（Fonagy et al. 2017）。

认知-动力学模型具有深远的临床意义。实际上，人类的大脑已经进化到可以通过交流来实现知识转移（现在包括长达一个世纪的心理治疗发明）；我们已经准备好从别人那里学习自己，就像我们准备从他人那里了解社会世界一样。在某种程度上，我们在社会世界（即在他人中）中找到了自己主观体验的意义，而不仅是在自我反思中，我们渴望通过心智化的对话从周围人那里了解我们自己不透明的心理世界。求助于一位值得信赖的知己来理解互动中令人困惑的强烈痛苦是这种心智化对话的一个常见例子。在经历强烈的社会逆境、虐待或虐待创伤后，认知上的不信任会影响这种通过对话来学习的自然倾向。具有极端社会逆境史的人很难通过普通的沟通来接近，这为以持久改变社会理解能力为目标的心理治疗带来巨大的挑战。

为了在心理治疗中有效地治疗受创伤的个体，治疗师不仅要考虑学习什么，还要考虑如何学习。在开始学习之前，必须从根本上改变患者对交流的可信度或价值的负面预期。仁慈是必要的，但只有仁慈是不够的；认知信任建立在能力和信誉的基础上，首先是患者感觉被理解且其主观能动性被承认。为此，心理治疗师必须创造一种社会情境，其主要目的是通过建立一种关系使患者感到他们的主观经验正被共情地思考，从而使他们能够重新开始信任社会世界，从而打开患者的思想。如果一种安全的依恋关系是信任和值得信赖的标志，那么与患者建立这种关系是改变的重要前提。心理治疗师的敏感性和心理调谐至关重要，不是因为它们能使治疗师精确地描述患者心理的具体内容，而是因为这些能力产生了认知信任。这种信任不仅使患者受到治疗方面的影响，更重要的是使患者受到更广泛的社会网络的影响，在某种程度上，这种被了解和接受新知识的经验可扩展到其他关系。因此，并不是心理治疗中所教授的东西带来了改变；相反，有效的心理治疗重新点燃了向他人学习的进化能力，这对社会认知的终身发展和完善至关重要。

基于心智化的治疗

MBT 最初是为治疗 BPD 而开发的。BPD 的核心症状（情绪失调、冲动、自我破坏行为和不稳定的关系）嵌入在高度不安全（即先入为主的和混乱的）依恋关系和严重心理障碍中。更具体地说，BPD 患者表现为外显、内隐和认知心智化的明显损害：他们对外部行为线索（如做鬼脸或打哈欠）有反应，但很难将这些线索与适当的内部心理状态连接起来，他们易受到内隐心智化和情感传染的影响，同时伴随外显、反思思维能力的受损（Fonagy and Luyten 2009）。下面的案例说明了这种非心智化的反应和治疗师对重建心智化的努力。

A 女士在 20 多岁时就寻求过心理治疗，以治疗青春期早期与父母和男友之间不稳定的关系所导致的抑郁症。她曾两次开始又停止接受心理治疗，认为这是在浪费时间，治疗师只想要她的钱。

尽管 A 女士对心理治疗明显冷嘲热讽，但在前两次治疗中，她似乎相当投入，表现出了对自己快速进入浪漫关系的模式，对伴侣变得迷恋，然后随着伴侣的关注减弱而越来越沮丧和失望。她开始第 3 次治疗时，说她的心情特别"不好"，她把这种情绪归因于心理治疗，她说这只是对她所有"混乱"关系的重复。治疗师皱起眉头，向后靠着，停下来思考，专注地看着她，然后说："这听起来很可怕。"她愤怒地抗议道"你已经放弃我了！这种治疗没有任何效果，你瞪着我的方式告诉我，你会把这一切都归咎于我。"

治疗师俯下身来说："对不起，我知道我在思考的时候似乎会盯着人看，这可能会让人反感。"A 女士回答说："是的，你说对了！"治疗师继续说："我没有意识到自己在瞪着你。有趣的是，你以为我是想责怪你，而当我停下来的时候，我是在想我没有给你足够的帮助，并开始想我们可以做什么不同的事情。"A 女士的语气柔和了一些，但她回答说："这并不能改变你认为我无药可救的事实。"治疗师回答说："我想知道你是否把我的感受和你的感受等同起来——也许你想放弃，并将我对这种'可怕'情况的评论解释为我看待你和你看待自己一样。"A 女士回答说："有时候我确信自己无药可救——我甚至想过自杀。你为什么不相信治疗是毫无意义呢？"治疗师回答说："我不知道将来我们会有多成功，但我鼓励你说出对这个过程的失望，而且你也愿意听我说。所以，在我们想出怎样做有帮助之前，也许你不会放弃。"

在上述情况下，当心智化崩溃时，患者的行为受到前心智化模式的控制（表35-4）。在心理等效模式中，正如A女士的回答，患者对自己的感知和解释感到完全确信，无法考虑多个视角或采用"好像"的思维模式。在假装模式中，患者的体验与现实分离，失去现实基础，他们的感知可能会被高度扭曲。在目的论模式中，行动取代了思想，因为患者的愤怒表现为自我毁灭的行为，关怀必须通过触摸来表达，而不是凝视、举止和言语。

如果治疗师尊重患者对明示性线索的察觉能力和反应能力，即治疗师对患者的主观体验和治疗师对其的观点感兴趣，那么治疗师更容易对BPD患者明显难以获得社会影响（包括心理治疗）的情况感同身受。这些线索通常会产生认知信任，并让个体向信任的人学习。BPD患者出现的僵化是关键反思（即心智化）能力的缺乏伴有无法公开回应人际交流并从中学习。

虽然BPD有多种发展途径，但非心智化的家庭环境在其中发挥重要作用。以情感沟通受损为特征的家庭关系不利于关于情感、思想、需求、动机和不同观点的连贯话语交流。这种互动也不能体现出共情和正念关怀的心智化立场，并可能有助于为导致BPD的发展级联反应奠定基础。总结如下：

> BPD心智化障碍的一个发展路径是早期忽视（可能会破坏婴儿的情感调节能力）、后续虐待或其他环境情况（包括成年期经历的言语、情感、躯体和性虐待）的结合，这可能会长期激活依恋系统（Fonagy and Luyten 2009, p. 1366）。

Bateman和Fonagy开发的MBT旨在提供一个心智化相对充分和值得信赖的人际环境，从而使这些社会认知的核心缺陷得到纠正。在最初的迭代阶段（Bateman and Fonagy 1999），MBT是在日间病房（部分住院病房）项目背景下开发的，以个人和团体心理治疗为中心，但也包括表达性治疗（如涉及艺术作品和写作）。患者每周参加该项目5天，住院时间最长为18～24个月。随后，Bateman和Fonagy（2009）建立了一个为期18个月的强化门诊项目，包括每周1次50 min的个体心理治疗，以及每周1次90 min的团体心理治疗。在这两个项目中，个体心理治疗师与团体心理治疗师是分开的。这两个项目的设计都考虑到了有效治疗BPD的共同特点（表35-7）。

表35-7　边缘型人格障碍的有效治疗的共同特征

明确的治疗结构
努力提高治疗依从性
关注自伤性和有问题的人际行为
支持性治疗关系
治疗师的活动度和参与度高
长期治疗
与其他卫生保健服务和社区资源相结合

MBT是一种非常直接的治疗方法，其总体目标总结如下：

> 这是一种提高心智化能力并使其更加稳定和强大的治疗，从而使个人能够更好地解决问题和管理情绪状态（特别是在人际关系中），或至少在这样做时更有信心。治疗目标是促进患者对人际关系和问题的心智化态度，在患者非常确定的地方灌输怀疑，并使患者对自己和他人的心智状态越来越好奇（Bateman and Fonagy 2012, p. 274）。

心智化的焦点是由BPD患者最突出的心智化障碍所引导的：干预旨在通过鼓励对内部心理状态的外显思考来减慢患者面对情绪反应的速度，同时流畅地转移以保持与自我和他人心智化之间的平衡。虽然MBT在精神分析中有坚实的根基，但心智化方法并没有明确治疗过程的内容；相反，治疗由患者的焦点引导，特别是人际问题和依恋关系。重要的是，与我们关于自然教学过程的发展论点一致，治疗并不是关注获得领悟，而是提高对于影响的开放性和心智技能，从而有效解决人际问题和个人内部问题。

不同的治疗方法均可有效治疗BPD，许多其他精神疾病也是如此，这与我们的发展论点一致。患者可能是第一次感觉被可靠地理解，并准备好聆听治疗师的信息，并参与学习和改变的过程。然而，我们应考虑到这样一种可能性，即在治疗过程中，治疗师的具体观察和建议可能不是最有潜力的。鉴于研究证据表明许多理论方法和治疗方式对这组患者有效，改变很可能仅是通过在咨询室建立信任和人际理解来实现的，这有助于清除认知高速公路上的障碍。患者离开咨询室时具备了能够学习的心态，即吸收新信息并将其整合到他们当前和过去的思维模式中。通过有效的心理治疗，他们能够与伴侣、父母、朋友和同事继续进行心理探索和学习过程。他们所接触到的信息不一定是新的；相反，以前从这些不同来源传递的信息不受信任，因为如果不具备感觉被他人理解的能力，内化的生物线索（认知信任）就无法被触发。

为了建立信任和促进人际学习，MBT包括在一定意义上对移情和反移情的高度关注：与其他关系一样，在改善心智化的服务中处理患者-治疗师关系。正如 DeFife 等（2015）在促进治疗即时性方面所提倡的，患者和治疗师应共同思考他们的关系，比较和对比他们的观点。观点的持续和完美一致不会促进学习；治疗总是伴随着调整、错位和重新调整观点的动态过程。治疗师必须在很多时候以合理的准确性掌握患者的经验，同时通过引入另一种观点来挑战患者的观点。此外，治疗师还必须对患者的观点做出回应，以展示开放性和灵活性，如当治疗师的评论不可避免地偏离了目标。这种方法要求治疗师有高度的透明度，这是一种让患者能够直接坦率地讲述关系体验的透明模式：如果两者要共同发展心智化过程，患者必须在临床医生的头脑中找到自己，同样，临床医生也必须在患者的头脑中了解自己。"两者都必须经历一个思想被另一个思想所改变。"（Bateman and Fonagy 2016，p. 182）。

下面的临床案例说明了心智化移情和思维影响思维的过程。

B 博士是一名 40 多岁的内科医生，在经历了 6 个月的抑郁期后，她被紧急送往医院。这 6 个月的抑郁期是由一场有争议的夫妻分居引发的，同时她与一名工作合伙人的对抗性纠纷也越来越大，这些又因酗酒（最终导致服药过量）而加剧。病情稳定后，她被转诊至专科住院治疗，期间她接受了心理治疗。

B 医生否认服药过量是自杀企图；相反，她说她只是想放倒自己一段时间，以摆脱不断被指责的痛苦，独自照顾自己。尽管她否认自杀，但她承认，当她服用过量药物时并没有介意自己是否可能会死。当她稳定下来，从无情的压力中解脱时，她对自己可能会死亡感到震惊，尤其是因为她的自杀对两个孩子的潜在影响，以及她的自我毁灭行为可能会引发一场监护权争夺战。因此，B 医生认同她出院后的安全是心理治疗的一个突出的焦点。

B 医生长期的自我挫败行为史是心理治疗的焦点，在即将出院的背景下，她制订了一个具体的安全计划，其中包括确定在危机中可寻求帮助的人。在一般合作关系的背景下，治疗师指出 B 医生出院时重复了其"自我挫败"的模式，在制订安全计划时"拖延"，这引发了治疗联盟中的裂痕。B 医生很生气，愤怒地抗议道："我一直在治疗！"她补充说，她担心不会得到她需要的支持。鉴于她的一生中在保障福利方面的"糟糕记录"，她坚称并不是在"自我挫败"，而是"残酷

的现实"让她怀疑自己。B 医生坦率地表达了她的困惑，但她说她不明白治疗师的说法从何而来。

治疗师被 B 医生对一个在他看来似乎不言而喻的观察结果的挑战吓了一跳，他回应了 B 医生要求解释的请求。他表示，他是在回应 B 医生在制订计划时的"犹豫"，现在他意识到他的沮丧反映了他对她未来安全的焦虑，他们两人显然都有这种焦虑。然后他又说，不管 B 医生是否在自我挫败，他都感到挫败。这让他们同时认识到，他是如何与 B 医生被反复的抑郁和酗酒打败，以及她无情的自我批评产生共鸣的。在回应治疗师的失败感时，她承认其他人（包括她的丈夫和工作伙伴）曾多次因她的行为感到挫败。在这个反思的过程中，B 医生和治疗师分享了思维影响思维的感受，他们可以自由探索 B 医生的障碍，B 医生能够识别出持久的支持来源。

总的来说，MBT 的理想结果是让患者从治疗过程中内化其心智化立场，其关键是以开放的好奇心态度探索和理解心理状态的持久倾向。换句话说，必须（重新）建立认知信任，以使患者可以开放地了解自己和他人的心理状态。当然，一旦建立起来，这种心智化只会在互惠和互动的背景下蓬勃发展。在培养这种立场的治疗环境中进行的患者教育小组中，患者通常会说类似这样的话："你让我尝试心智化。现在就告诉我怎么让我的配偶去做吧！"我们会回答说，讽刺的是，试图迫使另一个人心智化，是非心智化的。我们遵循心智化孕育心智化的发展原则，但这并不意味着可以"对某人"进行心智化。事实上，当个体处于非心智化状态时，当情感在人际压力源的背景下被激活时，刻意的心智化方法可能会显得沉重和不恰当。例如，当患者处于心理等效状态时，他们无法想象当前的现实不是他们所经历的；无论情况多么严峻，它都是不可改变的、完全固定的。在这种情况下，基于心智化的治疗师的最初方法是试图通过患者的视角来看，这可能包括这样看他们自己。这听起来很简单，但需要谦逊、自律和想象力，因为个体（很自然地）想要坚持自己看待自己的方式。以这种方式体验共情是学习其他看待世界的方式的关键第一步：一旦患者有了感觉被理解和认可的经验，治疗师就可能能够引入涉及观点转变的其他观点。培养个人的心智化能力类似于物理治疗，如在石膏固定后加强肌肉，即肌肉力量需要逐步建立，应通过循序渐进的方式加强，并仔细考虑脆弱和易进一步损伤的区域。

Bateman 和 Fonagy 在一系列随机对照试验中研究了 MBT 治疗 BPD 的有效性，将在社区接受常规治疗的患者作为对照组。日间医院项目在一系列结

果研究中进行了调查，最终进行了一项为期 8 年的随访研究（Bateman and Fonagy 2008）。与常规治疗组相比，MBT 组与自杀企图、急诊就诊、住院治疗、药物使用和门诊治疗及冲动性下降相关。在随访时，MBT 组中符合 BPD 标准的患者远少于对照组（13% vs. 87%）。此外，除症状改善外，MBT 组患者的人际关系和职业功能也有更大的改善。同样，在 18 个月的治疗期结束时，强化门诊项目被证明比结构化的临床管理更有效（Bateman and Fonagy 2009），特别是对于有两种以上人格障碍诊断的患者（Bateman and Fonagy 2013）。与常规治疗相比，门诊治疗降低了自杀行为、非自杀性自伤的发生率及住院率；此外，MBT 组表现出更好的社会适应，同时减少了抑郁、症状痛苦和人际痛苦。一项针对青少年 MBT 适应性的随机对照试验（MBT-A）发现，在治疗自伤的年轻人时，MBT-A 在减少自伤和抑郁方面比常规治疗更有效（Rossouw and Fonagy 2012）。

一项随机对照试验比较了 MBT 治疗进食障碍（MBT-ED）和对进食障碍和有 BPD 症状的患者提供专家支持的临床管理。该研究中的脱落率〔68 名符合随机分组条件的参与者中只有 15 人（22%）完成了 18 个月的随访〕使结果难以解释；尽管如此，MBT-ED 与进食障碍检查中患者对体形和体重的关注减少有关（Robinson et al. 2016）。另一项随机对照试验针对 MBT 治疗 BPD 共病反社会人格障碍的有效性，发现 MBT 可有效减少愤怒、敌意、偏执、自伤和自杀企图的频率，以及改善负面情绪、一般精神症状、人际关系问题和社会适应（Bateman et al. 2016）。

心智化是心理治疗的共同因素

数十年的心理治疗研究有一个共同的发现：与对照组相比，很多心理治疗流派均显示出有效性，但是很难得出哪一个流派更优的一致性结论（Wampold and Imel 2015）。尽管不同流派之间的差异通常意义有限，但是治疗关系的质量对治疗结局有实质性影响（Norcross 2011）。最值得注意的是，一致性证据证明了治疗联盟（Horvath et al. 2011）及破裂联盟修复能力的重要性（Safran et al. 2011）。我们的方法与以上对治疗关系的强调完全一致，为此，我们在安全依恋关系的背景下使用心智化的语言。Bowlby（1988）对此做出总结，他将治疗师的角色建构为"治疗师为患者提供一个安全基地，患者在此基地能够探索过去与现在生活中不快乐和痛苦的各个方面。如果没有一个值得信赖的伴侣提供支持、鼓励、同情，有时甚至是指导，他会发现很难或不可能去思考和重新考虑其中

的许多方面"。本章原著者之一（J.G.A.）曾在创伤教育小组中观察到，一位患者对"心灵可能是一个可怕的地方"如此回应："是的，你不会想要一个人进去！"对此，Bowlby 可能会鼓掌。

我们曾提出心智化是心理治疗"最基本的共同因素"（Allen et al. 2008，p.1）。出于谦虚，我们也断言："MBT 是可以想象得到的最缺乏新意的治疗"（Allen and Fonagy 2006，p. xix）。在我们看来，心理治疗师所做的工作就是心智化本身，Oldham（2008）指出：心智化就是在当他们做他们治疗师工作的时候。值得庆幸的是，人们并不需要了解其概念就能拥有心智化功能，尽管我们认为理解概念有助于关注关键过程来达到心智化。治疗师如何能在没有心智化的情况下开展精神分析、精神动力学心理治疗、人际心理治疗、认知治疗，甚至是行为治疗呢？又怎么能在没有邀请患者心智化的情况下进行以上任何一种心理治疗呢？行为治疗师必须了解患者对问题的看法，而行为的改变可以促进心智化过程（如暴露于可怕的人际关系可改变对其危险性的评估，并增加个体对情绪反应的理解与接纳）。

因此，除了作为治疗 BPD 的结构化方法的支点外，心智化方法也可被视为一种独特的心理治疗风格，相比更专业的、以疾病为中心的治疗，许多治疗师常会采用心智化方法。在世界不同地区和不同临床场所举办心理治疗工作坊的经验表明，心智化的治疗风格具有广泛的吸引力。在某种程度上，这种吸引力源于该方法的常识性；一旦理解了心智化这个深奥的词汇，它就没有什么不寻常了。人们可使用一个基本技巧：心智化谈话。我们明确鼓励治疗师变得普通和自然，让他们不再需要成为解读患者思想的专家。我们推崇"未必知道"的立场，这与我们对精神状态不透明性的理解相一致，包括他们自己的精神状态。

如果我们的经验有指导意义的话，这种心理治疗方法听起来似乎很容易，即直到人们能坚持始终如一地做。和患者一样，治疗师也很容易偏离心智化轨道，其共同原因包括：不安全的依恋、强烈的情感、防御及厌恶觉察。此外，尽管心智化方法与人格和精神病理学的特定理论体系无关，但进行心理治疗，尤其是针对罹患严重和慢性精神障碍的患者，需要大量专业知识。鉴于心智化与依恋关系在发展过程中的密切关系，依恋相关的理论和研究尤为重要，且该领域文献数量庞大。此外，尽管心智化方法并不是高度结构化，规范性要求也不高，但该方法并不是随意的：合理治疗必须建立在明晰的案例概念化之上——理想情况下，提供给患者的书面案例概念化是基于对协作过程的理解（Allen et al. 2008）。以下临床案例说明了案例概念化的潜在价值。

C 先生是一名二年级的医学生，病假后转诊至住院部。因为大好前程受到严重威胁，他坚信自己"无处可去"，陷入自杀的绝望后被收治入院。

C 先生诉说着他在之前的治疗中毫无获益，但他愿意"在绝望中"再试一次。他坚定地表示，自打记事起一直深受焦虑困扰，多年来，他"考虑过各种可以想到的应对策略"。他断言，鉴于他长期以来在尝试"战胜"焦虑方面的经验，任何治疗师所能做得最好的事情就是"匆忙赶上"他的思维，然而他们却总是落在后面。实际上，他没有学到任何东西，也没有受到任何影响。

尽管 C 先生直截了当地表达了对治疗过程的怀疑和悲观，但他还是坦率而深刻地探讨了自己童年时期的焦虑发展。C 先生的焦虑非常明显，他说他的父亲采取"教官式"的方法来治愈他的焦虑。例如，他很怕黑，即使到了青春期，他也会开着灯睡觉。父亲会在他入睡后进入他的房间关灯，让 C 先生在恐惧中醒来。C 先生学会了在家庭中"填塞"自己的感受，这种模式一直持续到成年。他的朋友更像是一般的熟人，他只是偶尔约会，也没有可以吐露情感的关系。

治疗师很快接纳了 C 先生对治疗师在思想上不能超越他所持的悲观情绪，在最初的几次治疗后，他犯了一个严重的错误。尽管 C 先生透露了很多自己的情况，但他仍然对治疗无法缓解焦虑表示了沮丧和失望。为了解决 C 先生坚持认为任何治疗师所能做得最好的事情就是渴望跟上他的理解（但从未超越）所带来的关系影响，治疗师承认在这个过程中感觉"不充分"。C 先生立即绝望地回复道："现在我感觉比生命中的任何时候都更绝望！你是在告诉我，你帮不了我。"治疗师感到沮丧和内疚，自己的心智化能力受损，无法让 C 先生在这一疗程的剩余时间里进行任何有效的反思。唯一有效的干预是强烈要求 C 先生继续下一疗程，C 先生说他愿意。

在治疗间歇，治疗师写了两页单倍行距的案例概念化，试图挽救这个过程。治疗师陈述了他打算解决工作"僵局"的意图，以便找到继续推进治疗的方法。案例概念化中承认了治疗师不充分的感受，并提出了一种可能性，即治疗师对 C 先生在应对他的焦虑时的不充分感产生了"共鸣"。

该案例概念化总结了治疗师对 C 先生焦虑发展来源的理解，描述了 C 先生自杀企图的心理和关系因素，强调了 C 先生是如何在绝望中感到完全孤独的。该案例概念化同意试图"超越"C 先生思维是徒劳的，或者说，事实上任何帮助 C 先生"想办法摆脱"焦虑是徒劳的。相反，该案例

概念化提出了这样一种可能性：如果 C 先生感到不那么孤独，他的情感痛苦可能会有所减轻。尽管 C 先生厌恶亲密，但他却向治疗师开诚布公并富有感情地吐露了导致他自杀风险状态的问题。案例概念化还指出，C 先生最初努力向医院一些同行倾诉，但仅了解到有人也遭遇类似的挣扎，这让他在一定程度上获得安慰。此外，在社工的帮助下，他开始与父母"展开对话"，令他惊讶的是，父母对他处于困境做出了有益的回应。实际上，该案例概念化指出了依恋关系作为潜在的工作方向在焦虑缓解、情绪感受和表达价值的重要作用。

在下一疗程开始时，治疗师直接向 C 先生表达歉意，他为应对治疗"挑战"采取"笨拙"而"伤人"的处理方式感到抱歉。他想让治疗"重新回到轨道"，他认为通过写作总结自己对治疗的思考是有益的。接着，他拿出案例概念化邀请 C 先生阅读，C 先生非常专注，一边读一边在不同的段落画线。当阅读完毕，他抬起头说："差不多就是这样。"具体来说，经历过医院治疗环境中的获益，他认可这样一个观点，即聚焦于感受和关系而不是思考时，整体治疗会有更好的效果。他评论说这个案例概念化提供了他一直想要的东西——从不同的角度来管理他的焦虑。

我们提出心智化是一种专业的心理治疗流派（即 MBT 治疗 BPD），同时提出心智化是心理治疗中的共同因素，这可能造成潜在混淆。在后一种情况下，心智化是心理治疗的一种整合途径——超越理论、超越诊断，适用于多种治疗方式。因此，心智化与其他治疗方法（精神分析、人际心理治疗、认知治疗和正念治疗）的广泛应用一致。在我们看来，MBT 和相关的依恋研究提供了一种探索和发现的情境，在这个情境中，我们完善了对具有心理治疗潜力的基本心理过程和人际过程的理解——事实上，这是人类建立和维护关系以及了解自己的过程。正如 20 多年前在发现 BPD（Fonagy 1989）的背景下，心智化提供了一扇进入发展精神病理学的独特窗户。这扇窗户正在不断扩大。

在与同事的合作中，本章原著者之一（J.G.A.）开始探索心智化更为广泛的临床应用，他在 Menninger 诊所与患者开展此项工作，该诊所专为病情复杂的难治性精神障碍患者提供强化的、多学科整合的住院治疗，以打破根深蒂固的治疗僵局，正如 C 先生的案例。依恋创伤史在该患者群体中普遍存在。这正是精神病学领域的更为普遍的特点，心理治疗是折衷的，可使用多种治疗模式（即个人、团体和家庭治疗及心

理教育）和多种理论框架（即从心理动力学派到认知行为学派）。患者和工作人员在以依恋关系为首要治疗目标的背景下接受心智化教育，为多样化的心理治疗实践带来概念上的一致性。

伴随着对心智化在心理治疗中的普遍作用的认识，其更广泛的应用正变得越来越系统和正规。例如，心智化方法广泛应用于各种临床情况，如治疗抑郁症、物质滥用、进食障碍、创伤和反社会人格障碍（Bateman and Fonagy 2019）。此外，除了在个人和团体治疗中的应用，心智化正应用于家庭治疗及亲子干预（父母–婴儿或父母–儿童）。心智化的各种应用迅速增加与我们对心智化作为精神病理学和心理治疗中的共同因素的观点高度一致。

临床要点

- 心智化具有多重维度：尽管我们提倡在心理治疗中广泛关注心智化，但是临床工作者必须意识到特定受损维度出现的特定时刻；主要差异存在于自我与他者、内隐与外显、内部与外部以及认知与情感之间。
- 心智化孕育心智化：心理治疗的实践建立在以下发现的基础上，即父母的心智化与父母和孩子的依恋历史相关，这有助于孩子在自然教学过程中发展安全的依恋和增强心智化能力。
- MBT 是有效的：关于治疗 BPD 的长期随访研究表明，MBT 可减少一系列核心症状，改善人际关系和职业功能，从而减少治疗。

- 心智化是心理治疗的共同因素：MBT 中发展的促进心智化的核心原则可应用于不同的理论框架和治疗方式；在依恋的背景下促进心智化是对治疗实践的细化，这基于研究显示患者和治疗师之间的关系对治疗结果发挥重要作用。有效治疗的最后一个共同途径是刺激认知信任，这是通过敏感的心智化体验发展起来的。最重要的是，这种信任优化了患者的社会学习能力，从而培养了在诊室之外最重要的社会适应能力。
- 心智化适用于各种精神病理：尽管关注心智化的治疗是为了改善 BPD 相关社会认知缺陷而发展起来的，然而这种缺陷显然也存在于一系列精神疾病中，包括物质滥用、进食障碍、抑郁症、创伤和其他人格障碍，因此，针对这些情况的心智化方法也在发展中。

参考文献

扫码见参考文献

第 36 章

混合执业与数字医疗

Peter Yellowlees, Jay Shore

方贻儒　吴晓慧　崔旅纯　译　黄薛冰　审校

近年来，数字医疗、纳米技术、基因组学和云医疗等技术变革已成为改变医疗环境的趋势之一（Yellowlees and Shore 2017），并已影响到精神科医生的临床实践和许多精神疾病的治疗方式。

多年来，精神疾病治疗中引入现代技术（如电话诊疗）一直备受质疑，20 世纪后期出现了一套哲学理念，该理念认为在无法为患者提供面对面诊疗护理的情况下，可以使用视频会诊等手段。因此，"远程精神病学"这一与视频会议同义的术语常作为一种二级治疗方式（值得注意的是，在 2007 年之前，图像质量通常较差），且临床上须确定其疗效不劣于传统的面对面诊疗。在过去的 10 年里，高清视频会议和其他相关技术的发展（尤其是移动和监控领域）为精神科医生提供了许多选择。千禧年之后的一代医生们可谓是"数字居民"，在这个互联网时代里，精神科医生通常采用混合医疗服务。这种类型的医疗是指患者既接受线下面对面诊疗，也接受更为灵活的线上诊疗，这种不受时间和地点限制的、对医患双方都更为方便的医疗关系正全天候不间断地发生着。随着精神科医生临床实践和诊治方式的改变，难免会产生一些未曾预料的影响，因此，需要制定一套规则或指南，用以指导这种更加开放的新临床实践形式。

现有的文献和正式研究难以跟上现代科技领域的快速发展。尽管已发表了数篇关于现代科技在精神疾病诊疗护理中应用的具有影响力的综述，但仍缺乏传统的随机对照试验证据来证明这些技术的临床实践情况，仅有一些研究涉及了视频诊疗的应用。Bashshur 等（2016）和 Hilty 等（2013）发表了两篇重要的同行评审论文。其他重要的是 Yellowlees 和 Shore（2017）编撰的一本书，该书涵盖了远程精神病学的各个领域及美国国家科学院的一项关于退伍军人医疗保健的报告（2017），该报告包括了对技术辅助的精神卫生保健的全面综述。此外，Shore（2013）为想要开展线上视频诊疗的精神科医生撰写了一篇一站式文章。在众多发表该领域临床指南和最佳临床实践操作的机构中，美国远程医疗协会（American Telemedicine Association）最为多产，该协会在过去 10 年已制定了 3 项有关临床远程心理健康与精神病学的指南：成人远程精神病学（Yellowlees et al. 2010）、基于网络的视频诊疗（Turvey et al. 2013）、儿童和青少年远程心理健康（Myers et al. 2017）。2018 年，这些指南已更新并合并为一个叫"最佳临床实践"的文件，该文件获得了美国远程医疗协会和美国精神病学协会的认可（Shore et al. 2018）。

目前有哪些技术应用于精神疾病的治疗？

Yellowlees 和 Shore（2017）提出，技术可以分为两种，一种已成为日常实践中的标准部分，另一种则是目前尚未广泛应用或未来 10 年内很可能会被推广而当下正在部署中的技术。

目前用于临床的基础技术如下：

1. **电话：** 长期以来，电话一直被用于与患者沟通联系，尤其是处理紧急问题，虽然所有从业者几乎都会面临"电话标签"所带来的困扰。数年来，交互式语音应答系统已用于收集信息和监测患者。当下越来越多智能设备与传统电话的结合正在逐渐改变人们对于传统电话的认知。

2. **电子邮件或安全信息：** 电子邮件或安全信息既可以是实时的（同步）也可以是延时的（异

步），对于面诊之间或之后与患者的通信及监测治疗尤为有用。随着电子病历（EMR）系统的应用，精神科医生将越来越多地利用 EMR 中的安全信息与患者沟通，与患者进行电子邮件沟通同样也可通过智能手机或类似智能设备实现。近几十年来，电子邮件改变了医护与患者之间的沟通方式。

3. 视频会议：近 30 年来，实时交互式视频会议领域的发展十分迅速。美国远程医疗协会报告显示，2016 年美国有超过 100 万名患者接受了远程精神疾病治疗（Yellowlees and Shore 2017），美国退伍军人事务部是美国提供此类远程服务的最大机构（National Academy of Sciences 2017）。视频会议已经跨过了应用的临界点，随着许多商业化的虚拟远程精神病学公司的兴起，目前视频会议技术在美国各地已广泛为精神科医生使用，患者亦经常询问他们的精神医生是否可以在家中通过视频沟通。目前多篇文献提出，对某些患者而言，视频会议治疗似乎比面对面治疗更有效，如患有注意缺陷多动障碍（ADHD）的儿童（Myers et al. 2015）和创伤后应激障碍（PTSD）的患者（Azarang et al. 2018）。

4. 互联网应用程序：互联网应用程序目前已被临床广泛使用，主要用于患者的心理教育和支持，以及病情监测和数据收集。许多网站都能实现患者与医护的同步和异步通信，使其能够被用作治疗的辅助手段（如代替纸质图表或工具）或作为治疗门户网站（如越来越普遍的在线认知行为治疗程序），新的临床研究证据证实了它们的治疗效用。浏览 YouTube.com 即可快速检索到许多可供患者使用的精神疾病相关教育资料。

5. 移动设备：移动电话可以说是 21 世纪的心理健康技术平台，它涵盖了电话系统所有的传统用途和短信功能，同时具有功能多样的各种应用程序（App），可用于监控、记录和记笔记等。典型的智能手机配备了加速度计，可用来检测位置并估计设备使用者的活动情况；WiFi 和全球定位系统可以定位用户；内置软件可捕获用户交互情况。移动设备不仅提供了移动远程精神病学的视听媒体，还可作为智能信息收集设备，用于收集相关的生物、功能和环境数据。移动设备引领了一系列具有创新性的未来治疗方法的发展。

目前有数以千计的智能手机应用程序可为患者

和医护工作者提供各项服务，从疾病筛查到维持认知行为治疗项目中的活动列表，以及在焦虑时练习正念。Dulin 等（2013）提出智能手机应用程序可以帮助有复发风险的物质使用障碍患者（如当患者接近酒品商店时发送警报或指导患者如何应对容易获取酒精的社交场合，如婚礼）。这些应用程序的共同主题是医疗保健服务与治疗的数字化和自动化，患者在与医师的远程会话间期可以使用这些应用程序，或将这些应用程序当作"人工智能治疗师"（人工智能支持的患者技术）作为与治疗师会话间期的一种补充治疗。Yellowlees 等（2012）甚至认为或许未来人类治疗师将完全被那些经过技术训练、可以对动作和语言做出治疗性反应的人工智能治疗师所取代。

研究表明，许多患者喜欢使用移动设备作为自己的"口袋治疗师"，越来越多的精神科医生也开始将移动设备或应用程序作为治疗的一部分。当下，这些应用程序面临的问题是难以判断其质量和有效性，但已有一些综述提出了相关的评估方法（Torous et al. 2016）。对于关注 app 质量的临床医生，不妨从美国退伍军人事务部 Palo Alto 医疗保健系统工作组创建的 10 多个应用程序入手，该工作组开发的这些 App 质量优异，可以从应用商店中免费下载。

6. 电子病历：EMR 现已常规应用于精神病学研究和医疗卫生系统中，越来越多的精神科医生将其用于私人执业。10 年内，所有临床医生都将常规使用 EMR。当前大多数个人健康记录都是绑定的（即患者和医生共享 EMR 信息，患者可通过患者门户访问），而非未绑定的（即患者记录仅医护方可见）。对于许多精神科医生和其他临床医生，适应使用 EMR 是一个不小的压力，常会导致倦怠情绪，或在某些情况下导致过早退休。由于 EMR 系统在临床、管理和报销方面的应用日益普及，整个医疗行业正在逐渐适应该系统。大多数 EMR 还可实现访问一系列教育和决策支持材料。未来，"精准医疗"可能会自动结合有关患者的表型和基因组信息，从而可以更精确地开具个体化处方。目前，一些公司（如 Epic、Cerner）正在引入视频会议和即时消息互动功能，并将这些 EMR 打造为"一站式服务"，在不久的将来可实现对患者进行线下和线上的临床治疗。技术平台和业务整合目前仍然存在挑战，但并非不可克服。

新兴技术是指那些尚未在精神病学实践中广泛应用并获得一致认可的技术，但目前正在有限的情况下进行试点测试。鉴于技术的发展十分迅速，当下很难预测最终哪些技术将得以广泛使用。关于这些新兴技术的科学证据仍然有限，但证据并非这些技术广泛传播和应用的主要驱动力。以下简要介绍一些较有前景的新兴技术。

1. **虚拟现实**：虚拟现实涉及虚拟游戏系统，该系统使用特定技术（环绕式 3D 护目镜；用于指导运动、触摸、气味和其他感官组件的身体位置传感器）让用户沉浸于计算机生成的环境中。十多年来，虚拟现实已用于暴露治疗（PTSD、恐惧症）和疼痛管理，更为复杂的应用程序正在研发中。

2. **虚拟世界**：虚拟世界即大型在线多人游戏系统（如 Second Life），在这些系统里，个人可与虚拟环境及其他人互动，以实现心理教育和治疗目的。加利福尼亚大学戴维斯分校（UCD）的团队创建的"虚拟幻觉"环境在 YouTube（https://www.youtube.com/watch?v＝qHGa7dQtKiI）的访问量已超过 20 万。在这个虚拟环境下，个人可体验模拟精神疾病症状，并建立对遭受精神疾病折磨的患者的同情和理解（Godwin et al. 2017）。

3. **空间跟踪系统**：如前所述，在手机中可使用追踪系统，目前这些系统已用于生理监控（如 Fitbit），以及为医护方提供患者活动的相关信息（如活动记录仪）。

4. **社交网络**：个体执业者和医疗保健机构正在探索利用社交网络应用程序来实现患者教育及监测（主动和被动）患者活动、社交等相关情况的方法。这一领域存在许多伦理和法律问题，包括如何界定患者与精神病医生之间的边界。

以上技术都可能会在未来的临床实践中发挥作用。

哪些远程医疗、混合治疗或治疗策略正在兴起？

Yellowlees 和 Shore（2017）详细描述了一系列在线治疗、混合治疗和治疗策略。在此，我们将探讨几个核心问题。

将精神科护理融入初级医疗保健系统

将精神卫生保健服务扩展到患者所在地区（即初级医疗保健）的关键步骤是改良跨初级健康服务和专科医疗保健的临床工作流程。要实现这一工作流程目标，需要实施高效、供应商兼容、管理简单的电子同步和异步解决方案，通过阶梯式健康服务模式将行为健康服务整合到初级保健服务中，根据患者的需求提供正确的分诊和治疗。

整合行为健康服务是一种综合服务方法，需要初级保健和行为健康临床医生团队与患者及其家属共同合作。它采用系统且具有成本效益的方法，通过整合初级医疗保健，为特定人群提供以患者为中心的健康服务（ICPMH；Katon and Unützer 2011）。

在开发此类系统之前，若初级医疗保健的医护人员想要对患者进行精神评估，提出需要转诊患者，让其接受面对面的精神科咨询。初级医疗保健医生获得精神评估结果的唯一方式是打电话或亲自与精神科同事沟通，从而获得"路边"咨询。随着整合医疗保健模式的实施，初级医疗保健中的精神卫生保健服务正在逐渐改变。以下服务正逐渐成为常规方式：

- **循证临床评估**：多学科（包括精神科医生）团队在审查患者小组或个体患者时通常使用各种工具进行常规筛查，筛查工具包括抑郁症筛查量表（PHQ-9）、广泛性焦虑障碍量表（GAD-7）和酒精使用障碍识别测试（AUDIT）等。然后通过 EMR、短信或类似的电子系统将结果和治疗计划建议反馈给患者的初级医疗保健医生（Raney et al. 2014）。

- **患者登记**：特定疾病（如抑郁障碍或双相障碍）的患者登记须由相应疾病领域的精神科医生来审查，以确保遵循最佳临床实践。例如，确保所有服用锂盐的患者每年都接受肾功能和甲状腺功能检查，或所有抑郁障碍患者接受了治疗剂量的抗抑郁药和适当的心理治疗。当发现有患者存在异常或没有按照指南接受相应的医疗护理，审查者可以联系初级医疗保健医生和当地治疗团队以实现患者的补充治疗或完善其治疗方案。

- **在线医生-医生电子系统**：通过 EMR 消息进行在线咨询和回答已越来越普遍，这种方式基本代表了"路边"咨询的增强形式。在这些通信中，精神科医生可收到正式转诊或来自初级医疗保健医生的一系列问题，这些问题可能包括一些算法开发问题。在理想的情况下，精神科医生可在共享 EMR 中查看患者的记录，然后回应初级医疗保健医生的问题，并提出相关治疗建议。

这些异步临床服务系统为 ICPMH 模式提供了支持。EMR、电子邮件、电话和安全信息等技术为患者和医护工作者创建了一系列电子支持的咨询选择。当初级医疗保健医师能通过视频会议或电话将直接护理与同步和（或）异步咨询选择相结合时，即可实现多种服务提供方式，从而在 ICPMH 中建立更灵活的阶梯式服务结构。阶梯式服务模式一开始即采用密度较小、成本较低的干预方式，当患者未能获得症状改善时，可逐渐增加医疗服务密度（Hilty et al. 2013）。

个体精神科医师可采取混合模式执业

Yellowlees 和 Shore（2017）将混合医疗服务描述为"可同时开展线下和线上医疗服务的临床医生，因此其医患关系可跨越两类医疗场所。当现场诊疗受到时间和地点的制约而无法实现时，他们可通过视频、电子邮件、短信和电话的方式开展远程医疗"。

这种混合医疗正迅速成为许多精神科医生的首选医疗模式，精神科医生可根据自己和患者的偏好使用远程技术对线下医疗服务进行补充（Yellowlees et al. 2015）。图 36-1 展示了 P.Y. 医生的办公室环境，在这里他可以同时开展线下和线上诊疗。图中可见办公桌上有 3 个电脑屏幕，其中一个屏幕显示患者的电子病历；第 2 个显示数字通信软件，如电子邮件、短信或教育网站；第 3 个屏幕显示视频会议或视频教育材料。

这对于从信息学视角检视医患关系的当前进程（无论是现场还是远程医疗）也很有帮助（图 36-2）。

Yellowlees 等（2015）描述了医患互动的 3 个核心组成部分：

1. 病史、体格检查和信息收集；在信息学术语中，该部分被称为数据收集。
2. 根据这些信息进行诊断；在信息学领域，该部分被称为数据分析。
3. 制订治疗方案；在信息学中，该部分被称为方案实施。

将这 3 部分互相分离在多个医学领域是常规做法，如放射科和病理科，数据收集（如 X 线成像或静脉采血）通常由其他专业技术人员完成，放射科或病理科医生则在随后对数据进行分析。而现在，通过新的远程技术，精神科医生也可以将数据收集与数据分析和制订治疗方案分离开来。例如，在异步远程精神病学中，技术人员记录精神科医生与患者的面诊过

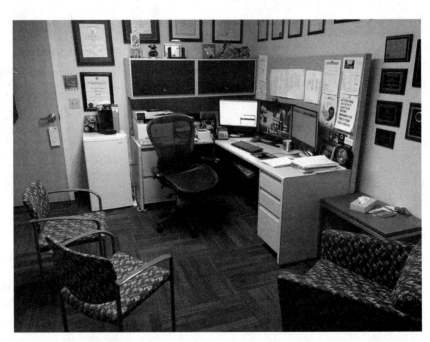

图 36-1　可供同时开展线下和线上诊疗的办公室。Photograph courtesy of Peter Yellowlees，M.B.B.S.，M.D. Used with permission.

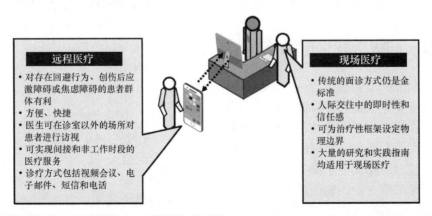

图 36-2　混合医疗服务医患关系中远程医疗和现场医疗的要素。Created by and used with permission of Steven Chan，M.D.

程，几天后，精神科医生对面诊过程进行分析，并制订相应的治疗方案，而初级医疗保健医生则会最终执行该治疗方案。因此，随着更加灵活的、适用于团队协作的医疗设施的发展，传统精神科诊疗的各个组成部分将会进一步分离，更多高水平的精神科医生将专注于医疗服务中更具难度的部分，如病情分析和治疗方案的制订。

未来的混合医疗医患关系无疑将基于相互信任这一"金标准"，这一基础将支持并促进疾病的痊愈。医患关系在多种医疗形式和团队成员之间的成功维持将对治疗结果产生巨大影响。历史也见证了医患关系对于疾病诊疗的重要性。数字技术既可用于促进人际关系，也可用于创造人际关系的距离。巧妙地使用技术可在多种在线交流中建立和维持治疗关系，从而能更好地以患者为中心，提供更频繁、便捷，甚至可能是随时随地的医疗服务。关注患者与精神科医生之间的医患关系，以及这种关系如何被不同的沟通模式所影响，将成为所有精神科医生未来工作的重点和职责所在。此外，随着精神科医生越来越多地参与到以团队为基础的医疗活动中，积极管理和协调团队成员间、团队与患者间的互动，对于在诊疗过程中建立必要的信任和融洽的氛围至关重要。这些新诊疗模式的潜在缺点包括："永远在线"的医患关系、难以维持最佳的医患关系边界和处理技术问题。正如 Yellowlees 和 Shore（2017）所述，在这种医疗实践中，精神科医生需要确保维持适当的专业边界，包括道德、身体、技术和时间上的界限；他们建议，在这种医疗实践中，精神科医生应建立与患者沟通和接触的简单"规则"，以便医患双方对医患关系抱有相同的期望，并且尊重对方的隐私。

从传统医疗过渡到混合医疗对与精神病医生相关的医疗系统和其他医务人员也会产生重大的影响。如前所述（见本章"将精神科护理融入初级医疗保健系统"），初级医疗保健医生将患者转诊至精神科医生时，传统上只有 3 种选择：

1. 安排患者到精神科专科诊所接受面对面诊疗。
2. 与精神科医生通电话进行"路边"咨询。
3. 指导患者到急诊科就诊。

混合医疗则提供了更多的选择。例如，当 UCD 初级医疗保健医生希望获得精神科医生的诊疗建议或参加由 UCD 精神科医生提供的定期教育课程时，他们可有如下额外选择：

4. 通过医疗协调小组为患者安排一次精神科检查。
5. 通过 EMR 提交线上诊疗申请。
6. 在诊所或家中安排异步远程精神科会诊。

7. 在诊所或家中安排同步远程精神科会诊。
8. 安排患者在社区医院接受精神科诊疗。

然而，尽管阶梯式医疗的范围已大大增加，但对于患者个体而言，医疗方式的选择最终将取决于其医疗保险状况。这一残酷的现实体现了体制和政策对卫生系统和医患关系所施加的影响。

线上心理治疗

Kocsis 和 Yellowlees（2018）对线上心理治疗的文献进行了回顾。线上心理治疗的主要问题在于：治疗的边界问题；通信、保密和隐私的技术障碍；法律责任（Morland et al. 2015）。而其优势包括：降低医疗成本；拓宽患者的就医渠道；在参与者搬家后仍可保持心理治疗关系的连续性。研究表明，线上认知行为治疗（Hedman et al. 2012）和心理动力学治疗（Johansson et al. 2013；Saeed and Anand 2015；Scharff 2013）的疗效并不劣于线下治疗。

Kocsis 和 Yellowlees（2018）介绍了线上心理治疗的一些明显优势：

1. **减轻患者的焦虑，促进更平等的医患关系**：患者可选择在家中或其他熟悉的环境中接受访视，因此远程心理治疗可以减轻焦虑。同样地，治疗师也可选择在他们更舒适的环境中（如家中）为患者提供治疗。Kocsis 和 Yellowlees（2018）指出，这种治疗环境的改变可使医患双方都感到更为放松和舒适，也可促进心理治疗中亲密感的发展。

2. **在虚拟空间中增加心理治疗的安全感**：与线下心理治疗相比，远程心理治疗往往会产生更多的眼神接触。然而，患者和治疗师之间的实际距离也可能会影响其心理距离，正如进行心理动力学治疗时使用沙发躺椅所产生的效果一样。Kocsis 和 Yellowlees（2018）探讨了远程心理治疗中"虚拟空间"的概念（图 36-2），使用远程咨询媒介时，物理距离和心理距离都会增加，这为人们能更多地分享亲密关系提供了更多的安全感。研究者进一步指出，在远程心理治疗过程中，由于虚拟空间提供的"保护"，患者可能会更诚实、更坦率地谈论重要的话题，同时仍然保持亲密的目光接触（Kocsis and Yellowlees 2018）。

3. **提高患者对心理治疗的可控感**：在远程心理治疗中，患者对治疗过程将产生更强的物理和心理上的可控感；同时，治疗师也不太可能通过家长式的方式主导治疗进程（Kocsis and Yellowlees

2018）。尽管很少见，患者甚至可以关闭电脑或视频设备，直接切断与治疗师的联系。

4. **可选择混合医疗模式：**部分患者在获取和维持心理治疗方面存在困难。对于高度焦虑或高度警觉的患者，如恐惧症患者、孤独症谱系障碍患者和受过创伤的患者，离开家庭环境去寻求治疗可能会非常艰难。相对于传统的线下心理治疗，这些患者群体可能更乐于参与远程心理治疗，Kocsis 和 Yellowlees（2018）提出，在"安全"的线上治疗中形成初步的心理治疗默契后逐步整合线下治疗，可能成为暴露治疗的新方法。

哪些患者更适合线上医疗或混合医疗？

许多拥有多年远程医疗经验的精神科医生一致认为，所有精神障碍患者都可以通过视频方式接受诊疗（Bashshur et al. 2016），这一结论或可推广至大多数远程医疗技术。通过远程医疗进行精神科诊疗的绝对禁忌证是：患者拒绝参与，或在治疗过程中出现危害自身或他人安全的行为。

接受混合医疗或在社区医院接受治疗的患者

患者通常希望能与精神科医生保持多种形式的联系，使用电子邮件或基于 EMR 的安全信息系统与医生进行沟通的患者人数也大幅增长。Yellowlees 和 Shore（2017）强调了混合医疗的高效性，如果精神科医生可以同时开展线下和线上工作，结合同步和异步电子诊疗技术（使用电子邮件、短信、视频会议和电话）与患者保持更密切和更频繁的联系，就可能为更多的患者提供医疗服务。在不久的将来，为满足患者的需求，许多精神科医生可能都将采取混合医疗模式。即使医生与患者没有直接接触，如在异步远程精神咨询过程中（Yellowlees et al. 2017），复诊时，也有患者表达过对那些未当面求诊过的精神科医生提供的诊疗建议的感谢。

精神病患者

受疾病影响，精神病患者常有不安全感，虽然有些患者存在针对电视和收音机的妄想，但当医护人员不与其共处一室时，他们似乎更为安心。视频诊疗可通过增加物理和心理距离减轻这一患者人群的焦虑感（Sharp et al. 2011）。Kocsis 和 Yellowlees（2018）指出，

对于存在严重妄想的患者，将摄像机暂时从患者身边移开（医护人员仅可获取患者的音频信息，但患者仍可看到医护人员并听到他们的声音）可能会提供足够的距离，使患者感到安全。有相关临床经验的医生指出，通过消除具有潜在攻击性的精神病患者的人身伤害威胁，医护人员也会感到更加安全。

高度焦虑的患者

视频心理治疗对因焦虑而难以离家的患者尤为有益（Morland et al. 2015）。正如 Fortney 等（2015）所述，通过视频技术，那些原本可能推迟或放弃治疗的患者能以一种让他们感到更安全的方式接受治疗。进行认知行为治疗时，让患者最终来到治疗师的诊室可被设定为治疗目标，或作为一系列逐步升级的暴露治疗的步骤之一。

孤独症谱系障碍患者

许多高功能孤独症谱系障碍患者喜欢使用电脑及网络社区，因此他们或许更愿意使用远程精神卫生服务（Boada and Parellada 2017）。使用在线虚拟现实系统向孤独症儿童教授社交技能的研究已经获得初步成功（Georgescu et al. 2014）。

儿童和青少年

Pakyurek 等（2010）描述了儿童心理咨询治疗师如何通过远程技术这一侵入性较低的方式获知更准确的儿童日常行为。Hilty 和 Yellowlees（2015）建议，对于 ADHD 儿童，多模式的线上和线下治疗应成为新的诊疗标准。青少年已完全适应网络世界，他们可能认为这种诊疗方式既能保护隐私，又能提供更多的便利（因为父母不再需要开车送他们去诊所）。

受过创伤的患者

在封闭的诊室中，有严重童年或成人虐待史的患者在面对医生或治疗师等"权威人物"时可能会感到不安，而线上诊疗可能有助于他们建立重要的初始融洽关系和安全感。

关于创伤后应激障碍的治疗，Morland 等（2014）进行了多项试验来研究使用视频会议方式开展认知加工治疗（个人和团体治疗）和认知行为治疗。研究发现，视频心理治疗的疗效不劣于线下进行这些心理治疗。

未来的治疗方法与方向

在未来，由数字技术支持的远程精神卫生服务将迅速发展。最有可能出现的发展方向包括以下几个：

- 更多地使用移动医疗进行双向或多向的远程门诊及随诊，并持续评估医疗质量和治疗结局。
- 更多地使用虚拟现实技术，开发线上虚拟治疗师指导和协调诊疗工作（尤其是认知行为治疗），提高患者的参与度和对治疗方案的依从性。
- 利用面部和声音识别技术，增加对患者的算法筛查，结合开放和封闭的社交网络，大幅增加主动（患者自主输入数据）和被动（数据自动上传，无须患者参与）的病情监测。
- 随着"大数据"分析能力的提升，利用大量基因组和表型数据，结合多种数据源和预测性评估，制订精准化治疗方案。
- 创建完全可互操作的无线云健康档案，可供患者随时随地连续访问。

数字医疗和混合医疗关系的管理：对精神科医生的建议

当精神科医生进入这个崭新且不断发展的领域时，应注意以下要点：

- 及时掌握基础技术（广泛使用的技术）及其所涉及的重要监管和行政问题。
- 在临床实践中尝试使用新兴技术时，应熟悉支持该技术的循证依据、指南和流程，并尽可能获得正式培训。
- 关注沟通媒介的选择如何影响医患关系。
  - 确定患者的技术素养和临床诊疗环境是否与所使用的技术相匹配。
  - 在医疗团队中，明确对患者参与度和依从性进行随访的人员。
  - 定期向患者了解其在各平台上互动的频率和质量。
  - 为患者创建正式的书面教育计划或手册。

临床要点

- 混合医疗医患关系正成为常态，只要边界足够明确，就能更好地进行医患沟通，尤其在使用移动设备时。
- 患者乐于使用远程技术与医生联系，研究显示患者对远程医疗的满意度非常高。
- 大量研究发现，远程精神科临床评估的准确性与现场评估一致，且大多数心理治疗可通过视频方式成功开展。
- 已发布针对成人和儿童的远程精神病学指南，可供精神科临床医生使用。
- 随着技术驱动的综合医疗模式的开展，初级医疗保健中的精神卫生服务正在发生重大变化，这使得更多的患者能够获得治疗。
- 对部分患者而言，远程治疗的疗效可能优于现场治疗，特别是儿童和创伤后应激障碍患者。
- 使用远程精神卫生服务的唯一绝对禁忌证是治疗过程中患者出现暴力或危险行为。

参考文献

扫码见参考文献

第 37 章

补充 / 替代医疗及整合精神病学

Lila Massoum，Patricia L. Gerbarg，Philip R. Muskin，Uma Naidoo

方贻儒　阳璐　王韵　译　黄薛冰　审校

传统医学强调医学院校传授的医疗实践和符合某个国家 / 地区公认医疗标准要求的治疗。非主流治疗被称为补充和替代医学（CAM）（Massoumi 2017a）。整合医学是一个更为通用的概念，是将传统医学与有循证证据支持的补充治疗相结合。2015 年 2 月发布的一项美国全国范围的政府调查报告显示，约 33% 的 18 岁及以上的美国成人在使用某种形式的 CAM（Clarke et al. 2015）。2007 年，8300 万美国成人在 CAM 上的花费达 339 亿美元（National Center for Complementary and Integrative Health 2018）。

从历史上看，CAM 因缺乏疗效和安全性证据而受到批判。其相关临床研究规模较小的部分原因是大多数天然物质无法获得专利，高昂的临床试验成本无法在后续销售中回收。由于缺乏大量循证支持，CAM 潜在的治疗价值可能无法得到准确的体现。关于 CAM 的其他顾虑还包括补充药物的相互作用、纯度和效能（Gerbarg and Brown 2013）。推荐使用 CAM 治疗的医生会担心偏离常规治疗带来的责任风险。接受非主流治疗相关的继续教育、咨询经验丰富的整合医学医生、获得整合医学委员会认证（美国医师专业委员会），并实施合适的知情同意有助于减少此类风险。建议医生将知情同意过程记录在病历中，包括与患者讨论常规和非主流治疗方案，以及每次治疗的预期收益和潜在的短期和长期风险。

在本章中，我们简要概述常用于 CAM 的营养物质、植物药、激素、身心实践和电磁治疗。有兴趣深入研究的读者可参考美国精神病学协会出版的教材《精神病学实践中的补充和整合治疗》（*Complementary and Integrative Treatments in Psychiatric Practice*）（Gerbarg et al. 2017）。

营养物质

叶酸和维生素 B_{12}

叶酸（维生素 B_9）是合成甲硫氨酸和 S- 腺苷甲硫氨酸（SAMe）所必需的维生素。它最为人所知的作用是预防婴儿神经管缺陷。叶酸补充剂有 3 种形式：叶酸（folate）、叶酸盐（folic acid；合成形式）和 L- 甲基叶酸（主要的生物活性形式）。辅助使用 L- 甲基叶酸 15 mg/d 可能是对 SSRI 有部分应答或无应答的重性抑郁障碍（MDD）患者的有效治疗策略（Bottiglieri 2013）。在治疗难治性抑郁症方面，L- 甲基叶酸可能比叶酸疗效更好（Sarris et al. 2016）。

维生素 B_{12}（又称氰钴胺素、钴胺素、甲基钴胺、腺苷钴胺、羟钴胺）是合成琥珀酰辅酶 A（一种柠檬酸循环的中间体）和同型半胱氨酸合成甲硫氨酸所必需的物质。抑郁症患者中缺乏叶酸和维生素 B_{12} 的比例高于非抑郁症对照组（Bottiglieri 2013）。研究结果不支持使用叶酸或维生素 B_{12} 作为 MDD 的单一治疗方案。证据表明，补充叶酸或维生素 B_{12} 可有效增强抗抑郁药的疗效，对于缺乏这些维生素的患者，其疗效更显著（Almeida et al. 2015）。例如，由于胃酸水平低（由于胃黏膜功能减弱或使用抗酸剂），高达 30% 的老年人可能难以从食物中吸收维生素 B_{12}，从而导致维生素缺乏。补充维生素 B_{12} 也有助于老年患者保持认知功能。血清维生素 B_{12} 水平低于 200 pg/ml 的患者，建议每日补充维生素 B_{12} 0.5 ～ 2 mg（500 ～ 2000 µg）。尚未确定 B_{12} 剂量或水平的不良影响或安全上限值。

维生素 D

维生素 D 存在于鱼类和蛋中，或被人为添加至乳制品中。在太阳紫外线 B 的照射下，身体会通过胆固醇合成维生素 D。在普通人群中，低水平的维生素 D 与全因死亡率升高有关，且不受性别或种族的影响（Akhondzadeh et al. 2013）。两项系统综述发现，关于维生素 D 对 MDD 疗效的研究尚无定论（Li et al. 2014；Shaffer et al. 2014）。虽然目前的研究证据并不支持维生素 D 在治疗或预防抑郁症方面的作用，但补充维生素 D 对确诊维生素 D 缺乏患者的"总体健康状况"通常是有益的。一项病例回顾研究纳入了美国伊利诺伊州芝加哥的 544 名成年精神病患者，发现 75% 的人存在维生素 D 缺乏（< 30 ng/ml），其平均水平为 22 ng/ml（Rylander and Verhulst 2013）。维生素 D 缺乏的危险因素包括阳光暴露不足（北方气候、冬季、室内工作、肤色深、长期卧床）、肥胖、高龄和慢性疾病。有证据表明，在升高 25- 羟基维生素 D 水平方面，补充维生素 D_3 可能比维生素 D_2 更有效（Tripkovic et al. 2012）。对于 25- 羟基维生素 D 水平低于 50 ng/ml 的患者，可补充 600 ～ 4000 IU/d 维生素 D_3（Christakos et al. 2013）。维生素 D 中毒极其罕见，通常在肠道吸收正常的患者长期摄入大剂量维生素 D（> 10 000 IU/d）后才会发生（Kennel et al. 2010）。

S- 腺苷甲硫氨酸（SAMe）

SAMe 是氨基酸衍生的代谢产物，也是人体最活跃的甲基（CH_3）供体（图 37-1）。在一些欧洲国家，SAMe 是治疗抑郁症、关节炎和妊娠期胆汁淤积的一种公认常规治疗。

目前已经开展了 50 余项使用 SAMe 治疗抑郁症的临床试验。一项美国卫生与公众服务部医疗保健研究与质量局（AHRQ）开展的 meta 分析包含了 28 项双盲随机对照试验：研究发现，在治疗 MDD 方面，SAMe 单药治疗比安慰剂更有效，且与常规抗抑郁药疗效相当（总体效应量 0.65；95%CI － 1.05 ～ － 0.25）（Sharma et al. 2017）。该分析还从 12 项研究（总样本量 > 23 000）中得出结论，使用 SAMe 800 ～ 1200 mg/d 对骨关节炎患者有镇痛和抗炎作用，其中有 7 项研究表明 SAMe 的疗效与非甾体抗炎药相当，但不良反应更少。AHRQ 的研究还指出，在妊娠期使用 SAMe 可能是安全的，因为综述结果显示使用 SAMe 治疗妊娠期胆汁淤积对新生儿没有不良影响，其中 1 项研究随访到了新生儿 1 岁。由于健康婴儿的脑脊液中 SAMe 的水平高于成人，而且 SAMe 被证实能改善存在甲基转移通路基因错误儿童的髓鞘形成，有理由认为，与传统抗抑郁药相比，SAMe（作为一种支持健康神经元功能的天然代谢产物）在妊娠和哺乳期间产生不良反应的可能性更小。

SAMe 能够增强处方抗抑郁药的抗抑郁疗效（Sharma et al. 2017）。SAMe 可用于治疗肝病和保护肝免受酒精和药物的肝毒性作用，其肝保护作用是通过增加抗氧化剂谷胱甘肽的合成来实现的。

SAMe 的不良反应较少。常见的不良反应包括轻度恶心、腹部不适和稀便；偶尔会出现恶心或呕吐。SAMe 可引起兴奋，可能会在开始时加重焦虑。在双相障碍患者中，SAMe 可诱发轻躁狂或躁狂症状。

SAMe 应在早上空腹时（至少在用餐前 30 min）服用，以最大限度地吸收。如果发生恶心，第 1 剂可与少量食物一起服用。第 2 剂可在下午早些时候服

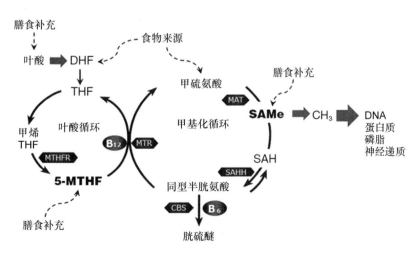

图 37-1 叶酸、维生素 B_{12} 和甲基化的关系。5-MTHF，5- 甲基四氢叶酸；CBS，胱硫醚 β 合酶；DHF，二氢叶酸；MAT，甲硫氨酸腺苷转移酶；MTHFR，甲基四氢叶酸还原酶；MTR，甲硫氨酸合成酶；SAH，S- 腺苷同型半胱氨酸；SAHH，S- 腺苷同型半胱氨酸水解酶；SAMe，S- 腺苷甲硫氨酸；THF，四氢叶酸。引自 Figure 1 in Bottiglieri T: "Folate, Vitamin B12, and S-Adenosylmethionine." Psychiatric Clinics of North America 36（1）：3, 2013. Copyright 2013, Elsevier. Used with permission.

用，至少在午餐前 30 min 或午餐后 2 h。由于 SAMe 是一种具有 NE 和 DA 受体激活作用的抗抑郁药，不宜在下午较晚或晚上服用，可能会影响睡眠。SAMe 的起始剂量通常为 400 mg，在耐受情况下，可每 3～7 天增加 400 mg。治疗轻中度抑郁症或用于抗抑郁药增效的剂量范围是 800～1200 mg/d；对于中重度抑郁症，剂量为 1600 mg/d；对于难治性抑郁症，耐受量可达 2400 mg/d。对于老年、身体虚弱或药物敏感的患者，剂量可从 200 mg/d 开始，缓慢加量。

SAMe 产品的质量是至关重要的，因为质量差的产品放在货架上可能会失去多达 50% 的效力。由于 SAMe 暴露在空气中会氧化，药片必须仔细制作，需要将肠溶片镀膜，并包装保护在单独的罩板中。SAMe 的药片不应冷藏，因为单独罩板内的冷凝会降低产品质量。高质量的药用级 1,4-丁二磺酸 SAMe 已在欧洲（ademetionine）和美国（Azendus）生产。许多患者对含有甲苯酸盐或甲磺酸盐的廉价 SAMe 反应良好；然而，对于那些疗效不佳患者，需要进行 1,4 丁二磺酸钠 SMAe 试验。

N-乙酰半胱氨酸（NAC）

NAC 是氨基酸半胱氨酸的乙酰化形式，是主要的抗氧化剂谷胱甘肽的限速前体。NAC 与炎症细胞因子减少有关，并具有神经可塑性。NAC 被 FDA 批准作为对乙酰氨基酚过量的解毒剂（Heard 2008）。它还被用作慢性阻塞性肺疾病的黏痰溶解剂、肾保护剂和艾滋病的治疗药物。少量证据支持 NAC 可作为 MDD 和双相障碍抑郁发作维持期的辅助治疗（Wang and Pae 2017）。在自闭症谱系障碍儿童中开展的 3 项双盲随机对照试验结果显示，相比于安慰剂，NAC 疗效更佳（Ghanizadeh and Moghimi-Sarani 2013；Hardan et al. 2012；Nikoo et al. 2015）。在精神分裂症患者中开展的 2 项双盲随机对照试验结果显示，与安慰剂治疗对照组相比，NAC 治疗组患者阳性和阴性症状量表得分的改善更显著（Berk et al. 2008；Farokhnia et al. 2013）。其中一项研究结果显示（Berk et al. 2008），使用 NAC 与静坐不能的发生率降低相关（$P = 0.022$）。在 43 名可能患有阿尔茨海默病的老年受试者中开展的一项为期 24 周的双盲随机对照试验结果显示，与安慰剂相比，NAC 改善了某些认知领域的表现（Adair et al. 2001）。关于 NAC 对拔毛癖、咬甲障碍和物质使用障碍的疗效研究结果不一致。通常 NAC 需要每日剂量大于 2 g（如 2 次/日，每次 1200 mg）才能产生疗效，而起效可能需要 16 周或更长时间（可能与对神经可塑性和神经发生的缓慢影响相一致）（Bloch et al. 2013；Ghanizadeh et al.

2013；Grant et al. 2009）。总体而言，NAC 的耐受性良好，其导致的不良事件相比安慰剂无显著差异。

乙酰左旋肉碱（ALC）

ALC 是肉碱的短链酯，已被用于抑郁症、轻度认知障碍（MCI）和阿尔茨海默病的研究（Wang and Pae 2017）。在 9 项使用 ALC 治疗抑郁症的双盲随机对照试验中，有 3 项研究结果显示 ALC 单药对 MDD 的疗效优于安慰剂（Garzya et al. 1990；Gecele et al. 1991；Villardita et al. 1983），有 2 项研究发现 ALC 单药对心境恶劣的疗效优于安慰剂（Bella et al. 1990；Bersani et al. 2013）。一项研究显示 ALC 增效治疗对老年抑郁症的疗效比安慰剂更显著（Nasca et al. 1989），2 项研究发现 ALC 增效治疗对老年抑郁症的疗效与氟西汀（Bersani et al. 2013）或氨磺必利（Zanardi and Smeraldi 2006）相当。ALC 的严重不良反应发生率（6/41 名受试者）显著低于氟西汀（18/39 名受试者）（Bersani et al. 2013）。一项纳入 21 项双盲随机对照试验的 meta 分析发现，对于 MCI 和阿尔茨海默症，ALC 的疗效与安慰剂相比具有显著优势，且效应量较小（0.20～0.32）（Montgomery et al. 2003）。这些随机对照试验表明使用 ALC 一般是安全的，且耐受性良好。ALC 最常见的不良反应为腹泻、尿液异味、便秘和消化不良。研究中使用的 ALC 剂量为 1～3 g。

ω-3 脂肪酸

在过去的 1 个世纪里，西方社会饮食中 ω-3 脂肪酸的消耗量急剧下降，而加工食品（植物油含量高）中的 ω-6 脂肪酸消耗量却增加了（Mischoulon and Freeman 2013）。这种饮食上的转变导致了 ω-3 和 ω-6 脂肪酸生理比例的降低。ω-3 和 ω-6 的比例为 1:1 对总体健康是最理想的。最易被人体利用的 ω-3 脂肪酸是二十碳五烯酸（EPA；20:5）和二十二碳六烯酸（DHA；22:6）。ω-3 脂肪酸的主要膳食来源是鱼类和鱼油补充剂。亚麻籽油和大麻籽油含有 ω-3 脂肪酸 α-亚油酸（ALA），这种脂肪酸必须被人体转化为 EPA 或 DHA。约 15% 的人存在该生理转化过程的损伤。

超过 30 项对照试验和 meta 分析支持 ω-3 脂肪酸对抑郁症的疗效。发挥主要抗抑郁作用的可能是 EPA 而非 DHA，因为大多数显示阳性结果的抑郁症研究都使用了至少 60% 的 EPA。对于心境障碍，建议 EPA 与 DHA 的比例为 3:2 或更高。每天服用 1～3 g（EPA + DHA）是安全的，无须在医生监督下使用。服用剂量大于 3 g/d 可能会影响血小板功能，增加出血次数。对于有出血障碍、正在服用华法林或阿司匹林等抗凝剂的患者，医生应检查其血清国际标准化比值（INR）。ω-3 脂肪酸引起的大部分不良反应［如胃肠道不适和鱼腥味（"鱼嗝"或"海豹嗝"）］可通过在食用前冷冻胶囊或与食物一起服用来避免。

植物药

植物药（中草药）中含有许多具有协同和多价作用的生物活性化合物。越来越多的证据支持草药提取物对氧化应激、线粒体能量产生、细胞修复、神经传递、中枢神经系统激活或抑制、神经内分泌系统和基因表达的有益作用（Gerbarg and Brown 2013）。草药可单独使用，也可与其他草药、营养物质和精神药物联合使用。与精神病学实践相关的草药很少存在有临床意义的药物相互作用。草药对细胞色素 P450（CYP）同工酶在体外实验和动物研究中的作用不一定会发生在人体试验中。消化和代谢可将草本成分转化为次级代谢产物，次级代谢产物对这些同工酶的作用通常可以忽略不计，甚至与同一草药的提取物在体外的作用相反。当与治疗窗口狭窄的药物（如治疗水平与毒性水平或治疗下水平与治疗水平之间差异较小）或在治疗范围之外有可能造成严重不良反应的药物（如华法林、环孢素或地高辛）相互作用时，联合使用草药须谨慎。可通过监测不良反应和治疗窗口狭窄药物的血清水平以使草药–药物相互作用的风险最小化。精神疾病治疗中使用的大多数草药在治疗剂量下与药物没有显著的临床相互作用。圣约翰草（贯叶连翘）和卡瓦草例外。

与所有草药制剂一样，由于遗传变异、环境条件、所使用的植物部位、掺杂、加工和存储技术，不同批次的产品在同一物种内生物活性的浓度可能存在差异。同一种草药在临床试验时产生不一致的结果并不奇怪。一些生产商可生产与药品质量相似的标准化产品。向患者推荐植物药时，鼓励临床医生指导患者使用已在临床试验中测试过的品牌或商标草药。

适应性草药

"适应原"一词是指"提高生物体适应环境压力源的能力，并防止这种压力源对生物体的损害"的物质（Panossian 2013）。从 1948 年开始，苏联进行了广泛的研究，发现适应原能提高身体和心理在压力下的表现。尽管以现代标准来看，这些研究大多质量较低，但它们仍然提供了有用的信息。在过去的 25 年里，质量更高的研究证实并扩展了早期的发现。适应原能提升能量和警觉性，但它们不会像处方兴奋剂一样导致成瘾或戒断。它们具有保护生物体免受氧化应激、有毒化学物质、感染、肿瘤、热、冷、辐射、缺氧、体力消耗和心理应激的能力（关于分子机制的综述见 Panossian 2013）。适应原的剂量–效应曲线呈钟形，剂量过大并不会产生更好的效果。

红景天（北极根）

60 多年来，红景天的临床和生化研究增进了我们对这种适应原治疗作用的认识。肉桂醇苷、红景天苷（红景天苷）和酪醇已被用作标准化提取物（如 SHR-5）的活性标记化合物。1969 年，苏联卫生部药理学委员会建议对神经衰弱症和精神分裂症患者及从事高强度脑力或体力工作的健康个体使用红景天（Panossian and Amsterdam 2017）。大量系统综述得出结论，红景天标准化提取物 SHR-5 对压力诱导的疲劳有显著益处。一项为期 6 周的使用红景天（SHR-5）治疗轻中度抑郁症的双盲随机对照试验显示，与安慰剂相比，红景天具有显著的抗抑郁作用（Darbinyan et al. 2007）。在接受三环类抗抑郁药（TCA）治疗的抑郁症患者中，辅助使用红景天提升了智力和体力活动及生产力，减少了 TCA 引起的不良反应，并缩短了住院时间（Brichenko et al. 1986）。对于存在神经阻滞剂诱导的明显锥体外系症状的精神分裂症患者，红景天可在 1～1.5 个月后显著减轻锥体外系症状和疲劳（Saratikov and Krasnov 1987）。

红景天最好在早餐和（或）午餐前至少 20 min 空腹服用。如果在下午晚些时候或晚上服用，它的刺激作用会影响睡眠。红景天可长期连续服用，或在压力期之前或期间根据需要服用。红景天具有安全性，且不良反应很少。可能经历过度刺激（如焦虑、易怒或失眠）的敏感个体应从低剂量开始服用。其刺激作用可加剧双相障碍的易怒和激越。在使用的前 2 周可能会出现生动的梦，但这种效应通常会逐渐减弱。红景天可增加性欲，但很少引起性欲亢进。一些患者可能对低剂量（100 mg）有反应，但另一些患者可能需要每天 2 次 300 mg 的剂量。对于难治性抑郁症、注意缺陷多动障碍（ADHD）或认知损害，900 mg/d 的剂量可能是必要的。高剂量使用时，应监测患者是否出现瘀斑，并建议避免使用含阿司匹林的药品。

五味子（北五味子）

在有关五味子治疗精神分裂症的研究中，多项临床试验的结果显示五味子能够缓解紧张性木僵、减少幻觉及提升社交能力（Panossian and Amsterdam 2017）。未采用严格方法的早期研究结果表明，五味子可能可用于精神分裂症治疗，可以改善木僵、阴性症状、疲劳及第一代抗精神病药和其他镇静药的不良反应。在双相障碍患者中，五味子能改善抑郁（而非轻躁狂）症状。与阿米替林联合应用于外源性-器质性疾病导致的边缘状态的患者时，五味子相比安慰剂可显著减轻头痛、头晕、口干、肠道和泌尿系统疾病的不良反应（Sudakov et al. 1986）。研究中使用的是酊剂形式，因此不能推断出五味子的最佳剂量。

刺五加（西伯利亚人参）

刺五加在俄罗斯和中国被广泛用于提高身心表现和生活质量。对刺五加根提取物的研究表明，它具有抗压力、抗溃疡、抗辐射、抗癌、抗炎和保护肝的活性作用（Panossian and Amsterdam 2017）。人体对刺五加通常具有良好的耐受性，但其在妊娠期或哺乳期的安全性尚未得到证实。刺五加的标准剂量为 300 ～ 1200 mg/d。

适应原复合剂（ADAPT-232）

ADAPT-232（赤散）是一种红景天、刺五加、五味子的固定复合剂。自 1979 年起，斯堪的纳维亚地区就开始使用它来治疗表现下降、疲劳和虚弱（Panossian 2013）。研究发现，它能够改善人类的认知功能、注意力和记忆。

人参（亚洲人参、高丽参、真人参）

人参在传统中药中的使用已有几千年的历史，它可以增加人体对躯体或精神压力、疾病及衰老的抵抗力。根据字面翻译，人参是指"能治愈一切的人类之根"（Massoumi 2017b）。2009 年的一篇关于人参对健康成人和 MCI 患者或痴呆患者认知功能的 Cochrane 综述得出结论，临床和临床前研究显示单次服用剂量为 200 ～ 400 mg 人参至少能改善 1 个认知领域（如记忆质量、次级记忆、注意力速度），尽管不同研究中改善的认知领域不一致（Geng et al. 2010）。

美国人参（西洋参）

西洋参主要生长在北美洲。野生西洋参在美国的一些州已被列为濒危物种（Massoumi 2017b）。与人参相比，西洋参更温和，刺激性更小，更不易引起激越或头痛。与人参一样，单次服用 100 ～ 400 mg 西洋参可提高认知功能。西洋参几乎没有不良反应。一些动物和体外研究表明人参可能具有雌激素活性，但这种活性在人类中的临床意义尚不清楚。西洋参可降低国际标准化比值（INR）和华法林的疗效。

南非醉茄（印度人参）

与其他适应原相比，南非醉茄具有更强的镇静作用，这种作用可能是通过改善发生在焦虑障碍和失眠等患者中的 GABA 能信号功能障碍产生的。4 项临床研究将南非醉茄描述为一种安全有效的可治疗焦虑的适应原，2 项研究表明其可有效治疗双相障碍（Panossian and Amsterdam 2017）。KSM-66 的剂量为 300 mg/d，Sensoril 的剂量为 500 mg/d，每晚或每日 2 次。在白天过度镇静的情况下，剂量应减少。最好在空腹时服用。如果出现胃灼热，可与少量食物一起服用。妊娠期禁用南非醉茄，因为它可能导致流产。

玛卡（印加萝卜）

玛卡是一种秘鲁草本植物，生长在安第斯山脉的高海拔地区，可用于提升性功能、生育能力、精力、警觉性、精神集中度、情绪和身体韧性（Gerbarg and Brown 2013）。对玛卡的研究主要包括动物研究和少数存在方法学局限性的人体试验。研究表明，在不增加男性血清睾酮、催乳素或雌二醇的情况下，玛卡可改善性欲和性功能。一项双盲随机初步研究发现，玛卡（3 g/d）显著降低了 SSRI 引起的性功能障碍（Dording et al. 2008）。动物研究表明玛卡没有致畸或致癌作用（Gonzales 2012）。在推荐剂量下，玛卡的不良反应极少，过量可能导致过度激活。在临床实践中，玛卡可作为虚弱、性功能障碍或不孕症的有效辅助治疗（Gerbarg and Brown 2013）。

草药

圣约翰草（贯叶连翘）

对圣约翰草的研究结果支持其用于治疗轻中度抑郁症和躯体症状障碍（Sarris 2017b）。一项 Cochrane 综述和 meta 分析报告显示，在 18 项双盲随机对照试验中，圣约翰草的有效率比值（即治疗组的有效患者比例除以安慰剂组的有效患者比例）为 1.48，显著高于安慰剂，其效应量与 SSRI 相当（Linde et al. 2008）。圣约翰草可增强 TCA 和其他抗抑郁药（包括安非他酮、文拉法辛和 SAMe）的疗效，但不应与单胺氧化酶抑制剂（MAOI）联用。联用高剂量圣约翰草和 5- 羟色胺能抗抑郁药（SSRI、5- 羟色胺-去甲肾上腺素再摄取抑制剂）会增加发生 5- 羟色胺综合征的风险。使用圣约翰草与诱发轻躁狂或躁狂之间存在明确的时间关联。与常规抗抑郁药一样，建议患有双相障碍或存在双相障碍家族史的个体谨慎使用。圣约翰草的平均每日剂量为 900 ～ 1800 mg［标准化的圣约翰草含有 0.3% 金丝桃素和（或）1% ～ 5% 贯叶金丝桃素］，分 2 次或 3 次服用。最常见的不良反应是可逆性皮肤病（光毒性皮疹）和胃肠道症状（恶心、胃灼热、稀便）。在较高剂量下，圣约翰草可能会引起与 SSRI 相似（但程度较轻微）的不良反应，包括性功能障碍、磨牙症（咬牙）和不宁腿综合征。据报道，圣约翰草在人体中可与口服避孕药、抗逆转录病毒药和免疫抑制剂通过诱导 CYP3A4 而发生显著相互作用。妊娠期和哺乳期使用圣约翰草的安全性尚未确定。

银杏

有充分证据支持银杏可作为与阿尔茨海默病、血管性痴呆、脑血管功能不全、正常衰老和耳鸣相关的认知和神经精神症状的辅助治疗（Diamond and Mondragon 2017）。当乙酰胆碱酯酶抑制剂无效或禁用时，银杏可作为痴呆的主要治疗方法。作用机制包括增加脑血流量、抗氧化作用和抗炎作用。标准化的药用级银杏提取物为 24% 的银杏黄酮苷和 6% 的萜类化合物。大多数双盲随机对照试验使用银杏的特殊提取物 EGb761（以商品名 Indena、Tebonin 和 Tanakan 销售）。Ginkgold、Vitanica VI3、Ginkgoforte（Blackmore）和 Lichtwer 的 Li370 提取物还含有标准化的黄酮糖苷和萜类化合物。含有经过科学测试的标准化银杏的产品更可能有效。一项纳入 75 项临床试验（总计 7115 名存在各种精神和躯体疾病的患者）的 meta 分析发现，EGb761 以 60～1000 mg/d 的剂量使用 2 天或长达 2 年均具有良好的耐受性，且无不良事件发生（Ihl et al. 2011）。银杏内酯 B 对血小板活化因子的抑制作用提示银杏可与影响血小板功能和（或）凝血功能的药物产生累加作用，如非甾体抗炎药［如阿司匹林、布洛芬、选择性环氧合酶 2（COX-2）抑制剂］和抗凝剂（如华法林）。在大多数情况下，每天服用 2～3 次 120～240 mg 的银杏被认为是最佳剂量。总体来说，研究表明银杏对记忆产生积极影响需要 4～6 周（Gauthier and Schlaefke 2014）。

西红花（番红花）

西红花的使用历史可以追溯到波斯帝国。西红花作为精神药物的治疗剂量远高于烹饪中使用的剂量。7 项随机对照试验报告了西红花对轻中度抑郁症的疗效（Akhondzadeh and Kashani 2017）。西红花成分在缺血性、氧化性、创伤性和炎症性脑损伤的动物模型中显示出神经保护性。西红花的神经保护作用可能是谷胱甘肽合成增强的结果。在一项为期 22 周的双盲随机对照试验中，30 mg/d 西红花与 10 mg/d 多奈哌齐对轻中度阿尔茨海默病的疗效相当，两种药物的不良反应发生率相似，但西红花引起呕吐的概率显著较低（Akhondzadeh et al. 2010）。同组研究者发现，中重度阿尔茨海默病患者每日服用西红花 1 年，在减少认知衰退方面的疗效与美金刚相当（Farokhnia et al.

2014）。这些研究均显示每天服用两次 15～20 mg 西红花的耐受性与安慰剂相似。由于高剂量西红花作为香料的成本过高，因此以胶囊形式服用经过优化的西红花更实惠。一项针对 200 mg/d 和 400 mg/d 西红花与安慰剂的短期（7 天）研究表明，西红花可使部分血液学指标轻微降低，如红细胞、血红蛋白、血细胞比容和血小板计数，但这些测量值仍在正常范围内且无临床意义（Modaghegh et al. 2008）。摄入 1.5 g/d 西红花无不良反应；然而，高于 5 g 的剂量会产生毒性，而 20 g 的剂量是致命的（Javadi et al. 2013）。超过 10 g 的西红花剂量已被用于诱导流产（Winterhalter and Straubinger 2000）；因此，不建议在妊娠期间使用西红花。

卡瓦（Kava-Kava、卡瓦胡椒）

在传统文化中，卡瓦仅在仪式上使用（即非长期使用）（Sarris 2017a）。卡瓦已被研究用于治疗焦虑。2003 年的一项 Cochrane 综述发现，卡瓦在治疗焦虑方面比安慰剂更有效；然而，该研究没有将卡瓦与传统的抗焦虑药进行比较（Pittler and Ernst 2003）。Pittler 和 Ernst（2003）综述中的一项 meta 分析报告，12 项符合纳入标准的随机对照试验中有 7 项表明，相比于安慰剂，卡瓦能显著减少焦虑（以汉密尔顿焦虑量表评分衡量；$P = 0.01$），显示出显著的临床效果。在一项为期 6 周的比较卡瓦与安慰剂对广泛性焦虑症的疗效研究中，卡瓦组患者的焦虑显著降低，且没有肝功能障碍的指征（Sarris et al. 2013）。长期大量使用卡瓦会导致面部肿胀、鳞屑性皮疹、呼吸困难、白蛋白水平降低、γ- 谷氨酰转移酶升高、白细胞和血小板计数减少、血尿和肺动脉高压。有关卡瓦肝毒性的报告包括 11 例可能的肝衰竭病例，这导致 FDA（2002）对其潜在的肝损伤发布警告。然而，调查显示储存不当和存在有毒真菌是导致肝毒性的原因，而不是卡瓦本身。在澳大利亚和新西兰，卡瓦的质量控制需要进行批量测试。卡瓦与酒精、苯二氮䓬类药物或肌肉松弛药一起服用会导致昏迷。在获得有关安全性、有效性和质量的更多信息之前，不建议使用卡瓦。

大麻

大麻含有至少 144 种大麻素和 1100 种其他化合物（Englund et al. 2017）。含量最丰富的大麻素是 Δ-9- 四氢大麻酚（THC）和大麻二酚（CBD），大麻植物以不同的比例产生这两种化合物。研究报告，大麻可用于治疗恶心（包括与癌症或其治疗相关的恶心）、厌食、头痛、神经性疼痛、青光眼、癫痫发作和肌肉痉挛（多发性硬化患者）。与大麻相关的主要不良反应是物质依赖、认知损害和精神病（Englund et al. 2017〕。在过去的 40 年里，大麻的效力（THC 的百分比）在全球范围内增加了 1 倍，而大多数制剂中 CBD 的浓度仍然很低或缺乏。初步证据表明，CBD 可逆转或防止 THC 的有害影响。在一项纳入 48 名志愿者的研究中，在静脉注射 1 ～ 5 mg THC 之前先口服 600 mg CBD 可显著减少偏执、精神病性症状和认知损害（Englund et al. 2013）。抵消给定剂量 THC 的负面影响所需的 CBD 相对剂量是未知的。增加 CBD 的浓度似乎不会改变 THC 的致欣快作用（如感觉"飘飘欲仙"）（Haney et al. 2016）。这一发现很重要，因为如果失去欣快、奖赏效应，消费者会拒绝含有更高水平 CBD 的更安全的产品（Lopez-Quintero et al. 2011）。2017 年，美国国家科学院、工程院和医学院发布了一份关于大麻的报告，特别提出了多个州医疗和娱乐大麻使用合法化。研究者指出：

> 尽管目前的形势发生了变化，但关于大麻使用对健康的短期和长期影响仍不明确。虽然很多研究已经评估了各种形式的大麻使用，但这些研究结论通常没有得到适当的整合、解释或传达给政策制定者、医疗保健提供者、州卫生官员，或负责影响和制定与大麻使用有关的政策、程序和法律的其他利益相关者（National Academies of Sciences，Engineering，and Medicine 2017）。

激素

褪黑素

除了对睡眠障碍有益外，褪黑素还具有抗氧化性，并对迟发性运动障碍有一定的帮助（Modabbernia 2017）。褪黑素治疗睡眠障碍的剂量范围为 0.5 ～ 10 mg，治疗迟发性运动障碍的剂量范围为每晚服用 6 ～ 10 mg。

身心模式

多重迷走神经理论

神经系统持续监控着机体的风险和安全。这种对危险性和安全性的评估使我们的自主状态发生着改变。传统意义上，自主状态会受到两种对立系统的影响：交感神经系统（"战斗或逃跑"）和副交感神经系统（"休息和消化"）。多重迷走神经理论则提供了一个更细致的解释。它将自主系统理解为一个包含行为、情绪和认知的三级分层模型，从而进化出较新的回路来抑制系统发育上较老、更具防御性的回路（Porges and Carter 2017）。最新的回路是哺乳动物所独有的，能够协调社会参与和交流的状态（如面部表情、发声、倾听）。当动物感觉安全时是最佳的健康状态，这种状态与心率变异性（HRV）增加（参见本章"呼吸训练"）；灵活性和适应性；对爱、联结、联系、感到安慰和合作的能力有关（表 37-1）。

人类和其他哺乳动物有两个功能不同的迷走神经回路。一条迷走神经回路是无髓鞘的，它在系统发育上更为古老。它起源于脑干迷走神经背侧运动核区域。另一条迷走神经回路是有髓鞘的、哺乳动物所独有的。它起源于脑干疑核区域。大多数脊椎动物都存在系统发育上较古老的无髓鞘迷走神经运动通路，当不作为防御系统时，其功能是通过膈下器官的神经调

表 37-1　环境条件的神经感受

安全	危险	生命威胁
副交感神经系统——有髓鞘的迷走神经	交感系统	副交感神经系统——无髓鞘的迷走神经
↑心率变异性	↓心率变异性	↓心率变异性
↑躯体意识	↓躯体意识	↓躯体意识
↑社会参与	↓社会参与	↓社会参与
待在原地且不害怕	无法待在原地	待在原地且害怕
灵活性和适应性	前进或后退	假装死亡、崩溃
联结、联系、爱、亲密、安慰、治疗、合作	情绪失调	断联
	过度警觉	分离
	过度活跃	
↑催产素	↑中枢血管升压素	↑外周血管升压素

多重迷走神经理论假设对感知的环境条件有 3 个层次的自主反应（Porges and Carter 2017）
↑＝升高；↓＝降低

节来维持身体健康、生长和恢复。而"较新的"哺乳动物有髓鞘迷走神经运动通路可调节膈上器官（心脏和肺）。这种新的迷走神经回路可减慢心率，保持平静状态，调节身心状态，从而达到人体所需的生理状态。只有身体感到安全，社会参与的新回路才会关闭或使系统发育上较老的防御状态失活。下一个层次是战斗或逃跑的防御状态，这归因于交感神经系统的激活，这是我们与大多数脊椎动物所共有的。如果"战斗"或"逃跑"无法解决感知到的危险，那么最古老的防御级别（爬行动物也具备）可能会被启动，导致下一层次的自主反应，即出现"冻结"的固定状态（无法逃跑时假装死亡；解离状态；血管迷走性晕厥；行为静止）。该理论被称为多重迷走神经理论，这里的"多重"强调了 3 个迷走神经系统的共存，同时对应了 3 个进化发展水平。

Porges 创造了"神经感受（neuroception）"一词，是指风险评估的内在无意识过程（Porges 2004）。神经感受使用来自我们周围环境、周围人群的数据，以及来自我们身体的信号来评估安全性。神经感受严重依赖于迷走神经，而迷走神经能够通过感觉和运动纤维将内脏连接到大脑。多重迷走神经理论强调了大脑和内脏之间的交流是双向的。例如，安全感会激活自发的社交互动状态。相反，亲密的社交互动会引发安全感。这种双向影响不仅与情绪有关，还与身体状态有关。快速呼吸可以被神经感受过程解释为危险信号。相反，对危险的神经感受性评估会产生焦虑，从而使我们快速呼吸。通过强调大脑和内脏之间的双向沟通，多重迷走神经理论有助于解释如何利用身心训练将自发状态转变为安全状态。神经感受获得安全感的最有效方法是通过自主调节呼吸训练（Gerbarg and Brown 2015）。

冥想

冥想练习主要有两种形式，分别是注意聚焦冥想和开放监控冥想。在注意聚焦冥想中，注意力通常集中在某个事物上，如呼吸、咒语或某个物体。在开放监控冥想中，注意力是对环境刺激、思想、情绪和身体感觉的开放式感知和观察。单次冥想练习往往会将注意聚焦冥想和开放监控冥想结合起来。冥想可以在坐着、躺着或移动时进行（如步行冥想、瑜伽）。在运动过程中练习注意聚焦冥想时，注意力需要集中于每一步或每一个姿势的身体感觉。

正念

正念是一种精神状态，在这种状态下，注意力有意识地集中在当下：内部刺激（思想、情绪、本体感觉、疼痛和内感受）；外部刺激（听觉、嗅觉和视觉刺激，以及对环境的总体感知）；当前的运动行为。在无意识状态下，思维会自动转移（如"思维漫游"或"自动巡航"），思维通常与过去或未来有关（Marchand 2017）。正念练习的目标是熟练地识别自动巡航状态何时发生，并快速回到当下。对许多人来说，感知当下状态看似简单，却很难实现。

基于正念的干预已被证明可有效治疗各种精神疾病和物质使用障碍。正念治疗包括基于正念的减压治疗、基于正念的认知治疗和基于正念的预防复发治疗。接纳与承诺治疗以及辩证行为治疗通常也是基于正念的治疗。正念的作用机制可能是专注于当下可以让我们从自动思维和情绪中退出来，减少对自动思维和情绪的认同，从而削弱它们的力量。正念需要全身心投入实践中，因此最适合那些有强烈动机并愿意定期实践的人。精神病患者不适合冥想或正念，因为精神病性思维可能会在自由冥想中出现。

呼吸训练

自主神经系统失衡是压力相关疾病的基础，且能够加重该类疾病的症状。恢复自主神经的平衡和张力是治疗精神科、儿科和全科医学中大多数常见病的基础。平衡自主神经系统中交感神经和副交感神经分支的最有效方法是通过自主调节呼吸训练（VRBP）（Brown and Gerbarg 2012；Gerbarg and Brown 2017）。呼吸和情绪是双向的。每种情绪状态都与特定的呼吸模式有关。反过来，我们可通过有意识地改变呼吸模式来改变情绪状态。

来自呼吸系统的信息提供了来自数百万个受体（如每个肺泡包含 3 种类型的牵张感受器）；支气管、咽、喉和鼻腔；压力感受器；化学感受器（记录氧分压和二氧化碳分压的变化）；隔膜、胸腔和胸壁中受体的大量数据。呼吸信息每毫秒都会沿着迷走神经通路流向脑干核，继而流向调节情绪、感知、认知加工和行为的中枢神经系统网络。有证据表明，慢呼吸训练（通过迷走神经传入）可减少杏仁核的过度活跃，增加前额叶情绪调节中心的活跃性，调节下丘脑−垂体−肾上腺功能，增加抑制性神经递质 GABA 的水平，刺激催产素的释放，并改善认知功能（Brown et al. 2013；Streeter et al. 2012）。呼吸性窦性心律失常和 HRV 是根据正常吸气和呼气之间心搏间隔的变化用数学推导出来的（Gerbarg and Brown 2017）。这些变化反映了心血管系统的灵活性。高呼吸性窦性心律失常和高 HRV 意味着更健康、寿命更长。低呼吸性窦性心律失常和低 HRV 与慢性应激、焦虑、惊恐障碍、PTSD、抑郁症和衰老有关。有节奏地呼吸对呼吸性窦性心律失常和 HRV 的影响已被充分证实。对于大多数成人，每分钟 4.5 ～ 6 个周期的轻柔呼吸可显著增加 HRV（如 HRV 高频谱活动所示），从而达到平静状态。

缓慢的 VRBP 在临床上最有用，因为它可迅速缓解与压力和焦虑状态相关的交感神经过度兴奋，同时还能增加副交感神经的活动。研究表明，缓慢的 VRBP 与缓解压力感知、焦虑、失眠、抑郁症和 PTSD 症状有关（Brown et al. 2013；Gerberg and Brown 2017）。

瑜伽

在印度的传统中，瑜伽最初是一种自我实现的精神实践（Varambaly and Gangadhar 2012）。在美国，瑜伽则是一种结合身体姿势、呼吸技巧及冥想或放松的身心练习。瑜伽越来越受欢迎；根据 2017 年美国健康访谈调查，美国成人练习瑜伽的人数在过去 5 年中显著增加（从 2012 年的 9.5% 增加到 2017 年的 14.3%）（Black et al. 2018）。在精神科临床实践中，有初步证据表明，无论是单独应用还是辅助治疗抑郁症、恶劣心境、焦虑症、精神分裂症、酒精使用障碍和儿童 ADHD，瑜伽都可能是一种安全有效的治疗方法（Cabral et al. 2011）。研究表明，在健康受试者中，短期瑜伽训练可提高脑内 GABA 水平（Streeter et al. 2007）。此外，规律的瑜伽训练可降低精神分裂症患者的血清皮质醇和肾上腺皮质激素水平，并增加催产素的分泌（Jayaram et al. 2013）。瑜伽研究中的方法学问题包括难以使用双盲法和找到合适的安慰剂对照。至于哪所瑜伽学校或传统对特定的情况最有帮助，目前尚未达成共识。

气功／太极

气功是一种中国古代的传统养生方法，它通过一系列精心编排的身体动作和呼吸技巧，从听觉和视觉的角度来培养和传输身体的生命力能量（或称"气"）。太极是气功的一种类型。对照研究表明，与传统的运动相比，练习气功或太极能更有效地减轻焦虑，增加额叶脑电图 θ 波活动（表明处于更为放松、精神更为集中的状态），并能在 5 个月内保持稳定的临床痴呆评级（Abbott et al. 2017）。其可能的作用机制包括减少交感神经输出和炎症反应。

鉴于太极和气功都是低强度运动，引起不良事件的风险极低，临床医生可考虑将太极或气功推荐给那些想要进行身心练习的老年患者。这些练习的动作温和，练习者不需要躺下或扭曲成难度较大的姿势。由于太极和气功通常是在团体中进行教授，所以参与其中还可以获得更多的社交益处。根据文献中推荐的平均有效练习时间（剂量），临床医生应鼓励患者每周至少练习 3 次，每次至少 30 min。

电磁治疗

经颅微电流刺激（CES）

CES 已被 FDA 批准用于治疗焦虑、失眠和疼痛（Kirsch and Nichols 2013）。CES 设备是带有 2 个有线电极的手持设备，应用于头部两侧（如太阳穴、乳突或通过夹子用于耳垂）。轻度电刺激为 0.5 ～ 15 000 Hz 的专利刺激频率模式，强度为 50 μA ～ 4 mA（使用 2 个 AA 电池）。治疗通常每天 1 次或 2 次，持续 20 ～ 60 min。功能磁共振成像研究表明，使用 CES 的患者存在皮质去激活（Feusner et al. 2012）和疼痛处理减少（Taylor et al. 2013）。脑电图显示 α 波活动增加（表明精神放松但保持警觉状态）（Kennerly 2004）。CES 的不良反应非常罕见（约 1%），主要包括电极造成的皮肤刺激和头痛，这些反应通常轻微且具有自限性（Electronical Products International 2012）。在美国，经 FDA 批准的 CES 设备的价格为 600 ～ 1200 美元，并且需要医疗专业人员开具处方。有心脏起搏器或其他植入式电子设备的患者禁用 CES。妊娠期使用 CES 的安全性尚未确定。

神经反馈（神经治疗）

在生物反馈中，患者被训练意识到并学会控制自己的生理机能，从而改善身心健康。神经反馈是生物反馈的一种类型（又称脑电生物反馈），它通过患者的脑电信号反馈来调整脑电活动（Larsen and Sherlin 2013）。神经反馈已被用于治疗 ADHD、癫痫、焦虑、抑郁症、脑外伤、酒精和其他物质使用障碍、失眠和疼痛，以及提升表现（Simkin et al. 2014）。神经反馈的流程包括操作性条件反射、定量脑电图引导、z 评分训练、低能神经反馈系统、慢皮质电位训练和 NeuroField（NeuroField Inc.，Bishop，CA）。神经反馈通常需要 10 ～ 40 次治疗，每次 30 ～ 40 min（通常每周 1 ～ 3 次，持续 3 ～ 5 个月）。多项研究显示治疗后可有长达 6 个月的持续获益（Gevensleben et al. 2010；Kouijzer et al. 2009；Steiner et al. 2014）。部分患者可能需要额外的定期随访治疗。治疗最好由接受过神经反馈组织培训的具有资质的专业人员进行，这些组织包括应用心理生理学和生物反馈协会（Association for Applied Psychophysiology and Biofeedback；www.aapb.org）、生物反馈认证国际联盟（Biofeedback Certification International Alliance；www.bcia.org）及国际神经反馈与研究学会（International Society for Neurofeedback and Research；www.isnr.org）。

临床要点

- 许多精神疾病患者在没有告知医生的情况下使用补充和替代医学（CAM）。临床医生向患者询问 CAM 的使用情况很重要，因为这可以防止医生开具的药物和患者正在服用的补充药物之间发生相互作用。

- 目前的研究不支持单用维生素 B_9（叶酸）、维生素 B_{12} 或维生素 D 治疗 MDD。然而，有证据表明，对于本身缺乏这些维生素的抑郁症患者，补充这些营养素可以增强抗抑郁治疗的疗效。

- 临床医生应向患者提供有关高质量补充剂品牌的信息，尤其是药用级或已在临床试验中测试过的品牌。

- SAMe 作为单药治疗或辅助治疗对 MDD 有效。SAMe 不会引起常规抗抑郁药的许多不良反应，如性功能障碍、体重增加或肝酶升高。

- 适应原可增强机体对身体和情绪压力的恢复力，并可能减轻药物不良反应，如锥体外系反应。

- 大多数用于治疗精神疾病的草药对 CYP 的效应没有临床意义；圣约翰草（贯叶连翘）是个例外，它能诱导 CYP3A4。

- 多重迷走神经理论将生物体对环境安全或威胁的感知与 3 个进化层次的自主系统（无髓鞘副交感神经系统、交感神经系统和有髓鞘副交感神经系统）的激活相关联。身心模式（如呼吸训练习）可用于将自主状态转变为安全感知状态。

- VRBP 可减少杏仁核的过度激活，增加前额叶情绪调节中心的活跃性，并调节下丘脑-垂体-肾上腺功能。初步证据表明，VRBP 还可能增加抑制性神经递质 GABA 的水平，刺激催产素的释放，并改善认知功能。

- CES 和神经反馈是治疗焦虑、抑郁症、疼痛、ADHD 和其他疾病的有价值的选择。

参考文献

扫码见参考文献

第 38 章

整合及协作医疗

Ramanpreet Toor，Deborah S. Cowley
黄薛冰　秦梦文　译　方贻儒　审校

精神障碍是发病率和死亡率的重要原因，其致残率约占 25%（Murray et al. 2012）。然而，美国仅有 12% 的精神障碍患者就诊于精神科医生，仅有 21% 的患者就诊于心理健康专家（Wang et al. 2005）。大多数患者不会寻求任何医疗帮助，即使在寻求医疗帮助的患者中，超过 1/2 的人选择前往普通医疗机构就诊，而这些机构的精神卫生充分诊治率很低（Unützer and Ratzliff 2015）。人们获得专业精神卫生治疗的机会很少，只有约 1/2 的患者能够从初级医疗保健机构转诊至专业精神卫生机构（Grembowski et al. 2002）。同时，由于社会经济因素、精神药物的不良反应，以及获得有效的初级保健和预防保健服务的机会有限等原因，慢性严重精神疾病患者的寿命较短，且慢性疾病的发病率升高（Druss et al. 2011）。这些精神卫生服务的可获得性和质量方面存在的不足，促使人们努力将整合行为健康医疗和普通医疗服务结合在一起，以改善患者的心理健康和医疗效果。

整合行为健康医疗（以下简称整合医疗）的定义为：由初级医疗保健和行为健康临床人员组成的实践团队与患者及家属合作，采用系统和成本效益高的治疗方法为特定人群提供以患者为中心的服务（Peek and The National Integration Academy Council 2013, p. 2）。这种医疗方法"可以改善精神卫生和药物滥用状况、健康行为（包括其对慢性疾病的影响）、生活压力和危机、压力相关的躯体症状及无效的卫生保健模式"（Peek and the National Integration Academy Council 2013, p. 2）。此外，整合医疗在增加获得治疗的机会、提高治疗质量和效果及降低医疗保健总成本这 3 个方面也是有效的（Katon and Unützer 2011）。在过去 10 年中，整合医疗与以患者为中心的医疗之家、负责的护理组织和《平价医疗法案》（*Affordable Care Act*）的结合，使人们更加关注到这种医疗模式，美国精神病学协会（2017）也提倡对医学生、住院医师和科研人员进行整合医疗培训（Summers et al. 2014），并在精神科执业医师中开展了此类培训。

整合医疗的大规模实施及循证支持，促使精神科医师在这一领域工作的机会和需求越来越多。在本章中，我们将首先介绍整合医疗模式，重点关注协作医疗模式，因为其是证据支持最强的整合医疗模式。随后，我们将概述协作医疗的核心原则，其中一些适用于任何类型的精神病学实践。最后，我们将讨论精神科医生在整合医疗和协作医疗团队中的作用。

整合医疗模式

整合医疗有多种模式，包括精神科医生在一般医疗场所中坐诊（基层诊疗）、协作医疗、远程精神科会诊，以及为患有慢性严重精神疾病的患者提供普通医疗服务。表 38-1 中总结了不同模式的目标人群、工作人员、方法、优势和局限性。

基层诊疗时，精神科医生或其他行为健康专业人员在普通医疗诊所内坐诊，并为诊所转诊的患者提供现场咨询和直接治疗。这种模式增加了治疗的可获得性、患者的满意度及医生之间的沟通和互动，并可改善患者的治疗效果（van der Feltz-Cornelis et al. 2010）。然而，被转诊的患者可能是对痛苦感受最明显的人，而不是最需要专业精神卫生服务的人，一旦建立服务，精神科医生或行为健康专业人员会收到很长的排队等待名单，并且只能有限地接收新的转诊或后续预约。

相反，协作医疗是一种基于人群的模式，它使用诊所或卫生系统的心理健康筛查来识别患者，以做进一步的诊断评估和循证治疗。精神科医生可以担任

表 38-1 整合医疗模式

	基层诊疗	协作医疗	远程精神科会诊	精神病患者的医疗服务
目标人群	初级医疗保健医生转诊的患者	诊所或卫生系统内的患者	医生或患者在遥远的地点或无法亲自前来	精神病患者，尤其是社区精神卫生中心的患者
工作人员	咨询精神科医生或行为健康专业人员	由患者、初级医疗保健医生、照护专员、精神科医生组成的团队	精神科医生或其他心理健康专业人员	普通医疗提供者
方法	直接（亲自）咨询	基于人群的筛查；团队提供以患者为中心的循证干预、结果评估和阶梯式治疗	通过电话或视频会议进行直接或间接咨询	在精神病治疗环境中提供预防和初级医疗服务
优势	提高治疗的可获得性、患者的满意度、医生之间的沟通和转诊患者的结局	提高治疗的可获得性、护理质量、患者结局、成本效益	增加较小／农村地区、无法前来预约的患者的就医机会	提高医疗服务的可获得性
局限性	能力有限；仅能治疗转诊患者	需要在实践中进行改变；报销比例不同	需要专门的设备；报销比例不同	需要精神卫生机构中有医疗服务提供者或提供医疗服务的精神科医生

初级医疗保健的顾问及行为健康服务提供者或照护专员，追踪照护专员所负责个案的转归，并重点关注接受一线治疗后没有改善的患者，根据需要提出进一步的治疗建议以"加强"治疗，并仅在需要时为患者提供直接咨询。例如，在大型协作医疗研究 IMPACT 研究（Improving Mood-Promoting Access to Collaborative Treatment）中，精神科医生仅为干预组中 11% 的患者提供了确认诊断或治疗难治性症状的直接咨询（Unützer et al. 2002）。

协作医疗得到了大量循证支持。例如，一项纳入 79 项协作医疗抑郁症和焦虑症的随机对照试验的综述显示，患者在短期和长期治疗效果、药物使用的获益、心理健康生活质量和患者满意度等方面都有显著改善（Archer et al. 2012）。协作医疗还改善了阿片类药物和酒精使用障碍患者的预后（Watkins et al. 2017），并减少了医疗保健在抑郁症的治疗投入及疗效差异（Angstman et al. 2015）。此外，协作治疗模式可用于抑郁症和共病躯体疾病（糖尿病和冠心病），与常规治疗相比，这种治疗模式可降低患者的抑郁症评分、收缩压、胆固醇水平和糖化血红蛋白水平，并改善患者的生活质量和对治疗的满意度（Katon et al. 2012），同时具有成本效益（Katon et al. 2012）。

在较小的地区或农村社区中，患者由于广场恐惧症、身体残疾或缺乏交通工具等原因，难以亲自去看精神科医生，远程精神科会诊对于这类患者获得精神卫生服务具有特殊优势。远程精神科会诊包括电话和视频会议，可为患者提供教育和咨询，能直接评估患者，并在小型或远程初级医疗保健实践中实施协作医疗。例如，儿科热线（Straus and Sarvet 2014）和围产期精神病学咨询热线（Byatt et al. 2016）向初级医疗保健医生提供儿童和青少年精神病学以及妊娠和产后女性治疗方面的专业电话咨询和教育。Fortney 等（2013）研究发现，基于远程医疗的抑郁症协作医疗干预效果优于 5 个具有资质的农村卫生中心的当地现场工作人员提供的协作医疗。

为改善精神病患者的普通医疗服务，已提出了多种模式（Kern 2015）。这些措施包括对精神科医生进行常见疾病的筛查和一线治疗的教育培训，将照护专员纳入社区精神卫生中心，以指导患者如何进行初级医疗保健预约，提升精神病患者的健康行为，以及在社区精神卫生中心安排普通医疗服务者。

协作医疗的原则

协作医疗是有效性最受循证支持的整合医疗模式。2011 年，由华盛顿大学的 AIMS（Advancing Integrated Mental Health Solutions）中心召集的国家级专家小组制定了一份关于协作医疗五项核心原则的共识声明，所有原则均是完成有效协作治疗所必需的（Unützer and Ratzliff 2015）：

1. **以患者为中心的协作**：协作医疗团队共同提供以患者为中心的治疗。该团队包括知情且积极参与治疗的患者、初级医疗保健医生、照护专员、精神科医生。团队服务人员和患者一起实现共同的治疗目标。为了团队能够成功协作并提供卓越的治疗服务，每个团队成员都必须有非常明确的角色定位（见下文）。

2. **以人群为基础的治疗**：与其他形式的医疗实践一样，传统的精神病学实践专注于需要治疗的患者。相反，协作医疗是以人群为基础的。以人群为基础的治疗重点是面向确定的人群，如特定初级医疗保健诊所、医疗中心或卫生保健服务系统的所有个体。对确定人群进行筛查，对确定患有精神障碍的患者进行治疗，并在综合数据库（以下称为"登记"；图 38-1）中监测患者的治疗依从性和临床结局。登记包括患者信息、相关症状评定量表的初始和最后得分［如抑郁症患者的患者健康问卷抑郁量表（PHQ-9）（Kroenke et al. 2001）和焦虑症患者的广泛性焦虑自评量表（GAD-7）评分（Spitzer et al. 2006）］、照护专员的评估结果和精神科会诊记录。登记允许照护专员和精神科医生跟踪所有接受治疗的患者，并快速识别出那些情况不佳或没有跟进预约的患者。照护专员的主要职责是监控和更新登记，每周与精神科医生一起审查名单，以便对没有改善的患者进行及时的治疗调整，同时，还要联系未随访的患者。

3. **循证治疗**：协作医疗模式提供的治疗应取得现有的最佳证据的支持。精神科医生提供循证的药物治疗建议，而照护专员接受培训并提供循证的短程心理治疗干预。这些干预措施包括行为激活、认知行为治疗、人际治疗、动机访谈和问题解决治疗（一种在初级医疗保健和社区环境中使用的针对抑郁症的技能培养治疗）。

4. **基于评估的目标治疗**：基于评估的目标治疗是 STAR*D（Sequenced Treatment Alternatives to Relieve Depression）试验中精神科医生熟悉的一种方法（Rush 2007）。协作医疗团队为每个确诊的精神疾病患者建立以患者为中心的治疗目标。然后，根据评估结果（如症状评定量表）对患者进行系统跟踪，并及时调整治疗，直至达到预定目标。例如，将抑郁症治疗的共同目标定为 PHQ-9 评分低于 10 分或 PHQ-9 评分降低 50%，具有此类目标的抑郁症患者将在每次与照护专员见面时完成 PHQ-9。一些患者对最初的一线治疗有应答，而另一些患者可能需要额外的干预才能达到治疗目标。协作医疗采用阶梯式治疗模式，可根据患者的反应和需要来逐步增加治疗的强度和次数［如增加剂量、更换药物、添加增强剂和（或）心理社会干预］。

5. **负责制**：只有在以上 4 个原则均满足的情况下才能强调负责制核心原则。负责制是指协作医疗团队中的精神科医生既要负责积极参与治疗的患者的治疗结局，又要负责其团队整体服务质量的持续改进。

协作医疗团队

在协作医疗模式中，精神卫生服务者、初级医疗保健医生和患者作为一个团队一起工作。协作医疗团队由患者和至少 1 名初级医疗保健医生、1 名照护专员或行为健康服务者及 1 名精神科医生组成（图 38-2）。每个团队成员都有明确的角色定位，以便最有效地协调治疗（Ratzliff et al. 2016）：

- **患者**：在协作医疗中，患者是活跃的团队成员，与团队其他成员一起制订治疗目标，报告症状和不良反应，提出问题和顾虑，并参与治疗。

- **初级医疗保健医生**：初级医疗保健医生通常是家庭医生、内科医生、儿科医生、执业护士或医师助理，他们与患者建立最密切的关系，是患者的第一联系人，并承担向患者提供所有治疗的总体责任。他们的重要任务包括：筛选出需要接受行为健康服务的患者、进行初步评估、开始适当的一线治疗、向患者介绍协作医疗模式，以及将患者转介至照护专员进行进一步的评估和治疗。初级医疗保健医生与团队的其他成员共同制订治疗目标、监测治疗反应，并鼓励患者参与协作医疗。初级医疗保健医生与照护专员和精神科医生协商、开药、安排实验室检查，并调整治疗方案。

- **照护专员或行为健康服务者**：照护专员通常是有执照的社会工作者、注册护士或心理学家。他们通常就职于初级医疗保健诊所，但也可能不在现场办公，特别是在患者和工作人员较少的农村地区（Fortney et al. 2013）。他们与初级医疗保健医生和精神科医生密切合作，为患者提供精神卫生服务。

  照护专员有两个主要任务：第 1 个主要任务是照护管理，包括让患者参与治疗、每 2 周看 1 次患者、进行系统的初始和后续评估、协调治疗、将患者添加到注册登记表中、维护和更新注册登记表、通过行为健康指标跟踪患者的治疗反应，并定期与精神科医生共同审查病例数量，通常每周 1 次。病例审查的重点是那些病情没有改善、诊断上具有挑战性或未预约的患者。照护专员的第 2 个主要任务是提供简短的循证心理治疗，如行为激活、问题解决治疗、认知行为治疗、人际治疗和动机访谈。

  通常情况下，患者会积极接受治疗 3 ～ 6

View Record	Treatment Status	Name	Treatment Status						PHQ-9				GAD-7				Psychiatric Case Review	
			Date of Initial Assessment	Date of Most Recent Contact	Date Next Follow-up Due	Number of Follow-up Contacts	Weeks in Treatment		Initial PHQ-9 Score	Last Available PHQ-9 Score	% Change in PHQ-9 Score	Date of Last PHQ-9 Score	Initial GAD-7 Score	Last Available GAD-7 Score	% Change in GAD-7 Score	Date of Last GAD-7 Score	Flag	Most Recent Psychiatric Case Review Note
View	Active	Nancy Fake	5/29/2017	5/29/2017	6/12/2017	0	6		No Score	No Score			No Score	No Score				
View	RP	Betty Test	12/15/2016	5/15/2017	6/14/2017	10	30		12	1	-92%	5/15/2017	9	3	-67%	5/15/2017		
View	Active	Susan Test	11/20/2016	6/2/2017	6/16/2017	10	33		22	15	-32%	6/2/2017	18	14	-22%	6/2/2017	Flag for discussion & safety risk	9/15/2016
View	Active	Bob Dolittle	3/2/2017	7/1/2017	7/15/2017	3	19		22	19	-14%	7/1/2017	12	10	-17%	7/1/2017	Flag at safety risk	9/17/2016
View	Active	Joe Smith	4/1/2017	7/11/2017	7/25/2017	6	14		15	8	-47%	7/11/2017	11	4	-64%	7/11/2017	Flag for discussion	10/24/2016
View	Active	Albert Smith	3/5/2017	6/30/2017	7/28/2017	5	18		18	18	0%	6/30/2017	14	10	-29%	6/30/2017		

PHQ-9 notes: The last available PHQ-9 score is at target (<5 or 50% decrease from initial score); The last available PHQ-9 score is more than 30 days old

GAD-7 notes: The last available GAD-7 score is at target (<10 or 50% decrease from initial score); The last available GAD-7 score is more than 30 days old

Treatment Status notes: The most recent contact was over 1 month (30 days) ago; The next follow-up contact is past due

图 38-1 协作医疗登记的示例。GAD-7，广泛性焦虑自评量表；PHQ-9，患者健康问卷抑郁量表。引自 IMS（Advancing Integrated Mental Health Solutions）Center web page "Patient Tracking Spreadsheet With Example Data"（available at: https://aims.uw.edu/resource-library/patient-tracking-spreadsheet-example-data；accessed October 7, 2018）. Copyright 2018, University of Washington. Used with permission.

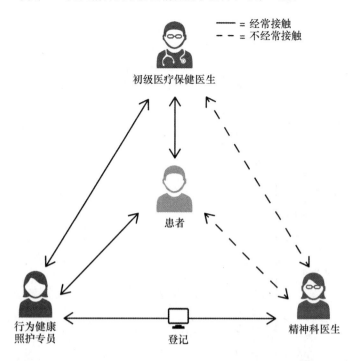

```
———— = 经常接触
- - - - = 不经常接触
```

初级医疗保健医生

患者

行为健康
照护专员

登记

精神科医生

图 38-2　协作医疗团队。引自 AIMS（Advancing Integrated Mental Health Solutions）Center web page "Collaborative Care Team Structure"（available at: https://aims.uw.edu/collaborative-care/team-structure; accessed October 7, 2018）. Copyright 2017, University of Washington. Used with permission.

个月，之后可能出现两种情况：患者病情缓解或需要转诊至专门的精神卫生服务机构接受更长期、更强化的治疗。一旦患者的病情好转并进入缓解期，照护专员会将其转入预防复发阶段，并进行 3 个月的随访（每月 1 次），以确保患者病情持续稳定，然后再将其转诊至初级医疗保健医生。如果患者在多次治疗调整后仍未改善，或所需的治疗技术水平无法在协作医疗模式中获得，照护专员将协助患者转诊至专业精神卫生机构，并进行随访，直到患者在那里接受系统治疗。

● **精神科医生**：在美国，几乎所有县的精神科医生数量都不能满足需求（Thomas et al. 2009）。在协作医疗模式中，为了更有效地利用自身的专业知识，精神科医生可通过与团队合作并分派对患者的治疗工作来取代单打独斗式治疗。在这种模式中，精神科医生主要进行间接咨询，审核照护专员的工作个案，并为症状没有改善的患者提供额外的评估和治疗建议。在少数情况下，精神科医生会亲自或通过电话会议直接面询患者。除了这种间接和直接的临床咨询，精神科医生还有其他几个重要任务，包括：为其他团队成员提供教育

培训、努力提高团队为患者提供的治疗质量，并发挥领导作用以支持团队和协作医疗模式（Raney 2015）。

精神科医生在协作医疗中的作用

正如前文所述，协作医疗团队中的精神科医生不仅是临床顾问，也是教育培训者和领导者。协作医疗团队中有积极参与的精神科医生与治疗 6 个月后患者的缓解率较高相关（Whitebird et al. 2014）。

临床顾问

在其他整合医疗模式中，特别是基层诊疗和一些远程精神病学服务中，精神科医生可提供直接咨询，亲自或通过电话会议接诊、评估，并向初级医疗保健医生提供治疗建议。相反，协作医疗中的精神科医生将大部分时间用于提供间接咨询。间接咨询包括与照护专员共同审查工作个案和"路边咨询"。在每周的个案审查中，精神科医生与照护专员一起审核登记（即正在积极接受治疗的全体患者名单），在没有看到患者的情况下，从照护专员、初级医疗保健医生评估及症状评定量表等行为健康指标中收集信息，并给出治疗建议。照护专员对患者进行密切随访，通常每月 2 次，进行简短的循证心理治疗，并通过行为健康指标对症状进行评估。照护专员频繁收集到的这些系统的信息使精神科医生有机会随时间的推移进行诊断，并及时调整治疗计划，直到患者症状缓解或达到团队的共同治疗目标。在病例审查期间，根据患者病情的复杂程度，1 h 内约讨论 5 ～ 10 名患者。如果可以访问，精神病医生可在登记处和电子健康档案中填写建议。照护专员有责任将治疗建议转交给初级医疗保健医生和患者。在协作医疗模式中，直接会诊通常只适用于精神科医生需要面诊患者以确认诊断或重新评估难治性病例的治疗方法的情况。

在协作医疗模式中，间接咨询引发了关于精神科医生的责任和账单的问题（Raney 2015）。在这些模式中，精神科医生仍然是初级医疗保健医生的顾问，并应记录提出建议的依据、所使用的信息来源以及是否亲自见过患者并对其进行评估。精神科医生应购买责任保险，即使他们只进行间接咨询。尽管协作医疗在资本化的医疗保健系统中具有成本效益，但传统保险公司或按服务收费的机构不会对其进行报销。然而，精神科医生在协作医疗中提供的间接咨询越来越多地可获得报销。

教育培训者

精神科医生在教育培训协作医疗团队方面发挥着关键作用，其目标是提高团队成员的技能并建立管理精神疾病的信心。每次咨询记录或与团队的沟通都提供了一次教育培训的机会。由于初级医疗保健医生和照护专员工作非常繁忙，因此最有效的教学方法是提供简短、简明的教学要点。对于特定主题的更正式全面的教育培训可以安排在午餐时间或每月的团队会议中（Raney 2015）。

领导者

即使精神科医生不在正式的领导岗位上，但在临床和系统层面上，他们在支持协作医疗团队运作方面仍发挥重要作用。在诊所或卫生保健系统内实施协作医疗模式的早期阶段，团队成员角色定位、患者的治疗计划或协作医疗如何适应诊所或系统等方面可能会出现混乱和分歧。重要的是，精神科医生应参与协作和保持警觉，并在必要时进行干预，以支持团队。服务提供者、员工或管理层有时可能会抵制为适应这种新模式而进行的更改，在这种情况下，精神科医生的任务是提供支持协作医疗的证据和理由，包括宣教有关该模式的基本原理、循证基础、治疗效果和其他益处。一旦协作医疗模式得以实施，精神科医生有责任确保所有成员遵守协作医疗的核心原则，确保患者获得最佳治疗效果以及对团队工作进行持续质量改进。精神科医生还可通过开发针对不同精神障碍的临床治疗方案来促进诊所的工作流程，如治疗路径、安全评估方案、精神病学紧急情况的管理流程，以及处理挑战性患者和临床情况的方法（Ratzliff et al. 2015）。

为精神科医生从事整合医疗工作做准备

在整合医疗机构工作的精神科医生报告了积极的经验，并特别重视以患者为中心的治疗模式、团队合作、精神科医生作为教育培训者的角色，以及获得成长和创新的机会（Norfleet et al. 2016）。越来越多的精神科住院医师和精神科执业医师有机会学习整合医疗，并鼓励在住院医师培训期间安排整合医疗轮转（American Psychiatric Association 2017；Cowley et al. 2014；Summers et al. 2014）。除了获得有关整合及协作医疗的知识外，某些相关的能力和特征对于准备在这些机构中工作的精神科医师来说格外有帮助（Cowley et al. 2014；Raney 2015；Ratzliff et al. 2015）。

首先，行为健康服务和初级医疗保健有着非常不同的"文化"，将两者结合起来可能会带来挑战。初级医疗保健机构的特点是节奏快、有持续时间不同的简短接诊、灵活的边界、重复预约或"加塞"患者，以及频繁的中断。初级医疗保健医生通常需要快速做出决策，并从精神科医生那里获得明确、具体和简洁的建议。精神科门诊的特点是指定时间的较长接诊、严格的治疗框架和边界。在初级医疗保健机构工作的精神科医生需要灵活、能够适应不同的实践模式并有效地工作，包括随时待命和反应迅速、容忍干扰、提供不使用专业术语的简要建议，并介绍药物、剂量和滴定的具体建议。

在整合医疗机构中工作的精神科医生可能需要扩展知识储备，并自行寻求咨询，以便能够帮助初级医疗保健医生和照护专员注意到日常实践范围之外的患者和临床情况，如儿童和青少年精神障碍、成瘾、进食障碍和认知障碍。为了从事协作医疗工作，精神科医生需要学习间接咨询、审查病例及在未直面患者的情况下提供建议的技能。想要从事远程精神科会诊或为患者提供一线的普通或预防性医疗服务的精神科医生需要学习相关技术、初级保健主题和不同的实践模式。精神科医生的角色还需要具备在咨询过程中教育培训其他服务者，以及在高效团队中工作和发挥领导作用的技能。一项研究对 52 名在整合医疗领域工作的精神科医生进行了调查，确定了其角色的任务重点：了解进食障碍、为儿童和青少年提供药物治疗建议、进行间接咨询和个案组审查、监督照护专员、就行为健康问题向团队提供建议，以及支持诊所或机构建立适合其人群和资源的有效整合医疗团队（Ratzliff et al. 2015）。最适合在整合医疗中担任精神科顾问的临床医生具有以下特点：灵活、以团队为导向、愿意容忍干扰，并能从教育培训他人中获得乐趣和满足感（Raney 2015）。

总结

整合医疗，特别是协作医疗，提供了一种循证治疗模式，以实现精神卫生保健的三重目标：可获得性、质量和成本效益。它允许精神科医生利用有限的时间来帮助尽可能多的患者，并将精力集中于最需要精神科专科诊治的患者。在本章中，我们回顾了整合医疗的基本原理和模式，以及核心原则、团队结构和精神科医生在协作医疗中的作用，整合医疗模式具有最强的循证基础。在整合医疗领域工作的精神科医生报告他们发现这项工作很有价值，未来精神科医生在这一领域的工作机会可能会增加。

临床要点

- 整合医疗将精神卫生保健和初级医疗保健结合在一起，以增加患者获得治疗的机会，并以具有成本效益的方式改善患者的心理健康和治疗结局。

- 整合医疗模式包括精神科医生在一般医疗场所内坐诊、协作医疗、远程精神科会诊及向精神病患者提供预防性和普通医疗服务。

- 协作医疗是一种整合医疗模式，具有最强的循证基础，已被证明在改善精神卫生服务质量、效果和成本效益，以及减少初级医疗保健机构的卫生保健差距方面的有效性。

- 协作医疗的5个核心原则包括：以患者为中心的治疗、以人群为基础的治疗、循证治疗、以评估为基础的目标治疗和负责制。

- 协作医疗团队由患者、初级医疗保健医生、行为健康照护专员和精神科医生组成，每个团队成员都有明确的角色定位。

- 协作医疗团队中的精神科医生提供间接和直接咨询、教育培训和领导团队。

- 在整合医疗中工作的精神科医生受益于掌握服务模式的知识、获得咨询技能、对初级治疗和精神科实践之间差异的认识、灵活性及与团队合作的乐趣。

参考文献

扫码见参考文献

第 39 章

标准化评估和基于评估的治疗

Craig S. Rosen, Steven N. Lindley, Shannon Wiltsey Stirman

黄薛冰　秦梦文　译　方贻儒　审校

一般意义上的临床评估过程要求临床医生根据不完整或不一致的临床信息建立、检验和完善假设，这些假设通常是在非常短暂的临床接触下提出的。几十年来，越来越多的证据表明，在这种情况下，主观临床判断并不能产生像标准化诊断那样准确或全面的诊断，因此，循证评估目前被认为是循证治疗的关键组成部分。美国精神病学协会指南建议"患者的初步精神评估包括症状、功能水平和生活质量的定量评估"（American Psychiatric Association Work Group on Psychiatric Evaluation 2016, p. 35）。研究结果表明，定量评估不应仅在最初评估时进行，还应在整个治疗过程中使用，以衡量患者的健康状况和症状。与没有持续评估的常规治疗相比，在临床治疗中日常进行持续评估已被证明可以更快地改善患者状况，包括症状、人际功能和生活质量，特别是有恶化风险的患者（Bickman et al. 2011; Lambert et al. 2003）。美国联合委员会（2017）已经认识到持续评估的价值，并规定行为健康护理组织应使用标准化量表或工具来评估患者的治疗过程。

在过去的 20 年里，随着评估研究的发展，心理学评估方法发生了巨大的转变（Hunsely and Mash 2010）。该领域不再强调使用投射测验和复杂的多维工具，因为这些工具需要高度专业化培训的人员来管理使用和解释结果，目前更强调简短而集中的方法，这些方法可以在一系列治疗环境中发挥作用，且很容易被大多数临床医生解释。同时，信息技术的进步也为使用、解释心理健康评估工具和结果提供了更多的支持（Hunsely and Mash 2010）。随着这些发展，标准化评估正在从少见、高度专业化的领域转变为日常医疗不可或缺的一部分。随着时间的推移，对精神症状的定量评估应成为常规项目，就像监测血压或白细胞计数一样。

为什么以及何时使用标准化评估

标准化评估可通过多种方式改善医疗，即通过提高诊断的准确性并最大限度地减小误诊的可能性、显示病情进展或标记可能需要改变的治疗计划。

筛查

精神障碍在初级医疗保健机构中往往诊断不足，甚至在专业机构中也可能被漏诊。多项研究表明，在初级医疗保健中，使用经过验证的简短筛查工具可提高精神疾病的识别能力和诊断准确性（Bufka and Campl 2010）。在初级医疗保健或其他环境中使用的筛查工具旨在识别可能患有精神疾病的人，这些人应被转介并做进一步评估。由于筛查工具适用于所有患者的常规使用，因此其非常简短，无须经过高级培训即可解释结果（Bufka and Campl 2010）。非常简短（2～4 项）的筛查工具通常不用于确诊或评估病情进展。

个案概念化和治疗计划

在制订治疗计划前，精神科医生需要准确地确定诊断和严重程度。临床判断会受到许多主观认知偏差的影响（Hunsely and Mash 2010）。临床医生可能会关注一个突出的细节，或可能受到近期某个病例的过度影响，从而忽略了患者陈述的其他部分。使用有效的评估工具有助于临床医生评估患者症状和功能的各个方面，帮助临床医生通过将症状与已建立的标准进行比较，进而更准确地评估患者症状的严重程度。

监测进展：基于评估的治疗

患者并不总是好转。约 1/3 的患者对任何给定的抗抑郁药都没有反应，而其他患者的反应可能也有限，他们需要改变治疗方法（Kautzky et al. 2017）。不幸的是，仅靠印象的临床判断对于评估变化并不十分有效。研究表明，心理健康服务者的临床判断不能发现大多数标准化评估显示治疗无效或病情恶化的病例（Fortney et al. 2017）。如果患者心怀感激、依从治疗、洞察力恢复，即使症状和功能并未改善，也不会及时被察觉。

相比之下，精神病医生可使用标准化的症状评估工具来评估变化，在治疗的第 2 周就可以确定哪些精神分裂症患者可能对抗精神病药无反应（Samara et al. 2015）。一项类似的研究发现，在住院的前 2 周，通过 PHQ-9 得分的变化可以预测哪些患者的病情最终能够得到改善（Fowler et al. 2015）。

基于评估的治疗（MBC）是指在整个治疗过程中持续使用经验证有效的评估工具，以跟踪患者的病情进展，并利用这些数据为临床医生和患者的临床干预决策提供信息（Scott and Lewis 2015）。使用经验证有效的评估工具可提供更客观的病情进展指标，从而为治疗决策提供信息。研究表明，常规治疗结果监测及对患者的病情进展进行反馈可能会产生优于常规治疗的治疗效果（Fortney et al. 2017；Gondek et al. 2016；Scott and Lewis 2015）。除了已被证实的效果外，MBC 还有多个其他的好处。它提供了一种评估和可视化病情进展的方法。评估变化可以促使在康复过程中进展不佳的患者看到希望，为讨论症状和功能是否以及为什么没有发生预期的变化提供了"起点"。因此，常规治疗结果监测会加强医患沟通，并促进医患的共同决策（Scott and Lewis 2015）。通过反复评估患者的临床状态，有助于在问题变得严重之前将其识别出来，并在问题发生时立即确认进展（Fortney et al. 2017）。

标准化评估的类型

简明自评量表

在心理评估中，可使用多种类型的标准化评估，其中使用最广泛的是自评量表（Beidas et al. 2015；Bufka and Campl 2010）。它们的长度和复杂程度各不相同，简短的症状筛查量表可短至 2～6 题。用于跟踪变化的简短症状筛查量表通常为 7～50 题。日常治疗中会使用许多免费的症状和功能简短评估量表（Beidas et al. 2015）。自评量表存在的一个问题是人们可能会夸大或隐瞒他们的症状。多项研究表明，与临床访谈相比，人们更有可能在线上调查或纸质问卷中披露物质使用障碍等耻感化问题（Del Boca and Darkes 2003）。

结构性访谈

第二类标准化评估是半结构性或结构性临床访谈，如简明国际神经精神病学访谈（Groth-Marnatand Wright 2016）。结构性访谈需要访谈者经过大量的培训，且完成访谈通常需要很长时间，因此更多用于研究而不是临床实践。然而，它能为复杂病例的治疗计划和鉴别诊断提供非常有用的信息，而转诊进行正式评估是此类病例有效治疗的基础。

人格评估和鉴别诊断的自评报告

将情况特别复杂的患者转介至专门从事评估的心理学家，通过结构性访谈和自评量表进行评估有时可能是有用的。这些评估转诊通常用于制订治疗计划，而不是用于评估治疗反应。心理学家会使用更复杂的自评问卷［如明尼苏达多相人格问卷（MMPI）］用于评估人格障碍和其他症状（Groth-Marnat and Wright 2016），完成这类评估通常需要经过专门的培训。临床心理学培训项目越来越强调使用经过验证的成套自评问卷，而不是使用像 Rorschach 那样的投射性人格测验（Stedman et al. 2018）。

神经精神评估

神经精神评估是另一种涉及行为测验的标准化评估，其通过对患者在标准化任务中的表现进行评级来评估（Groth-Marnat and Wright 2016）。认知筛查测试［如简易精神状态检查（MMSE）（Folstein et al. 1975）］有助于识别存在认知障碍的个体。对个体进行全面的神经精神病学评估可检测到不会立刻显现的认知缺陷和优势（Roebuck-Spencer et al. 2017）。神经精神病学评估包括注意力、专注力、记忆力、语言、视觉空间能力和解决问题能力等方面（Groth-Marnat and Wright 2016），这些评估的结果可为康复和治疗提供信息，并找出可用于改善功能的现有优势。

心理测验标准

针对症状和功能的标准化评估应可信、有效，且对变化敏感（如果用于评估进展）。信度（reliability）是指在相似情况下对同一个体进行多次测量时得出一致评分的程度（Groth-Marnat and Wright 2016）。信度低的测验不可能对变化敏感。评估信度的方法包括重测信度（在两个不同的场景下进行同一个测验并比较结果）、内部一致性（比较同一量表中不同条目的结果）和评分者信度（比较两个施测者或观察者评估同一个体的结果）（Groth-Marnat and Wright 2016）。

效度（validity）是指测验能在多大程度上实现测验的目的（Groth-Marnat and Wright 2016；Tarescavage and Ben-Porath 2014）。内容效度是指测验所选取的条目在多大程度上反映了被测的特质。结构效度是指一个测验的结果与同一理论其他测验的一致性。例如，一个好的抑郁症量表应与抑郁症的其他评估指标高度相关，而与其他疾病的指标呈弱相关。效标效度是考查测验的结果与标准测验方法结果的一致性。效标效度的两个重要指标是敏感性（识别出患有该疾病的个体的能力）和特异性（筛选出未患该疾病的个体的能力）（Groth-Marnat and Wright 2016）。

对变化的敏感性（sensitivity to change）是指测验的分数与类似量表的其他指标同时上升和下降的程度（Tarescavage and Ben-Porath 2014）。对变化的敏感性是监测患者预后的关键。例如，PHQ-9（Beidas et al. 2015）是一种对变化具有高敏感性的抑郁症测量问卷，广泛应用于临床试验和治疗评估，该问卷还有一个用于筛查的较短版本 PHQ-2（Kroenke et al. 2003）。

PHQ-2 被证明在识别抑郁症方面是有效的，但在评估治疗期间患者抑郁水平的变化方面不够精确。

已有多项研究证明了评估进展并为治疗计划提供信息的益处，包括使症状、功能和生活质量得到更快速和实质性的改善，以及使患者更多地参与治疗（Fortney et al. 2017；Gondek et al. 2016；Scott and Lewis 2015）。然而，为了观察到这些临床益处，必须经常进行评估，且施测者必须在治疗期间或治疗前接收并核查评估结果（Fortney et al. 2017）。使用 MBC 包括考虑使用哪种工具、如何使用这些工具来指导治疗、如何与患者讨论这些工具，以及实施的具体方式。

选择评估工具

用于制订初始治疗计划或评估进展的工具应与临床评估的目的和治疗重点相匹配（表 39-1）。应避免向患者询问不会与他们讨论的信息。患者必须感觉到所收集的信息与他们的治疗相关，并可用于积极指导治疗计划。尽管评估症状的严重程度通常被认为是 MBC 的主要目标，但结果评估可以涵盖更广泛的领域，包括药物不良反应、社会功能、生活质量和治疗联盟的强度。随着治疗目标的改变，评估工具的选择也会随时间而改变。许多现成的简短问卷可用于评估初始严重程度并监测改变（Beidas et al. 2015；

表 39-1　标准化评估的目的和使用

评估类型	评估目的	被测患者	施测者	举例
筛查工具	识别应转介接受进一步评估的患者	每个人	初级医疗保健人员或精神卫生专业人员	PHQ-2、AUDIT-C
广泛症状评估	制订治疗计划；评估进展情况	接受心理治疗的患者	精神卫生专业人员	OQ-45、简明症状量表
特定症状评估	制订治疗计划；评估进展情况	接受心理治疗的患者	精神卫生专业人员	PHQ-9、GAD-7
功能或生活质量量表	制订治疗计划；评估进展情况	接受心理治疗的患者	精神卫生专业人员	BASIS-24、SF-36
治疗联盟质量或患者满意度评分	评估进展情况	接受心理治疗的患者	精神卫生专业人员	治疗联盟清单
综合自我报告评估系列	复杂的个案概念化；人格评估；鉴别诊断	评估困难的复杂患者	评估专家（通常是心理学家）	MMPI、MCMI
药物治疗依从性和不良反应	评估药物治疗依从性和不良反应	使用精神药物的患者	精神科医生	Morisky 药物依从性量表；UKU 不良反应评定量表
神经精神评估	评估相对于既定标准的认知损害和优势	可能存在认知损害的患者	神经心理学家	WAIS、Halstead-Reitan

AUDIT-C，饮酒障碍筛查量表；BASIS-24，24 项行为和症状筛查量表；GAD-7，7 项广泛性焦虑障碍量表；MCMI，Millon 临床多轴问卷；MMPI，明尼苏达多相人格问卷；OQ-45，45 项结局问卷；PHQ-2，2 项患者健康问卷；PHQ-9，9 项患者健康问卷；SF-36，36 项健康调查简表；UKU，临床研究委员会；WAIS，韦克斯勒成人智力量表

Tarescavage and Ben-Porath 2014）。除简短评估外，结果评估还需要施测者能够快速的做出解释和总结，以便在会谈期间告知治疗决策并与患者讨论。

症状严重程度

一些症状评估量表［如 45 项结局问卷（OQ-45）和简明症状量表］可评估各种疾病的症状表现（Tarescavage and Ben-Porath 2014）。针对 PTSD 的 PTSD 清单等其他工具可评估单一障碍的症状（Beidas et al. 2015）。其他评估症状严重程度的量表（如评估抑郁症状的 PHQ-9 和广泛性焦虑症障碍的 GAD-7）均可用于评估可能存在于不同疾病的特定症状（Beidas et al. 2015）。

功能

患者的改善目标通常不仅是简单的减轻症状，还包括恢复正常的功能并提升幸福感。一些经验证的评估工具［如 32 项行为和症状筛查量表（BASIS-32）和健康调查简表（SF-36）］可评估整体功能和生活质量（Tarescavage and BenPorath 2014）。患者还可制订非常具体的以解决问题为中心的目标，如能够享受生活、拥有更高的动力水平、能够找到工作或在工作中取得成功、改善人际关系、对他人有积极的感觉、感觉与他人有连接、参与积极的活动、改善睡眠质量或时长、提升应对强烈情绪或处理冲突的能力。这些特定目标的进展可通过个性化量表来评估，如使用目标实现量表（Kiresuk et al. 2014）。这种"具体的"或患者特异性的评估可能更能反映特定患者的目标，但其效度未被公认，不能与标准化评估工具进行比较。将这种患者特异性评估与其他具有心理测试效度的评估相结合通常是有帮助的。

治疗联盟

虽然治疗联盟通常是心理治疗的重点，但对治疗联盟的常规监测对精神药理学治疗同样重要。参与者通常不会意识到存在的问题。对治疗联盟和症状的常规评估已被证明可通过早期识别问题并公开讨论和解决这些问题来改善心理治疗的效果。随机临床试验发现，更强的治疗联盟与抗抑郁治疗和抗精神病治疗的依从性更高相关，并能提高心理治疗和药物治疗的结局（Zilcha-Mano et al. 2014）。尽早发现治疗联盟中的问题可提高患者治疗的参与度和满意度。有多个标准化的、患者自评的简短测验可用于评估治疗联盟，其中治疗联盟清单（Horvath and Greenberg 1989）是最

常用的工具之一。

药物依从性和不良反应

对用药依从性和药物不良反应及强度进行常规评估可以大大提高治疗质量。除非明确询问患者是否存在药物不良反应，否则许多药物不良反应可能不会被发现，而未被讨论的药物不良反应可能会严重影响治疗的依从性并损害治疗联盟。如果早期发现不良反应，即可与患者进行讨论。常规评估与其他结果监测相结合可对精神药理学治疗的益处与弊端进行更知情、更开放的讨论。与其他类型的结果监测一样，在大多数情况下，简洁性对于常规评估非常重要，因此评估不能全面涵盖所有潜在的不良反应。相反，监测工具可根据特定类别的药物个体化定制，并设计用于促进对潜在不良反应的进一步研究。用于药物监测的标准化工具包括 Morisky 药物依从性量表（Morisky et al. 1986）和患者报告版 UKU 不良反应评定量表（Lindström et al. 2001）。

常规治疗中评估工具的使用和解释

值得注意的是，通过 MBC 获取的数据并不能取代临床判断和协作，而是应该加强它们。具有标准化的定量评估可用于特定患者与更广泛患者人群的比较。例如，将患者的抑郁症得分与标准化评估进行比较，以确定患者是否有亚临床、轻度、中度或重度症状，该信息也可用于权衡使用具有特定不良反应的药物的潜在风险和获益。多种结果评估工具（如 OQ-45）不仅可用于评估初始严重程度，还可用于衡量一段时间内的变化（Gondek et al. 2016；Lyon et al. 2016）。这种信息使临床医生能够知道特定患者的进展是否与门诊或全国大多数患者的进展一致，或患者是否比典型进展更缓慢。如果患者的反应不如预期，这种反馈机制可提示临床医生进一步评估并调整治疗计划来改善结局（Gondek et al. 2016）。这种进展评估的使用侧重于为个体患者制订治疗计划，但也能让临床医生知道导致患者改善较慢的合理原因，如出现新的生活压力源。

这些相同的结果标准也可为提高临床医生或科研项目的护理质量提供信息，且 MBC 也符合行为健康治疗联合委员会标准（Joint Commission 2017）。然而，个体患者的数据通常不是为项目评估而设计的，应谨慎使用，并了解其局限性。比较临床和科研项目的结果时需要使用风险校正方法从统计学上控制患者群体间严重程度或敏度的差异。即使有良好的风险校正模型，过于狭隘地关注特定评估结果也会导致忽视

未被评估的其他方面的情况，并促使对表现较差的患者做出并非最合适的治疗调整。评估项目的进展情况最好作为质量改进的一部分，由一线临床人员在当地推动，而不是严格遵从自上而下的流程。

使用临床数据为共同决策提供信息

MBC 的一个关键原则是患者应参与讨论治疗进展，并就他们的治疗方案做出决策（Scott and Lewis 2015）。第一步是与患者讨论使用 MBC 的基本原理。与患者讨论治疗目标很重要，患者应了解症状只是评估治疗效果的一个方面，功能、满意度和其他对患者很重要的因素（如活动水平）也会影响治疗效果。此外，应与患者讨论如何使用评估和 MBC 的原理。使用与每次就诊时测量体温或血压一样的方法，可帮助患者了解如何使用这些信息，并结合其他临床信息来了解患者与其治疗目标之间的关系，以及患者正在取得的进展。此外，医生可以解释 MBC 具有自我纠正功能：医生和患者持续审核临床决策的有效性，并可基于该信息进行适当的调整以促进患者实现治疗目标。

患者理解基本原理后，可先进行评估以建立基线，然后在随后的每一次就诊中进行评估。在每次会谈中，反馈可以非常简短，并应在既往会谈和患者目标的背景下进行。数据应以便于患者理解的方式呈现，并讨论其对维持或改变治疗过程的影响。对结果进行分类（如恢复/无症状、轻度、中度、重度），并根据变化程度及结果与预期结果的比较来进行讨论，有助于上述讨论。通过向患者提供数据反馈，临床医生可引出患者对数据的临床含义的看法，以及可能与当前结果相关的背景因素（如近期生活事件），这些信息还可用于讨论治疗目标和治疗中的障碍，还可用来探索是否需要在治疗计划或患者行为方面做出改变，以更接近治疗目标。医生和患者可考虑影响患者功能的因素之间的潜在关联。例如，可以反思当患者按处方服药、少饮酒或参与更多活动时，他们的情绪是否会更好。通过这样的讨论，可以共同决策下一步计划，如药物调整、行为改变或辅助治疗。

表 39-2 强调了 MBC 的一些最佳实践。临床医生或患者有时可能会对使用评估感到一些不适，有些临床医生会担心评估不够人性化，不能反映出患者的复杂性和个体性。在这种情况下，重要的是应强调，评估可作为和患者讨论治疗目标、依从性和满意度的跳板，且治疗计划仍然是一个医患协作过程，患者是知情的，而不是仅由评估来决定。我们不仅需要关注总分，还要关注可能为治疗计划提供有用信息的条目或分量表。例如，如果患者各个方面的抑郁症状均在减

表 39-2　MBC 的最佳实践

1. 引入 MBC 作为提高患者控制自身治疗的工具。人是独特的个体；没有一种治疗方法能对每个人都有效。监测进展有助于患者和医生判断治疗是否有效或确定需要改变的事情
2. 选择的结果评估工具需要符合患者的治疗目标，可信、有效，且对变化敏感
3. 标准化的结果数据应能增强临床判断和协作决策，而不是取代它
4. 每次完成评估后向患者提供一些反馈，以强化评估是改善治疗的临床工具，而不是简单的文书工作的想法
5. 激发患者对其评分的反应。他们对进展情况有什么看法？他们的症状如何与其他表现指标一致（或不一致）？反映患者的意见并提供医生自己的反馈
6. 如果患者不认可评估结果，不要争辩。探索其与患者体验的差异，并验证患者的情绪反应
7. 每个患者病情改善的速度不一样是正常的，进展不平衡也是正常的
8. 如果患者没有改善，可与患者共同探讨可能的不依从问题和（或）患者生活中是否出现新的压力。讨论是否继续治疗、改变治疗强度或治疗方法

少，但躯体症状却在增加，这种信息就会对药物的使用产生影响。应记住，当评估结果显示没有改善时，临床医生应思考："我错过了什么？"，继而需要进一步评估，以更好地了解其他问题或潜在问题。需要与患者讨论其对治疗的绝望或对当前治疗计划的担忧等问题。病情没有改善也可能反映了一系列生活环境或医疗问题，这些问题只能通过多学科团队的额外支持和参与才能得到充分解决。此外，结果没有改善也可提供与患者合作的机会，以扩大治疗的重点或发现以前未发现的挑战或促进因素。

病例示例

病例 1

第 1 个病例展示了如何利用评估数据为治疗选择提供信息。

一位 71 岁的老人在妻子去世 1 年多后去看精神科医生。这位患者已经退休，40 年来第一次独自在家生活。他表现出许多抑郁症状、生存担忧，以及关于生命价值的困惑。鉴于他的症状性质，医生要求他填写一份老年抑郁量表（GDS）。问卷结果很有启发性：尽管患者自诉感到空虚、没有价值、缺乏活力和快乐，但他的问卷结果表明，他仍然抱有希望，并没有感到无助。GDS 结果显示，患者仍存在希望和个人能动性，因此精神科医生考虑将心理治疗作为首要治疗模式（而

不是首先服用抗抑郁药）。患者在首次就诊时没有接受药物治疗，而是接受了心理治疗，他开始每周看 1 次心理医生，持续了几个月。2 个月后，患者向精神科医生报告说自己的抑郁症状有了明显的改善，使用 GDS 再次对患者进行评估证实了患者的说法，即他不再感到没有价值或空虚，其能量水平有所提升，表明不需要精神药物治疗。

病例 2

第 2 个案例展示了持续监测如何有助于明确患者无应答并可能存在放弃治疗的风险。

一位 40 岁的退伍军人因 PTSD 而寻求治疗。他开始接受认知加工治疗（CPT），这是一种心理治疗方法，通过重新评估他对服役期间发生的事情的想法和感受，发现他对一些事情深感内疚。每周使用 PTSD 清单评估他的症状。在第 5 个疗程开始时，医生和患者回顾了他的评分，发现自开始接受 CPT 以来，患者的 PTSD 症状有所增加。患者认为这些结果表明心理治疗帮不了他，因为他的所作所为是不可原谅的。"我已经为此祈祷了很多次，但耶稣并没有解除我的负担。"这句话引发了一场关于患者对于康复的精神信仰的讨论。在谈话中，患者确认他相信所有罪人都可以得到救赎。医生随后解释说，CPT 会触及长期压抑的记忆和感觉，所以人们有时在好转之前会感觉有点糟糕。随后，临床医生和患者决定将治疗频率增加到每周 2 次，在 CPT 的基础上关注他的精神信仰，并继续评估他的症状。此后不久，患者的治疗有了突破，他的 PTSD 症状下降到非临床水平。

将基于评估的治疗整合到常规实践中

尽管常规 MBC 对于实现最高质量的精神卫生保健非常重要，但将 MBC 纳入常规治疗中可能存在重大挑战。通过对各种情况下开展 MBC 的研究，已经确定了 MBC 存在的障碍和促进因素（de Jong 2016；Ross et al. 2016）。在实践中需要解决一些问题，包括在何时何地收集数据、是否通过纸笔或其他方式进行评估，以及如何生成结果报告。

时间和地点

评估过程需要个性化，以最好地适应特定临床环境中的工作流程（De Jong 2016）。例如，结果数据可在会谈之前从家里或等候室里收集，甚至可以在两次会谈质检的多个数据点收集。选择最佳的数据收集流程取决于诊所的规模和人员配备，但无论选择哪种数据收集方法，都不应让医生和患者重复工作。另外需要考虑的重要因素是简洁，因为收集结果评估所需的时间较长是常见的障碍（Ross et al. 2016）。收集和回顾评估信息需要时间，可能会占用医生和患者本就有限的会谈时间。证据表明，有必要经常进行结果评估（通常是每个疗程），以便共同评估进展，并及时调整治疗方案（Fortney et al. 2017）。由于会谈时间通常限制在 15 ～ 30 min 内，临床医生可能需要牺牲全面性而达到实用性和可持续性。一种折中的方法是在治疗的计划阶段与患者共同确定治疗目标，然后只针对那些与目标最相关的指标进行评估。通常情况下，完成评估需要 5 min 或更少的时间，最好在会谈之前在等候室里完成，还可分散在不同的会谈中收集不同类型的数据，以减轻患者和医生的负担。

管理和生成报告的方法

对患者来说最简单易行的方式是通过纸笔收集结果数据，这可在没有电子病历（EMR）的情况下完成。然而，工作人员还需要另外输入和记录这些数据，并生成结果报告。当将干预及结果均记录于 EMR 或 MBC 平台时，就会显示出 MBC 的益处：可在患者人群中对数据进行简单的提取和分析。将 EMR 嵌入 MBC 中即可轻松地跟踪进展，并以可视化的方式呈现结果，便于医患讨论。嵌入 EMR 还可扩展收集数据的渠道，包括信息亭、移动设备和基于网络的应用程序，从而减少会谈中用于收集数据的时间。使用结果数据记录病情进展的系统可以改进标准工作流程。

除了改善个体患者的治疗效果外，EMR 嵌入 MBC 还可提高精神卫生保健的整体质量。目前，很难评估精神卫生保健的质量，部分原因是我们缺乏比较不同项目或治疗条件的结果的能力。设计良好的精神卫生保健 EMR 系统最大限度地减少了额外数据输入的需要，且方便使用。在患者群体中进行高水平护理跟踪的能力不仅可以改善个体患者的治疗效果，还可以改善精神卫生保健的整体质量。

如果临床记录中没有可用的评估和图表，则可通过网络平台进行结果监测，部分平台是免费的，部分需要付费（Lyon et al. 2016）。此类平台系统包括 OQ analyst（www.oqmeasures.com/products）；通常用于心理治疗的 Willow（www.willow.technology）；PROMIS（www.healthmeasures.net/exploremeasurement-systems/

promis/obtain-administer-measures）；Outcome Tracker（www.outcometracker.org/indexProvider.php）。这些平台通常会遵守要求隐私和保密的美国法律［如健康保险流通与责任法案（HIPAA）］。这些系统自动向患者提供结果跟踪评估，从而在患者就诊期间有更多的时间用于治疗。一篇综述（Lyon et al. 2016）调查评估了目前可用的 40 多个数字结果跟踪系统，包括评估结果和治疗过程的范围、生成预警和自动反馈报告的能力，以及在患者治疗进展方面与既定标准的比较（Gondek et al. 2016）。多个 MBC 软件程序具有可视化用户界面，以便快速访问和理解评估结果，从而共享决策。

数据收集的潜在进展

未来技术的进步可能会极大地扩展收集结果数据的类型（Hallgren et al. 2017）。患者可使用网络和移动技术在会谈前进行在线测评，这样在会谈时就已经获得了评估结果。患者可在不同时间点和不同环境下收集数据，同时也可使用这些收集到的数据来评估自己的进展。在日常诊疗中，需要将这些数据信息变得易于解释，并将其纳入诊所的工作流程中。由于技术能够对患者进行实时持续评估，诊所需要开发对收到的数据做出反馈的流程。例如，安排辅助人员（精神科技术人员）对患者的症状变化或药物不良反应结果数据进行监测，以确定何时需要精神科医生的干预。

除了患者主动输入的数据外，采取适当的安全方式并征得患者同意（见第 7 章）后，新兴技术可从患者那里被动收集数据。移动电话的语音分析技术可以监测对话，并在患者或医生意识到即将发生的事件之前检测出情绪波动或精神病发作的迹象。体动监测同样可以检测患者当时可能没有意识到的行为变化和睡眠中断。自然语言处理工具可从患者发布的论坛帖子和写作材料中检测到患者情绪、思维过程和自杀倾向的变化。随着从越来越多的患者中获得此类数据，"大数据"分析会有助于识别出可从干预中受益的患者（Kautzky et al. 2017）。构建临床基础设施来处理这些多种类型的数据将是这一改革的重要组成部分（Hallgren et al. 2017）。

总结

越来越多的证据支持 MBC 的价值。使用标准化的评估工具来制订初始治疗计划和监测治疗进展有助于通过加强病例呈现、减少治疗失败和促进医患共同决策而提高治疗质量。目前已有许多简单、可靠且有效的评估工具可用，有些是免费的。需要仔细考虑将评估整合到临床工作流程中。整合完成后，评估就会成为治疗的常规组成部分，使医生和患者都能做出更明智的决策。

临床要点

- 使用经过验证的标准化评估工具作为初始评估的一部分有助于准确评估和制订适当的治疗计划。
- MBC（持续使用标准化评估工具监测治疗进展并为治疗决策提供信息）可改善治疗效果并减少治疗失败。
- 标准化评估工具应具备信度（一致性）和效度（评估想要评估的）。用于监测治疗进展的评估必须对变化敏感。
- 许多用于筛查和评估患者治疗进展的简短自评问卷可供精神科医生和其他工作人员使用，也可使用多种结果监测软件包。
- 收集数据结果只是第一步。更重要的是医生和患者如何使用评估结果来讨论他们的治疗决策。
- 应与患者分享评估结果，以获得他们的意见并促进共同决策。

参考文献

扫码见参考文献

第四部分

特殊人群患者的医疗保健

第 40 章

女 性

Vivien K. Burt，Sonya Rasminsky，Erin Murphy–Barzilay，Rita Suri
杨莉　王宁　赵驿鹭　郑翔宇　译　赵敏　审校

　　尽管男性和女性在一生中患精神障碍的风险相同，但特定精神疾病的患病率、临床表现、病程和治疗方面存在性别差异（表 40-1）。此外，女性在生殖过渡时期（如月经初潮、妊娠、围绝经期）或接受外源性激素治疗时（如避孕药、绝经期激素治疗、生育药物）出现心境障碍的风险特别高（表 40-2）。

表 40-1　精神障碍的性别差异

疾病	比例（女性∶男性）	女性的病史、临床表现和病程	女性的治疗问题
精神分裂症	发病率 1.0∶1.4，但患病率相当（Aleman et al. 2003）	与男性相比，女性通常无明显既往史，诊断较晚，有精神分裂症家族史的可能性更大；药物滥用较少，自杀的可能性更小；情绪症状和阳性症状更多，阴性症状更少；有更好的语言能力和社会功能 15% 的精神分裂症女性在中年起病	与男性相比，女性的治疗反应更好，但抗精神病药引起的高泌乳素血症的风险增加 患有精神分裂症的女性需要节育咨询和行为治疗，避免非必要的性行为
单相重性抑郁障碍	1.7∶1.0（Kessler et al. 1994）	女性在生殖过渡时期（即经前期、产后、围绝经期）出现病情恶化的风险增加	建议育龄女性将抑郁症治疗至缓解，以防止妊娠期和产后抑郁症复发 对于既往或当下患有抑郁症的孕妇，对母亲和胎儿进行仔细的风险-效益分析非常重要
双相障碍	比例大致相当（Hendrick et al. 2000；Smith et al. 2013）	与男性相比，女性出现混合状态、Ⅱ型双相障碍和共病 PTSD 的情况更多 女性有经前症状恶化的风险	与男性相比，女性出现锂盐诱导的甲状腺功能减退的风险增加 女性患 PCOS 的风险可能增加［由于丙戊酸盐效应和（或）独立的下丘脑-垂体-性腺效应］且产后病情不稳定的风险高
焦虑障碍	惊恐障碍∶2.5∶1.0（Kessler et al. 1994） 广泛性焦虑障碍∶1.8∶1.0（Kessler et al. 1994） OCD[a]∶1.5∶1.0（Karno et al. 1988） PTSD[b]∶2∶1（Kessler et al. 1994）	45 岁以上的女性患广泛性焦虑障碍的风险显著增加 女性在生殖过渡时期［即经前期、产后、围绝经期、妊娠（OCD）］病情恶化的风险增加 患有 PTSD 的女性患 PMDD 的风险增加	女性患甲状腺疾病的风险较高，这可能会产生类似焦虑障碍的症状 临床医生应评估经前焦虑症状，并鉴别 PMS/PMDD 与伴有经前期加重的真正焦虑障碍 临床医生应评估症状类似焦虑的围绝经期躯体变化（如血管舒缩）

OCD，强迫症；PCOS，多囊卵巢综合征；PMDD，经前期紧张症；PMS，经前焦虑症；PTSD，创伤后应激障碍
[a] 在 DSM-5 中，OCD 被归类为强迫及相关障碍
[b] 在 DSM-5 中，PTSD 被归类为创伤及应激相关障碍

表 40-2　可致精神卫生问题的女性生殖相关时期和事件

月经初潮年龄
月经周期阶段
使用激素避孕药物
妊娠
分娩
产后
哺乳或断奶
人工流产
流产
不孕症治疗
子宫切除术
围绝经期

对育龄女性的精神状态评估应包括其性行为、节育措施的使用和形式、无保护性行为史、既往妊娠史和月经周期的规律性等问题。在美国，约 45% 的妊娠为意外妊娠，因此针对育龄女性的治疗决策必须考虑未来妊娠的可能性。

多种因素（包括药物吸收、生物利用度、代谢和清除等方面的性别差异）会影响女性对精神药物的反应。由于女性通常具有更高的药物生物利用度和较慢的药物清除率，因此男性的最佳剂量可能对女性而言过高。此外，女性往往比男性服用更多的药物，因此更易出现由药物相互作用导致的不良反应。

除生物学因素外，多种社会心理问题直接影响着女性的心理健康。许多女性遭受过童年时期的身体或性虐待、强奸或家庭暴力等经历。此外，经济剥夺、收入不平等；缺乏抚养子女的社会、情感和经济支持；照顾年迈的父母都是对女性及其心理健康造成影响的因素。

除了遗传学基础，女性在青春期和青春期后患心境障碍和焦虑障碍的风险也因童年和青少年期的创伤史而增加。因此，青春期前有不良依恋史、家庭暴力或性虐待史、经历过父母丧失或缺席（包括死亡、离婚或婚姻不和）与消极的自我形象和早期情感障碍的增加有关。此外，儿童和青少年时期的反复抑郁发作会增加整个成年期抑郁症的发病风险，而女性的这种风险在生殖过渡时期（如月经前、围生期、围绝经期）特别高。关于青少年心理健康的详细信息，请参阅第 41 章"儿童和青少年"。

经前焦虑症

经前焦虑症（PMDD）包括反复出现的躯体和情绪症状，这些症状始于月经周期的黄体晚期，并在月经开始后的几天内缓解。除了躯体症状（如腹胀、乳房胀痛、痉挛和头痛），PMDD 患者还可能出现情绪症状，包括抑郁、易怒、焦虑和失眠。在 2013 年发布的 DSM-5 中，美国精神病学协会将 PMDD 从第 3 部分的附录 B 移到第 2 部分的正式分类单元（American Psychiatric Association 2013）。DSM-5 诊断标准规定，症状必须出现在月经前 1 周［而不是 DSM-IV（American Psychiatric Association 1994）标准中要求的"大部分情况出现在月经前 1 周"］，且更加强调情绪不稳定、易怒和愤怒。由于患有 PMDD 的女性通常能够在症状出现期间进行代偿和应对，因此新标准指出 PMDD 应导致临床显著的痛苦或影响活动。该标准还强调，PMDD 可能与其他疾病同时发生。标准 G 强调了 PMDD 与现有疾病和物质滥用所致疾病的区别。

尽管大多数育龄女性至少在部分月经周期中经历过经前症状，但经期女性 12 个月的 PMDD 患病率仅为 1.8% ~ 5.8%（American Psychiatric Association 2013）。

PMDD 的病理生理学机制涉及遗传易感性、脑结构和功能的异质性、创伤、压力之间的复杂相互作用，因其与下丘脑-垂体-性腺轴、炎症过程、雌激素和 5- 羟色胺、神经活性激素孕酮和异四氢孕酮的影响有关（Raffi and Freeman 2017）。患有 PMDD 女性的雌激素和孕酮水平与未患 PMDD 的女性无明显差异。近期证据表明，PMDD 患者的情绪症状是由雌激素和孕酮的变化导致的，而不是稳态水平高于临界阈值的结果（Schmitt et al. 2017）。这种对性激素变化的异常敏感性与调控性激素和环境应激反应表观遗传机制的基因复合物表达差异有关（Dubey et al. 2017）。

评估和治疗

对 PMDD 的评估包括记录症状的性质和病程、可能的诱因、既往的治疗措施和治疗效果。应通过至少 2 个月经周期的每日评分来确认诊断。应排除可能导致与月经周期的经前期症状相关的躯体疾病（如子宫内膜异位症、纤维囊性乳腺病、偏头痛）。由于经前症状通常是家族性的，所以评估应包括经前症状的家族史和有效的治疗。应注意非处方药和处方药，并应考虑这些药物可能导致的精神症状。应了解患者对咖啡因、盐、酒精和尼古丁的使用情况，因为这些物质可能导致类似 PMDD 的症状（如腹胀、嗜睡、易怒、乳房胀痛）。详细收集社会心理史也很重要，因为 PMDD 与压力性生活事件及性虐待史有关。

PMDD 的治疗可分为 4 类：①非药物治疗；② 5-羟色胺再摄取抑制剂；③激素治疗；④补充药物治疗。

非药物治疗

轻度经前症状可能对非药物干预有反应，如睡眠卫生教育、运动、放松治疗和认知行为治疗。据报道，饮食调整，包括减少摄入咸味食物、咖啡因、红肉和酒精，增加摄入水果、豆类、全谷物和水，以及少食多餐富含碳水化合物的食物，可以改善紧张和抑郁症状。

5- 羟色胺再摄取抑制剂

PMDD 的抑郁通常与重性抑郁障碍（MDD）一样严重，虽然 PMDD 症状仅在黄体期出现，但这种情况会在数年内每月复发，常会导致严重的痛苦和功能障碍。幸运的是，中重度 PMDD 患者通常对选择性 5- 羟色胺再摄取抑制剂（SSRI）反应良好（Yonkers and Simoni 2018），氟西汀、舍曲林和帕罗西汀被 FDA 批准用于该适应证。持续和间歇用药均有效（Lanza di Scalea and Pearlstein 2017）。持续药物治疗（即整个月）最适用于同时患抑郁症或焦虑的女性或难以坚持间歇治疗的女性。黄体期治疗（即在经前 2 周内）适用于症状明显局限在经前数天及出现不良反应（如性功能相关不良反应）的患者，在不使用 SSRI 时不良反应消失。症状发作期治疗（即从出现症状开始至月经来潮结束）也可能有效，并可显著限制药物暴露时长。经前焦虑和易怒可用丁螺环酮和阿普唑仑等抗焦虑药治疗。

激素治疗

口服避孕药常用于治疗 PMDD，但支持使用口服避孕药的证据有限，应主要考虑用于同时希望避孕的女性。证据支持最强的是含有孕酮曲螺酮的药物：3 mg 曲螺酮联合 20 μg 乙炔雌二醇（Yaz）被 FDA 批准用于治疗 PMDD。然而，FDA 在 2012 年发布了一项警告称，与含有其他孕激素的药物相比，含有曲螺酮的药物可能与更高的静脉血栓栓塞风险相关，因此个体化风险评估至关重要（U.S. Food and Drug Administration 2012）。

促性腺激素释放激素（GnRH）激动剂（如亮丙瑞林）可抑制排卵并可改善 PMDD 的症状。但是，由此产生的低雌激素状态会导致骨质流失、阴道干燥和其他更年期症状，因此 GnRH 激动剂被认为是最后的治疗手段（Lanza di Scalea and Pearlstein 2017; Yonkers and Simoni 2018）。

补充药物治疗

许多女性选择使用中草药来治疗 PMDD。100 mg/d 的维生素 B$_6$（吡哆醇）可能有效，但剂量高于 200 mg/d 时可能引起周围神经病变（Yonkers and Simoni 2018）。与安慰剂、吡哆醇或镁剂相比，穗花杜荆提取物（圣洁莓）显示出益处。500 mg/d 的钙剂可改善症状。由于钙（剂量不超过 1500 mg/d）和维生素 D 也可降低骨质疏松症的风险并有其他健康优势，因此应鼓励女性将这些补充剂纳入日常饮食。

妊娠期精神障碍

妊娠不一定是情绪稳定的时期，特别是如果孕妇既往有精神病史，或改变或停止了保持其情绪稳定的药物治疗方案（Cohen et al. 2006）。考虑到围生期情绪障碍的公共卫生影响，2016 年美国预防服务工作组（O'Connor et al. 2016）建议对妊娠期女性和产后女性进行常规抑郁症筛查，并增加到美国妇产科医师学会（2018）和美国儿科学会（Earls et al. 2019）的指南建议中。截至 2019 年，美国有 4 个州（新泽西州、伊利诺伊州、西弗吉尼亚州和加利福尼亚州）强制筛查围生期抑郁症，其他几个州给予相关教育或已经开展全州范围的宣传活动（Earls et al. 2019）。

有精神病史的女性应在妊娠前决定妊娠期可能的治疗方案。这样就可以制订一个同时考虑到患者和胎儿安全性和福祉的治疗计划。虽然在临床可行的情况下应考虑停用精神药物，但非药物干预可能不够。

妊娠期间的精神失代偿会影响到母亲和胎儿。伴有抑郁、焦虑或精神症状的女性可能无法照顾自己或依从产前治疗方案。此外，妊娠期间的抑郁症可能与产科并发症和胎儿的不良后果有关，如早产和低出生体重（Jarde et al. 2016）。精神状态不稳定也会增加产后疾病的风险，而产后母亲需要承担新的、艰巨的责任。医生应告知患者，尼古丁和酒精对胎儿及其自身的健康有害，并制订策略以确保患者有充足的睡眠和保持健康的营养状态。心理治疗、团体支持、家庭和夫妻咨询可能有帮助，因为妊娠期的压力巨大，对患有精神病的女性来说可能尤其具有挑战性。

尽管 FDA 不认可妊娠期间任何精神药物的安全性，但医生可能会根据循证知识和他们自身的最佳临床判断来开具药物。2015 年，FDA 发布新的"妊娠和哺乳标签规则"（即"最终规则"）取代了之前的妊娠标签类别 A、B、C、D 和 X。新标签提供了关于妊娠期和哺乳期及有生育能力的男性和女性用药的详细信息。

在妊娠患者服用精神药物前，应评估其对母亲和胎儿的风险和益处，并与患者及其伴侣（只要可能）和产科医生进行讨论。妊娠咨询应强调，目标是权衡精神药物相关的风险与未治疗的疾病对母亲和婴儿在妊娠期和产后的风险。讨论应被记录下来，临床医生应评估并注意患者理解和同意治疗计划的能力。

表 40-3 列出了妊娠期治疗精神疾病的一般指导原则。

妊娠期抑郁症的治疗

妊娠期抑郁症很常见；约 10% 的孕妇存在抑郁症状，其中 5.1% 孕妇的症状符合重性抑郁障碍的标准，4.8% 符合轻度抑郁症的标准（Vigod et al. 2016）。然而，抑郁症在妊娠期间可能被忽视，因为许多抑郁症的自主神经功能紊乱症状与妊娠的正常躯体症状相吻合。抑郁症相关的常见功能损害在妊娠期间尤其值得关注，因为它对孕妇和胎儿的健康都有潜在影响。此外，妊娠期抑郁症可显著增加产后抑郁的风险。对于轻中度抑郁症，非药物治疗方式（如个体或联合心理治疗和减压咨询）是很好的首选治疗。然而，对于严重和难治性抑郁症，特别是如果症状危及患者的情绪稳定和妊娠的安全性（如患者有自杀倾向、精神病、缺乏体重增加或被迫考虑堕胎）时，结合心理治疗和药物治疗是合理的。

由于妊娠期间使用抗抑郁药具有风险，故应首先尝试非药物干预，如心理治疗。光照治疗是产前抑郁症的一种非侵入性治疗选择。经颅磁刺激可能是一种安全有效的治疗妊娠期抑郁症的方法。然而，如果患者正在经历严重的抑郁症，或有慢性抑郁症病史且停药后严重复发，应考虑使用抗抑郁药。当在妊娠期间使用抗抑郁药时，应保持最低剂量以促进持续的情绪稳定和正常功能。在评估妊娠期间任何药物（尤其是

表 40-3　妊娠期精神疾病的治疗

孕妇的整体心理健康是胎儿和新生儿健康的重要决定因素

损害母亲功能的精神疾病增加了不良产科结果的风险

妊娠期抑郁症可显著增加产后抑郁的风险

母亲使用精神药物的风险应与未治疗精神疾病对母亲和婴儿的已知风险相权衡

妊娠期的风险-获益决策应由知情的患者及其伴侣和医生共同根据具体情况做出

对于轻中度精神疾病，应首先尝试非药物干预：

　心理治疗

　夫妻咨询

　减压策略

　社会心理支持

　光照治疗（针对抑郁症）

对于严重的致残性精神疾病，精神药物对于母亲和婴儿的风险通常低于疾病的风险

当患有精神疾病的孕妇接受治疗时，无论治疗是否包括精神药物，均应仔细监测孕产妇的健康指标（如食欲、体重和睡眠模式），以优化孕产妇健康和产科结局

抗抑郁药）的不良结果时，需要关注的主要问题包括先天性畸形、流产、围生期毒性、妊娠期缩短和胎儿神经行为后遗症的风险。

关于在妊娠期间使用抗抑郁药的风险和益处存在着巨大的争议，主要是因为很难对孕妇进行研究。导致难以得出最终结论的诸多问题包括随机化不足、缺乏足够的对照、未能解决混杂因素（如抑郁、焦虑或遗传因素对婴儿结局的影响；使用多种药物；使用非法药物和酒精）、缺乏药物实际用量的可靠数据，以及病例和对照组缺乏盲法。由于担心胎儿结局，孕妇在妊娠期间经常得不到充分的治疗，因此选择继续服用精神药物的孕妇可能病情更严重。因此，婴儿不良结局和产前抗抑郁药暴露之间的明显关联可能是与母亲疾病相关的变量的函数，而不是药物暴露的函数（因适应证混淆）。虽然不可能就妊娠期服用特定精神药物的风险做出绝对结论，但临床医生应仔细而批判性地分析个体药物和药物类别的累积数据，以帮助女性及其伴侣对妊娠期抑郁症的治疗做出明智的决定。

下文中，我们强调来自同行评审研究的数据，我们回顾了目前已知的关于妊娠期使用抗抑郁药的信息。由于 5- 羟色胺能抗抑郁药［SSRI 和 5- 羟色胺-去甲肾上腺素再摄取抑制剂（SNRI）］是使用最广泛的抗抑郁药，且大量有关妊娠期使用 SSRI 的数据相互矛盾、具有争议，因此着重对产前使用这些药物进行讨论。

SSRI 和 SNRI

致畸性。尽管许多关于妊娠期间使用 SSRI 的同行评审研究发现出生缺陷的风险并未显著高于普通人群（3%）（Huybrechts et al. 2014；Margulis et al. 2013；Nordeng et al. 2012），但多项研究表明子宫内暴露于 SSRI 可能致畸（Jimenez-Solem et al. 2012；Malm et al. 2011）。但上述表明风险增加的研究结论受以下问题的影响：数据仅来自于现有处方数据、对潜在精神疾病缺乏控制、暴露组受试者数量少、罕见缺陷的基础绝对风险低、对物质和酒精使用或滥用的控制不足。尽管一些研究发现帕罗西汀可能与每 100 名婴儿中发生 1 ～ 2 例心脏畸形（特别是右心室缺陷）有关，但一项针对近 95 万名女性的大规模队列研究发现妊娠早期使用抗抑郁药（包括帕罗西汀）与心脏畸形没有显著关联（Huybrechts et al. 2014）。目前的共识表明，停止治疗的风险可能超过产前抗抑郁药治疗相关的风险（Ornoy and Koren 2017）。

新生儿适应综合征。妊娠晚期 SSRI 暴露与约 25% 的围生期症状（包括易怒、神经过敏、肌张力差、哭泣无力或不哭、呼吸窘迫、低血糖和癫痫发作）的风险相关，这些症状有时需要进入特殊护理病

房。如果婴儿有这些症状，其通常是轻微、短暂和自限性的。妊娠晚期停用 SSRI 的女性与继续使用 SSRI 直至分娩的女性所生的新生儿症状似乎没有差异。

新生儿持续性肺动脉高压（PPHN）。 据报道，妊娠晚期暴露 SSRI 会增加新生儿 PPHN 的风险，这是一种罕见的疾病，每 1000 例活产婴儿中不足 2 例。由于支持产前 SSRI 暴露在 PPHN 中作用的数据受到混杂因素的影响，2011 年 12 月 FDA 发布了一份公共安全公告，建议卫生保健专业人员在患者妊娠期间不要改变目前治疗抑郁症的临床实践，并指出"现在得出关于妊娠期使用 SSRI 与 PPHN 可能相关的任何结论还为时过早"（U.S. Food and Drug Administration 2011）。

妊娠期时长、出生体重和胎儿发育。 虽然一些研究表明 SSRI 可能与妊娠期缩短、早产及收住特护病房的风险增加有关，但大型系统综述和产前接触抗抑郁药后妊娠和分娩结果的 meta 分析（Ross et al. 2013）发现，产前接触抗抑郁药可导致妊娠期缩短（减少 3 天）、出生体重降低（减少 75 g）和 Apgar 评分降低（1 min 和 5 min 评分减小 0.5 分），结果具有统计学意义，但没有临床意义。因此，尽管产前接触抗抑郁药可能会影响妊娠期时长、胎儿出生体重和发育，但差异很小，且衡量分娩时新生儿状况的 Apgar 评分无临床显著差异。

神经行为后遗症。 评估子宫内暴露于抗抑郁药的儿童出生后的长期神经发育和行为结果非常重要。许多研究发现，产前暴露于 SSRI 的儿童没有出现不良发育结果。一项大规模人群队列研究发现，在妊娠期间使用抗抑郁药（包括 SSRI 和其他抗抑郁药）的女性后代患智力残疾的风险增加可能是由于抗抑郁药以外的因素（如父母年龄、母亲患精神疾病）（Viktorin et al. 2017）。6 项 meta 分析报告了妊娠期接受抗抑郁药治疗的女性的后代患孤独症谱系障碍（ASD）的风险增加（Andalib et al. 2017；H.K. Brown et al. 2017；Kaplan et al. 2016，2017；Kobayashi et al. 2016；Mezzacappa et al. 2017）。然而，重要的是，这些 meta 分析中绝大多数（H.K. Brown et al. 2017；Kaplan et al. 2016，2017；Kobayashi et al. 2016；Mezzacappa et al. 2017）不能排除母亲患精神疾病可能增加相应风险这一重要混杂因素。Andrade（2017a）对 meta 分析进行的全面综述指出，"这些 meta 分析的结论不阻止在妊娠期间使用 SSRI 治疗那些可能导致严重功能障碍的精神问题，这与严重的负面影响（如自杀风险）或与影响母亲或胎儿健康的负面行为相关"。5 项观察性研究调查了产前抗抑郁药暴露和儿童患 ASD 的风险，其中 2 项研究没有发现风险增加（H.K. Brown et al. 2017；Sujan et al. 2017），3 项研究表明子宫内暴露抗抑郁药与 ASD 相关，但不能排除母亲患精神疾病或其他因素（如环境和遗传因素）对研究结果的影响（Liu et al. 2017；Rai et al. 2017；Viktorin et al. 2017）。因此，在妊娠期间使用抗抑郁药可能提示更严重的妊娠期精神疾病，而这反过来又可能与不良神经发育结局相关，如后代患 ASD（Andrade 2017b）。由于妊娠期抑郁症和抗抑郁药治疗密切相关，且抗抑郁治疗本身可提示妊娠期抑郁症的严重程度，"子宫内暴露抗抑郁药（特别是 SSRI）与不良长期神经发育结局相关的证据目前尚不确定"（Oberlander and Zwaigenbaum 2017，p. 1533）。值得注意的是，在过去的 20 年里，ASD 诊断的大幅增加似乎与产前 SSRI 的使用无关。总之，必须权衡药物治疗的潜在风险与未经治疗的精神疾病对母亲和胎儿的风险。

关于妊娠期使用 SSRI 和 SNRI 的总结。 由于尚无有关产前使用抗抑郁药对婴儿结局影响的严格的对照试验，因此现有研究结论必然受到多种真实和潜在的混杂因素的限制。一个主要的限制因素是适应证混淆（即母亲精神疾病存在与否和严重程度的混淆）。母亲抑郁症是后代情绪障碍和其他障碍的明确的危险因素。尽管有报告显示某些罕见先天性缺陷的风险略有增加与多种 SSRI 相关，但绝对风险（如果报告真实）非常小。新生儿暂时的适应困难并不意味着长期困难，尤其是在产妇抑郁症恶化的情况下。子宫内暴露 SSRI 和（或）产妇抑郁症和焦虑是否可能导致后代神经行为和其他长期不良结局是当前研究的主题，这些研究就像那些调查不良结果的研究一样，也受到多种混杂因素的影响（尤其是产后精神疾病对婴儿和儿童神经发育的影响）。显而易见的是，对于患有严重抑郁症和焦虑的女性，妊娠期不接受治疗并不是一个可行的选择。

其他抗抑郁药

表 40-4 总结了产前使用 SSRI、SNRI 和其他抗抑郁药的要点。

妊娠期双相障碍的治疗

停用心境稳定剂后，妊娠并不能预防双相障碍相关的情绪不稳定。情感障碍复发的预测因素包括治疗中止、使用抗抑郁药、年龄较小、发病年龄早、产前情感障碍发作和妊娠期间躯体不适。

表 40-5 列出了妊娠期治疗双相障碍的基本原则。当明确发作间期处于长时间稳定状态，可尝试在妊娠早期避免使用心境稳定剂。可在 2～4 周内缓慢减量以减少复发的可能性。在妊娠期间，逐渐（而不是快速）减量可减少产后复发的风险。然而，对于既往需

表 40-4　妊娠期间使用抗抑郁药：总结要点

抗抑郁药	致畸性	其他不良反应	注释
选择性 5- 羟色胺再摄取抑制剂（SSRI）	帕罗西汀以外的 SSRI 似乎不会增加严重先天性畸形的风险 帕罗西汀可能增加先天性畸形的风险，尤其是室间隔缺损	新生儿适应性差的风险增加 新生儿持续性肺动脉高压的风险可能增加 妊娠期缩短和早产（妊娠 37 周）的风险增加 小于胎龄儿出生的风险增加（有统计学差异但无临床意义）	如果可能，应避免使用帕罗西汀 如果既往治疗经验表明产前治疗对于保持孕妇的正常情绪和功能至关重要，则使用这些药物是合理的 对于暴露药物的胎儿，应考虑进行有针对性的妊娠中晚期超声检查 临床医生应该： 了解药物可能对新生儿造成的不良反应，并在产后 1～2 天后观察婴儿 监测产妇的食欲、体重和其他健康指标
三环类抗抑郁药（TCA）	TCA 似乎不会增加严重先天性畸形的风险	新生儿适应性差的风险增加 妊娠期缩短（妊娠 37 周）的风险增加	如果既往治疗经验表明产前治疗对于保持抑郁障碍孕妇的正常情绪和功能至关重要，则使用这些药物是合理的 临床医生应该： 了解药物可能对新生儿造成的不良反应，并在产后 1～2 天后观察婴儿 监测产妇的食欲、体重和其他健康指标
其他抗抑郁药：氟伏沙明、文拉法辛、安非他酮、曲唑酮、奈法唑酮、度洛西汀	发表的病例较少；需要更多数据 文拉法辛似乎不会增加严重先天性畸形的风险（需要更多数据） 安非他酮似乎不会增加严重先天性畸形的风险（需要更多数据） 米氮平似乎不会增加先天性缺陷的风险（需要更多数据）	需要更多数据支持 抗抑郁药可能增加妊娠期缩短、早产的风险（妊娠 37 周）	只有当既往治疗经验表明产前治疗对于保持抑郁障碍孕妇的正常情绪和功能至关重要时，使用这些药物才是合理的 临床医生应该： 了解药物可能对新生儿造成的不良反应，并在产后 1～2 天后观察婴儿 监测产妇的食欲、体重和其他健康指标
单胺氧化酶抑制剂（MAOI）	未知（数据不足）	与血压变化有关，这可能对胎儿有害，并需要使用药物来预防早产和治疗其他产科并发症	妊娠期应尽量避免使用 MAOI 抗抑郁药

表 40-5　妊娠期双相障碍的治疗

对于患有轻中度双相障碍的女性，应尝试在妊娠早期不使用心境稳定剂（注意：需要仔细的精神科监督以监测早期复发）

对于患有中重度双相障碍的女性，应根据需要继续使用心境稳定剂和其他精神药物，以保持整个妊娠期的情绪稳定

由于所有心境稳定剂均具有一定的致畸风险和围生期毒性，因此应在对最安全的治疗方案进行仔细的个案分析后做出治疗选择，以维持孕妇情绪稳定和胎儿安全

锂盐虽然有心血管致畸的风险，但对于双相障碍孕妇可能是一个合理的选择。应遵循产前检查（妊娠第 18～20 周进行 2 级超声检查颈项透明层）和其他管理指南

要药物治疗来维持病情稳定的女性，最好在整个妊娠期间继续服药。停用心境稳定剂的孕妇双相障碍的复发率高，因此必须权衡妊娠期间停药的风险与药物治疗的风险。锂盐比卡马西平和丙戊酸盐更适用于妊娠期，因为它的致畸风险较低。

锂盐

一般而言，妊娠早期使用锂盐与心脏畸形的风险增加相关，尽管这种风险很小（0.6%～4.1%），且可能呈剂量依赖性（Patorno et al. 2017）。在妊娠早期使用锂盐时，Ebstein 畸形（三尖瓣形成过程中的严重先天性缺陷）的风险约为 1/1000，而未使用者风险仅为 1/20 000。然而，数据表明，导致流出道梗阻的风险（包括与 Ebstein 畸形相关的疾病，如肺动脉闭锁）可能比之前预估得小（Patorno et al. 2017）。母亲妊娠期使用锂盐对新生儿的其他潜在不良后果包括罕见的短暂围生期影响。子宫内暴露锂盐不会引起神经行为不良反应。

妊娠期间使用锂盐必须仔细监测其血药浓度，并且可能需要随着体重的增加而调整剂量。妊娠期锂盐管理指南见表 40-6。

抗惊厥药

在传统心境稳定剂中，丙戊酸盐引起严重畸形的风险最高。除增加脊柱裂的风险外，丙戊酸盐还与显著的发育迟缓（Meador et al. 2013；Weston et al. 2016）、房间隔缺损、腭裂、尿道下裂、多指畸形、

表 40-6 双相障碍妊娠患者的锂盐管理指南

将母亲的目标锂浓度维持在最低临床有效水平

应尽量避免可能增加锂含量的情况：

使用导致锂浓度增加的药物：非甾体抗炎药（NSAID）、利尿剂、血管紧张素转化酶抑制剂（ACEI）、钙通道阻滞剂

限钠饮食（如控制先兆子痫、水肿）可能导致母体锂血清浓度增加

高度警惕以下可能出现母体锂中毒的情况：

分娩时急性体液流失

妊娠剧吐

先兆子痫

监测胎儿发育：

颈项透明层（妊娠第 12 周）

2 级结构超声（妊娠第 18～20 周）

胎儿超声心动图

剂量和血药浓度：

建议每天服用 2 次

检查妊娠前的血锂浓度以指导妊娠和产后的剂量

仔细监测母亲血锂浓度：每 3 周 1 次，直至妊娠第 34 周，第 34 周后每周 1 次，直至分娩

分娩：

在整个分娩过程中保持液体入量；不要停用锂盐

在产后前 2 周内每周监测 2 次母亲血锂浓度，目标是达到妊娠前的血锂浓度

引自 Newport et al. 2005；Wesseloo et al. 2017.

颅缝早闭、ASD 相关。与丙戊酸盐相关的认知缺陷已被证实可持续 4.5 年（Meador et al. 2013）。鉴于与产前使用丙戊酸盐相关的显著不良后果，应在决定备孕时与患者讨论可能存在的风险。在开具丙戊酸盐之前，应将胎儿暴露丙戊酸盐的潜在风险告知有生育计划的女性（Meador and Loring 2013）。如果已经暴露，应在妊娠第 16 周进行羊膜甲胎蛋白分析，并在妊娠第 18～22 周进行超声检查，以评估胎儿是否存在神经管缺陷。

据估计，妊娠期服用卡马西平导致胎儿严重先天性畸形的总体风险为 3.3%，与未暴露卡马西平的背景风险相似。妊娠早期暴露卡马西平与脊柱裂风险增加有关，但与其他先天性畸形无关，且这种风险远低于丙戊酸盐。与丙戊酸盐不同，子宫内暴露卡马西平似乎不会对后代的智商产生不利影响（Meador et al. 2013）。

尽管北美妊娠抗癫痫药物登记中心表明妊娠早期拉莫三嗪单药治疗与唇腭裂相关，但这一发现并未得到来自 EUROCAT（European Registration of Congenital Anomalies and Twins）先天性畸形登记中心数据（共 1010 万新生儿）的证实（Dolk et al. 2016）。即使产前使用拉莫三嗪与唇腭裂有关，后代患唇腭裂的绝对风险约为 0.7%，与妊娠期复发相关的不良后果相比，

使用拉莫三嗪稳定病情的女性可能愿意承担这一风险。值得注意的是，母体血清拉莫三嗪浓度随着雌二醇水平的升高而下降。应在妊娠期间监测血药浓度，并可能需要调整剂量。如果在妊娠期间增加剂量，则应在分娩后 2 周内逐渐减至妊娠前剂量，以防止拉莫三嗪中毒。

由于子宫内暴露托吡酯可增加婴儿发生先天性畸形（尤其是口裂）和生长迟缓的风险（Holmes and Hernandez-Diaz 2012），因此在妊娠期间应避免使用托吡酯。

丙戊酸盐与拉莫三嗪或卡马西平联合使用会显著增加婴儿的畸形风险。

由于神经管缺陷的风险较高，接受抗惊厥药治疗的孕妇应在受孕前开始每天服用 4 mg 叶酸。

表 40-7 总结了妊娠期常用的心境稳定剂的风险。

抗精神病药

妊娠期有时会使用抗精神病药。尽管弱效吩噻嗪类药物可能增加非特异性先天性畸形的风险，但强效抗精神病药与严重畸形无关。除利培酮外，非典型抗精神病药未被证明有致畸作用（Huybrechts et al. 2016），但需要更多的对照研究来证实这些药物在妊娠期使用的安全性。美国马萨诸塞州总医院的国家精神药物妊娠登记中心的初步数据表明，非典型（即第二代）抗精神病药从整体上看似乎没有致畸作用（Cohen et al. 2016）。这些数据已被 FDA 纳入其妊娠暴露登记列表中。值得关注的是，妊娠期使用非典型抗精神病药可引起高血糖和妊娠糖尿病的风险，尽管这种风险对于妊娠前使用非典型抗精神病药而没有代谢不良反应的女性来说可能微乎其微（Panchaud et al. 2017）。

在临近分娩时子宫内暴露第一代抗精神病药的婴

表 40-7 妊娠期心境稳定剂的使用

药物	致畸风险	潜在的围生期影响
锂盐	心脏风险，包括 Ebstein 畸形 无长期神经行为后遗症	肌张力低下、喂养不良、发绀、新生儿甲状腺肿、尿崩症
丙戊酸盐	神经管畸形 颅面畸形 发育迟缓 凝血功能障碍	低血糖症 肝功能障碍 凝血功能障碍
卡马西平	神经管畸形 可能与颅面畸形、发育迟缓、心血管/冠状动脉畸形、凝血功能障碍有关	低血糖症 肝功能不全
拉莫三嗪	可能导致唇腭裂	无已知影响

儿中，可观察到运动不宁、震颤、肌张力过高和喂养不良的一过性综合征。妊娠期使用抗精神病药与 6 月龄时神经运动表现测试得分较低有关，但是母亲患有精神疾病的潜在影响尚不清楚，这些发现是否长期存在也尚未阐明（Johnson et al. 2012）。

表 40-8 总结了与妊娠期使用抗精神病药相关的风险。

妊娠期精神分裂症的治疗

尽管部分患有精神分裂症的女性在妊娠期间可以保持病情稳定，但也有一部分患者存在产前护理困难和妊娠不良结局的风险。应及时评估患者药物滥用、社会心理压力、住房情况、经济来源及其他可能对育儿能力产生负面影响的因素。患有精神分裂症的女性更有可能出现低叶酸饮食和肥胖，这会增加新生儿患神经管缺陷的风险。应最大限度地提供社会支持和心理支持，加强营养、遵循产前医嘱（包括每天摄入维生素和叶酸）、为婴儿的诞生做好准备、找到合适的住房并获得社会服务。

精神分裂症症状的复发使孕妇及其后代面临巨大的风险；因此，必要时应在妊娠期间使用抗精神病药。如上文所述，除利培酮外，非典型抗精神病药似乎不会增加严重先天性畸形的风险（Huybrechts et al. 2016）。抗胆碱能药物三苯氧胺和苯扎托品与新生儿轻微先天性畸形和抗胆碱能症状（包括功能性肠梗阻和尿潴留）有关。目前尚无苯海拉明增加先天性畸形风险的证据。

妊娠期焦虑障碍和强迫症的治疗

妊娠期间，恐惧症、广泛性焦虑症和强迫症（OCD）的病程是波动的。OCD 常在妊娠期或产后首次出现，而妊娠初期停用抗焦虑性抗抑郁药和其他药物会导致病情复发。妊娠期间的压力和焦虑会导致母亲自我忽视、产后病情加重，以及婴幼儿认知、行为和情绪改变的风险。

焦虑障碍的非药物干预措施包括认知行为治疗、减少咖啡因摄入、减少社会心理压力源和接受正念治疗。5- 羟色胺再摄取抑制剂是患者症状严重且对非药物干预措施没有反应时的合理治疗选择。对于 OCD，SSRI 的剂量一般高于治疗抑郁症的剂量。

对于严重焦虑的孕妇，特别是当 SSRI 开始起效时，可能需要偶尔使用小剂量苯二氮䓬类药物。在妊娠期间，特别是在妊娠早期之后，间歇使用小剂量苯二氮䓬类药物似乎不会增加新生儿不良后遗症的风险。然而，妊娠期使用苯二氮䓬类药物是有争议的，一些研究者认为该类药可能导致唇腭裂，特别是地西泮和阿普唑仑。虽然近期研究未发现妊娠期使用该类药物与新生儿唇腭裂或其他畸形有关（Bellantuono et al. 2013），但应尽量在妊娠第 5 ～ 9 周避免使用苯二氮䓬类药物，因为这一阶段是胎儿腭部的形成期。在苯二氮䓬类药物中，劳拉西泮是合理的选择，因其没有活性代谢产物，进入胎盘的程度低于其他苯二氮䓬类药物。在妊娠晚期使用苯二氮䓬类药物可能引发短暂的围生期综合征，包括肌张力低下、喂养失败、体温失调、呼吸暂停和低 Apgar 评分。分娩前期苯二氮䓬类药物应保持在最低剂量。无论何时，苯二氮䓬类药物的剂量变化应循序渐进，以避免戒断反应。一项大型研究表明，妊娠中晚期长期接触（不是偶尔短期使用）苯二氮䓬类药物与 1.5 岁和 3 岁儿童的内化问题（焦虑、情绪反应、躯体主诉）增加有关（Brandlistuen et al. 2017）。虽然显示了相关性，但该研究并非随机试验，且效应量很小。尽管如此，研究报告的相关性也为妊娠期将苯二氮䓬类药物限制为短期使用提供了另一个原因，而不仅仅是因为长期使用药物会导致耐受性和依赖性风险增加。

妊娠期其他精神疾病的治疗

注意缺陷多动障碍（ADHD）

随着 ADHD 成人患病率的上升，越来越多的育龄女性服用兴奋剂类药物。目前，关于妊娠期使用兴奋剂类药物的研究数据有限，且大部分可用的信息来自背景差异大及在其他情况下（如体重管理或物质滥用）使用这些药物的女性。若忽略这些局限性，研究结果似乎表明兴奋剂类药物不是主要的致畸物。一项基于人口注册的大型队列研究显示，在妊娠早期暴露于哌甲酯和安非他明的婴儿中未发现严重先天性畸形的总体风险增加（Huybrechts et al. 2018）。该研究还

表 40-8	妊娠期抗精神病药的使用	
药物	致畸风险	围生期影响
弱效抗精神病药：吩噻嗪类	非特异性先天性畸形	易激惹、躁动 喂养困难 黄疸
强效抗精神病药（如氟哌啶醇）	无已知的严重先天性畸形	易激惹、躁动 喂养困难
非典型抗精神病药	数据较少，目前未发现严重的先天性异常（奥氮平、喹硫平、氯氮平）；利培酮有潜在的致畸作用，但需进一步研究证实	易激惹、躁动、震颤 反射亢进 喂养困难

发现，产前暴露哌甲酯与心血管畸形风险升高 28%有关；产前暴露于安非他明未发现增加风险。对这项研究的批判性分析使人们对妊娠早期暴露哌甲酯的风险统计和临床意义产生了质疑（Andrade 2018）。同时，人们对兴奋剂暴露对胎儿发育和新生儿结局（尤其是中枢神经系统相关的问题）的影响仍有一些担忧（Norby et al. 2017）。鉴于数据仍不完善，在面对这一问题时，非药物干预仍是首选。然而，如果患者在工作、学校或驾驶时有明显的功能障碍，产前是否需要使用兴奋剂则应根据具体情况而定。

进食障碍

多达 25% 的女性在妊娠早期会担心自己的体重和体形，7.5% 的女性在妊娠早期有符合进食障碍标准的症状。既往患有进食障碍的女性在妊娠期表现出的症状可能减少，妊娠期女性可能有动机停止上述有害行为。但是，妊娠也可能是新发进食障碍的危险因素。由于妊娠期进食障碍合并其他精神障碍的概率很高（特别是抑郁症和焦虑症），因此患有进食障碍的女性在妊娠期和产后均应由心理健康专家进行密切监测及评估（Easter et al. 2015）。

物质使用障碍

妊娠期间饮酒会对母亲和胎儿造成重大伤害。除导致早产、胎盘早剥、死产和其他产科并发症外，酒精及其代谢产物乙醛还具有致畸作用。胎儿酒精综合征是一种因子宫内暴露酒精而导致的终身残疾，在美国每 1000 个活产婴儿中就有 1.5 个罹患此疾病。单独的畸形情况（胎儿酒精效应）比酒精综合征更常见。胎儿暴露于酒精会增加其大脑发育缺陷、小头畸形、面部特征异常和很多精神后遗症的风险。目前尚未确定产前的安全饮酒量。行为干预是治疗妊娠期酒精使用障碍的基础（DeVido et al. 2015）。

随着娱乐性大麻使用在美国许多州的合法化，孕妇使用大麻的比例正在上升（Q.L. Brown et al. 2017）。在 2007—2012 年美国国家药物使用与健康调查中，3.9% 的孕妇报告在过去 1 个月使用大麻，7% 的孕妇报告在过去 2 ~ 12 个月使用大麻（Ko et al. 2015）。大麻对胎儿发育的影响在很大程度上是未知的，但可能会增加死产、胎儿生长受限、早产和不良神经发育结果的风险（Metz and Stickrath 2015）。美国妇产科学会建议在妊娠期间避免使用大麻（Committee on Obstetric Practice 2017）。

孕妇使用非法药物是一个重要的公共健康问题，常用药物包括可卡因、海洛因、兴奋剂（如甲基苯丙胺）、处方镇痛药、抗焦虑药和催眠药。产前使用可卡因与流产、早产、胎盘早剥和其他继发于可卡因血管收缩作用的产科并发症有关。暴露可卡因的新生儿可能会经历持续数月的戒断综合征。

在过去 10 年中，阿片类处方药物滥用在美国已成为全国性危机，在孕妇中的患病率急剧上升。对阿片类药物有依赖的孕妇往往产前护理不一致，产前使用阿片类药物与流产、死产、胎儿发育不良、早产和婴儿猝死综合征有关。暴露阿片类药物的新生儿可能出现新生儿戒断综合征，其特点是易怒、喂养不良、呼吸困难和震颤。对于阿片类药物成瘾的孕妇，护理的标准是用美沙酮或丁丙诺啡进行维持，主要是因为担心妊娠期间戒毒可能导致早产、胎儿窘迫或死产。然而，研究表明，戒毒对胎儿的影响可能比以往认为的更安全（Guille et al. 2017）。当女性在妊娠期接受阿片类药物依赖治疗时，应重点关注社会心理干预，包括在住房、交通和长期心理健康随访方面的持续支持。

妊娠期电休克治疗的使用

电休克治疗（ECT）对于患有严重情绪障碍的孕妇是一种可行的治疗方案，因为它可能更加安全有效，并使发育中的胎儿能够更少地接触精神活性药物。对孕妇进行 ECT 的特殊注意事项包括：需要进行盆腔检查和子宫收缩测量，以排除子宫收缩，并抬高右髋关节，以确保胎盘充分灌注。妊娠期使用肌肉松弛药琥珀酰胆碱和抗胆碱能药格隆溴铵相对安全。丙泊酚和甲氧苄啶钠是美国最常使用的 ECT 短效麻醉剂，未发现致畸性。考虑到可能出现胎儿镇静，ECT 期间须进行胎儿监测。手术后，应继续进行母体和胎儿监测，包括在两次治疗之间进行心电图和超声（Leiknes et al. 2015）。患有抑郁症和精神分裂症的孕妇对 ECT 的反应率与非妊娠患者相当，对于有严重症状的孕妇（包括精神病性紧张症或强烈的自杀倾向），ECT 可能是一个合理的选择。

产后精神障碍

对许多女性来说，产后是情绪不稳定风险增加的时期。分娩后情绪障碍的情况包括产后忧郁、产后抑郁焦虑和产后精神病（表 40-9）。虽然尚未发现产后精神疾病的特异性发病机制，但生物 / 内分泌和社会心理因素均发挥一定作用。

产后抑郁

产后抑郁的患病率在不同研究之间差异很大，这取决于所研究的人群、所使用的定义及所采用的评估

表 40-9　产后精神障碍

精神障碍	患病率	临床表现	治疗
产后"忧郁"	极常见，可达 85%	情绪不稳定、情绪敏感，无功能障碍；产后第 2 周时 80% 的患者症状可消退，20% 进展为产后抑郁	提供支持、安抚和临床监测（特别是对有情绪障碍或产后障碍病史的女性） 如果病情严重、导致功能障碍或持续超过 12 天，应考虑其他诊断
产后抑郁	约 15%，但因所采用的标准不同而有差异	重度抑郁发作，常合并焦虑 即使有人照料孩子，母亲也无法入睡 可能出现单相或双相抑郁（单纯或混合）	提供个体心理治疗（认知行为或人际关系治疗），联合治疗以解决人际关系困难、同伴支持的小组治疗、社会心理援助（儿童照护、家庭照护援助） 对于产后单相抑郁，可使用抗抑郁药、抗焦虑药 对于双相抑郁，可使用心境稳定剂，需要时可加用增效药物（如抗焦虑药） 对于精神病性或有自杀倾向的抑郁症，应住院治疗；考虑使用抗精神病药或电休克治疗 哺乳期女性：进行有关药物和母乳喂养的教育；评估母亲和婴儿的健康状况
产后焦虑	总患病率约 8.5% 广泛性焦虑障碍 3.6% 惊恐障碍 1.7% 强迫症 [a] 2.5%	过度忧虑，侵入性的自我失调的想法 患者常对症状认识不足，难以得到正确的诊断	提供个人和（或）团体认知行为治疗 考虑服用抗抑郁药和抗焦虑药
产后精神病	＜ 1/1000，但有双相障碍或产后精神病病史者患病率更高	起病早，通常在产后 2 ～ 3 天；常表现为混合 / 快速循环伴精神病性特征 母亲无法入睡 注意：母亲存在杀害婴儿的风险	住院治疗、教育和安抚家属，强调药物和支持性护理的重要性 开具药物：心境稳定剂、抗精神病药、苯二氮䓬类药物 如果治疗反应差，可考虑电休克治疗 在大多数情况下，患有产后精神病的母亲不应母乳喂养

[a] 在 DSM-5 中，强迫症被归类为强迫及相关障碍

方式（Norhayati et al. 2015）。DSM 认为产后抑郁不是一个独立的诊断，而是在重性抑郁障碍或双相障碍的基础上重度抑郁发作的一个标注。随着 DSM-5 的出版，"产后发病"的标注被改为"围生期发病"，将症状的时间范围从产后 4 周扩大到妊娠期间至产后 4 周。然而，在临床实践中，产后第 1 年均被认为是突发情绪障碍的高风险期。产后抑郁的定义在不断发展，可能有几种不同的表型［Postpartum Depression: Action Towards Causes and Treatment（PACT）Consortium 2015］。通常认为，产后抑郁的患病率约 15%，但如果包括那些在筛查问卷［如爱丁堡产后抑郁量表（EPDS）或 PHQ-9］中得分较高的女性，则患病率可能会高得多。

　　产后抑郁的危险因素包括妊娠期间出现抑郁症和焦虑、抑郁症个人史、产后抑郁病史、产后抑郁家族史、应激生活事件、社会支持和伴侣支持不足及低自尊。此外，内分泌相关危险因素（包括妊娠中期胎盘促肾上腺皮质激素释放激素水平升高）也被认为是导致产后抑郁的原因（Glynn and Sandman 2014），分娩期间和分娩后神经受体下调和可塑性也可能参与发病

（Licheri et al. 2015）。应持续评估患有抑郁症或焦虑的产后女性的甲状腺功能，因为产后是甲状腺功能失调的高风险时期。一旦发生过产后抑郁，则再次发生的风险会显著增加（Rasmussen et al. 2017）。

　　在产后抑郁患者中筛查双相障碍非常重要，因为在患有双相障碍的女性中产后抑郁特别常见，而经历过产后精神病发作的女性未来患双相障碍的风险会增加。产后单相抑郁应与双相抑郁区分开来，以便提供安全、适当和有效的药物治疗。

　　患有抑郁症的母亲与未患抑郁症的母亲相比，对待养育的态度可能更消极，因此她们的后代从婴儿期到儿童早期都有可能出现行为问题和认知缺陷。对产后抑郁进行及时有效的治疗不仅可缓解母亲的痛苦，还可减少儿童行为问题及可能对母亲和儿童产生持久影响的不安全依恋模式。

　　产后抑郁宜采取综合治疗模式，结合个人和团体心理治疗、精神药物治疗和心理教育。人际关系（包括个人和团体）和认知行为治疗对产后抑郁也有帮助。标准抗抑郁药已被成功用于治疗产后单相抑郁。针对产后双相障碍的治疗应包括心境稳定剂；常更迫

切地需要使用其他增效药物。由于抗抑郁药会加重双相障碍患者的躁狂，因此在使用抗抑郁药治疗前应谨慎。药物治疗决策应考虑患者是否在哺乳期（见"母乳喂养和精神药物"）。

由于有情绪障碍病史的女性在产后发病的风险较高，因此在妊娠期间和产后进行密切监测非常重要。妊娠晚期出现情绪症状的孕妇特别易患产后抑郁，失眠、自杀观念、工作能力差等均为早期预警征象（Suri et al. 2017）。一些非专业的支持团体（如国际产后支持组织）和基于网络的教育对临床医生、患者及其家属都有帮助。承担家庭责任和帮助照顾孩子有助于减少女性的睡眠剥夺。

关于是否进行母乳喂养，应进行充分讨论，因为母乳喂养可能需要改变治疗方式或影响药物治疗选择。对于因精神病或自杀观念而使抑郁症复杂化的患者，ECT 通常是快速改善症状的治疗方法。

产后精神病

最严重的产后疾病为产后精神病，发生率为（0.25～0.6）/1000 名产妇。该病的特征是情绪不稳定、激越、意识错乱、思维紊乱、幻觉和睡眠紊乱。大多数产后精神病被认为是双相障碍的表现。双相障碍家族史会增加产后精神病的风险，而且产后首次出现精神病发作的女性应仔细监测随后的情绪发作。

由于产后精神病有自杀、忽视婴儿和杀害婴儿的风险，患者应接受住院治疗。初步评估旨在排除其他躯体疾病原因，如产后甲状腺炎、希恩综合征、妊娠相关的自身免疫性疾病、N- 甲基 -D- 天冬氨酸脑炎、HIV 相关感染、中毒或戒断状态。急性药物治疗包括苯二氮䓬类药物、抗精神病药和心境稳定剂（首选锂盐）。对产后精神病之前有慢性复发性情绪发作的患者的维持治疗是长期使用心境稳定剂。对于单发产后精神病的患者，通常在治疗 1 年后逐渐减量并停用药，但这些患者应接受随访，因为她们后续情绪发作的风险很高。

1/3 的产后精神病患者再次妊娠时会复发（Wesseloo et al. 2016）。对于患有双相障碍的女性，妊娠期用药后的复发风险明显降低（23% vs. 66%），所以这些患者在产前和产后均应使用心境稳定剂（见本章"妊娠期双相障碍的治疗"）。对于仅在产后阶段出现精神病的患者，可在分娩后立即预防性使用心境稳定剂。

母乳喂养和精神药物

在美国，超过 80% 的母亲在孩子出生时开始母乳喂养，50% 的母亲在孩子 6 个月时仍在进行母乳喂养（Centers for Disease Control and Prevention 2018）。母乳喂养可增强母婴之间的联系，是婴儿营养的最佳来源。对于需要药物治疗的产后精神障碍患者，很难决定是否母乳喂养。虽然在没有对哺乳期婴儿进行风险效益评估的情况下，哺乳期女性不应服用任何药物，但同时也要考虑到不使用药物可能对母亲造成的伤害。表 40-10 列出了在选择是否母乳喂养时应讨论的问题。

所有精神药物均会进入乳汁，但哺乳期婴儿所摄取的剂量有很大差异，这取决于药物的特性、母亲的用药剂量、婴儿年龄和喂养频率。药物的最新信息可通过美国国立卫生研究院 LactMed 数据库（https://toxnet.nlm.nih.gov/newtoxnet/lactmed.htm）免费查询。美国儿科学会药物委员会（2001）曾将精神药物对哺乳期婴儿的影响归类为"未知但可能出现问题"，现在只对婴儿血药浓度超过母亲体重调整剂量的 10% 的小部分药物建议慎用（Sachs and Committee on Drugs 2013）。

婴儿的肝药物清除率从出生时约为母亲清除率（体重调整后）的 1/3 上升到 6 月龄时的 100%。因此，新生儿通过母乳接触的药物多于年龄较大的婴儿。在早产儿通过母乳接触精神药物之前，应咨询新生儿科医生，开具能缓解精神症状的最低剂量药物。短效药物比长效药物更安全，母乳中添加配方奶粉可减少婴儿对药物的接触。由于精神药物对婴儿造成的影响是未知的，即使是低剂量（或未能检测出药物浓度），所以应持续监测婴儿的临床状况。

关于哺乳期使用 SSRI 和三环类抗抑郁药的数据相对乐观（Burt et al. 2001）。服用 SSRI 类药物的母亲所哺育的婴儿，其血清中的药物浓度通常极低，因此没有必要对血清浓度进行常规监测。舍曲林被认为

表 40-10　母乳喂养：患有精神疾病的产后女性需要考虑的问题

母乳喂养可为婴儿提供理想的营养

母乳喂养可促进母亲和婴儿之间的联系

母乳喂养必然会导致睡眠剥夺

对于许多患有精神病的母亲，确保情绪稳定的最佳方法是避免睡眠剥夺。因此，应考虑如何最大限度地提高睡眠质量（如配方奶喂养，用配方奶补充母乳喂养）

所有精神药物均可通过母乳排泄

通过母乳接触的药量少于通过母体-胎儿循环（妊娠期间）的剂量

早产儿的细胞色素 P450 酶系统通常不成熟，因此通过母乳接触药物时出现不良反应或中毒的风险更大

新生儿通过母乳接触药物对发育的影响尚不清楚

对于接受精神药物治疗的哺乳期女性，应监测其饮食和体重，以确保产妇的健康并优化母乳的营养质量

是哺乳期母亲的一线选择，因为婴儿的舍曲林血清水平低，不良反应少。但是，如果其他 SSRI 类药物治疗效果更佳，则也需要考虑换用其他 SSRI。有关哺乳期使用 SNRI、安非他酮和米氮平的研究数据较少。应尽量避免使用单胺氧化酶抑制剂，因其可能导致婴儿高血压。

患有双相障碍的女性在产后可能会因为睡眠不足而复发，因此在进行母乳喂养时应特别关注睡眠情况。通过母乳暴露于锂盐的婴儿可出现一些不良反应，包括发绀、肌张力差和心电图变化。如果女性在服用锂盐时选择母乳喂养，应仔细监测婴儿状况；婴儿血清中的锂浓度约为母体血清锂浓度的 1/4。虽然在母乳喂养的婴儿中没有发现明显的临床或行为影响，但应对暴露药物的婴儿进行至少 6 周的仔细临床监测，并对其血锂浓度、促甲状腺激素、血尿素氮和肌酐水平进行检测。

美国儿科学会药物委员会（2001）认为母乳喂养时可使用丙戊酸盐和卡马西平。然而，在通过母乳暴露于卡马西平的婴儿中，有罕见的肝功能不全和 1 例疑似短暂性癫痫发作样活动的报告。尽管丙戊酸盐在母乳中的浓度低于卡马西平，但也应谨慎使用，因为可能导致婴儿肝毒性。

拉莫三嗪会以相对较高的浓度进入乳汁。服用拉莫三嗪的患者所母乳喂养的婴儿体内药物浓度约为母亲水平的 30% ～ 35%，乳汁 / 血浆比值变化较大。妊娠期间拉莫三嗪的剂量常会增加，当药物清除率在产后 2 ～ 3 周恢复到妊娠前水平时，如果不及时调整剂量，母体血浆和乳汁中的血药浓度会急剧上升。然而，在临床实践中，通过母乳接触拉莫三嗪的婴儿很少有不良事件。婴儿可能会出现无临床意义的血小板减少，有 1 例报告出现严重的呼吸暂停。如果女性在服用拉莫三嗪期间选择母乳喂养，应仔细监测婴儿情况，如果出现皮疹，应停止母乳喂养。

关于非典型抗精神病药的研究数据有限但结论比较乐观。虽然应重视睡眠对精神病女性患者精神稳定性的影响，从而放弃母乳喂养，但有些需接受药物治疗的女性依然希望母乳喂养。值得庆幸的是，大多数非典型抗精神病药的乳汁 / 血浆比值和婴儿血清水平都很低，且很少有不良事件的报道。

美国儿科学会药物委员会（2001）建议，偶尔使用短效苯二氮䓬类药物的母亲可以采取母乳喂养。如果母亲在服用精神药物的同时还服用苯二氮䓬类药物，母乳喂养的婴儿易出现过度镇静（Kelly et al. 2012）。谨慎的做法是监测接触苯二氮䓬类药物的婴儿是否出现过度镇静或其他可能的不良反应。

围绝经期抑郁和焦虑

绝经是指排卵和月经周期的停止，通常发生于 44 ～ 55 岁（平均年龄为 51.4 岁）。围绝经期（更年期）是指绝经前的几年，在此期间卵巢功能开始下降。大量研究支持绝经过渡期女性患抑郁症和焦虑的风险增加。尽管围绝经期抑郁症不能完全用血管舒缩症状来解释，但潮热和不良生活事件可能导致绝经过渡期的负面情绪。围绝经期抑郁症的危险因素包括抑郁症史（包括产后和经前抑郁）、血管舒缩症状、睡眠障碍、慢性健康问题、失去关系亲密的人和其他社会心理问题。

治疗

一些研究发现，雌激素（如经皮 17β - 雌二醇）能提升围绝经期女性情绪，但对绝经后的女性没有明显效果。目前，单纯使用雌激素不被作为临床抑郁症的长期治疗。目前尚不清楚围绝经期抑郁症女性使用雌激素是否合理或其是否能够增强标准抗抑郁药的效果。

对于患有重性抑郁障碍的围绝经期女性，标准的抗抑郁治疗（通常包括心理治疗）被认为是一线治疗。对于报告亚临床抑郁症和嗜睡并伴有严重潮热或盗汗的围绝经期女性，激素治疗可减轻血管舒缩症状，从而缓解其心理症状。随着血管舒缩症状的缓解（通常在开始激素替代治疗后 2 周内），抑郁症状也应得到改善。虽然帕罗西汀是唯一被 FDA 批准用于治疗更年期血管舒缩症状的非激素治疗，但北美更年期学会在其 2015 年立场声明中指出，5- 羟色胺能抗抑郁药（SSRI 和 SNRI）、加巴喷丁和可乐定可能对这一适应证有效（North American Menopause Society 2015）。当激素治疗的风险 / 效益比不理想时，最好考虑这些非激素治疗。

如果在血管舒缩症状缓解后抑郁症状仍然存在或恶化，应启动标准抗抑郁治疗。还应处理可能导致抑郁情绪的社会心理因素，包括与照顾年迈父母有关的压力、患者或其伴侣新出现的健康问题、经济困难，以及患者或其伴侣间性生活的变化。

绝经期激素治疗

绝经期激素治疗的获益和风险并存，关于是否使用激素治疗的决策非常复杂。一般不建议有乳腺癌、子宫内膜癌或血栓栓塞病史的女性使用激素治疗。Women's Health Initiative 是一项于 20 世纪 90 年代启动的大型前瞻性随机安慰剂对照研究，评估了激素治疗的风险和益处及其对 27 000 名绝经后女性的冠状动脉事件、卒中、肺栓塞、乳腺癌、骨骼健康和认知的影响。由于乳腺癌、冠心病、卒中和肺栓塞的增加，该试验的雌激素＋孕激素组提前 3 年（2002年，平均 5.6 年后）停止。由于卒中增加，雌激素组（对于切除子宫后的女性）提前 1 年（2004 年，平均7.2 年后）停止。2013 年对 Women's Health Initiative为期 13 年随访的综合研究发现，总体而言，接受激素治疗的女性骨折发生率较低，但卒中、血栓、胆囊疾病和尿失禁的发生率较高。雌激素加孕激素可增加冠心病、乳腺癌、卒中、血栓和可能的痴呆风险；但这种方案降低了髋部骨折和结直肠癌的风险。相反，单独使用雌激素（对于切除子宫后的女性）会增加卒中和血栓的风险，但会降低冠心病、乳腺癌和髋部骨折的风险且不影响结肠直肠癌的发病率（Mansonet al. 2013）。Women's Health Initiative 的一项时间跨度更长（18 年）的随访发现，接受激素治疗的女性的全因心血管或癌症死亡率没有升高（Manson et al.2017）。

对于 59 岁以下或绝经 10 年内的女性，短期使用雌激素治疗严重的血管舒缩症状和泌尿生殖系统萎缩是可以接受的（Stuenkel et al. 2015）。雌激素治疗可能适用于围绝经期和绝经后的骨质疏松症高风险女性。然而，将激素治疗作为预防绝经后女性心脏病和认知衰退的长期治疗方法是不合理的。正如北美更年期学会 2017 年关于激素治疗的声明所述，延长激素治疗应基于共同决策和仔细记录的适应证，并应定期评估是否继续激素治疗（The NAMS 2017 HormoneTherapy Position Statement Advisory Panel 2017）。 局部应用低剂量雌激素是治疗泌尿生殖系统症状的首选方法。北美更年期学会和美国妇产科医师协会均不建议使用定制的生物同质性激素，因其缺乏相关的安全性和有效性证据，以及缺乏对这些药品的监管。针对短期雌激素治疗是否适合被作为围绝经期女性抑郁症的主要治疗方式，仍需要更多的数据。

总结

当临床医生评估和治疗患有精神障碍的女性时，必须认识到性别因素可能影响诊断和治疗，特别是生殖过渡期，包括每月的月经周期、妊娠、产后和围绝经期，这些情况对精神疾病照护提出了独特的挑战。精神药物治疗和心理治疗应用于解决女性一生中特定阶段和不断变化的需求。

临床要点

- 尽管女性和男性在一生中患精神疾病的风险相同，但在特定精神疾病的患病率、临床病程和治疗方面存在性别差异。
- 女性在生殖过渡时期特别容易出现心境障碍。
- 对于女性，全面的精神科评估应包括对月经周期、生育史和节育方案的评估。
- 经前焦虑症可通过对患者的情绪进行随访评估和对黄体期或连续服用 SSRI 的反应做出相应诊断。
- 母亲的心理健康是决定其自身和后代健康和幸福的重要因素。
- 关于在妊娠期间是否使用精神药物的决策，最好在权衡精神疾病未经治疗的风险和特定药物的风险后做出。
- 抑郁症和焦虑症在妊娠期间和产后都很常见，所有女性在妊娠期间和产后均应接受这些症状的检查。
- 尽管妊娠期间使用抗抑郁药的研究数据在不断更新，但 SSRI 不被认为有致畸作用。
- 在患有双相障碍的孕妇中，停用心境稳定剂与妊娠和产后的高复发率有关。
- 一般来说，锂盐仍然是患有双相障碍的孕妇的首选治疗方法。
- 产后精神病是一种需要住院治疗的精神科急症。
- 产前暴露丙戊酸盐的后代出现严重先天性神经发育障碍的风险较高，因此，妊娠或考虑妊娠的女性应避免使用。
- 女性进入和渡过围绝经期时患抑郁症的风险增加。对于那些既往有重性抑郁障碍病史的患者，这种风险尤其高。

参考文献

扫码见参考文献

第 41 章

儿童和青少年

Margery R. Johnson，Nicholas M. Hatzis，Amandeep Jutla

杨莉　高煦平　傅朝　田俊斌　译　赵敏　审校

在本章中，我们重点关注儿童和青少年人群的精神疾病治疗及其与成人治疗的不同之处。随着相关研究的积累，针对青少年的经过实证检验的干预措施也逐渐增加。本教科书的第二部分讨论了儿童精神病理学和疾病特异性治疗（参见如第 9 章"神经发育障碍"）。除非另有说明，本章中的"儿童"均包括青少年。"父母"包括父母、监护人或有抚养责任的成人。所有治疗的目标是减轻症状、改善情绪和行为功能、弥补技能缺陷，并消除影响正常发育的障碍。与针对成人的治疗相比，儿童的问题通常涉及其他人（至少父母两个人），父母与孩子之间对问题的看法和治疗目标常发生冲突。与成人相比，儿童对自己生活的控制力较弱，且他们需要到学校上学。

评估

在对儿童进行精神科治疗之前，应进行全面的临床评估和制订生物-心理-社会治疗计划。临床医生必须对正常发育有清晰的认识，才能区分正常与病理状态。临床访谈需要适应儿童特点，如通过绘画或象征性的游戏，请父母一起参与，直到孩子感觉舒适，或使用更简单的语言。

医生必须从儿童及其父母双方获得信息，因为每一方都有不同的视角和信息来源。父母可能更客观地报告孩子的行为和历史，但孩子可能更准确地报告他们的主观感受、对生活经历的看法和同伴关系。在向成年过渡的过程中，年龄较大的青少年在法律上可能属于成人，但往往依赖于父母的经济和情感支持，父母仍然对孩子充满关爱和责任感。因此，在获得年轻人许可的情况下，父母应参与评估，并应随时了解可能出现的安全问题。

来自学校的信息也非常重要，当担心孩子在学校的学习、行为或与同龄人的人际关系时，这些来自学校的信息必不可少。经家长同意，临床医生可与教师交谈；获取测试、成绩和出勤记录；要求完成标准化评定量表，如儿童症状量表（Child Symptom Inventory；www.checkmateplus.com/index.htm）或范德比尔特 ADHD 诊断评定量表［Vanderbilt Attention-Deficit/Hyperactivity Disorder（ADHD）Diagnostic Rating Scale；Bard et al. 2013；Wolraich et al. 2013］。在某些情况下，临床医生可能会访问学校以观察孩子或（亲自或通过电话会议）参与有关特殊教育需求的相关会议。

转诊至其他专科医生（如儿科医生、儿童神经科医生、言语和语言病理学家）时可能需要进行评估。当涉及学习或认知能力的问题时，可能需要心理评估，包括智力测试和成就测验。

治疗计划

治疗计划需要考虑精神病学诊断、情绪和行为靶症状、患者及家庭的优势和劣势。学校、社区和社会支持网络及文化因素（如种族和宗教团体）都会影响治疗策略的选择和排序。

不在临床医生职责范围内的治疗或需要额外工作人员或其他环境的治疗应进行转诊安排。不幸的是，社区资源的实际质量和可获得性及家庭支付能力常迫使临床医生不得不对理想的计划做出调整。临床医生必须决定哪种治疗可能最有效或获益最大，以及治疗应同时还是依次进行。美国儿童和青少年精神病学学会（AACAP）制定了实践参考指标作为评估和治疗特定疾病的指南，这些参考指标可登录 www.aacap.org 在线获取。

临床医生必须与父母合作，在可能的治疗方案中进行选择，临床医生应介绍如果不治疗可能出现的疾病过程，以及所有治疗的益处和风险。儿童患者酌情参与决策。应考虑有抚养责任的成人实施治疗的动机和能力，因为如果没有家人的合作，成功的机会很小。显然，治疗是一个持续的过程，并应随着治疗的进行而对治疗方案进行调整；临床医生也应根据患者及其家庭相关信息的改变而调整治疗计划。

知情同意

任何治疗计划的实施都需要获得患者父母的知情同意。临床医生还应尽力获得当事人的同意，同时注意患者的认知能力和发育水平。知情同意的讨论应包括选择的治疗方式、预期目的、任何可能的替代治疗（包括不接受治疗）及可能的不良后果的性质。公开讨论并记录所有问题或疑虑，这不仅符合相关法律，而且可以在出现不良反应时对医护人员起到保护作用。纸质材料可用于补充对父母和儿童患者有关药物治疗宣教的讨论（Dulcan and Ballard 2015）。互联网已成为消费者获取药物和治疗信息的重要来源，但信息质量参差不齐，患者及其家属可从有关精神健康问题的可靠网站获取信息（如 AACAP 网站：www.aacap.org）。

保密原则

必须明确保密职责以及在父母和孩子之间共享信息的准则。青少年通常比幼儿对这一问题更敏感。对于未上大学或不与父母同住的年龄较大的青少年，与其对哪些信息需要与父母沟通达成一致非常必要。父母可能会担心治疗师会向其隐瞒有关孩子的重要信息，或不加选择地向孩子透露需要向孩子保密的信息。通常情况下，应让双方知晓在何种情况下会将信息传达给对方。当儿童参与有潜在危险的活动或有伤害自己或他人的想法时，必须告知父母。因此，对于青少年和父母，偶尔吸毒、正常的青春期性行为或可能给青少年带来躯体和精神伤害的行为均应该区别对待。治疗师安排家庭会议，并在会议中引导、支持父母或孩子分享信息可能会为治疗带来益处。

精神药物

儿童的药物治疗与成人有所不同。FDA 的警告已提醒患者、父母和开具处方者关于儿童用药的潜在风险。其提出两个重要的原则：应尽量减少多重用药，以及尽量不将药物治疗作为唯一的治疗方法。

大多数需要药物治疗的儿童和青少年患有慢性精神疾病［如 ADHD、孤独症谱系障碍（ASD）、Tourette 综合征］或复发性精神疾病（如心境障碍）。对患者及其家庭普及关于疾病、相关治疗及疾病随发育阶段可能出现变化的理念非常重要。临床医生必须考虑处方药物对儿童、家庭、学校和同龄群体的影响。

儿童和青少年的特殊问题

药动学和药效学

药动学是研究药物通过吸收、分布、代谢和消除过程进入和离开机体的过程。儿童与成人的细胞外液量和体脂比例不同。在幼儿中，较大的细胞外液量导致水溶性药物的分布体积相对较大，因此可能需要相对较高的剂量才能达到与成人相当的血药浓度。肝代谢活性在儿童时期达到顶峰，这与儿童的肝体积比例大于成人有关。与成人相比，这种更高的代谢率有助于降低儿童的血药浓度和半衰期。由于细胞色素 P450（CYP）酶系统的影响，儿童对药物代谢的变化可能比成人更加敏感。

药物剂量也取决于药效学和药物代谢系统。儿童和青少年的生长发育过程可能会影响受体数量、分布、结构、功能和敏感性。理想情况下，儿童药物剂量依据应来源于相关研究，但目前研究较少。一般来说，预计儿童需要更高的剂量（校正体重）才能达到与成人相同的血药浓度和治疗效果。但是，临床医生应保持警惕，如果儿童在基因上被确定为相对较慢的代谢者，高剂量可能会导致严重的不良反应。因此，安全的做法是从低剂量开始并逐渐滴定，找到相对较高的最终剂量，尤其是对于年龄较大的青少年人群。

不良反应

不良反应在接受精神药物治疗的儿童中很常见。临床医生必须注意不良反应的出现，因为儿童患者通常不会自我报告，父母也可能不会注意到。有时儿童患者还会对特定药物产生非典型或自相矛盾的反应。父母通常具有保护性，甚至很难容忍孩子出现非常轻微的不良反应。这种情况可能会导致过早停药。轻微不良反应通常会随着继续治疗而消退。精神科医生的良好沟通和支持对于避免此类问题的出现非常重要。

药物治疗可能导致行为毒性或加重治疗的目标症状。这种现象通常很难与疾病症状的自然波动进行鉴别，特别是在患有抽动症、ASD 或严重心境障碍的儿童中。让父母保留情绪或行为图表或抽动日志有助于了解儿童患者对药物的反应和可能的不良反应，并可能防止由于过早停药而反复进行不充分的药物治疗。

评估治疗效果

有效的药物管理需要识别和监测目标症状。临床医生必须在基线和治疗期间定期评估情绪、行为等数据。治疗效果可通过对父母和孩子的访谈及评定量表、直接观察、从外部来源（如教师）收集数据、评估注意力或学习的特定测试来进行评估。定期使用评定量表特别有助于评估ADHD、情绪障碍和焦虑症患者的治疗反应。

发育障碍患者

患有智力障碍或ASD的儿童和青少年描述症状的能力常受损，因此更难评估其药物效果。与发育正常的青少年相比，这些患者存在经历特殊影响和（或）治疗效果较差的风险。

坚持用药方案

按照医嘱服药需要父母和孩子的配合，通常还需要学校工作人员的支持。对于起初治疗反应良好的复发患者，应在调整剂量之前询问患者对药物的依从性。依从性差的原因可能来自父母、孩子，甚至学校，必须深入了解相关原因。儿童常拒绝服药，因为不想感觉自己"与众不同"，拒绝接受自己是"问题孩子"或担心同龄人对此的反应。依从性与药物治疗的复杂性（包括使用的药物数量和用药频率）成反比，在校期间服药通常存在一定问题，学校规定和相关工作人员对疾病的认知不足容易让情况变得复杂。是否能坚持治疗通常与孩子或父母对药物治疗情绪或行为问题的态度有关。实际上，即使是简单的药物治疗方案，使用每周"药物管理盒"也很重要。由父母（或保姆、祖父母等）分配药物的幼儿很容易出现不服药或使用双倍剂量的情况。"药物管理盒"可以帮助父母检查青少年的服药依从性。青少年服药可能需要比父母想象中更多的监督，且在青少年从家庭过渡到大学之前，对其坚持药物治疗的责任感是一个需要反复讨论的话题，这可能会对青少年未来的生活或学习安排带来长期的影响。

伦理问题和"超说明书"处方

开具药物的医生面临着重大的伦理挑战。制药公司通常不会承担在儿童和青少年中开展药物试验的费用和风险，尽管1997年通过了一项联邦（美国）法律，即针对儿童人群开展的药物研究专利保护周期延长6个月，借此来鼓励相关研究的开展。2000年，FDA发布了补充指南，以鼓励对用于儿童的药物进行临床研究。由于获得FDA批准用于儿童适应证的精神药物很少，大多数精神药物在儿童患者群体中属于"超说明书"使用。尽管FDA指南并不意味着限制医生的临床实践，但临床医生有责任在儿童患者中谨慎使用这些药物。不了解药物对儿童神经发育的潜在影响会使问题进一步复杂化。临床医生必须平衡多种因素：不治疗疾病的风险、药物的预期和实际疗效、潜在的不良后果或未知因素。

药物治疗与环境之间的相互作用对儿童来说比对成人患者更重要，因为儿童发育尚未成熟，需要成人的照顾。可能存在将孩子对家庭、学校或机构等环境的反应误解为需要药物治疗的病情恶化或因药物治疗而改善。一些成人可能会寻求使用药物来控制或消除孩子的问题行为，而不是制订耗时更多、实施困难的行为管理策略。因此，临床医生必须评估和监测环境以及患者情况，利用所有可用信息做出治疗决策。

兴奋剂

已有大量证据支持兴奋剂类药物对于治疗学龄前到青春期的ADHD及合并对立违抗性障碍（ODD）儿童的短期有效性和和安全性。在使用兴奋剂类药物后症状改善的患者中观察到的疗效通常包括改善持续注意力和短期记忆、减少冲动和过度活动行为、改善课堂表现及完成工作、减少冲动攻击行为，以及改善与父母、老师和同龄人的交往。

兴奋剂类药物的远期治疗效果可在临床上观察到，但很难在研究中被证明，而且大多数研究的持续时间相对较短。美国国立精神卫生研究所（NIMH）对ADHD儿童进行的多中心多模式治疗研究（Multisite Multimodal Treatment Study of Children With ADHD，MTA）发现，在14个月的治疗后，使用最佳滴定剂量兴奋剂治疗联合支持治疗对ADHD的核心症状的改善效果优于不进行药物治疗的强化行为治疗（MTA Cooperative Group 1999）。强化行为治疗仅轻度增加了药物疗效（主要改善共患焦虑、社交技能和学习成绩）。所有MTA治疗均比社区的常规治疗有效，与MTA相比，后者通常使用剂量较低、短时间内每天使用药物的次数更少，且监测的仔细程度更低。NIMH学龄前ADHD儿童治疗研究（PATS）发现哌甲酯对学龄前儿童安全有效，但相比于学龄儿童，学龄前儿童的症状改善幅度较小且不良反应（尤其是悲伤、易怒、依附、失眠、厌食和重复行为）更多（Greenhill et al. 2006）。

尽管对兴奋剂类药物的反应很好，但由于学习障碍、知识和技能差距、社交技能差和（或）家庭问题，许多患有ADHD的青少年仍然存在功能受损。

辅以具有针对性的行为治疗可能会增强兴奋剂疗效或降低药物剂量。然而，行为治疗通常难以实施和维持，并且一定环境下的改善不能扩展到另一种环境。特定技能的辅导（如讲课或训练）也是需要的。

兴奋剂治疗可用于减少共病症状的影响。在 ADHD 共病 ODD 的患者中，兴奋剂可减少违抗、违拗、冲动言语和攻击行为。在智力障碍儿童中，兴奋剂可有效治疗 ADHD 的目标症状，但治疗效果不如智力正常的儿童，且不良反应更多。兴奋剂也可能有助于减轻孤独症患儿的注意力不集中、冲动和多动症状，但是与单纯 ADHD 患儿相比，疗效稍差且不良反应更明显。

抽动秽语综合征患者常共病 ADHD，且 ADHD 导致的损害比抽动症要严重得多。兴奋剂治疗对于这类情况是有效的，且没有明确的证据表明兴奋剂治疗会持续增加抽动。既往认为的由兴奋剂治疗导致的抽动恶化可能只是暂时症状或抽动症状的自然波动。

起始和维持治疗

对患有 ADHD 的儿童或青少年进行药物治疗的临床决策应基于以下表现：存在不能归因于其他疾病的注意力不集中、冲动和多动等症状，且严重程度足以造成患者在学校、家庭和同伴交往等方面的功能损害。父母必须愿意监测药物治疗的情况并定期复诊。对于学龄前儿童，通常首先采取其他干预措施，除非严重的冲动和不服从指令已造成紧急情况。治疗的一个重要环节是对儿童、家长和教师的教育，揭开关于兴奋剂治疗常见的神秘面纱。兴奋剂类药物没有镇静作用，不会导致药物滥用，并且在青春期后仍有效。对于哪种兴奋剂或剂型对特定患者最有效，目前没有循证的预测因子。神经系统软体征、脑电图、脑影像扫描和神经生化指标均未被发现可预测兴奋剂类药物治疗的效果。使用多个来源和场景的多种结局指标，对于评估药物治疗方案的疗效至关重要。家长和教师评分量表 [如范德比尔特量表（Bard et al. 2013；Wolraich et al. 2013）或 ADHD 评定量表 V（DuPaul et al. 2016）] 应在基线以及滴定和维持治疗期间使用。临床医生应与家长密切合作调整剂量，并定期了解教师对学生的评价和学校每年进行的学业测试成绩。

在开始使用兴奋剂类药物治疗之前，临床医生应了解完整的患者及其家族心血管病史，包括心脏结构异常、胸痛、心悸、不明原因的昏厥、心律失常、早期心源性死亡或不明原因猝死的家族史。病史或体格检查没有心血管禁忌证时，在兴奋剂治疗前不需要进行心电图检查。

兴奋剂类药物的可用制剂不断增加，为满足个体儿童的临床需求提供了更加灵活的选择。一些在线资源，如科恩儿童医疗中心（Cohen Children's Medical Center）的 ADHD 药物指南（www.adhdmedicationguide.com）和佛罗里达儿童及青少年最佳实践心理与药物治疗指南（www.medicaidmentalhealth.org）提供了目前市场上所有兴奋剂制剂的相关信息。虽然兴奋剂均属于哌甲酯类或苯丙胺类，但它们的作用时间和给药方式各不相同，因此在选择剂型时，可考虑药物治疗的最佳持续时间及是否方便患儿吞服。尽管哌甲酯是临床最常用且研究最充分的药物，但哌甲酯和苯丙胺可能都需要尝试才能确定哪种是最佳选择，且患者对同一药物不同制剂的治疗反应差异可能很大。佛罗里达最佳实践指南建议从兴奋剂单药治疗开始，如果单药治疗无效，则改用另一种兴奋剂单药治疗，或从缓释 α_2 激动剂单药治疗开始。进一步治疗包括缓释 α_2 激动剂结合兴奋剂或托莫西汀。因此，为 ADHD 儿童寻找最佳治疗方案通常需要花费大量时间和精力。

兴奋剂类药物应从低剂量开始，并根据治疗反应和不良反应每周或每 2 周增加剂量（在推荐范围内）。相较于有严重多动和冲动的学龄 ADHD 患儿，学龄前儿童或患有 ADHD（主要是注意缺陷型）、智力障碍或 ASD 的患者可能获益于更低剂量（且不良反应更少）。仅从早上单次服药开始，并比较上午和下午的学校表现，可能有助于评估药物效果。应根据患者的目标症状确定是否需要放学后服药或周末服药。虽然一些孩子经历睡眠障碍或食欲下降等不良反应，对兴奋剂类药物治疗有良好临床反应的患儿可获益于周末和学校假期停药，但那些积极参与体育锻炼或同伴活动或参加晚上及周末学习计划的儿童，需要每天坚持服药（虽然部分校外环境下使用较低的剂量就足够了）。MTA 研究的结果表明，大多数儿童可持续受益于与初始滴定剂量相似的维持药物剂量。MTA 研究结果还支持混合型 ADHD 儿童每周 7 天全天使用兴奋剂类药物的治疗优势（MTA Cooperative Group 1999）。

如果患儿在校外情况下的症状不严重，可以尝试在夏季接受年度停药试验，至少停药 2 周，停药时间尽可能更长。如果这些患儿在学校的表现以及学习成绩稳定，仔细监测停药试验期间的学年（不是在开学时）情况将为患儿是否仍需药物治疗提供证据。

也有一些关于耐受性的报道。但是，儿童的依从性通常不规律，当药物看似无效时，应首先考虑依从性差。孩子们不应对服药行为负责，因为他们容易冲动和健忘，并且不喜欢服药，即使他们可以用语言表达用药的积极作用，也不能识别出任何不良反应。他们通常会"忘记"或直接拒绝服药。另外可能是仿制药导致疗效降低。此外，药物疗效降低也可能是对家庭或学校环境变化的反应。

风险和不良反应

兴奋剂的多数不良反应是相似的（表 41-1）。饭后服药和提供夜宵可减少对食欲抑制的影响。失眠可能是由于药物作用、ADHD 或 ODD 症状、分离焦虑、症状反弹或既往存在的睡眠问题。兴奋剂可能会恶化或改善易怒情绪。尽管有研究因 ADHD 兴奋剂治疗可能与猝死有关提出了警告，但随后基于超大样本的研究发现，与未服药的青少年相比，青少年服用兴奋剂类药物的严重心血管事件风险并未显著增加（Hammerness et al. 2011）。

苯丙胺制剂的"黑框"警告提示其可能导致滥用，以及滥用后导致猝死和严重心血管事件的风险。结构性心脏病患者也应避免使用该药物。苯丙胺存在滥用风险，但研究并未发现遵医嘱使用苯丙胺会导致严重的心血管风险。

兴奋剂可能引起生长迟缓仍然是一个问题。生长抑制的程度与药物剂量有关，苯丙胺似乎比哌甲酯

表 41-1　兴奋剂类药物的不良反应

常见的初始不良反应（尝试降低剂量）
　厌食
　体重下降
　易怒
　腹痛
　头痛
　情绪过于敏感、易哭
少见的不良反应
　失眠
　烦躁（尤其在使用高剂量时）
　社交兴趣减退
　体重增长慢于预期
　过度活跃及易怒的症状反弹（随着剂量效应的消退）
　焦虑
　紧张的行为习惯（如捏皮肤、拽头发）
　过敏性皮疹、结膜炎或荨麻疹
　Daytrana 贴片部位出现红斑
停药效应
　ADHD 症状反弹
　抑郁（罕见）
罕见但可能出现的严重不良反应
　运动或发声抽动
　抽动秽语综合征
　抑郁
　生长迟缓
　心动过速
　高血压
　幻觉
　阴茎异常勃起
　刻板活动或强迫行为
　对哌甲酯接触致敏
　Daytrana 贴片的化学性白斑

的程度更高。体重减轻或体重增长速度减慢是比较常见的不良反应。一些研究发现药物导致的身高增长放缓，但研究结果参差不齐，一些 ADHD 青少年在兴奋剂治疗前的身高高于平均水平。建议在治疗开始时和整个过程中定期测量身高和体重。

反弹效应包括在服药后 4 ～ 15 h 后出现的兴奋、活动增多、健谈、易怒和失眠，上述症状可能随着一天中的最后一剂药的药效消退而出现，或出现于每日高剂量兴奋剂治疗突然停药后的数天。这种效应可能类似于原始症状的恶化，但也可能仅是药效减弱，或每天下午或晚上时环境因素对原始症状的影响。

如果担心患者、家属或同伴滥用药物，建议使用专注达（Concerta）、Vyvanse 或 Daytrana 等，这些药物配方不会让人产生"欣快感"，因为它们不能被吸入或注射。尚未发现 ADHD 患者因处方兴奋剂而导致成瘾行为。

尽管人们普遍认为兴奋剂会降低癫痫发作的阈值，但没有证据表明兴奋剂会增加癫痫发作。

α₂ 去甲肾上腺素受体激动剂

可乐定和胍法辛是用于治疗高血压的 α₂ 去甲肾上腺素受体激动剂。短效制剂（Catapres 和 Tenex）可用于治疗 ADHD，并已有一些经验支持。上述药物的长效制剂（Kapvay 和 Intuniv）已获 FDA 批准，可单独或与兴奋剂类药物联用于治疗 ADHD（Sallee et al. 2013）。

适应证及疗效

ADHD。可乐定可用于调节情绪和活动水平，以及改善 ADHD 症状，特别是对于那些高度兴奋、多动、冲动、挑衅及情绪不稳定的儿童。一项针对患有 ADHD 和慢性抽动障碍儿童的随机对照试验（Tourette's Syndrome Study Group 2002）发现，所有治疗组（可乐定、哌甲酯和两者联用）均有显著改善。与安慰剂相比，联合用药组的获益最大。虽然可乐定和哌甲酯均被认为对 ADHD 症状有效，但哌甲酯似乎对注意缺陷症状更有益，而可乐定似乎对冲动和多动症状更有益。

两项大型对照试验证明了可乐定缓释剂（Kapvay）治疗 ADHD 儿童和青少年的疗效。在第 1 项试验中，0.2 mg/d 或 0.4 mg/d 可乐定缓释剂的疗效优于安慰剂，在第 5 周时症状有显著改善（Jain et al. 2011）。在第 2 项试验中，对兴奋剂类药物仅产生部分反应的 ADHD（混合型或多动型）青少年被随机分组为在原有兴奋剂类药物治疗方案中添加安慰剂或可乐定缓释剂（Kollins et al. 2011），结果显示可乐定缓释剂加

兴奋剂在改善注意缺陷和多动方面优于安慰剂加兴奋剂。上述治疗的常见不良反应是嗜睡、头痛和疲劳。

无论是单药治疗还是作为兴奋剂类药物的增强剂，每天早上或晚上服用 1 次胍法辛缓释剂（Intuniv）已被证明可有效改善 ADHD 症状（Wilens et al. 2015）。针对青少年患者使用胍法辛治疗的研究表明，基于体重的剂量可提供最佳疗效，目标剂量约为 0.1 mg/kg（Wilens et al. 2015）。

抽动障碍。抽动障碍的一线治疗应是习惯逆转治疗（HRT）或抽动综合行为干预（CBIT）。可乐定在改善不伴有 ADHD 的青少年抽动方面的疗效尚未得到一致证实。可乐定似乎对治疗抽动秽语综合征患者常见的主观痛苦以及多动和冲动的行为症状最有益。早期研究表明胍法辛可能有助于减少抽动。然而，在一项研究中，胍法辛缓释剂减少抽动的作用与安慰剂没有显著差异（Murphy et al. 2017）。

起始和维持治疗

在开始 α_2 去甲肾上腺素受体激动剂治疗前，应测量血压和脉搏，并在开始服药后定期复查。学龄前儿童和有心血管症状或家族史的儿童可考虑进行心电图检查。如果有其他危险因素可考虑进行基线血液学检查（尤其是空腹血糖）。

可乐定缓释剂的起始剂量为 0.1 mg/d，分 2 次服用，每周增加 0.1 mg，直到 0.4 mg/d（分 2 次服用，1 次 /12 h）的目标剂量。短效或速释可乐定的起始剂量为 0.05 mg，睡前服用。这种低剂量、短时间用药能够将初始镇静的不良反应转化为获益。另一种策略是从 4 次 / 日，每次 0.025 mg 开始。无论哪种方式，剂量在随后数周内逐渐增加至 0.15 ～ 0.30 mg/d［0.003 ～ 0.01 mg/（kg · d）］，分 3 次或 4 次服用。幼儿（5 ～ 7 岁）可能需要更低的初始剂量和维持剂量。

胍法辛缓释剂的起始剂量为 1 mg/d，每周增加 1 mg，12 岁及以下儿童最高至 4.0 mg/d，13 岁及以上青少年最高至 7.0 mg/d。这种缓释剂型只需要每天服用 1 次，其与速释剂型并不等价。对于速释胍法辛，推荐的起始方案是儿童每日 1 次或 2 次，每次 0.5 mg，青少年每日 1 次或 2 次，每次 1 mg，每 3 天或 4 天增加剂量，直至出现疗效。治疗 ADHD 时，将速释胍法辛的每日剂量分 3 次服用可能是有效的。

1 mg 胍法辛等价于 0.1 mg 可乐定。这两种药物可以交替使用。停用可乐定或胍法辛时，应逐渐减量而不是突然停药，以避免出现停药综合征，包括坐立不安、头痛、激越、血压升高、心率加快及抽动加重（抽动秽语综合征患者）。

风险和不良反应

镇静和易怒是可乐定的不良反应，但这些不良反应往往在几周后减少。口干、恶心和畏光也有报道，高剂量时可能出现低血压和头晕。可出现葡萄糖耐量下降，尤其是有糖尿病风险的患者。尽管胍法辛的镇静作用和降压作用弱于可乐定，但它与可乐定有许多相同的不良反应。使用胍法辛缓释剂治疗时，脉搏和血压的平均下降幅度很小，通常没有临床意义，头痛和镇静很常见。

虽然既往报道单独使用可乐定或联用哌甲酯的儿童会出现严重的药物不良反应（包括猝死），但有研究（Tourette's Syndrome Study Group 2002）却发现了此种方案的获益，且无急性心血管风险。

托莫西汀

托莫西汀是一种去甲肾上腺素再摄取抑制剂，是 FDA 批准用于治疗儿童和成人 ADHD 的非兴奋剂类药物。

适应证及疗效

随着时间的推移，托莫西汀治疗学龄前儿童至青少年 ADHD 的疗效已得到一致证实。一篇纳入 25 项随机对照试验的 meta 分析显示，托莫西汀治疗 ADHD 的总体效应量中等（Schwartz and Correll 2014）。

起始和维持治疗

托莫西汀的起始剂量为 0.3 mg/（kg · d），早晨单次服用。若患者出现明显镇静，可在睡前服用。若出现胃肠道不良反应，每日剂量可分为早晚随餐服用。在第 1 ～ 3 周内，每日总剂量增加到初始目标 1.2 mg/（kg · d）。体重低于 70 kg 的儿童和青少年的每日总剂量不应超过 1.4 mg/（kg · d）或 100 mg，以剂量较低者为准。对于体重超过 70 kg 的患者，每日最大剂量为 100 mg。注意，剂量超过 1.8 mg/（kg · d）不会增加益处，除非用于共病 ODD 的儿童及青少年。用药后可能需要数周甚至数月才能达到最佳治疗反应。

风险和不良反应

托莫西汀通常耐受性良好。最常见的不良反应包括腹痛、头痛、易怒或情绪不稳定、头晕、嗜睡或疲劳、食欲减退、恶心和呕吐。脉搏和血压可呈轻度剂量相关性增加。大多数不良反应会随时间的推移而消退，且很少会导致治疗中断。没有证据表明托莫西汀对身高和体重有任何显著影响。服药时不应打开胶囊，因其内容物对眼睛有腐蚀性。FDA 对托莫西汀有两个黑框警告：一个是极其罕见的严重肝损伤，另一个是（基于有限的证据）增加敌意、攻击性或自杀意念。自杀意念的风险已经过进一步研究，与安慰剂相比，其风险并不显著（Bangs et al. 2014）。

治疗期间不推荐常规行肝功能检查；但应告知父母如果患者出现黄疸、不明原因的食欲减退、恶心或呕吐、瘙痒、深色尿液或腹部压痛，应立即停药并联系医生。

托莫西汀主要通过肝 CYP2D6 途径代谢，但它本身不是这种酶的抑制剂。遗传上的 CYP2D6 慢代谢者的不良反应风险不会增加，也不需要进行基因分型。托莫西汀不会增加抽动、降低癫痫发作阈值或导致 QTc 间期延长，且过量使用时具有较大的安全范围。

选择性 5- 羟色胺再摄取抑制剂（SSRI）

关于在儿童中使用的争议

自 20 世纪初，美国及英国对儿童和青少年使用 SSRI 的安全性、有效性表示担忧。2003 年，FDA 发布了一项公共卫生建议，提醒临床医生注意关于儿童服用抗抑郁药后自杀观念增加的报道。建议指出，尽管"目前的数据并未明确使用这些药物与儿童自杀观念或行为增加相关"，但尚不能排除二者之间的关联（U.S. Food and Drug Administration 2003）。FDA 没有禁止在儿童中使用抗抑郁药，但强制要求对所有抗抑郁药添加黑框警告，指示可能增加儿童患者的自杀风险。虽然这一警告所依据的研究后来受到了质疑，但临床医生仍必须告知父母并帮助其理解这一警告。一项对所有关于氟西汀治疗儿童抑郁症的对照试验纵向研究数据的再分析发现，没有证据表明随机分配到药物组或安慰剂组的患者自杀观念和自杀行为增加（Gibbons et al. 2012）。此外，在患有焦虑障碍的儿童患者中使用 SSRI 并未显示有任何自杀观念或自杀行为的增加。

也有人对 SSRI 对儿童患者的有效性提出了质疑，这主要是基于一些企业资助的对安慰剂表现出高应答率的研究。然而，由 NIMH 资助的研究，包括 SSRI 治疗青少年抑郁症的研究［TADS（Treatment for Adolescents with Depression Study）、TASA（Treatment of Adolescent Suicide Attempters）研究和 TORDIA（Treatment of Resistant Depression in Adolescents）研究］和 SSRI 治疗焦虑障碍儿童的重要研究［POTS（Pediatric OCD Treatment Study）］，均显示出良好的应答率（相关综述请参阅 Walkup 2017）。目前的临床共识是 SSRI 对焦虑障碍儿童有明显的益处，对抑郁障碍儿童可能有益，但治疗期间对自杀观念的监测很重要，特别是在治疗最初几周。

适应证和疗效

抑郁障碍。氟西汀被 FDA 批准用于治疗 8 ～ 17 岁儿童的抑郁障碍，艾司西酞普兰被 FDA 批准用于治疗 12 岁及以上青少年的重性抑郁障碍（MDD）。随机对照试验证明了氟西汀对儿童抑郁障碍的疗效。TADS（March et al. 2006）是一项为期 12 周的纳入 439 例 12 ～ 17 岁 MDD 患者的随机对照试验，比较了单用氟西汀（10 ～ 40 mg/d）或氟西汀联合认知行为治疗（CBT）与安慰剂的疗效。研究结束时，氟西汀联合 CBT 组和单用氟西汀组的疗效均优于安慰剂或单纯 CBT。其他 SSRI（即舍曲林、西酞普兰和艾司西酞普兰）在儿童抑郁障碍中的研究结果不一致。综上所述，虽然 SSRI 的有效性和安全性还需要更多的研究证实，但已初步证明其在治疗儿童抑郁障碍方面是有效的。与成人相比，疗效可能更难预测且更不显著。对于儿童抑郁障碍的药物治疗，SSRI 仍是一线和二线治疗选择。

强迫症（OCD）。氟西汀被 FDA 批准用于治疗 7 ～ 17 岁儿童的 OCD。其他被 FDA 批准用于治疗青少年 OCD 的 SSRI 包括氟伏沙明（8 岁及以上）和舍曲林（6 岁及以上）。一项针对儿童 OCD 对照试验的 meta 分析发现，氟西汀、氟伏沙明、帕罗西汀和舍曲林的疗效相同，均优于安慰剂（Geller et al. 2003）。

POTS（March et al. 2004）是对 112 例患有 OCD 的儿童和青少年进行为期 12 周的随机对照试验，探究了舍曲林、CBT 及其联合使用的疗效。所有治疗的效果均显著优于安慰剂。CBT 和舍曲林联合治疗优于单用 CBT 或舍曲林。单用 CBT 的疗效大于单用舍曲林，单纯接受 CBT 后症状缓解的儿童更多，但两者无统计学差异。因此，CBT 联合药物治疗似乎对于相对严重的 OCD 更有效，也更易被患者和父母接受。与单独药物治疗相比，联合 CBT 中的一些技术可解决药物治疗或停药后强迫症状的复发问题。

焦虑障碍。研究已经证实了 SSRI（如氟伏沙明、舍曲林、氟西汀）在广泛性焦虑症、分离焦虑障碍、选择性缄默症、惊恐障碍和社交恐惧症中的疗效。

起始和维持治疗

应提醒患者和父母关注药物治疗可能增加自杀倾向的黑框警告。FDA 建议在治疗的前 4 周，每周对儿童进行自杀风险监测，并在第 6、8、12 周进行随访监测，但美国精神病学协会和 AACAP 建议针对个体患者和家庭制订监测计划（American Psychiatric Association 2005）。对于负责任的父母或成熟的青少年，可通过电话访谈的方式代替每周与护士或医生的面谈。如果孩子寻求其他医生的帮助，与该医生的沟通也将提供一些额外的信息。

来自 TMAP（Texas Children's Medication Algorithm Project）（Hughes et al. 2007）的指南推荐将氟西汀、舍曲林或西酞普兰作为治疗儿童 MDD 的一线药物。氟西汀是共识会议小组确认的首选药物，舍曲林和西酞普兰作为备选。氟西汀和西酞普兰的起始剂量为 5～10 mg/d，根据需要可增加剂量至 20 mg/d。尽管大多数儿童对 20 mg/d 或更低剂量的药物有反应，但部分儿童可能需要增加至 40 mg/d（西酞普兰）或 60 mg/d（氟西汀治疗 OCD）。艾司西酞普兰的使用剂量是西酞普兰的 1/2。这 3 种药物均有液体剂型，方便给药或剂量滴定。舍曲林和氟伏沙明可从 25 mg/d 开始，必要时增加至 100～150 mg/d。可以每隔几天增加 1 次剂量，同时监测治疗反应和不良反应。

SSRI 在儿童中的半衰期较短，这意味着更有可能出现停药综合征，即使仅漏服 1 次也可能发生。因此，最好在几天内逐渐减少药物剂量，而不是突然停药。从一种 SSRI 转换到另一种时，出现停药综合征的可能性较小，但即便如此，密切沟通和监测停药症状可避免不必要的痛苦。氟西汀通常不会出现停药综合征，因其半衰期较长且有活性代谢产物。

风险和不良反应

儿童和青少年通常可以很好地耐受这类药物，尽管可能会出现与成人相似的不良反应，如胃肠道不适或头痛。如果突然停药，可能会出现停药综合征，包括全身不适、肌肉疼痛、头痛和焦虑。即使既往没有环性心境障碍的病史或家族史，"行为激活"或躁狂症状可能在开始使用 SSRI 的数天至数周内出现。这些症状通常在减少剂量或停药后数天内消退。某些情况下，也需要使用心境稳定剂进行治疗。行为激活伴有躯体激越和失眠通常很难与突发躁狂区分开来，但夸张、目标导向性活动增加、欣快情绪等症状可能有助于识别儿童真正的躁狂或轻躁狂。接受 SSRI 治疗的儿童也可能出现去抑制或情感淡漠及动机缺乏。这些症状通常在开始使用 SSRI 或增加剂量后 6～8 周出现，并随着剂量的减少而消退。虽然 SSRI 不会持续影响体重或食欲，但偶尔会导致体重减轻或体重增加减缓，因此在治疗的前几个月应注意该不良反应并定期监测体重变化。与成人一样，青少年可能会因使用 SSRI 而出现性功能障碍，这种不良反应可能会影响治疗依从性。有罕见案例报告了服用 SSRI 的儿童出现运动障碍，包括肌张力障碍、静坐不能和抽动。5-羟色胺综合征很罕见，但可能发生于儿童患者，故应告知父母这种可能性，尤其是在服用 1 种以上 5-羟色胺能药物时。与成人一样，对应的治疗方法包括停用 SSRI 和提供支持性治疗干预。

其他抗抑郁药

所有抗抑郁药都有关于增加自杀风险的黑框警告。安非他酮和文拉法辛很少用于治疗儿童及青少年抑郁症。在随机对照试验中，安非他酮被证明对儿童 ADHD 有效，并且是治疗 ADHD 的三线药物。安非他酮作为抗抑郁药通常仅用于 1 次或多次 SSRI 治疗试验失败、以精力低下和难以集中注意力为主要抑郁症状或共患 ADHD 的青少年。最严重的不良反应是癫痫发作阈值降低，最常见于进食障碍患者。其他可发生于儿童的不良反应包括皮疹、口周水肿、恶心、食欲增加、激越和抽动加重。文拉法辛通常仅用于经历 1 次或多次使用 SSRI 治疗试验失败的 MDD 青少年。在 TORDIA 研究中，1 次 SSRI 治疗试验失败后，改用另一种 SSRI 与改用文拉法辛的疗效相当，但文拉法辛的不良反应相对更多（Brent et al. 2008）。

在引进 SSRI 前，三环类抗抑郁药（TCA）被用于治疗儿童和青少年的多种疾病。然而，缺乏 TCA 治疗儿童抑郁症有效性的临床研究、TCA 的心脏不良反应及替代药物的出现，导致 TCA 不再是儿童的首选治疗药物，但氯米帕明仍被用于治疗对 SSRI 无反应的 OCD。TCA 在儿童体内代谢的速度比成人更快，且血药浓度易在无效和中毒之间波动，故需要监测基线及随访心电图，并分次给药以达到更稳定的水平。无论是有意或无意，过量服用 TCA 极其危险。为了确保所有家庭成员的安全，应建议父母将药物严格保管。

心境稳定剂

锂盐

适应证和疗效。 虽然锂盐在约 50 年前就获得 FDA 批准用于治疗青少年躁狂，但近几年才有对照试验验证了其在儿童及青少年中的疗效。大型儿童双相障碍试验发现，锂盐在治疗急性躁狂方面的效果不如利培酮（Geller et al. 2012）。但是，该研究也强调了利培酮可导致严重的代谢不良反应。由于锂盐优于安慰剂且不影响儿童群体的体重增加，因此它仍是急性躁狂的有效治疗选择。

起始和维持治疗。 只有在确保有家属管理，且患者能够配合每日多次用药和定期抽血时，才能开始锂盐治疗。性行为活跃的女孩应被告知锂盐的致畸性。她们应在治疗前进行妊娠检查，如果合适，在治疗期间接受避孕措施。虽然没有心脏病的年轻患者并非必须进行心电图检查，但心电图异常可作为后续药物治疗的参考。

对于体重 ≥ 30 kg 的儿童患者，起始剂量为 300 mg，3 次/日既安全又有效（Findling et al. 2011）。剂量可每周增加 300 mg，监测血药浓度的目标范围为 0.6 ～ 1.4 mmol/L。

风险和不良反应。 虽然儿童和青少年与成人均对锂盐的耐受性良好，但对于年龄较小的儿童，即使在较低血药浓度的情况下也可能出现不良反应。恶心和腹泻是常见的早期不良反应，可通过减缓增加剂量的速度或改用控释制剂来缓解。多尿和多饮引起的遗尿可能会影响药物的耐受性。在发育期儿童中，发生甲状腺功能减退的后果可能比成人更严重。锂盐会加重痤疮或导致脱发，这对青少年来说可能是个大问题。

由于锂盐的治疗窗很窄，因此摄入足够的盐和液体对于预防血药浓度上升至毒性范围至关重要。应告知患者家属避免炎热或运动导致脱水，并提醒家属不规律地食用大量咸味零食会导致血锂水平波动。由于幼儿更易脱水且不能很好地监测自身的口渴感受和液体摄入量，因此使用锂盐的风险更高。

抗惊厥药

卡马西平和奥卡西平。 支持在儿童中使用卡马西平的证据仅有一项缓释制剂的开放标签试验，该试验似乎在儿童躁狂中显示出阳性结果（Findling and Ginsberg 2014）。奥卡西平既往被建议作为备选药物，但在多中心临床试验中尚未发现其有效，且通常不被认为对患双相障碍的儿童有效。

双丙戊酸钠。 *适应证和疗效：* 在儿童躁狂中使用双丙戊酸钠的试验结果喜忧参半。在 I 型双相障碍中，其效果不如利培酮（Geller et al. 2012）。另外，在情绪障碍的情况下出现的破坏性行为和极度易怒可能是更有前景的治疗靶点，但仍需要更多的研究来证实。部分证据支持将双丙戊酸钠作为单药治疗患 ASD 和易怒的儿童，并与兴奋剂联合用于患有 ADHD 和慢性攻击性的儿童。

起始和维持治疗： 在患者开始服用双丙戊酸钠之前，应进行全血细胞计数、血小板计数及肝功能检查。双丙戊酸钠具有致畸性，且与月经不调和多囊卵巢综合征有关。因此，对于青春期女孩，无论是否有性行为，用药前均应仔细考虑。和锂盐一样，合适时应接受妊娠检查并避孕。对于 10 岁以下儿童，建议在治疗的前几个月每月进行 1 次肝功能检查。

双丙戊酸钠可从低剂量开始（125 mg 或 250 mg，1 次／日或 2 次／日），并根据耐受性和临床反应逐渐加量。血药浓度可作为安全性用药的参考，但目前尚未确定针对儿童的治疗水平，因此通常使用成人治疗指南。

风险和不良反应： 胃肠道不适是双丙戊酸钠的常见不良反应，尤其是在用药早期。可通过减慢剂量滴定或使用肠溶型双丙戊酸钠。如果怀疑青春期女性患者出现激素异常，建议咨询内分泌科医生。

拉莫三嗪。 支持使用拉莫三嗪治疗儿童双相障碍的证据有限。拉莫三嗪可能诱发一种非常罕见但危及生命的皮疹，这种不良反应在儿童中可能比在成人中更常见。由于需要缓慢的剂量滴定，并坚持服药，这使得拉莫三嗪难以应用于儿童和青少年。尚无针对拉莫三嗪单药治疗儿童精神疾病的安慰剂对照试验，也无证据支持将拉莫三嗪用作儿童 I 型双相障碍的附加治疗。然而，它在青少年双相抑郁症和 II 型双相障碍中的使用频率相对较高。

抗精神病药

适应证和疗效

第二代抗精神病药（SGA）在儿童和青少年中的应用研究比第一代抗精神病药（FGA）更为广泛；SGA 在儿科抗精神病药处方中占绝大多数。SGA 可用于治疗各种精神症状，包括精神病性障碍、心境症状、抽动、攻击行为和易怒。7 种 SGA 有 FDA 批准的儿童适应证：阿立哌唑、阿塞那平、鲁拉西酮、奥氮平、帕利哌酮、喹硫平和利培酮（表 41-2）。

精神病性障碍。 来自对照试验的证据支持阿立哌唑、奥氮平、帕利哌酮、利培酮和喹硫平治疗青少年精神分裂症谱系和其他精神障碍的有效性。除奥氮平外，这些药物均可作为一线药物。奥氮平的说明书建议在使用前应优先考虑使用其他药物，因为它有导致体重增加的倾向，这在儿童中可能比在成人中更为突出。如果使用 1 种或多种 SGA 治疗不成功，则需

表 41-2　具有 FDA 儿童适应证的 SGA

抗精神病药	适应证（年龄范围）
阿立哌唑	孤独症中的易怒（5 ～ 16 岁）
	躁狂（10 ～ 17 岁）
	精神分裂症（13 ～ 17 岁）
	抽动秽语综合征（6 ～ 17 岁）
阿塞那平	躁狂（10 ～ 17 岁）
鲁拉西酮	精神分裂症（13 ～ 17 岁）
奥氮平	精神分裂症（13 ～ 17 岁）
	躁狂（13 ～ 17 岁）
	双相抑郁（10 ～ 17 岁）
帕利哌酮	精神分裂症（12 ～ 17 岁）
喹硫平	精神分裂症（13 ～ 17 岁）
	躁狂（10 ～ 17 岁）
利培酮	精神分裂症（13 ～ 17 岁）
	躁狂（10 ～ 17 岁）
	孤独症中的易怒（5 ～ 16 岁）

要试验性应用 FGA，对于两代抗精神病药均未能控制症状者，试验性应用氯氮平可能是合理的。

心境症状。 对于儿童躁狂，利培酮似乎比锂盐或双丙戊酸钠更有效（Geller et al. 2012）。喹硫平、阿立哌唑和奥氮平也显示出疗效，但由于对代谢方面的影响，仍应避免将奥氮平作为一线药物。尽管临床医生有时会使用 1 种 SGA 来加强难治性单相抑郁儿童的抗抑郁治疗，尤其是合并精神病性症状时，但应慎用这种强化治疗，因为没有强有力的证据支持在儿童患者中实施这种治疗。

抽动。 有证据支持利培酮和阿立哌唑对减轻患有 Tourette 综合征的儿童和青少年抽动症状的有效性。FGA 中的氟哌啶醇和匹莫齐特也有明确的疗效。但是，上述药物易出现锥体外系不良反应，因此不推荐作为一线用药。

攻击行为和易怒。 一项高质量的 meta 分析发现，无论潜在的诊断如何，利培酮和阿立哌唑对儿童和青少年攻击行为和易怒的疗效已得到证据支持（van Schalkwyk et al. 2017）。利培酮和阿立哌唑也被专门用于研究控制 ASD 儿童的攻击行为、自伤和易怒，且这两种药物都具有 FDA 批准的相应适应证。当用于治疗攻击行为或易怒时，药物治疗应联合行为干预，而不是代替行为干预，尽管这些药物可能非常有效，并可显著改善 ASD 儿童的功能和整体生活质量。

起始和维持治疗

在开始治疗之前，临床医生应尽可能获得患者体重、空腹血糖和空腹血脂的基线值。这些指标应每年复查 1 次，如果患者有 2 型糖尿病或高脂血症家族史，则应更频繁地复查。异常运动应采用标准化的评定量表，如异常不自主运动量表（AIMS），尤其是 ASD 患儿，他们在基线检查时通常有刻板运动。

抗精神病药的剂量应遵循保守原则（表 41-3），特别是当治疗目标是攻击行为或易怒时，即使是低剂量也可能有效。

风险和不良反应

锥体外系症状。 与成人相比，儿童患者更易出现锥体外系症状，即使是 SGA。青少年、男性、较高剂量、既往未暴露于抗精神病药均为危险因素。静坐不能是阿立哌唑特别常见的不良反应，在年幼或语言能力有限的患者中难以识别。当临床医生未能及时识别轻度锥体外系症状时，这些症状可能会干扰患者相应的活动、言语表达，并最终影响用药依从性。

迟发性运动障碍。 迟发性运动障碍的风险被认为与抗精神病药暴露的总体持续时间相关，因此应定期与患者和家属重新评估是否需要继续抗精神病药治疗。对于部分患者，可能会建议间隔 3 个月或 6 个月进行 1 次短暂的试验性停药，以观察停药引起的运动

表 41-3　SGA 在儿童和青少年中的常用剂量

SGA	典型剂量范围（mg/d）	备注
阿立哌唑	5 ～ 15	起始剂量为 2 ～ 5 mg，1 次 / 日。一些患者可能更喜欢在睡前（而不是早晨）服用
阿塞那平	5 ～ 20	起始剂量为每 12 h 2.5 mg
氯氮平	250 ～ 500	在试验性应用至少 1 种其他 SGA 和至少 1 种 FGA 无效后考虑使用。仅在家属和患者愿意并能够配合频繁抽血时应用
		起始剂量为 12.5 mg，1 次 / 日，晚上服用
鲁拉西酮	40 ～ 80	起始剂量为 20 mg，1 次 / 日，通常在晚餐后服用
奥氮平	5 ～ 15	在试验性应用至少 1 种其他 SGA 无效后考虑使用
		儿童的起始剂量为 2.5 mg，青少年为 5 mg，每晚服用 1 次
喹硫平	300 ～ 800	起始剂量为 25 ～ 50 mg/d，分两次服用；在能耐受的情况下，每 1 ～ 2 天增加 25 ～ 50 mg
帕利哌酮	3 ～ 12	起始剂量为 3 mg，1 次 / 日，通常在晚上服用
利培酮	2 ～ 6	儿童的起始剂量为 0.25 mg，青少年为 0.5 mg，从睡前服用开始，如果剂量增加不会引起过度镇静，增加至早晨和睡前服用
齐拉西酮	20 ～ 120	起始剂量为 20 mg，1 次 / 日，睡前服用；随着后续剂量的增加，每日剂量应分为两次（早晨和睡前服用） 药物应与食物一起服用 由于可能延长 QTc 间期，建议进行基线心电图检查，并在剂量稳定后复查

FGA，第一代抗精神病药；SGA，第二代抗精神病药

障碍，来确定是否仍需要继续治疗。

心血管不良反应。齐拉西酮与儿童和青少年的
QTc 间期延长有关。尽管这一发现在其他健康患者中
的临床意义尚不清楚（Jensen et al. 2015），但剂量滴定
期间的基线心电图和心电图监测是合理的预防措施。

代谢不良反应。与 SGA 治疗相关的体重增加、
胰岛素抵抗和血脂异常对儿童和青少年的影响可能比
成人更严重。在超重或有糖尿病家族史的儿童中应特
别谨慎地使用这些药物。计算基线和整个治疗间期的
体重指数有助于区分正常生长过程的体重增加和使用
抗精神病药导致的体重增加。

应向患者和家属强调定期锻炼和健康饮食的重要
性。但是，改变生活方式通常难以实现，尤其是对于患
有 ASD 的儿童，他们通常很少或几乎没有减肥的动
力且经常抵制体育锻炼。有证据表明，二甲双胍可能
有助于减轻 ASD 青少年患者的 SGA 相关性体重增加
（Handen et al. 2017），且可能是此类患者的唯一选择。

高催乳素血症。虽然 SGA（尤其是利培酮）通
常在治疗早期升高催乳素水平，但随着治疗的进展，
催乳素水平通常可恢复至正常或接近正常水平。在没
有高催乳素血症症状（如溢乳、月经不调或性功能障
碍）的情况下，不建议对接受 SGA 治疗的青少年进
行催乳素水平监测，这通常会导致不必要的诊断性检
查和停药。

其他不良反应。与成人相比，儿童出现抗精神
病药所致的抗胆碱能不良反应（如低血压、口干、便
秘、鼻塞、视物模糊和尿潴留）的可能性较小，但和
成人一样可能出现镇静，这会干扰他们在学校的学习
生活。神经阻滞剂恶性综合征在儿童和青少年中均有
报道，其表现与成人相似。

抗焦虑药

苯二氮䓬类药物

最好避免使用苯二氮䓬类药物治疗儿童急性激越
或焦虑，因为它们可能导致脱抑制反应，表现为精神
运动性兴奋、攻击行为、敌意、易怒或焦虑。半衰
期相对较长的苯二氮䓬类药物（如氯硝西泮）适用于
SSRI 控制不佳的青少年惊恐障碍。与成人使用苯二
氮䓬类药物一样，滥用和依赖及认知不良反应仍是被
关注的问题，尤其是在高中生或大学生人群中。

丁螺环酮

一项纳入随机对照临床试验的 meta 分析发现，
没有证据表明丁螺环酮对儿童焦虑症有效（Strawn et
al. 2018）。但是，观察性证据表明单独使用丁螺环酮
或与 SSRI 联合使用时可有效缓解焦虑。

镇静催眠药

尽管药物治疗可能是合适的，特别是在短期内，
但行为干预和改善睡眠卫生是儿童失眠的最佳初始治
疗方法。

褪黑素

已有研究针对褪黑素用于正常发育的儿童和患
有神经发育问题（如 ASD 或智力障碍）的儿童的效
果的。褪黑素可将睡眠时相前移（作为调节生物钟的
药物）或诱导睡眠（作为催眠药）。如果以调节生物
钟为目的，最好在睡前 3～5 h 服用，如果作为催眠
药物，应在睡前 30 min 服用。常用剂量为 3 mg（体
重＜40 kg 的儿童）或 5 mg（体重≥40 kg 的儿童）。
褪黑素可作为非管制补充药物在药店自行购买，因此
家长应谨慎购买，确保药效和质量。没有证据表明褪
黑素的"控释"配方可提高疗效或帮助维持睡眠。褪
黑素有咀嚼片，尤其适合幼儿。

其他药物

上文介绍的可乐定（参见"α₂ 去甲肾上腺素受
体激动剂"）常用于治疗失眠，尤其是共患 ADHD 的
儿童。所谓的 Z 类药物（唑吡坦、扎来普隆和右佐匹
克隆）尚未在儿科人群中进行研究。在没有其他使用
指征的情况下，鉴于 SGA（如喹硫平）的不良反应，
不推荐将其作为治疗失眠的单药治疗。

物理治疗

神经刺激

重复经颅磁刺激和经颅直流电刺激作为儿童和青
少年精神疾病的潜在治疗方法也正在研究中。关于它
们在儿童中的安全性或疗效还知之甚少，目前尚不推
荐应用。

补充和替代治疗

尽管支持其安全性或疗效的证据有限，但所谓
的补充和替代治疗正在被广泛应用。一项综述估计约
1/2 的 ASD 儿童接受了补充和替代治疗（Höfer et al.
2017）。因此，在条件允许的情况下，应询问家长和
患者目前接受的替代治疗。

家长（和部分初级保健医生）常认为替代治疗更
具吸引力，因为相较于药物，替代治疗更"自然"。

其中一些治疗可能是合理的；例如，有证据表明 ω-3 脂肪酸在治疗 ADHD 症状方面具有益处，且没有证据表明 ω-3 脂肪酸有害或给药困难。另外，特殊的"排除饮食"治疗对 ASD 无效，充其量仅对 ADHD 有微乎其微的效果，而且对家庭而言，实施起来难度非常大。坚持尝试这种饮食治疗的家庭可被允许尝试，前提是饮食必须安全且保证营养，因为一味持反对意见可能会破坏治疗联盟。

应帮助家庭识别并拒绝无效和可能不安全的治疗方法，包括中草药、大剂量维生素、螯合治疗、二氧化氯灌肠和回避接种疫苗。

心理治疗

近年来，人们越来越关注心理治疗的效果。尽管研究证实对儿童进行心理治疗是有效的，但在临床环境中，其效果往往不太理想。与在研究环境中的儿童相比，在"真实世界"中的儿童通常症状更严重、共病比例高、家庭心理社会压力更大，且较少接受结构化心理治疗。治疗的挑战包括如何从儿童生活中找出影响治疗和功能的因素，以及确定什么（或谁）应成为改变的重点（如父母、孩子、养育方式）。

心理治疗可根据理论模型、干预靶症状、持续时间或治疗目标进行分类。虽然有许多心理治疗方法可用于儿童患者，但越来越多的经验更支持采用特定形式的心理治疗来治疗特定疾病，尤其是抑郁障碍和焦虑障碍。下面我们将概括性地介绍一些在儿童患者中常用的心理治疗形式。关于青少年和家庭心理治疗模式更详细的信息可参考特定的治疗手册。

在治疗儿童患者时，首要考虑的是患者的环境和家庭互动氛围。在大多数情况下，个体治疗需要父母、学校工作人员，儿科医生、福利机构、法院、或文体活动组织者的合作。为了使儿童持续接受治疗，并减少因症状而产生的继发效应，治疗师需要与父母和老师的合作。治疗师必须觉察患者的躯体、认知和情绪发展变化水平，以便了解症状、设定适当的目标并定制有效的干预措施。

与儿童和青少年交流

儿童使用抽象语言的能力不如成人。他们可用游戏来表达感情、叙述过去的事件、克服创伤并寻求安慰。如果治疗师使用游戏的隐喻并将问题和评论建立在游戏角色的基础上而不是孩子本身（即使治疗师很清楚与孩子有关），孩子的胁迫感和焦虑感会减少。有效的沟通应根据孩子的语言、认知和情感发展阶段量身定制。治疗师必须意识到，一些聪明早熟的孩子的词汇量超出了他们对事件和概念的情感理解。用玩偶或木偶扮演戏剧性游戏、涂鸦、绘画或捏黏土，以及询问关于梦想、愿望或最喜欢的故事或电影的问题，可以走进孩子的想象、情感，了解他们的担忧。青少年可能更喜欢创意性写作或更复杂的表现性艺术技巧。

不合作的儿童或青少年

许多儿童或青少年不配合治疗，因为他们大多数是被成人带去接受治疗。这些年轻患者通常不希望改变自身行为，并认为父母和老师的抱怨是不合理或不公平的。此外，儿童或青少年可能会出于各种心理原因拒绝参与或试图破坏治疗。有效的干预措施需要针对抵触的原因进行个体化干预。

治疗初期允许父母留在治疗室可以帮助感到焦虑或难以与父母分离的孩子适应环境。当儿童或青少年不说话时，无论是出于焦虑还是反抗，治疗师可以直接或通过游戏来解决这个问题。长时间的沉默通常对孩子而言没有帮助，而且往往会增加焦虑或争夺控制权。有吸引力的游戏内容有助于减少治疗产生的胁迫感和建立治疗联盟。然而，治疗师必须警惕并防止会谈变成单纯的游戏或娱乐，而不是治疗。很多技巧将治疗活动与讲故事、戏剧和游戏结合起来。在治疗中使用行为奖励也可能促进孩子的动机和合作。在会谈结束时，可通过参观有各种小玩具和饰品的"藏宝箱"来激发孩子的合作。

个体心理治疗

所有个体治疗都有一些共同的主题：

- 治疗师应被认为是乐于助人和善解人意的，但也具备一定权威、控制力和影响力。
- 慢慢灌输希望和提高士气。
- 应用关注、鼓励和建议。
- 帮助患者实现更好地控制、胜任力、掌控力和（或）自主性的目标；提高应对技巧；放弃或修正对自己或他人的不切实际的期望。

支持治疗

治疗师为患者提供支持，直到压力源解除、渡过发展危机、患者或环境发生充分变化使得其他成人可承担支持性角色。患者与治疗师的关系是真实的，治疗师可促进对情绪的语言表达，提供理解和明智的建议。

短程治疗

所有短程治疗模式的共同点包括：有计划性、持续时间相对较短；主要关注当前问题；高度结构化并关注特定、有限的目标；治疗师和患者均积极发挥作用。短程治疗的时间从几个疗程到 6 个月不等。较短的治疗时间用于增加患者的积极性、参与度和利用患者真实世界中的资源，而不是依赖治疗师。对于不太可能坚持长期治疗的处于危机中的多重问题家庭，以及受限于近期出现的问题的功能良好的儿童和家庭，推荐进行短程治疗。在一段短程治疗后，如果出现其他问题或症状，儿童或家庭可能会返回到治疗师处再进行"一轮"治疗。或者，计划终止治疗后，可通过 1 ～ 2 次"强化"疗程来加强技巧并维持改善。

人际心理治疗

人际心理治疗可成功用于治疗青少年抑郁症，其疗效在多项对照研究中得到证实。这种治疗的重点是通过角色澄清和加强沟通来改善抑郁症青少年生活中的人际关系。当青少年向成人生活过渡期间正在为角色和关系的改变而挣扎时，这种治疗可能特别有效。

认知行为治疗（CBT）

对照试验表明，适用于儿童和青少年的 CBT 技术可有效治疗焦虑障碍。针对 CBT 治疗抑郁障碍的研究结论不一致，但 CBT 被认为是抑郁症青少年的重要治疗选择。已有针对焦虑或抑郁障碍的治疗手册，其适合学龄儿童或青少年的认知水平（Chorpita and Weisz 2009）。焦虑治疗计划基于恐惧等级进行逐级设定，最终逐渐面对和克服。抑郁症的治疗涉及审视和改变关于世界和关系的认知扭曲、社会问题解决、行为激活和目标设定等技术。这些技术均包括对孩子和父母的心理教育。以创伤为中心的 CBT 是患有创伤后应激障碍的青少年的首选治疗方法。使用暴露和反应预防的 CBT 是轻中度 OCD 儿童和青少年的一线治疗方法。

作为学校以外的补充作业，需要谨慎确保 CBT 家庭作业不会让孩子感到厌烦。尽管创造性适应和结合行为技术可使这种方法更加可行，但青春期前儿童更具体的认知过程可能会降低这种模式的有效性。

辩证行为治疗

辩证行为治疗已针对青少年的治疗进行了修正，特别是那些有自杀或自伤行为的青少年，涉及个体、团体和家庭治疗的结合。核心组成部分是发展应对技能和自我安慰技术，以帮助患者调节不稳定的情感状态并减少冲动性破坏行为。家庭成员必须积极参与治疗，以提高他们自身的应对技能，并学习如何帮助青少年正确利用应对技能。随时待命的治疗师是这种治疗处理危机的重要特征。

动机访谈

动机访谈适用于治疗青少年，尤其是有吸毒或酗酒问题的青少年，他们没有动力去承认自己的问题或试图改变（Miller and Rollnick 2013）。这是一种半结构化治疗，旨在解决患者对改变行为的矛盾态度。动机访谈是一种非判断性、非对抗性的方法，试图提高青少年对所引起的问题及其问题行为的后果和风险的觉察。治疗还试图帮助青少年看到更积极的未来，并更有动力去实现它。动机访谈的 3 个核心要素是：①协作，而不是对抗；②激发内在动力，而不是把想法强加给青少年或说教；③自主，而不是对抗权威。当青少年看到当前的行为会影响实现自己的未来目标时，他们会更有动力去改变。

心理动力学治疗

精神分析是一种不常用于儿童和青少年的治疗方式，原因是其费用高昂、治疗频率高、治疗时间长，且往往不能快速缓解症状。

以心理动力学为导向的心理治疗［参见 Kernberg et al.（2012）了解这种治疗在儿童中的实操参数］以精神分析理论为基础，但更加灵活，强调与治疗师的真实关系并提供矫正的情绪体验。治疗频率通常为每周 1 次或 2 次，最常见的是持续 1 ～ 2 年，尽管也有时间更短的短程治疗。父母和治疗师之间为积极的合作关系。治疗的目标包括解决症状、行为改变和恢复正常发育过程。治疗师与儿童或青少年建立联盟，安抚、促进可控的恢复、识别感受、澄清想法和事件、做出解释、正确地教育和建议，并充当患者的支持者。

与那些有行为问题的儿童相比，心理动力学导向的个体治疗对有情绪困扰或难以有效应对压力源的儿童和青少年可能更有效。患有注意缺陷、对抗性或行为障碍的儿童和青少年很少承认他们的问题行为，通常可在家庭或小组治疗中，通过父母的行为管理培训或在结构化的环境中得到更好的治疗。患有 ADHD 的儿童通常对他们的行为及其对他人的影响知之甚少，他们可能真的无法报告或反思他们的问题。然而，以洞察力为导向的治疗可能对部分这类年少患者有用，从而解决共患的焦虑、抑郁或创伤引起的症状。

父母咨询

父母咨询或指导是一种心理教育干预，可与父母一方或双方共同进行，也可在小组内进行。家长们学习正常儿童和青少年的发展历程，以更好地理解儿童和青少年及其可能存在的问题，调整导致当前问题的养育方式（无论其最初原因是什么）。治疗师必须理解父母的观点和困难，包括养育患有精神障碍孩子所带来的困难。对于自身有严重问题的家长，父母咨询可能会结合针对家长的个体治疗或夫妻治疗。

几乎所有存在精神症状或学习困难的儿童父母都能受益于儿童疾病性质的相关教育，使他们获得情感支持，选择合适的治疗方法管理问题行为。存在慢性精神问题儿童的父母应成为具备专业技能的支持者，以确保孩子接受恰当的治疗和教育。家长也可从精心挑选的书籍和网站中获益。

行为治疗

行为治疗是迄今为止在儿童中被进行过最全面评估的心理治疗。高效的治疗方案需要家庭和学校的合作、聚焦特定目标行为，保证行为之后立刻获得一致性的结果。在行为治疗中，症状被认为是由不良习惯、错误学习或环境对行为的不当反应所导致。行为治疗对问题情绪和行为反应以及引发和维持这些反应的环境条件进行详细评估，制订改变环境的策略，从而改变患者行为，并反复评估干预是否成功。行为治疗是治疗单纯恐惧症、遗尿及遗粪、ODD 和品行障碍中的不依从行为的最有效方法。对于 ADHD 儿童，如果应用得当，行为矫正可提高学业成绩、改善不良行为。惩罚（罚时和反应代价）和奖励都是必需的。在改善同伴间互动方面，行为矫正比药物治疗更有效，但首先需要教授行为改变的技能。大多数青少年需要长期（数月到数年）、持续且密集的行为矫正。其他儿童问题（如运动和发声抽动、拔毛癖和睡眠问题）均可通过单纯行为矫正或联合药物治疗来治疗。应用行为分析治疗适用于大多数 ASD 青少年。

行为治疗的最大缺点是难以保持持续的改善且不能将改变泛化到训练场景以外的其他情况下。为克服这一缺点，需要在设定的场景中强化训练，安排多个时间、多个场景，使强化行为向自然场景过度。

父母管理培训

目前已针对不依从、叛逆及有攻击性的儿童（Barkley 2013）和有违法倾向的青少年的父母开发了许多有效的培训课程。父母被教导要给予明确的指令，对好的行为予以积极强化，并有效地使用惩罚。"暂停"是幼儿常用的偶发负性事件。将儿童安置在一个安静、无趣的地方，在那里，他们感兴趣的或其他形式的积极强化行为都会被"暂停"。高效的父母培训课程使用多媒体形式的治疗师模式与辅导演练相结合。

社会经济地位低、父母精神疾病（如抑郁症）、婚姻冲突和（或）社会支持受限的家庭需要最大强度的干预，同时须关注父母自身的问题。其他家庭可能仅通过书面材料（Green 2014）或小组讲座便可获得效果。

亲子互动治疗已被证明能有效减少 7 岁以下儿童的破坏性行为。它基于社会学习理论和依恋理论。分为儿童导向互动和父母导向互动两个治疗阶段。在第一阶段，父母练习"PRIDE"技能，包括表扬（Praising）孩子恰当的行为、反思（Reflecting）适当的谈话、模仿（Imitating）适当的游戏、描述（Describing）恰当的行为并表现出热情（Enthusiastic）。这一阶段的家长除了制止攻击行为外，应避免采用命令、质疑或批判的方式，并忽略轻微的不当行为。在下一个阶段，父母将学习如何发出有效指令，如指令明确、每次一个指令、正向引导（如告诉孩子应该做什么，而不是不能做什么）、使用适合孩子年龄的指令、礼貌和尊重、表达直接（如避免询问"你能不能……"或"你会不会……"）。治疗师提供指导时，应给予父母即刻强化和反馈。

协作和主动解决问题是另一种干预措施，它不太强调在治疗师或家长指导下解决问题，更强调青少年和家长共同解决问题。一般先从了解孩子的弱项开始，进而明确待解决的问题。在制订父母导向的解决方案之前，重点是父母与孩子接触的方法，以了解孩子的担忧（Ollendick et al. 2016）。

课堂行为矫正

在学校进行的行为矫正技术包括代币法、课堂规则、对积极行为的关注及出现不良行为时撤销奖赏。教师可使用积极赞扬或在评比表上画星星等强化措施，家长可通过使用每日行为报告卡发放更具体的奖励或特权。即使是特教老师也很少使用复杂的行为矫正技术，治疗师需要与教师、学校工作人员密切合作，以制订适当的行为矫正方案。一线教师或助教与治疗师之间的合作可产生非常有创造性的个体化方案，发掘每个孩子真正在意的激励方式。人际奖励（如奖励孩子与喜欢的学校工作人员共度一段特殊时光）非常有助于促进积极的人际关系。

家庭治疗

不考虑儿童和青少年患者的家庭环境和成员关系就试图开展治疗是很难成功的。任何一个家庭成员被诊断精神疾病、接受治疗、正常的发育过程或发生外部事件都可能影响其他家庭成员及家庭关系。家庭结构的差异很大，从传统的核心家庭到单亲家庭、再婚家庭、收养家庭、寄养家庭或集体家庭。

家庭评估

应向患者的共同居住者及对患者很重要的人或曾经很重要的人收集数据（如无监护权的父母、祖父母、未共同生活的兄弟姐妹）。若能召集相关重要人员一起进行至少一次会谈也会有重要意义。

家庭评估包括确定在家庭生活周期中所处的阶段、家庭是否完成了其基本功能（表 41-4）、家庭成员互动中是否存在需要干预的问题、由于沟通障碍或家庭成员的角色塑造不佳而可能存在风险的儿童发展问题。家庭评估的另一个目的是评估父母自身问题或罹患的精神疾病，识别家庭中的弱者，并确定家庭对儿童疾病的救治态度。家庭系统已逐渐多样化，广泛的研究描述了正常和功能失调的家庭互动的变化（Walsh 2012）。

家庭治疗

从普遍意义上讲，家庭治疗是对患者和至少 1 名生物学或功能上的（如通过婚姻、收养）家庭成员进行的心理治疗。相关技术包括采用家庭系统观点对单个患者进行治疗，或患者因拒绝、严重疾病或其他原因不能参加时对患者的家庭成员进行心理治疗。越来越多的经验支持针对儿童和青少年的情绪和行为问题使用基于家庭的心理治疗（Sprenkle 2012）。其中包括行为家庭治疗（基于社会学习理论）和功能家庭治疗，这两种治疗均可用于治疗儿童和青少年品行障碍。多系统家庭治疗需要整合家庭、社区、学校的力量，在针对违法青少年的家庭治疗中加入同伴团体和学校干预。这种综合治疗方法在治疗难治性患者群体方面非常有效，但需要大量资源，因此这种方法较少应用。

家庭治疗尤其适用于解决由家庭内部功能失调或沟通障碍造成的问题，以及由个人或家庭发展阶段的困难或家庭变故（如离婚或再婚）导致的症状。如果多个家庭成员出现症状，家庭治疗可能比进行多种个体治疗更高效。当一个家庭成员在治疗过程中得到改善，而另一个未进行治疗的成员症状恶化时，应考虑进行家庭治疗。应尽可能引导所有家庭成员参与治疗。当患者本人没有参与或改变的动机时，家庭治疗

可能比个体治疗更有效。当个体治疗或行为治疗的进展受阻时，关注家庭系统问题仍可能有效。

如果家庭功能失衡，或一个或多个家庭成员有严重失代偿风险，家庭治疗结合其他治疗（如药物治疗或住院治疗）可能有效。当父母患有严重的难治性精神障碍，或当孩子强烈倾向个体治疗时，不建议进行家庭治疗。当家长始终指责孩子或持续分享不恰当信息，且主要需要进行婚姻治疗或解决父母在实际生活中的具体问题时，孩子不必参与家庭治疗。

团体治疗

团体治疗为临床医生提供了演练和实践重要技能的机会。同龄人之间的互助干预可能比治疗师的干预显效更快，尤其是在治疗青少年物质滥用或进食障碍方面。此外，治疗师可以与同伴一起观察患者在团体内的行为。团体治疗的目标症状包括缺少伙伴、同伴关系冲突、焦虑、抑郁、社交互动和解决问题技能缺陷。这些问题通常无法在个体治疗过程中进行干预。

住院治疗

在紧急情况下或存在即刻安全问题时，建议住院治疗。对于因病情严重、缺乏治疗动机、拒绝配合治疗或药物治疗依从性差而门诊治疗无效的儿童，也需要住院治疗。

对于有攻击性、离家出走、逃学、物质滥用、学校恐惧症、自毁行为［家庭、寄养家庭和（或）社区无法管理和承受］等慢性行为问题的儿童和青少年，可能需要安置在住院治疗中心。由于患者和（或）家属因素而不建议回家的儿童需转诊至住院治疗中心。

短期住院（5～10 天）通常是一种急性干预，针对以下情况：存在自伤或伤害他人的即刻风险；急性精神病；环境危机降低了监护人的照顾能力；需要对患者及其家属进行比门诊或日间治疗更深入、系统和详细的评估和观察。短期住院强调快速评估（包括躯体和神经系统评估）、危机干预和稳定，以及制订不受地点限制的干预计划。治疗目标不是根除所有的精神障碍，而是解决导致住院的"焦点问题"，然后将患者送至相应的治疗机构。住院治疗包括多种干预措施，设置一个具有结构化饮食、睡眠、学习、娱乐和自我照护活动日程表的治疗环境。大多数情境包含社交技能训练和改善情绪调节和自我控制的治疗。

住院治疗为患者提供了系统药物治疗的理想机会，其适用于以下情况：常规治疗无效；疾病诊断不明确；躯体疾病使药物治疗复杂化；父母依从性差、

表 41-4　家庭功能

男女双方组成家庭，以满足彼此对亲密关系、性和情感支持的需求

建立家长联盟，能够与孩子构建灵活的亲子关系，制订统一的家庭行为管理规则

照护、教育和不束缚孩子

应对家庭危机

引自 Fleck 1976.

不能准确汇报疗效或不良反应。在住院治疗期间，可以持续观察治疗反应并及时管理药物不良反应。控制攻击或其他行为问题的药物只能在需要时短期使用，直至开始进行更有效的持续治疗。

安排定期心理治疗有助于更全面地了解患者的心理、家庭和社会动态，帮助他们制订更具适应性的应对强烈情绪的方法。除一般或特殊主题团体（如 12 步骤模式、成瘾幸存者）外，团体治疗还包括社区会议，在这些会议上会决定特权和规则，练习社交技能，让患者学会观察自己和他人的行为，并认识到自己的行为对他人的影响。住院治疗的重要部分是与患者家属合作，包括评估家庭功能、确定孩子适合住在哪里。干预措施包括家庭治疗和涉及行为管理、儿童发展及儿童疾病教育的父母咨询。

几乎所有需要接受精神科住院治疗的儿童在学校都存在问题。医院中训练有素的教师可通过直接观察孩子的课堂行为和学习表现，详细评估青少年在学习上的优缺点，从而开发并实践教育方案。出院计划的关键要素是安排适当的过渡教育然后重返学校。

部分住院治疗

部分住院治疗（日间治疗）最适合需要比门诊更密集干预但能够住在家里的儿童。与住院治疗相比，部分住院治疗对患者的限制更少。它可为家长提供定期参与密集干预的机会。家庭治疗和部分住院治疗之间的切换可增加家长的参与度，增强基于家庭策略的疗效。部分住院治疗可作为已住院儿童出院前的过渡，或作为避免住院的备选方案。

部分住院治疗为每周 5 天的全天治疗，包括学校和幼儿园治疗方案。其他方案（如强化门诊或"非全日制"方案）可在患者进入社区学校后于傍晚或晚上实施。希望其能提供与住院患者相同的治疗方式。

"夏令营"方案是针对 ADHD 及合并行为和学习问题的儿童开创的一种新型强化治疗方案，为无法参加普通夏令营的儿童提供积极的社交和娱乐体验，同时教授家长行为矫正技术、补充课堂作业、严格评估治疗效果和不良反应。这一方案不仅非常有效，而且能够为参与其中的儿童和家庭带来趣味和收获。

辅助干预措施

父母支持团体

精神障碍儿童的家长与心理健康专业人员以及教师共同成立了一系列社团，为家长提供宣教支持，为研究筹集资金。美国拥有地方分会和广泛线上资源的组织包括孤独症学会（Autism Society）、CHADD（Children and Adults with Attention-Deficit/Hyperactivity Disorder）、美国学习障碍协会（Learning Disabilities Association of America）和 NAMI（National Alliance on Mental Illness）。

特殊教育计划

美国联邦法律赋予每个符合条件的残疾儿童［根据《残障人士教育法》（*Disabilities Education Act*）的定义］享有可能需要的任何服务，使他们能够在尽可能少的客观环境限制下获益于"免费且恰当的"公共教育。符合条件的残疾包括 ASD；智力障碍；特定的学习障碍；听力、视力或言语障碍；创伤性脑损伤；骨骼损伤；情绪障碍；"其他疾病"（包括 ADHD 或慢性躯体疾病）。

学校或家长可要求对服务进行评估，并组织召开会议讨论孩子的残疾程度及能力水平，并制订个体化教育方案（IEP）。IEP 描述了发育残疾和教育干预的性质、短期和年度治疗目标，以及将实施的具体教育或治疗干预措施。这些干预措施可能包括（按治疗强度递增的顺序）：课堂辅导；每周数小时的教室资源；主流学校设置的特殊教室；为有特殊教育需要的独生子女提供服务的公立或私立学校；寄宿制治疗学校。

504b 计划［以 1973 年版美国《康复法案》（*Rehabilitation Act*）第 504 节命名，该法案是第一部残障人士权利法案］是美国联邦政府授权的另一个为残疾儿童提供学校住宿的方案。

多模式整合

同时或先后联合多种治疗手段为改善治疗结果提供了极大的保障。与任何单一治疗相比，联合治疗通常疗效更强，症状覆盖面更广。对于许多疾病，现有研究均支持药物治疗联合心理治疗将产生潜在的协同效应。例如，CBT 联合药物治疗被证实在治疗儿童抑郁症和 OCD 方面特别有效（March et al. 2004，2006）。CBT 可提高 OCD 患者对 5- 羟色胺再摄取抑制剂的应答率（Franklin et al. 2011）。

在 ADHD 的治疗中，对于症状严重的病例，通常建议将药物治疗、行为干预、家长管理培训、学校干预及社交技能培训相结合，可在短期内见效。对于共患焦虑或其他心理障碍的 ADHD 儿童，药物治疗联合行为干预能产生额外获益，并可能使较低的药物剂量达到同样的治疗效果。

ASD 儿童需要综合治疗方案，包括对父母和家庭进行心理教育、特殊教育、言语和语言治疗、行为矫正（应用行为分析）、社交技能培训和药物治疗。虽然家庭常要求进行补充或替代治疗，但此类治疗很少有实证支持。

总结

儿童和青少年精神障碍的治疗既是一门艺术，也是一门科学。针对评估和诊断、疾病的生物学相关性、既往经验及新技术成果的研究将不断提高治疗的特异性和效果。但是，在为儿童及其家庭个体化制订和应用治疗技术方面，始终需要临床技能基础和创新性。

临床要点

- 治疗儿童精神障碍患者需要具备精神科评估和个案概念化方面的专业知识、能有效使用综合治疗策略、尊重患者知情同意和保密原则。
- 了解个体心理发展是成功治疗儿童精神疾病的关键，包括了解儿童与成人之间的差异及各个年龄段儿童之间的发展差异。

- 理想情况下，针对儿童和青少年的心理治疗需经过循证实践。然而，实际工作中很多时候是将对成人有效的治疗方法直接应用于儿童。
- 应告知父母是否有科学证据支持儿童使用特定药物，以及该药物可能产生的不良反应。
- 目前对儿童精神障碍的药物治疗仍知之甚少，尤其是药物对大脑发育的影响及药物治疗对疾病远期预后的影响。
- 尽管每一种心理治疗均基于其自身的理论基础和实践规范，但所有治疗方法的有效实施都与治疗师有重要关系，都强调治疗师的引导与建议，以及对改变认知、行为、自我觉察和情感体验的期望。

参考文献

扫码见参考文献

第 42 章

女同性恋、男同性恋、双性恋及跨性别者

Jack Drescher，Laura Weiss Roberts，Gabrielle Termuehlen

赵敏 司昱琪 杜江 译 杨莉 审校

本章讨论对女同性恋、男同性恋、双性恋、跨性别者（LGBT）和非常规性别者的精神科照护。目前，精神科重点关注对 LGBT 患者的抑郁症、焦虑障碍、创伤或其他诊断的治疗，以及解决 LGBT 或非常规性别者在生活中遇到的问题。与异性恋和常规性别者相比，作为需要承受高度压力和歧视的少数群体，同性恋、双性恋和非常规性别者出现不良心理健康结局的风险更大，且寻求心理健康服务的比例更高。精神卫生专业人员必须对 LGBT 和非常规性别者的需求保持敏感。

在许多国家，对同性恋和跨性别表现的文化接受程度逐渐提升。本教科书的第 6 版指出，婚姻平等（同性婚姻或男同性恋婚姻）仅在 16 个国家、美国的 13 个州和哥伦比亚特区是合法的。在撰写本文时，同性婚姻在 25 个国家是合法的。2015 年，美国最高法院裁定宪法保护美国的同性婚姻。2011 年，美国废除了"不许问，不许说"的军事政策，允许女同性恋、男同性恋和双性恋（LGB）公民在军队公开服役。越来越多的国际组织将 LGBT 权利定义为人权（Reed et al. 2016）。人们越来越关注跨性别者的健康，一项严谨的流行病学研究显示，美国每 10 万人中有 390 人是跨性别者，即约有 100 万名成年跨性别者（Meerwijk and Sevelius 2017）。在医学和精神病学领域，关于 LGBT 患者的病例报告和小样本研究的文献越来越多，这促使美国医学研究所（Institute of Medicine）在 2011 年发布了一份报告，呼吁加强开展针对这些人群的健康和精神卫生需求的研究。

尽管性和性别在人类发展、心理学和人际关系中发挥着重要作用，但许多医疗领域的专业人员几乎从未接受过有关人类性行为和性别认同方面的正规培训。此外，精神病学中的生物-心理-社会医学模型认为，个体对性取向或性别认同的自我感知意义由文化因素所塑造。因此，希望了解 LGBT 患者生活和心理健康问题的临床医生必须开展跨文化研究。

本章的目的是向临床医生介绍在个体成长为性少数群体成员时遇到的共性问题和特殊问题，同时考虑 LGBT 个体的心理健康问题，并为进一步的研究提供资源和依据。章后的附录列出了本章中使用的一些口语化表达和专业术语的定义，这有助于心理健康专业人员对 LGBT 患者开展临床工作。

同性恋和跨性别表现的历史背景

在 19 世纪，人们试图通过科学和医学知识来取代传统宗教对人类行为的解释。这些尝试也应用于同性恋和性别表达。1864 年，Karl Heinrich Ulrichs 发表了一篇政治论述，反对德国法律中将男同性恋定为犯罪（鸡奸法）。他提出了同性恋的第三性别理论，认为有些男性生来身体里就困有女性的灵魂，有些女性生来身体里就困有男性的灵魂（Drescher 2015）。在 20 世纪初，Magnus Hirschfeld（一位公开是同性恋的德国精神病学家）是第三性别理论的主要支持者（Drescher 2015）。Hirschfeld 也被认为是第一个将同性恋（对同性的性吸引）和易性症（渴望变为异性）区分开来的人，这种区分直到几十年后才得到更广泛的认可。

1886 年，精神病学家 Richard von Krafft-Ebing 在他撰写的《性心理变态》（*Psychopathia Sexualis*）中将同性恋归类为一种"退化性"疾病，他认为这是一种先天性疾病。受 19 世纪达尔文理论的启发，Krafft-Ebing 认为所有非生育性的性行为（包括同性恋和手淫）都是精神病理的一种形式（Drescher 2015）。他还将跨性别表现称为"同性恋"，并讲述了一些性别焦虑和性别变异的案例，后者指出生时是一种性别但

却以另一种性别身份生活。

Sigmund Freud 认为成人同性恋虽不正常也非病态，在《性学三论》（*Three Essays on the Theory of Sexuality*；Freud 1905，1962）中，他提出了反驳 Hirschfeld 和 Krafft-Ebing 理论的观点。Freud 认为，人类天生具有生物双性恋特质，同性恋是异性恋发展的一个正常阶段。他认为，成人的同性恋表达可归因于一种"受阻"的性心理发展。Freud 的著作没有直接涉及跨性别表达，部分原因是他把性取向和性别认同混为一谈，就像那个时代的许多人一样。

20 世纪中叶的精神分析实践者的临床治疗方法以 Sandor Rado 的工作为基础。Rado 认为，同性恋是由早期父母养育不当而导致的对异性恋的恐惧回避（Drescher 2015）。Rado 的理论对 20 世纪中叶的精神病学思维产生了重大影响，并促使美国精神病学协会（APA）的第 1 版和第 2 版 DSM（American Psychiatric Association 1952，1968）分别将同性恋视为"反社会型人格障碍"和"性偏离"的一种亚型。当时的治疗集中于通过将同性恋转变为异性恋来"治愈"个体。1973 年，依据对精神分析文献和性研究文献的回顾，同性恋作为一种障碍从 DSM-Ⅱ 中被删除。精神分析文献支持对同性恋的病理学观点，而性研究文献支持这是正常发展分化的观点。

性研究中值得注意的是 Kinsey 关于人类性行为的报告（Kinsey et al. 1948，1953），该报告发现同性性行为比通常认为的更为普遍。根据 Kinsey 的调查，37% 的男性和 13% 的女性有过公开的同性恋经历。Evelyn Hooker 随后发表的一项研究表明，与当时的精神病学理念相反，健康的同性恋男性并未比异性恋对照人群表现出更多的精神病理特征（Drescher 2015）。在回顾性研究文献时，APA 得出结论，有更多的科学证据支持同性恋为一种正常发展分化，而不是病态。然而，当同性恋作为一种障碍从 DSM-Ⅱ 中被删除时，它被"性取向障碍"所取代，这适用于任何因被同性吸引而感到痛苦并希望改变的人。即使同性恋本身不再被认为是一种疾病，但性取向障碍的诊断使性别转换治疗合法化（Drescher 2015）。在 DSM-Ⅲ（American Psychiatric Association 1980）中，性取向障碍被"自我失调的同性恋"所取代，但这种诊断与新诊断系统日益增加的循证方法不一致，并从 DSM-Ⅲ-R（American Psychiatric Association 1987）中被删除。很明显，在当时的精神病学家看来，性取向障碍和自我失调的同性恋都不符合疾病的定义（Drescher 2015）。自 1973 年以来，APA 发表了大量立场声明，支持同性恋者的公民权利，反对基于性取向的歧视，反对性转换治疗的开展（如 American Psychiatric Association 2013b）。

20 世纪中叶，关于性别认同的科学和临床观点开始与关于性取向的观点产生分歧。尽管欧洲的医生早在 20 世纪 20 年代就尝试了变性手术（GRS），但易性症和 GRS 开始进入大众的印象是因一个叫 George Jorgensen 的美国男性出生后去了丹麦，并在 1952 年以变性女性 Christine Jorgensen 的身份回到美国（Drescher 2010）。当时，性研究者对出生时生殖器不明确的双性（雌雄同体）儿童和变性成人的性别认同开展了很多研究。随后 Harry Benjamin、John Money、Robert Stoller 和 Richard Green 的研究加深了人们对性别认同和性别焦虑现象的临床认知（Drescher 2010）。

有关性别认同和性别焦虑的工作主要在专门的性别诊所进行。当时许多精神科和非精神科医生对使用手术和激素不可逆地治疗那些他们认为需要接受心理治疗和现实检验的严重神经症或精神病、妄想症患者持批判态度。在 20 世纪 60 年代的一项调查中，400 名精神科医生、泌尿科医生、妇科医生和全科医生就跨性别者寻求 GRS 的情况给出了专业意见：

> 做出回应的绝大多数医生反对跨性别者的变性请求，即使患者被精神科医生判定为非精神病患者、接受了两年的心理治疗、说服了主治的精神科医生接受手术适应证，并且如果拒绝变性可能会自杀等。出于法律、职业、道德和（或）宗教原因，医生们依然反对该手术（Green 1969，p. 241）。

"易性症"的诊断首次出现在 ICD-9（World Health Organization 1977）中。1980 年，DSM-Ⅲ 采用了一种新克雷佩林式的、描述性的、基于症状的框架，它借鉴了当时的最新研究成果。DSM-Ⅲ 的作者们认为，有一个足够大的数据库支持将易性症纳入性别认同障碍（GID）。易性症的诊断使精神病学界越来越认识到，该患者群体可以从性别重置中获益，而不是强迫他们遵从出生时的性别。

在 DSM-Ⅳ（American Psychiatric Association 1994）中，易性症被"青少年和成人性别认同障碍"所取代。基于对 DSM-5（American Psychiatric Association 2013a）的预期，跨性别支持者向 APA 提出诉求，要求删除 GID 的诊断，以减轻他们所面临的耻感（Drescher 2010）。在 DSM-5 中，GID 被"性别焦虑"所取代。

2012 年，APA 发布了两份立场声明，一份支持跨性别者获得治疗，另一份反对歧视跨性别者（American Psychiatric Association 2012a，2012b）。同年，APA GID 治疗工作组找到了充分的证据建议 APA "以循证 APA 实践指南的形式"起草针对成人 GID 的治疗建议，"经验数据不足之处由临床共识补充"（Byne et al.

2012，p. 759）。

跨性别支持者也向世界卫生组织请愿，要求将与跨性别身份相关的诊断从 ICD-11 的精神障碍章节中删除（Reed et al. 2016）。2018 年，世界卫生组织将 ICD-11 中的"性别认同障碍"替换为"性别不一致"，并将该诊断移至"与性健康有关的情况"这一新的章节（World Health Organization 2018）。

女同性恋、男同性恋、双性恋或跨性别认同的发展

为 LGBT 或异性恋患者划定一个发育线是不可能的。个体如何获得性取向或性别认同仍然是一个理论猜想。目前尚无明确的研究来解释同性恋、异性恋、双性恋、顺性别认同或跨性别认同的起源。即使是在每个亚群中，也不太可能有一条发育线适用于所有 LGBT 患者。有些人在童年时意识到自己的性取向或性别认同，但是有些人可能在青春期、青年时期，甚至在中年或更晚才能意识到。经历性别焦虑的个体可在不同年龄出现这些症状。考虑到身份是由社会构建的，并可被理解为一种表达性吸引力或性别感知的方式，各种经历很可能导致个体称自己为"男同性恋""女同性恋""双性恋"或"跨性别"。换句话说，现代 LGBT 身份的多样性是由无数的心理框架、人际经历和文化信仰构成的。

在对成人 LGBT 的回顾性研究中，有一些发育的主题反复出现。例如，许多 LGBT 成人回顾他们的生活，说他们从小就"知道"自己是女同性恋、男同性恋、双性恋或跨性别者。在一项回顾性研究中，相当多的成年男同性恋者和女同性恋者回忆曾有非典型性别行为（Bell et al. 1981）。在一项对 66 名患有 DSM-Ⅲ 诊断的儿童性别认知障碍（GIDC）的男孩进行的前瞻性研究中，75% 的男孩长大后认为自己是男同性恋，而不是跨性别者（Green 1987）。然而，并不是所有的 LGBT 成人都报告童年时期有非典型性别行为，绝大多数男同性恋者未被诊断为 GIDC。因此，很难预测是什么导致一个孩子长大后接受女同性恋、男同性恋、双性恋或跨性别身份。

在这一部分，我们关注 LGBT 患者的发育主题。关于跨性别发育主题的更多信息，请参阅本书第 22 章（"性别焦虑"）。

儿童期

在那些成年期或青春期将自己定义为女同性恋、男同性恋或双性恋的人的生活中，一个共同的主题是对同性吸引力的早期记忆，他们认为这种感觉将他们与其他人区分开来。这些"长大后成为同性恋的孩子"中，部分个体回忆早在 4 岁时他们就经历过同性吸引或对同性感兴趣。由于大多数孩子被暗示或明确地教导他们只应被异性吸引，长大后成为 LGB 的孩子必须接受异性恋的关系模式。长大后成为异性恋的孩子对异性的兴趣被认为是自然的和"正常的"，尽管到特定年龄或结婚前可能不鼓励表现这些情感。相比之下，长大后成为 LGB 的孩子往往缺乏对他们同性情感的解释，或可能得到贬低或污名化的解释。尽管他们小时候感受到的可能不是性吸引，但许多 LGB 个体会将成人的性感觉与童年时期对同性的好奇或渴望与同性建立亲密关系联系起来（Drescher 2001）。

对于长大后成为 LGB 的孩子，早期的同性吸引可能会让一些人质疑他们出生性别的真实性。一种普遍但错误的文化信念是，一个孩子长大后成为同性恋是因为其想成为另一种性别中的一员。然而，大多数患有性别焦虑的儿童长大后都认为自己是顺性别（而不是跨性别）的 LGB，而 LGB 人群中在儿童时期经历性别焦虑的比例相对较小（Drescher and Byne 2013）。更常见的情况是，意识到自己对其他同性孩子的感觉可能会导致幼儿质疑自己出生性别的真实性。例如，如果一个小男孩拥有一种特质（对男孩的吸引力），而他一直被教导这种特质只属于女孩，那么他可能很难相信自己的男性身份（Drescher 2001）。

一些同性恋和双性恋男性报告，他们在童年时有一种"异类"感，这种异类感与他们无法与其他男孩一起玩"粗野的"游戏有关。尚不清楚异类感是否会抑制"粗野"游戏，反之亦然，甚至不知道"粗野"游戏的缺失是否与同性间的吸引力有关。一些长大后成为同性恋或双性恋的男孩报告，他们发现"粗野"对性的刺激太大，会唤起羞耻的性感觉，导致他们完全回避这类游戏。

少年时期的女性化或性别变异有时可能是男同性恋者正常发育的一部分。考虑到适应男性角色的压力，男孩和男人明显的女性化可能会产生巨大的社会影响。男孩可能因为被感知的女性气质和假定的同性恋身份而被嘲笑。男同性恋者在治疗过程中经常报告小时候曾被老师、同龄人甚至家庭成员欺负或戏弄（O'Malley Olsen et al. 2014）。这些羞辱经历也可能使个体难以完全信任权威人士，包括精神卫生专业人员。

对任何一个性别不一致的孩子来说，欺凌都可能是一个问题。一项使用"Growing Up Today study"数据的纵向研究针对 10 655 名受试者评估了他们 12 ～ 30 岁时的抑郁症状、被欺凌率和 11 岁前的性别不一致（Roberts et al. 2013）。研究人员比较了性别

不一致者的抑郁症状，并探讨了在欺凌和童年虐待影响下性别不一致与抑郁症状之间的关系。研究人员发现，报告童年时期性别不一致的个体有抑郁症状的风险更高，在性别不一致的个体中，约1/2的抑郁症状增加可通过童年期被虐待和欺凌的经历来解释。

尽管普通人群中跨性别儿童的数量很少，但自21世纪初以来，就诊于性别诊所的跨性别儿童人数一直在增加。大众媒体对跨性别儿童的关注也在增加，这也提高了公众的认识程度。即使是2岁的孩子也可能表现出性别变异或非典型性别行为，这些孩子中的大多数不会持续感受到他们体验的性别和出生性别之间的不一致。随访研究表明，大多数符合DSM-Ⅲ或DSM-Ⅳ的GID诊断标准的性别变异儿童在接近青春期时变异减小（de Vries and Cohen-Kettenis 2012）。在这些被称为"desisters"的儿童中，绝大多数人在青春期和成年期都有同性恋倾向和LGB身份。少数性别焦虑持续到青春期和成年期的儿童被称为"persisters"。一项针对患有GID女孩的研究发现，与其他对照人群相比，双性恋或同性恋性取向女孩的GID持续时间更长（Drummond et al. 2008）。近年来，一些LGBT群体质疑这些研究的可靠性，针对这些争议的讨论开始出现在各学术期刊上（Steensma and Cohen-Kettenis 2018；Temple Newhook et al. 2018；Zucker 2018）。

青春期

有研究表明，同性间的吸引力在青春期至成年初期稳定存在，尤其是在女性中（Hu et al. 2016）。对于LGB年轻人来说，青春期可能会萌发第一次公开"出柜"的性感受。例如，女孩主动告诉父母自己被其他女孩吸引。父母也可以从其他渠道了解孩子的感受，如通过查看孩子的网络浏览历史，但这些可能会增加父母的焦虑，导致对青少年监视的增加，甚至导致尝试强迫改变青少年的性取向。

当LGBT儿童进入青春期时，他们的问题可能会因为青春期正常发育中存在的挑战而变得更加复杂。一般来说，青春期的特征是性感觉的增加。在许多文化中，青少年有社会认可的发展渠道，其目的是塑造或扮演未来的异性恋成人角色。青少年约会和在监督下的男女同学活动（如高中舞会）有助于培养日后生活和人际关系所需的人际交往能力。在这些互动中，青少年的自信可能通过适应传统性别角色能力的增强而得到提高。由于传统的青春期仪式会有关于未来成年异性恋角色的课程，这些仪式通常会给长大后成为LGBT的青少年带来困惑、羞耻和焦虑。当他们的异性恋同龄人正在学习成人所需的社交技能时，LGBT

青少年可能会变得焦虑或冷漠。例如，假设所有的年轻人都是异性恋，就会导致在公共场合脱衣服时将男孩和女孩分开。然而，在这种环境下，男同性恋者可能会性刺激过度，就像异性恋男孩被要求在女生更衣室里换衣服一样。对于部分LGBT青少年，这些反复的经历促进了性、羞耻感和焦虑感之间的联系。

从历史上看，文献中对LGBT青少年的忽视部分是源于一种错误的假设，即青少年还太年轻，没有固定的性别认同。然而，根据许多通俗和学术的说法（Drescher and Byne 2013；Pew Research Center 2013），许多青少年能够明确表明自己是LGBT，且"出柜"年龄比上几代人要小得多。

跨性别青少年是一个异质群体。有些人在童年时期就有性别焦虑，这一群体在文献中被称为"persisters"，仅代表跨性别儿童中的一小部分。还有一些青少年在青春期后首次经历性别焦虑。自21世纪初，性别焦虑的青少年已经能够获得青春期抑制药物（促性腺激素释放激素类似物或黄体酮）的治疗，以防止第二性征的发育或减轻对第二性征发育的焦虑。当青春期开始或预期产生焦虑、惊恐甚至自杀意念时，应进行青春期抑制干预（Drescher and Byne 2013；Hembree et al. 2017；Kreukels and CohenKettenis 2011）。如果这些青少年最终在法律允许的情况下进行内科和手术变性，那么青春期抑制将使这一过程变得更容易。如果性别焦虑在青春期抑制干预后消失，则应停止使用药物，虽然比自然预期得晚，青少年也将进入青春期。部分青少年最初认为自己是顺性别者和LGB，但后来意识到性别不一致后，认为自己是跨性别者。部分青少年对自己的身体没有感到不适，也不符合性别焦虑的诊断标准，但存在性别变异行为。这些青少年可能认为自己是跨性别者、同性恋、非双性别或顺性别者。因此，并不是所有性别变异的个体都会被认定为跨性别者，也不是所有被认定为跨性别者的个体都符合性别焦虑的诊断。

一些社区可接受LGBT青少年，而另一些则不接受。越来越多的人认识到，累积受害经历会对LGBT青年的心理健康造成影响。在一项针对LGBT年轻成人的研究中，那些在青春期被家庭拒绝程度较高的个体报告自杀企图的可能性是不被家庭拒绝或拒绝程度较低的同龄人的8.4倍，报告抑郁症的可能性是后者的5.9倍，使用非法药物的可能性是后者的3.4倍，发生无保护措施性行为的可能性是后者的3.4倍（Ryan et al. 2009）。在一项纵向研究中，研究人员在4年中对248名受试者进行了7次评估，研究人员发现，累积受害程度高的LGBT青年经历的抑郁症和创伤后应激障碍症状明显更多（Mustanski et al. 2016）。遭受歧视的性少数群体被发现更易出现物质使用障碍

（Lee et al. 2016）。此外，一项 meta 分析表明，在年轻人中，经历与性取向和性别认同或表达相关的同伴欺凌与更严重的抑郁症和学校归属感下降相关，而这与不良心理健康结局有关（Collier et al. 2013）。

公开女同性恋、男同性恋、双性恋或跨性别身份

隐藏性取向或性别认同的个体通常被称为"深柜"或"柜中人"。LGBT 儿童和青少年会发展出隐藏自己性别身份的技巧，这种行为一直持续到青年、中年甚至老年。人们可能会隐藏自己的 LGBT 身份，因为他们害怕受到反同性恋或恐跨性别者的骚扰，这些骚扰可能包括戏弄、嘲笑、欺凌或暴力。这些个体也可能害怕家庭的排斥或强迫转变。

向别人透露自己的 LGBT 身份被称为"出柜"。个体可以对部分人"公开"，但对另一些人闭口不谈。例如，女同性恋者可以向熟人出柜，她们知道这些人会支持她，同时能够把她的同性恋情感和活动与恐同的家庭和同事分隔开来。隐藏自我的重要部分或小心翼翼地区分自我的各个部分可能会带来心理痛苦。出于这一原因，许多人发现出柜可减少他们的焦虑。

临床案例 1

一个 22 岁的双性恋在治疗中表现出抑郁症状和自杀意念。他向治疗师解释说，大学毕业后刚搬回父母家。他形容自己的大学生活是快乐的、相互支持的。他所在的大学城对 LGBT 很友好，他有很多 LGBT 朋友和同龄人。但搬回家后变得很困难，因为他的家乡很小，不太能接受双性恋或同性恋这类性少数群体。他形容父母是"善意的"，但对宗教非常虔诚，且"观点过时"。这位患者没有向父母出柜，因为"他们就是不理解，甚至不知道什么是中性人。"

精神科医生最初是作为患者的倾听者，让患者表达和探索关于回到小社区和父母家的担忧和恐惧。几次治疗后，患者转移到其他话题，如与家庭成员沟通的策略，以及开始寻找就业机会的方法。患者依然感到"不一样"，并仍对父母的期望感到不安，但找到了在父母家"共存"的方法。该治疗将患者的关注点转移到"此时此地"的问题上，即其他年轻人在完成学业后面临过渡到独立生活时的常见问题。

有些人知道自己是同性恋，但选择隐藏自己的同性恋感受。例如，一个有同性恋自我意识的男性，其

宗教信仰谴责同性恋行为，因此他可能永远不会告诉任何人他的感受，并且可能选择独自生活，以避免宗教身份和性欲的冲突。

非同性恋身份认同者（非同性恋、"脱同性恋"）是指曾经被认为是女同性恋、男同性恋或双性恋，但现在选择被认为是异性恋的个体。这些人发现他们的同性吸引被接受是不可能的，因此拒绝了他们的同性恋感觉。非同性恋者或脱同性恋者可能认为他们的同性恋是由某些负面的生活经历引起（因此可以治愈），或他们的同性性欲是上帝的考验。尽管成功的概率很低，部分个体可能已经寻求通过转换治疗改变他们的性取向（Drescher 2001）。

区分性取向和性别认同

性取向被定义为个体在一定时期内绝大多数性吸引和性幻想的总和。如果性吸引的累积经验主要涉及同性个体，则性取向为同性恋；如果性欲主要针对异性个体，则性取向被定义为异性恋。如果个体在很长一段时间内被两性吸引或产生性幻想，则其性取向被定义为双性恋。

性别认同是一个更加主观的概念，包括个体对自己性吸引的感觉和态度。当个体改变对自己性感受的看法时，性别认同也会改变。虽然大多数人的性取向可能是不变的，但性别认同可能在一生中表现出更多的变化（Hu et al. 2016）。例如，有同性恋取向的男性可能最初被认为是异性恋，然后是双性恋，然后是同性恋，或可能先被认为是同性恋，然后是脱同性恋或异性恋。一个人在青少年时期可能认为自己是顺性别者和异性恋者，成年后可能认为自己是跨性别者和同性恋者。

流行率和流行病学

Kinsey 进行了基于美国人群的大样本研究（Kinsey et al. 1948，1953），报告指出，高达 10% 的男性和 2% ～ 6% 的女性有同性恋取向。这些研究因非随机选择受试者和缺乏基于大样本人群而受阻。后续分析（Copen et al. 2016）研究了基于美国人群的大样本，发现约 1.9% 的男性和 1.3% 的女性报告他们的性别身份是同性恋；这些分析还发现，2% 的男性和 5.5% 的女性其性别身份为双性恋。然而，当同性恋被定义为性身份或性行为时，不同的定义使得统计的流行率也有所不同。性吸引和性别认同与性行为密切相关，但不完全相关。

一项流行病学研究估计，每 10 万名年轻成人中有 390 人是跨性别者，即美国有近 100 万跨性别年轻

成人（Meerwijk and Sevelius 2017）。该估计数据未被重复；但是，在这项研究之前，美国人口中跨性别人群的比例数据一直缺失，既往发表的估计数据通常是基于儿童和成人在专科诊所寻求性别焦虑治疗的数据。由于并非所有（可能相对较少）跨性别者都会就诊于专门的性别诊所，因此这些数据可能低于真实水平。一项对流行率研究的综述（World Professional Association for Transgender Health 2011）报告显示，男性跨性别为女性的比例为 1/45 000 ～ 1/11 900，女性跨性别为男性的比例为 1/200 000 ～ 1/30 400。

在某些精神疾病群体中，LGBT 人群的比例可能过高。美国医学研究所（2011）强调了 LGBT 群体的一些健康和精神卫生问题（表 42-1）。

尽管还需要进一步的研究，但社会污名化、歧视、累积受害和偏见被认为是造成 LGBT 人群心理健康差异的危险因素。其他导致性少数人群压力的可能因素包括由内化恐同和恐跨性别的社会态度导致的低自尊、感觉无法过开放的生活进而导致丧失心理健康保护因素（如处于长期关系中）（Sandfort et al. 2006）。

诊断的注意事项

由于所有的诊断性评估均依赖于临床面诊，故面诊医生应努力保持共情的、中立的立场。否则，有些

表 42-1 女同性恋、男同性恋、双性恋和跨性别（LGBT）人群的健康和精神卫生问题

LGBT 年龄分组	健康和精神卫生问题
青少年	女同性恋、男同性恋和双性恋（LGB）青少年出现自杀意念、自杀企图和抑郁症的风险增大。跨性别青年可能也是如此
	与异性恋青少年相比，LGB 青少年吸烟、饮酒和物质滥用的情况可能更多。关于跨性别青年的研究很少
成人	与异性恋成人相比，LGB 成人群体出现情绪障碍、焦虑障碍和抑郁症的发生率更高，自杀意念和自杀企图的风险更大。很少有研究调查跨性别人群中情绪障碍和焦虑障碍的患病率
	与异性恋成人相比，LGB 成人吸烟、饮酒和物质滥用的比例可能更高。大多数研究均针对女性，对同性恋男性和双性恋男性的了解较少。对跨性别成人的有限研究表明，物质滥用是一个令人担忧的问题
老年人	老年 LGB 和跨性别成人会经历污名化、歧视和暴力

引自 Institute of Medicine 2011.

对临床判断极为重要的信息可能会被遗漏。面对遭受污名化的人群时，设计治疗策略非常重要。如果评估者意识到其个人偏见或对 LGBT 问题的了解有限可能会影响全面评估，则建议评估者接受相关咨询。

与 LGBT 患者讨论性或性别认同时，建立信任关系尤为重要。他们可能需要比其他患者更严格的保密承诺。例如，诊断性评估可能需要获得附加信息；这些信息来源可能包括同性恋伴侣、不知道患者性取向的家庭成员或有 LGBT 身份的朋友。当涉及安全问题（如评估自杀患者）需要联系患者的家属或朋友时，获得所需的信息不一定要披露患者的性取向或性别身份（"出柜"）。然而，在紧急情况下，出院后回到家庭成员或其他照顾者身边时可能需要提前评估他们在了解患者的性取向或性别认同后的敏感程度和反应。

性取向或性别认同可能有助于理解一些患者出现的问题，如与出柜相关的自杀想法、LGBT 不同亚群的物质滥用模式、与其他躯体情况（如 HIV 感染）相关的精神疾病共病。对所有患者来说，完整的评估应包括性生活史，即性取向、性别认同、亲密关系、患者"出柜"的程度及性行为等信息。所有患者均应被关注 HIV 感染和其他性健康的危险因素。患者可能存在由男性性伴侣或其他行为导致 HIV 感染的风险。在信任的工作关系的背景下进行的精神科评估有助于促进患者接受适当医疗护理的意愿，包括 HIV 检测。

性和（或）性别认同应作为心理社会评估的一部分，后者包括评估患者的主要支持群体、教育、住房和获得医疗保健的机会，以及职业、经济和法律问题。被虐待、被欺凌和遭受伴侣暴力的经历应该被评估。对 LGBT 患者的诊断性访谈应包括对家庭和朋友以外的支持网络的评估，包括工作、宗教组织和社区团体。例如，患者可能与她的原生家庭疏远，依赖朋友圈；她可能觉得外出工作不舒服；她的宗教信仰可能是开放的、宽容的或不宽容的；她可能参加过 LGBT 组织的志愿者活动，也可能接受过此类组织的服务。心理社会评估包括与伴侣的恋爱史，包括当前或过去恋爱关系中的孩子。对于一些 LGBT 患者，他们的恋爱史包括过去的异性婚姻。

治疗问题

LGBT 个体更易受到许多健康问题的影响，包括躯体、精神、与物质滥用相关的问题和共病问题。在临床背景中，LGBT 个体还可能在获得合格护理方面遇到更多障碍。这些情况会给治疗师带来比预想中更重的责任，但为了确保 LGBT 群体得到恰当的标准化

护理，认识和解决这些问题很重要。

心理治疗的一般原则可以应用于 LGBT 患者。这种心理治疗工作有时需要关注一些在非 LGBT 患者的治疗中可能会被忽视的方面。心理学领域的专家们已经制定了 28 项具体的建议，用于定义、测试和评估心理健康服务者的 LGBT 文化相关能力（Boroughs et al. 2015）。这些经过深思熟虑的建议内容广泛，涉及为 LGBT 人群提供临床健康保障所需的基本技能。在这些建议中，主题的示例包括自我意识、教育、对文化和社会政治变化的适应、对制度问题的了解、加强培训经验以确保理解求助者的 LGBT 相关问题，以及对继续教育的要求。精神科医生会发现这些建议非常宝贵。我们将简要概述精神科医生在治疗 LGBT 患者时需要牢记的要点。

尊重

所有患者都能从基于尊重的治疗环境中获益。性别不一致或性取向不同的个体可能引起临床医生的不适感；这些感觉需要被治疗师接受、合理化，并进一步进行探索。LGBT 患者在接受治疗时往往会对自己的性别身份感到羞耻。为了应对这种状况，治疗师必须能够接受患者的性取向或性别认同，才不会在无意中让患者感到羞耻。这种能力是对 LGBT 患者进行心理治疗的先决条件。

表达尊重的一种方式是慎用旨在了解患者性取向或性别认同的可能原因的心理治疗；治疗师通常不会试图确定患者异性恋的"原因"。这种"侦探式工作"是违反治疗原则的。几乎没有经验证据支持这样一种假设，即某种类型的心理治疗能揭示患者性取向或性别认同的"原因"。当患者试图利用心理治疗寻找原因解释时，治疗师可通过支持性地倾听患者的反思和假设来加深与患者的治疗关系。虽然寻找原因解释可能有助于减少患者（或治疗师）的焦虑，但可能会干扰个体探索对解决生活中持续存在的问题更有益的心理治疗方法（Drescher 2001）。临床医生应记住，改变一个人的性或性别认同的努力不太可能获得成功，甚至可能是有害的。在撰写本文时，美国的 14 个州、加拿大安大略省和许多地方自治市已经禁止了对 18 岁以下的 LGBT 未成年人进行性别转换治疗（Drescher et al. 2016）。

表示尊重的另一种方式是避免将医学术语强加于患者，并尊重患者对指代词的偏好。将自称为"男同性恋"或"女同性恋"者称为"同性恋"会被认为是一种冒犯。应直接询问跨性别者和性别不一致者在提到自己时更喜欢使用哪种代词（如她 / 她的、他 / 他的、他们 / 他们的）。一个被认定为男性的个体，即使是术前，甚至是在变性的早期阶段，也应使用男性代词来指代，除非其明确要求使用其他代词。还应询问跨性别者，除了他们的名字或法定名字之外，他们是否有更喜欢的名字。个体的性别身份并不代表其性取向；跨性别者可能被认为是女同性恋、男同性恋或双性恋，而他们的性别认同应得到尊重。

许多 LGBT 个体最终内化了主流文化里反同性恋和恐跨性别群体的态度。在压力大的时期，无论处于出柜过程中的什么位置，LGBT 个体都可能会变得高度自我批评或自我谴责。这种模式可能导致他们认为造成痛苦的原因是他们的性或性别认同，而不是特定的生活环境。

谈论性

治疗师最好不要对特定的 LGBT 患者或任何患者的性行为做出任何假设。即使是对异性恋患者，谈论与治疗师或大多数人存在差异的性行为也会使患者产生羞愧或其他不适感，而治疗师会产生反移情焦虑。同样，当 LGBT 患者暴露自己的性取向时，治疗师可能会对他们产生一系列的反移情反应。对治疗师来说，抽象地接受患者的性行为是一回事，而治疗师以尊重患者的主观性并避免让患者感到羞耻的方式舒适地、非评判地倾听和记录其性生活史是另一回事。

在进行心理治疗时，治疗师应意识到自己的判断，包括关于什么构成了"正常"的人类性行为和"正常"的性别表达的信念。由于大多数精神科医生和其他健康和心理健康专业人员很少或没有接受过人类性行为及相关知识方面的培训，临床医生根据个人信仰体系而提供专业意见并不少见。治疗师应意识到他们关于"正常"和"异常"性行为的判断在多大程度上融入了自己所学习的理论（Drescher 2001）。治疗师是否相信性别的二元性（男人 *vs.* 女人）、同性恋 *vs.* 异性恋的二元性或顺性 *vs.* 易性的二元性？这些二元信念是否有道德基准来决定什么是正常的，什么是不正常的？

临床案例 2

一名 35 岁女同性恋者的焦虑症状符合 DSM 对广泛性焦虑障碍的诊断标准。在联合按需服用苯二氮䓬类药物和支持性心理动力学治疗后，她的症状迅速减轻。随着治疗的推进，治疗重点转移到使她焦虑加重的人际关系压力源。这些压力源包括难以接受男性老板的权威、同事之间有关她性取向的消极互动，以及与妻子表达亲密关系时的焦虑。

患者的发育史包括从 5 岁至青少年期间遭受母亲的严重躯体虐待。她的父亲并没有采取任何措施阻止暴力行为，并为妻子的行为找借口。16 岁时，患者离家出走，再也没有联系过父母。从那时起，患者经历了很多同伴欺凌，包括在她现在的工作场所。在叙述这段历史时，患者似乎经历了恐惧、愤怒和焦虑的强烈情感状态，以及闪回。目睹了这些状态后，治疗师将患者的诊断修改为创伤后应激障碍，从而更改了涉及不同社会心理干预的治疗计划。在心理治疗的基础上，她还服用了抗抑郁药。

在患者的当前环境下，虽然患者长期在处理亲密关系方面存在困难，但患者描述她们的关系是"有爱"的，她的妻子是"善良"的，这使她们能够在一起。她谈到了一个发生性行为的夜晚，她形容自己"非常快乐，就好像有了灵魂出窍的体验，我感觉自己被吸引了出来，在看一部真正快乐的电影。"

对于遭受过严重创伤的人来说，在亲密关系中分离并不罕见。然而，患者强烈的情绪让治疗师产生了复杂的反应，治疗师是一位男同性恋，且发现自己不愿意深入或直接询问在患者感觉自己"离开"自己身体时发生了什么。

治疗师之所以不愿这样做，部分原因是感觉患者容易受到侵扰。然而，治疗师私下指出，内心的不适抑制了他向女同性恋患者询问身体亲密关系的描述。他将他在该病例中不同寻常的犹豫与他在询问所治疗的男同性恋者的亲密性细节时的轻松感进行了对比，即使男同性恋者与这位女同性恋者一样受过创伤。他决定在同行督导中提出这个问题，并询问同事："如果患者的亲密性行为与自己的不一样，治疗师一般将如何学会舒适地谈论患者的性行为？"

HIV 感染与危险行为

美国疾病预防控制中心（CDC）报告，截至 2015 年，美国有 110 万人为 HIV 阳性，其中近 15% 的人并不知道自己感染了 HIV。虽然全球因非安全性行为而感染 HIV 的比例不断攀升，但男同性恋之间无保护措施的性行为仍然是美国 HIV 传播的一个重要危险因素（Centers for Disease Control and Prevention 1993）。对 HIV 危险因素的全面评估包括：①感染风险史（特别是高危行为，如不使用安全套的阴茎-阴道性交或不使用安全套的阴茎-肛门性交）；②考虑进行 HIV 抗体检测的必要性；③鼓励减少风险行为；④鼓励适当的治疗。

在为男同性恋提供 HIV 检测咨询时可能出现的问题包括：①害怕知道自己感染了 HIV；②害怕自己的伴侣感染了 HIV；③害怕暴露性相关的"轻率之举"；④如果被发现是 HIV 阳性，害怕被遗弃；⑤对告知性伴侣的担忧。对自杀危险因素的评估很重要（见第 4 章）。

与男性发生无保护措施的性行为和频繁更换伴侣的男性可能特别容易感染 HIV。在全球范围内，跨性别女性受 HIV 和其他性传播疾病（STI）的影响尤为严重（Reisner et al. 2016）。存在其他 STI 可能增加 HIV 传播的风险；因此，询问是否患有 STI 应作为 HIV 感染风险评估的一部分。如果患有 STI，应进行适当的转诊治疗。由于少数族裔（特别是拉丁裔和非洲裔美国人）在 HIV 阳性个体中占比过高，因此确保少数族裔患者得到充分的风险评估和咨询尤为重要。LGBT 个体比异性恋者更容易出现物质滥用；在评估 HIV 危险因素时，询问毒品使用情况（如甲基苯丙胺）和注射使用药物情况同样重要，前者会增加危险性行为的可能性（Brennan-Ing et al. 2014；Forstein et al. 2006）。

自 2012 年以来，美国越来越多地使用接触前预防（PrEP），其有效地降低了 HIV 在高感染风险人群中的传播率。目前，特鲁瓦达（Truvada）、恩曲他滨和替诺福韦（FTC/TDF）的口服合剂是唯一被批准的 PrEP 药物，PrEP 的注射剂型目前正在研究中。由于 FTC/TDF 不能防止其他 STI，因此强烈建议该物与安全套同时使用。

精神科医生在评估 HIV 暴露的危险因素、提供有关降低风险和 HIV 检测的教育方面发挥重要作用，也可以监测和鼓励患者遵守治疗 HIV 感染的复杂药物治疗方案。由于 HIV 感染共病精神疾病可能会降低治疗依从性，因此为这类患者提供专业支持可能会产生很明显的效果。例如，HIV 呈阳性的抑郁症患者通常预后不良，如病情恶化或死亡（Forstein et al. 2006）。

中年或老年 LGBT 群体（特别是生活在同性恋社区的男同性恋者）可能在艾滋病流行期间有多次失去朋友和熟人的经历。在抗逆转录病毒治疗应用之前，HIV 感染的死亡率非常高。1992 年，HIV 感染是美国 25～44 岁男性死亡的首要原因，也是 25～44 岁女性死亡的第四大原因（Centers for Disease Control and Prevention 1993）。对一些人来说，HIV 摧毁了他们的支持网络，且未再重建。老年男同性恋者在治疗中可能会出现社会孤立、未处理的丧亲之痛，甚至是创伤后应激障碍。

临床案例 3

一名 35 岁的无症状 HIV 阳性男同性恋者因感到抑郁和焦虑前来进行精神科咨询。该患者服用甲基苯丙胺并有过高危性行为，包括无保护措施的肛交（俗称"背空"）。当精神病医生记录他的性生活史时，患者平静地描述了他不安全的性行为，且没有将这些行为与他的抑郁和焦虑症状直接联系起来。精神病医生对患者的经历感到不适，但对其内心反应只字不提，只是倾听及询问一些中性的问题。

治疗接近尾声时，患者说他感到恐惧，这让他前一天晚上无法入睡，但他找不到让他恐惧的来源。治疗师回答说，在治疗的早期阶段，当患者讲述他的自伤行为时，她也有过恐惧的感觉。她感到害怕和失控，并直接向患者表达了这一点，并询问患者，是否她的感觉会对他造成影响。

患者回答说，他也感到失控。他也为自己可能感染他人而感到羞愧和内疚。然而，从儿童期起，他就用温和的外表来面对酗酒父母在身体和言语上的虐待。他被诊断为 HIV 感染时受到了创伤；患者通过假装对自己的阳性结果没有感觉，试图使自己不去想任何可能联系到 HIV 的事情。

精神病医生听了患者的诉说，但未急于做出判断，而是让患者谈论自己的感受。她的话引起了患者的焦虑，但也成功地引起了患者的注意，使他注意到在控制自身行为方面缺乏能动性。这次交流最终使他们制订了一个治疗计划，包括减少甲基苯丙胺滥用，并加入一个药物滥用治疗项目，坦率地谈及 PrEP 的使用、安全套的使用以及背空的风险；最后，对患者潜在抑郁症的治疗采用心理治疗和药物治疗相结合的方式。

多重易感性来源与双重少数群体

在美国社会，一个个体既是黑人、拉丁裔、亚裔或美国原住民，又是 LGBT，那他就属于"双重少数群体"。这种"双重少数群体"的身份可能是一个重要的临床问题。这些人可能因生活在普遍谴责同性恋、难以容忍少数种族和带有民族偏见的社会而遇到困难。作为"双重少数群体"的一员，通常会涉及人际和家庭问题、不同身份之间的"忠诚"冲突，以及会影响稳固整合的身份认同和自尊的成功发展的内心冲突。这些问题可能包括感觉自己不被少数民族或种族群体或 LGBT 文化所接受（"没有一个群体会接纳我的全部"）；难以选择一个主要的群体身份（"我首先是少数民族还是同性恋？"）；处理公开和隐蔽的种族主义、同性恋恐惧症和性别歧视（在少数民族群体和 LGBT 群体中）。治疗师可以帮助双重少数群体的患者发现、识别并解决其中一些冲突。具有双重少数群体身份的个体在医疗保健环境中可能特别容易受到歧视和不平等待遇。出于这些原因，治疗师有责任探索患者在躯体健康和精神健康方面可能经历的阻碍，以使其获得适当的照护。

女同性恋患者的特殊治疗问题

无论是作为女性还是作为 LGBT 群体的成员，女同性恋患者都可能遭受歧视和压力。与男同性恋者相比，女同性恋者更易被社会忽视，角色榜样较少。使用基于人群样本和自我报告性取向（而非性行为）的研究发现，与异性恋女性相比，同性恋女性报告的每日酒精摄入量更高，抑郁症患病率和抗抑郁药使用率更高，青少年时期的情绪压力更大，进食障碍的发生率更高，过去 12 个月中自杀意念的发生频率更高，自杀企图的发生频率更高，过去 1 个月内心理健康状况不佳的天数更多（Diamant and Wold 2003；Institute of Medicine 2011；Koh and Ross 2006）。

具有更男性化的性别表现或性别不一致的个体是女同性恋文化的重要组成部分。这些女同性恋患者可能因其性别变异和性别认同而面临很大程度的歧视。

考虑要孩子的女同性恋夫妇或单身女性需要决定领养还是妊娠。如果使用人工授精的方式，他们将不得不决定是选择已知捐精者还是匿名捐精者。女同性恋夫妇的家庭压力可能包括领养问题，如女性伴侣是否可以合法收养她伴侣的亲生孩子。

男同性恋患者的特殊治疗问题

男同性恋者比异性恋者更容易出现不良心理健康结局。男同性恋及其他与同性发生性关系的男性可能会参与危险性行为或使用提升性欲的毒品。一些男同性恋者认为甲基苯丙胺和类似药物能够通过增强自尊和性欲、提高性耐力和减少抑制来增强性动力（Bryant et al. 2018）。但经常使用甲基苯丙胺可能导致生理和心理健康问题，如抑郁症。

一些男同性恋在接受治疗时表现出"娘娘腔"的举止、手势或声音。其他同性恋男性即使在成年后表现出传统的男子气概，但他们在儿童时期可能存在性别变异。如前所述，性别变异的儿童和青少年经常受到欺凌，可能有很长时间的同伴受害经历。没有哪个孩子比"娘娘腔"更遭人鄙视。临床医生对童年欺凌造成的创伤和污名化的意识和敏感性可在治疗该人群时有所帮助。

考虑要孩子的男同性恋者面临着许多与女同性恋者相同的决策和法律障碍。想要亲生孩子的男同性恋者可通过代孕来实现。和女同性恋者一样，家庭压力也包括领养方面的问题。

双性恋患者的特殊治疗问题

与女同性恋者、男同性恋者和异性恋者相比，双性恋者出现不良心理健康结局的风险更大。双性恋男性和女性比女同性恋和男同性恋更易出现情绪障碍或焦虑障碍（Bostwick et al. 2010）。一项使用美国健康访问调查（National Health Interview Survey）数据的研究比较了女同性恋、男同性恋和双性恋成人的健康危险因素（Gonzales et al. 2016），研究发现，双性恋男性和女性更有可能伴有酗酒行为，而双性恋男性比女同性恋、男同性恋或异性恋成人更有可能成为重度吸烟者。双性恋女性更易患多种慢性疾病。可能是由于歧视及污名化，双性恋成人存在心理问题的患病率和概率更高。

在治疗中，双性恋患者可能自述远离异性恋和同性恋的社区。两个群体都可能表现出"恐双"，并可能诋毁或贬低双性恋个体的性别身份。双性恋者可能会被告知"他们不是真正的双性恋"，只是不愿意承认自己是同性恋或异性恋。他们的性别身份或过去的经历只不过是一个阶段。例如，尽管过去与女性发生过关系，但一位双性恋女性嫁给一个男性后可能会被告知她"一定是异性恋者"。

一项研究调查了性别和性取向在与双性恋者约会、发生性关系及与之交往的意愿方面的差异，发现相较于与双性恋者约会或发生性关系，受试者更不愿意与之交往（Feinstein et al. 2014）。双性恋者通常被认为是性欲亢进、性滥交、不能或不愿意坚守长久的一夫一妻制关系。双性恋者的伴侣可能会认同这些污名化描述，可能会表达对其双性恋伴侣不忠于婚姻、不能被满足的恐惧情绪。

跨性别患者的特殊治疗问题

在全球范围内，变性患者出现不良健康结局的风险很高（Reisner et al. 2016）。根据加州健康访问调查（California Health Interview Survey）的发现，跨性别者比顺性别成人更可能出现自杀观念、经历严重的心理痛苦，并与持续干扰他们的人际关系、社会生活和工作表现的情绪作斗争（Herman et al. 2017）。

跨性别者常面临歧视、暴力和骚扰。作为三重少数人群，跨性别的非白人女性可能尤其容易受到伤害。一项研究发现，跨性别大学生比顺性别学生更易

遭受暴力，包括被虐待（Griner et al. 2017）。跨性别者每天都可能受到来自家人、朋友、政府官员、老板甚至精神科医生的歧视。有些人可能拒绝使用跨性别者喜欢的名字或代词，并可能带有攻击性地故意错认他们的性别。刚进入过渡阶段的跨性别者、非易性者（可识别的跨性别者）和性别不一致的跨性别者可能比易性者面临更多的歧视和骚扰。

跨性别者在从一种性别过渡到另一种性别的过程中可能需要心理治疗的帮助（World Professional Association for Transgender Health 2011）。跨性别者在外科手术和激素治疗方面可能要承担更大的健康风险。精神科医生可通过提出这些问题并确保这些患者能得到充分的预防性躯体和心理照护，这对他们的跨性别患者来说可能特别有帮助。

想要孩子的跨性别者面临着许多与男同性恋和女同性恋相同的问题，包括选择领养或妊娠。一些跨性别者在停止激素替代治疗后可能会妊娠。还有一些人可能选择在变性前储存精子或卵子。

老年女同性恋、男同性恋、双性恋或跨性别者的特殊治疗问题

老年 LGBT 个体可能面临更大的社会孤立风险，这与健康状况欠佳和年老有关（Fredriksen-Goldsen et al. 2015）。老年 LGBT 个体的社交网络可能更小，更依赖同伴的支持，尤其是在没有孩子或同居伴侣的情况下。年长的人可能会因为年龄歧视而感到不受欢迎或被排除在 LGBT 群体之外。精神科医生应注意，宗教和精神活动可能与老年 LGBT 个体的健康相关生活质量无关（Fredriksen-Goldsen et al. 2015）。如前所述，许多老年 LGBT 人群在艾滋病危机时期遭受了巨大的损失，可能会出现未解决的丧亲问题，甚至创伤后应激障碍。LGBT 老年人可能很难找到支持性照护者或获得老年生活保障设施，也可能会面临歧视、骚扰或暴力。

总结

与任何其他临床治疗一样，对 LGBT 和性别不一致者的精神科照护应关注患者产生的症状和痛苦来源。LGBT 和性别不一致者可能会经历抑郁、焦虑、与创伤相关的心理问题及其他与心理或身体健康相关的问题。由于存在与性取向和（或）性别认同相关的生活问题，LGBT 和性别不一致者也可能会承受社会心理压力。这些个体通常难以被大众接受，导致其不能接受适当的健康护理。治疗方法应以共情和非评判

的方式处理与患者心理健康状况或担忧有关的症状，确保患者得到高质量和受尊重的照护。

临床要点

- 异性恋、同性恋、双性恋和性别认同（顺性别或跨性别）的"原因"尚不清楚。
- 性取向（被吸引的性别）是一个独立于性别认同（感觉自己是男人还是女人）的概念。性别认同反映了个体对性取向的态度（接受或拒绝）。
- 成长为女同性恋、男同性恋、双性恋或跨性别者与成长为异性恋、顺性别多数群体的个体具有不同的文化体验。
- 对异性恋和顺性别正常化的期望会给 LGBT 群体带来压力，且可能导致他们隐瞒自己的性取向或性别认同。
- LGBT 个体更可能经历多次伤害，而这些创伤性经历的累积可能导致出现精神症状的可能性增加。
- 一些研究发现，LGBT 个体中某些精神疾病的发病率较高，包括抑郁症、焦虑障碍和物质使用相关疾病。LGBT 个体更可能共病精神疾病并需要接受精神科治疗。

- 对性别认同的敏感性对于临床访谈和全面的精神病学诊断至关重要。
- 由于 LGBT 患者通常有被羞辱的历史，治疗师应以得体和尊重的方式接诊这些患者。
- 部分 LGBT 患者属于"双重少数群体"。与这些患者合作需要临床医生关注其文化问题。
- 同性恋、双性恋、跨性别者和"双重少数群体"更有可能在卫生保健中遭受歧视和不平等待遇；因此，需要付出更多的努力确保 LGBT 患者获得适当的标准身心健康护理。

参考文献

扫码见参考文献

附录：常用术语的定义

无性别者（Agender）：一个口语化的术语，用来描述那些不认同自己有特定性别的人，他们可能将自己描述为无性别或缺乏性别。与性别酷儿（Genderqueer）相对。

亲男性的（Androphilic）：被男性吸引；可用于描述男性或女性。

反同性恋暴力（Antigay violence）：针对同性恋或被攻击者认为是同性恋的躯体暴力。通俗地被称为"抨击同性恋"；"抨击同性恋"也可用于描述反同性恋者的言语暴力。

反同性恋态度（Antihomosexual attitudes）：反对同性恋的态度，如（蔑视同性恋者的）异性恋主义、对同性恋者的憎恶和对同性恋的道德谴责。

无性恋（Asexual）：没有性欲吸引力；该术语是指一种性身份，可以指也可以不指行为。

无套性交（Barebacking）：口语术语，指没有任何保护措施的肛交。

双性恋（Bisexual）：对男性和女性都有吸引力；可以指性身份和（或）性行为。

顺性别者［Cisgender（cis）］：用于描述性别认同与其出生时性别一致的个体（非变性人）。

深柜（Closeted）：口语术语，描述向他人隐瞒自己是同性恋或性身份的个体。"深柜"或"柜中人"涉及一系列心理行为活动，旨在保密个体的性身份或性别认同。

出柜（Coming out）：口语术语，描述女同性恋、男同性恋、双性恋或跨性别者接受自己的性身份或性别认同（"对自己出柜"）和（或）向他人公开该身份（"对他人出柜"）的过程。

隐秘同性恋［Down low（DL）］：一个起源于非裔美国人社区的口语术语，用于描述与男性发生性关系的男性。"隐秘同性恋"的男性在没有同性恋或双性恋身份的情况下进行同性恋或双性恋行为。

Gay： 口语中对同性恋的称呼；可以指男性或女性，尽管有些女同性恋者可能更认同"女同性恋（Lesbian）"一词。

Gay 雷达（Gaydar）： 是指通过外表、行为和其他线索来感知他人性身份的能力。

同性恋友好的（Gay-friendly）： 营造一个接受 LGBT 群体并对其持开放态度的环境；可用于描述机构或个人。

性别（gender）： 一种文化概念，基于与男性或女性气质相关的社会、心理和情感特征的某种组合。与性（sex）相对。

性别焦虑（Gender dysphoria）： 对出生时既定的性别感到不适。此外，在 DSM-5 中"性别焦虑"取代了 DSM-4 中的"性别认同障碍"。

性别表达（Gender expression）： 个体通过着装、行为和外表向他人展示自己的性别。

性别认同（Gender identity）： 一个人对男性、女性或其他性别（如性别酷儿）的自我认同；经常被错误地与性取向（Sexual orientation）混淆。

性别不一致（Gender incongruence）： 将取代 ICD-11 中"易性症（transsexualism）"和"儿童性别认同障碍"的诊断（Reed et al. 2016）。

中性代词（Gender-neutral pronouns）： 用来替代"她（她的）"或"他（他的）"的代词，用来描述既非男性也非女性或性别未知的个体。性别酷儿和非双性别者可能更喜欢用"他们（他们的）"或创造新的代词。

性别酷儿（Genderqueer）： 口语术语，用来描述个体的性别认同，其内在感觉既不是单一性别，也不是两种性别，或介于男性和女性之间。与无性别者（Agender）相对。

变性手术［Gender reassignment surgery（GRS）］： 用于治疗性别焦虑个体的手术；又称性别确认手术。

性别角色（Gender role）： 由文化规范所决定，是指被认为可接受或合适的性别表现和行为。

性别差异（Gender variant；gender variance）： 以非病理性的方式描述具有非典型性别行为或自我表现的个体。

亲女性的（Gynephilic）： 被女性吸引；可用于描述男性或女性。

异性恋主义（Heterosexism）： 一种认为将异性恋自然化和理想化，并否定或漠视 LGB 的信仰体系。

异性恋（Heterosexual）： 指不同性别个体之间的性行为、性取向和（或）性身份。

外部同性恋恐惧症（Homophobia，external）： 异性恋者可能对 LGB 群体产生的非理性恐惧和仇恨。

内部同性恋恐惧症（Homophobia，internal）： 同性恋者可能会对自己产生仇恨；又称内化或对内的同性恋恐惧症。

同性恋的（Homosexual）： 作为形容词，描述同性性行为或同性性取向。该词既往在医学和精神病学中是一个精神病理学术语，若作为名词使用对许多 LGB 人群来说是冒犯的。

同性恋（Homosexuality）： 一个广义的术语，包括同性性行为、性取向、性吸引力和性身份。

阴阳人（Intersex）： 历史上被称为雌雄同体（hermaphroditism）；近期的用法是指具有不明确或非典型生殖器个体的各种表现或性发育障碍［性发育障碍目前已取代阴阳人（Hughes et al. 2006），其也是 DSM-5 中"性别焦虑"诊断的标注］。有时易与易性症（transsexualism）混淆

女同性恋（Lesbian）： 指被女性吸引的女性；是一种性别认同。

男男性行为者［Men who have sex with men（MSM）］： 流行病学和公共卫生术语，描述可能没有同性恋身份但与其他男性发生性关系的男性。

性别错认（Misgender）： 口语术语，是指用不反映性别身份的代词或称谓形式来称呼跨性别者的行为。

对同性恋的道德谴责（Moral condemnations of homosexuality）： 认为同性恋行为在本质上对个体、个体精神和社会结构有害的信仰。这些信仰通常带有宗教性质，尽管有些是世俗的。

非双性别者（Nonbinary）： 口语术语，用于描述两性（男性与女性）之外的性别认同。参考性别酷儿和无性别者。

公开性取向（Outing）： 口语术语，指"深柜"个体不情愿地被第三方向他人透露其同性恋或性别身份。通常意在指对被"出柜"个体造成伤害。

泛性恋（Pansexual）： 口语术语，指被所有性别的个体所吸引，无论其性别、社会性别或性别认同是什么。用于代替双性恋者，以表示包容性。

冒充（Passing）： 口语术语，同性恋者可能会"冒充"异性恋者。如果其他人认为他们属于他们本身所属

的性别（而不认为他们是跨性别者），跨性别者就可以成功冒充。冒充者可获得"冒充特权"，因为他们不太可能受到骚扰或歧视。有些人可能为了冒充而严格扮演他们所在文化中的性别角色。另一些人则对冒充行为不感兴趣，他们可能更喜欢表现为性别不一致。

酷儿（Queer）：从历史上看，酷儿是对 LGBT 的贬义词；20 世纪 90 年代，年轻的同性恋者将其重新定义为一种性身份。目前该词在 LGBT 群体中被用作各种具有非异性恋和（或）非明确性经历个体的广义标签。LGBT 个体可能更倾向于认为自己是酷儿，因为这比其他术语更具包容性。酷儿也是学术界使用的描述性术语（酷儿理论、酷儿研究）。

性（Sex）：是指男性或女性的生物学特征，与性别相区分。

性行为（Sexual behavior）：个体的性活动（同性恋、异性恋、双性恋），与性取向或性身份无关。

性身份（性取向认同）[Sexual identity（sexual orientation identity）]：个体对自身性取向的主观体验。虽然性取向通常是不变的，但性身份却可变。将自己称作男同性恋或女同性恋是对自己同性性取向的主观上的肯定。

性取向（Sexual orientation）：个体对同性（同性恋）、异性（异性恋）或两性（双性恋）的天生吸引力。个体具有同性性取向并不是推测或认为其具有同性恋性身份的必要条件。

探测器（Transceiver）：口语术语，用于描述一种推测能力，即推测表现为符合常规印象的男性或女性的个体其实是跨性别者。类似于"gay 雷达"。

跨性别者[Transgender（trans）]：是指性身份和性别不符合社会常规印象的个体。性别身份和性取向是独立的概念，因为个体对自己的性别认同和会被哪种性别所吸引之间没有必然联系。

跨性别男性（女变男）{Trans man[transman，female to male（FTM）]}：出生时被指定为女性（生物学性别为女性），但自认为是男性的个体。

跨性别恐惧症（Transphobia）：顺性别者可能会对变性人或跨性别者产生非理性的恐惧和仇恨。

变性人（Transsexual）：经历过 GRS 的个体，从男性变为女性或从女性变为男性。但"跨性别者"一词在 LGBT 群体中更受欢迎。

跨性别女性（男变女）{Trans woman[transwoman，male to female（MTF）]}：出生时被指定为男性（生物学性别为男性），但自认为是女性的个体。

第 43 章

老年患者

Dan G. Blazer，David C. Steffens
赵敏　吕雪婵　译　杨莉　审校

与诊治年轻和中年患者的精神科医生相比，治疗老年患者的精神科医生在诊断和治疗问题时面临更高程度的复杂性。大多数患有精神疾病的老年患者不易被归入 DSM-5（American Psychiatric Association 2013）的诊断类别，因为他们通常存在多种影响躯体和精神功能的症状。因此，关注患者的功能至关重要。在本章中，我们遵循综合征方法，通过识别在老年人中最普遍存在的 7 种精神综合征：急性意识错乱、遗忘、失眠、焦虑、多疑和激越、抑郁症及物质使用，并在处理由此产生的损害的背景下描述这些综合征。由于导致这些综合征的精神障碍在本书的其他章节有更详细的描述（即第 9 章至第 27 章），本章重点关注老年特有的综合征方面，以及这些综合征在老年患者中的管理。

急性意识错乱

急性意识错乱或谵妄是一种短暂性神经认知障碍（NCD），其特点是急性起病和认知功能全面受损。患有急性意识错乱的老年人表现为对环境刺激保持注意的能力下降，并且很难将注意力从一组刺激转移到另一组刺激。患者会出现思维混乱、语言杂乱、睡眠紊乱和意识水平下降。情绪障碍通常（但并不总是）伴随急性意识错乱，这一问题可能是老年期的特殊表现。这些情绪障碍包括焦虑、恐惧、易怒和愤怒。相反，一些老年人在谵妄发作时表现出冷漠和孤僻，因此更加难以诊断。按照定义，急性意识错乱是短暂的，通常持续数小时，但也有可能持续数周，如药物导致的意识障碍，且合并为很少见的慢性状态（Blazer and van Nieuwenhuizen 2012）。意识错乱评估法（CAM）是识别谵妄最常用的简易筛查工具（Wei et al. 2008）。急性意识错乱可导致永久性认知损害。

患病率和病因

在内科和外科患者中，谵妄的发生率估计为 15% ～ 25%（Inouye 2006）。当住院的老年患者被诊断为谵妄时，住院时间通常会延长，住院和出院后的死亡率均会升高。2 年随访死亡率近 50%。50% 的住院患者会出现意识错乱，急性意识错乱是 NCD 的危险因素，特别是当患者合并阿尔茨海默病（AD）。

老年人的急性意识错乱是生物、认知和环境因素共同作用的结果。生物脑功能随着年龄的增长而下降，尽管不同年龄组的功能水平差异很大。衰老的大脑面临的挑战包括药物中毒、电解质紊乱、感染、脱水、低白蛋白血症和缺氧。视觉障碍和听觉障碍也可能导致谵妄。

导致谵妄的认知因素包括对幻觉和妄想的易感性，如有精神分裂症病史的老年患者。环境因素包括医院或长期护理机构的陌生环境和社会隔离。因此，医院（可能汇集这些高危因素）是谵妄发生的高危环境。其他可能导致谵妄的因素包括躯体约束和留置导尿（Inouye 2006）。

治疗

老年人急性意识错乱的治疗始于预防。有助于预防急性意识错乱的措施包括：①早期活动；②针对行为障碍的非药物治疗方法；③预防睡眠剥夺的干预措施；④引导患者的沟通方法；⑤适应性设备，如用眼镜和助听器来分别矫正视力和听力障碍；⑥早期纠正容量不足（Inouye et al. 1999）。

对意识错乱老年患者进行的一般治疗和针对急

性意识错乱潜在病因的特异性治疗应同时进行，从支持性治疗开始。应密切监测生命体征和意识水平（Inouye et al. 1999）。所有非必需的药物均应停止使用。可能需要使用血管升压药来提升血压，高热患者应使用冰浴和酒精海绵降温。当识别出急性意识错乱综合征，并通过病史、体格检查和实验室检查确定了意识错乱的诱因时，临床医生可以开始治疗。应按需进行相应实验室检查，包括甲状腺功能、血药浓度、毒理学筛查、血氨或皮质醇水平检测、心电图和神经影像学检查（Inouye 2006）。急性意识错乱是一种可能造成永久性脑损伤的精神科急症。严重低血糖、缺氧和高热等危重情况可能表现为急性意识错乱。因此，初始治疗应包括开放气道，以确保患者呼吸通畅。应使用简短的床边测试（如连续减 7 和数字广度）监测注意力水平。

环境简单有序对于管理意识错乱的老年患者至关重要，他们应被安置在一个安静、家具简单、光线充足的房间，晚上应开着灯。熟悉的人（如家庭成员）经常告知患者时间、地点和人员对护理有很大帮助。医生、护士和其他医院工作人员应解释所有流程。应尽可能减少对患者的躯体约束。激越行为一般可通过谨慎地使用抗精神病药来控制，如低剂量氟哌啶醇（肌内注射或口服）、奥氮平或利培酮；但是，应尽可能避免药物治疗。

遗忘

遗忘（以及其他更慢性的认知功能障碍，如反应减慢）的影响是老年人最常见的困扰。遗忘综合征表现的严重程度不等，包括伴随衰老（认知衰老）的认知功能改变、轻度神经认知损害（可能是 NCD 的临床前形式）和重度 NCD。由客观测试评估为遗忘的患者可能存在其他认知领域的损伤，尤其是中重度遗忘，包括语言障碍、时间和地点定向障碍，以及执行功能、知觉运动功能和社会认知障碍。晚年的遗忘通常伴随着在先前智力水平上的认知功能持续衰退，这通常是在不知不觉中开始的。意识状态通常在遗忘综合征很晚期才会改变，这与急性意识错乱（谵妄）相反。然而，血管性痴呆患者可能经历认知障碍的波动过程。

一旦排除谵妄，最初的认知诊断任务是鉴别正常的神经认知功能（认知衰老）、轻度 NCD 和重度 NCD。然后是确定病因分类，如 AD 引起的 NCD、血管性 NCD 或额颞叶 NCD（Blazer et al. 2015）。认知衰老和轻度 NCD 个体可能出现神经认知问题，这些问题不符合重度 NCD 的诊断标准，但明显干扰其自身和（或）家庭生活。虽然他们的症状和认知测试结果可能还没有严重到符合诊断的程度，但这些人可能在日常生活活动中遇到困难（如反应慢妨碍驾驶），并意识到出现问题。认知衰老和轻度 NCD 是目前生物医学研究的目标，包括生物标志物研究、治疗和预防痴呆干预措施的试验，随着这些诊断和治疗方法的发展，诊断命名必须跟上步伐（Blazer 2013）。

患病率和病因

主观认知方面的主诉很常见，一项研究发现超过 95% 的 70 ～ 90 岁的人或熟悉他们的人至少有一种认知方面的主诉（Blazer et al. 2015）。主观记忆衰退的主诉通常与抑郁和焦虑有关。

致残性遗忘可能开始于中年，但相较于 65 ～ 74 岁的人群，75 岁以上的人群更常见。社区样本中记忆障碍的患病率估计为 5% ～ 15%，大多数调查人员估计社区中至少有 10% 的 65 岁以上老人存在记忆障碍，住院患者中有 30% ～ 50% 存在记忆障碍（Blazer et al. 2015）。轻度 NCD 综合征被认为是正常认知和严重 NCD（痴呆）之间的过渡状态，特别是合并 AD 时，轻度 NCD 在过去 20 年一直是研究的热点领域。轻度认知损害的年发病率为 1% ～ 6%，而年患病率估计为 3% ～ 22%（Ganguli et al. 2004）。

据估计，在 65 岁以上的社区居民中，由 AD（最常导致遗忘的疾病）引起的重度 NCD 的发病率为 6% ～ 8%，在 85 岁及以上人群中为 30% 以上（Alzheimer's Association 2018）。在 75 岁之前，AD 或血管性痴呆患者的预期寿命会减少 1/2。75 岁以后，预期寿命受遗忘的影响较小。研究发现，AD 患者的预期寿命正在下降（Centers for Disease Control and Prevention 2017）。贫困的非洲裔美国人的死亡率也高于美国普通人群。

遗忘的潜在病因见表 43-1。虽然遗忘的临床表现并不总能为病因提供明确的证据，但有一些显著的特征可以提供线索，如路易体病患者幻视增加和血管性疾病患者记忆功能突然下降。即使是 AD 患者也可能在短时间内经历记忆力的显著下降，然后在随后的数月里进入功能稳定期。然而，部分 NCD 并不一定会导致功能下降。例如，如果一个人停止饮酒并恢复营养饮食，那么与酒精有关的 NCD 可能会被遏制。

超过 50% 的慢性遗忘患者在尸检时仅表现出 AD 的病理改变。AD 的病理特征是神经纤维缠结、β 淀粉样蛋白和 tau 蛋白沉积以及脑萎缩。第二常见的病因是血管性疾病，其特征是多发性脑梗死。临床上和病理生理学上很难将这些疾病区分开。血管性 NCD 通常与 AD 共病。然而，与 AD 相反，血管性 NCD

表 43-1　遗忘的鉴别诊断

轻度或严重的神经认知障碍伴有：
　　阿尔茨海默病
　　血管性疾病
　　路易体病
　　帕金森病
　　额颞叶疾病
　　创伤性脑损伤
　　艾滋病
　　物质和药物滥用
　　亨廷顿病
　　朊病毒病
急性意识错乱（谵妄）

在男性中比在女性中更常见。许多帕金森病患者在疾病后期会出现与 AD 相似的大脑变化。临床上，除帕金森症状外，这些患者无法与 AD 患者区分。约 5% 的老年人由于长期饮酒而经历遗忘。路易体痴呆的特征是黑质外有含突触小泡蛋白的细胞质包涵体；除了记忆障碍，认知功能波动是这种疾病的特征。

AD 的主要危险因素是年龄和家族史，如前所述，AD 的患病率是年龄的指数函数。AD 的其他危险因素包括唐氏综合征、脑外伤，可能还包括缺乏教育。遗传危险因素近年来受到广泛关注，特别是与载脂蛋白 E 基因的 ε4 等位基因（APOE）的关系（Roses 1994）。携带至少 1 个 APOE ε4 等位基因的人患 AD 的风险增加。β 淀粉样蛋白沉积被认为是 AD 的主要病理生理学病因，然而许多针对淀粉样蛋白的药物失败，使得人们对含有 tau 蛋白的神经纤维蛋白片段的兴趣增加，这种蛋白片段在正常情况下可以稳定神经元微管。较少见的 AD 亚型与染色体 14 和 1（早老蛋白 1 和 2 基因）有关。

血管性痴呆的危险因素包括男性、高血压，可能还有非洲裔美国人。长期经常饮酒是导致酒精性遗忘综合征的主要原因。

诊断性检查

对老年遗忘患者的诊断工作应从病史开始，这是评估中最重要的组成部分。病史应从患者和家属处获得。遗忘的性质和严重程度应结合老年人的问题和具体行为变化的发生时间进行评估。应询问患者和家属有关遗忘引起的常见问题，如在熟悉的地方迷路、驾驶困难、重复、丢失物品等。病史询问应包括相关系统性疾病、创伤、手术、精神问题、饮食、酒精及药物使用的（一份完整的处方和非处方药使用记录必不可少）。家族史应包括家属是否有遗忘、唐氏综合征、酒精问题和精神障碍。体格检查不仅应包括全面的神经系统检查，还应包括全面的躯体检查，以确定患者的健康状况。但是，不建议进行基因检测。

神经认知功能障碍的性质和程度应通过全面的精神状态检查和客观测试来评估。可使用标准化的精神状态检查［如简易精神状态检查（MMSE；Folstein et al. 1975）和蒙特利尔认知评估（Nasreddine et al. 2005）］，其提供了在初始评估时量化和记录遗忘的有用手段。

先在诊室或医院对记忆和神经认知功能进行初步评估，然后再对认知进行更深入的评估，测试具体功能，如执行功能、语言、记忆和空间能力（结构应用测试）。在简短筛查和更深入的神经心理学测试中的表现可作为基线水平，根据基线可以确定患者功能是否下降和（或）对治疗干预的反应。

常规实验室检查是必要的，应特别关注可能导致遗忘的指标，如甲状腺功能减退、贫血和（罕见情况下）维生素缺乏（如维生素 B_{12} 缺乏）。磁共振成像（MRI）或计算机断层扫描（CT）是目前初步评估遗忘的常规检查。许多有趣的研究正在探索遗忘和功能成像［如正电子发射断层扫描（PET）和功能磁共振（fMRI）］之间的联系，但这些功能扫描的作用仅限于高度怀疑额颞叶 NCD 时。

治疗

大多数药理学治疗是基于记忆的胆碱能假说，主要包括胆碱酯酶抑制剂、多奈哌齐、卡巴拉汀和加兰他明，在临床上可作为处方药物使用。这些药物已被证明在服用后 6 个月内对减少记忆衰退有一定效果，但它们延缓遗忘的长期效果受到质疑。美金刚是一种 NMDA 受体拮抗剂，已被 FDA 批准用于治疗中重度 AD（基于谷氨酸能过度刺激可能引起神经元的兴奋性毒性改变的理论）。在美国，患有遗忘的老年患者可被转诊至专门的记忆障碍诊所，在那里他们会接受评估，符合标准的患者可以参加临床试验并接受多种试验性药物（包括雌激素）。

记忆损害的辅助治疗包括饮食、锻炼和认知刺激；控制好血压、胆固醇、血糖和其他与增加卒中风险有关的措施；预防谵妄。

抗精神病药被广泛应用于遗忘患者，主要因其表现出神经精神症状，如言语或身体攻击、焦虑、抑郁、精神病，以及严重激越或退缩行为（见本章"多疑和激越"）。然而，其他次要行为［如徘徊、不恰当的语言、重复活动（触摸）、顽固地抗拒听从建议或命令、囤积物品、偷窃和不恰当的排尿］则不适合药物治疗。因此，临床医生治疗遗忘患者的第一步是评估哪些症状可能对药物有反应。

当临床医生确定患者出现的行为问题不能通过非药物手段解决且问题持续存在时，可以谨慎地用药。在过去的几年里，药物治疗的决策变得非常具有挑战性，有报告显示非典型抗精神病药与心血管死亡风险增加有关，这导致 FDA 给予其黑框警告（U.S. Food and Drug Administration 2005）。

激越和焦虑可使用抗焦虑药（如短效苯二氮䓬类药物）、抗惊厥药（如卡马西平）、β 受体阻滞剂、锂盐，偶可夜间使用低剂量抗抑郁药（如曲唑酮）。氯硝西泮可能对血管性痴呆合并激越的患者有益。然而，该类痴呆常伴随的偶发性情绪波动和急性意识错乱对药物的反应不如激越。

尽管 FDA 发布了警告，大多数临床医生认为抗精神病药对于控制严重激越、攻击行为和精神病是有效的。如果考虑使用非典型抗精神病药来控制严重的激越，必须与家属进行协商，以解释 FDA 的警告以及用药与不用药的好处和风险，仔细记录既往的治疗尝试，并取得家属对拟行治疗方案的同意。大多数抗精神病药是有效的，但会产生不良反应；因此，药物的选择通常取决于对特定患者的不良反应最小。非典型抗精神病药，如阿立哌唑、奥氮平、喹硫平和利培酮，是目前的首选药物，主要是因为其即刻的不良反应更轻。与抗精神病药相关的最棘手的不良反应是体位性低血压（以及跌倒的风险）和迟发性运动障碍，这两种情况在非典型抗精神病药使用者中都不常见。

由于抑郁症（甚至是重性抑郁障碍综合征）在慢性遗忘患者中很常见，因此通常建议使用抗抑郁药。一般情况下，抗抑郁药不会改善记忆功能。首选潜在不良反应最少的 SSRI（如舍曲林、艾司西酞普兰）。

无论为患有遗忘的老年患者开具何种药物，均应定期缓慢减量，以确定是否需要继续服药。仔细记录药物治疗的目标症状，并监测药物治疗对于改善这些症状的有效性，有助于医生和护理人员确定可以停用的药物。

遗忘患者的行为管理不仅对患者有用，也能在患者家属感到无助和困惑时给予他们成就感。家庭和医生应培养一些行为以促进患者及其家属的安全，如熟悉的日常活动和持续的重复指令。家属应为患者创造快乐的时光，即使这些短暂的放松很快就会被遗忘。家属可通过执行任务的方式来替代患者失去的能力，如早上穿衣服。家属还应代偿患者因遗忘而丧失的冲动控制能力。一种方法是分散注意力；当患者在公共场合准备脱掉衣服或手淫时，可以通过谈话或要求与家属一起散步来分散其注意力。即使患者已发展至中重度遗忘，也通常能够协助做家务。虽然患有遗忘的老年人不能独自做饭，但他们可以与配偶或其他家庭成员一起处理日常事务。

遗忘的管理必须包括对患者环境的安全检查。常见的安全问题包括迷路、徘徊在车流人群中、不规律或意外地使用药物、跌倒（由于光线差或地面光滑）、驾驶时发生事故，以及东西无人看管（如让电器开着）。

管理患有遗忘的老年人时最重要的长期部分可能是家庭支持。在适当的支持下，老年人可以在家里度过更长的时间，家庭也能在严重遗忘造成的伤害中发挥更有效的作用。对家庭成员进行教育，让他们了解遗忘的预期进展，以及伴随遗忘出现的许多行为，而这些行为可能不会被直观地认为是由疾病引起，这是家庭支持的关键。目前已有很多优秀的教育材料，在世界各地均设有支持小组，以帮助遗忘患者的家庭。此外，必须监测家庭照护者的压力。如果临床医生对照护者潜在的压力不敏感，家庭成员可能会因超过他们的极限而精疲力竭，这可能会导致忽视和（或）虐待老年人。照护者的休息、教育和治疗对于维持护理系统的运作至关重要。

预防

认知能力下降和痴呆可以预防吗？美国国家科学院发布了一份对现有文献的全面综述（National Academies 2017），并提出以下结论。虽然基于临床试验的证据很少，但有 3 个领域被认为最有潜力：认知训练、血压管理和增加体育活动。认知训练从基于计算机的大脑游戏延伸到读书俱乐部和解谜等活动。认知训练的获益应该是持久的，并可从训练环境转移到现实生活中。

失眠

失眠在老年人中比在任何其他年龄组人群中都更常见；在 65 岁及以上的成人中，28% 的个体报告失眠，48% 的个体报告入睡困难和睡眠维持困难，并使用镇静催眠药（Foley et al. 1995）。睡眠不足和随后的药物使用常导致日间警觉性和功能下降。表 43-2 列出了老年人睡眠障碍的最常见原因（见 Zdanys and Steffens 2015）。

老年特有的睡眠改变包括总睡眠时间减少、频繁觉醒、N1 和 N2 睡眠百分比增加、N3 睡眠百分比减小（慢波睡眠；既往被称为第 3 阶段和第 4 阶段睡眠）、快速眼动（REM）睡眠潜伏期缩短、REM 睡眠的绝对值减少，以及在 24 h 内表现出睡眠重新分配的趋势（如白天小睡）。这些睡眠改变与抑郁症和 NCD 患者发生的变化相似，尽管没有那么严重。老年人更易出现睡眠-觉醒周期的时相前移，时相倾向于"清

表 43-2　老年人睡眠障碍的常见原因

原发性睡眠障碍	神经系统疾病
失眠障碍	帕金森病
阻塞性睡眠呼吸暂停	阿尔茨海默病
中枢性睡眠呼吸暂停	路易体痴呆
不宁腿综合征	其他神经认知疾病
内科疾病	药物
谵妄	胆碱酯酶抑制剂
夜尿症	兴奋剂
慢性阻塞性肺疾病	降压药
疼痛综合征（急性和慢性）	减充血剂
精神障碍和物质使用障碍	糖皮质激素
心境障碍	兴奋性抗抑郁药
焦虑障碍	利尿剂
创伤后应激障碍	行为和环境因素
酒精使用障碍	白天小睡
烟草和咖啡因使用障碍	光、噪声和热

晨型"（见第 20 章"睡眠–觉醒障碍"）。

患病率

在既往未报告睡眠问题的老年人中，每年约有 5% 的个体报告新发睡眠症状（Ancoli-Israel 2000）。与生活在社区的老年人相比，生活在长期护理机构的老年人更易出现睡眠障碍和服用镇静催眠药。就具体的睡眠问题而言，在社区老年人中，超过 70% 报告了至少 1 种失眠症状，睡眠维持困难是男性和女性最普遍的症状（Jaussent et al. 2011）。女性通常报告 2～3 种失眠症状，而男性通常只报告 1 种失眠症状。在社区人群中，阻塞性睡眠呼吸暂停在男性中比女性中更普遍，26% 的男性和 13% 的女性的呼吸障碍指数（即每小时睡眠的觉醒次数）为 15 或更高（Redline et al. 1994）。睡眠周期性肢体运动（PLMS）最常见的症状是踢腿和脚冷并伴有失眠，其患病率在社区健康老年人中为 30%～50%，通常需要多导睡眠图来确诊。约 28% 的老年人存在不宁腿综合征，但不需要多导睡眠图来诊断。老年人经常报告昼夜节律性睡眠–觉醒障碍，特别是在长期护理机构中。

诊断性检查

老年失眠患者的诊断工作从评估睡眠障碍的严重程度开始。访谈中的筛查问题应包括评估患者对其睡眠的满意度、是否有白天小睡及频率、日常活动中的疲劳感，以及同睡人或其他观察者对其异常睡眠行为的抱怨（如打鼾、呼吸暂停、周期性肌阵挛性运动）。仔细询问躯体疾病和精神病史是必要的，从而确定或排除可能导致睡眠问题的严重疾病，如抑郁症、焦虑和肺部疾病。应记录当前使用酒精、咖啡因和烟草的情况，以及既往针对睡眠问题的治疗史（就医或自行用药）。用药史是确定失眠病因的关键。处方药物通常对睡眠有显著影响，也可能损害心肺功能。

如果怀疑睡眠–觉醒周期功能障碍，可以要求患者记录午睡、入睡和醒来的情况。体格检查和神经系统检查是必要的，特别是怀疑睡眠呼吸暂停时。严重打鼾需要对鼻和喉进行全面检查，通常由耳鼻喉科医生进行检查。当睡眠问题持续存在时，建议转诊至睡眠医学科专家（通常是精神科医生或神经科医生）。一经转诊，大多数患者会经过详细的病史采集、体格检查和停药，并通过多导睡眠图进行评估。近年来，多导睡眠技术已得到改进；患者现在可配备便携式记录仪，然后回家监测两个晚上的睡眠。多导睡眠图和随后进行的多次睡眠潜伏期测试可用于量化日间嗜睡并记录睡眠呼吸暂停的情况。

治疗

有效治疗老年失眠的两个根本原则是控制睡眠障碍的病因和改善睡眠卫生。例如，相当一部分患有慢性失眠的老年人合并可治疗的精神疾病，尤其是抑郁症和酒精使用问题。躯体问题如甲状腺功能减退或关节炎也与睡眠障碍有关，通过治疗这些潜在疾病可能会使睡眠障碍得到改善。多巴胺激动剂（如罗匹尼罗、普拉克索、罗替戈汀）、抗惊厥药（如加巴喷丁）或苯二氮䓬类药物（如氯硝西泮）等可治疗夜间肌阵挛或不宁腿综合征。

管理老年患者失眠的下一步是建立良好的睡眠卫生习惯。应鼓励患者每晚在同一时间开始睡眠，最好是在较晚的时间而不是较早的时间（防止早晨太早醒来）。卧室应主要用于睡觉，而不是小睡。因此，如果老年患者有夜间睡眠障碍，应在早上把床整理好，并鼓励患者不要在床上小睡，白天尽量少待在卧室里。运动可以促进睡眠，但运动不应在傍晚开始。晚上应避免摄入酒精和咖啡因，晚餐应适量，至少在睡前 2～3 h 完成。睡前 2～3 h 内应限制液体摄入（防止夜尿）。有效的环境控制措施包括保持卧室温度在 18～22℃，并利用白噪声来减少干扰声音。

如果老年人夜间仍然无法入睡，则鼓励其起床，到另一个房间，做一些舒缓的活动（如阅读、听音乐）。当老年人再次感到困倦时，应回到卧室，尝试再次开始睡眠。如果晚上没睡好，那么第 2 天应尽量避免小睡。

除睡眠卫生外，心理治疗也可作为治疗手段。在过去的 10 年里，越来越多发表的证据支持使用 CBT 来治疗老年人失眠。此外，由于使用镇静催眠药可能引起严重不良事件，尤其是跌倒，因此 CBT 比药物更具有成本效益（Tannenbaum et al. 2015）。

尽管担忧镇静催眠药的不良反应，但这类药物常被用于促进老年人睡眠（表 43-3）。目前的建议强调这些药物应慎用，一般不作为一线治疗，CBT 是首选治疗。如果老年患者正在服用对睡眠有不利影响的药物（如长期使用镇静催眠药），药理学治疗方法是停药（通常使用镇静催眠药超过 10 天需要考虑停药）。如果睡眠问题继发于躯体疾病，则针对该躯体疾病的最佳管理可以改善患者睡眠。例如，用镇痛药充分治疗关节炎可改善睡眠。

考虑到这些问题，曲唑酮（25 ～ 50 mg）或多塞平（25 mg）通常用于治疗失眠，且许多临床医生认为，在需要长期使用镇静药时，其优于长期使用苯二氮䓬类药物。然而，这些药物在临床试验中尚未被证实有效，停药可能会导致反弹性失眠（此外，它们还会减少 REM 睡眠时间）。一般来说，中短效苯二氮䓬类药物和非苯二氮䓬类药物优于长效药物。因此，短效药物［如唑吡坦（5 mg）和羟基安定（15 mg）］是首选的镇静催眠药。扎来普隆（5 mg）在这些药物中半衰期最短，且不会引起反弹性失眠或对精神运动功能产生不良影响（Ancoli-Israel 2000），它可用于治疗夜间觉醒的患者。艾司佐匹克隆（1 ～ 2 mg）虽然已被 FDA 批准长期使用以改善睡眠，但应像其他催眠药一样谨慎使用。重要的是，这类药物中的每一种都只有有限的证据支持其对老年人的安全性和有效性。促食欲素受体拮抗剂苏沃雷生也被证明对老年人安全有效（Herring et al. 2017）。虽然非典型抗精神病药（如喹硫平）已被用于治疗睡眠问题，但并不推荐使用。

表 43-3　常用于治疗老年失眠的药物及剂量

药物	剂量
曲唑酮	25 ～ 50 mg qd
多塞平	25 mg qd
扎来普隆	5 mg qd
唑吡坦	5 mg qd
羟基安定	15 mg qd
艾司佐匹克隆	1 ～ 2 mg qd
苏沃雷生	10 mg qd

qd，1 次 / 日

焦虑

患有焦虑症的老年人通常会去初级保健机构寻求治疗，而不是求助于精神科医生。造成这种现象的原因有很多。通常，焦虑可能是躯体疾病的症状，如甲状腺功能亢进，因此被作为治疗潜在疾病的一部分进行管理。此外，随着有效的抗焦虑药的应用，初级保健临床医生通常能对焦虑给予满意的初始治疗。然而，精神科医生和其他心理保健医生掌握如何评估和治疗焦虑非常重要，因为这种情况很常见（如广泛性焦虑障碍），并且常与抑郁症和其他精神疾病共病（Blazer 1997；参见第 13 章"焦虑障碍"）。值得注意的是，许多焦虑症在老年人中的患病率相对较低，其中包括恐惧症和惊恐障碍。由于广泛性焦虑障碍相对更常见，因此成为大多数治疗的重点。

患病率和病因

针对有焦虑症状个体的社区调查估计，约有 5% 的老年人患有焦虑症（Blazer et al. 1991）。在社区调查中约有 20% 的老年人报告了由焦虑引起的认知症状或躯体症状，其中躯体症状比认知症状更为普遍。在一项美国全国代表性调查中，65 ～ 74 岁人群中有 4.91% 患有特定恐惧症，而在 55 ～ 64 岁人群中这一比例是 7.74%（Reynolds et al. 2015）。然而，这些恐惧症通常不会严重影响功能，因为老年人通常会找到恰当的方式回避恐惧情况。广场恐惧症在 65 岁及以上老年人中的比例为 5%，在中年人中的比例为 7%（Blazer et al. 1991）。美国医学研究所关于老年精神卫生的综述报告，在社区居住的老年人中社交恐惧症的患病率为 0.9% ～ 2.5%（Eden et al. 2012）。

焦虑可由多种躯体和精神问题引起。许多疾病（如甲状腺功能亢进）或治疗药物（如治疗甲状腺功能减退的药物）都可能导致焦虑症状。精神障碍在一定程度上可表现为焦虑症状。中重度谵妄通常伴有焦虑和激越，尤其是当老年人身处不熟悉的地方时。焦虑是重性抑郁障碍（MDD）常见的伴随症状，超过 50% 的老年 MDD 患者符合广泛性焦虑障碍的诊断标准（Blazer et al. 1989）。躯体症状障碍和疾病焦虑障碍均与焦虑有关，尤其是当患者的依赖需求没有被家庭和医护人员满足时。NCD 可伴有焦虑和激越，特别是在早期和中期。此外，伴有急性偏执思维的老年精神分裂症患者通常伴有激越和焦虑。

临床医生不能忽视焦虑症状可能继发于合理的恐惧。许多老年人每天都必须置身于威胁其安全的情况之中。住在市中心的老年人经常担心走在街上会被袭击。那些独居的遗忘患者可能会担心在开车去医院的路上迷路。失去敏锐反应能力的人会害怕在繁忙拥挤的高速公路上开车。

治疗

苯二氮䓬类药物（如阿普唑仑、奥沙西泮、劳拉西泮）是治疗焦虑障碍的关键药物。与安慰剂相比，这些药物在治疗焦虑方面一直被证明是有效的，而且相对来说，它们没有不良反应。虽然所有年龄段人群对苯二氮䓬类药物的耐受性通常均较好，但给老年人开具苯二氮䓬类药物会带来特殊的问题。例如，苯二氮䓬类药物的半衰期可能在晚年显著延长，对 70 多岁的人来说，地西泮（2.5 ～ 5.0 mg）的半衰期近 4 天。老年人也更易受到苯二氮䓬类药物潜在不良反应的影响，如疲劳、嗜睡、运动功能障碍、跌倒和记忆损害。临床医生在给开车的老年人开具苯二氮䓬类药物时必须特别谨慎。因此，作用时间较短的苯二氮䓬类药物［如阿普唑仑（0.25 mg）、奥沙西泮（15 mg）和劳拉西泮（0.5 mg），2 ～ 3 次 / 日］是老年焦虑患者的首选药物。尽管如此，在一些老年患者中，短效药物可能会导致短暂的戒断发作和焦虑反弹。此外，丁螺环酮（一种非苯二氮䓬类抗焦虑药）已被证明对治疗广泛性焦虑障碍有效（Mokhber et al. 2010）。

抗抑郁药也可能在治疗焦虑方面发挥作用。例如，艾司西酞普兰已被证明对治疗老年人的广泛性焦虑障碍有效（Lenze et al. 2009）。其他 SSRI 和 SNRI（如文拉法辛、度洛西汀）也可能对治疗焦虑有效。

其他药物在控制老年焦虑方面通常效果较差。抗抑郁药对治疗焦虑-抑郁混合状态很有效。然而，在许多患有焦虑-抑郁混合综合征的老年人中，使用抗抑郁药时抑郁症状有所改善，但焦虑症状仍然存在。因此，有时会联合使用苯二氮䓬类药物和抗抑郁药。

在非药物干预方面，放松训练和生物反馈可能适用于没有认知功能障碍的老年人。关于 CBT 用于治疗老年人焦虑的文献越来越多，尤其是结合药物治疗。这种治疗已被证明在增强反应和防止焦虑症状复发方面是有效的（Wetherell et al. 2013）。在一项针对伴或不伴广场恐惧症的老年惊恐障碍患者的研究中，单用帕罗西汀和 CBT 均比等待治疗的对照组患者有效（Hendriks et al. 2010）。

多疑和激越

老年人的一个常见症状是多疑，尤其是有认知损害的老年人，症状范围可从越来越谨慎、不信任家人和朋友至明显的偏执妄想。在多疑或偏执的老年人中，有一个独特的群体。老年性偏执妄想（late-life paraphrenia）（又被称为极晚发性精神分裂症）与慢性精神分裂症和痴呆不同，其特征是老年人出现明显的偏执妄想症状，但其功能在社区中却能维持数月甚至数年（Almeida et al. 1995）。偏执妄想常见于女性且通常独自生活。明显多疑和精神病伴认知损害是该综合征较为常见的表现。鉴别老年性偏执妄想与其他精神疾病的经验证据很少。

老年人出现的主要妄想是被害妄想和躯体妄想。被害妄想通常围绕一个主题或一系列相关主题，如家属和邻居密谋反对老年人或性虐待妄想。躯体妄想通常涉及胃肠道，常反映出老年人对自己罹患癌症的恐惧。无论多疑和偏执妄想的病因如何，当老年人认为他们受到社会环境的威胁时，往往是因为他们不了解环境中发生了什么，此时激越会很突出。认知功能下降是引起多疑和激越的最常见原因，可能是由于评估环境的能力丧失和直接的神经病理学改变。激越是多疑的老年人的一种急性症状，可能需要紧急处理。

患病率和病因

一项早期的社区调查发现 17% 的老年人有多疑和偏执行为（Lowenthal 1964），在后续的一项调查中，4% 的老年人有迫害感（Christenson and Blazer 1984）。因此，老年人普遍认为他们生活在一个充满敌意的社会环境中，这比被诊断为精神分裂症或继发于认知损害的多疑的老年人所占的比例要大得多。如果老年人生活在不安全的社区或曾遭受欺诈，这些猜疑可能是合理的。在社区的老年人中，只有不足 1% 的人患有精神分裂症或偏执性精神障碍。

许多不同的障碍可能导致多疑、妄想和激越。慢性精神分裂症（发病较早，并可持续到晚年）可能是最容易确定的老年多疑的原因（Vahia et al. 2012）。由于精神分裂症的特点往往是整个生命周期中的社会功能下降和预期寿命较短（尽管精神分裂症预后的个体差异很大），因此慢性精神分裂症持续到晚年且老年患者相对没有其他症状非常少见。尽管如此，患者可能在年轻时或中年时经历严重的精神分裂症症状，然后进入缓解期，在此期间他们不会复发精神分裂症行为，直到晚年。精神分裂症样疾病也可能在晚年首次发病。患有这种疾病的患者不太可能出现阴性症状和神经心理损害，且通常对低剂量抗精神病药有反应。通常情况下，抑郁症和与脑功能障碍相关的疾病不会导致这些晚发型精神分裂症样状态。相反，与脑功能障碍和晚发型抑郁症相关的疾病通常伴有一些精神病症状。

轻中度晚发型妄想障碍是老年多疑最主要的病因。妄想通常集中在单一的主题或相互关联的主题，通常是被家属或朋友迫害。例如，一位老年女性可能会相信她的女儿应对她丈夫的死亡负责（或女儿在父亲患慢性疾病期间忽视了他）。这位母亲可能不会听取有关女儿行事的理由，并可能永远不会原谅女儿的虐待或忽视。这些妄想可能导致其放弃对女儿的感情、经济支持和社会接触。

与 NCD 相关的精神病症状常可引起晚年的多疑和激越。与晚发型妄想障碍相反，这些症状的严重程度和内容会随时间的推移而波动。在某些情况下，老年人功能良好，似乎不受妄想的干扰，即使他们经常表达这些想法。想象婚姻伴侣不忠是一个常见的例子。如果妄想在疾病管理中没有造成主观压力和（或）问题，在不使用药物的情况下对患者及其家属进行定期评估是首选的干预措施。被害妄想是最常见的妄想类型，通常在老年人的环境发生变化时出现。多疑和激越可能由药物或局部脑损伤（如酗酒和亨廷顿病）引起。然而，多疑通常由 NCD（如 AD 和血管性 NCD）引起。对于一些 AD 患者，偏执想法可能会主导疾病的其他症状，特别是在早期阶段。精神科医生最常遇到的伴有猜疑的老年人可能是那些因多疑和激越而存在治疗问题的 AD 患者。多疑和激越也是急性意识错乱的常见症状。

尽管很多疾病可能导致老年人多疑，但一些研究人员提出了导致晚年出现综合征的常见心理生物学因素。在多疑的老年人中，多疑和妄想的家族史并不多见，因此遗传因素的影响可能不如在生命早期阶段时重要。随着年龄的增长，皮质下组织退化可能会破坏神经传递和大脑高级功能，从而导致维持注意力和过滤信息的能力不足，这些症状与精神病性思维有关。与老年男性相比，老年女性更易出现严重的多疑综合征（与之不同的是，精神病在年轻时的性别分布是均等的），这使得一些研究者提出绝经期及其导致的与多巴胺受体结合的雌激素减少，可能会使以前受到保护的女性处于多疑想法的风险之中。感觉剥夺也被确定是多疑的潜在危险因素，无论患者是否存在基础疾病。社会隔离也可能导致多疑。

诊断性检查

对存在多疑的老年人进行诊断性检查的关键是进行精神病学评估。由于妄想和激越通常会使患者的病史不准确，因此应与家属面谈，从而对患者的行为进行回顾，特别是行为的变化。应记录既往精神病或妄想发作史，以及既往治疗。在评估存在多疑的老年人时，临床医生应谨记，老年人偶尔会受到家庭成员的虐待，因此老年人对家庭行为的看似妄想的描述可能包含一些事实。

治疗

老年多疑的管理需要做到以下几点：①确保环境安全；②建立治疗联盟；③考虑并在适当时进行药物治疗；④处理急性行为危机。临床医生必须首先决定患者是否需要住院治疗。一般来说，偏执的老年人不能很好地适应医院。熟悉的环境发生变化和与陌生人互动通常会加剧多疑。然而，老年患者往往由于多疑和激越而出现行为紊乱，此时必须住院治疗。

一旦老年患者住院，临床医生必须与其建立治疗联盟，这可以通过采取医疗措施并关心患者的躯体和情绪问题来实现。大多数存在多疑的老年患者很愿意接受医疗服务，并且信任医生。临床医生很少会面对患者的猜疑或妄想，因此，老年患者对问题的回答可以得到情感支持（如"我理解你的担忧"），而临床医生不需要同意或质疑患者那些已知不真实的陈述。

管理中重度多疑的老年患者的基础是药物治疗，特别是抗精神病药（表 43-4）。老年人最常用的药物是利培酮、奥氮平、喹硫平和氟哌啶醇。这些药物的起始剂量应相对较小，每天剂量的 1/2 应在晚上给药。在一项大型对照研究中，较低剂量的利培酮（1 mg/d）能够显著改善精神病症状和攻击行为，且不良反应比使用 2 mg/d 更少（Katz et al. 1999）。必要时可增加剂量。临床医生应注意 FDA 对非典型抗精神病药的警告。医生在开具抗精神病药治疗老年人的多疑时，应仔细监测这些药物的疗效，并与患者及其家属讨论其潜在的益处和风险。考虑到可能产生的严重不良反应，如果药物疗效欠佳（如当目标症状没有随着药物治疗而改善时），则应停止用药。迟发性运动障碍在老年患者中的患病率是年轻患者的 5～6 倍（Jeste 2000）。

医生必须准备好应对严重激越和暴力行为（表 43-5）。单纯药物治疗并不能控制这些行为。在住院

表 43-4　用于治疗老年多疑和激越患者的药物

药物	剂量
非典型抗精神病药	
利培酮	1～3 mg/d
奥氮平	5～15 mg qd
喹硫平	50～100 mg qd
典型抗精神病药	
氟哌啶醇	0.5～2.0 mg tid

qd，1 次／日；tid，3 次／日

表 43-5 预防老年人攻击行为和暴力行为的建议

通过帮助患者表达他们的恐惧，从心理上解除他们的恐惧

转移患者的注意力

用简单的语言为患者提供指示

清晰简洁地沟通

沟通期望

避免争论和辩解

避免威胁性的肢体语言或手势

在救援到来之前，与患者保持安全距离

期间，医生必须与护理人员合作来防止处于危险中的住院患者发生此类行为，并必须指导家属当患者在家时如何采取预防措施。

严重激越通常是短暂的，如果处理得当，老年患者很快就会忘记。然后，医生可以再次努力与患者建立持久的治疗关系。

抑郁症

抑郁症是老年人常见的症状之一，也是老年精神疾病中第二大致残症状（仅次于遗忘）（Blazer 2003）。不合并躯体疾病和（或）NCD 的老年抑郁症的症状与中青年时期抑郁症的症状相似，但存在一些重要的差异。抑郁情绪通常在老年人中很明显，但他们可能不会主动报告。在重度抑郁发作期间，老年人更可能经历体重减轻（而不是体重增加或体重没有变化），且不太会报告无价值感或内疚。虽然老年患者在抑郁发作期接受认知功能测试会遇到更多困难，但他们不太可能像中年人那样主观地报告认知问题。在更严重的抑郁发作中常见认知功能障碍的主诉，这与患者年龄无关。持续性快感缺失伴有对愉悦刺激缺乏反应是老年抑郁症的常见和主要症状。相比于年轻患者，老年人在抑郁发作期更有可能出现精神病症状。研究表明，老年抑郁症患者的执行功能受损，这可能与症状复发的可能性更大有关（Alexopoulos et al. 2000）。老年抑郁症患者的记忆损害可能在抑郁症状成功得到改善后仍持续存在（Lee et al. 2007）。

患病率和病因

在社区调查中，老年人被诊断为 MDD 的可能性低于青年或中年人。然而，抑郁症状在整个生命周期中几乎同样普遍，老年人的患病率升高。标准化访谈显示，社区人群中 1%～3% 被诊断为心境恶劣和（或）MDD（Blazer et al. 1987）。然而，在住院和长期护理机构的老年人中 MDD 的患病率为 10%～20%

（Koenig et al. 1988）。在美国的一项人口代表性研究中，抑郁症的总体患病率为 11.19%（Steffens et al. 2009），男性（10.19%）和女性（11.44%）患病率相似。白人和西班牙裔美国人的抑郁症患病率几乎是非洲裔美国人的 3 倍。

老年抑郁症非常符合精神疾病的生物-心理-社会模型（Blazer and Hybels 2005）。虽然在首次出现抑郁症的老年人群中，遗传易感性较低，但一些生物学因素与老年抑郁症有关。与年轻人相比，老年人更易出现下丘脑-垂体-肾上腺轴调节不良，以及睡眠周期和其他昼夜节律紊乱。这些问题也与 MDD 相关。此外，抑郁症与皮质下结构病变及其脑内额叶投射的相关性也受到广泛关注（Alexopoulos et al. 1997；Krishnan et al. 1997）。虽然大多数老年人对自己的生活感到满意，在心理上不易出现抑郁，但有些老年人却经历了意志消沉和绝望，这不仅是因为衰老导致的能力丧失，也因为感觉没有实现他们对生活的期望。老年人必须适应许多不良的生活事件，特别是失去亲人和朋友，但他们往往比年轻人更容易应对这些损失。例如，老年人预计他们将因死亡而失去家人和朋友，但这些家人和朋友通常患有慢性疾病，因此老年人在实际失去亲人之前已经体验过一定程度的悲痛。

尽管 MDD 在老年人中相对少见，但它可能很难处理。老年人也可能经历双相障碍，在 65 岁以后首次出现躁狂发作。精神病性抑郁症在晚年比在其他年龄段更常见（Meyers 1992）。其他常见的老年抑郁症类型包括与疾病或药物相关的抑郁症（如降压药导致的抑郁情绪）及与常见 NCD（如 AD 和血管性 NCD）相关的抑郁症。躯体疾病（如甲状腺功能减退）常会导致情绪障碍。继发于身体残疾和（或）慢性疾病的抑郁情绪调节障碍是老年人抑郁情绪最常见的原因之一。

诊断性检查

患者及其家属提供的病史是诊断老年抑郁症的关键。虽然老年人可能表现出掩盖其抑郁症状的倾向，但如果确实存在抑郁症，通过仔细的访谈几乎总会发现。病史应结合全面的精神状态检查，包括运动行为和知觉障碍、是否存在幻觉、思维障碍和全面的认知测试。心理测试可用于区分抑郁症和痴呆，但不应在重度抑郁发作期间进行。抑郁症老年人的实验室检查见表 43-6。部分检查（如血细胞计数、维生素 B_{12} 和叶酸水平）有助于筛查可能出现抑郁症状的躯体疾病。由于检查评估中常会发现亚临床甲状腺功能减退，因此甲状腺功能检查在老年抑郁症患者的诊断中必不可少。

虽然与抑郁症相关的睡眠异常与正常衰老相关的

表 43-6　老年抑郁症患者的实验室检查

常规检查

全血细胞计数（CBC）

尿液分析

三碘甲状腺原氨酸（T_3）、甲状腺素（T_4）、游离甲状腺素指数、促甲状腺素（TSH）

性病研究实验室（VDRL）试验

维生素 B_{12} 和叶酸检测

生化（钠、氯、钾、血尿素氮、钙、葡萄糖、肌酸）

心电图

可选检查

多导睡眠图

MRI 或 CT

甲状腺释放激素刺激试验

筛查 HIV

表 43-7　老年患者的抗抑郁药治疗及其常用起始剂量

药物	剂量
选择性 5- 羟色胺再摄取抑制剂	
氟西汀	10 mg qd
舍曲林	50 mg qd 分次给药
帕罗西汀	10 mg qd
西酞普兰	10 mg qd[a]
艾司西酞普兰	10 mg qd
5- 羟色胺-去甲肾上腺素再摄取抑制剂	
文拉法辛	37.5 mg qd
度洛西汀	20 mg qd 或 bid
去甲文拉法辛	50 mg qd
三环类抗抑郁药	
去甲替林	50 ～ 75 mg hs
地昔帕明	50 ～ 75 mg hs
其他药物	
曲唑酮	50 mg hs
安非他酮缓释片	100 mg qd 或 bid

bid，2 次 / 日；hs，睡前服用；qd，1 次 / 日

[a] 由于存在发生心律失常的风险，西酞普兰的每日总剂量不宜超过 20 mg

睡眠异常相似，但经验丰富的多导睡眠图监测技术人员可以将二者区分开来。尽管皮质下白质高信号与老年抑郁症有关，但 MRI 只是可选检查。医生在为患有抑郁症的老年患者安排实验室检查时，也必须考虑到患有严重或慢性情绪障碍的老年人可能面临的不良健康结果。例如，MDD 与骨密度降低有关，患有抑郁症的老年女性更易患骨质疏松症（Michelson et al. 1996）。

治疗

老年抑郁症的临床治疗包括药物治疗、电休克治疗（ECT）、心理治疗和与家属的治疗。目前首选的药物治疗是新一代抗抑郁药（表 43-7）。尽管这些药物已被广泛使用，但一些老年精神科医生仍倾向于（躯体）健康的老年人首先使用三环类抗抑郁药（TCA），如去甲替林或地昔帕明。这些药物的抗胆碱能作用相对较弱，且均为有效的抗抑郁药。体位性低血压是老年人接受 TCA 治疗时常见且最棘手的不良反应。在老年人中，SSRI（如氟西汀、舍曲林、帕罗西汀、西酞普兰和艾司西酞普兰）的使用剂量可稍低于中青年人的处方剂量，如 10 mg/d 帕罗西汀。限制 SSRI 使用的最常见不良反应是激越和体重持续下降。帕罗西汀在 10 ～ 40 mg/d 的剂量范围内可显著（但不是急剧地）改善轻度抑郁和恶劣心境的症状（Williams et al. 2000）。抗抑郁药的使用（主要是 SSRI）在过去的 25 年里急剧增加，超过 10% 的 75 岁及以上老年人在给定时间内服用抗抑郁药（Blazer 2000）。如果 SSRI 疗效不佳，则通常选择 SNRI，如文拉法辛（起始剂量约 37.5 mg/d）或度洛西汀（起始剂量为 20 mg/d）（Alexopoulos et al. 2001）。

对于既往对 ECT 有应答但抗抑郁药治疗无效或服用抗抑郁药有严重不良反应的老年人，可以考虑使用 ECT。精神病性抑郁症也是 ECT 的适应证。在恰当的医疗支持下，ECT 对于老年人是一种安全有效的治疗方法。即使是高龄的 MDD 患者，虽然有严重的躯体疾病和认知障碍，也能像年轻患者一样耐受 ECT，并可能表现出相似或更好的急性治疗应答。首选单侧非优势大脑半球 ECT（Kellner et al. 2016）。如果治疗成功，以逐渐延长的间隔维持 ECT 是预防复发的一种方法。磁休克治疗和重复经颅磁刺激也可用于治疗老年患者的难治性抑郁症（George et al. 1999; Lisanby et al. 2001）。

多项研究已证明门诊应用认知和行为治疗（包括人际心理治疗）可有效治疗患有 MDD 但无明显躯体症状的老年患者（Lynch and Aspnes 2004）。认知治疗也可作为重度抑郁发作的辅助治疗，与药物治疗同时进行。在一项针对 59 岁以上 MDD 患者的大型对照试验中，人际心理治疗和帕罗西汀的维持治疗可以预防或显著延迟复发（Reynolds et al. 2006）。对于长期维持治疗（2 年），药物治疗比心理治疗更有效。由于持续时间短、具有教育导向、治疗师和患者之间的积极交流等特点，老年人对 CBT 的接受程度很高。

所有针对老年抑郁症的有效治疗方法均必须包括与家属合作。老年抑郁症患者的家属通常是临床医生最重要的盟友。应告知家属老年患者严重抑郁的危险

征象，如自杀可能性。此外，家庭能够为孤僻和抑郁的老年人重新融入社会活动提供渠道。

物质使用

老年人的物质使用已成为公共卫生领域的新问题。虽然所有药物都可能被滥用，但两类物质的使用尤其引人关注：酒精和处方药滥用，特别是阿片类药物。例如，美国每年有近 1/4 的老年人被开具阿片类药物处方，其中近 1/4 出现药物滥用或药物依赖（Centers for Disease Control and Prevention 2018；Kuo et al. 2016）。老年人的物质使用问题比较隐匿，但目前已开始流行。随着婴儿潮这一代人步入晚年，这些问题会越来越突出，因为这些问题已对该群体造成了更大的负担。不仅老年人使用药物的频率增加，而且针对老年人的护理也更加复杂，挑战了常规的循证实践，使临床医生、患者和家属感到沮丧。躯体健康问题共病精神健康问题，如抑郁和记忆损伤，并且治疗这些问题的药物使护理更加复杂。

表 43-8 列出了物质使用障碍的常见体征和症状（Oslin and Mavandadi 2012）。临床医生最初可能不会将患者与物质使用问题联系起来，因此潜在病因可能会被遗漏。有关物质使用的问题应询问患者及其家属。老年人使用物质后的风险更高，因为瘦体重和全身水量减少，导致酒精和药物的血清浓度、吸收和分布增加。

早期识别和治疗的阻碍包括医生和患者都否认有物质问题、就诊时间短、对物质使用感到羞耻、老年人普遍不愿寻求专业帮助、缺乏经济来源或交通工具、合并症使诊断或治疗复杂化（如认知损害），以及社会支持网络缩小。与年轻人相比，老年人不太可能报告或认为自己有过度饮酒或药物使用问题。

患病率和病因

目前，酒精滥用是老年人最常见的物质使用问题。在一项大型研究中，66% 的老年男性受访者和

55% 的女性受访者自我报告在过去 1 年内饮酒，13% 的男性和 8% 的女性报告有饮酒风险，超过 14% 的男性和 3% 的女性报告存在酗酒（Blazer and Wu 2009）。小部分但需要临床特别重视的老年人（1.4%）报告在过去 1 年中使用处方镇痛药（Wu and Blazer 2011）。对乙酰氨基酚和氢可酮或丙氧芬的组合是最常用的药物，但氢可酮、羟考酮和芬太尼也是常用的处方药。老年人因使用阿片类药物死亡的人数不断攀升。然而，老年人很少使用毒品。

药物使用问题的危险因素包括男性（对于酒精）、配偶/伴侣的丧失、社会和职业角色丧失、药物滥用史、接触可能成瘾的物质（如家庭中储存的处方药）及共病精神问题（Oslin and Mavandadi 2012）。一般来说，药物使用会随着年龄的增长而减少，但有两点需要注意。首先，与 65 岁及以上年龄组相比，当前较年轻人群的终身药物使用率明显较高；因此，这些中年人步入老年后需要承受的药物使用相关负担可能会比现在的老年人更重，为物质使用障碍的老年人提供服务会给本已培训不足和负担过重的劳动力带来更大的压力（Eden et al. 2012）。其次，尽管药物使用在老年人中较少，但考虑到这一人群的独特特征，其涉及的问题通常更大，这包括服用多种处方药和共患一种或多种躯体疾病和（或）精神问题的可能性更大。老年人通常更容易与社会脱离，这种脱离会引发一些风险，如角色义务的减少和缺乏来自家属和朋友的鼓励。

治疗

治疗有物质使用问题的老年人的第一步是脱毒和戒断。酒精戒断的症状包括自主神经功能亢进（血压升高和心率加快）、坐立不安和睡眠问题，严重时还会出现幻觉、谵妄，甚至癫痫发作。老年人应逐渐停用酒精替代药物，如地西泮。

循证研究表明，针对酒精和物质使用问题的非药物治疗对老年人有效，尽管这方面的研究很少，规模也很小。如果没有严重的戒断症状，应首先在门诊进行最低强度的治疗。建议第一步进行简短干预（如与主治医生进行 10 ~ 15 min 的讨论）。如果不成功，可采取各种干预措施。美国药物滥用治疗中心（2005）建议，所有治疗老年人药物使用的方法均应包括以下组成部分：①强调针对不同年龄的治疗（如混合年龄的 12 步方案可能不适合老年人）；②使用支持性、非对抗性的方法来帮助患者建立自尊（与对抗性治疗相比，对抗性治疗通常用于年轻人）；③关注认知行为治疗（而不是非指导性治疗）；④发展技能来改善社会支持；⑤招募受过培训并有动力为老年人服务的咨询师；⑥使用适合年龄的语速和内容。如果

表 43-8　老年人物质使用障碍的常见体征和症状
无原因的焦虑
黑矇、头晕
情绪波动
跌倒、擦伤、烧伤
遗忘
个人卫生差
睡眠障碍

治疗地点始终在初级保健诊室，那么治疗依从性通常会得到改善。

多年来，双硫仑是唯一可用于长期治疗酒精依赖的药物，但由于不良反应，其很少被使用。纳曲酮和阿坎酸已被证明是有效的治疗方法。丁丙诺啡和纳洛酮是治疗老年阿片类物质使用障碍的首选药物。

总结

临床医生通常关注儿童和年轻人的问题及危机状况，而老年人的心理健康常被忽视。老年精神疾病的治疗是复杂的，且往往需要关注其纵向的适应和功能，而不是单次的干预。由于这些原因，老年人的心理健康问题往往无法得到卫生保健专业人员的重视。灰色海啸正在向我们袭来，伴随而来的是公共卫生后果。但是，改善老年人心理健康和减轻药物使用问题的前景充满希望。

临床要点

- 急性意识错乱在住院老年患者中比我们通常认为的更常见。仔细的筛查是鉴别这些患者的必要条件。

- 与遗忘患者的家属合作是缓解患者痛苦的关键，在绝对必要之前，避免将患者送往寄宿机构。
- 对老年人来说，良好的睡眠卫生比药物治疗更重要。
- 广泛性焦虑障碍通常与其他情况共病，如抑郁症或躯体疾病。诊断共病是管理老年人焦虑的第一步。
- 多疑和激越是 NCD 最具破坏性的症状。
- 非复杂性抑郁症在晚年和中年对治疗的反应相似。抑郁症共病躯体疾病或遗忘时更难治疗。
- 老年人物质使用的频率越来越高，特别是阿片类药物的使用，这一问题尤为严重的原因是老年人通常存在健康问题，且大量使用其他处方药物。

参考文献

扫码见参考文献

第 44 章

文化多样性患者

Mark Sullivan，Neil Krishan Aggarwal

赵敏　赵燕　杜江　译　杨莉　审校

在本章中，我们将讨论文化因素对诊断评估和治疗计划的影响。在 DSM-5 中，文化被定义为"代代相传的知识、概念、规则和实践体系。文化包括语言、宗教和精神、家庭结构、生命周期、仪式和习俗，以及道德和法律体系"（American Psychiatric Association 2013）。DSM-5 解释说"文化是开放的、动态的系统，随着时间的推移不断发生变化；在当今世界，大多数个体和群体会接触到多种文化，他们利用这些文化来塑造自己的身份并理解经历。非常重要的是，文化的这些特征使得不能笼统地概括文化信息，或根据固定的文化特征来刻板化群体"（American Psychiatric Association 2013）。这些文化特征说明了文化精神病学中与临床医生实践相关的核心问题：①作为社会存在，所有个体至少属于一种文化，从而解释自我、他人、世界和人类所面临的困境（我是谁？我们为什么在这里？），而这些关于人际关系和体系的争论贯穿个体的一生；②个体通过他们的人际关系和社会群体塑造独特的自我意识（即"身份认同"），进而形成独特的"心理特点"（个体对思想、情感和行为的理解）；③临床医生不应对任何个体的文化背景做出假设，以免刻板化个体从而破坏治疗关系。

DSM-5 纳入该文化定义是因为有证据表明，当把患者关于心理健康和疾病的知识、概念、规则和实践体系融入诊断性评估、治疗计划和康复中时，精神科医师和医务人员会改善其照护。1973 年，美国精神病学协会认为某些形式的文化多样性属于精神病理学的范畴，故在 DSM-Ⅱ（American Psychiatric Association 1968）中，同性恋被列为一种精神障碍。由于文化多样性已经超越了种族和民族，包括社会经济地位、宗教、性取向和社会多样性的其他来源，因此临床医生抱着开放态度和拥有了解这些差异的意

愿（Jenks 2011）。此外，指导精神科医生的专业指南已经认识到进行标准化文化评估的重要性。例如，美国精神病学和神经病学委员会声明，"文化多样性相关问题包括种族、性别、语言、年龄、出生地、性取向、宗教 / 精神信仰、社会文化阶层、教育 / 智力水平和躯体残疾"，并且"在与拥有文化多样性的群体合作时，需要了解提供医疗服务时的相关文化因素"（American Board of Psychiatry and Neurology 2011）。此外，DSM-5 "文化概念化概要"中关于个体的文化认同的部分指出，"身份认同的其他临床相关方面可能包括宗教信仰、社会经济背景、个体与家庭出生地和成长地、移民身份和性取向"（American Psychiatric Association 2013）。自 2013 年起，DSM-5 开始使用"文化概念化概要"和"文化概念化访谈"，为临床医生进行文化评估所需的培训建立了证据基础。本章将介绍这些评估工具及其来源和对临床结果的影响。

文化能力

2016 年，美国国家科学院、工程院和医学院将文化能力定义为"医疗服务系统中的组织或个体提供有效、公平、可理解和被尊重的优质照护和服务的能力，这些照护和服务能满足患者不同文化的健康信仰和实践、首选语言、健康素养和其他沟通的需求"。独立非营利性的美国联合委员会（2014）在对美国医疗健康组织和项目进行认证和评估的过程中强调，语言"不仅是患者权利；有效的沟通现在被视为优质服务和患者安全的重要组成部分"。

为什么所有临床医生都认为文化能力很重要？首先，文化能力已成为所有医学专业人员教育的预期职业标准。在医学本科阶段，美国医学院协会（2015）认为

提升临床文化能力是减少长期医疗差异的关键机制：

> 文化响应式医疗是缩小医疗差异和促进健康公平的关键战略。教育和培训很重要，但这只是推动高质量医疗的综合因素中的一个要素。必须建立一个涉及受训人员或卫生专业人员和患者的综合系统方法。

在研究生住院医师阶段，美国精神病学和神经病学委员会（2011）在其"精神病学核心能力大纲"中列出了医生必须熟练掌握的多个领域：掌握社会文化历史；能形成个案分析思路，将涉及诊断和管理的相关神经生物学、现象学、心理学和社会文化问题结合起来；制订涉及生物、心理和社会文化领域的综合治疗计划；能将社会文化干预纳入循证的个体、团体和家庭心理治疗；能引导出患者及其家属的经验、价值和对疾病的解释；掌握有关疾病病因、人类发展、不同处方偏好和物质滥用流行病学的社会文化因素；能尊重患者的文化背景，进而与患者及其家属进行有效沟通。2012 年 8 月，美国国家质量论坛提出了 12 项措施，重点是针对不同种族和少数民族群体来减少医疗差异和促进文化能力照护。其中包括评估患者接受心理健康服务的参与度和体验的措施（National Quality Forum 2012）。对于学术性医疗机构，美国研究生医学教育认证委员会（2014）的临床学习环境审查项目（Clinical Learning Environment Review Program）要求住院医师、研究员和教师接受培训并参与减少医疗差异、提升文化能力和改进质量的项目。文化能力不是选修课，它应存在于医生职业生涯的各个阶段。

文化能力被认为重要的第二个原因是临床证据表明，文化能力不仅是美国民权运动期间出现的一种政治正确的形式，也是了解文化在患者照护各个方面中各种表现的框架，如在精神卫生环境中患者认为哪些讨论是合适的或不合适的，临床医生可参考 DSM-5 等专业化知识体系去解释患者的经历，以及患者和临床医生对可接受和不可接受的治疗方案的解释（Lewis Fernández et al. 2014）。通过将医疗咨询过程视为患者、临床医生和提供医疗服务的机构之间的跨文化交流，临床医生可制订治疗计划，从而减少患者的症状负担，提高患者的就诊率、治疗依从性和生活质量。

美国医疗体系已明确表明，文化能力对于在系统和社会层面进行组织和提供卫生服务至关重要。2013 年，美国卫生部和公共服务部少数民族健康办公室发布了升级版《符合国家文化和语言的卫生和保健服务标准（CLAS）》，其包含 15 项定义文化能力护理的标准（表 44-1；Office of Minority Health 2013）。制定 CLAS 标准是为了促进"建立与患者文化信仰、实

表 44-1　CLAS 国家标准

主要标准

1. 提供有效、公平、可理解和被尊重的优质照护和服务，以满足患者不同的文化健康信仰和实践、首选语言、健康素养和其他沟通需求

管理人员、领导人员和工作人员

2. 推进和维持有组织的管理策略，从而通过政策、实践和资源分配来促进 CLAS 和健康平等

3. 招募、提升和支持在文化和语言上具有多样性的管理、领导和员工队伍，以应对该服务领域的需求

4. 持续教育和培训管理人员、领导人员和工作人员，使其能掌握文化和语言相适宜的政策和实践

沟通和语言协助

5. 向英语水平有限和（或）有其他沟通需求的个体提供免费的语言协助，以便其及时获取所有医疗保健和服务

6. 通过语言和书面形式，用个体的首选语言明确告知其可获得语言协助

7. 确保个体拥有提供语言协助的能力，应避免使用未经培训的个体和（或）未成年人作为语言协助提供者

8. 采用接受服务地区居民常用的语言来提供易于理解的印刷材料和多媒体材料

参与、持续改进和责任

9. 建立符合文化和语言的目标、政策和管理职责，并将其贯穿于整个组织的规划和运营中

10. 对组织的 CLAS 相关活动进行持续评估，并将 CLAS 相关评估整合到评估和持续质量改进措施中

11. 收集和维护准确可靠的人口学数据，以监测和评估 CLAS 对健康平等和相关结果的影响，并为医疗服务提供信息

12. 定期评估社区的卫生资产和需求，并利用评估结果来规划和实施服务，以应对服务区人员的文化和语言多样性

13. 与社区合作来设计、实施和评估政策、实践和服务，以确保文化和语言适宜性

14. 建立与文化和语言适宜性相关的冲突和申诉解决流程，以识别、预防和解决冲突或投诉

15. 向所有利益相关者、组织成员和公众传达组织在实施和维持 CLAS 方面的进展

引自 Office of Minority Health，U.S. Department of Health and Human Services：National Standards for Culturally and Linguistically Appropriate Services in Health and Health Care：A Blueprint for Advancing and Sustaining CLAS Policy and Practice. Rockville，MD，Office of Minority Health，April 2013，p. 13. Available at：https://www.thinkculturalhealth.hhs.gov/pdfs/EnhancedCLASStandardsBlueprint.pdf. Accessed August 8, 2017.

践和语言相适宜的临床服务；建立能代表当地社区人口多样性的人员组织；提供在文化和语言上相适宜的服务；建立持续的责任制自我评估"（Aggarwal et al. 2017）。仅在升级版 CLAS 国家标准发布 3 年后，美

国少数族裔健康办公室就发现美国50个州中有32个州在2014—2015年颁布了172个CLAS相关项目，且9个州采用了针对CLAS的政策、程序和法规（Office of Minority Health 2016）。

缩小心理健康差异是培养文化能力的基础

此处所有参考的指南均指出，临床医生的文化能力提升可减少种族和民族的医疗差异。美国人口普查局估计，到2044年，非拉丁美洲白人将少于美国人口的50%（Colby and Ortman 2014）。这些统计数据表明，美国正在经历人口结构的转变，提示临床医生必须努力熟悉和适应与心理健康和疾病相关的知识、概念、规则和实践的陌生体系。同时，美国医学院协会（2014）报告，在美国的医学博士中，4.1%为黑人或非洲裔美国人，4.4%为西班牙裔或拉丁裔美国人，0.4%为美洲印第安人或阿拉斯加原住民，11.7%为亚洲人，48.9%为白人。既往旨在纠正医疗差异的政策侧重于在种族和民族上匹配少数族裔的患者和医生，但这种政策忽视了来自少数族裔和低收入人群的个体在获取医学教育时必须克服的政治和经济限制，因而被诟病（Association of American Medical Colleges 2014）。此外，与亚洲人在总人口中的比例相比，亚洲医生的比例相对较高，这表明少数种族和民族的临床医生目前正在为其他少数族裔和白人提供医疗服务。

精神疾病中的医疗差异

医疗差异人群是指与普通人群相比"在总体发病率、患病率、致残率、死亡率或生存率方面存在显著差异"（U.S. Public Law 106-525，Minority Health and Health Disparities Research and Education Act of 2000）。

精神疾病负担的差异

尽管不同人群中特定精神障碍的患病率基本相似，但有一些差异值得注意。例如，性少数群体的成员（如来自女同性恋、男同性恋和双性恋群体的成员）一生中出现自杀企图的可能性是异性恋者的3～5倍（Hottes et al. 2016）。与未成功融入当地文化的移民相比，成功融入的移民的抑郁症评分显著降低（Gupta et al. 2013）。在此，我们需要注意某些特定群体所面临的挑战。

获得和利用精神卫生保健服务的差异

与美国白人相比，少数种族和民族成员获得和利用精神卫生保健服务的可能性较小。美国医疗保健研究和质量署管理的医疗支出小组调查数据显示，尽管2004—2012年已努力改善向少数族裔提供更多精神卫生保健服务，但差距仍在扩大（Cook et al. 2017）。造成差距扩大的原因包括：经济差距、缺乏保险和英语水平有限（Cook et al. 2017）。研究表明，英语水平有限与精神卫生保健服务使用率下降相关。英语水平较高的亚洲裔美国人更有可能获得精神卫生保健服务（Kang et al. 2010），而英语水平有限的西班牙裔美国人获得或利用精神卫生保健服务的可能性小（Falgas et al. 2017）。

诊断、治疗和服务质量相关的差异

与主流群体相比，少数种族和民族群体的精神疾病更容易被漏诊和误诊。与非西班牙裔白人相比，黑人患者更易被诊断为精神疾病，而被诊断为情绪障碍的可能性更低，即使已经对样本进行了患病率控制（Gara et al. 2012）。非西班牙裔白人青年比少数族裔的青年更有可能被明确诊断并接受精神卫生保健服务（Liang et al. 2016）。此外，某些族裔患者的症状更可能被低估；例如，亚洲裔美国人比白人更有可能在症状严重时才被确诊（Cook et al. 2017）。

少数族裔的患者还面临着与服务质量相关的其他挑战。非洲裔美国人在被诊断为抑郁症并需要药物治疗时，获得处方抗抑郁药的可能性更小（Conner et al. 2010）。与主流群体相比，少数族裔更有可能在急诊科或住院部接受精神卫生服务（Cook et al. 2014）。此外，少数族裔在住院后更可能得不到随访或随访不足（Carson et al. 2014）。

来自于文化精神病学的临床文化能力干预措施

为了遵循越来越多的专业和政策要求，提供与文化和语言相适宜的服务，临床医生应如何培养提供合格的文化服务及其所需的态度、知识、技能和实践能力？虽然上一代学者基于临床医生对患者所属种族或民族群体的看法而将文化能力理解为"一份应做和不应做的事情列表"（Lewis-Fernández et al. 2014），精神科医生目前已经意识到为文化多样性群体提供服务需要两类能力：①进行针对常见患者群体的健康和疾病的文化解释模型的培训；②从一般方法中引出可应用于所有社会群体患者的文化变量（Shaw and Armin 2011）。临床医生可通过与一些职业人员合作来积累关于特定群体的知识，如口译员、文化经纪人和提议为处于困境的患者提供便利的倡导者，以及服务于特定群体的初级保健机构（Kirmayer et al. 2014）。临床医生还可通过 DSM-5 中的文化概念化概要（OCF）和文化概念化访谈（CFI）（American Psychiatric Association 2013）来学习如何进行常规的文化评估。

文化概念化概要

DSM-Ⅳ 和 DSM-Ⅳ-TR 在附录 Ⅰ 中提供了 OCF 和"文化约束综合征词汇表"（American Psychiatric Association 1994，2000）。DSM-5 在第 3 部分中提供了 OCF 的更新版本。OCF 是一种文化评估的框架，可用于通过询问患者身份来源、身份与当前问题的关系、疾病对社会关系和日常功能的影响，以及患者和临床医生的个人背景对临床互动的影响程度，进而在患者的生活背景中对其进行评估。OCF 的早期贡献是认识到文化变量是动态的、基于过程的，而不是静态的和基于特征的，因此临床医生必须了解通过 OCF 的 4 个维度获得的不同信息是如何随时间的推移而相互关联和改变的（Lewis Fernandez 1996）（表 44-2）。OCF 还可以帮助临床医生对临床表现不完全符合 DSM 诊断标准的患者进行诊断（American Psychiatric Association 2013）。

OCF 被认为是人类学对精神病学最重要的贡献（Kleinman 2016）。一些杂志（如 *Culture, Medicine, and Psychiatry*；*Transcultural Psychiatry*；*Cultural Diversity and Ethnic Minority Psychology*）发表的病例报告证明了文化变量在不同情况下对诊断评估、治疗计划和服务实施的影响。病例研究显现出了 OCF 的缺点，其为正在进行的修订提供了证据基础。尽管临床医生缺乏社会科学培训使 OCF 的传播受到限制，但 OCF 已被广泛用于精神病学教育中，以提高受训者的文化能力（Aggarwal and Rohrbaugh 2011）。DSM-5 将 OCF 纳入 CFI 旨在回应人们的担忧，即许多临床医生可能没有接受过社会医学科学方面的培

训，临床医生将受益于这一系列带有操作指南的标准化问题，从而促进其在日常实践中进行文化评估（Lewis-Fernández et al. 2014）。

种族精神药理学

种族精神药理学是一个新兴的研究领域，旨在探索文化和遗传变量之间的相互作用如何导致精神药物生物活性的差异。自 2010 年以来，在 PubMed 上仅搜索到一项有关该领域的研究，这一发现表明文化精神病学的这一分支领域将受益于正在进行的研究。基因筛查的出现使医生能够根据特定酶的活性来调整药物剂量，如通过口腔内膜样本进行细胞色素 P450（CYP）基因分型（AssureRx 2012）。例如，基于对重性抑郁障碍患者的前瞻性多中心研究发现，种族可能对 5-HTTLPR（5- 羟色胺转运体连接启动子区）有不同的影响，如 I/I 等位基因与白人对艾司西酞普兰的治疗反应强有关，而在中国汉族人群中则无此相关性（Ng et al. 2013）。

心理治疗的文化适应

心理治疗的文化适应是一个得到广泛研究的领域。心理治疗建立在个体能够认知和表达自身各个方面的假设之上，而这些假设又进一步建立在源自欧美实践背景中的人格概念之上，这些概念将个人主义和自主性放在首位，而许多以社会为中心的社会并不认同这些概念（Kirmayer 2007）。为了克服这些问题，临床医生和研究人员试图将各种心理治疗的规范化理论与患者的文化价值观相结合。许多文化适应包括用口语化表达代替专业术语（如在认知治疗中用"治疗性练习"代替"家庭作业"）；使用当地俗语（而非生物医学分类）来指代疾病；培训治疗师了解当地习俗和隐喻，以促进交流；在治疗手册中纳入具有当地特点的疾病说明，如压力环境和人际交往困难；改良心理治疗技术，以允许家属参与（Chowdhary et al. 2014）。文化适应的心理治疗可能比标准治疗更有效，因为这些文化适应与患者对疾病的解释模型相一致（Chowdhary et al. 2014）。OCF 越来越多地被用作获取患者解释模型的研究工具，从而为心理治疗的文化适应提供信息（Aggarwal et al. 2014）。

另一项研究的重点是与患者-临床医生文化不匹配组相比，文化匹配组能在多大程度上产生更好的结果。meta 分析表明，当患者和临床医生按种族或族裔匹配时，治疗的效应量存在显著差异。一项纳入 52 项研究的汇总分析表明，患者对同种族／民族的治疗师表现出强烈的偏好（Cohen's $d = 0.63$），另一项

表 44-2　文化能力的基本技能：DSM-5 OCF

A. 个体的文化认同
B. 痛苦的文化概念化
C. 心理社会压力源与易感性和韧性的文化特征
D. 个体与临床医生之间关系的文化特征
E. 总体文化评估

引自 American Psychiatric Association 2013.

纳入 81 项研究的汇总分析表明，患者对同种族 / 民族的治疗师的看法比不同种族 / 民族的治疗师更积极（Cohen's $d = 0.32$）。然而，一项汇总 53 项研究的分析表明，患者–临床医生种族 / 民族匹配对治疗结果几乎没有益处（Cohen's $d = 0.09$）（Cabral and Smith 2011）。这些结果表明，与减轻症状或改善生活质量的实际结果相比，患者对在人口学上与临床医生匹配的看法可能被高估了。

DSM-5 中的文化精神病学

DSM-5 的多个章节中包含了临床医生的文化考量：

1. 第 1 部分：“引言”。
2. 第 2 部分：对每种疾病的描述性内容。
3. 第 3 部分：“文化概念化”，包括“文化概念化概要”“文化概念化访谈”和“痛苦的文化概念”。
4. 附录：“痛苦的文化概念词汇表”。

为了解决 DSM 在北美洲和欧洲以外地区的科学效度不足的担忧，DSM-5 工作组从修订过程开始时就邀请了文化精神病学的国际专家参与。每个精神疾病研究小组至少有 1 名文化精神病学专家参与，同时工作组还组建了 DSM-5 跨文化问题小组，用以整理关于所有精神疾病的文化因素相关文献综述，并进行一项横跨五大洲的 DSM-5 CFI 现场试验。

DSM-5 引言

“引言”中“文化问题”这一部分指出，文化提供了“解释性的结构框架，这些框架用以解释作为诊断标准的症状、体征和行为的体验和表达”（American Psychiatric Association 2013）。这一定义使文化精神病学中的一个基本难题得以可操作化，即理解来自陌生文化人群的患者所呈现的行为是正常还是病理的。例如，文化因素可能决定了人们对焦虑体验的灾难性认知的差异，这是一种重要的心理机制，可以解释不同社会中焦虑障碍的患病率差异（Marques et al. 2011）。“文化问题”部分概述了文化因素如何影响诊断和治疗过程，如症状表现（如症状的其他变异型）、临床医生评估（如诊断的准确性、严重程度的评估）和患者反应（如应对策略、寻求帮助的选择、治疗依从性）。DSM-5 的“引言”部分还指出，过时的术语“文化约束综合征”已被 3 个更具特异性的概念所取代——文化综合征、痛苦的文化习语和文化解释。

在每种疾病的描述性内容中纳入文化相关材料

在 DSM-Ⅳ /DSM-Ⅳ-TR 中，仅在“特定文化、年龄和性别特征”的章节中提到了每种疾病的文化相关资料。而在 DSM-5 中，该章节分为 3 个小节，即“发育”“文化”和“性别”。部分疾病工作组将修订过程看作是一个对每种疾病的相关文化因素进行系统回顾的机会。该过程的第 1 步是审查每种 DSM 疾病的文化差异数据的质量，主要针对以下问题：

- DSM-5 中的文化资料需要多大程度的整合？
- 是否有足够强度的证据证明能修改疾病诊断标准？
- 文化资料是否应仅包含在描述性内容中，来帮助临床医生在特定文化背景下应用现有的疾病诊断标准？
- 是否不应对 DSM-Ⅳ-TR 进行任何更改？

大多数审查提示，研究数据不能支撑文化差异改变 DSM 标准所需的证据标准。尽管如此，部分数据足以支持拟议的修订，其中包括社交焦虑症、广场恐惧症、特定恐惧症、创伤后应激障碍和分离性身份识别障碍等（Lewis-Fernández et al. 2010）。例如，数十年的跨文化研究表明，对他人负面评价的恐惧（即社交焦虑症的特征）可表现为个体对自己会冒犯他人的恐惧，除外或替代他们因参与社会行为而感到尴尬的恐惧（Choy et al. 2008）。这种恐惧被称为“他人指向的”或“异我中心的”，这种恐惧类型是东亚地区痛苦习语的特征，在日本和韩国被称为对人恐惧症（分别为 taijin kyofusho 和 taein Kong po）。在包括澳大利亚和美国在内的许多文化背景下，社交焦虑症患者也存在冒犯他人的恐惧心理（Kim et al. 2008）。在不同文化中，对冒犯他人的恐惧和对遭遇尴尬的恐惧可以同时发生，而不是相互排斥，这表明它们是相关的（Lewis-Fernández et al. 2010）。基于承认这一证据的强度，焦虑症、强迫症、创伤后应激障碍和分离障碍工作组修订了社交焦虑症的标准来澄清这一关系，从而减少在以“他人指向的”恐惧为主要表现或最初表现的文化背景下误诊的可能性。修订后的社交焦虑症标准 B 如下：“个体担心自己的言行或表现出的焦虑症状会受到负面评价（如会被羞辱或感到尴尬；会被拒绝或冒犯他人）”（American Psychiatric Association 2013）。

在某些情况下，文化因素对诊断证据的影响不足以对诊断标准进行修订，而是被添加到该障碍的描述中（在“诊断特征”“相关特征”和“患病率”部分）。这些补充旨在帮助临床医生和研究人员理解患有该疾病的个体，以便评估其严重程度、共病、预后和可接受的治疗方案。这些文化因素以几种形式呈现：

- 鉴于 DSM 在国际上的应用日益广泛，其已经开始记录特定疾病研究的地理来源。DSM-5 工作组一直重申其致力于构建一个真正的国际疾病分类，该疾病分类可以与 ICD-11 相结合。为了推进这一承诺，DSM-5 澄清了现有数据的局限性。例如，如果一种疾病的发生和病程资料仅来源于北美洲和欧洲的研究，则正文中会强调这一情况。这些补充回应了关于 DSM-5 在北美洲和欧洲以外地区不适用的质疑，同时也提供了对证据的科学评估，也为未来研究的开展提供了信息。

- 正文中的"诊断特征"和"患病率"包含文化相关资料。"诊断特征"中描述了疾病表现中的症状差异，这促使对基本诊断标准进行了修订（如社交焦虑症标准 B 的修订）。"患病率"列举了美国按种族/民族划分后患病率的差异，并估计了全球范围内的患病率。例如，许多国家采用同样的工具来评估大多数焦虑障碍，即 WHO 的复合性国际诊断交谈检查表（Composite International Diagnostic Interview），从而得出 12 个月患病率的可比值。将患病率估计值最高和最低的国家的数值作为每种疾病患病率范围的上下限值。

- 在每种 DSM-5 疾病的"文化相关诊断问题"这一新增部分中，提供了该疾病文化特征的资料（如疾病症状表现中的文化差异，但这些差异不足以修订标准），以及关于疾病发展和病程、风险和预后因素、压力源的解释、损害和严重性的文化相关资料。此外，还包括关于疾病患病率的文化、种族和（或）民族差异相关的更全面信息（如根据出生状态、亚种族）。此外，该部分列出了与疾病相关的文化标签、解释模型和（或）文化综合征，并与 DSM-5 附录中"痛苦的文化概念词汇表"中的个别条目交叉引用。例如，即时精神崩溃（ataques de nervios；拉丁美洲人常见的一种文化综合征）与多种 DSM-5 疾病存在复杂的关联（Lewis-Fernández and Aggarwal 2013）。存在精神崩溃表现的个体可被诊断为惊恐障碍、其他特定的分离障碍和转换障碍。换言之，文化标签将精神病学多元化的表现进行了统一。

DSM-5 文化概念化概要

如前所述，DSM-5 包括 DSM-Ⅳ/DSM-Ⅳ-TR OCF 的更新版本。DSM-5 对 DSM-Ⅳ进行了修订以回应质疑，即繁忙的临床医生没有使用 OCF，因为它会花费太多时间；OCF 的维度过于模糊和存在重叠；来自 OCF 的信息中存在与标准临床评估无关的信息（Aggarwal 2012）。在修订过程中，跨文化问题小组确定了至少 6 种不同类型的访谈，这些访谈试图采用可操作性的具体问题来实施 DSM-Ⅳ OCF，从而防止该领域培训和研究的刻板化。同时，OCF 中文化评估方法已显示出明显的临床实用性。麦吉尔大学文化咨询服务中心的临床研究人员已经证明，OCF 有助于识别对具有非常规症状表现的少数群体和移民患者的精神疾病误诊（Adeponle et al. 2012）。在这项研究中，使用 DSM-Ⅳ/DSM-Ⅳ-TR OCF 对 10 年中转诊的 323 名患者进行再评估，在 70 例曾被诊断为精神病性障碍的患者中，34 例（49%）被重新诊断为非精神病性障碍，在 253 例曾被诊断为非精神病性障碍的患者中，有 12 例（5%）被重新诊断为精神病性障碍。除 OCF 外，麦吉尔大学文化咨询服务中心的研究人员还与 60 名文化和语言经纪人（他们分享患者的背景并在必要时提供口译）进行了 1.5 h 的临床评估和 2 h 的病例讨论会议（Adeponle et al. 2012）。考虑到这种服务强度无法复制，结合系统文献回顾和组织实施 OCF 访谈的专家共识，跨文化问题小组创建了 DSM-5 CFI。

DSM-5 文化概念化访谈

CFI 是一份含有 16 个条目的标准化问卷，涵盖了与 OCF 相同的专题领域，可在每次初始评估时使用。CFI 包括在提问之前对临床医生的指导，以及为访谈者设计的针对每个问题的启发性指南。CFI 分为 4 个部分：①问题的文化定义（问题 1～3）；②对原因、背景和支持的文化认知（问题 4～10）；③影响自我应对和既往寻求帮助的文化因素（问题 11～13）；④影响当前寻求帮助的文化因素（问题 14～16）。为了鼓励广泛使用 CFI，美国精神病学协会免费提供该访谈内容（表 44-3）。

既往的文化评估是从群体层面的特征（如"黑人患者""西班牙裔患者""同性恋患者"）开始评估，这会在无意中对患者形成刻板印象，针对这一批判，CFI 采用了以人为中心的方法，强调患者个体的疾病体验（Lewis-Fernández et al. 2014）。这种方法承

表 44-3 DSM-5 文化概念化访谈（CFI）

（括号中注明了用于扩展每个 CFI 子主题的补充模块）

访谈者指南	针对访谈者的指示用*斜体*表示
以下问题旨在从个体及其社交网络的其他成员（即家庭、朋友或当前问题涉及的其他人）的角度来澄清当前临床问题的关键方面。包括问题的含义、潜在的帮助资源和对服务的预期	对受访者进行介绍： *我想了解你为什么来到这里，你的问题是什么，以便我能更有效地帮助你。我想知道你的经历和想法。我将会问你一些问题，关于发生了什么以及你是如何处理的。请记住，答案没有对错之分*

问题的文化定义

问题的文化定义

（解释模型、功能水平）

引出个体对核心问题和关键担忧的看法 关注个体对自身问题的理解方式 使用问题 1 中引出的术语、表达或简要描述来确定后续的问题（如"您与儿子的冲突"）	1. 是什么驱使你今天来到这里？ *如果患者提供的详细信息很少，或只提到症状或诊断，可继续询问：* 人们通常以自己的方式理解自己的问题，这可能与医生描述问题的方式相似或不同。请问你如何描述你的问题？
询问个体如何向其社交网络中的成员描述问题	2. 人们有时会用不同的方式向家属、朋友或社区中的其他人描述他们的问题。你会如何向他们描述你的问题？
关注问题中个体最在意的方面	3. 关于你的问题，最困扰你的是什么？

对原因、背景和支持的文化认知

原因

（解释模型、社交网络、老年人）

该问题提示了该情况对个体的意义，这可能与临床护理相关 请注意，根据个体考虑问题的不同方面，可能会有多个原因	4. 你为什么认为这会发生在你身上？你认为（问题）的原因是什么？ *如果需要，请进一步询问：* 有些人可能会将自己的问题解释为生活中发生的坏事、他人的问题、躯体疾病、精神原因或许多其他原因造成的结果
关注个体社交网络中其他成员的观点。可能有多种观点且不同于患者个体的观点	5. 你的家人、朋友或社区中的其他人认为是什么导致了你的问题？

压力源和支持

（社交网络、照护者、心理社会压力源、宗教和精神、移民和难民、文化认知、老年人、应对和寻求帮助）

询问个体生活背景的相关信息，重点关注资源、社会支持和韧性。可询问其他支持（如来自同事、来自参与的宗教或精神活动）	6. 是否有任何形式的支持可以让你的问题好转，如来自家属、朋友或其他人的支持？
关注个体环境中的压力方面。还可询问关系问题、工作或学校中的困难或歧视等	7. 是否有任何形式的压力会让你的问题变得更糟，如经济困难或家庭问题？

文化认同的作用

（文化认同、心理社会压力源、宗教和精神、移民和难民、老年人、儿童和青少年）

	有时，人们的背景或身份的某些方面会使他们的问题好转或变糟。此处所说的"背景或身份"是指所属社区、语言、个体及家庭来自哪里、种族或民族背景、性别或性取向、信仰或宗教
要求个体思考其文化认同中最显著的因素。根据提供的信息，必要时调整问题 9 ~ 10	8. 对你来说，你的背景或身份中最重要的方面是什么？
询问文化认同中使问题好转或更糟的方面。 根据需要询问（如由于移民状态、种族/民族或性取向引起的歧视而致临床问题加重）	9. 你的背景或身份中的某些方面是否会对你的问题产生影响？
根据需要询问（如移民相关问题；代际冲突或性别角色引起的冲突）	10. 你的背景或身份中的某些方面是否给你带来了其他困扰或困难？

（括号中注明了用于扩展每个 CFI 子主题的补充模块）

访谈者指南	针对访谈者的指示用*斜体*表示
影响自我应对和既往寻求帮助的文化因素	
自我应对 （应对和求助、宗教和精神、老年人、照护者、心理社会压力源）	
明确对问题的自我应对	11. 有时人们有各种各样的方法来处理困难。你自己做了什么来解决你的问题？
既往寻求帮助 （应对和求助、宗教和精神、老年人、照护者、心理社会压力源、移民和难民、社会网络、医患关系）	
询问寻求的各种帮助来源（如医疗保健、心理健康治疗、支持小组、工作咨询、民间治疗、宗教或精神咨询、其他形式的传统或替代治疗） 根据需要询问（如"你还有哪些其他的帮助来源？"） 明确个体的经验和对既往帮助的看法	12. 人们通常从许多不同的方面来寻求帮助，包括不同科室的医生、帮助者或治疗师。你曾因你的问题寻求过什么治疗、帮助、建议？ *如果没有描述所接受过的帮助是否有用，则继续询问：* 什么类型的帮助或治疗最有用？或没用？
障碍 （应对和求助、宗教和精神、老年人、心理社会压力源、移民和难民、社会网络、医患关系）	
明确寻求帮助时的社会障碍、获得护理和既往治疗中遇到的问题的作用 根据需要询问详细信息（如"什么阻碍了你？"）	13. 有什么事情会阻碍你获得所需的帮助吗？ *根据需要进行询问：* 例如，金钱、工作或家庭义务、病耻感或歧视、缺乏能理解您的语言或背景的服务？
影响当前寻求帮助的文化因素	
偏好 （社交网络、照护者、宗教和精神、老年人、应对和求助）	
明确个体当前感知到的需求和对帮助的期望，广义	现在，让我们再谈谈您需要的帮助
如果个体只列出一种帮助来源，则可继续询问（如"此时还有什么其他类型的帮助对你有用？"）	14. 你认为目前对你的问题最有用的帮助是什么？
关注社交网络对寻求帮助的看法	15. 你的家属、朋友或其他人现在是否向你建议其他可能对你有用的帮助？
医患关系 （医患关系、老年人）	
询问对于诊所或医患关系的可能担忧，包括感知到的种族主义、语言障碍或文化差异，这些可能会影响善意、沟通或护理 根据需要询问详细信息（如"以何种方式？"） 解决可能存在的服务障碍或对诊所和先前提出的医患关系的担忧	医生和患者有时会误解对方，因为他们来自不同的背景或有不同的经历 16. 你是否对医患关系感到担忧，关于你所需要的服务，我们还能做些什么？

引自 Diagnostic and Statistical Manual of Mental Disorders，5th Edition. Washington，DC，American Psychiatric Association，2013，pp. 752-754. Copyright 2013，American Psychiatric Association. Used with permission.

认个体会表现出组内和组间差异。同时，它还允许个体以复杂的身份来表达自己当前对疾病经历的理解，而获得此信息的最好办法是通过直接询问患者其身份认同来评估，而不是通过临床医生事先为患者指定的身份（Aggarwal 2012）。认识到在整个社会和行为科学中存在着多种文化概念，多元文化方法为 CFI 的使用提供了信息，文化大致可通过 3 个方面来理解（American Psychiatric Association 2013）：

- 个体作为来自不同社会群体中的一员所获得的价值观、取向、知识和实践（如种族、宗教团体、职业团队、退伍军人群体）。
- 个人背景、成长经历和可能会影响其观点的当前社会背景，如地理来源、移民、语言、宗教、性取向或种族 / 民族。
- 家庭、朋友和其他社区成员（个体的社交网络）对个体疾病经历的影响。

与 DSM-5 的文化方法一致，CFI 旨在适用于任何背景的个体，而不仅应用于来自非主流社会群体（如种族、民族或性少数群体）的个体。即使是具有相同文化背景的患者和临床医生，在与服务相关的某些方面也可能有所不同，如社会经济阶层、出生地、职业和首选语言（Aggarwal 2012）。尽管 CFI 被设计用于所有临床情况，但 DSM-5 指出，在以下情况下该访谈可能最有帮助（American Psychiatric Association 2013）：

- 由于临床医生和受访者的文化、宗教、社会经济背景存在显著差异，难以进行诊断评估。
- 具有文化特色的症状和诊断标准之间的匹配存在不确定性。
- 难以判断疾病的严重程度或损害程度。
- 临床医生在服务过程中与受访者存在分歧。
- 受访者的临床参与度和治疗依从性有限。

DSM-5 的 CFI 现场试验招募了来自 6 个国家的共 318 名患者和 75 名临床医生，结果显示参与者均认为 CFI 具备可行性和可接受度，也肯定了其应用效果，临床医生使用完整的 CFI 后患者 3 个维度的评分均有所提高（Lewis-Fernández et al. 2017）。此外，该现场试验还提供了培训临床医生使用 CFI 的最佳方法的数据，即通过基于案例的行为模拟来积极参与培训是最有帮助的培训方法，最无意义的培训是被动参与，即通过观看视频来培训；经验可能是培训偏好的影响因素，临床医生的年龄增长与偏好行为模拟有关（Aggarwal et al. 2016）。自 DSM-5 出版以来，CFI 已被用于精神病学住院医师文化能力培训中，通过使用标准化的文化能力评估工具，这些住院医师在非言语交流和文化知识方面获得了提升（Mills et al. 2017）。从 CFI 获得的数据已开始用于制定针对少数群体患者的全系统治疗方案，这些治疗方案的重点是重建关系、降低耻感和满足心理社会需求（Díaz et al. 2017）。这些研究表明，CFI 可以为患者的治疗计划和系统性干预提供信息，正如升级版 CLAS 国家标准所建议的那样。

此外，目前已开发了与核心 CFI 一起使用的补充模块，以帮助临床医生进行更全面的文化评估；这些模块可在网上免费获取（www.psychiatry.org/dsm5）。专题模块包括患者的疾病解释模型；功能水平；社交网络；心理社会压力源；精神、宗教和道德传统；文化认同；应对和寻求帮助；患者与临床医生的关系。针对特定人群的模块解决了学龄儿童和青少年、老年人、移民和难民及照护者的需求。如果想深入了解 CFI 的某个特定部分，临床医生可以通过使用特定的模块来实现。通过这种方式，核心 CFI 可作为初步的文化相关"系统回顾"，临床医生的需求可通过补充模块来扩展。

痛苦的文化概念

如前所述，DSM-5 修订了 DSM-IV/DSM-IV-TR 的"文化约束综合征词汇表"，从而新增了两个部分：第 3 部分"文化概念化"中的"痛苦的文化概念"和附录中这些概念的词汇表。基于对科学证据的系统回顾，将第 3 部分"文化概念化"中的文化约束综合征这一概念更新为 3 个分类，使其具有更好的临床实用性（American Psychiatric Association 2013）：①文化综合征：是一系列症状和归因，其倾向于共同出现在特定的文化群体、社区或背景的个体中，并被当地群体公认为一致的体验；②痛苦的文化习语：是表达痛苦的方式，可能不涉及具体症状或综合征，但提供了体验和讨论个体或社会问题的共同方式（如每天谈论的"神经"或"抑郁"）；③文化解释或感知的原因：是解释模型的标签、归因或特征，解释模型用以阐明症状、疾病或痛苦在文化上公认的含义或病因（Hinton and Lewis-Fernández 2010）。

当相同的文化术语跨越上述类别时，这 3 个类别之间的差异通常会被忽略。例如，抑郁症一词可用于描述一种综合征（如重性抑郁障碍）、一种痛苦的习语（如表达"我感到抑郁"一样）或一种可被感知的原因（类似于"压力"）。尽管存在这种重叠，但综合征、痛苦的习语和原因解释之间的区别有助于临床医生识别患者在日常生活中使用的文化概念（American Psychiatric Association 2013）。例如，CFI 要求患者向临床医生描述他们目前的问题，同时思考将如何向自己社交网络中的其他人描述他们的问题。倾听并使用患者的语言（包括用于描述问题的文化习语）可以让临床医生更好地评估患者目前的问题，也可使关系融洽并提升患者的舒适度；研究表明，患者对使用与他们词汇匹配的临床医生表现出更高的满意度（Williams and Ogden 2004）。

"痛苦的文化概念词汇表"包括 9 个来自世界各地的痛苦的文化概念示例，这些概念代表了症状、习语和解释及其相互关系：ataque de nervios、dhat syndrome、khyal cap、kufungisisa、maladi moun、nervios、shenjing shuairuo、susto 和 taijin kyofusho。只有出现频率高且经过大量研究的症状概念才会被纳入，该词汇表列出了每个概念在跨文化背景下的相关情况，包括 DSM-5 的科学背景。这些概念也可能有助于临床医生在患者使用的当地习语和更普遍的诊断标准（如 DSM-5 诊断）之间进行转换。理解词汇表中文化概念的一种方法是，许多 DSM 疾病也起源于 20 世纪早期在欧洲当地被视为异常的行为表现，并最终成为疾病原型，这是一个提炼和概括的过程（Roelcke 1997）。事实上，在词汇表中的许多文化概念跨越了 DSM 诊断，因此文化概念与 DSM 疾病之间没有直接的对应关系。例如，存在于一个单一的文化概念中的症状或行为可能被分散到不同的 DSM-5 疾病中，正如一个单一的 DSM-5 疾病的不同表现可能属于多个痛苦的文化概念一样（American Psychiatric Association 2013）。

总结

在本章中，我们简要介绍了对不同文化群体的评估和治疗。虽然精神卫生保健领域的文化能力倡议最初侧重于美国的少数种族和民族群体，但现在文化多样性群体的治疗对象还包括文化认同是自我定义的、不固定的个体，且文化认同是可获得或遗传的。每一次临床接触都可以被视为一种文化邂逅，患者、临床医生和医疗服务机构三者在其中存在文化交叉。

临床要点

- 文化能力是职业精神的一个必要方面，包括对不同的种族 / 民族、年龄、性别、性别认同、语言、社会经济地位、性取向、出生地和文化适应、宗教 / 精神、能力 / 残疾和地理位置等其他因素表示尊重和回应。
- 文化能力是有效服务所有患者的关键，因为临床医生和患者之间总是存在文化差异，这可能会影响评估、诊断和治疗计划。
- 文化能力包括知识、态度和技能，这对于尊重并回应患者的文化身份、价值观和偏好至关重要。
- 对于精神科医生，文化能力包括使用 DSM-5 OCF 和 CFI 的技能。
- 无论是在临床还是体系层面，文化能力对于减少和消除精神卫生健康差异、增加公平都非常重要，这是评价医疗保健质量的一个关键指标。

参考文献

扫码见参考文献

索 引

彩　图

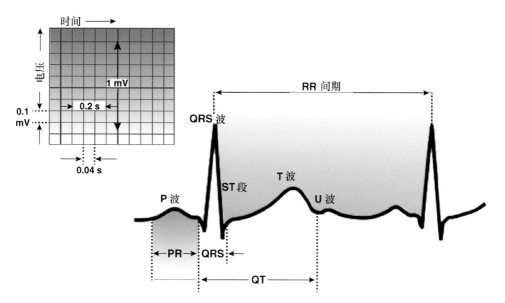

图 5-1　心电图波形和间期。P 波代表心房激动；PR 间期是从心房激动开始到心室激动开始的时间。QRS 波代表心室激动；QRS 波时限是心室激动的持续时间。ST-T 段代表心室复极。QT 间期是心室激动和恢复的持续时间。U 波可能代表心室中的"后去极化"。引自 ECG Learning Center（https://ecg.utah.edu/），a webpage created by the Spencer S. Eccles Health Sciences Library，University of Utah，and available under a Creative Commons CC-BY license. Content copyright ©1997，Frank G. Yanowitz，M.D.，Professor of Medicine（Retired），University of Utah School of Medicine，Salt Lake City.

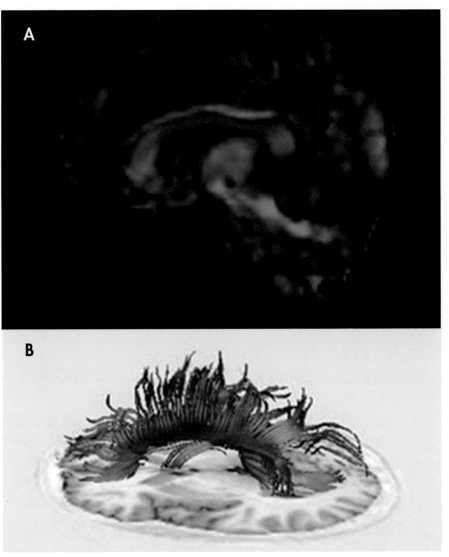

图 5-6　扩散张量成像（DTI）。彩色图谱请参见本书彩色图库中的板块 2。**A.** 从矢状面中的 DTI 导出的各向异性分数彩色图。红色表示白质纤维沿左右方向走行，蓝色表示纤维沿上下方向走行，绿色表示纤维沿前后方向走行。**B.** 全胼胝体 DTI 的纤维跟踪叠加至同一大脑的 T1 加权反转恢复图像。引自 Images courtesy of Elisabeth A. Wilde，Ph.D.，Department of Neurology，University of Utah，Salt Lake City，Utah.

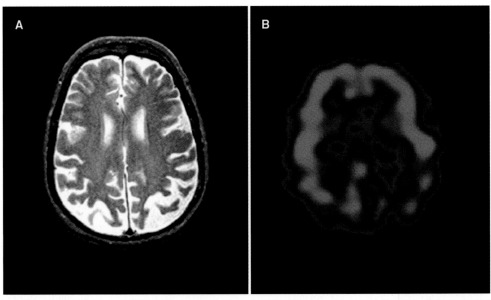

图 5-7　结构和功能神经成像的比较：磁共振成像（MRI）和正电子发射断层扫描（PET）。阿尔茨海默病患者的（A）脑 MRI 轴位［液体衰减反转恢复（FLAIR）序列］和（B）相应 PET 扫描。MRI 扫描（A）显示大脑后部区域的显著萎缩，与 PET 成像（B）显示的后顶叶代谢活动的显著减少一致。引自 Image courtesy of Ziad Nahas，M.D.，M.S.C.R.，Department of Psychiatry，Medical College of South Carolina，Charleston，South Carolina.

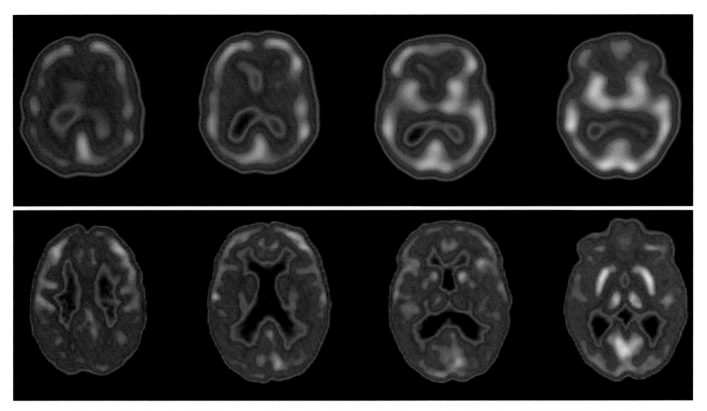

图 5-8　单光子发射计算机断层扫描（SPECT）与正电子发射断层显像（PET）的比较。来自两名临床严重程度相似的轻度认知障碍患者的 SPECT（上图）和 PET（下图）图像。PET 扫描显示顶叶异常，表明该患者可能有患阿尔茨海默病的风险。与 SPECT 扫描相比，PET 扫描也显示出更高的分辨率。引自 Images courtesy of Paul E. Schulz，M.D.，Department of Neurology，University of Texas Health Science Center at Houston（UTHealth），Houston，Texas.

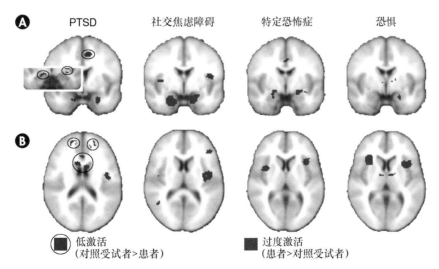

图 13-1　在恐惧条件反射情境下，PTSD、社交焦虑障碍或特定恐怖症患者相比于对照组和健康受试者存在显著的过度激活或低激活脑区。结果显示（A）杏仁核和（B）岛叶皮质。PTSD 在左侧杏仁核中有两个不同的激活区域，一个是腹侧前高激活区，另一个是背侧后低激活区。图像的右侧对应于大脑的右侧。引自 Etkin A，Wager TD："Functional Neuroimaging of Anxiety：A Meta-analysis of Emotional Processing in PTSD，Social Anxiety Disorder，and Specific Phobia." American Journal of Psychiatry 164（10）：1476-1488，2007. Copyright 2007，American Psychiatric Association. Used with permission.

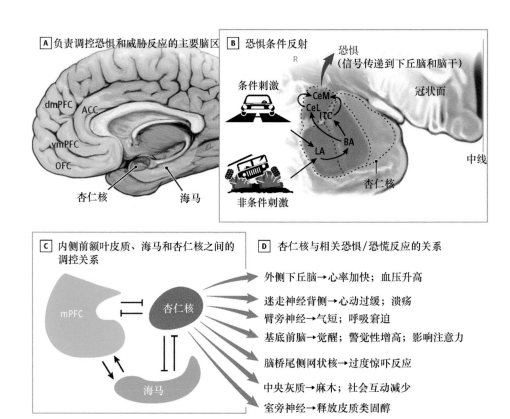

图 15-1　关于恐惧条件反射和创伤后应激障碍的神经环路示意图。A. 参与调控恐惧和威胁反应的主要大脑区域为杏仁核、海马、内侧前额叶皮质［mPFC；分为背内侧前额叶皮质（dmPFC）和腹内侧前额叶皮质（vmPFC）］、眶额皮质（OFC）和前扣带回（ACC）。**B.** 参与恐惧条件反射的是杏仁核特异性神经环路。在杏仁核内将代表条件刺激的感觉信息（如初始的中性刺激，如驾驶汽车）与非条件刺激信息（如创伤性事件，如汽车爆炸）整合。杏仁核是参与调控恐惧条件反射神经环路的中心。一般来说，杏仁核外侧核（LA）的输入信号参与恐惧记忆形成，而中央杏仁核［分为外侧中央杏仁核（CeL）和内侧中央杏仁核（CeM）亚区］负责向下丘脑和脑干传递恐惧记忆的输出信号。间细胞群（ITC）被认为可抑制基底核（BA）和中央杏仁核间信号的传递。**C-D.** mPFC 和海马共同调控信号由杏仁核向皮质下区域的传递，从而激活恐惧反射。mPFC（特别是 vmPFC）被认为可抑制杏仁核的活动并减少主观痛苦体验，而海马在恐惧记忆的编码过程及杏仁核的调控过程中也发挥重要作用。海马与 mPFC 也共同参与环境和恐惧调节。引自 Figure 1 in Ross DA，Arbuckle MR，Travis MJ，et al.："An Integrated Neuroscience Perspective on Formulation and Treatment Planning for Posttraumatic Stress Disorder：An Educational Review." JAMA Psychiatry 74（4）：407-415，2017. Copyright 2017，American Medical Association. Used with permission. Panels C and D adapted from Parsons and Ressler 2013.

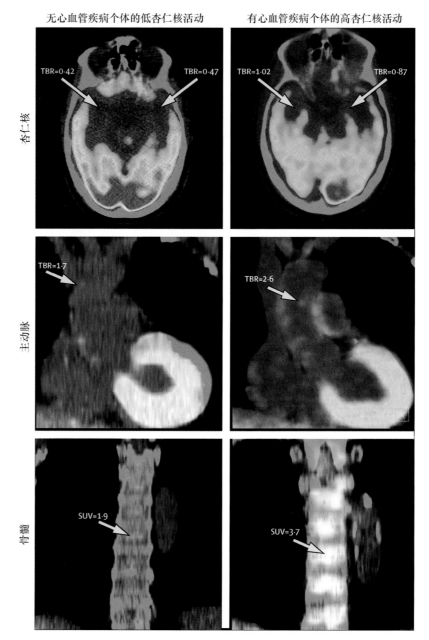

图 15-2 应激与心血管疾病风险增加的致病途径：随访时有 / 无心血管疾病事件的患者的杏仁核、动脉和骨髓中 ¹⁸F-FDG 摄取量。杏仁核的轴位面（顶部、左侧和右侧）、主动脉的冠状面（中间、左侧和右侧），以及骨髓的冠状面（底部、左侧和右侧）。与随访期未发生缺血性卒中的患者（左）相比，发生缺血性卒中的患者的杏仁核、骨髓和动脉壁（主动脉）中 ¹⁸F-FDG 摄取量增加（右）。¹⁸F-FDG，¹⁸F- 氟脱氧葡萄糖；SUV，标准化摄取值；TBR，靶本底比值。引自 Figure 1 in Tawakol A，Ishai A，Takx RA，et al.："Relation Between Resting Amygdalar Activity and Cardiovascular Events：A Longitudinal and Cohort Study." Lancet 389（10071）：834-845，2017. Copyright 2017，Elsevier Inc.

图 25-1 两例诊断为痴呆患者的 ^{18}F-AV-45 正电子发射断层扫描 β 淀粉样蛋白成像。阴性（A）提示存在阿尔茨海默病之外的潜在病理机制，而阳性（B）提示阿尔茨海默病病理改变是认知能力下降的原因。引自 Steven Z. Chao，M.D.，Ph.D.

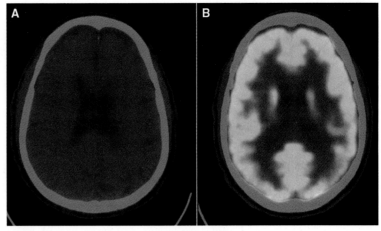

跨诊断样本

无助　认知损害　睡眠不佳　自罪感　快感缺失　冷漠　易怒　反刍　负面偏见

数据集成

无监督机器学习算法

新分层：生物型

生物1型　生物2型　生物3型

生物4型　生物5型　生物6型

个性化治疗方案

图 28-1 研究发现与临床实践间缩小临床转化差距的路径。该流程图阐述了一个建议性框架，用于临床有适用意义的精神障碍精准精神病学模型加速进展：①跨诊断样本：适用于跨多诊断临床样本和规范样本的标准化协议和评估，允许在跨诊断和相同诊断内关注个体的共同特征；②数据集成：收集并整合跨临床、基因组、影像、认知行为、生理和生活史等领域相关数据；③无监督机器学习算法：利用新的计算方法从数据集中进行学习算法运算；④新分层：生物型旨在确定临床特征和整合数据域间的一致关系，该数据域定义了一些新方法以划分可能跨越传统诊断界限的患者；例如，术语"生物型"指的是由神经影像评估的脑功能概况与症状和行为概况之间的一致关系；⑤个性化治疗方案：在前瞻性和目标驱动的试验中使用这些数据衍生的分层方法，以优化并发展现有的干预措施

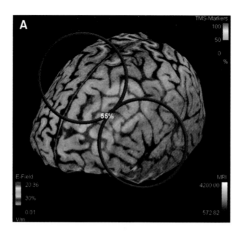
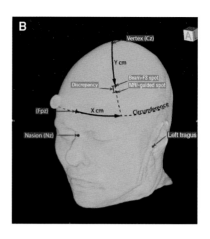

图 30-4 rTMS 治疗时刺激部位的定位技术。A. MRI 引导的神经导航技术采用无框架立体定位设备、连接在线圈和患者头部的跟踪装置及患者的 MRI 图像来定位刺激靶点，在理想条件下误差＜ 4 mm。操作者可以实时监测 rTMS 线圈的位置，以便将其置于目标部位。图中左侧背外侧前额叶皮质（DLPFC）是刺激靶点，刺激期间线圈的预测电场被叠加在患者的 MRI 图像上。B. 在常规治疗性 rTMS 中，MRI 引导的神经导航的另一种方法是使用头皮标志来定位刺激靶点。常用的是 BeamF3（Beam et al. 2009），即采用标准脑电图（EEG）传感器位点 "F3"（国际 10-20 EEG 系统）作为左侧 DLPFC 在头皮上的映射点。F3 位点的定位基于 3 个头皮测量值：①鼻根点到枕外隆凸点从前到后的距离；②从左耳耳廓到右耳耳廓的距离；③头围。引自 Image A：From the lab of Jonathan Downar，M.D.，Ph.D. Used with permission. Image B：Reprinted from Figure 1C（p. 967）in Mir-Moghtadaei A，Caballero R，Fried P，et al.: "Concordance Between BeamF3 and MRI-Neuronavigated Target Sites for Repetitive Transcranial Magnetic Stimulation of the Left Dorsolateral Prefrontal Cortex." Brain Stimulation 8（5）：965-973，2015. Copyright 2015，Elsevier.

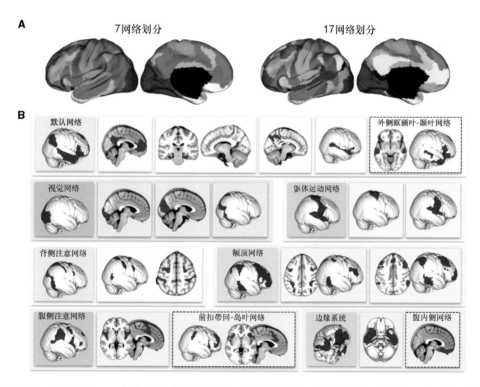

图 30-8 人脑中的静息态功能网络。A. 在静息态或任务态时，大脑内在的、持续的活动可分为至少 7 个不同的功能网络，这在 1000 余人的大型数据集中获得验证。这些网络还可进一步细分为子网络，目前已在不同个体之间发现了 17 个子网络（Yeo et al. 2011）。B. Yeo 等（2011）确定的 17 个静息态网络包括低层次的视觉和躯体感觉皮质区、涉及前运动和感觉联合区的高层次网络，以及涉及注意力、认知和执行控制的较大的额顶叶网络。作为精神疾病内表型的神经基础，有 3 个网络（高亮的红色虚线）值得关注：①腹内侧前额叶的 "激励" 网络，与经典的奖励回路相对应；② "非奖励" 的外侧眶额−颞叶网络（LOFTN），参与情绪再评价和假设的奖励评价；③前扣带回的突显网络（aCIN），参与认知控制和反应抑制。引自 Figure 1（A & B）in：Dunlop K，Hanlon CA，Downar J："Noninvasive Brain Stimulation Treatments for Addiction and Major Depression." Annals of the New York Academy of Sciences 1394（1）：31-54，2017. Copyright 2017，John Wiley & Sons Inc.

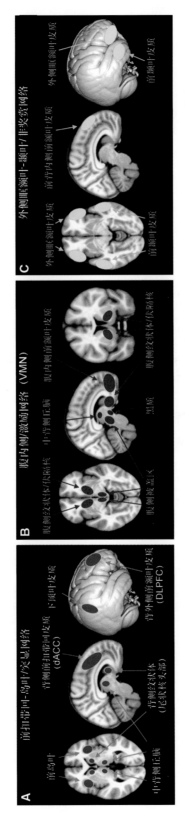

图 30-9 与精神疾病的跨病种层面的病理变化相关的功能网络。A. 突显网络的核心节点在背侧前扣带回和前岛叶皮质,其他节点在背侧外侧前额叶皮质和外侧顶叶皮质,以及它们对应纹状体和丘脑的位置。突显网络与研究领域标准(RDoC)中的认知控制密切相关,该回路从中脑多巴胺能区域投射到腹侧纹状体和腹内侧前额叶皮质。激励网络与RDoC中的正向效价系统相关,其激活不足在多种精神障碍中均有发现。**B.** 外侧激励网络与经典的奖赏回路密切相关,其他不同精神疾病中均有激励网络异常激活,其活动与突显网络反相关。**C.** 外侧眶额叶-颞叶功能网络和RDoC中的负向效价系统相关。它的中心是外侧眶额皮质,外侧颞叶是其传入系统。这些区域参与情绪再评价,在需要认知控制或抑制反应的任务中,这些区域也常地过度活跃或不活跃,且涉及各种精神障碍。引自 lab of Jonathan Downar, M.D., Ph.D. Used with permission.